Manfred Amelang

Sozial abweichendes Verhalten

Entstehung – Verbreitung – Verhinderung

Mit 44 Abbildungen
und 76 Tabellen

Springer-Verlag
Berlin Heidelberg New York
London Paris Tokyo

Professor Dr. MANFRED AMELANG
Psychologisches Institut der Universität Heidelberg
Hauptstraße 47–51, D-6900 Heidelberg 1

ISBN 3-540-16965-2 Springer-Verlag Berlin Heidelberg New York
ISBN 0-387-16965-2 Springer-Verlag New York Berlin Heidelberg

CIP-Kurztitelaufnahme der Deutschen Bibliothek
Amelang, Manfred:
Sozial abweichendes Verhalten: Entstehung – Verbreitung – Verhinderung/ M. Amelang. – Berlin; Heidelberg; New York; London; Paris; Tokyo: Springer, 1986.
ISBN 3-540-16965-2 (Berlin ...)
ISBN 0-387-16965-2 (New York ...)

Druck und Bindearbeiten: Druckhaus Beltz, D-6944 Hemsbach/Bergstr.
2126/3130-543210

VORWORT

Der vorliegende Text ist aus meiner langjährigen Beschäftigung mit abweichendem Verhalten in Forschung und Lehre an zwei Psychologischen Instituten hervorgegangen. Die vor ca. einem Jahrzehnt geschaffene neue Prüfungsordnung der Universität Heidelberg für den Studiengang Psychologie sieht in realistischer Einschätzung der sachlichen Erfordernisse eines qualifizierten Ausbildungsprogrammes einerseits und einer angemessenen Berücksichtigung bzw. Nutzbarmachung der Interessen und fachlichen Schwerpunktbildung auf seiten der Dozenten andererseits dafür einen formellen Rahmen vor in Gestalt des Vertiefungsfaches "Persönlichkeitsentwicklung und abweichendes Verhalten". Eine der grundlegenden Überlegungen bei der Schaffung dieses Curriculum-Bestandteiles ging dahin, Raum zu schaffen für die Vermittlung von bzw. die Auseinandersetzung mit Problemen, Fakten und Theorien zu Phänomenen der sozialen Wirklichkeit, die ungeachtet ihrer erheblichen persönlichen, ökonomischen und gesellschaftspolitischen Implikationen innerhalb der Psychologie allenfalls eine randständige Berücksichtigung finden, jedenfalls im wesentlichen anderen Fächern überlassen werden, obwohl auch die Psychologie originäre Beiträge einzubringen hat - letzteres gleichermaßen im empirischen wie imperativen Sinne gemeint.

Überzeugt von der Richtigkeit dieses Gedankens und geleitet von der Absicht, die Studenten auf eine zunehmend differenzierte und schwierige Berufssituation hinreichend vorzubereiten, erfuhr ich dafür eine nachhaltige Bekräftigung durch das stete, und zwar überdurchschnittliche Interesse und die intensive Mitarbeit der Teilnehmer an entsprechenden Veranstaltungen.

Dabei stellte sich im Zuge der Vorbereitung von Seminarbeiträgen immer wieder als störendes Hindernis heraus, daß die Literatur zu den eingegrenzten Problemen oft in extremer Weise über die Bibliotheken verschiedener Fächer gestreut ist - was den hier behandelten Forschungsgegenstand nur allzu gut widerspiegelt. Denn zu abweichendem Verhalten tragen u.a. die Disziplinen Soziologie, Medizin, Kriminologie, Psychiatrie, Erziehungswissenschaft, Psychologie und Ethnologie bei, um nur einige der gröberen Kategorien zu nennen. Abweichendes Verhalten konstituiert einen Randbereich nicht nur im gesellschaftlichen, sondern auch im wissenschaftlichen System, mit sehr verschiedenen Perspektiven, die an ein und demselben Phänomenbereich ansetzen und trotz völlig unterschiedlicher Annahmen einen in etwa vergleichbaren Erklärungswert aufweisen. Diese Verschiedenheit der Ansätze, im weiteren auch diejenige der Datenbasis, der theoretischen Modelle, des Methodenarsenals und der Interpretationsweise herauszustellen, ist eines der Ziele des vorliegenden Buches.

Zwangsläufig mußte der Text dadurch weithin interdisziplinär geraten. Mit dem Heranziehen und Würdigen von Theorien, Methoden und Ergebnissen zahlreicher anderer Disziplinen als des "eigenen" Faches ist für jeden Autor die Gefahr verbunden, in den fremden Territorien zu dilettieren, das Wesentliche zu verkennen und Werturteile zu geben, die in höchstem Maße idiosynkratisch sind. Durch eine besondere Sorgfalt im Umgang mit fachfremden Beiträgen, ihrer Lektüre und dem Einbezug ihrer Rezeption in der jeweiligen "scientific community" wurde diesem Aspekt Rechnung zu tragen versucht (weshalb die Arbeit an dem Text schließlich sehr viel länger dauerte als zunächst gedacht); sollten sich dennoch Fehler eingeschlichen haben, die Darstellung möglicherweise Vorschub für Mißverständnisse leisten und - schlimmer noch - bedeutsame Beiträge aus anderen Fächern übersehen worden sein, so bitte ich die Vertreter der betreffenden Disziplinen im Hinblick auf die Schwierigkeit der gestellten Aufgabe um Nachsicht.

Obwohl die Theorien, Methoden und deshalb auch die Ergebnisse der verschiedenen Ansätze und Forschungsdisziplinen miteinander zum Teil unvereinbar sind, sollte von vornherein nicht der Versuch einer Integration unternommen werden, weil das einem wesentlichen Merkmal wissenschaftlicher Auseinandersetzung zuwider laufen würde, nämlich zu vorgestellten Theorien oder Modellen alternative, damit inkompatible Denkansätze mit sparsameren Annahmen und mindestens gleichem Erklärungswert zu entwikkeln.

Das soll selbstverständlich nicht mosaikartiges Chaos bedeuten; denn wo immer dafür die Voraussetzungen vorlagen, werden Ähnlichkeiten herausgearbeitet oder Querverbindungen aufgezeigt, die wissenschaftstheoretischen Hauptströmungen, der Zeitgeist oder die Klammer bestimmter praktischer Erfordernisse thematisiert, ohne jedoch dadurch das typische Profil der jeweiligen Konzepte anzutasten. Gerade aus der provokativen Kontrastierung von Gedanken und Perspektiven als Reaktion auf bereits Vorgestelltes bezieht wissenschaftliche Arbeit einen Teil ihrer Dynamik.

Im Hinblick auf die o.a. Zielsetzung, die Verschiedenartigkeit von Phänomenen und deren Analyse aus wissenschaftlicher Sicht darzustellen, kam keine lehrbuchmäßige Darstellung, sondern nur eine exemplarische Behandlung des Themas anhand ausgewählter Bereiche in Betracht. Diese betreffen wichtige und aktuelle Probleme der Herkunft, Organisation und Struktur der Daten, theoretische Ansätze zur Erklärung von abweichendem Verhalten sowie die Versuche, dessen Rate zu reduzieren. Eine materielle Vertiefung findet anhand zweier Verhaltenskategorien statt, die sich zum einen durch eine dramatische Dynamik des interaktiven Geschehens, zum anderen durch den Umstand auszeichnen, daß Täter und Opfer identisch sind (Vergewaltigung bzw. Selbstmord).

In allen Bereichen ging das didaktische Ziel dahin, nicht nur den grundlegenden "Bestand" an Theorien, Methoden und Fakten zu vermitteln, sondern den Leser auch an den aktuellen Stand der Forschung heranzuführen und ein Verständnis dafür zu erzeugen, warum manche Probleme noch nicht gelöst werden konnten und entlang welcher Linien zukünftige Arbeiten notwendig bzw. zu erwarten sind. Forschung zu abweichendem Verhalten bedeutet aber vor allem ***empirische*** Forschung, d.h. die Erhebung und Kontrastierung beobachtbaren Geschehens mit den Aussagen theoretischer Konzepte, die sich im Lichte der empirischen Befunde bewähren oder aber revidiert und fortentwickelt werden müssen, was erneute Beobachtungen erforderlich macht. Da die Theorienlandschaft durch anderweitige Veröffentlichungen hinreichend konturiert erscheint, liegt der Akzent im vorliegenden Buch bewußt auf der Empirie. Das bedeutet zum einen, daß als Beleg für jede Aussage nicht, wie es häufigem, aber ungutem Brauch entspricht, nur auf entsprechende Arbeiten eines oder mehrerer Autoren hingewiesen und die Ergebnisse in allgemeiner Form umrissen werden; vielmehr erfolgt die Argumentation nach Möglichkeit anhand der detaillierteren Schilderung von Vorgehensweise und Resultaten. Damit erhalten zwar einzelne Beiträge ein Gewicht, das in der Gesamtschau der Empirie mit ihren häufigen Inkonsistenzen unverhältnismäßig hoch erscheinen mag, doch erlaubt nur ein solches Vorgehen dem Leser, sich selbst ein Urteil über die (meist durchaus begrenzte) Aussagekraft von Arbeiten, das Faszinierende zahlreicher Anordnungen, deren Implikationen, methodische und interpretative Probleme zu bilden.

Zum anderen erfordert das Eingehen auf empirische Details relativ viel Platz, und zwar weit mehr, als ursprünglich dafür vorgesehen war. Dem Verlag und insbesondere dessen Lektor, Herrn Dr. Thiekötter, danke ich dafür, die Entscheidung zwischen einer notgedrungen kursorischen Präsentation von viel Stoff gegenüber einer vertiefenden Beschäftigung mit ausgewählten (gleichwohl zentralen) Fragen zugunsten der letzteren Alternative bekräftigt zu haben.

Die Aufarbeitung in zahlreichen empirischen Einzelbeiträgen bedeutet schließlich - und darin besteht ein weiteres Ziel der Darstellung - für den Leser eine ganz erhebliche Aufwandsminderung insofern, als er auf der Basis der gelieferten Detailinformationen sich ein Bild darüber machen kann, ob es der (angesichts der Diversifikation der Literatur erheblichen) Mühe wert ist, sich die eine oder andere Arbeit doch im Original zu beschaffen - was für wissenschaftliches Tiefenstudium natürlich nach wie vor unverzichtbar ist.

Beim Abfassen des Textes habe ich an Studenten mittlerer Semesterzahl gedacht, gleichgültig, ob sie aus der Psychologie, Soziologie, Rechtswissenschaft oder Medizin kommen. An minimalen Methodenkenntnissen werden Mittelwertsanalysen und die Korrelationsrechnung vorausgesetzt. Dem Leser, der über derartige Kenntnisse nicht verfügt, verschließt sich deshalb nicht der Gesamtzusammenhang, sondern nur das Verständnis für einige methodische Details.

Die eigentliche Arbeit an dem Buch konnte erst aufgenommen und gleichsam ein Grundstock gelegt werden für eine wiederkehrende Beschäftigung damit in den vorlesungsfreien Zeitabschnitten durch ein Akademiestipendium, das mir die Stiftung Volkswagenwerk im Sommer 1983 gewährte. Der Stiftung, ihren Geldgebern und den mir unbekannten Fachgutachtern, die meinen Antrag seinerzeit positiv beschieden, gilt mein ganz besonderer Dank.

Darüber hinaus danke ich Herrn cand. psych. Erhard Bauer, M.A., für die Unterstützung bei der Beschaffung von Literatur, dem Juristischen Seminar der Heidelberger Universität für die unbürokratisch-liberale Handhabung des Leihverkehrs und Herrn cand. psych. Joachim Schahn für eine Reihe von aufwendigen, EDV-gestützten Sekundäranalysen.

Die Durchsicht und Reinschrift des Manuskripts, schließlich dessen Eingabe in ein elektronisches Textverarbeitungssystem lag in den Händen von Helga Dunker (jetzt Braunschweig), Marlis Hayden-Rang (cand. psych.), Andrea Braun und - mit besonderen Verdiensten - Elke Bracht. Auch ihnen danke ich hiermit, darin eingeschlossen "meiner" Universität, die erst die Voraussetzungen dafür schuf, daß die Genannten tätig werden konnten.

Heidelberg, im Februar 1986 M.A.

INHALTSVERZEICHNIS

1. UMFANG UND STRUKTUR VON KRIMINALITÄT: OFFIZIELLE STATISTIKEN

1.1. Materialsammlungen

Kein Tag vergeht, an dem die Massenmedien nicht über Mord und Totschlag, Vergewaltigung und Diebstahl, Raub, Entführung, Unfallflucht und andere Delikte berichten. Solche Nachrichten sind es häufig, aufgrund deren sich die Bürger eine Vorstellung bilden über den Umfang und die Struktur der Kriminalität - erstaunlich angemessen (s. Warr, 1982), wenn man bedenkt, daß namentlich die Zeitungen die besagten Informationen nicht nach Repräsentativitäts-Erwägungen auswählen, sondern Gewaltdarstellungen bevorzugen, weil sich diese offenkundig besonders gut verkaufen, im weiteren einschlägige Berichte von den Presseleuten hin und wieder nur als gerade notwendige Lückenfüller eingeschoben werden.

Eine seriöse Informationsbasis über die Verteilung der Kriminalität und die Reaktionen der Gesellschaft darauf liefern die umfangreichen Materialsammlungen verschiedener staatlicher Institutionen. In der Bundesrepublik sind das in erster Linie die folgenden, jährlich herausgegebenen Statistiken:

- Polizeiliche Kriminalstatistik
- Rechtspflegestatistik
- Statistik der Öffentlichen Jugendhilfe
- Statistik der Bewährungshilfe
- Statistik des Strafvollzugs
- Statistik der Verkehrsunfälle
- Statistische Mitteilungen des Kraftfahrtbundesamtes in Flensburg.

Das in diesen Zusammenstellungen aufgelistete Material stellt ein wesentliches Corpus kriminologischer Forschung dar, wie auch das Werkzeug dafür, über abweichendes Verhalten etwas zu erfahren. Die "Leistung und Aussagekraft" (König, 1981, S. 145) kriminalstatistischer Daten sind jedoch sehr unterschiedlich, so daß es sich empfiehlt, die verschiedenen Erkenntnisquellen nach Möglichkeit simultan und mit dem Ziel der wechselseitigen Ergänzung und des Fehlerausgleichs zu verwenden. Angesichts der mäßigen Überlappungen sind einem solchen Vorgehen jedoch relativ enge Grenzen gesetzt. Die meisten Berührungspunkte und Gemeinsamkeiten bestehen noch zwischen polizeilicher Kriminalstatistik und Rechtspflegestatistik; beide Instrumente sind von besonderer Wichtigkeit, weil sie der Breite gesetzeswidrigen Verhaltens in wichtigen Aspekten noch am nächsten kommen.

1.1.1. Zur polizeilichen Kriminalstatistik

Die polizeiliche Kriminalstatistik, seit 1953 vom Bundeskriminalamt in Wiesbaden auf der Basis von Daten seitens der einzelnen Landeskriminalämter herausgegeben, erfaßt alle Verbrechen und Vergehen gegen die Strafgesetze der Bundesrepublik Deutschland in derem Geltungsbereich (d.h. also der Bundesländer und West-Berlin) mit Ausnahme der Staatsschutzdelikte, der Verkehrsvergehen und der Verstöße gegen strafrechtliche Landesgesetze.

Sie zählt die bei der Kriminalpolizei durch Anzeigeerstattung, amtliche Entdeckung oder sonstige Weise bekanntgewordenen Fälle getrennt nach Straftatbeständen (wobei die juristische Einordnung unabhängig von späteren Entscheidungen durch Staatsanwalt oder Gerichte erfolgt), im weiteren die dazu ermittelten Täter oder Tatverdächtigen, und zwar unter Berücksichtigung von deren Alter, Geschlecht und Staatsangehörigkeit.

Unterschieden wird nach Versuch und Vollendung, dem Monat der Tatbegehung, der Größe des Tatortes nach Einwohnern und dem Umstand, ob von Schußwaffen Gebrauch gemacht wurde. Bei einzelnen Delikten finden sich auch Angaben zum Alter und Geschlecht des Opfers sowie dem verursachten materiellen Schaden.

Verletzt ein und dieselbe Handlung mehrere Strafgesetze (= Tateinheit), so erscheint der Fall nur in jener Deliktkategorie, für die nach Art und Maß die schwerste Strafe angedroht ist. Mehrere selbständige Straftaten einer Person (= Tatmehrheit) gelten als gesonderte Fälle, es sei denn, die wiederholte Begehung geschieht in unmittelbarem zeitlichen und räumlichen Zusammenhang zu Lasten ein und desselben Opfers, ist unter einer Deliktkategorie zu rubrizieren oder weist Merkmale der Gewerbs- und Gewohnheitsmäßigkeit auf.

Das letztere mag bedeuten, daß ein Tatverdächtiger dreimal in der polizeilichen Kriminalstatistik erscheint, der nach den Ergebnissen der polizeilichen Ermittlungsarbeiten im Berichtszeitraum sechs Kfz-Diebstähle (eine Zählung), drei Wohnungseinbrüche (eine Zählung) und einen Raubüberfall (eine Zählung) begangen hat (Beispiel nach Kerner, 1986, S.107). Weil insofern die Identität ein und derselben Personen nicht berücksichtigt wird, liegt bei einer Summenbildung über verschiedene Deliktkategorien die Zahl der (errechneten) Tatverdächtigungen stets höher als es ihrer tatsächlichen Häufigkeit entspricht.

Da dieses Problem seit langem bekannt ist, wird gewöhnlich eine entsprechende "Bereinigung" der Statistiken versucht. Erst neuerdings (seit 1983) gelingt es jedoch, auch solche Fälle zu identifizieren, wo gegen einzelne Personen unabhängig voneinander mehrere Ermittlungsverfahren laufen, etwa von seiten verschiedener Behörden aus verschiedenen Städten oder von seiten verschiedener Abteilungen innerhalb einer Dienststelle usw. Diese sog. "***Echttäterzählung***" fußt auf der rechnergestützten Kombination mehrerer statistischer Merkmale und der dadurch erzielbaren Individualisierung von Tatverdächtigen. Die Methode versagt allerdings bei einem die Grenzen der Bundesländer überschreitendem Deliktverhalten, da die betreffenden Analysen nur auf der Ebene der einzelnen Landeskriminalämter vorgenommen werden.

1.1.2. Zur Rechtspflegestatistik

Die Rechtspflege- oder Strafverfolgungsstatistik, seit 1950 vom Statistischen Bundesamt herausgegeben, zählt alle Personen nach Alter, Geschlecht und Straftatbestand, gegen die ein Strafverfahren nach Eröffnung einer Hauptverhandlung im Berichtszeitraum rechtskräftig abgeschlossen wurde (= Zahl der Verurteilungen), sei es durch Verurteilung oder durch anderweitige Entscheidungen wie Anordnung von Sicherung und Besserung, Einstellung des Strafverfahrens, Freispruch und anderes.

Gesonderte Aburteilungen ein und derselben Person zählen den Täter mehrfach. Tateinheit und Tatmehrheit werden ähnlich wie in der polizeilichen Kriminalstatistik gehandhabt, d.h. bei letzterer gilt nur diejenige Deliktkategorie, für die die höchste Strafe angedroht ist und nicht diejenige, für die schließlich tatsächlich die höchste zuerkannt wurde.

1.1.3. Vor- und Nachteile der beiden Systeme

Beide Materialsammlungen haben ihre artspezifischen Vorzüge. Im Fall der polizeilichen Kriminalstatistik gilt das hauptsächlich für die Auflistung *aller* Taten, d.h. auch der unaufgeklärten, in bezug auf die Strafverfolgungsstatistik für die Zählung nur der tatsächlich überführten Täter und die Festlegung der Straftatbestände durch juristisch kompetente Instanzen.

Beiden Systemen sind jedoch gleichermaßen Nachteile und Unschärfen zu eigen. So spiegeln weder die polizeiliche Kriminalstatistik noch die Rechtspflegestatistik wegen der spezifischen Behandlung der in Tateinheit und Tatmehrheit begangenen Fälle die tatsächliche Breite gesetzeswidrigen Verhaltens bzw. die Zahl konkurrierend begangener Taten wider. So wird von der polizeilichen Kriminalstatistik angenommen, daß sie die Zahl der Ereignisse etwas ***über*schätzt**, weil zum einen auch die Handlungen strafunmündiger Kinder als Delikte gelten, zum anderen die Polizeibeamten in Grenzfällen von der Ahndungswürdigkeit des ihnen bekannt gewordenen Geschehens ausgehen und zumindest den schwersten Tatbestand als verwirklicht ansehen dürften, im weiteren wohl auch zu wenige Taten als in Fortsetzung begangen (und damit nur als *einen* Fall) klassifizieren.

Nicht einmal die simultane Berücksichtigung beider Statistiken erlaubt schließlich eine genaue Angabe darüber, welcher Prozentsatz der bei der Polizei bekanntgewordenen Straftaten schließlich abgeurteilt wird (s. Göppinger, 1973, S. 79/80, sowie dessen ausführliche Erörterung der Details und Probleme beider Statistiken, an der sich die obige Schilderung orientiert; s. auch Kaiser, 1980, S. 208 - 215; Kaiser, 1981, S. 144 - 150).

Das größte Handicap von polizeilicher und gerichtlicher Statistik aber besteht darin, daß die gesammelten Daten mit Gewißheit kein realistisches Bild von der tatsächlichen Kriminalität zeichnen, wenn nur ein Bruchteil der insgesamt auftretenden gesetzeswidrigen Handlungen und Ereignisse den Ermittlungsbehörden überhaupt bekannt wird, bei den einzelnen Delikten also mit einem Dunkelfeld in unterschiedlichem Maße gerechnet werden muß (darauf wird später erneut eingegangen).

Zur Vereinheitlichung des Bezugsmaßstabs werden neben den absoluten auch relative Häufigkeiten angegeben, bei den letzteren erfolgt meist eine Bezugnahme auf 100.000 Mitglieder der Bevölkerung.

Auch unter Verwendung solcher Indizes stoßen Vergleiche im (geographischen) Quer- und (zeitlichen) Längsschnitt auf erhebliche Schwierigkeiten, weil die Möglichkeit zu sinnvollen Aussagen von der Erfüllung einer Reihe von Randbedingungen abhängt. Wenn beispielsweise der Norden und Süden unseres Landes oder städtische mit ländlichen Bezirken verglichen werden sollen, so sind potentielle Differenzen in den Häufigkeiten von Taten und/ oder Tätern, wie sie innerhalb von polizeilicher und gerichtlicher Statistik erscheinen, nur dann als Ausdruck einer ***tatsächlich*** unterschiedlichen Kriminalitätsbelastung zu verstehen, wenn die Anzeigeneigung der Bevölkerung in den jeweiligen Regionen gleich groß und die Kapazität des behördlichen Ermittlungs- bzw. Verfolgungsapparates vergleichbar ist, keine systematischen Diskrepanzen in Suchstrategie und Aburteilungspraxis vorliegen usw. Noch fragwürdiger geraten im Hinblick auf solche Faktoren, die sich häufig jeder Kontrolle entziehen, internationale Vergleiche, da hier zusätzlich qualitative Verschiedenheiten des Rechts- und Exekutivsystems mit unterschiedlichen, von den jeweiligen politischen Vorgaben abhängigen Modalitäten von Erfassung und Dokumentation in Rechnung gestellt werden müssen. Nachgerade unüberwindliche Probleme türmen sich schließlich bei dem Versuch auf, die Kriminalitätsrate aus verschiedenen Zeitabschnitten miteinander zu kontrastieren, weil dabei außerdem die Wandlungen von Gesetzgebung, Rechtssprechung und Verfolgungsarbeit in angemessener Weise Berücksichtigung finden müssen. Man denke etwa an die Modifizierung der Straftatbestimmung zu Homosexualität und Abtreibung während der letzten Jahre, die von zeitgebundenen politischen Entscheidungen abhängige und sehr unterschiedliche Verfolgung von sog. Hausbesetzern oder die zum 1.1.71 in Kraft getretenen "Neuen Richtlinien für die Führung der polizeilichen Kriminalstatistik". In bezug auf die seit 1983 eingeführte "Echttäterzählung" (s. 1.1.1.) hat Kerner (1986) zeigen können, daß durch die damit verbundene Umstellung der polizeilichen Kriminalstatistik die Anzahl von Tatverdächtigen sprunghaft um bis zu 50% gefallen ist.

All diese Faktoren erschweren eindeutige Interpretationen des Zahlenmaterials, da eine Erhöhung der Zahlen in der Statistik eine Kriminalisierung bestimmter Handlungen ebenso widerspiegeln mag wie eine Zunahme von Anzeigebereitschaft in der Bevölkerung oder eine wachsende Effizienz der Ermittlungsarbeiten, darüber die Rate abweichenden Verhaltens "in Wirklichkeit" aber unverändert geblieben sein mag; auch alle anderen Konstellationen kommen zunächst in Betracht und müssen durch sorgfältige Analysen anderen Materials als desjenigen in der Statistik selbst enthaltenen ansatzweise kontrolliert werden. Von einer systematischen Erforschung gerade dieses Problemkreises kann bislang jedoch kaum die Rede sein.

Angesichts solcher und weiterer Einwände gegen die polizeilichen und gerichtlichen Statistiken (s. auch Mannheim, 1974; Heinz, 1977; Sack, 1978) ist als Alternative auf die Ergebnisse der Dunkelfeldforschung und deren Nutzbarmachung für die Forschung verwiesen worden (s.u. 3.). Auch wenn, wie dargelegt, die erwähnten Statistiken als Werkzeuge für Erkenntnisgewinn ernsthafte Unzulänglichkeiten aufweisen, deren Beseitigung aus grundlegenden Überlegungen heraus in absehbarer Zukunft nicht zu leisten ist, so kommt ihnen doch zumindest als eine Art Tätigkeitsbericht tragender Systeme unserer gesellschaftlichen Ordnung eine wichtige Funktion zu. Unter einer solchen Perspektive der Bilanzierung verdienen sie ein absolutes Interesse von seiten jedes einzelnen, da von diesem letztlich das Mandat zur Ausübung der polizeilichen und justiziellen Tätigkeiten ausgeht. Aus diesem Grunde soll nachfolgend ein Überblick über zentrale Bereiche dieser Aktivitäten gegeben und damit in Umrissen ein Bild gesetzeswidrigen Verhaltens gezeichnet werden, wie es sich in den offiziellen Statistiken niederschlägt und damit eine spezifische Qualität von sozialer Wirklichkeit darstellt.

1.2. Einige Resultate und Erklärungen

1.2.1. Kriminalstatistik

Im Jahre 1982 wurden der Kriminalpolizei insgesamt 4.291.975 Straftaten (ohne Verkehrsdelikte!) bekannt. 6,8% davon stellten Versuche dar. Auf 100.000 Mitglieder der Bevölkerung entspricht die genannte Zahl einer sog. Straftatenziffer von 6.963. In den Jahren 1981 und 1980 belief sich die letztere Größe nur auf 6.603 bzw. 6.198, womit also eine Steigerung von 6,5% und 5,4% gegenüber den jeweiligen Vorjahren zu beobachten gewesen ist. Die Verteilung der Taten auf sieben Deliktkategorien, die Geschlechter und den Anteil von Nichtdeutschen an den ermittelten Tatverdächtigen geht aus Tabelle 1.1. hervor (s. S. 5).

Fast 2/3 aller bekanntgewordenen Tatbestände entfallen somit auf Diebstahl in seinen verschieden schweren Durchführungsformen. Bei diesem am häufigsten vorkommenden Delikt ist die Aufklärungsquote am niedrigsten, die im Mittel aller Fälle mit 44,9% für 1980 und 45,3% für 1981 während der letzten Jahre eine relative Konstanz aufweist.

Tabelle 1.1. Absolute und relative Häufigkeiten der Tat- und Täterermittlung durch die Polizei im Jahre 1982 für ausgewählte Deliktgruppen (nach Tabelle 1 der Polizeilichen Kriminalstatistik 1982)

Deliktgruppen	Zahl der erfaßten Fälle	%-Anteil an allen Straftaten	%-Anteil Aufklärung	%-Anteil der in Alleintäterschaft verübten Taten	Gesamtzahl der ermittelten Tatverdächtigen	%-Anteil männlich	%-Anteil weiblich	%-Anteil Nicht-Deutsche
Straftaten insgesamt	4.291.975	100,0	45,6	72	1.611.445	80	20	16
Straftaten gegen das Leben	3.822	0,1	96,6	87	4.119	86	14	20
Sexuelle Selbstbestimmung	43.929	1,0	68,5	86	24.149	90	10	18
Rohheitsdelikte und Straftaten gegen d. persönl. Freiheit (u.a. Raub, Erpressung u. Körperverletzung)	276.764	6,4	84,2	84	259.740	90	10	17
Diebstahl (mit u. ohne erschwerende Umstände)	2.775.777	64,7	29,9	62	705.126	75	25	12
Vermögens- und Fälschungsdelikte	416.664	9,7	93,0	79	279.698	79	21	13
Sonstiges	608.495	14,2	51,1	79	325.918	86	14	11
Nebengesetze (Wirtschaftsgesetze, Verbreitung jugendgef. Schriften, Paßgesetze, Rauschmitteldelikte)	166.524	3,9	96,6	85	162.334	84	16	39

Bei sehr spezifisch definierten (in der Tabelle also nicht besonders ausgewiesenen) Straftatbeständen erreicht die Aufklärungsquote mitunter mehr als 100% und zwar deshalb, weil dann Fälle aus dem Vorjahr noch aufgeklärt werden konnten, was nachhaltig vor Augen führt, daß für die Statistik unter "Zeitpunkt der Tat" deren Bekanntwerden bzw. Aufnahme in die Listen maßgeblich ist.

Gleichfalls in der Tabelle nicht ausgewiesen sind die deliktspezifischen Versuchsanteile; diese sind hoch bei Mord und Totschlag (69%), Erpressung (67%), Vergewaltigung (48%) und - mit einigem Abstand - bei Raub (23%) und vorsätzlicher Brandstiftung (22%), sehr niedrig dagegen bei Betrug (7%), Hehlerei (5%), Rauschgiftdelikten (2%), Sachbeschädigung (0,4%) und - ein anderes Ergebnis wäre gar nicht möglich - Beleidigung (0%).

Wie nicht anders zu erwarten, sind die Männer unter den Tatverdächtigen sehr viel stärker repräsentiert als die Frauen, die Relation beträgt über alle Delikte hinweg 1:4. Besonders selten stellen Frauen den oder die Täter bei Sexualdelikten oder anderen Straftaten, die gewöhnlich unter Anwendung körperlicher Kraft verübt werden, hingegen ist ihr Anteil sehr hoch bei den Diebstahls- und Vermögensstraftaten.

In 16% der Fälle sind die ermittelten Tatverdächtigen ausländischer Nationalität. Aber nur 7,7% der Bevölkerung waren am 1.1.82 Nichtdeutsche, doch schließt gerade diese Zahl nicht Touristen und Durchreisende, Stationierungsstreitkräfte oder Personen ein, die sich illegal im Bundesgebiet aufhielten. Außerdem ist zu beachten, worauf die Kriminalstatistik eigens hinweist, "daß die nichtdeutsche Bevölkerung in ihrer strukturellen Zusammensetzung vor allem durch das relativ starke Übergewicht der kriminalitätsbelasteten Alters- und Geschlechtergruppen der männlichen Erwachsenen unter 40 Jahren wesentlich von der deutschen Wohnbevölkerung abweicht" (BKA, 1982, S. 48). Was die Delikte angeht, so finden sich überproportionale Anteile der Nichtdeutschen bei Mord und Totschlag, Notzucht sowie den Straftaten gegen Paß- und Rauschmittelgesetze, im weiteren nahezu definitionsgemäß bei solchen gegen das Ausländergesetz; unterdurchschnittlich ist hingegen ihr Anteil bei den meisten Eigentums- und Vermögensdelikten.

Wie Tabelle 1.1. außerdem erkennen läßt, findet sich bei den meisten Straftaten in etwa 80% der Ereignisse eine Verübung durch Einzeltäter; deutlich weichen von dieser Marke vor allem die Diebstähle ab, bei denen besonders häufig (38%) zugleich mehrere Täter beteiligt sind. Aus der Feststellung, daß Diebstähle darüber hinaus nur vergleichsweise selten aufgeklärt werden, die Schlußfolgerung zu ziehen, Mehrfachtäterschaft reduziere die Wahrscheinlichkeit erfolgreicher Ermittlungsarbeiten, wäre voreilig, da die Aufklärungsrate von Faktoren wie der Schwere der Straftat, deren Sichtbarkeit, kriminaltechnischen Möglichkeiten und anderem abhängt.

Für die Verteilung der Tatverdächtigen auf Altersstufen unter Berücksichtigung des Geschlechts weist die polizeiliche Kriminalstatistik das in Abbildung 1.1. wiedergegebene Säulendiagramm aus. Untereinander sind die Ausprägungen nur dann direkt miteinander vergleichbar, wenn die Klassenbreite jeweils gleich groß ist (z.B. 10 Jahre umfaßt wie 30 bis 40 und 40 bis 50). Wohl aber liefert eine Kontrastierung mehrerer Deliktkategorien Anhaltspunkte zum Alterseinfluß beim Verüben der jeweiligen Straftat. Aus diesem Grunde wurden in Abbildung 1.1. die Altersverteilungen auch für Ladendiebstahl, Betrug und Rauschgift aufgenommen (s. S. 7).

Wie ersichtlich, wird Ladendiebstahl bei einer relativ gleichen Belastung aller Altersgruppen doch schwerpunktmäßig von ganz jungen und sehr alten Menschen verübt, bei den letzteren insbesondere von Frauen. Gerade diese extremen Altersgruppen fehlen fast vollständig bei Betrug, zu dessen Durchführung meist berufliche Kontakte und Fähigkeiten die Gelegenheit bzw. Voraussetzung schaffen, die bei Jugendlichen und Senioren noch nicht oder nicht mehr bestehen.

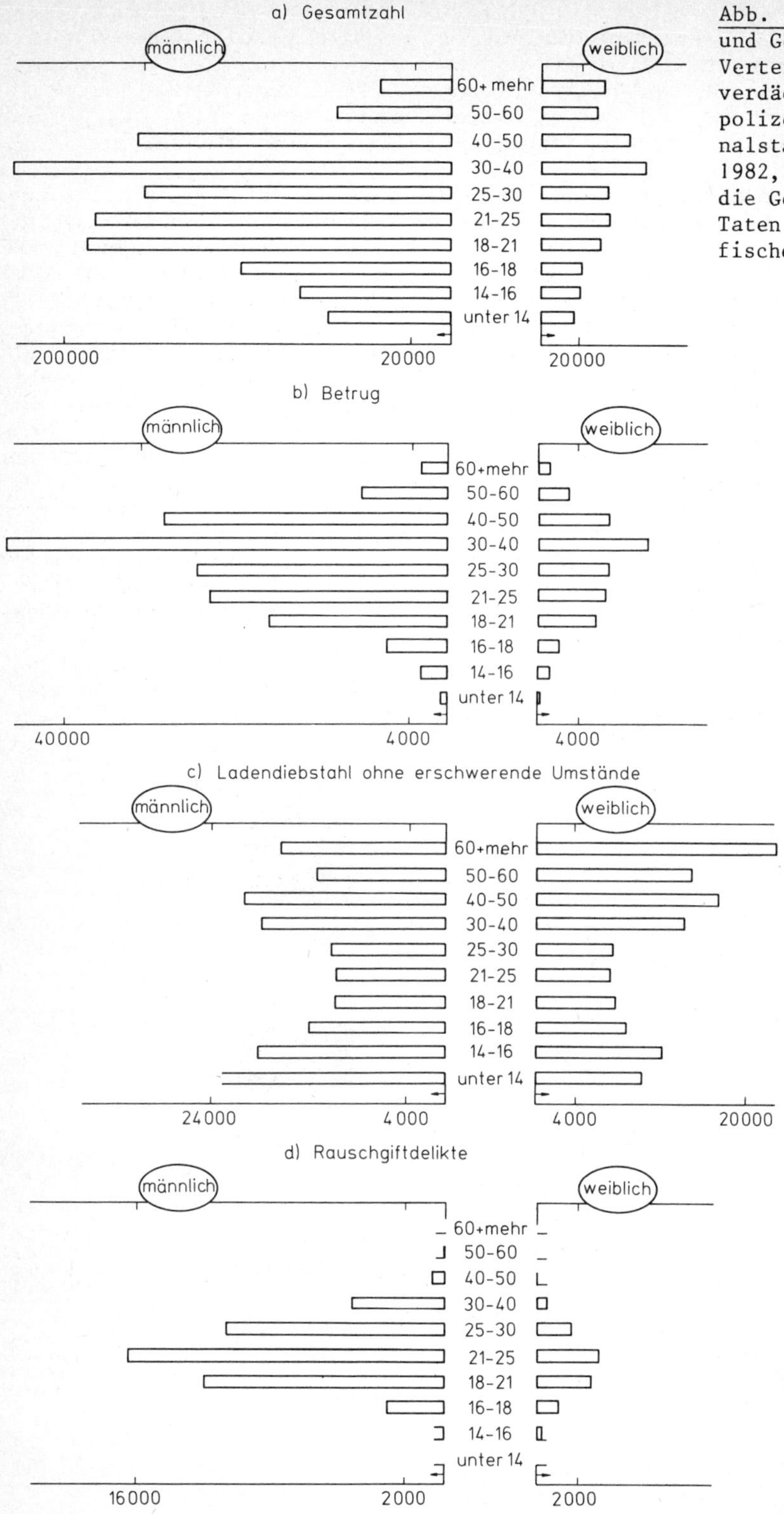

Abb. 1.1a-d. Alters- und Geschlechter-Verteilung der Tatverdächtigen in der polizeilichen Kriminalstatistik für 1982, gesondert für die Gesamtzahl aller Taten und drei spezifische Delikte

Eine ähnliche Struktur weist die Verteilung bei Rauschgiftdelikten auf, doch ist sie viel schmaler und eng um die Altersgruppe der 21- bis 25-Jährigen zentriert, der der Wunsch nach neuen Erfahrungen, Schwierigkeiten bei der Einfindung in das Berufsleben sowie resignative Tendenzen angesichts unerfüllter und unerfüllbarer Jugendwünsche als Motiv unterstellt werdenkann (zu weiteren deliktspezifischen Altersverteilungen s. Göppinger, 1980).

751.577 Tatverdächtige oder 46,6% (1981: 45,1%) waren bereits zuvor kriminalpolizeilich in Erscheinung getreten, was allerdings nicht mit Vorbestrafung gleichzusetzen ist oder dem Umstand, daß vorher etwa gleichartige Straftaten festgestellt worden wären. Weit überdurchschnittlich lagen diese Raten bei Delikten zur Erlangung von Betäubungsmitteln (um 90%), Raubüberfällen auf Geld- und Werttransporte oder Kassenboten, Menschenhandel und Raubmord (um 80%), deutlich unterdurchschnittlich hingegen bei Delikten wie Brandstiftung, Wilderei und Kindestötung (um 25%), Straftaten gegen die Umwelt und fahrlässige Tötung (um 15%) oder Straftaten im Amt (7,5%).

Was die Entwicklung über die Zeit angeht, so betrug die Häufigkeitszahl für den Geltungsbereich des Grundgesetzes im Jahre 1972 nur 4.171. Die bereits oben mitgeteilte Ziffer von 6.963 für 1982 bedeutet demgegenüber eine Steigerung von ca. 67% oder einer Zunahme von nicht weniger als 1.719.445 bekanntgewordenen Fällen. Während die jährliche Steigerungsrate über alle Delikte hinweg mit etwa 5% relativ stabil bleibt, zeigen sich innerhalb einzelner Kategorien sehr unterschiedliche Verläufe, wie aus Abbildung 1.2. hervorgeht.

Monoton ansteigend sind die Verläufe im Diebstahls- und Vermögensbereich sowie - mit einer sehr stark ausgeprägten quantitativen Komponente - bei den Rauschmitteldelikten.

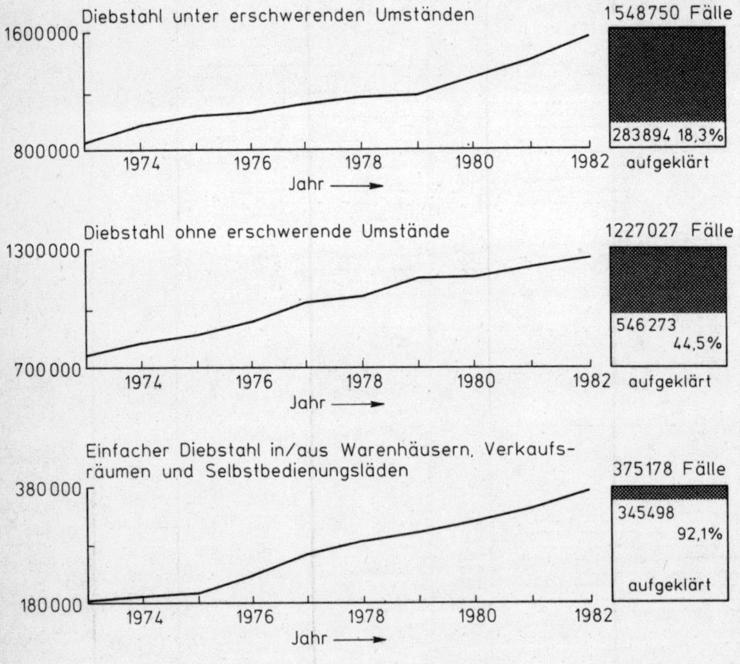

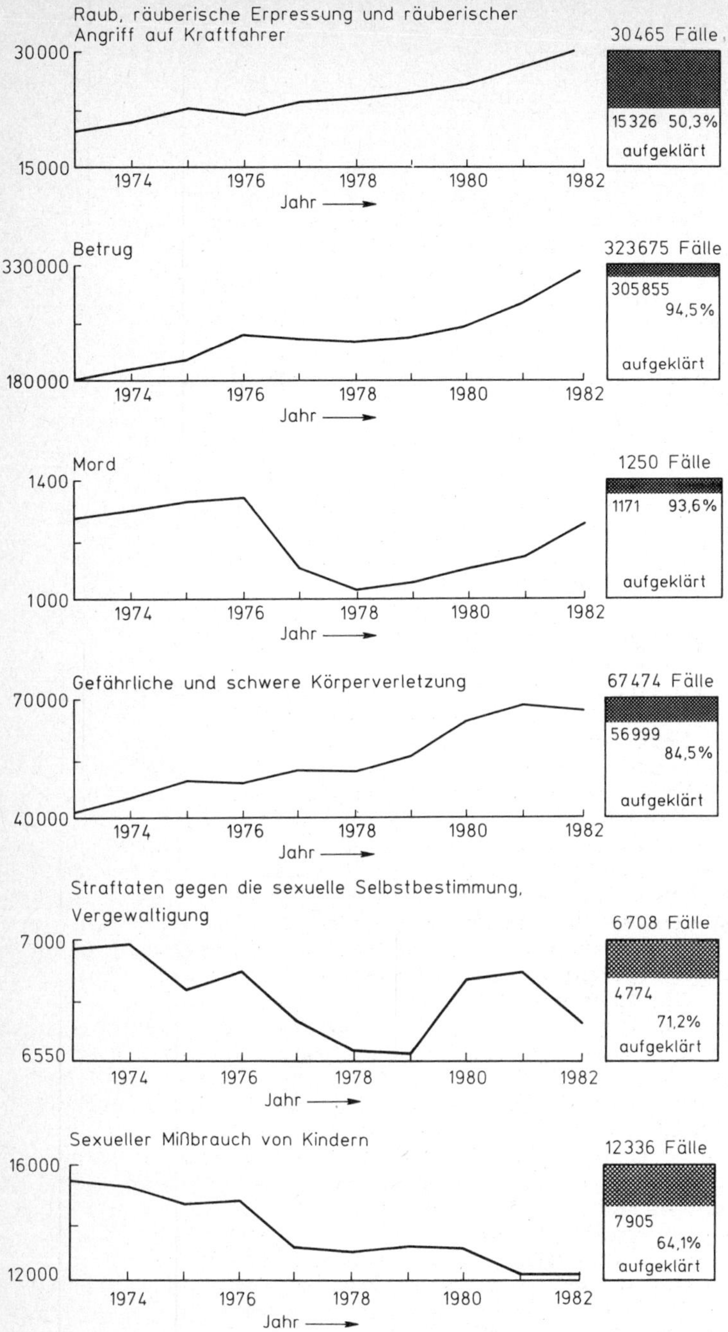

Abb. 1.2. Entwicklung der Kriminalität während des 10-Jahreszeitraums zwischen 1972 und 1982, getrennt für einzelne Deliktkategorien (aus Polizeiliche Kriminalstatistik 1982)

1.2.2. Rechtspflegestatistik

In dem Jahr, auf das hier in erster Linie Bezug genommen wird, also 1982, wurden in der Bundesrepublik Deutschland und West-Berlin insgesamt 772.194 Personen wegen Verbrechen und Vergehen nach dem allgemeinen Strafrecht verurteilt. Dieses entspricht einer Verurteiltenziffer von 1.481, d.h. auf 100.000 Personen der Bevölkerung kamen ca. 1.500 Verurteilungen. Tabelle 1.2. gibt die Verteilung auf einzelne Straftatbestände sowie den Anteil der Geschlechter und einzelne Altersgruppen wieder.

Wie die Zahlen ausweisen, entfällt etwa die Hälfte aller Verurteilungen allein auf Straßenverkehrsdelikte. Insofern birgt die Teilnahme am Straßenverkehr nicht nur erhebliche Risiken für Leib und Leben sowie materielle Unversehrtheit angesichts von ca. 12.000 Toten, 100.000 Verletzten und einem Gesamtschaden von ca. 200 Mio. DM, sondern darüber hinaus die nicht unerhebliche Gefahr einer Kriminalisierung durch entsprechendes Fehlverhalten.

In der sehr geringen Belastung des weiblichen Geschlechtes mögen sich gleichermaßen die deutlich niedrigere Partizipationsrate von Frauen im Straßenverkehr und deren defensiveres Fahrverhalten niederschlagen.

Die zweitstärkste Kategorie in Einheiten ausgesprochener Verurteilungen stellen Vermögensdelikte dar, diesbezüglich sind Jugendliche und Heranwachsende besonders stark belastet, liegt deren Verurteilungsziffer doch etwa dreimal so hoch wie diejenige der Erwachsenen.

Ganz allgemein handelt es sich bei den Heranwachsenden um die in krimineller Hinsicht am meisten gefährdete Altersgruppe. Nicht nur liegt deren Verurteilungsziffer (insgesamt) um etwa das 2,5-fache über derjenigen der Erwachsenen, sondern übertrifft diese auch in jeder der sechs aufgelisteten Deliktkategorien. Von Diebstahl abgesehen, wo nahezu Deckungsgleichheit besteht, liegen analoge Verhältnisse - bei etwa verminderten absoluten Differenzen - auch gegenüber den Jugendlichen vor, die ihrerseits ebenfalls höhere Verurteilungsziffern aufweisen als die Erwachsenen, lediglich mit Ausnahme der Kategorie "Sonstiges".

Die Relation der weiblichen zu den männlichen Tätern lautet anhand der Verurteilungsziffern 1:6. Aus Tabelle 1.2. (und der dort wiedergegebenen Verteilung der Geschlechter in der Gruppe der Tatverdächtigen) wird jedoch ein Verhältnis von 1:4 in Erinnerung sein. Das bedeutet nichts anderes, als daß die gegen Frauen von der Polizei abgeschlossenen und an die Staatsanwaltschaft weitergeleiteten Ermittlungverfahren seltener mit einer Verurteilung enden als bei Männern. Nun mag mit Recht darauf verwiesen werden, daß die Daten beider Statistiken für dasselbe Jahr gelten, man aber eine Verzögerung in Rechnung stellen müsse, innerhalb derer die von der Polizei abgegebenen Fälle von den Gerichten bearbeitet worden sind und zu Verurteilungen geführt haben könnten. Die Art der Aufbereitung des Materials erlaubt jedoch nicht die genaue Festlegung des fraglichen Intervalls. So wichtig es wäre, den Verlauf und die Behandlung von Jahrgangskohorten durch die Instanzen zu verfolgen, erwächst beim anstehenden Problem aus dem Fehlen entsprechender Anhaltspunkte kein bedeutsames Defizit: In den Jahren 1981 und 1980 war die Geschlechterverteilung innerhalb der polizeilichen Kriminalstatistik mit 80:20 genau dieselbe wie in dem Jahre 1982, von dem hier ausgegangen wird. Der entscheidende Sprung liegt offensichtlich zwischen der Abgabe der Akten seitens der Polizei an die Gerichte und der Eröffnung eines Hauptverfahrens; denn innerhalb der Gruppe der Abgeurteilten beträgt der Anteil der Frauen nur noch 16%, d.h. im Vorfeld von Verfahren werden überproportional solche Fälle anderweitig erledigt, in denen Frauen als Tatverdächtige ermittelt wurden.

Tabelle 1.2. Zahl der Verurteilten und Verurteilungsziffer (= pro 100.000 der entsprechenden Bevölkerungsgruppe) in der Bundesrepublik Deutschland einschließlich West-Berlin für das Jahr 1982 (Auszug aus Tabelle 3 der Strafverfolgungsstatistik)

Klassifikations-Nr. aus Strafverfolgungs-Statistik	Hauptdeliktgruppe	Absolute Zahl	Verurteilungsziffer					
			Insgesamt der Strafmündigen	Jugendliche[1]	Heranwachsende[2]	Erwachsene	Strafmündige männl. Täter	Strafmündige weibl. Täter
1	Staat und öffentl. Ordnung	19.101	36,6	34,6	87,3	33,3	63,9	12,3
2	Sexuelle Selbstbestimmung	5.622	10,8	12,8	20,1	9,9	21,1	1,6
3	Leib o. Leben (auschl. Straßenverkehr)	61.115	117,2	137,7	282,0	103,8	230,6	15,8
4+6	Diebstahl und Unterschlagung sowie andere Vermögensdel.	275.647	528,8	1.175,7	1.157,9	423,4	834,8	255,0
8	Straßenverkehr	312.505	599,5	558,2	1.410,3	546,3	1.151,7	105,5
5+7+9	Sonstiges (Raub; Umwelt, Straftaten nach anderen Bundes- und Landesgesetzen	98.204	188,4	149,1	432,5	174,9	346,8	46,7
0	Insgesamt	772.194	1.481,3	2.067,6	3.390,0	1.291,5	2.648,9	436,8

[1]Jugendliche = Personen im Alter zwischen 14 und 17 Jahren
[2]Heranwachsende = Personen im Alter zwischen 18 und 20 Jahren

Darüber hinaus endet auch von den gegen Frauen eröffneten Hauptverfahren ein geringerer Anteil (76,6%) als bei den Männern (79,1%) mit einer Verurteilung nach dem allgemeinen Strafrecht, weil Einstellung des Verfahrens, Absehung von Strafe oder Freispruch bei weiblichen Angeklagten häufiger vorkommen.

Innerhalb der nach dem Jugendstrafrecht verurteilten Personen ist dieser Unterschied weniger gravierend, d.h. die Nachsicht gegenüber dem weiblichen Geschlecht beschränkt sich vor allem auf Erwachsene, möglicherweise deshalb, um damit die erzieherische Versorgung von Kindern nicht zu beeinträchtigen. Vielleicht schlägt sich in dem Zitierten jedoch auch nur das Faktum nieder, daß bei jugendlichen Tätern die Schwere der von den beiden Geschlechtern verübten Straftaten weniger unterschiedlich ist als bei Erwachsenen. Die vorliegenden Daten erlauben ohne eine zusätzliche Aktendurchsicht gerade darüber aber keine genaueren Aussagen (s. dazu 2. Schwere von Kriminalität).

Die Vermutung, daß die Kontrollorgane dem weiblichen Geschlecht gegenüber toleranter sind, wird durch die vorliegenden Befunde allerdings nicht zweifelsfrei gestützt (s. Stein-Hilbers, 1978, S. 281 ff.). Immerhin gilt das Heterostereotyp vom "Kriminellsein", wie Schur (1969, S. 41) gezeigt hat, nur für den männlichen Delinquenten, und Frauen weisen definitiv eine geringere Rückfallbelastung auf als Männer.

Zur Erklärung der geringeren Kriminalitätsbelastung des weiblichen Geschlechts dienten zunächst Vorstellungen, die sich unter dem Sammelbegriff der "***Schwächetheorie***" zusammenfassen lassen, d.h. Frauen wurde im Vergleich zu Männern eine Inferiorität in bezug auf Merkmale wie physische Konstitution, Kraft, Intelligenz oder Sexualität zugeschrieben.

Der später entwickelten ***rollentheoretischen Erklärung*** zufolge bewahrte der Schutzraum der Familie die (nicht-berufstätige) Hausfrau und Mutter vor Kriminalität, und zwar gleichermaßen in aktiver wie passiver Hinsicht (Täter bzw. Opfer), wobei auch die geringen ökonomischen Potenzen der Frau von Bedeutung waren.

Die ***soziokulturellen Ansätze*** gingen demgegenüber ganz allgemein von einer geschlechtsspezifischen Rollensozialisation aus, in derem Rahmen die männliche Rolle hauptsächlich berufszentriert, die weibliche hingegen heimzentriert und deshalb im familiären Kontext viel leichter zu vermitteln ist.

Die ***Emanzipationstheorie*** greift in Weiterentwicklung der sozio-kulturellen Erklärungen die Veränderungen in den geschlechtsspezifischen Rollenerwartungen einerseits und den Kriminalitätsziffern von Männern und Frauen andererseits in längs- und querschnittlicher Hinsicht auf. In dem Maße, in dem die beiden Geschlechter zunehmende Gleichberechtigung erlangen und die Rollenerwartungen konvergieren, müßten sich unter der Perspektive dieser Erklärung die Straftatenzahlen einander angleichen, d.h. die Korrelation zwischen Geschlecht und Kriminalität mit der Zeit abnehmen. Die Resultate von Smith und Visher (1980) fallen in diesem Sinne aus. Andererseits scheint in der DDR, bei aller Schwierigkeit, über die dortigen Gegebenheiten überhaupt verläßliche Unterlagen zu erlangen, die Beteiligung der Frauen an der Kriminalität unverhältnismäßig gering relativ zu ihrem Stellenwert in der Berufswelt zu sein. Auch Laub und McDermott (1985) fanden anhand von Viktimisierungserhebungen von 1973 bis 1981 keine Bestätigung durch die "Befreiungs-" oder "Maskulierungsthese" von Adler (1975).

Als das Gegenstück zur Emanzipationstheorie kann die Auffassung gelten wonach Frauenkriminalität eine Folge von ökonomischer "***Marginalisation***" ist, d.h. dem Faktum, daß sie mehr als Männer nur eine randständige berufliche Rolle spielen, häufiger unbeschäftigt oder nicht zu beschäftigen sind und, falls beschäftigt, eher unsichere, schlecht bezahlte, unqualifizierte und Teilzeitpositionen wahrnehmen, innerhalb deren die Aufstiegsmöglichkeiten gering sind.

Box und Hale (1984), die kritisch die früheren Studien zur Liberation / Emanzipation erörtern, prüften an Zeitreihen aus Großbritannien die Emanzipationstheorie unter Verwendung der Indikatoren Fruchtbarkeit, Anteil der Frauen unter Studenten und den Berufstätigen sowie den Alleinstehenden; die Marginalisation sollte mit dem Anteil der Frauen an der Arbeitslosenzahl erfaßt werden. Über einzelne Delikten hinweg waren die Resultate nicht ganz konsistent, fielen aber eher zugunsten der Marginalisationsthese aus.

Für Keupp (1982), von dem die Stichworte für die obige Auflistung bezogen wurden, konstituiert sich weibliche Delinquenz vor allem durch drei Gruppen von Bedingungen (in der Reihenfolge zunehmender Bedeutung):

1) Die spezifische Gefährdungslage des weiblichen Geschlechts in Zusammenhang mit generativen Vorgängen.
2) Die vorwiegend sozialisationsbedingte ökonomische Gefährdungslage, die sich aus der Zuweisung/Übernahme ökonomisch ungesicherter und krisenanfälliger sozialer Positionen ergibt.
3) Die geschlechtsrollen-spezifische Sozialisation der Frau, die nach den Gruppenwerten der sozialen Anpassung und Integration ausgerichtet sei und die das weibliche Geschlecht weniger als das männliche mit den "aktionalen Strategien der Konflikt- und Problemlösung sowie der Daseinsbewältigung" (S. 227) ausstatte. Dadurch seien die Handlungsmuster der Frauen viel weniger aggressiv-destruktiver Natur, weshalb defizitäre Sozialisation bei Frauen mehr zu nichtkriminellen, gesellschaftlich tolerierten Formen sozial abweichenden Verhaltens wie Suizid, neurotischen Erkrankungen und reaktiv-depressiven Phänomenen führten. Unter verhaltenspsychologischem Aspekt seien ihre Delikte von reaktiver Art, gekennzeichnet durch "einfache Verhaltenssequenzen bei weitgehend unrationaler Planung und Risikoeinschätzung sowie oftmals hoher affektiver Beteiligung" (Keupp, 1982, S. 228).

Der Einfluß der Bundesländer auf die Höhe der Verurteiltenziffer geht aus Tabelle 1.3. hervor (s. S. 14).

Von der Häufigkeitszahl polizeilich erfaßter Straftaten her liegen Hamburg, Berlin und Bremen (in dieser Reihenfolge, aber mit relativ geringfügigen Abständen) an der Spitze, Baden-Württemberg, das Saarland, Rheinland-Pfalz und Bayern am Ende der Belastungs-Skala. Berlin und die beiden Stadtstaaten zeigen zwar auch die höchsten Verurteilungsziffern, dieses jedoch, was Hamburg angeht, mit erheblichem Abstand. Die niedrigsten Raten finden sich demgegenüber in Niedersachsen, Hessen und dem Saarland. Dieses Bild gilt zudem nur für die Straftaten unter Ausschluß der Straßenverkehrsdelikte. Stützt man sich nur auf die letzteren, resultieren z.T. wesentlich andere Gegebenheiten.

Tabelle 1.3. Verurteiltenziffern für Straftaten, und zwar ohne Straßenverkehrsdelikte (jeweils erste Zeile) und Straftaten im Straßenverkehr (jeweils zweite Zeile) in den einzelnen Bundesländern, getrennt für verschiedene Altersgruppen und die Geschlechter (1982; nach: Statistisches Bundesamt: Rechtspflegestatistik)

	Jugendliche	Heranwachsende	Erwachsene	Insgesamt	männlich	weiblich
Schleswig-Holstein	1,382	2,128	792	922	1,606	301
	327	1,144	529	548	1,068	75
Hamburg	891	1,931	932	981	1,748	322
	78	788	602	577	1,135	98
Niedersachsen	1,621	2,091	645	819	1,426	273
	717	1,633	637	706	1,375	103
Bremen	1,202	1,693	1,100	1,431	1,935	452
	129	853	698	663	1,277	131
Nordrhein-Westfalen	1,565	1,958	780	916	1,516	379
	608	1,287	547	596	1,135	115
Hessen	1,266	1,655	662	766	1,277	302
	479	1,213	470	513	976	94
Rheinland-Pfalz	1,564	2,030	689	847	1,443	315
	799	1,637	541	632	1,234	95
Baden-Württemberg	1,699	2,012	667	839	1,452	281
	689	1,540	521	599	1,140	107
Bayern	1,380	1,962	723	851	1,447	317
	447	1,606	514	575	1,100	104
Saarland	1,515	1,845	611	763	1,372	227
	231	1,285	646	654	1,290	93
Berlin (West)	1,698	2,637	1,341	1,426	2,449	607
	114	994	610	598	1,182	620

Auch sanktionieren die Bundesländer die Jugendlichen und Heranwachsenden offensichtlich differentiell gegenüber den Erwachsenen, liegen hier die Verurteiltenziffern bei Außerachtlassen der Straßenverkehrsdelikte für die Jugendlichen doch am höchsten in Baden-Württemberg und Niedersachsen, für die Heranwachsenden in Schleswig-Holstein und Niedersachsen und für die Erwachsenen in Bremen und Hamburg (Berlin hier wegen seiner politischen und soziologischen Sonderstellung einmal unberücksichtigt gelassen). Hamburg stellt darüber hinaus das einzige Bundesland dar, in dem die Verurteiltenziffer für Jugendliche unter derjenigen der Erwachsenen liegt.

Schließlich bestehen charakteristische Differenzen auch in der Belastung der Geschlechter. Nur in Berlin sowie den Bundesländern Bremen, Nordrhein-Westfalen und Hessen schlägt sich auch in den Verurteiltenziffern die aus der Kriminalstatistik her bekannte Relation von 1:4 zwischen weiblichen und männlichen Tätern nieder; hier ist also weniger als in den anderen Ländern, wo das Verhältnis diskrepanter ausfällt und beispielsweise für das Saarland 1:6 beträgt, eine mildere Behandlung der Frauen festzustellen. Es scheint naheliegend, diesen Effekt, der sich in analoger Weise auch in den Ziffern für Straßenverkehrsdelikte wiederfindet, auf soziodemographische und politische Faktoren zurückzuführen, im einzelnen also beispielsweise auf den Umstand einer gewissen Tradition zu sozialdemokratisch geführten Regierungen und deren Zielvorgaben. Auf welcher unsicheren Basis allerdings solche Interpretationen stehen, wird durch die Gegebenheiten in Hamburg deutlich, wo seit Jahrzehnten die Sozialdemokraten ebenfalls die Mehrheit stellen, die Geschlechterrelation der Verurteiltenziffern jedoch derjenigen von Schleswig-Holstein oder Baden-Württemberg entspricht.

1.3. Unterschiede zwischen Stadt und Land

Für das Auftreten von Straftaten sind stets bestimmte Faktoren der Umwelt notwendige Voraussetzungen. Eine Körperverletzung kann nur erfolgen, wo und wenn ein Opfer gegenwärtig ist; analog muß für einen Einbruch ein Gebäude, für Widerstand gegen die Staatsgewalt die Polizei und für Autodiebstahl ein Kraftfahrzeug vorhanden sein. In einer weniger vordergründig-beobachtbaren Weise ist Wilderei gewöhnlich an Orte gebunden, an denen fremde Jagd- oder Fischereirechte bestehen, setzt Hausfriedensbruch ein befriedetes Anwesen voraus, und Meineid oder falsche uneidliche Aussage kann nur an Stätten geschehen, an denen die zur Abnahme von Eiden berechtigten Instanzen tätig werden (s. Göppinger, 1973, S. 430).

Insofern als solche und weitere Bedingungen sich ungleich über geographische Abschnitte und/oder soziologische Einheiten innerhalb eines Landes verteilen, ist auch mit einer gewissen Über- oder Unterrepräsentanz von Delikten zu rechnen.

Im Hinblick darauf wurde besonders häufig eine Unterscheidung zwischen Stadt- und Landgebieten vorgenommen. Die polizeiliche Kriminalstatistik kategorisiert seit 1971 die Tatorte nach der Zahl von Einwohnern (E), und zwar in den Abstufungen bis 20.000 E, 20.000 - 100.000 E, 100.000 - 500.000 E, 500.000 E und mehr, sowie "unbekannt". Über alle Bundesländer und Deliktgruppen hinweg lauteten 1982 die Häufigkeitsziffern dafür wie folgt:

"Millionen-Städte" (über 500.000 E)...............11.683
"Großstädte" (100.00 - 500.000 E).................9.044
"Mittelstädte" (20.000 - 100.000 E).................7.112
"Kleinstädte und Landgebiete" (unter 20.000 E).....3.920

Die daraus erkennbare Tendenz zu einem starken Anstieg von Kriminalität mit zunehmender Dichte der Bevölkerung ist auch in anderen Jahren und anderen Ländern festzustellen. Beispielsweise betrug die Häufigkeitsziffer im Jahre 1955 für die Bundesrepublik 2.438 - 2.038 - 3.236 - 4.017 für die Einheiten Landgebiete, Klein-, Mittel- und Großstädte. Für die USA berichtet Harries (1974) von einem "Crime Index Total" von 1.100 für ländliche Gebiete, von 2.411 für Vororte und Indizes von 1.829 und 5.799 für Städte mit weniger als 10.000 bzw. mehr als 1 Mio. Einwohner.

Bei einer Ausdifferenzierung in einzelne Deliktgruppen ergibt sich die in Tab. 1.4. wiedergegebene Verteilung.

Im großen und ganzen ähnelt das Bild demjenigen der Gesamtkriminalität, wenngleich die ländlichen Gebiete eine besondere Belastung in Delikten gegen das Leben und die persönliche Freiheit bzw. körperliche Unversehrtheit zeigen, im weiteren auch mit vorsätzlicher und fahrlässiger Brandstiftung.

Harries (1974) unterteilte für die USA die Geamt-Kriminalität in einen "Violent Crime Index" (Mord, Raub, Vergewaltigung, Körperverletzung) und einen "Property Crime Index" (Einbruch, Diebstahl im Wert von mehr als 50 Dollar, Kfz-Diebstahl). Über acht Abstufungen von Städten unterschiedlicher Einwohnerzahl (unter 10.000 bis über 1 Mio. E.) war in beiden Indizes eine monotone Zunahme der Kriminalitätsziffer mit wachsender Bevölkerungsdichte zu beobachten, doch fiel die Zunahme bei den Gewaltdelikten besonders drastisch aus, nämlich von 171 bis zu 1.314 gegenüber 1.658 und 4.464 bei den Eigentumsdelikten, jeweils für die Kleinstädte im Vergleich zu den Millionen-Städten. Über 189 Standard Metropolitan Statistical Areas (SMSAs; sog. Counties oder Kombinationen von Counties, die aus statistischen Gründen gebildet wurden, um die städtischen gegenüber ländlichen Gebieten besser unterscheiden zu können als anhand von Stadtgrenzen) korrelierten mit der Bevölkerungszahl Raub zu r = .68 und Vergewaltigung zu r = .44; hingegen lagen die Koeffizienten für Mord mit r = .26 und Körperverletzung mit r = .19 wesentlich niedriger. Die zunehmende Bevölkerungsdichte läßt somit nicht nur Gewalt- gegenüber Eigentumsdelikten unproportional stark ansteigen, sondern steht auch mit einzelnen Formen von Gewalttaten in unterschiedlich engem Zusammenhang (s. auch Harries, 1980).

Zur Erklärung der traditionell besonders hohen Kriminalitätsbelastung urbaner Gebiete wird immer wieder auf deren spezifische soziale und soziologische Struktur hingewiesen. Augenfällig ist die in Städten stärkere Unverbindlichkeit und Freizügigkeit der gesamten Lebensgestaltung (nach dem Motto: "Stadtluft macht frei"), damit auch verbunden die erhöhte Anonymität potentieller Täter und Opfer. Daneben spielt auch die Häufung von materiellen Objekten und der intensive Austausch von Waren sowie Rechtsgütern eine Rolle insofern, als damit Voraussetzungen für Delikte im Sinne der unter 4.2.2. noch zu erörternden "Differentiellen Gelegenheit" geschaffen werden. Schließlich muß man an Gesichtspunkte wie Anzeigeneigung, Verfolgungsintensität und die persönliche Einstellung gegenüber Straftaten denken.

Besonderes Augenmerk ist während der letzten Jahre auch auf "crowding" gerichtet worden (zu diesem Stichwort s. Kruse, 1975, als das psychologische Korrelat von räumlicher Enge und Dichte). Die präzise Erfassung dieses Konstruktes ist gewöhnlich deshalb erschwert, weil Gefühle der Irritation und des Beengtseins aufgrund der Gegenwart anderer sich in dem Spannungsfeld zwischen dem individuellen Anspruch auf Privatheit (s. dazu Kruse, 1980) einerseits und dem Bedürfnis nach Sozialkontakten andererseits entwickeln, darüber hinaus deren Ausbildung von (weiteren) Persönlichkeitsmerkmalen wie Soziabilität und Variationsmotivation sowie dem Umstand abhängig ist, ob die Personen im Umfeld Bekannte oder Fremde sind.

Tabelle 1.4. Häufigkeitszahlen für ausgewählte Delikte in Abhängigkeit der vier Tatortgruppen (aus Polizeiliche Kriminalstatistik 1982, S.17)

Straftaten(gruppe)	Gemeinden bis 20 000 Einwohner	Städte von 20 000 bis 100 000	Großstädte von 100 000 bis 500 000	Großstädte ab 500 000 Einwohner
Mord und Totschlag	3,7	4,8	6,0	6,7
Vergewaltigung	6,7	10,2	14,8	17,8
Raub, räuberische Erpressung und räuberischer Angriff auf Kraftfahrer Gefährliche und schwere Körperverletzung (Vorsätzliche leichte) Körperverletzung Straftaten gegen die persönliche Freiheit	266,4	383,6	536,4	744,1
Diebstahl ohne erschwerende Umstände Diebstahl unter erschwerenden Umständen	2332,8	4764,9	6000,6	7624,6
Betrug	272,6	433,1	701,5	1076,0
Erpressung	4,1	6,6	6,8	8,2
Widerstand gegen die Staatsgewalt und Straftaten gegen die öffentliche Ordnung	67,8	107,4	163,4	222,0
Brandstiftung	32,0	33,7	25,3	32,5
Sachbeschädigung	365,6	586,9	694,1	825,7

Auch der Inhalt der sozialen Interaktionen dürfte eine Rolle spielen. Unter sonst gleichen Bedingungen wird aber, so kann angenommen werden, Dichte eine Voraussetzung für "crowding" sein, deren eigenständiger Beitrag durchaus isolierbar scheint.

Neben den oben bereits referierten Befunden liegen denn auch zahlreiche Hinweise auf die negativen Auswirkungen oder Begleiteffekte von hoher Bevölkerungsdichte vor. So fanden Galle et al. (1972) über verschiedene Viertel von Chicago nicht nur eine Beziehung der Dichte zu Delinquenz ($r = .50$), sondern auch eine solche zu anderen "sozialen Pathologien" wie Mortalität, Rate von Sozialhilfeempfängern und Krankenhausaufnahmen. Diese Effekte blieben auch nach Herauspartialisierung von ethnischen und sozioökonomischen Differenzen erhalten (im selben Sinne Schmidt, 1957; teilweise insignifikante Partialkoeffizienten allerdings bei Freedman, 1975).

Schon Exner (1949, S. 239) formulierte jedoch eine noch andere These, indem er feststellte: "Viele sind nicht deshalb Verbrecher geworden, weil sie Großstädter sind, sondern sie sind Großstädter geworden, weil sie Verbrecher sind." Die damit eingenommene personalistische Position einer Verursachung von Straftaten ließ sich stützen mit den Ergebnissen zu den selektiven Wanderungsbewegungen schwedischer Straftäter, von denen nahezu alle vom Lande in die Stadt, nur wenige jedoch in die gegenteilige Richtung umgezogen waren (s. Bauer, 1957, 96-97; s. a. König, 1968, S. 29). Freilich muß im Rahmen einer solchen Auffassung, derzufolge die Stadt Kriminelle nicht produziert, sondern anzieht und damit nur einer Verlagerung abweichenden Verhaltens Vorschub leistet, die Basisrate aller Umzüge mit in Rechnung gestellt werden, die Tatsache mithin, daß ganz allgemein während der letzten beiden Jahrhunderte eine Landflucht mehr oder weniger starken Ausmaßes stattfand, die sich zumindest teilweise in den geschilderten Resultaten niederschlägt.

Fehlt es somit an Vergleichsdaten für die Kriminalität von Seßhaften, kann andererseits kein Zweifel daran bestehen, daß jede Zuwanderung erheblicheren Ausmaßes die Straftatenrate emporschnellen läßt: In dem Zeitraum zwischen 1975 und 1979 nahm in Los Angeles parallel zu einer wahren Massen-Immigration die Mordrate um 50% zu (Leff, 1980), und von einer Stadt in New Mexiko, USA, wird berichtet, daß mit der Verdoppelung der Einwohnerzahl während des letzten Jahrzehnts auch eine Verdoppelung der Kriminalitätsziffer einherging (Blundell, 1980). Damit kann keineswegs als erwiesen gelten, daß etwa die Hinzugezogenen eine höhere Kriminalitätsbelastung mitbrächten; vielmehr ist daran zu denken, daß durch den Wandel der Sozialstruktur und durch eine größere Anonymität erst kriminogene Faktoren geschaffen wurden.

Detailstudien aus verschiedenen Ländern haben schließlich erkennen lassen, daß die Umzugsrate innerhalb von Städten für das Aufkommen von Kriminalität von Bedeutung ist (s. Kapsis, 1978; Osborne, 1980; Cantor, 1965). In der Untersuchung von Crutchfield, Gerken und Gove (1982) korrelierten über 65 SMSAs drei Indizes für Wanderbewegungen mit der Rate von Eigentums- und Gewaltdelikten, nämlich "mover rate" (Häufigkeit lokaler Umzüge), "immigration rate" (Zuzugsrate) und ein aus Addition gebildeter "total mobility score". Ein analoges Ergebnis war auch von Sampson et al. (1981) zu sichern bei der Erhebung von Viktimisierungsraten, die im Falle von relativ hoher Mobilität in der Nachbarschaft etwa doppelt so hoch lagen wie bei relativ geringer Fluktuation. In der Arbeit dieser Autoren findet sich ein weiteres bedeutsames Ergebnis insofern, als die erwartete negative Korrelation zwischen Einkommen und Kriminalität von dem Urbanisierungsgrad der Gegend abhängt; in ländlichen Disktrikten waren die Koeffizienten sehr niedrig und nicht durchgängig vorzeichengleich, in Vororten mittelhoch und in Städten am höchsten.

In der Zusammenschau lassen sich die geschilderten Auswirkungen von städtischer gegenüber ländlicher Umwelt, der Dichte und Mobilität der Bevölkerung beschreiben, wenn nicht erklären, durch den unterschiedlichen Grad von Anonymität des einzelnen (Roncek, 1981) und der sozialen Integration des Gemeinwesens. Beiden Dimensionen ist gemein das sehr unterschiedliche Ausmaß von sozialer Kontrolle, das in urbanen gegenüber ländlichen Umwelten herrscht und abweichendes Verhalten begünstigt bzw. unterbindet. Darüber wird unter 4.3 mehr zu sagen sein, wo der kontrolltheoretische Ansatz ausführlicher dargestellt wird.

1.4. *Langzeiteffekte*

Während des letzten Vierteljahrhunderts zeigt die Verurteiltenziffer für die Gesamtbevölkerung einen Trend nach oben, wie aus Tabelle 1.5. hervorgeht. Diese Tendenz besteht vor allem auf einer sehr starken Zunahme in der Gruppe der Jugendlichen, die einen immer größeren Anteil an den Verurteilten stellen, im weiteren auch auf gleichsinnigen, jedoch weniger stark ausgeprägten Veränderungen bei den Heranwachsenden. Hingegen weisen die Erwachsenen, zumal die hier nicht besonders ausgewiesenen "Vollerwachsenen" im Alter von mehr als 25 Jahren, über die Zeit eine relative Konstanz auf.

Tabelle 1.5. Verurteiltenziffern (einschließlich Straßenverkehr) während verschiedener Zeitabschnitte, getrennt für Altersgruppen und relative Häufigkeit an den verurteilten Tätern

	Insgesamt		Jugendliche (unter 17)		Heranwachsende (18-20)		Erwachsene (21 und darüber)	
	VZ	%	VZ	%	VZ	%	VZ	%
1958	1.347	100	1.285	7,7	2.935	14,5		77,8
1964	1.282	100	1.506	7,5	3.108	11,6	1.282	80,9
1970	1.346	100	1.741	8,7	3.303	12,7	1.348	78,6
1976	1.411	100	1.691	9,2	3.529	13,1	1.259	77,7
1982	1.481	100	2.068	11,3	3.390	13,8	1.292	74,9

Einzeluntersuchungen zufolge betrifft das, von Schwankungen abgesehen, mehr oder weniger alle Delikte. Lediglich in bezug auf Sexualstraftaten ist die Entwicklung uneinheitlich. Legt man der Beurteilung die Veränderungen während des Zeitraums der letzten hundert Jahre zugrunde (freilich mit allen Unwägbarkeiten von seiten der unterschiedlichen Gesetzgebung, Anzeigeneigung usw.), ergaben sich z.T. andere Verläufe, was mit den Einflüssen von Krieg, Not- und Wohlstandsphasen in Zusammenhang gebracht werden kann. Im internationalen Vergleich lassen sich die folgenden allgemeinen Aussagen treffen (vgl. Brauneck, 1974):

- In wirtschaftlichen Not- und Krisenzeiten steigen u.a. einfacher und schwerer Diebstahl, Raub und Raubmord; im Falle des einfachen Diebstahls geschieht dieses vor allem durch das Hinzukommen bislang unbestrafter Täter.

  Schon 1867 berichtete von Mayer über einen Zusammenhang zwischen dem Steigen der Diebstahlsziffern und demjenigen des Roggen- bzw. Brotpreises als eines Indikators für die wirtschaftliche Lage namentlich der Unterschicht. Mit einer allgemeinen Besserung der Einkommensverhältnisse und Lebensbedingungen verlor der Brotpreis seine Schlüsselfunktion, doch blieb eine Beziehung der Diebstahlszahlen zum Reallohn bestehen (Renger, 1933).

  Für die USA haben Henry und Short (1954) eine Korrelation zwischen allgemeiner Wirtschaftslage und Mordquote nachweisen können. Diese ist negativ bei Weißen (gutes Einkommen geht mit niedrigen Mordzahlen einher), aber positiv bei Schwarzen, was die Autoren vor dem Hintergrund frustrations-aggressions-theoretischer Konzepte erklären: Verliert ein Weißer aus der Unterschicht während einer Rezessionsphase seinen Job, findet er sich von Status und Geld entkleidet inmitten der anderen seines Standes, die noch in einem Beschäftigungsverhältnis stehen, woraus Ärger und Frustration resultieren. In bezug auf Schwarze, die in schlechten Zeiten gewöhnlich als erste entlassen werden, fungiert demgegenüber eine Baisse eher als nivellierender Faktor. Andererseits gelingt es dagegen in Phasen wirtschaftlicher Prosperität einigen Schwarzen, sich deutlich aufzuschwingen, was für die weniger Erfolgreichen wiederum Anlaß für Frustration ist.

- In Wohlstandszeiten nehmen vor allem Betrug, vorsätzliche Körperverletzung und Sittlichkeitsdelikte zu. Als Erklärung dafür kommen in Betracht die steigenden Zahlen von Geschäftsabschlüssen und wirtschaftlichen Vereinbarungen bzw. gute Ernährung, fehlende Notwendigkeit sich auf die Erhaltung des Lebensunterhalts konzentrieren zu müssen und die Verfügbarkeit über bzw. der reichliche Konsum von Alkohol.
- Auf seiten junger Täter finden sich darüber hinaus auch Diebstähle und Raub zumindest partiell als "Wohlstandskriminalität", d.h. diese Gruppe weicht in bezug auf ihr kriminelles Verhalten von demjenigen der Erwachsenen ab, wenn der Verlauf in Abhängigkeit von der wirtschaftlichen Lage gesehen wird, wobei das Erleben der wachsenden körperlichen Stärke ebenso als Erklärungsfaktor in Frage kommt wie Reizhunger, Langeweile und Alkoholgenuß.

Ein spezifischer Langzeiteffekt liegt im Zusammenhang mit den Auswirkungen von Kriegen vor. Da während der gesamten Zeit des "Dritten Reiches" die deutschen Statistiken nur von geringer Aussagekraft sein dürften, soll in bezug darauf Material aus anderen Ländern herangezogen werden (s. Abb. 1.3.).

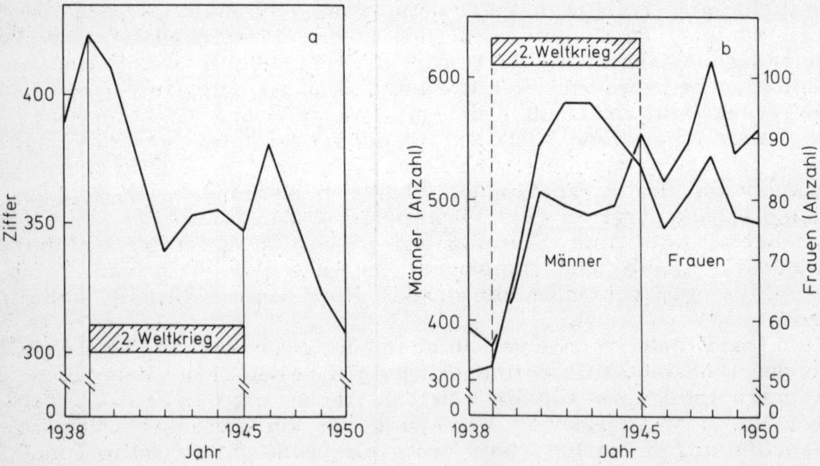

Abb. 1.3. Verurteilten-Ziffern während des 2. Weltkrieges und danach für Canada (a) sowie England und Wales (b) (aus Lunden 1967, S. 88 und 89)

Da die der Polizei bekanntgewordenen Verbrechen schon deshalb zurückgehen dürften, weil ein erheblicher Teil der kriminogen-affinen männlichen Bevölkerung zum Wehrdienst eingezogen worden ist, werden nur die Verurteiltenziffern wiedergegeben, und zwar für England und Wales sowie Kanada. Die Gegebenheiten für das letztere Land sind insofern typisch für Beobachtungen in anderen Nationen und auch den ersten Weltkrieg, als es mit Beginn des Krieges zwar zu einem Rückgang der Verurteiltenziffern kommt, der aber in einer späteren Phase nach Erreichen eines Tiefpunktes von einem Wiederanstieg abgelöst wird. Dieser fällt häufig nach dem Ende des Krieges und der damit einhergehenden Rückkehr der Soldaten, politischen Umwälzungen und wirtschaftlichen Notzeiten besonders drastisch aus. Inwieweit dabei auch die vorübergehende rechtliche Freigabe von Tötung und Gewalt, von Zerstörung und Plünderung als enthemmende Faktoren wirken, ist schwer entscheidbar. Wie die Daten für England und Wales belegen, weichen von dem geschilderten Trend die Frauen insofern ab, als bei ihnen gerade während des Krieges über jene Zeit hinaus, bei der die Verurteiltenrate bei den Männern bereits zurückgeht, die Kriminalität weiter zunimmt. Dieses auf den Umstand zurückzuführen, daß die Frauen in Abwesenheit der Männer in weiten Bereichen auch deren Rolle übernehmen und für die Familie sorgen müssen, liegt nahe, wirft aber die Frage auf, warum das dann gegen Ende des Krieges nicht mehr gelten soll. Post hoc könnte u.a. argumentiert werden, zu diesem Zeitpunkt sei der Umstellungsprozeß mit dem Hineinwachsen in neue Verantwortlichkeiten abgeschlossen und die starke Zunahme der Verurteiltenziffern bei den Männern in England während der Anfangsphase des Krieges, die im Gegensatz zu der Entwicklung jenseits des Ozeans steht, sei eine Folge der Stationierung fremder Truppen in Groß-Britannien, den mit der Berührung verschiedener ethnischer Gruppen verbundenen zusätzlichen Reibungs- und Konfliktpotentialen oder der größeren Nähe zum Feind (s. Lunden, 1967, S. 89) - solche und andere Interpretationen sind bei der Vielzahl simultan wirkender Einflußfaktoren kaum voneinander zu trennen. Zudem birgt die Berechnung der Verurteilten-Ziffern in Kriegszeiten zusätzliche Fehlerquellen deshalb, weil die Bevölkerung um die Zahl der einberufenen Personen, die selbst zumindest während bestimmter Zeitspannen nicht publik ist, vermindert werden müßte. Insoweit liefern Kriegszeiten ein Musterbeispiel dafür, daß auch gravierende Veränderungen in dem verfügbaren Datenmaterial vielerlei Erklärungen offenstehen und vor inhaltlichen Interpretationen, gleich wie plausibel sie erscheinen, das Zustandekommen der Zahlen und die Verläßlichkeit der Bezugsgrößen geprüft werden müssen. Schließlich wäre zur Erfassung des Gesamtgeschehens auch das Verhalten der im Wehrdienst tätigen Personen mit heranzuziehen; dort aber unterstehen sie einer gesonderten Gerichtsbarkeit, über deren Praxis umfassende Anhaltspunkte für Vergleichszwecke fehlen.

Lunden (1967, S. 74 - 76) hat in bezug auf Langzeitfluktuationen abweichenden Verhaltens 17 Thesen entwickelt, denen empirische Beobachtungen aus Quer- und Längsschnitten zugrunde liegen; nachfolgend sollen einige davon wiedergegeben werden, und zwar gemäß ihrer Herleitung nicht so sehr als "Primärursachen", sondern mehr als Begleitfaktoren von Kriminalität:

1) Städtische und industrielle Gesellschaften weisen mehr Kriminalität auf als primitive und ländliche Gemeinschaften. In dem Maße, wie sich Sozietäten von einem ländlich-beschaulichen Leben zu einem städtischen und industriellen Typ verändern, nimmt die Kriminalität zu. Innerhalb des letzten Jahrhunderts hat eine derartige Industrialisierung und Verstädterung in der westlichen Welt stattgefunden.
2) Sozialverbände mit heterogenen kulturellen und ethnischen Komponenten weisen eine höhere Kriminalitätsrate auf als homogene. Sobald sich eine

Gesellschaft von der homogenen zur heterogenen Binnendifferenzierung wandelt, steigt die Kriminalität an. Innerhalb des letzten Jahrhunderts hat die westliche Welt eine Entwicklung zur Heterogenität durchgemacht mit zunehmender Größe der Städte und einer stärkeren Arbeitsteilung.

3) Gesellschaften mit einer größeren sozialen Mobilität, und zwar gleichermaßen in vertikaler wie horizontaler Hinsicht, zeigen höhere Kriminalitätsraten als Verbände mit geringer oder fehlender Mobilität. In dem Maße, in dem innerhalb einer Gesellschaft die Mobilität zunimmt, wird auch die Kriminalität steigen.
4) Kriminalität nimmt zu, wenn sich eine Gesellschaft aus relativer Isolation zu Bedingungen entwickelt, unter denen ein weitverbreiteter und rascher Austausch von Materialien und Ideen stattfindet. Im letzten Jahrhundert sind isolationsfördernde Barrieren weitgehend verschwunden. Treffen zwei Gesellschaftsverbände mit sehr verschiedenen Kulturen aufeinander, nimmt die Kriminalität gewöhnlich in dem weniger entwickelten Land zu, manchmal auch in beiden Gesellschaften. Die Entwicklungen in solchen Ländern, die sich traditionell und aktuell eines besonderen Touristenzustroms erfreuen können (wie z.B. Ägypten, Italien, Spanien, im weiteren auch Kenia, Israel und Thailand usw.), sprechen nachdrücklich für die Haltbarkeit dieser Auffassung.
5) Plötzliche und gewaltsame Veränderungen in der sozialen Struktur und den Binnenfunktionen einer Gesellschaft rufen einen Anstieg der Kriminalität hervor. Rasche und tiefgreifende Veränderungen haben während des letzten Jahrhunderts in den meisten Nationen stattgefunden; einige Nationen wurden in kleinere Staaten aufgeteilt, andere zu größeren zusammengefügt. Zu keiner Zeit gab es so viele vertriebene Personen auf der Suche nach einer neuen Heimat. Ähnliche Effekte zeigen unvorhersehbare Katastrophen wie Überflutungen, Explosionen und Erdbeben, die die normale Kontrolle erschüttern und dadurch Kriminalität möglich machen.
6) Gesellschaftsverbände, in denen die Beziehungen zwischen den Mitgliedern auf gegenseitigen oder formalen Kontrakten beruhen, weisen eine höhere Kriminalitätsrate auf als solche mit einer Regelung nach familiären Bindungen und solchen der Zugehörigkeit zum gleichen Stamm. Immer dann, wenn in Entwicklungsländern die Stammesnormen zugunsten formaler gesetzlicher Vereinbarungen in den Hintergrund treten, nimmt die Kriminalität zu.
7) Gesellschaftsverbände mit tiefgreifenden Klassenunterschieden sind stärker durch Kriminalität belastet als solche mit geringerer Differenzierung. Eine Ausnahme davon bilden jene Fälle, wo alle Klassen durch starke moralische oder religiöse Standards kontrolliert werden, wie das z.B. in Indien der Fall ist.
8) Gesellschaftsverbände mit höherem materiellen Wohlstand zeigen höhere Kriminalitätsraten als solche von relativer Armut. Da die westlichen Länder während der letzten Jahrhunderte ausgesprochen wohlhabend geworden sind, hat hier die Kriminalität entsprechend zugenommen.
9) Die Kriminalitätsrate schnellt in Nachkriegszeiten bei besiegten Nationen in die Höhe, weil dort gewöhnlich ein allgemeiner Autoritätsverfall eintritt. (Dies läßt sich mit der Entwicklung nach dem ersten Weltkrieg in Deutschland oder derjenigen nach dem zweiten in Japan belegen.)

Die übrigen von Lunden (1967) formulierten Thesen gelten Faktoren, die weniger leicht objektivierbar erscheinen als die oben angesprochenen Gesichtspunkte, so z.B. dem Umstand, ob ein Konflikt zwischen geltendem Gesetz und inoffiziellem Brauch vorliegt, die Beziehungen mehr durch Zwang und Gewalt als Kontrakte und familiäre Bande kontrolliert werden, eine Gesellschaft in bezug auf bestimmte Situationen nur ***eine***

Verhaltensnorm kennt oder aber extremen Relativismus in den moralischen und gesetzlichen Vorschriften, schließlich dem Zustand und Integrationsgrad des ethisch-moralischen Systems. Auch wenn ein ausgesprochener "Test" für diese und die anderen Postulate aussteht, so fassen sie doch wesentliche Fakten aus beobachteten Gesellschaftsverbänden und/oder Zeitabschnitten zusammen und liefern damit eine Art Leitsatz oder Rahmenhypothese für die Analyse augenblicklicher Verhältnisse in bislang nicht erfaßten Gruppierungen und die Prädiktion zukünftiger Kriminalitätsraten (weitere Faktoren mögen in der über der Zeit wechselnden Ritterlichkeit den Frauen gegenüber gesehen werden, s. Stack, 1984, oder der Wahrscheinlichkeit, mit der Einsprüche gegen Urteile erfolgreich waren, s. Meeker, 1984). Wenngleich explizit eine entsprechende Bezugnahme fehlt, können die Überlegungen und Analysen von Cohen und Felson (1979) doch als Beitrag zu den obigen Thesen (1) und (8) kategorisiert werden. Die Autoren richten den Blick einmal nicht auf die spezifischen Charakteristika von Tätern, wie es häufig der Fall ist, sondern auf die Umstände, unter denen kriminelles Verhalten auftritt, konkret: Die räumliche und zeitliche Koinzidenz von potentiellen Tätern, geeigneten Objekten und die Abwesenheit von Überwachungspersonen. Die allgemeine Rahmenhypothese geht dahin, daß die Sozialstruktur der besagten Konvergenz in erheblicher Weise Vorschub leistet und dadurch die Voraussetzungen dafür schafft, daß die illegalen Aktivitäten auf dem Boden der alltäglichen Abläufe erwachsen und daraus Nutzen ziehen. Für diese Alltagstätigkeiten stehen vor allem die sogenannten "Routine-Aktivitäten", d.h. "wiederkehrende und überwertige Aktivitäten im Dienste grundlegender (biologischer oder kultureller) Bedürfnisse des Einzelnen und der Bevölkerung" (S.593). Ebenso fallen darunter formalisierte Arbeit, die Besorgung von Nahrung sowie die Bereitstellung von Schutz, sozialer und geschlechtlicher Interaktion, von Freizeit, Bildung und Kinderaufzucht. Die "Routine-Aktivitäten" finden statt (1) zu Hause, (2) in Berufstätigkeiten außer Haus, (3) in anderen Aktivitäten außer Haus. Innerhalb der letzten Jahrzehnte sei eine Verlagerung der Routine-Tätigkeiten aus der Kategorie (1) in (2) und (3) unverkennbar; gerade durch diesen strukturellen Wandel fänden motivierte Täter in zeitlicher und räumlicher Konvergenz zunehmend geeignete Opfer-Objekte beim gleichzeitigen Fehlen einer hinreichenden Überwachung. Neben zahlreichen Entwicklungen und Einzelbeobachtungen, auf die Cohen und Felson (1979) zur Stützung ihrer These verweisen, nehmen sie für die Entwicklung der Kriminalität in den USA seit dem Zweiten Weltkrieg eine empirische Prüfung vor. Dafür konstruieren sie als Index einen sogenannten "Haushalts-Aktivitäts-Quotienten", der die Zahl verheirateter ("husband present") Frauen plus die Zahl von "non-husband-wife households" ins Verhältnis setzt zur Zahl der Haushalte insgesamt. Damit soll eine Schätzung des Anteils an Haushalten gewährleistet sein, die wegen der Verlagerung der Routine-Aktivitäten aus Familie und Haushalt nach außen zu einem gegebenen Zeitpunkt exponiert sind und dadurch Gefahr laufen, Opfer von personenbezogenen oder Eigentumsdelikten zu werden. Für die 28 Beobachtungspunkte von 1947-1974 korrelierte der Index mit der Kriminalitätsziffer in Tötungsdelikten, Vergewaltigung, Körperverletzung, Raub und Einbruch bedeutsam und numerisch in befriedigender Höhe (Regressionskoeffizienten zwischen .42 und .72), wobei die Effekte auch bei Herauspartialisierung von Altersunterschieden noch Bestand hatten. Die Resultate belegen somit, daß die Akkumulation von geistigen und materiellen Errungenschaften, deren erklärtes Ziel die erhöhte Partizipation der Frauen am Berufsleben ist und die für sich die Qualität des Lebens verbessern könnte, zugleich ihren Preis hat der Gestalt, daß sich daran Kriminalität entfaltet.

Solche Aussagen fügen sich ebenso wie die Beobachtung von Cohen und Landes (1980), wonach die Ausgaben der US-amerikanischen Bevölkerung für dauerhafte Konsumgüter mit der Rate für Eigentumsdelikte korrelieren, und zwar unabhängig von Kontrollen für Altersunterschiede und die Arbeitslosenquote in den Rahmen von ***Gelegenheitstheorien***: Mit dem Ausmaß und der Verfügbarkeit über Waren, Güter und Dienstleistungen steigt die Kriminalitätsrate.

Da in den USA bekanntermaßen ein relativ starkes Einkommensgefälle besteht, taucht die Frage auf, ob es tatsächlich die produzierten Waren und Werte sind oder vor allem die zunehmende Kluft zwischen den Klassen, die über diese Besitztümer verfügen und jenen, die sie noch erlangen möchten. Um eine Antwort darauf zu erhalten, bietet sich eine Analyse der Gegebenheiten in Schweden an, wo traditionell die persönlichen Einkommen durch Steuern und Wohlfahrtsprogramme in einer Art und Weise umverteilt werden, so daß ökonomische Gleichheit sehr viel stärker ein Faktum ist als in Nordamerika. In Weiterführung der o.a. Untersuchungen von Cohen et al. (1979, 1980) hat Stack (1982) auf der Basis von Interpol-Daten diesen Gedanken verfolgt. Eine der grundlegenden Feststellungen bestand allerdings darin, daß in Schweden zwischen 1950 und 1979 die Zunahme an Einbruchsdelikten gar um 468% stieg, in den USA hingegen nur eine Steigerungsrate um 380% bestand. Da aus Gründen, die unter 1.1.3. bereits erwähnt wurden, internationale Vergleiche von Statistikdaten stets Probleme aufwerfen, interessierte mehr die Entwicklung innerhalb Schwedens zwischen den Jahren. Dafür bestimmte Stack (1982) zunächst ein Maß für die Verfügbarkeit über Güter, die realen Pro-Kopf-Ausgaben für Gebrauchsgegenstände. Diese Variable eignet sich besser als etwa das globale Einkommen, da davon auch Ausgaben für Bereiche bestritten werden müssen (s. medizinische Versorgung, Stromrechnungen oder Treibstoff), die nicht als Diebstahlsobjekte in Frage kommen. Im übrigen korrelierten die besagten Realausgaben zu r =.90 über die Jahre mit dem Anteil der Frauen an allen Berufstätigen.

Neben der Gelegenheits- oder Verfügbarkeitstheorie prüfte Stack noch zwei weitere Konzepte:

1) Der ***ökonomische Ansatz*** postuliert ein Spannungsfeld zwischen dem Nutzen von kriminellen Handlungen einerseits und den damit verbundenen Kosten andererseits (s. Heineke, 1978). Kriminalität wird in dem Maße wahrscheinlich, wie die damit verbundenen Gewinne die Kosten übersteigen. Das scheint vor allem für ökonomisch schlechter gestellte Gruppen der Fall zu sein, wie Untersuchungen zum Einfluß der Arbeitslosenquote und Indikatoren für Armut sowie Einkommens-Ungleichheiten belegen (Braithwaite, 1979, 1981; Andreano & Siegfried, 1980; im interkulturellen Vergleich von 62 Ländern bestätigt sich jedoch bei Stack, 1984, weder der Einfluß von Ungleichheit noch deren Interaktion mit egalitären Auffassungen). Zudem konnte Rossi zeigen (Rossi, Berk & Lenihan, 1980; Berk, Lenihan & Rossi, 1980), daß solche Strafgefangenen, die nach ihrer Entlassung Arbeitslosenunterstützung empfingen, eine geringere Rückfallwahrscheinlichkeit zeigten als solche, bei denen das nicht der Fall war. Finanzielle Kompensationen für Arbeitslosigkeit verhinderten also Rezidive.
2) Die ***Theorie der Abschreckung*** (s. dazu 5.) betrifft einen anderen Aspekt der Kosten-Nutzen-Analyse. Eine Festnahme, Bestrafung oder Inhaftierung wird hierbei unter den Kosten rubriziert, bei deren Antizipation Strafen unterlassen werden.

Zur Erfassung des ökonomischen Bereiches bezog Stack (1982) in seiner Untersuchung die Arbeitslosenquote, die Rate der Unterstützungsempfänger, einen Index für Einkommens-Ungleichheiten und die Aufwendung für Wohlfahrts-Leistungen ein. Der Abschreckungsfaktor sollte durch den Prozentsatz ermittelter Täter getroffen werden.

Die Schwankungen in schwerem und leichtem Einbruch über der Zeit waren in erster Linie durch die Ausgaben für Gebrauchsgegenstände aufzuklären (Beta-Koeffizienten in den Regressionsgleichungen zwischen .78 und .89!). Durchgängig spielte auch die Arbeitslosenquote eine Rolle (.13 bis .22). Der Prozentsatz der 15- bis 24-Jährigen als eine Variable für ***soziale Bindungen*** (s. dazu 4.) trug nur zu Erklärungen von schwerem Einbruch etwas bei (.18). Hingegen fielen die Effekte von seiten der Abschreckung und der Armutsquote durchweg signifikant aus. Warum die Aufklärungsrate für sich allein kaum ein geeigneter Indikator zur Erfassung der Abschreckung ist, wird unter 5. ausführlicher diskutiert. Beschränken wir uns hier zunächst auf den Vergleich von Armut und Arbeitslosigkeit, so hat es den Anschein, daß die plötzliche Beschneidung von Ressourcen als Folge eines Arbeitsplatzverlustes für die Kriminalitätsgenese bedeutsamer ist als eine eher andauernde Deprivation im Kontext von Armut.

Wenn schließlich die ökonomische Situation der bei weitem erklärungsmächtigste Faktor ist, obwohl der Ungleichheit viel stärker als in den USA entgegengetreten wird, wirft das die Frage auf, ob nicht anstelle der ***objektiven*** Gegebenheiten von Einkommensdifferenzen deren ***subjektive*** Wahrnehmung die bedeutendere Größe darstellt.

Im Hinblick auf den verschiedentlich nicht nachweisbaren Zusammenhang zwischen Ungleichheit und Eigentumsdelikten haben Ditton und Brown (1981) die These des "***invisible income***" formuliert; demzufolge sind Angehörige der unteren Schichten und der Arbeiterklasse differentiell in bestimmte Segmente der "verdeckten Wirtschaft" eingebunden wie z.B. Diebstahl am Arbeitsplatz. Das illegale Einkommen aus solcher Tätigkeit schafft bei dem Betreffenden subjektive Gefühle von "phantasierter Gleichheit", die mit zu einer Legitimierung oder Stabilisierung der Einkommensungleichheiten in der offenen Ökonomie beitragen.

1.5. Zyklische Schwankungen

Auch wenn die allgemeine Bedeutung klimatischer Faktoren für das menschliche Verhalten in der Gegenwart durch stärkere Pufferung in Form zweckmäßiger Behausung, Temperierung und Bekleidung abgenommen hat, erweisen sich doch mindestens einige Zeitgenossen weiterhin als ausgesprochen wetterfühlig. Jede tiefgreifende und sich rasch vollziehende Umstellung des Wetters ruft bei ihnen allgemeines Unwohlsein oder Schmerzen in spezifischen Organen hervor. Bei anderen sind es Föhneinbrüche, die zu Konzentrationsmängeln, Kopfschmerzen oder auch gesteigertem Sexualverlangen (s. Hellpach, 1935) führen, in deren Folge sich unbedachte Handlungen häufen mögen oder die Zahl von Unfällen im Zusammenhang damit punktuell in die Höhe schnellt.

Quetelet, der mit seinen Arbeiten aus den dreißiger Jahren des vorigen Jahrhunderts als Schöpfer der modernen Kriminalstatistik gilt, leitete aus dem Zusammenhang zwischen klimatischen Faktoren und der Verbrechensentwicklung eine Art "Wärmegesetz" ab, da Delikte gegen die Person in warmen Gegenden, solche gegen das Eigentum in kälteren Regionen überwiegen würden. Diese auf der Basis querschnittlich geographischer Vergleiche gefundene Regel findet eine bemerkenswerte Bestätigung auch unter längsschnittlich-jahreszeitlicher Perspektive: Mehrere, darunter auch ältere Arbeiten zeigen für europäische Länder eine mit dem Frühling einsetzende Tendenz zu steigenden Sittlichkeitsdelikten, die sich im Herbst wieder abschwächt; einen ähnlichen Verlauf lassen Körperverletzungen, Sachbeschädigungen und andere Gewaltdelikte erkennen (s. Bauer, 1957, S. 93). Spiegelbildlich dazu erreichen Eigentums- und Vermögensdelikte gerade während der Wintermonate ihren Kulminationspunkt, eine Aussage, die auch durch Beobachtungen in den USA Bestätigung findet (s. Abb. 1.4.).

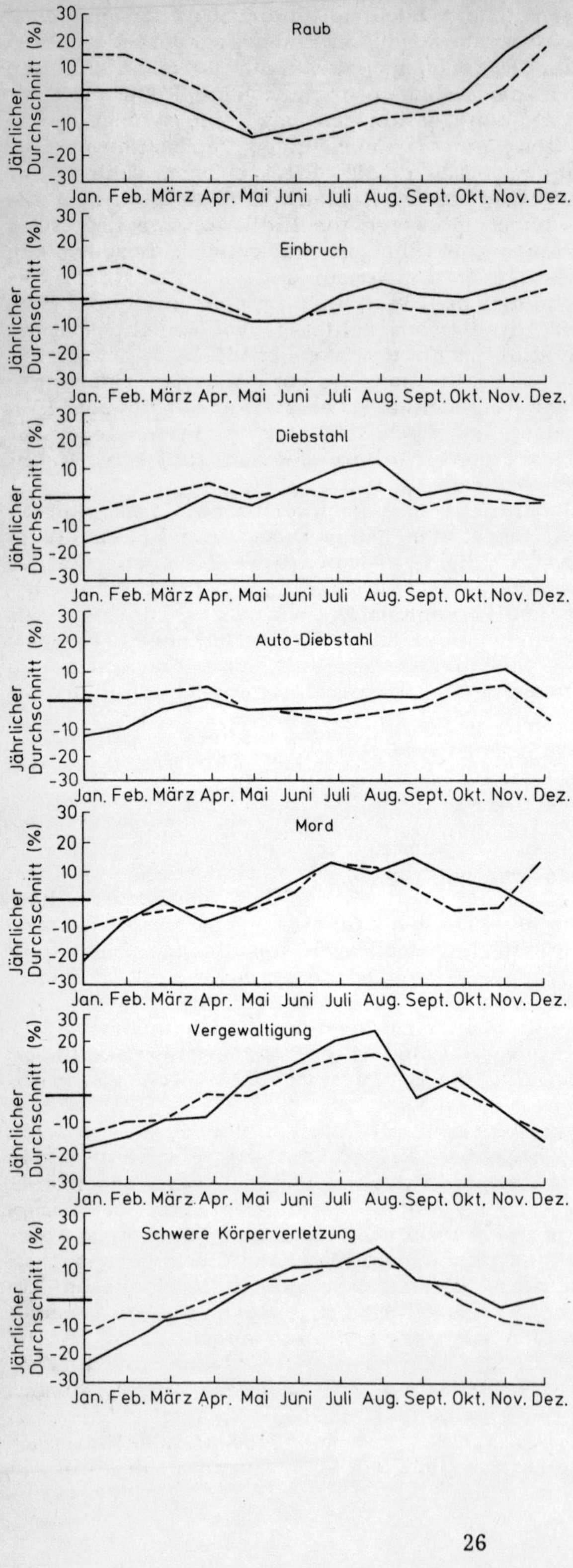

Abb. 1.4. Monatliche Schwankungen in wichtigen Deliktkategorien für das Jahr 1963 (USA). Durchgezogene Linie: Abweichungen vom Jahresdurchschnitt 1963; gestrichelte Linie: Mittel der Jahre 1958-1962 (aus Lunden 1967, S. 28/29)

Lunden (1967, S. 30 - 31) stellt die saisonalen Bewegungen des Kriminalitätsaufkommens in Hawaii, als einer Insel mit relativ geringfügigen Temperaturschwankungen, denjenigen eines kontinentalen Distrikts (Los Angeles) gegenüber und zeigt, daß in der Tat in dem ausgeglicheneren Klima auch geringere Differenzen des Kriminalitätsgeschehens über den Monaten zu beobachten sind - eine Aussage von freilich sehr fragwürdiger Generalisierbarkeit, da zahlreiche Faktoren in dem Vergleich miteinander konfundiert sind und deshalb die Rückführung auf das Klima als einer maßgeblichen Ursache erschweren, so z.B. die verschiedene ethnische Zusammensetzung und die differierende soziologische Struktur (Los Angeles wesentlich größer und städtischer mit einer differenzierteren Industrielandschaft und der etwa 15-fachen Häufigkeit von Straftaten, Honolulu hingegen in insularer Lage mit einer Art Monokultur im Fremdenverkehr).

Offen bleiben muß auch die Erklärung der beschriebenen Phänomene in einem engeren Sinn: Der deutsche Kriminologe Aschaffenburg (1923) hat in bezug auf die Gewaltdelikte eine physiologische Deutung über die unmittelbare Wirkung endokrinologischer Prozesse versucht und von einer im Frühjahr stark gesteigerten, hauptsächlich auf das Geschlechtliche gerichteten Erregbarkeit gesprochen. Eine gewisse Stützung für diese Annahme, die auch Beziehungen herstellt zu Aktivitätsrhythmen im Tierreich, sah er in dem parallelen Verlauf der Sittlichkeitsdelikte zur jährlichen Zeugungskurve, insbesondere der Zahl unehelicher Schwängerungen.

Demgegenüber sind gleichermaßen ins Kalkül zu ziehen die mit den klimatischen Faktoren einhergehenden unterschiedlichen Lebensgewohnheiten und Kontaktmöglichkeiten: Die Sommermonate legen den Aufenthalt im Freien nahe, begünstigen gesellige Zusammenkünfte, die nicht selten unter reichlichem Alkoholkonsum bis in den späten Abend und damit bis in die Dunkelheit andauern, welche für sich selbst, wie noch zu zeigen ist, einer Massierung von Straftaten Vorschub leistet; die Kontakte mit anderen mögen der Ausgangspunkt für sexuelle Handlungen sein, diese wiederum "provoziert" oder "erleichtert" durch die der Jahreszeit angepaßte luftigere Kleidung, oder aber Anlaß für streitige Auseinandersetzungen mit der Folge von Schlägereien und Körperverletzung.

Derartige ökologisch-soziologische Faktoren und Rahmenbedingungen der Arbeitswelt bzw. Freizeitgestaltung sind es auch, die für systematische Schwankungen der Deliktverübung innerhalb wesentlich kürzerer Zeitabschnitte verantwortlich sind, nämlich solchen über den Tagen der Woche und den Stunden des Tages. Zahlreiche Untersuchungen stimmen darin überein, daß an den Wochenenden eine massive Häufung im Auftreten von Straftaten zu beobachten ist, derzufolge Mord und Raub, Körperverletzung und Vergewaltigung, also die gewalttätigen Delikte, etwa doppelt so häufig begangen werden wie in der Wochenmitte. Weniger drastisch, aber durchaus noch verfolgbar, sind gleichsinnige Verläufe bei Diebstahls- und Vermögensdelikten sowie Einbrüchen, (s. Lunden, 1967, S. 32 - 37).

Schließlich konvergieren diesbezüglich Detailstudien auch dahingehend, daß der überwiegende Teil der Straftaten während der Nachtzeit geschieht, meist mit einer Spitzenbelastung noch vor Mitternacht und mit gewissen regionalen, saisonalen und deliktspezifischen Schwankungen.

Sowohl der wöchentliche als auch der tageszeitliche Zyklus sind vor dem Hintergrund des Arbeitsrhythmus und der von ihm ausgehenden Bindungen zu sehen. Die freie Zeit nach Dienstschluß und am Wochenende schafft die unauffällige Gelegenheit einer von den Kollegen am Arbeitsplatz nicht beobachtbaren gesetzeswidrigen Handlung. Darüber hinaus ist an ein Bedingungsgefüge zu denken, wie es im Zusammenhang mit den während der Sommerzeit veränderten Verhaltensgewohnheiten und Kontaktmöglichkeiten umrissen wurde, schließlich natürlich, was die tageszeitkorrelierten Schwankungen der Kriminalität angeht, an die Schutz vor Entdeckung gewährende Dunkelheit der Nacht.

1.6. Vorstrafen und Rückfälligkeit

1.6.1. Ausmaß; Verteilung über Deliktkategorien

1.6.1.1. Querschnittsanalysen

Von allen rechtskräftig verurteilten Personen (vgl. oben Tabelle 1.2.) weisen nicht weniger als ca. 40% mindestens eine Vorstrafe auf; die Verteilung auf die einzelnen Deliktkategorien ist aus der nachfolgenden Tabelle ersichtlich (s. Tabelle 1.6.).

Die in der ersten Spalte wiedergegebenen Prozentanteile beinhalten eine gewisse Überraschung insofern, als mit nur relativ geringfügigen Schwankungen bei den aufgeführten Straftatbeständen die Quote von Personen mit Vorstrafen um den Mittelwert von 41,9 schwankt; selbst die Straßenverkehrsdelikte, die vorwissenschaftlicher Meinung zufolge im Vergleich zu den übrigen Straftaten gern für weniger "kriminell" gehalten werden, weichen mit ca. 34% nicht so stark nach unten ab, wie das bei einer derartigen Konzeptualisierung vielleicht zu erwarten gewesen wäre. In bezug auf die Kategorie "Sonstiges" verdient vielleicht Erwähnung, daß hier nur die "Straftaten nach anderen Bundesgesetzen", die allerdings mit ca. 83% in dieser Zusammenfassung stark überwiegen und damit den Mittelwert prägen, eine relativ niedrige Rate von Vorbestraften (35,2%) aufweisen, Raub (61,9%) und gemeingefährliche Straftaten (57,9%), die hier ebenfalls subsumiert wurden, sogar noch die anderen Delikte im Vorbestraftenanteil übertreffen.

Die mittlere Rate von 41,2%-Anteil von Vorbestraften ist nach einem seit Kriegsende bis in die Mittsechziger-Jahre hinein beobachtbaren Anstieg seitdem im großen und ganzen stabil geblieben, d.h. in den für die Gesamtbevölkerung steigenden Verurteilungsziffern (s.o. 1.4. Langzeitveränderungen) schlägt sich neuerdings die Tendenz zu einer Kriminalisierung immer breiterer Bevölkerungsschichten nieder.

In der mit "Prozentanteil nach allgemeinem Strafrecht" überschriebenen Spalte fehlen die nach dem Jugendstrafrecht Verurteilten. Allein aufgrund von Alterseinflüssen, d.h. der bei Erwachsenen schon aus Gründen einer relativ zu Jugendlichen längeren Lebenszeit größeren Gelegenheit, mehrere Delikte zu begehen, steht zu erwarten, daß die hier wiedergegebenen Häufigkeiten insgesamt etwas höher liegen; wenn dies nur in unbedeutendem Maße der Fall ist, so deshalb, weil die Jugendlichen, wie bereits dargelegt, für sich eine besonders stark belastete Gruppe bilden. Eine nennenswerte Abweichung von den Zahlen für alle Personen zeigen die Erwachsenen praktisch nur bei den Delikten gegen die sexuelle Selbstbestimmung, bei denen Vorstrafen nicht nur absolut besonders häufig vorliegen, und zwar vor allem auch einschlägige, wie der Prozentanteil von 3,2 ausweist. Nur bei den Vermögensstraftaten, die für sich selbst nach den Straßenverkehrsdelikten am häufigsten vorkommen, findet sich mit 8,0% eine noch höhere Quote an Verurteilungen als Rückfällige.

Die Straßenverkehrsdelikte nehmen eine absolute Sonderstellung ein, wie aus den Werten der entsprechenden Zeile im spaltenweisen Vergleich deutlich wird: Nicht nur sind hier vorangegangene Verurteilungen besonders niedrig, sondern auch und insbesondere solche derselben Kategorie (0,8%); wenn aber Vorverurteilungen vorliegen, dann nur mit einer starken Tendenz zu niedrigen Häufigkeiten (Massierung in den Spalten mit einer und zwei Vorverurteilungen).

Tabelle 1.6. Daten zum Anteil der Vorstrafen und Vorbestraften bei den Delikten der Rechtspflegestatistik

Klassifikations-Nr. aus der Rechtspflege-Statistik	Delikt-Gruppe	%-Anteil der Vorstrafen (einschl. Jugendl.)	%-Anteil nach allgem. Strafrecht	Darunter mit jetziger Verurteilung als Rückfällige	Zahl der Vorverurteilungen				
					1	2	3+4	5 u. mehr	
1	Staat und öffentl. Ordnung	51,1	52,6	1,6	25,5	15,3	20,4	38,6	100%
2	Sexuelle Selbstbestimmung	53,8	56,6	3,2	22,6	15,2	22,5	39,5	100%
3	Leib oder Leben (ausschließlich Straßenverkehr)	54,5	55,8	2,3	23,9	15,6	21,3	39,0	100%
4+6	Diebstahl und Unterschlagung sowie andere Vermögensdelikte	46,7	49,7	8,0	26,7	16,0	20,5	36,7	100%
8	Straßenverkehr	33,6	33,9	0,8	40,9	12,9	18,5	21,6	100%
5+7+9	Sonstiges (Raub; Umwelt, Straftaten nach anderen Bundes- und Landesgesetzen)	39,2	38,5	2,0	33,2	18,7	20,8	27,6	100%
0	Alle Straftaten	41,2	41,9	3,9	32,1	17,4	19,9	30,9	

Unterscheiden sich die Deliktgruppen mit den Klassifikationsnummern 1 bis 4 schon bemerkenswert gering im Anteil von Vorbestraften überhaupt, so läßt auch die Zahl von Vorverurteilungen keine krasse Differenzierung deutlich werden. Allenfalls kann man erkennen, daß bei den Diebstählen, wo der Grundstock von Vorbestraften noch relativ niedrig ist (aber im Fall von Vorstrafen einschlägige häufiger auftreten), die Zahl der Vorverurteilungen ebenfalls eher gering ausfällt. Die Unterschiede sind allerdings nur derart, daß eine Differenzierung zwischen den Delikten auf der Basis von zwei bzw. drei plus vier Vorstrafen praktisch nicht möglich ist, weil hier die Häufigkeiten alle sehr ähnlich ausfallen.

Tabelle 1.7. "Einfachtäter" gegenüber "Mehrfachtätern" in Nordrhein-Westfalen im Jahr 1981 aufgrund der sog. Echttäterzählung - zusammengefaßte Werte - (aus: Kerner 1986, S.121)

Erfaßte Straftaten im Berichtsjahr		Kinder unter 14 J.	Jugendliche 14-17 J.	Heranwachsende 18-20 J.	Jungerwach. 21-24 J.	Erwachsene (25 J. +)
1	TV	73,5%	66,6%	64,5%	69,2%	79,4%
	ST	30,2%	23,5%	24,6%	32,9%	49,2%
2-9	TV	23,3%	29,0%	31,9%	27,6%	19,7%
	ST	30,6%	33,4%	39,3%	42,2%	34,8%
10 und mehr	TV	3,3%	4,3%	3,5%	2,2%	1,0%
(a)	ST	39,1%	43,0%	36,1%	24,9%	15,9%
Straftatenschnitt f. d. gesamte Altersgruppe	(a)	2,4%	2,8	2,6	2,1	1,6
Anzahl der erfaßten Tatverdächtigen		22 566	49 821	40 494	37 964	156 226

TV % = Anteil der jeweiligen Teilgruppe an der Gesamtheit der Tatverdächtigen der Altersgruppe

ST % = Anteil der von der Teilgruppe begangenen Straftaten an allen für die Gesamt-Altersgruppe erfaßten Straftaten

Lesebeispiel: 73,5% der Kinder sind im Berichtsjahr mit nur 1 Straftat erfaßt worden; ihre Straftaten machen 30,2% aller Straftaten von Kindern in diesem Jahr aus. Bei den mit (a) gezeichneten Zeilen gilt: Nur *Näherungswerte*, da in den Unterkategorien (z.B. 10-49, 50-99) die Klassenmitte gewählt werden mußte.

Die interindividuell variierende Belastung mit einer jeweils spezifischen Zahl von Delikten hat zu der begrifflichen Abstufung vom "***Konflikttäter***" über den "***Gelegenheitstäter***" und den "***Rückfalltäter***" zum "***Gewohnheitsverbrecher***" und schließlich dem "***Berufsverbrecher***" geführt. Eine weitere Kategorie gilt den "***Intensivtätern***" (Schneider, 1977) als solchen Personen, die nach "Art, Schwere und Häufigkeit des Rückfalls eine besonders hohe

Sozialgefährlichkeit gegenüber sog. 'intermittierenden', - d.h. nur gelegentlich deliktisch handelnden - Rückfalltätern aufweisen" (Kaiser, 1985, S. 156). Klingen in solchen Begriffen neben Häufigkeits- und Schwereaspekten auch theoretische Konzepte über Ursachen und Motive an, so folgt die Definition des "***Serientäters***" ausschließlich der Frequenzdimension, zählen dazu doch in Nordrhein-Westfalen solche Tatverdächtige unter 21 Jahren, die im Berichtsjahr mehr als 99 Straftaten begangen haben.

Kerner (1986) unterschied im Rahmen einer "Echttäterzählung" (s.o.: 1.1.) innerhalb der Mehrfachtäter drei Gruppen mit unterschiedlicher Belastung. Die Ergebnisse sind getrennt für die fünf Altersgruppen in nachfolgender Tabelle wiedergegeben (s. Tab. 1.7.)

Die zentralen Aussagen gehen dahin, daß zwar die Einfachtäterschaft in allen Altersgruppen überwiegt, und zwar am stärksten bei den Erwachsenen und am wenigsten bei den Heranwachsenden und Jugendlichen, daß aber im weiteren ein ganz erheblicher Anteil der Straftaten (bis zu 43%) zu Lasten einer Minderheit der Mehrfachtäter mit zehn und mehr Delikten geht.

Inwieweit es sich bei dieser Mehrfachtäterschaft um ein eher vorübergehendes Stadium der individuellen Entwicklung handelt oder um eine über der Zeit stabile Merkmalsausprägung, kann mit Analysen der geschilderten Art nicht festgestellt werden. Dafür bedarf es der ungleich aufwendigeren Längsschnittstudien.

1.6.1.2. Längsschnittanalysen

Den Ansatz, von bestraften Personen auszugehen, in extremen Fällen etwa die Untersuchung der Rückfälligkeit an Probanden in Gefängnissen oder Zuchthäusern zu beginnen, hat Kerner (1986, S. 105) - in einem bildhaften Vergleich mit der Medizin - so beschrieben, "daß das Wesen der Kriminalität von der 'Intensivstation' hier zu bestimmen versucht wurde und nicht nach der Breite der Phänomene, die dem praktischen Arzt im Alltagsgeschäft zugänglich werden."

Eine alternative Perspektive, etwas über die Massierung von Straftaten bei bestimmten Personengruppen in Erfahrung zu bringen, geht dahin, anstelle der Belastung von Tätern mit *Vor*strafen deren *nach*folgendes Verhalten zu untersuchen, hier insbesondere die Häufigkeit und Art von Rückfällen, definiert als "erneute Straffälligkeit trotz nachdrücklicher, auf die Autorität des Staates gestützter moralisch-strafrechtlicher Wertung und negativer Sanktionierung der Vortat" (Kräupel in Bojak & Müller, 1980, S. 417). Unterschieden wird meist zwischen der ***allgemeinen*** Rückfälligkeit (bei der interessiert, ob innerhalb eines bestimmten Zeitraumes überhaupt neue Straftaten bzw. Verurteilungen auftraten) und der ***speziellen*** Rückfälligkeit (die vorliegt, wenn erneut ein Delikt derselben Kategorie verübt wird). Nachfolgend kommen zunächst die mit allgemeiner Rückfälligkeit verbundenen Probleme, Ergebnisse und Interpretationen zur Sprache, die sich in bezug auf die spezielle Rückfälligkeit in prinzipiell sehr ähnlicher Weise stellen.

Die Untersuchung der Rückfälligkeit ist gemäß verschiedener definitorischer Abgrenzungen erfolgt (s. Gendreau & Leipciger, 1978; Hawkins et al., 1977; Gottfredson et al., 1977). Für die Resultate erwies sich die Herkunft der Daten, die Art des zugrunde gelegten Kriteriums und die Länge des Intervalls als bedeutsam.

Griswold (1978) stützte sich auf Daten aus Selfreports, Unterlagen einer "State Division of Correction" und Auszügen des FBI; die Unterschiede fielen je nach der Beschaffenheit des Materials außerordentlich markant und die Raten für Rückfälligkeit anhand der Selbstberichte am höchsten aus. Blumstein und Larson (1972) bezogen sich auf offizielle und selbstberichtete Angaben zur Wiederholung von Straftaten, erneuter Verhaftung und Inhaftierung; die dafür ermittelten Rezidivraten betrugen 90%, 69% und 36%. Hoffman und Stone-Meierhoffer (1980), die im übrigen die Unzulänglichkeiten einiger operationaler Definitionen für Rückfälligkeit herausarbeiten, unterschieden an einer Stichprobe von N = 1.806 Entlassenen aus Bundesgefängnissen zwischen den vier Kriterien "arrest" (entspricht etwa Verhaftung), "conviction", "commitment of sixty days or more" und "prison commitment". Bei einem Jahr "follow-up"-Intervall betrugen die Rückfallraten 29,0%, 15,4%, 12,6% und 8,7%, bei sechs Jahren hingegen 60,4%, 41,7%, 34,3% und 27,5%, d.h. die Rückfälligkeit steigt mit zunehmender Beobachtungsperiode und abnehmender Härte oder Stigmatisierung der Sanktion.

Kraus (1981) ging von einer Gruppe von N = 3.225 Personen verschiedenen Alters aus, die in einem bestimmten Jahr (1976) von einem der Higher Criminal Courts eines australischen Bundeslandes verurteilt worden waren. Davon wiesen 44% bereits eine frühere Verurteilung auf (vgl. dazu aus Tabelle 1.6. die entsprechende Rate von 42% in der Bundesrepublik); im Falle von jugendlicher (offizieller) Delinquenz war die Wahrscheinlichkeit, als Erwachsener für eine Straftat belangt zu werden, 45 mal höher als im Falle von strafrechtlicher Unauffälligkeit während der Jugendzeit. Andererseits bestand nur eine Wahrscheinlichkeit von 3,7% dafür, daß eine Person mit jugendlicher Delinquenz wegen schwerer Kriminalität als Erwachsener verurteilt wird.

In der Untersuchung von Kitchener et al. (1977) betrug das Intervall, in dem eine Gruppe von Strafgefangenen nach der Entlassung aus der Haft beobachtet wurde, insgesamt 18 Jahre. Schon während der ersten fünf Jahre hatten nicht weniger als zwei Drittel aus der Gesamtheit aller, die schließlich wieder auffällig wurden, erneut Straftaten begangen.

Die aufwendigste und sorgfältigste Untersuchung überhaupt zum Problemkreis der Rückfälligkeit stammt vom Wolfgang, Figlio und Sellin (1972). Diese Autoren erfaßten alle Buben, die im Jahre 1945 in Philadelphia geboren waren und dort zumindest zwischen ihrem 10. und 18. Lebensjahr gelebt hatten. Das längsschnittliche Intervall, in dem die besagte Kohorte verfolgt werden konnte, erstreckte sich somit im ungünstigsten Fall vom 10. bis zum 18. Lebensjahr, reichte jedoch meist bis zur Geburt zurück. Von den N = 9.945 Jungen hatten aufgrund der offiziellen Unterlagen N = 3.475 (oder ca. 35%) im Beobachtungszeitraum mindestens einmal wegen insgesamt 10.214 Gesetzesübertretungen Kontakt mit der Polizei gehabt. Von allen Delinquenten waren 54% Rückfäller; diese wurden unterteilt in N = 627 chronische Rückfäller (mehr als fünf Polizei-Kontakte) und andere Wiederholungstäter (zwischen einem und fünf Kontakten). (In einer ähnlich angelegten Untersuchung an einer 1958 geborenen Kohorte wurden nahezu 30.000 Pbn erfaßt. Erste Ergebnisse zeigen eine noch höhere Prävalenz, nämlich 56%, und von allen Delinquenten waren 88% Rückfäller, s. Wolfgang, 1983.) Die 18% chronischen Rezidivisten (oder 6,5% der gesamten Kohorte), waren verantwortlich für etwas mehr als die Hälfte aller Delikte (nämlich 52%), während die 3,6% nichtchronischen Rückfalltäter nur 33% der Gesetzesübertretungen begangen hatten. Zudem bestand eine positive Beziehung zwischen der Zahl der von einer Person verübten Delikte und deren Schwere; der mittlere Schweregrad (s. dazu Kap. 2.) der registrierten Taten nahm von den Einfachtätern über die nichtchronischen zu den chronischen Rückfällern zu. Daraus folgt allerdings nicht zwangsläufig, daß innerhalb der Sequenz der von jemandem begangenen Taten eine Eskalation auftritt; vielmehr scheint das Resultat in erster Linie eine Folge des Umstandes zu sein, daß mit der Zahl von Delikten die Wahrscheinlichkeit wächst, daß sich darunter auch schwerere befinden. Andererseits war die Wahrscheinlichkeit für die Wiederholung einer sog. Index-Tat (die wegen ihrer Art und Schwere in den Uniform Crime Index der USA Eingang findet) höher als für deren erstmaliges Begehen, so daß die Wahrscheinlichkeit für die Wiederholung von schwereren Delikten positiv mit der Häufigkeit verübter Taten korrelieren muß. In jenen Fällen aber, in denen Delikte der gleichen Kategorie erneut auftraten - was, wie noch zu zeigen sein wird, nicht eben die Regel war -, wiesen diese eine zunehmende Schwere auf.

Wolfgang et al. (1972) äußern angesichts des Befundes, wonach ein harter Kern von 6,5% der Personen für 52% der Taten verantwortlich ist, die Überzeugung, daß deren effektive Behandlung oder Inhaftierung zu einer drastischen Verminderung der Kriminalitätsziffern ganz allgemein führen müßte. Allerdings war, worauf Blumstein und Moitra (1980) hinweisen, innerhalb aller Rezidivisten nach der dritten Tat die bedingte Wahrscheinlichkeit für ein weiteres Delikt mit einem Wert von ca. .72 relativ invariant; es läge die Vermutung nahe, daß bei denjenigen, die drei- oder mehrmals Kontakt mit der Polizei haben, ein stochastischer Prozeß vorliege, innerhalb dessen die genaue Zahl der früheren Verfehlungen nicht länger relevant ist. Oder mit anderen Worten: Nach der dritten Berührung mit den Kontrollorganen ist die Aussicht für eine weitere Karriere oder den Ausstieg daraus, ***unabhängig*** von der Zahl der Gesetzesübertretungen, die Verteilung der Arreste in der Wolfgang et al.-Kohorte erklärbar durch ein geometrisches Modell mit gleichen Verhaftungswahrscheinlichkeiten. Die Identifikation oder Selektion von Rückfällern innerhalb des Bereiches hoher Vorstrafenbelastung verkenne die Natur dieses Zufallsprozesses, in dem die für eine sachgerechte Auswahl maßgeblichen Prädiktoren noch nicht ausgemacht seien.

Tabelle 1.8. Erneute Auffälligkeit polizeilich erfaßter "Ersttäter" in Schleswig-Holstein von 1977 bis 1982. Auswahl: 10-, 12-, 14- und 22jährige Tatverdächtige (N =2.922) (aus Kerner 1986, S.126)

Bezeichnung	Anzahl	% aller Ersterfaßten	% der "Rückfälligen"
Alle Erfaßten	2 992	100,0	—
Alle Rückfälligen innerhalb von 6 Jahren	914	30,5	100,0
davon rückfällig nur in 1 Jahr	466	15,6	51,0
in 2 Jahren	217	7,3	23,7
in 3 Jahren	115	3,8	12,6
in 4 Jahren	77	2,6	8,4
in 5 Jahren	31	1,0	3,4
in 6 Jahren	8	0,3	0,9

In Weiterführung dieser Überlegung analysierte McCord (1981) eine Stichprobe von N = 208 Männern, die - geboren zwischen 1925 und 1934 - in zufälliger Aufteilung auf Experimental- und Kontrollgruppe an einem Delinquenz-Verhütungsprogramm teilgenommen hatten (der sog. Cambridge Summerville Youth Study). Das Programm hatte sich als wirkungslos bei der

Verhütung von abweichendem Verhalten erwiesen; statt dessen waren die wirkungsvollen Prädiktoren elterliche Erziehungsstile und das Erleben einer häuslichen Atmosphäre (McCord, 1978, 1979). Die besagte Gruppe hatte insgesamt 1.420 Straftaten begangen, was einem Durchschnitt von 6,8 Bestrafungen entsprach. Das Alter bei der ersten Verurteilung sowie der Typ des ersten Deliktes (sog. Status-Taten, Delikte im Straßenverkehr und gegen die öffentliche Ordnung, Diebstahl oder Straftaten gegen die persönliche Unversehrtheit) erwiesen sich als diskriminationsfähige Prädiktoren in Experimental- und Kontrollgruppe. Allerdings wurden die Deliktkategorien dabei, worauf die Autorin freilich nicht eingeht, als intervallskalierte Variablen verwendet, obwohl sie nur der Qualität von Nominalskalen entsprechen.

An anderweitigem Material konnte Hoffman (1982) im übrigen keine Unterschiede in der Rezidivrate innerhalb eines Zwei-Jahres-Zeitraumes zwischen männlichen und weiblichen Haftentlassenen feststellen. Hingegen sprechen die Resultate von Wolfgang (1983) für eine geringere Rezidivrate des weiblichen gegenüber dem männlichen Geschlecht. Im deutschen Sprachraum ist Kerner (1986) der Frage nachgegangen, ob die Intensivtäter, die querschnittlich für einen erheblichen Anteil der Straftaten ihrer jeweiligen Altersgruppe verantwortlich sind (s.o. 1.7.), auch längschnittlich den Kern der Rückfäller konstituieren. Eine Antwort darauf liefern die in der nachfolgenden Tabelle wiedergegebenen Resultate (s. Tabelle 1.8.).

Wie ersichtlich ist, wird zwar knapp ein Drittel der ursprünglichen Ersttäter innerhalb der folgenden sechs Jahre als Tatverdächtiger wieder auffällig, doch sinkt der Anteil derjenigen stark ab, die mehr oder minder regelmäßig während jeden Jahres in den Statistiken auftauchen. Im Hinblick darauf und unter Einschluß anderer Befunde resümiert Kerner (1986, S. 127), "daß auch dann, wenn man für die Nachkriegszeit eine Steigerung der Jugendkriminalität annehmen will, diese Kriminalität bis in die jüngere Zeit selbst bei Wiederholungstätern überwiegend passager bleibt; die lange 'Verweildauer im System' ist die Ausnahme. Auch sog. Intensivtäter oder Serientäter sind nicht automatisch für eine kriminelle Karriere prädisponiert."

1.6.2. Prognose der Rückfälligkeit

Anhand biographischer, sozioökonomischer und psychologischer Faktoren kristallisierte sich für Wolfgang et al. (1972) ein Syndrom der "Benachteiligung" heraus, das - korreliert gleichermaßen mit Delinquenz und ethnischer Herkunft - von unbestraften über Einfach- zu Mehrfachtätern und den chronischen Rückfällern zunahm, d.h. die chronischen Rezidivisten in der Kohorte waren durchschnittlich häufiger umgezogen (was gewöhnlich einen Abbruch sozialer Bindungen zur Folge hat), zeigten einen niedrigeren IQ, mußten häufiger als "geistig zurückgeblieben" klassifiziert werden und erreichten ein weniger hohes schulisches Ausbildungsniveau als die nichtchronischen Rückfäller (die sich ihrerseits in diesen Merkmalen von den Einfachtätern und Unbestraften abhoben), und zwar auch bei Konstanthaltung des sozioökonomischen Status und innerhalb der Schwarzen (bei denen die Ausprägung des Syndroms sehr viel stärker war als bei den Weißen), ebenso wie bei den Nichtschwarzen.

Das "Benachteiligungssyndrom" von Rückfalltätern zeigt sich auch in völlig anderem kulturellem Kontext (s. Singh & Bose, 1980).

In zahlreichen weiteren Untersuchungen ist man der Frage ebenfalls nachgegangen, welche biographischen Variablen zwischen Einfach- und Rückfalltätern diskriminieren. Pritchard (1970) hat insgesamt 71 Studien gefunden, in denen über Ergebnisse an 177 unabhängigen Täter-Stichproben berichtet wird. Die nachfolgende Tabelle gibt die erfaßten Prädiktoren und die Häufigkeit erfolgreicher bzw. ungenügender Differenzierung zwischen Gruppen unterschiedlicher Rückfälligkeit wieder (s. Tab. 1.9.).

Tabelle 1.9. Häufigkeit, in der die nachfolgend aufgeführten Variablen mit Rückfälligkeit in Beziehung standen oder nicht (aus Pritchard 1979, S.17)

	Beziehung	
	Ja	Nein
Art des letzten Deliktes	118	27
Vorliegen/Zahl der vorausgegenenen Bestrafungen als Erwachsener	99	17
Stabilität des Beschäftigungsverhältnisses	96	7
Alter zum Zeitpunkt der ersten Festnahme	77	18
Familienstand (verheiratet ja/nein)	75	59
Lebensverhältnisse	67	12
Ethnische Zugehörigkeit	65	59
Vorliegen/Zahl von vorangegangenen Inhaftierungen als Erwachsener	45	13
Vorliegen/Zahl von Abhängigen	43	48
Beschäftigungsverhältnis	40	20
Vorkommen/Zahl von Mittätern bei augenblicklichem Delikt	22	44
Vorliegen/Zahl früherer Verhaftungen	19	2
Art der Berufstätigkeit	13	6
Bildungsgrad	12	14
Einkommen	11	4
Vorliegen/Zahl früherer Bewährungsstrafen	11	5
Intelligenz	10	10
Gebrauch von Opiaten	9	1
Alkoholmißbrauch	9	2
Alkoholkonsum	8	13
Art früherer Delikte	6	3
Stabilität der Wohnverhältnisse	5	5
Kriminalität der Familie	4	4

Die Häufigkeitsangaben sagen verständlicherweise nur etwas aus über die Stabilität eines Prädiktors in verschiedenem Untersuchungskontext, nichts jedoch über die Stärke der jeweils gefundenen Diskriminationskraft.

Detailanalysen zufolge war innerhalb des Delikttypus Autodiebstahl besonders häufig ein Anzeichen für erneute Rückfälligkeit.

In einer Reihe von Arbeiten an z.T. allerdings nur kleineren Stichproben und problematischen Kontrollgruppen haben Koller und Gosden (1980, 1981a, b) darüber hinaus auch auf den Einfluß von einschneidenden Lebensveränderungen vor der letzten Inhaftierung, schließlich auch auf den Umfang und die Dichte des sozialen Netzwerkes aufmerksam gemacht (s. auch Moore, Pauker & Moore, 1984; negativ: Cunningham & Gosden, 1980).

Ansetzend an derartigen Beobachtungen hat es seit den zwanziger Jahren Versuche gegeben, Prognosesysteme zu entwickeln, anhand derer Täter mit einem besonders hohen Rückfallrisiko identifiziert und gegebenenfalls spezifischen Behandlungsprogrammen zugeführt werden können. Gewöhnlich stützen sich solche Systeme auf demographische oder juristische Daten, die aus den Strafakten ersichtlich und somit leicht verfügbar sind. Voraussetzung für die Aufnahme in den Katalog der Prädiktoren ist die signifikante Trennung zwischen Rückfall- und Einfachtätern zumindest an der Stichprobe, an der das System entwickelt wurde.

In den USA ist das Prognoseverfahren von Glueck und Glueck (1950) besonders bekannt geworden, das spätere Kriminalität bereits zu Beginn des Schuljahres vorhersagen soll. In England beschäftigten sich namentlich Mannheim und Wilkins (1945) mit der Rückfälligkeit von Tätern aus Borstal-Anstalten innerhalb eines Zeitraumes von 3 1/2 Jahren nach der Entlassung. Im deutschen Sprachraum gehen entsprechende Arbeiten auf Frey (1951) zurück, doch sind die Arbeiten von Meyer (1956) bedeutender. Zusammenfassende Darstellungen finden sich bei Mey (1967) und Schneider (1967).

Ausgehend von einer Stichprobe von (nur) 143 minderjährigen Tätern aus Berlin und einem Katalog mit nicht weniger als 89 Merkmalen hat zudem Wolff (1971) ein Prognosesystem entwickelt, das die folgenden Merkmale aufaddiert:

1) ohne festen Wohnsitz
2) Herumtreiber
3) Einzeltäter/Tatgenossen
4) Sitzenbleiber
5) Schulschwänzer
6) Abbruch von Lehrverhältnissen
7) Arbeitsbummelei
8) häufige Arbeitslosigkeit
9) häufiger Stellenwechsel
10) unvollständige Familie
11) Heimerziehung
12) Vorbelastungen und Vorstrafen

Im Vergleich zu solchen biographisch-sozioökonomischen Merkmalen scheinen psychologische Variablen (die unter 1.6.3. gesondert zur Sprache kommen) von geringerer Wertigkeit zu sein. Jedenfalls korrelierte in der Untersuchung von Gendreau, Madden und Leipciger (1980) eine Linearkombination der MMPI-Skalen mit der Rückfälligkeit von N = 802 Gefangenen nur zu R = .25, gegenüber R = .44 bei Verwendung von biographischen Variablen. Nur bei den psychologischen Prädiktoren schrumpften zudem die Koeffizienten von der Konstruktions- zur Kreuzvalidierungs-Stichprobe.

Wormith und Goldstone (1984), die im übrigen eine sehr informative Zusammenstellung der in der Literatur vorliegenden Ansätze und verwendeten Variablen geben, befaßten sich mit dem Vergleich von statistischer vs. klinischer Vorhersage von Rückfälligkeit, also dem Problem, ob objektive Daten und/oder deren analytische Kombination subjektiven Informationen und/oder deren subjektiver Gewichtung (z.B. Beobachtungen, Eindrücke und Erfahrungen) überlegen sind. Ein aus der Psychodiagnostik bekanntes (s. Meehl, 1954) und dort hinreichend erforschtes Problemfeld (s. Sawyer, 1966; s. auch Brody, 1972) wird damit auf die Prognostik von Rückfälligkeit übertragen. Die zusätzliche Aufnahme subjektiver Daten (z.B. die polizeiliche Empfehlung auf Entlassung, Vorliegen von beruflichen Plänen sowie Einschätzungen über das institutionelle Führungsverhalten und die Rückfallprognose) zu den demographisch-gesetzlichen Variablen brachte keinen substantiellen Gewinn (r = .57 gegenüber r = .55), wie im übrigen auch die differenzierte Gewichtung der biographischen Merkmale in einer multiplen Regression gegenüber der bloßen Addition nicht zu verstärkter Varianzaufklärung führte (Koeffizienten jeweils .55). Diese Unempfindlichkeit bestätigt das einfache Vorgehen einer bloßen Aufaddition von Merkmalen in den bekannten Prognosesystemen von früher.

Alle Verfahren haben jedoch ungeachtet ihrer Varianzaufklärung niemals eine praktische Bedeutsamkeit erlangt. Der Anwendung mochten z.T. gesetzliche Bestimmungen entgegengestanden haben. Insbesondere dürften, so wurde argumentiert, nur solche Prädiktoren herangezogen werden, für die eine Person auch Verantwortung trage, nicht jedoch Maße für Rassenzugehörigkeit oder IQ, wie valide diese auch immer seien. Auch würde eine an den Prognosewerten orientierte differentielle Behandlung, die im Extremfall langjährige Inhaftierung der Betreffenden zum Schutz der Gemeinschaft vor weiteren Straftaten beinhalte, an dem demokratischen Gleichheitsgrundsatz rütteln (McCord, 1981, S. 214 u. 218). Damit wird allerdings verkannt, daß bei der Urteilsfindung durchaus implizite Rückfall- und Resozialisierungs-Annahmen eine Rolle spielen und die Sanktionsstärke mit beeinflussen. Auch wurde es meist unterlassen, die Systeme gegenüber den über der Zeit wechselnden Bedingungen zu aktualisieren. Insoweit normabweichendes Verhalten zumindest partiell gesellschaftlich determiniert ist, müssen Veränderungen innerhalb der Gesellschaft aber Auswirkungen auf Struktur, Verteilung und Bedingungen von Kriminalität haben, was unter 1.4. bereits gezeigt wurde.

Davon abgesehen fehlten, und zwar insbesondere bei den deutschen Beiträgen, vielfach schon angemessene Kreuzvalidierungen, Reduplikationen und Kontrollen oder gar Signifikanzberechnungen. Unerheblich ist der Umstand, daß mit den identifizierten Faktoren nicht notwendigerweise "Ursachen" von Rückfälligkeit ermittelt worden sein müssen, wenn die kritischen Merkmale nur - aus welchen Gründen auch immer - effizient diskriminieren. Insofern entspricht die Konstruktion nach einem solchen Prinzip der sog. "experimentellen" oder externalen Strategie bei der Entwicklung von Prognoseinstrumenten (s. dazu Amelang & Bartussek, 1985; zum Vergleich der Effizienz verschiedener Konstruktionsstrategien s. Burisch, 1986).

1.6.3. Spezialisierungen: Kriminelle Laufbahnen

1.6.3.1. Probleme und Ergebnisse der Forschung

Die Aufbereitung des Materials in Tabelle 1.4. erlaubt keinen Aufschluß darüber, inwieweit sich bei einzelnen Personen mehr als zwei sukzessiv verübte Delikte derselben Kategorie finden lassen und es auf diese Weise etwa rechtfertigen würden, die fragliche Deliktkategorie zur dispositionalen Kennzeichnung der Betreffenden heranzuziehen. Im täglichen Sprachgebrauch neigen wir aber dazu, jemanden als "Mörder" zu bezeichnen, der einen anderen getötet hat, und wir sprechen von "Entführern" oder "Erpressern", wenn diese Personen andere in ihre Gewalt gebracht haben bzw. die Zahlung von Geld verlangen unter Androhnung negativer Konsequenzen für den Fall einer diesbezüglichen Verweigerung. In solchen Fällen stellt offensichtlich die *Schwere* des Normbruchs den entscheidenden Gesichtspunkt bei der Wahl der übergeordneten Kategorie dar, nach der die Betreffenden von uns klassifiziert und auch benannt werden, nicht jedoch notwendigerweise die Beobachtung, daß das fragliche Verhalten wiederholt in vergleichbarer Weise aufgetreten wäre und von daher erwartet oder befürchtet werden muß, daß in Zukunft ähnliches geschehen wird. Genau das aber, die Feststellung des relativ Stabilen, Häufigen, Anhaltenden und Wiederkehrenden ist üblicherweise eine der Grundvoraussetzungen für die Zuschreibung von Eigenschaften. Nur wenn wir gesehen haben, daß jemand in den verschiedensten Situationen ganz wechselnden intellektuellen Anforderungen gerecht geworden ist durch ein bemerkenswertes Lösen der Probleme, attribuieren wir die (selbst nicht beobachtbare, sondern aus mehreren behavioralen Indikatoren der erwähnten Art nur erschlossene, konstruierte und erdachte) Eigenschaft der überdurchschnittlichen "Intelligenz"; nur wenn eine Frau ständig eine Kleidung trägt, die den jeweiligen Vorgaben von Textilindustrie, Zeitgeschmack und situativem Rahmen folgt, rechtfertigt das eine Kennzeichnung mit "modebewußt" (oder auch: "reich") usw. Hierbei geschieht also die quer- und längsschnittliche Zusammenfassung von verschiedenen Verhaltensweisen, die im intra- und interindividuellen Vergleich durch eine gewisse Vordergründigkeit ("Salienz") auffallen, zu einem übergeordneten Begriff der Eigenschaft und dessen Zuschreibung, begleitet von der impliziten Erwartung, in weiteren Situationen, in denen man den Betreffenden noch nicht hat beobachten können, sowie in zukünftigem ähnlichen Rahmen werde sich dasselbe oder gleichsinniges Verhalten manifestieren (zur Diskussion des Eigenschaftsbegriffes und seines Stellenwertes in der Persönlichkeitsforschung s. Amelang & Bartussek, 1985). Offenkundig unterliegen wir dabei etwas der Gefahr einer ungerechtfertigten Übergeneralisierung, d.h. die Konsistenz wird etwas mehr von uns konstruiert als sie durch die objektiven Fakten gerechtfertigt wäre (s. Bem & Allen, 1974, und den von ihnen geprägten Begriff des "Konsistenz-Paradox", der in dieser Weise auch von Mischel, 1984, aufgegriffen wird). Niemand aber würde, wie Hood und Sparks (1971) treffend feststellen, einen Mann nur deswegen als "Golfspieler" bezeichnen, der einmal 18 Löcher gespielt und danach nie wieder einen Golfplatz betreten hat. Wenn insofern aber die Kategorien kriminellen Verhaltens benutzt werden für Eigenschaftszuschreibungen, so hat dieses vermutlich entweder mit dem Grad der Abweichung von der Norm zu tun bzw. mit der Verwerflichkeit des Geschehens (denn bezeichnenderweise sind etwa substantivierende Attribute für abweichendes Verhalten im Straßenverkehr eher ungebräuchlich, sprechen wir doch nicht vom "Unfallflüchtling" oder "Alkoholiker am Steuer" und nennen die Statistik in Flensburg voller Nachsicht nur die Verkehrs-"Sünder"-Kartei), oder damit, daß eine systematische Chronizität auszumachen ist. Von beeindruckenden Einzelfalldarstellungen abgesehen, fehlt es in bezug auf die interindividuelle Regelmäßigkeit und Gleichförmigkeit abweichenden Verhaltens aber empfindlich an systematischen Untersuchungen; immerhin liegen wenigstens einige Untersuchungen vor, die zumindest Anhaltspunkte vermitteln.

Eine davon stammt vom Roebuck (1965), der die Akten einer Zufallsstichprobe von 400 Delinquenten aus einer Besserungsanstalt in Virginia durchsah und aufgrund des Inhalts eine typologisierende Klassifikation des kriminellen Verhaltens vornahm. Als sog. "Einzelmuster" galten jene Fälle, in denen das Strafregister mindestens drei Verurteilungen wegen des gleichen Deliktes enthielt oder aber - wenn darüber hinaus andere Straftaten vorlagen - wenigstens vier Verhaftungen wegen ein und derselben Deliktkategorie, von denen zumindest eine im letzten Drittel des individuellen Straftatenregisters plaziert sein mußte. Die bisherige Entwicklung wurde unter "Doppel-" oder "Dreifachmuster" rubriziert, wenn die erwähnten Kritierien zugleich in bezug auf zwei bzw. drei Kategorien gesetzeswidrigen Verhaltens zutrafen. Tabelle 1.10. zeigt die gefundene Verteilung.

Wie ersichtlich unterscheidet Roebuck (1965) acht Einzel- und fünf Mehrfachmuster, wobei mit diesen Typen z.T. Besonderheiten des persönlichen und sozialen Hintergrunds der Täter einhergingen; beispielsweise stammten die bewaffneten Räuber aus ungünstigem Milieu, waren besonders jung und gehörten häufig umherstreifenden Banden an.

Tabelle 1.10. Absolute und relative Häufigkeiten von Typen krimineller Laufbahnen in der Stichprobe von Roebuck (1967; S.103)

	Anzahl	Prozent
Einzelmuster-Typen		
Rauschgiftdelikte	50	12,5
Raubüberfall	32	8,0
Glücksspiel	16	4,0
Einbruch	15	3,8
Sexualvergehen	15	3,8
Betrug	10	2,5
Autodiebstahl	8	2,0
Fälschung und Nachahmung	4	1,0
Gesamtzahl der Einzelmuster-Typen	150	37,5
Doppelmuster-Typen		
Diebstahl und Einbruch	64	16,0
Trunkenheit und tätlicher Angriff	40	10,0
Gesamtzahl der Doppelmuster-Typen	104	26,0
Dreiermuster-Typ		
Trunkenheit, tätlicher Angriff und Diebstahl	43	10,8
Gemischtes Muster	71	17,8
Kein Muster (weniger als drei Verhaftungen)	32	8,0
Gesamt	400	100,0

So unbestritten verdienstvoll eine solche Aufarbeitung ist, fällt doch auf, daß im vorliegenden Material Diebstahl mit insgesamt 28,8% nur gut 1/4 der Straftaten bzw. der deswegen verurteilten Personen stellt. Selbst wenn man davon ausginge, daß unter den "gemischten" und nicht definierbaren Mustern noch einige Vermögensdelikte enthalten sind, bedeutet das doch gegenüber den üblicherweise zu beobachtenden Gegebenheiten eine erhebliche Abweichung nach unten, zumal Straßenverkehrsdelikte in der erfaßten Stichprobe völlig fehlen. Entweder spricht die besagte Diskrepanz für eine untypische Täterstichprobe oder (und) für Unzulänglichkeiten in den Festlegungen des Klassifikationssystems. Die letzteren könnten, sofern nur die jüngste Vermögenstat in der Abfolge aller gesetzeswidrigen Handlungen nicht so lange zurückliegt, jemanden als Einzelmuster definieren, dessen Strafregister unter neun aufgelisteten Delikten nicht weniger als fünf Diebstähle ausweist - und damit eine Häufung, die keineswegs für eine besondere Spezialisierung spräche, sondern lediglich die üblicherweise bei Vermögenstaten beobachtbare Massierung widerspiegelt. Umgekehrt mag jemand bei gleicher Gesamtzahl von Strafen drei wegen Sittlichkeitsvergehen aufweisen, was bei der relativ geringen Basiswahrscheinlichkeit dieser Kategorien schon ein Anzeichen für eine gewisse Konzentration darstellt, und dennoch wegen der Überzahl und Anciennität der von ihm außerdem verübten Raubüberfälle unter Einzelmuster Raub oder Doppelmuster Raub und Not- oder Unzucht geführt werden. Wünschbar wäre mithin bei derartigen Klassifikationssystemen eine Berücksichtigung der relativen Auftretenshäufigkeit der Delikthauptkategorien in Bezugsgruppen von Alters- und Geschlechtsgleichen.

Selbst wenn das geleistet würde, wären auch solchermaßen konzipierte Erfassungsmodi immer noch von beträchtlicher Unschärfe in der Wiedergabe des Abzubildenden, weil hinter der juristischen Etikettierung ein erheblicher Teil der verhaltensmäßigen Variabilität verlorengeht. Mißachtung eines Stop-Zeichens an einer Kreuzung mit Todesfolge für einen vorfahrtberechtigten Verkehrsteilnehmer, Unfallflucht und Trunkenheit am Steuer haben auf behavioraler Ebene so gut wie nichts miteinander zu tun, fallen aber ggf. allesamt unter Straßenverkehrsdelikte, ebenso etwa wie Fahren ohne Führerschein, das absolut unauffällig und völlig verkehrsgerecht erfolgt sein mag und nur seine Normenwidrigkeit durch den vorangegangenen Entzug der Fahrerlaubnis zugeschrieben erhält. Gerade an der verhaltensmäßigen Spezifität aber mag sich absehen lassen, ob eine kriminelle Laufbahn und Konzentration auf bestimmte Handlungsabläufe vorliegt. An ihr in erster Linie setzen Verhaltenswissenschaftler an und versuchen, die Faktoren für das Entstehen und Beibehalten entsprechender Muster zu erklären; hingegen sehen sie sich vor nachgerade unlösbare Aufgaben gestellt, wenn es darum geht, die ***allgemeinen*** Gründe für sehr ***verschiedenes*** Verhalten zu beschreiben, dessen Gemeinsamkeit aus dem Umstand resultiert, daß es normenkonform ist oder gegen die bestehenden Gesetze verstößt.

Tabelle 1.11. Rückfälligkeit im Anschluß an die Begehung von schweren Vergehen in Abhängigkeit von der Deliktkategorie und dem Allgemeinheitsgrad ihrer Beschreibung (nach v.d. Werff 1981, S.138)

Deliktkategorie	N	Allgemeine Rückfälligk. %	Spezielle Rückfälligk. %	Spezifische Rückfälligk. %
Eigentumsdelikte	743	42	31	16
Gewaltdelikte	396	42	21	10
Sexualdelikte	89	44	29	22
Verkehrsdelikte	456	38	26	17

Auch das Umgekehrte ist denkbar, nämlich behavioral nahezu identische, vom Gesetzgeber aber mit verschiedenen Sanktionen belegte Handlungen. Roebuck (1965) selbst verweist diesbezüglich auf die im englischen Recht vorgesehene Unterscheidung zwischen Diebstahl durch Trick und solchen durch Vorspiegelung falscher Tatsachen. Insofern als derartige Besonderheiten von Verhaltensweisen bei der Kategorisierung nach Deliktgruppen verlorengehen, können die damit gewonnenen Erkenntnisse der sozialen Wirklichkeit allenfalls in approximativer Weise gerecht werden. Dadurch ist von vornherein die Aussicht reduziert, verhaltenswissenschaftlich formulierte Theorien bzw. daraus abgeleitete Hypothesen anhand von Materialien wie den erwähnten präzise überprüfen zu können.

Wie man dem Aspekt der unterschiedlichen "Verrichtungsnähe" auch anhand des in Statistiken vorliegenden Materials nachgehen kann, hat Van der Werff (1981) demonstriert. Seine Untersuchung basiert auf einer Stichprobe von N = 1701 holländischen Staatsbürgern, die 1966 in den Niederlanden für eine schwere Straftat verurteilt worden waren (ca. 5% der Grundgesamtheit aller diesbezüglichen Verurteilungen). Geprüft wurde, inwieweit sechs Jahre danach erneute Kontakte mit den Strafverfolgungsbehörden vorlagen. Der damit gegebene Ansatz ist längsschnittlich und unterscheidet sich somit grundlegend von der Feststellung, wieviel Prozent der Verurteilten irgendwelche Vorstrafen aufweisen (s. dazu das Material in Tabelle 1.6.). Dessen ungeachtet fielen die Ergebnisse in etwa vergleichbar aus wie diejenigen von Quasi-Längsschnitten insofern, als ca. 40% der verurteilten Täter später wieder vor Gericht erschienen (s. die nachfolgende Tabelle und die relativ hohe Übereinstimmung mit den Eintragungen in Spalte 1 von Tabelle 1.6.).

Einen Anteil von 14% Rückfälligkeit innerhalb eines Fünfjahresintervalles beobachtete auch Leclair (1981) an den Personen, die 1973 aus den Gefängnissen und Besserungsanstalten von Massachusetts entlassen worden waren, eine Rate, die für den Zeitraum von fünf Jahren "follow-up" in etwa das Doppelte von derjenigen für ein Intervall von nur einem Jahr betrug und für beide Zeiträume die gleiche Verteilung über die Delikte und Anstalten ergab.

Wie in der Bundesrepublik Deutschland fallen auch in den Niederlanden die Verkehrstäter infolge einer geringeren Rückfälligkeit etwas nach unten aus dem Rahmen, wenngleich der Unterschied von 38% gegenüber den anderen Prozentsätzen statistisch nicht bedeutsam ist.

Der Anteil von Tätern, die für ein Vergehen derselben Kategorie (= "spezielle" Rückfälligkeit) erneut verurteilt wurden, ist bei den Eigentumsdelikten gegenüber dem Durchschnitt aus allen Kategorien erhöht, bei den Gewaltstraftaten erniedrigt. Die letzteren Delikte rangieren auch im Hinblick auf "spezifische" Rückfälligkeit besonders niedrig, die dann als gegeben galt, wenn die Taten aus beiden Zeitpunkten in gleiche Unterkategorien ("Section of an Act" im Criminal Code wie "gewöhnlicher Diebstahl") gehörten.

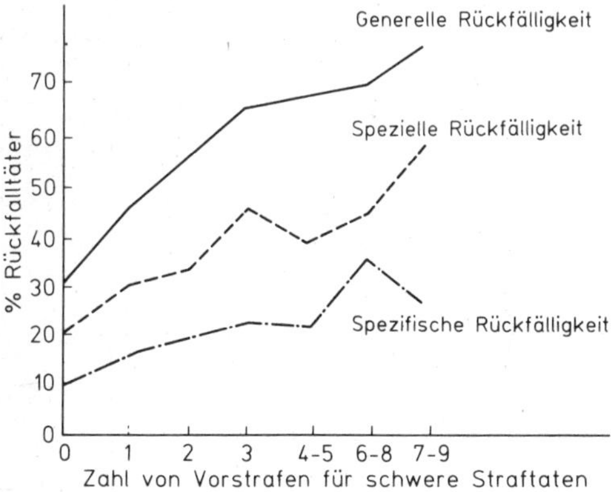

Abb. 1.5. Rückfälligkeit unterschiedlicher Spezifität in Abhängigkeit von vorangegangenen Bestrafungen (Details s. Text; aus von der Werff 1981, S. 141)

Bei einer genaueren Ausdifferenzierung der 1966 verurteilten Straftaten zeigte sich, daß Einbruch mit 68%, 53% und 27% für allgemeine, spezielle und spezifische Rückfälligkeit durchgängig die höchsten Raten und Fahrerflucht mit 33%, 24% und 7% konsistent die niedrigsten aufwies. Das letztere Resultat etwa nur auf die geringe Auftretenswahrscheinlichkeit gerade dieses Verhaltens zurückzuführen, verbietet sich deshalb, weil es andere Delikte mit einem ähnlichen Vorkommen zum Zeitpunkt der Entlassung gab, die aber völlig andere Rückfallraten hatten.

Ganz allgemein stellte sich auch hier heraus, daß die Wahrscheinlichkeit von Rückfälligkeit mit den Vorstrafen steigt (s. Abb. 1.5.).

Allerdings muß offen bleiben, ob dieser Effekt eher durch die Person der Täter und deren Verhalten oder hauptsächlich an selektiven Ermittlungen und differentiellen Sanktionen, die an den Vorstrafen oder den persönlichen Besonderheiten der Betreffenden (s.u. Abschnitt 1.7., Kritik der Statistik) ansetzen, begründet ist. Eine eindeutige Interpretation erlaubt auch nicht die Beobachtung, daß jene Personen, die eine Haftstrafe anstelle anderweitiger Bestrafungen (z.B. Geldstrafe oder Aussetzung zur Bewährung) erhielten, meist die größere Rückfälligkeit zeigten, da vermutlich die Art der Vorstrafe bereits von dem Vorstrafenregister abhängt und deshalb nicht geschlossen werden darf, daß Haftstrafen keine rückfallshemmende oder gar gegenteilige Wirkungen zeitigen würden. Im Kapitel "Abschrekkung" (s.u.: 5.) wird darauf zurückzukommen sein.

Tabelle 1.12a. Die "Deliktwechsel"-Matrix (aus: Hood und Sparks 1970, S.136)

Letzte Verhaftung wegen eines Indexdelikts	Falls wegen Indexdelikt (siehe links) wiederverhaftet, Wahrscheinlichkeit, daß es wegen eines dieser sieben ist: 1	2	3	4	5	6	7
1 Mord, nichtfahrlässige Tötung	0,025	0,025	0,150	0,400	0,200	0,100	0,100
2 Notzucht mit Gewaltanwendung	0,020	0,150	0,110	0,260	0,200	0,140	0,120
3 Raubüberfall	0,015	0,010	0,350	0,060	0,350	0,115	0,100
4 Schwerer tätlicher Überfall	0,025	0,040	0,150	0,300	0,085	0,200	0,200
5 Einbruchdiebstahl	0,010	0,020	0,135	0,063	0,459	0,282	0,031
6 Diebstahl (50 Dollar und darüber)	0,010	0,020	0,140	0,025	0,400	0,275	0,130
7 Autodiebstahl	0,010	0,027	0,045	0,028	0,390	0,222	0,278

Zu dem Problem der möglichen Homogenität krimineller Entwicklungen gehört nicht nur die Frage nach dem Anteil der als Rückfällige im gleichen

Delikt Vorbestraften (wozu die Verurteilten-, nicht aber die polizeiliche Kriminalstatistik Daten liefert, s.o.), sondern auch eine Aussage, aus welchen anderen Deliktkategorien die nicht einschlägig Vorbestraften in die jeweils interessierende Klasse von Straftaten hineinwechselten (wozu die deutschen Statistiken keine Hinweise enthalten). In den mittsechziger Jahren hat aber in den USA die dortige President's Crime Commission für eine Reihe von Deliktkategorien die fraglichen Unterlagen zusammengestellt. Bei einem Teil der benötigten Zahlen, die in der nachfolgenden Tabelle 1.12. wiedergegeben sind, mußten sich die Autoren mangels objektiver Anhaltspunkte auf Schätzungen verlassen.

Die höchste Zahl überhaupt findet sich in der Diagonalen unter der Deliktkategorie Einbruchdiebstahl; sie gibt an, daß bei jenen Personen, die wegen Einbruchdiebstahl verhaftet wurden und schon einmal eingesperrt worden waren, in 45,9% der Fälle Einbruchdiebstahl auch der Grund für die vorangegangene Festsetzung gewesen ist. Die Raten ermäßigen sich auf Verhältnisse von durchschnittlich 1:3 für die Gewaltdelikte Raubüberfall und schwerer tätlicher Überfall. Bei den besagten Zahlen muß allerdings noch in Rechnung gestellt werden, daß ein erheblicher Teil ehemaliger Täter nicht wieder straffällig wird, von den früheren Delinquenten also nur eine Untergruppe erneut in Berührung mit den Strafvollzugsorganen gerät. Um diesem Umstand gerecht zu werden, müssen die Eintragungen in den Feldern von Tabelle 1.12 mit den Grundquoten für wiederholte Verhaftungen multipliziert werden; Tabelle 1.12.a gibt in Spalte 1 Schätzungen für eben diese Basiswahrscheinlichkeiten aufgrund der Analyse von Delinquentenlaufbahnen und in den Feldern der Matrix die Ergebnisse der entsprechenden Multiplikationen wieder.

Tabelle 1.12b. Die "Deliktwechsel"-Matrix unter Berücksichtigung der Wiederverhaftungsquote (modifiziert nach Hood und Sparks 1970, S.137)

Letzte Verhaftung	Wieder-verhaftet	Nächste Verhaftung Wiederverhaftet wegen Straftat vom Typ 1	2	3	4	5	6	7
1 Mord, nichtfahrlässige Tötung	0,400	0,010	0,010	0,060	0,160	0,080	0,040	0,040
2 Notzucht mit Gewaltanwendung	0,500	0,010	0,075	0,055	0,130	0,100	0,070	0,060
3 Raubüberfall	0,600	0,009	0,006	0,210	0,036	0,210	0,069	0,060
4 Schwerer tätlicher Überfall	0,740	0,019	0,029	0,112	0,222	0,063	0,148	0,148
5 Einbruchdiebstahl	0,770	0,007	0,015	0,104	0,049	0,354	0,217	0,024
6 Diebstahl (50 Dollar und darüber)	0,520	0,006	0,012	0,083	0,015	0,236	0,162	0,077
7 Autodiebstahl	0,800	0,008	0,022	0,036	0,022	0,312	0,178	0,222

Zeilenweise addieren sich die Einzeleintragungen zu der Basisrate von Wiederverhaftungen, d.h. die fragliche Betrachtung beschränkt sich bei den erneuten Festnahmen auf die sieben aufgeführten Deliktkategorien, was allein schon die Aussagekraft reduzieren muß, von den Unsicherheiten in bezug auf die Schätzung der Basisraten für wiederholte Verhaftungen ganz abgesehen. Immerhin spricht für die Validität dieser Quoten, daß der entsprechende Wert bei Mord mit 0,4 am niedrigsten ist, denn auf diese Straftat stehen die höchsten Freiheitsstrafen, die für sich selbst schon die Gelegenheit für das Ausüben weiterer Verbrechen beschneiden. Umgekehrt finden sich hohe Werte bei Einbruch und Autodiebstahl, in bezug auf die kriminalitätsverhindernden Effekte einer Bestrafung erfahrungsgemäß eher als gering zu veranschlagen sind (s. dazu 5: Abschreckung und insbesondere die Theorie der Incapacitation).

Offen bleibt aber auch, ob die Deliktwechselmatrix in der vorgestellten Form die Übergangswahrscheinlichkeiten gleichermaßen angemessen für alle denkbaren Rangplätze von Delikten innerhalb der Abfolge normabweichender Handlungen beschreibt, die Wahrscheinlichkeit einer erneuten Verhaftung wegen Autodiebstahls also 22,2% beträgt, egal ob die jüngste Festnahme wegen dieses Deliktes bereits die fünfte überhaupt war, vielleicht gar die fünfte innerhalb derselben Kategorie, oder aber nur die zweite u.s.w..

Von all diesen Unwägbarkeiten einmal abgesehen, lehrt die der Tabelle 1.12.b zugrundeliegende Analyse, daß die Wahrscheinlichkeit einer Rückfälligkeit bei Mord nur 1% beträgt, ein Grund dafür, warum Mörder im allgemeinen eine eher günstige Prognose aufweisen und ihre Straftat vielfach einer Verkettung ungünstiger Faktoren zugeschrieben wird, die in dieser Konstellation kaum jemals wieder im Leben des Betreffenden auftreten dürften (auf die Rolle der Inhaftierung bei der Erklärung dieser Zahl wurde oben schon hingewiesen). Ungleich häufiger sind bei ihnen in der Folge eines Mordes schwere tätliche und Raubüberfälle zu gewärtigen. Die höchsten Diagonalwerte treten bei Einbruchdiebstahl, Raub und schwerem tätlichem Überfall auf; faßt man diese drei Kategorien zusammen, so beträgt die Wahrscheinlichkeit, daß eine wegen dieser Straftaten festgenommene Person wegen solcher Delikte wieder verhaftet wird, im Mittel immerhin ca. 45% (Raub 21 + 3,6 + 21 = 45,6%; schwerer tätlicher Überfall: 11,2 + 22,2 + 6,3 = 39,7%; Einbruchdiebstahl: 10,4 + 4,9 + 35,4 = 50,7%). Oder unter anderer Perspektive: Diebe rekrutieren sich vor allem aus solchen Personen, die zuvor durch Einbruch, andere Diebstähle oder Körperverletzung aufgefallen sind.

Schließlich: die Zahl homogener Laufbahnen schrumpft kräftig, wenn mehr als zweimalige Rückfälligkeit zugrunde gelegt wird. Beispielsweise hat die dreimalige Verhaftung in Folge von Notzucht nur eine Wahrscheinlichkeit von 0,5% (0,075 x 0,075 = 0,0056), wegen Einbruch-Diebstahl nur von 12,5% usw. Auch diese Zahlen dürften noch etwas zu hoch gegriffen sein, da sie sich nicht auf die von der Justiz ermittelten, sondern die von der Polizei angegebenen Gründe stützen, die Ermittlungsbeamten aber dazu tendieren werden, die Tatverdächtigen nicht zuletzt nach jenen Delikten zu klassifizieren, die von ihnen schon früher verübt wurden, mehr noch: Gerade der Umstand, daß von jemandem bekannt ist, in der Vergangenheit beispielsweise einen Einbruch begangen zu haben, den Suchbereich der Polizei vorstrukturieren und schließlich zur Verhaftung führen mag, wenn irgendwann erneut ein Einbruch in der Region gemeldet wird.

Gleichwohl gelangt Radzinowicz (1957) bei der Aktenanalyse von N = 1.985 Männern, die 1947 in England wegen Sexualdelikten verurteilt worden waren, zu erstaunlich ähnlichen Werten, denn etwa 15% der Stichprobe war mit einer Vorstrafe wegen Sexualstraftaten belastet (vgl. damit die 15% für Notzucht in Tabelle 1.12.a). Allerdings zeigten nur 2% der Gefangenen vier oder mehr Verurteilungen derselben Art, und zwar homosexueller und exhibitionistischer Art, ein Verhalten, von dem bekannt ist, daß es auch therapeutischen Interventionen gegenüber eine relativ starke Löschungsresistenz aufweist. Darüber hinaus enthielten die Strafregister der mehrmals wegen Sexualstraftaten verurteilten Personen in fast der Hälfte aller Fälle auch Eintragungen wegen mehr nichtsexueller Vergehen - ein weiterer Hinweis darauf, daß homogene Delinquentenlaufbahnen relativ selten sind.

In dieselbe Richtung weisen auch die Untersuchungen von Robin (1964), der sich längsschnittlich mit Angehörigen von 27 jugendlichen Banden aus Philadelphia beschäftigte, zu denen individuelle Polizeiberichte vorlagen. Eines der wichtigsten Resultate ging dahin, daß mit zunehmendem Alter der Jugendlichen die von ihnen verübten Delikte immer schwerer wurden (s. dazu 2.: Schwere von Straftaten) und sich eine Regel erkennen ließ, derzufolge Gesetzesübertretungen um so häufiger und schwerer waren sowie rascher aufeinander folgten, je früher das erste Delikt begangen worden war (und zwar im Alter von durchschnittlich ca. 13 Jahren). Delinquenz während der Jugend setzte sich zudem häufig ins Erwachsenenalter fort, denn mindestens 40% der Gangmitglieder verübten später Verbrechen von weiter ansteigender Schwere. Verbunden mit der hohen Inzidenz war aber häufig ein Wechsel der Straftatenkategorie, denn nur etwa 20% der N = 395 Bandenmitglieder, die mindestens fünfmal von der Polizei aufgegriffen worden waren, hatten etwa 75% dieser Kontakte innerhalb der drei weitgefaßten Kategorien Ordnungswidrigkeiten (z.B. Glücksspiel, unbefugtes Betreten von Gebäuden u.ä.) und Delikte gegen Personen sowie das Eigentum. Legte man noch strengere Kriterien für die Gleichförmigkeit von Delinquenz an und erhöhte den dafür maßgeblichen Quotienten (aus der innerhalb der drei Deliktkategorien höchsten Zahl von Verübungen relativ zu den insgesamt begangenen Gesetzesübertretungen) auf 0,80, 0,90 oder 1,0 (= abweichendes Verhalten nur in einer Kategorie) fanden sich solchermaßen als homogen definierte Delinquenzmuster nur bei 15,4%, 5,8% bzw. 4,3% der Täter.

Auch den Befunden der unter 1.6.1.2. bereits ausführlich gewürdigten Untersuchung von Wolfgang, Figlio und Sellin (1972) zufolge hängt die Wahrscheinlichkeit, Delikte einer bestimmten Kategorie zu begehen, nicht ab vom Typ der zuletzt verübten Straftat, genauer: Die Übergangswahrscheinlichkeiten von und zu den Deliktkategorien (Non-Index, *I*njury, ***D***iebstahl, ***S***achbeschädigung und Kombination aus J, D und S) blieben über die ersten 15 Delikte der erfaßten Probanden relativ unverändert. Mit anderen Worten bedeutete das Unabhängigkeit der Übergangswahrscheinlichkeiten von der Ordinalzahl eines Deliktes in der Sequenz verübter Normbrüche; egal, ob das jeweilige Delikt das erste, zweite, dritte oder zwölfte der von den Buben begangenen Delikte war, stets blieb die Wahrscheinlichkeit, für eine der fünf Tattypen registriert zu werden, noch zu erörternden "differentiellen Gelegenheit" geschaffen werden. relativ gleich. (In einer zweiten, 1958 geborenen Kohorte von nicht weniger als N = 28 338 Personen zeigte sich jedoch für Injury ein Ansteigen der Wahrscheinlichkeit, d.h. eine Art "Verfestigung" oder Stabilisierung für dieses Delikt in Abhängigkeit vorausgegangener gleichartiger Taten, s. Wolfgang, 1983.) Darüber hinaus gab es kaum Anzeichen für irgendwelche Spezialisierungen von bestimmten Punkten, sofern von einer gewissen Tendenz zur Wiederholung von Eigentumsdelikten einmal abgesehen wird.

Ein möglicher Einwand gegen Ansatz und Befunde dieser Untersuchung lautet, daß der "Grundstock" der Delikte, ihre durchschnittliche Schwere, von vornherein zu hoch angesetzt wurde, um das sog. "***medizinische Modell***" der Devianzkarriere zu überprüfen, demzufolge sich Schaden immer weiter ausbreitet, wenn nicht rechtzeitig gegen die "Krankheit" Delinquenz eingeschritten wird. Vielfach ist, wie einige kriminelle Laufbahnen lehren, der Delinquenz noch vorgeschaltet eine beträchtliche Rate solcher Verhaltensweisen, die unter Bezugnahme auf eine Altersgrenze als normwidrig definiert werden (z.B. Alkoholgenuß in Restaurants unter dem 18. Lebensjahr, frühzeitiger Geschlechtsverkehr u.a.); solche Delikte gegen das Jugendschutzgesetz oder, wie sie in den USA heißen, "Status"-Delikte, waren in der Studie von Wolfgang et al. (1972) ebensowenig enthalten wie weibliche Jugendliche. (Letzteres trifft nicht mehr zu für eine neuerliche Längsschnittstudie nach gleichem Muster, s. Wolfgang, 1983.) Schließlich fanden die Hispanics als die inzwischen größte Gruppe von Nichtweißen in den USA unter der Dichotomie Weiße/Nichtweiße keine gesonderte Berücksichtigung.

Diese Defizite arbeiteten Rojek und Erickson (1982) an einer Stichprobe von N = 1.619 Delinquenten auf, von denen nach Maßgabe offizieller Registrierungen N = 868 (oder 74%) Mehrfachtäter waren. Dreiviertel davon hatten maximal sechs Polizei-Kontakte. Von den Einfachtätern unterscheiden sie sich durch ihre besonders starke Belastung mit Eigentumsdelikten. Das abweichende Verhalten wurde kategorisiert in die fünf Klassen Taten gegen Personen, gegen das Eigentum, verschiedenes Fehlverhalten (verborgenes Tragen einer Waffe, Alkoholgenuß, Besitz, Gebrauch oder Verkauf von illegalen Drogen), Weglaufen von zuhause und alle anderen Formen von "Status"-Delikten (Schulschwänzen, nächtliches Herumtreiben, Schwererziehbarkeit, Alkoholbesitz). Die wichtigsten Resultate sind in Tabelle 1.13. zusammengestellt.

Das Studium der Gesamttabelle berechtigt u.a. zu folgenden Feststellungen:

1) In keiner der Zellen der vier Matrizen liegt eine gravierende Konzentration von Wahrscheinlichkeiten vor, die sich von den entsprechenden Werten in anderen Übergängen unterschiede. Unabhängig von der Ordinalzahl des jeweiligen Deliktes ist also die Wahrscheinlichkeit für die einzelnen Straftaten bzw. der Ausstieg aus einer "Karriere" immer in etwa gleich. Ausgehend von Eigentumsdelikten beträgt die Wahrscheinlichkeit, danach eine gegen Personen gerichtete Straftat zu begehen, 3,3% nach dem ersten Delikt überhaupt, 4,4% nach dem zweiten, 3,5% nach dem dritten und 2,8% nach dem vierten usw.
2) Die höchsten Koeffizienten befinden sich spaltenweise unter den Eigentumsdelikten, d.h. unter Absehen des letzten Deliktes lautet die sicherste Vorhersage einer weiteren Straftat auf "Eigentumsdelikt". Zeilenweise sind die niedrigsten Werte bei Personendelikten zu registrieren. Diese Unterschiede spiegeln die unterschiedlichen Basisraten wider (Eigentumsdelikte machen 44%, Personendelikte nur 4% aller Taten aus).
3) Die Koeffizienten für den Ausstieg aus abweichendem Verhalten (s. letzte Spalte) variieren nicht systematisch zwischen den Übergängen. So beträgt die Wahrscheinlichkeit, sich in Zukunft straffrei zu halten, nach einem Eigentumsdelikt ca. 15%, 20%, 23% für die Ordinalzahlen der Übergänge. Am wahrscheinlichsten ist generell zukünftige strafrechtliche Unauffälligkeit, wenn der letzte Kontakt mit der Polizei auf einem "sonstigen Status-Delikt" beruhte (zwischen 32% und 49%), ohne daß es eine systematische Rolle spielte, ob dieses das erste, zweite oder vierte Delikt überhaupt war.

Insgesamt lassen sich die Resultate als Markov-Ketten beschreiben, d.h. diese Übergangswahrscheinlichkeiten bleiben über die Zeit konstant, und allfällige Wechsel des Verhaltensmusters sind unabhängig von vorangegangenen Wechseln.

Eine geringe Spezialisierung deutet sich lediglich in den etwas erhöhten Diagonalwerten von Eigentumsdelikten und Weglaufen von zuhause an. Hier ist also die Wiederholungswahrscheinlichkeit für eine gleichartige Tat relativ zu der Wahl alternativer Kategorien erhöht.

Tabelle 1.13. Übergangswahrscheinlichkeiten: alle Jugendlichen (aus Rojek und Erickson 1982, S.14)

	N	Personen delikte	Eigentums- delikte	Sonstige	Weglaufen von zuhause	Sonstige-Statusdelikte	Ausstieg
				Erster Übergang			
Personendelikte	38	0,0526	0,3947	0,1316	0,2632	0,1316	0,0263
Eigentumsdelikte	445	0,0337	0,3573	0,1146	0,1798	0,1663	0,1483
Sonstige	107	0,0280	0,2936	0,1215	0,1215	0,2310	0,1869
Weglaufen von zuhause	322	0,0031	0,1553	0,0280	0,4193	0,1087	0,2857
Sonstige Statusdelikte	269	0,0149	0,2099	0,0532	0,1201	0,1075	0,4944
				Zweiter Übergang			
Personendelikte	26	0,0769	0,4231	0,1154	0,1154	0,1154	0,1538
Eigentumsdelikte	291	0,0447	0,3299	0,1134	0,1478	0,1649	0,1993
Sonstige	99	0,0505	0,2727	0,1313	0,1616	0,1717	0,2121
Weglaufen von zuhause	273	0,0183	0,1502	0,0659	0,3810	0,1207	0,2637
Sonstige Statusdelikte	180	0,0222	0,2167	0,1000	0,1133	0,1056	0,4444
				Dritter Übergang			
Personendelikte	31	0,0968	0,3226	0,0968	0,0968	0,1290	0,2581
Eigentumsdelikte	202	0,0347	0,3861	0,0990	0,1337	0,1535	0,1931
Sonstige	86	0,0233	0,2492	0,1163	0,1412	0,1428	0,3372
Weglaufen von zuhause	188	0,0213	0,1489	0,0532	0,4468	0,0798	0,2500
Sonstige Statusdelikte	130	0,0615	0,2076	0,1154	0,1154	0,1769	0,3230
				Vierter Übergang			
Personendelikte	25	0,0800	0,3600	0,1200	0,1200	0,1200	0,2000
Eigentumsdelikte	180	0,0278	0,3333	0,1056	0,1444	0,1611	0,2278
Sonstige	61	0,0328	0,3443	0,1475	0,1313	0,1803	0,1639
Weglaufen von zuhause	141	0,0284	0,2488	0,0496	0,4113	0,1135	0,1489
Sonstige Statusdelikte	31	0,0330	0,1648	0,0989	0,1319	0,1978	0,3736

Diese Beobachtungen decken sich mit denjenigen von Wolfgang et al. (1972) sowie von Bursek (1980). Abgesehen von einigen Besonderheiten, deren Replizierbarkeit und Generalisierbarkeit im deutschen Sprachraum noch weit fraglicher ist als der generelle Trend innerhalb der Gesamtstichprobe, unterschieden sich auch die Geschlechter und die ethnischen Gruppen nicht substantiell voneinander.

Neuerdings haben Smith und Smith (1984) eine ganz ähnliche Untersuchung an einer Stichprobe inhaftierter Jugendlicher durchgeführt und die Resultate gleichfalls als Markov-Ereignisse dargestellt. Obwohl sich eine gewisse Tendenz zur Spezialisierung krimineller Laufbahnen insbesondere unter den Tätern mit Raubüberfällen fand, sehen die Autoren doch ihre Ergebnisse insgesamt als in Einklang befindlich mit *situativen* Theorien der Entstehung von Kriminalität (s. z.B. die Vorstellungen von den "Differentiellen Gelegenheiten" unter 4.).

Generell gilt für solche Reihenuntersuchungen, daß darin nur jene Effekte erscheinen können, die interindividuell in einer hinreichend gleichförmigen Weise ablaufen. Das schließt natürlich nicht aus, daß einzelne durchaus zu verschiedenen Zeiten und in Abhängigkeit von spezifischen Erfahrungen Spezialisierungen auf bestimmte Delikte vornehmen, wie es beispielsweise in den Interviews von Maguire (1980; mehr darüber unter 4.2.1.2.) deutlich wurde.

Anhand einer Re-Analyse der Wolfgang et al.-Studie (1972) ist Clarke (1979) dem Problem von kriminellen Laufbahnen unter dem Gesichtspunkt der *Schwere* von abweichendem Verhalten nachgegangen. Er untersuchte die Karrieren all jener N = 3.475 Buben in der Kohorte, die polizeilichen Kontakt wegen Delinquenz oder sog. "status offenses" hatten, d.h. Verhaltensweisen, die in Abhängigkeit von einer Altersgrenze sanktioniert werden oder nicht, wie z.B. Davonlaufen, Alkoholika kaufen oder trinken, Rauchen, Geschlechtsverkehr haben u.ä.. Diejenigen Jungen, deren erster Polizei-Kontakt wegen einer "Status"-Tat stattgefunden hatte, waren bis zum Alter von 18 Jahren weniger häufig und mit weniger schweren Delikten straffällig geworden als Buben mit einem ersten Eintrag wegen Delinquenz/ Kriminalität. Insofern schienen die Status-Ersttäter weniger gefährdet als die Delinquenz-Ersttäter (s. aber Thomas, 1976, mit keinen Unterschieden zwischen Gruppen mit ersten *Gerichts*-Kontakten wegen Status- und delinquentem Verhalten). Den Resultaten von Clarke (1975) zufolge gab es darüber hinaus *keine* Anzeichen für Eskalation, d.h. Personen mit Eintragungen in ihrem Strafregister wegen krimineller Handlungen begannen nicht mit solchen für Status-Delikte. Oder mit anderen Worten: Status-Delikte liefern keine brauchbare Grundlage für eine Vorhersage späterer Kriminalität.

Ein analoges Resultat berichten Weis, Sakumoto, Sederstrom und Zeiss (1980) für die Re-Analyse der längsschnittlichen Selfreport-Daten aus der Arbeit von Elliott und Voss (1974): Von N = 224 Jugendlichen, die in der Junior High School nur Status-Delikte zugaben, berichteten drei Jahre später in der Senior High School 48,7% weiterhin nur Status-Delikte, aber 39,7% Status- und kriminelle Taten (8,0% keinerlei weitere Normenverstöße, 3,6% nur Delinquenz, aber keine Status-Delikte mehr), d.h. ungefähr jeweils die Hälfte "spezialisierte" sich auf Status-Delikte, während die andere ihre Aktivitäten breiter "diversifizierte". Damit ist zwar für die Gruppe als Ganzes durchaus eine zunehmende Schwere des normabweichenden Verhaltens zu verzeichnen, das jedoch hinsichtlich "Spezialisierung" oder "Diversifizierung" aus den Status-Delikten nicht prädizierbar war. Der Grund dafür lag jedoch ausschließlich in der extrem niedrigen Varianz in der Belastung mit Status-Delikten zum Zeitpunkt der Ersterhebung. Größerer Aufschluß in dieser Richtung, worauf die Autoren allerdings nicht hinweisen, hätte sich ergeben, wenn hinsichtlich der Belastung mit Status-Delikten eine feinere interindividuelle Differenzierung vorgelegen hätte und eine Prüfung der Fragen möglich gewesen wäre, ob die Probanden mit zahlreichen Status-Delikten später auch häufiger kriminelle Straftaten begingen. Auch die Aufbereitung des Materials bei Danzinger, Jeschek und Egger (1979) erlaubt es nicht, den eigenständigen Anteil von Verhaltensweisen wie Schulschwänzen, Bosheiten und Weglaufen von zu Hause gegenüber den damit korrelierenden Diebstählen an der Entstehung einer kriminellen Karriere zu bestimmen.

Zusätzlich verkompliziert sich die Materie, wenn anstelle offizieller Registrierungen die Selfreports von Personen (Details dazu s.u. 3.) zur Grundlage der Bestimmung von Karrieren gemacht werden. Dunford und Elliott (1984) wählten diesen Ansatz. Die Daten lieferten sieben Kohorten von N = 1.725 Jugendlichen, die zum Zeitpunkt der Ersterhebung zwischen 11 und 17 Jahren alt waren und längsschnittlich in einem Abstand von je 12 Monaten fünfmal untersucht wurden. Die Fragebogenangaben legten die Bildung einer Tätertypologie nahe mit den Kategorien: Nichtdelinquent (0-3 zugegebene Taten geringer Schwere), explorativer Delinquent (4-7 Taten, aber nicht mehr als eines der im ***U***niform ***C***rime ***R***eport erfaßten Delikte, "non-serious patterned"-Delinquent (12 und mehr Taten) und "serious patterned"-Delinquent (mindestens 3 schwere Delikte gemäß UCR). Mit dieser Typologie korrelierte nicht nur die Wahrscheinlichkeit eines polizeilichen Arrests, sondern auch praktisch die Gesamtheit aller sozioökonomischen und psychologischen Hintergrundvariablen. Wer in mindestens zwei aufeinanderfolgenden Jahren in die Gruppe der "patterned delinquents" fiel, galt als Karrieretäter von leichter oder höherer Schwere. Die Persistenz dieser Karrieren über den Datenwellen ist aus nachfolgender Tabelle (1.14.) ersichtlich.

Tabelle 1.14. Persistenz von kriminellen Karrieren über längsschnittlich erhobenen Zeitpunkten (Details s. Text; aus Dunford und Elliott 1984, S.73)

Aufeinanderfolgende Jahre mit Delinquenz-Aktivitäten im Sinne von leicht ("non serious") oder schwer	Karriere: leicht ("non serious" und Kombination mit "serious") N	%	schwer (ausschließlich "serious) N	%
Datenwelle				
1 und 2	42	22	11	14
2 3	20	11	8	10
3 4	19	10	7	9
4 5	28	15	17	21
1 2 und 3	23	12	4	5
2 3 4	4	2	2	2
3 4 5	19	10	10	12
1 2 3 und 4	5	3	8	10
2 3 4 5	5	3	1	1
1 2 3 4 und 5	16	8	8	10
1 2 4 5	7	4	4	5
Summe	188	100	80	99

Von den schwereren Karrieretätern zeigen ebenso wie von den leichteren nur wenige an mehr als zwei Zeitpunkten ein stabiles Muster gemäß ihrer Gruppierung, wenngleich eine gewisse Tendenz zur kontinuierlichen Deliktbegehung bei den Personen "schwerer" Karriere erkennbar ist.

Nur ein Bruchteil, der anhand der Selfreports definierten Karrieren spiegelte sich jedoch auch in den offiziellen Statistiken im selben Sinne wieder, hatten doch beispielsweise 17% der Karrieretäter keinerlei offiziellen Eintrag.

Einen völlig andersartigen Untersuchungsansatz bei der Analyse krimineller Karrieren hat Frietsch (1982) gewählt, indem er nicht nach typischen Laufbahnen suchte, sondern verschiedene Tätergruppen und damit implizit Karrieremuster voraussetzte und deren Verlaufsform analysierte. Geleitet von verschiedenen theoretischen Ansätzen und Klassifikationsmodellen aus dem angloamerikanischen Raum unterschied er im Bereich der Eigentumsdelikte gewohnheitsmäßige, professionelle und Teilzeitkriminelle. Auf die Details der Unterscheidung, die im konkreten Fall der Klassifikation sicher einige Probleme bereiteten und wohl kaum mit der gebotenen Eindeutigkeit in allen Einzelheiten nachvollziehbar sein werden, kann hier nicht näher eingegangen werden; nur so viel sei gesagt, daß es sich bei den letzteren Gruppen um geschickte Spezialisten und Angehörige von technisch eher versierten Berufen sowie solche Personen handelte, die überwiegend ihr Geschäft bzw. ihre Beschäftigung als Basis für die kriminelle Aktivität benutzen ("white collar criminals"), dabei das Merkmal psychologischer "Normalität" aufweisen mußten, wohingegen die erstere Gruppe hauptsächlich die Kriterien der Rückfälligkeit, der mindestens zweiten Inhaftierung und der verübten Eigentumsdelikte erfüllen mußten. Auch wenn die Untersuchung keine längsschnittliche ist, verdienen die zentralen Resultate zu den Verlaufsformen der Karrieren doch eine gesonderte Erwähnung. Tabelle 1.15. enthält die wichtigsten Befunde.

Wie ersichtlich steht am Anfang der "gewöhnlichen" Kriminalität das Knacken eines Automaten (35,2%), gefolgt vom Diebstahl eines Fahrzeugs oder der Mitnahme von Waren aus Läden. Hingegen finden sich unter den zuletzt von den Gewohnheitskriminellen (GK) verübten Taten besonders häufig Einbruch und Gelddiebstahl. Demgegenüber lassen die professionellen und Teilzeitkriminellen (PTK) ein völlig anderes Muster erkennen, das vor allem durch das Fehlen eines irgendwie gearteten "Modaldeliktes" zu Beginn der kriminellen Aktivitäten gekennzeichnet ist: Diebstahl von Geld und Fahrzeugen, Drogenhandel, Betrug und Einbruch kommen anfänglich etwa gleich häufig vor; später tritt Gelddiebstahl stark zurück, und Ladendiebstahl, Automateneinbruch sowie Fahrzeugdiebstahl verschwinden völlig zugunsten der etwas anspruchsvolleren anderen Deliktkategorien. Während in der Gruppe GK die finanzielle Ausbeute der ersten Straftat meist unter 1.000 DM betrug, steigerte sich dieser Betrag auf bis zu 5.000 DM zur letzten Deliktbegehung hin (49,1% bzw. 58,3% der Probanden mit entsprechenden Angaben); demgegenüber lag das Ausgangsniveau an Ausbeute bei PTK bereits deutlich über demjenigen von GK und stieg zum Finaldelikt auf über 20.000 DM! Von "eigener gründlicher Vorplanung" für das erste Delikt sprachen 4,6% der GK, aber 29,3% der PTK; für das letzte Delikt lauteten die entsprechenden Zahlen 7,4% und 66,7%, d.h. die Personen der PTK-Gruppe, die im übrigen, wie nicht anders zu erwarten war, in allgemeinen und sozialen Intelligenz-Tests die höheren Werte aufwiesen, planten von Anfang an ihre kriminellen Handlungen präziser und "verbesserten" sich geradezu vom ersten bis zum letzten Delikt erheblich stärker als die GK-

Personen. Entsprechend hinterlassen sie viel weniger häufig als die GK eindeutige, zur Aufdeckung der Tat führende Spuren bei der Erstbegehung (19,4% gegenüber 42,6%) wie bei der letzten Straftat (13,3% gegenüber 38,9%). Umgekehrt ist bei ihnen der Anteil von zufälligen, nicht ihrer Kontrolle unterworfenen Faktoren bei der Aufdeckung der Taten mit 27,4% gegenüber 6,5% (erste Straftat) und 41,3% gegenüber 17,5% (letzte Straftat) sehr viel höher. Diesbezüglich ist es nicht verwunderlich, daß die PTK auch über ein größeres Dunkelfeld berichten, d.h. bei ihnen ist eine höhere Zahl begangener Straftaten nicht entdeckt worden, was mit der spezifischen Art der von ihnen verübten Delikte zusammenhängt. Schließlich sagten sie bei der polizeilichen Erstvernehmung ungleich häufiger als die GK bewußt die Unwahrheit, verweigerten die Aussage oder verlangten einen Anwalt, während die GK öfters entweder gleich oder nach Überführung geständig waren. Im Wiederholungsfall verstärkten sich in beiden Gruppen die defensiven Strategien bei der Einvernahme.

Tabelle 1.15. Deliktarten bei der zuerst (I) und zuletzt (II) begangenen Straftat, getrennt für zwei Typen von Tätern (nach Frietsch 1982, S.156)

Primäre Deliktarten		Gewohnheits-Kriminelle N = 108 %	Professionelle und Teilzeitkriminelle N = 75 %
Größere Laden-diebstähle	I	16,7	8,0
	II	7,4	-
Gelddiebstahl	I	8,3	14,7
	II	14,8	9,3
Automaten-einbruch	I	35,2	5,3
	II	1,9	-
Fahrzeug-diebstahl	I	17,5	12,0
	II	11,1	-
Einbruch	I	11,1	13,3
	II	30,6	28,0
Drogen-handel	I	1,9	14,7
	II	2,8	17,3
Raub	I	1,9	5,3
	II	11,1	13,3
Betrug	I	-	14,7
	II	1,9	21,3
Unter-schlagung	I	0,9	8,0
	II	0,9	8,0
Sonstiges (Sachbeschädigung, Körperverletzung usw.)	I	6,5	4,0
	II	3,7	-

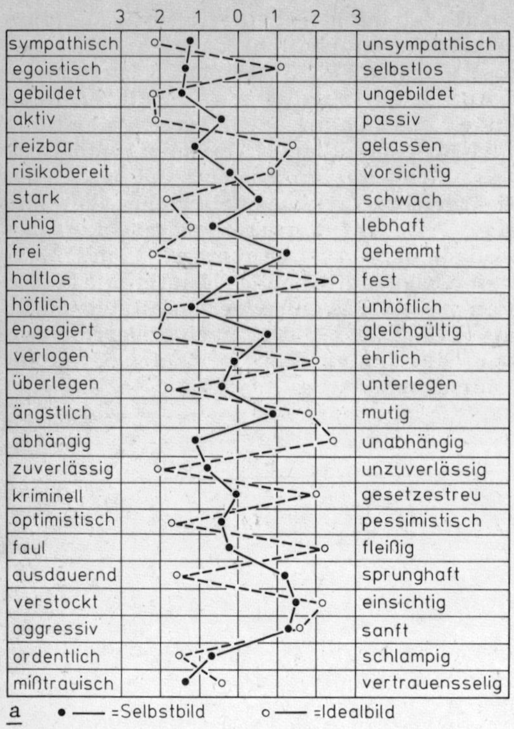

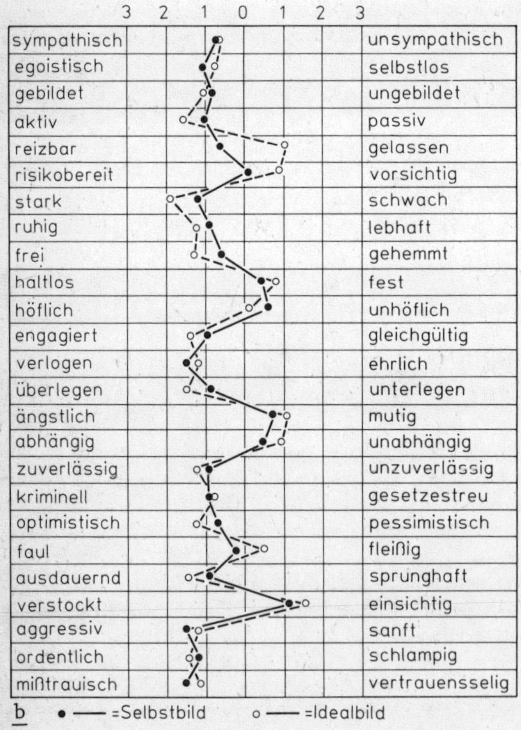

Abb. 1.6. Selbstbild und Idealbild der Gewohnheitskriminellen (a) und der professionellen Kriminellen (b)

Aufschlußreich ist auch die Gegenüberstellung der Ideal- und Selbstbilder beider Gruppen (s. Abb. 1.6a u. 1.6b).

Ohne auf die einzelnen Merkmalsausprägungen gesondert eingehen zu können, fällt doch die krasse Diskrepanz zwischen Selbst- und Idealbild, letztlich insgesamt ein negatives Selbstkonzept bei den GK ins Auge, wohingegen die Inkonsistenzen und das negative Selbstbild bei den PTK sehr viel seltener auftreten.

Wenn in der geschilderten Studie einige Anzeichen für durchaus gerichtete Laufbahnen herausgearbeitet werden konnten, so darf dabei allerdings nicht übersehen werden, daß den Ausgangspunkt bereits relativ klar voneinander separierte Typen von Tätern mit wesentlichen Teilen ihres Lebensschicksals und der Berufstätigkeit bildeten, während üblicherweise auf der Basis der ersten Delikte eine Prognose über die Spezifität zukünftiger Verhaltensauffälligkeiten versucht wird.

Nicht längsschnittlich, sondern retrospektiv ist auch die Analyse der Untersuchung von Zeidler (1981), in der mit insgesamt N = 108 Personen, von denen jeweils die Hälfte Insassen einer Strafanstalt bzw. nach Alter und Schicht parallelisierte Mitglieder einer nichtinhaftierten Vergleichsgruppe waren, ausführliche Interviews geführt wurden. Wenn bei einem derartigen Ansatz die Probanden Aussagen machen sollen zu früheren Erlebnissen und Sozialisationsfaktoren (die ihrerseits dann im Falle von irgendwelchen Auffälligkeiten als Erklärungsfaktoren für das abweichende Verhalten herangezogen werden), so besteht immer die Gefahr von Verfälschungsmöglichkeiten etwa in Gestalt eines unterschiedlichen Vergessens oder Verdrängens unangenehmer Erinnerungsinhalte, einer im Lichte der momentanen Lage und persönlichen Befindlichkeit geänderten Interpretation früherer Ereignisse oder der von den augenblicklichen Gegebenheiten beeinflußten Konstruktion von Kausalketten zurückliegender Ereignisse. Die Untersuchung verdient gleichwohl hier Erwähnung, weil Zeidler (1981) in Weiterführung eines ähnlichen Vorgehens bei Dolde (1978) eine Reihe von potentiell belastenden und destabilisierenden Merkmalen wie subjektive Bedrückung durch die schlechte finanzielle Situation der Eltern, Scheidung der Eltern, Umzüge zwischen verschiedenen Orten, häufige oder starke physische Bestrafung durch die Eltern, Wohnungsgröße, Bindung an und Beaufsichtigung durch die Eltern u.ä. zu einer "Defizit"-Variablen zusammengezogen hat. Im weiteren wurden verschiedene Belastungsfaktoren wie Fehlen eines Arbeitsplatzes und einer Wohnung, Entlassung aus der Haft, Alkoholabhängigkeit der Partnerin, Spannungen mit den Eltern oder der Partnerin, innerpsychische Belastungen wie Depression oder Selbstmordgedanken u.ä. von Gefangenen hinsichtlich ihrer relativen Schwere eingeschätzt und die erhaltenen Gewichtszahlen benutzt, um die individuelle Belastungssituation zu beschreiben. Die Ergebnisse für die Insassenstichprobe sind in nachfolgender Abbildung 1.7. wiedergegeben.

Alle bereits in der Kindheit, also bis zum 14. Lebensjahr, straffälligen Personen der Insassenstichprobe setzten ihr strafbares Verhalten auch in der Jugend fort. Hand in Hand damit ging eine erhöhte Belastung mit Defiziten einher, die von der Kindheit in die Jugend hinein anhielt, d.h. "daß die 'Mängellage' der Kindheit durch eine neue defizitäre Lage in der Jugend fortgesetzt bzw. abgelöst wird" (Zeidler, 1981, S. 193), was sicherlich gewichtige Argumente für eine sozialisationstheoretische Einordnung der Befunde liefert. Hingegen erfüllten sich die Erwartungen des Autors nicht im Hinblick auf jene Personen, die *keine* kriminelle Laufbahn aufwiesen, hier war die Annahme, "daß diese Ersttäter eine höhere Situationsbelastung erleben müssen, um als Bewältigung ihrer Lage strafbare Handlungen als Lösungsmöglichkeiten zu akzeptieren" (Zeidler, 1981, S. 195). Die Mittelwertsdifferenzen weisen zwar in die erwartete Richtung, verfehlen jedoch angesichts der relativ kleinen Stichprobenumfänge das Niveau statistischer

Bedeutsamkeit. Die Frage bleibt offen, wie das Ergebnis in Replikationen ausfallen würde, besonders aber bei longitudinaler Erfassung der Indikatoren von Defiziten und Belastungsmomenten. Denn wenn sich die erstmaligen "Spät"-Täter in keiner der beiden Variablen systematisch von Rezidivisten unterscheiden, müssen für das Auftreten ihrer Straftaten anderweitige Faktoren, wie das (zufällige?) Zusammentreffen einer Kette ungünstiger Situationseinflüsse, Provokationen durch das Opfer oder Determinanten auf seiten der Täterpersönlichkeit verantwortlich gemacht werden.

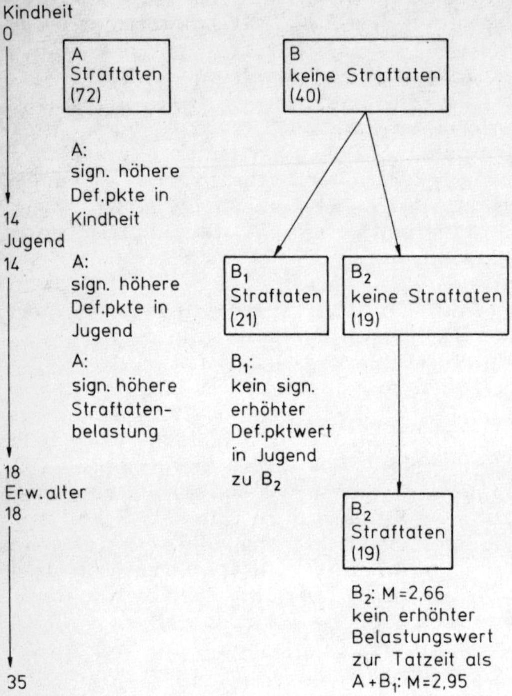

Abb. 1.7. Graphische Darstellung der Ergebnisse von Verlaufsprozessen der Insassenstichprobe (aus Zeidler 1981, S. 148)

Auch Dolde (1978) fand unter den N = 200 männlichen Häftlingen (Alter zwischen 20 und 30 Jahren, Mindeststrafe von 6 Monaten) ihrer retrospektiv angelegten Untersuchung bei durchschnittlich sechs Verurteilungen (Variationsbreite zwischen 1 und 26) trotz eines Überwiegens von Eigentumsdelikten "keine ausgeprägte Spezialisierung in der Begehung und Registrierung bestimmter Deliktarten" (S. 75). Bei Absehung von der Verkehrsdelinquenz waren lediglich 9% der Häftlinge allein wegen Eigentumsdelinquenz (Raub, Diebstahl, Unterschlagung, Hehlerei) strafrechtlich in Erscheinung getreten. Wurden Eigentums- und Vermögensdelikte zusammengefaßt, fielen 20% nur in die somit gebildete, etwas gröbere Kategorie. Umgekehrt hatten nur 11% der Täter in ihrer Vorstrafenliste *keinen* Eintrag wegen Eigentumsvergehen, die ihrerseits bei 47% der Häftlinge über die Hälfte der aufgeführten Straftaten ausmachten. Dolde (1978, S. 76) beschreibt deshalb die Stichprobe, in der nur 4,5% Einfachtäter waren, als "politrope Rezidivisten mit dominierender Eigentums- und Vermögensdelinquenz".

1.6.3.2. Schlußfolgerungen

Damit spricht einiges für die Auffassung, daß homogene Entwicklungslaufbahnen bei kriminellem Verhalten nicht sehr häufig sind, wenn als Grundlage für die Klassifikation der Taten das Strafgesetz dient. Offen bleibt, ob die Verwendung mehr psychologisch definierter Kategorien für Verhaltensweisen das Bild wesentlich ändern würde. Mehrere Aspekte sind dabei zu beachten: Einerseits lehrt die empirische Persönlichkeitsforschung, daß Konsistenz des Verhaltens im Sinne des Funktional-Gleichwertigen über verschiedene Situationsabwandlungen hinweg eher gering ist. So beobachteten bereits Ende der zwanziger Jahre Hartshorne und May (1928, 1929) in einer seitdem immer wieder zitierten Untersuchung an vielen hundert Kindern, daß der Umstand, ob jemand lügt, stiehlt oder betrügt, sehr stark von der jeweiligen Situation abhängt. Wer bei einer Klassenarbeit mogelte, mußte deshalb nicht bei nächster Gelegenheit die Unwahrheit sagen; wer ehrlich war bei einer Lernaufgabe, mochte durchaus unerlaubte Hilfsmittel dort gebrauchen, wo es ihm auf einen guten Eindruck beim Lehrer ankam usw. Ehrlichkeit im Sinne solcher Indikatoren erwies sich somit als eine nicht sehr kohärente Eigenschaft. Freilich ist gerade die geschilderte Untersuchung vielfacher Kritik und Re-Analyse unterzogen worden (s. Amelang & Bartussek, 1985), die einige der alsbald gezogenen Schlußfolgerungen als voreilig erschienen ließen. Dennoch scheint transsituative Konsistenz im Verhalten, die das Kernstück zahlreicher Persönlichkeitstheorien ausmacht, weniger ein empirisches Faktum als eine gedankliche Ordnungsstruktur zu sein (Konsistenz-Paradox), die insbesondere da gefragt ist, wo es darum geht, Verhalten in Situationen vorhersagen zu müssen, zu denen bislang keine Beobachtungsgelegenheiten bestanden. Die Vielzahl von Situationen, in denen das Verhalten dann vorhergesagt werden kann, geht allerdings zu Lasten einer wünschenswerten Präzision.

Auf der anderen Seite hat eine zwischenzeitlich kaum mehr überschaubare Fülle von Arbeiten auch die Stabilität vieler Verhaltensweisen über der Zeit erwiesen, d.h. gleichförmige Handlungen und Reaktionen bei ein und denselben Personen unter der Voraussetzung der Wiederkehr einer bestimmten Situation. Den Untersuchungen von Mischel und Peake (1982) zufolge gilt dieses hauptsächlich für jene Verhaltensweisen, die von Außenstehenden als relativ "prototypisch" angesehen werden im Unterschied zu den mehr peripheren, weniger prototypischen. Nach Ansicht von Mischel (1984) liegt der Beobachtung gerade dieser Stabilität der Fehlschluß auf einen auch über variierendem Situationskontext gleichbleibenden Verhaltensstil im Sinne von Konsistenz zugrunde. Übertragen auf kriminelles Verhalten kann offenkundig ein hohes Maß an "Prototypikalität" deliktischen Verhaltens etwa für eine allgemeine Disposition der Delinquenz- oder Kriminalitätsneigung nicht ohne weiteres unterstellt werden; jedenfalls haben die referierten Studien weder eine hinreichende Reliabilität der kritischen Verhaltensweisen in dem Sinne ergeben, daß aus einer ersten Gesetzesübertretung halbwegs präzise auf eine gleichartige zu einem späteren Zeitpunkt geschlossen werden könnte, noch bestätigten sie ein bedeutsames Ausmaß an Konsistenz, so daß gemäß der Volksweisheit "Wer lügt, der stiehlt" aus spezifischen Formen abweichenden Verhaltens andere Delikte vorhersagbar wären. Dafür mag das niedrige Aggregationsniveau der punktuell-singulären, als abweichend definierten Verhaltensweisen und die daraus resultierende geringe Reliabilität ebenso verantwortlich sein wie eine unzureichende Stabilität und Konsistenz der situativen Rahmenbedingungen. Wie dem auch sei: Auf der Basis der geschilderten Untersuchungen scheint es wenig aussichtsreich zu sein, ausgehend von beobachtbaren Indikatoren wie "Delinquenz" oder "Kriminalität" auf eine delinquente oder kriminelle Disposition schließen und daraus Verläufe prognostizieren zu wollen.

Es bleibt die Möglichkeit, innerhalb der relativen breiten Kategorien von Straftatbeständen nach spezifischen Mustern einer Ausübung zu suchen. Gemäß dieser "***Perseverationstheorie***" läßt sich in der Ausführungsart wiederholter Delikte gleichsam die "Handschrift" des Täters anhand typischer und persistierender Merkmale erkennen. Walliser (1984) konnte indessen in einer Computer-Recherche für Material aus Baden-Württemberg unter 61.000 Tatverdächtigen nur 432 Personen ermitteln, also 0,7%, die bei fünf oder mehr Registrierungen innerhalb eng definierter Deliktkategorien agiert hatten. Andere Studien weisen in die gleiche Richtung. Deshalb scheint nicht Perseveration die Regel zu sein, sondern ein Bild, demzufolge mit zunehmender Deliktbelastung auch mehr und mehr eine gewisse Heterogenität des normwidrigen Verhaltens hervortritt ("Diversifikation"). Mithin hat auch eine an Verhaltensmerkmalen ansetzende Prognoseforschung nur sehr begrenzte Erfolgsaussichten.

Eine Perspektive bietet sich möglicherweise dann, wenn "eine genuin komplexe Sicht des Phänomens 'kriminelles Verhalten' unerbittlich durch(ge)halten wird. Statt einzelner 'Tätermerkmale' oder 'Verhaltensmerkmale' wird es darauf ankommen, Syndrome herauszuarbeiten (und) . . . in der Erfassung des detaillierten Lebenslängsschnittes so etwas wie Verhaltenssequenzen darzustellen, die eine Art von Lebensstil kennzeichnen, der im einen Fall eher aus der Kriminalität herausführt (wenn nicht davor bewahrt), im anderen Fall Kriminalität . . . sozusagen 'der Natur der Sache' nach unwahrscheinlich werden läßt" (Kerner, 1986, S. 132).

In ein solches Konzept fügen sich o.a. Erkenntnisse über die vielschichtigen und wechselseitig vernetzten Begleitfaktoren abweichenden Verhaltens. Es wäre abwegig, im Bezug auf psychologische Korrelate eine Art "Einfachstruktur" zu erwarten.

1.6.4. Psychologische Korrelate von Rückfälligkeit

Auch wenn die Klassifizierung von Laufbahnen an juristischen Kategorien unter verhaltenswissenschaftlicher Perspektive nicht als optimal erscheint, lohnt es doch, der Frage nach psychologischen Unterschieden zwischen Einfach- und Wiederholungstätern nachzugehen. Im Falle von Besonderheiten auf seiten der rückfälligen Personen könnten die jeweiligen Merkmalsausprägungen als Erklärungsfaktoren für die Persistenz des normabweichenden Verhaltens in Frage kommen - oder auch nur als Gesichtspunkte, an denen diejenigen Prozesse der Sozialkontrolle ansetzen, die am Ende zu einer Wiederverurteilung führen.

Den vorliegenden Untersuchungen zufolge ist die Befundsituation unschlüssig in Zusammenhang mit dem Einsatz des Minnesota Multiphasic Personality Inventory (MMPI, Hathaway & McKinley, 1951) als einer zwar weithin gebräuchlichen Testbatterie, die jedoch nach externaler Strategie unter Verwendung verschiedener Gruppen mit psychiatrischer Diagnose entwickelt wurde und deshalb im fraglichen Problemfeld nicht unbedingt differenzieren muß (s.z.B. Mack, 1969). Unergiebig scheint auch der Einsatz des Jesness Personality Inventory zu sein (Fraas & Price, 1972).

Neben einigen negativen oder keineswegs ermutigenden Resultaten (s. Gendreau, Grant, Leipciger & Collins, 1979) wurden aber auch Befunde eingebracht, die zeigen, daß die herkömmlichen klinischen Skalen des MMPI unter bestimmten Bedingungen durchaus zwischen Rückfall- und Einfachtätern signifikant diskriminieren können (Dahlstrom, Welsh & Dahlstrom, 1975; Christensen & LeUnes, 1974; Mandelzys, 1979). Daneben kamen spezifische Forschungsskalen (Christensen & LeUnes, 1974; Gendreau & Leipciger, 1978) zum Einsatz. Die Varianzaufklärung ist aber häufig nicht sehr groß und geht meistens zurück auf die Skala Psychopathie (Pp; negativ aber:

Ingram et al., 1985). Spreen (1963, S. 30) schreibt dazu in der deutschen Bearbeitung des MMPI:

> Die Skala . . . mißt den Grad, in dem die Versuchsperson der Personengruppe ähnelt, deren Hauptschwierigkeit im Fehlen tiefen gefühlhaften Reagierens, in der Unfähigkeit, aus Erfahrung zu lernen und in der Mißachtung sozialer Sitten und Gebräuche liegt. Obgleich sie gelegentlich sich selbst oder anderen gefährlich werden können, sind diese Personen doch im allgemeinen intelligent und angenehm im Umgang. Vielfach wird ihre Tendenz zur Abnormalität nicht eher entdeckt, als bis sie in ernsthafte Schwierigkeiten geraten . . . . Die häufigsten Abweichungen von sozialen Sitten und Gebräuchen bestehen in Lügenhaftigkeit, Diebstahl, Alkoholismus, Süchtigkeit und unmoralischem sexuellem Verhalten. Es können kurze Perioden echter psychopathischer Erregbarkeit oder Depression auftreten, worin ein Teil ihrer asozialen oder antisozialen Verhaltensseiten entdeckt werden. Sie unterscheiden sich von einigen kriminellen Typen durch ihre Unfähigkeit, aus Erfahrungen Gewinn zu ziehen; sie denken bei ihren asozialen Verhaltensweisen kaum an den Gewinn für sich selbst oder an die Vermeidung des Entdecktwerdens . . . .

Andere psychometrische Skalen mit signifikanten Differenzierungen sind
- der Jesness Combination Score (Jesness, 1971; Waller, 1974; Lukin, 1981),
- das California Psychological Inventory (Gough et al., 1965),
- die Buss-Durkee-Feindseligkeitsskala (Buss & Durkee, 1957; Gendreau, Grant & Leipciger, 1979),
- die Skala Repression-Sensitization (Bleker, 1983) und
- die Work-Belief-Gratification Scale (Haller & Möller, 1977; Gendreau & Leipciger, 1978).

Auch die Differenz zwischen dem Verbal- und Handlungsteil des Wechsler-Intelligenz-Tests stand in einigen Untersuchungen mit Rückfälligkeit in Beziehung (Verbalteil > Handlungsteil) (Haynes & Bensch, 1981; Bleker, 1983). Ganz allgemein scheinen darüber hinaus Maße für "mental control" und schulische Leistungsfähigkeit positiv mit prosozialem Verhalten nach der Entlassung korreliert zu sein (Spellacy & Brown 1983). Selbst das Bedürfnis nach persönlichem Raum erwies sich in der Studie von Wormeth (1984) als brauchbare Variable.

Besondere Beachtung verdient die Extraversions-Dimension, weil die noch im Detail zu besprechende Theorie von Eysenck (s. auch Passingham, 1972) von einer für extravertierte Personen reduzierten Konditionierbarkeit ausgeht, als deren Folge die Normen der sozialen Umwelt weniger leicht und dauerhaft übernommen werden. Von daher wäre zu erwarten, daß Straftäter im Mittel höhere Punktwerte auf der Introversions-Extraversions-Dimension aufweisen als Unbestrafte, im weiteren sich in analoger Weise Rückfällige von Erst- oder einmaligen Tätern unterscheiden. Systematische Unterschiede, wenngleich auch aufgrund anderer und z.T. weniger expliziter Überlegungen, sind auch in den beiden anderen Persönlichkeitsdimensionen von hohem Allgemeinheitsgrad zu erwarten, auf die sich Eysenck in seinen Arbeiten konzentriert, nämlich Neurotizismus (N) und Psychotizismus (P).

Auch in bezug auf die drei genannten Variablen sind die Resultate der verschiedenen Autoren und Untersuchungsansätze weit davon entfernt, konsistent zu sein in dem Sinne, daß jeweils Personen mit offiziellen Registrierungen im Durchschnitt höhere Meßwerte aufweisen als unbestrafte. Dafür verantwortlich scheint eine Reihe von Problemen zu sein, wie die Fragwürdigkeit einer Vorgabe der herkömmlichen Persönlichkeitstests in der Situation einer Inhaftierung (so müssen z.B. die Items "Gehen Sie gern auf Parties?" oder "Wären Sie sehr unglücklich, wenn Sie auf häufiges geselliges Beisammensein verzichten müßten?" von den Gefangenen als Verhöhnung empfunden werden) und die absolute Notwendigkeit, das Umfeld der Probanden zu kontrollieren, weil in Abhängigkeit davon für Extravertierte und Introvertierte diametral verschiedene Erwartungen ableitbar sind; denn introvertierte Personen (die der Theorie gemäß gut konditionierbar sind) internalisieren die gesetzeskonformen Normen nur bei einem konformen Umfeld, übernehmen aber normenwidrige Definitionen, wenn sie in einer "Subkultur" mit antagonistischen Normvorstellungen sozialisiert werden (s. dazu Amelang & Rodel, 1970; Feldman, 1977).

Immerhin berichten Eysenck und Eysenck (1977) für insgesamt 4.000 Personen Mittelwertsdifferenzen zwischen Gefangenen und Kontrollpersonen in N, P und E, wobei in Extraversion erst bei den älteren Probanden die Unterschiede bedeutsam ausfielen.

Beim Versuch, Rückfäller von Einfachtätern in einer Stichprobe von N = 178 Buben einer Borstal-Institution zu trennen, waren dieselben Autoren hingegen nur mit E erfolgreich, während sich in P und N nur unbedeutende Mittelwertsunterschiede ergaben (Eysenck & Eysenck, 1974). Auch diesem Befund stehen unschlüssige Resultate anderer Autoren entgegen (z.B. Francis, 1970; zusammenfassend Bartol, 1980).

Damit scheint es, als bedürfe es bei der Frage, ob sich Einfach- von Mehrfachtätern auf den herkömmlichen Persönlichkeitsdimensionen voneinander diskriminieren lassen, komplexerer Untersuchungsanordnungen. Rother (1970) hat einen Beitrag diesen Zuschnitts vorgelegt, der zugleich die zahlreichen Nachteile der Studien zur persönlichkeitspsychologischen Determination von abweichendem Verhalten vermeidet und als zusätzliche Variable die von den Versuchspersonen erfragte Angst vor den möglichen Sanktionen einführt. Das letztere ist deshalb bemerkenswert, weil üblicherweise davon ausgegangen wird, daß eine vorgesehene Strafe für alle Personen die gleiche negative Valenz aufweise, diesem Aspekt jedenfalls in aller Regel keine nennenswerte Aufmerksamkeit von seiten der Autoren gewidmet wird.

Rother (1970, nachfolgende Anführungszeichen beziehen sich auf wörtliche Zitate aus dessen Arbeit) hat eine Untersuchung vorgelegt, die mustergültig ist für die Erforschung des möglichen Zusammenhangs zwischen abweichendem Verhalten und Persönlichkeitsmerkmalen. Um Fragebogen angemessen einsetzen zu können, "wurden nur solche Personen aufgenommen, die sich zwar abweichend verhalten, aber nicht mit Gefängnis bestraft" worden waren. Da es um den Vergleich von Erst- mit Rückfalltätern ging, es sich andererseits als schwierig erwies, überhaupt Personen zu finden, die sich ein- bzw. zweimal in der gleichen Weise abweichend verhalten hatten, "blieb nicht viel Auswahlmöglichkeit übrig". Selbst die Möglichkeit, die dann genutzt wurde, konnte nur auf 'abweichende' Weise verwirklicht werden, so daß wir außerstande sind, ins einzelne gehende Erläuterungen dazu abzugeben.

So viel kann gesagt werden, daß es sich bei den ausgewählten Personen um solche handelte, die von einer bestimmten Behörde eine gewisse Zeit lang finanzielle Unterstützung wegen eines Einkommensausfalls erhielten. Wurden bestimmte, von der Behörde auferlegte Verhaltensmaßregeln nicht eingehalten, so wurde diese Unterstützung zeitweilig eingestellt. Selbstverständlich kannten unsere Personen diese Regelung, sie war ihnen schriftlich und meist auch noch mündlich bekanntgemacht worden; der Grund der Strafe war ihnen also bekannt. In der Einstellung der Leistung und in dem Verstoß gegen die vorgeschriebene Verhaltensmaßregel ist dabei die Sanktion, das Erziehungsmittel bzw. das abweichende Verhalten zu sehen. Die Differenzierung nach Erst- und Wiederholungstätern ergab sich dabei ziemlich einfach aus den Unterlagen. Allerdings war der Berichtzeitraum der uns zugänglichen Unterlagen nur etwa vier Jahre, so daß nicht festgestellt werden konnte, ob sich etwa eine Person, die als Ersttäter klassifiziert wurde, nicht schon vorher einmal in der betreffenden Weise abweichend verhalten hatte."

Im Rahmen eines Interviews, das unter dem Vorwand gehalten wurde, es handele sich um eine wissenschaftliche Umfrage des Soziologischen Instituts, beantworteten die Personen der Stichprobe neben dem Maudsley Personality Inventory und der darin enthaltenen Extraversions-Skala eine Reihe von Fragen, die sich auf die "Güte der Sanktion" bezogen, d.h. den Angstgehalt einer möglichen Zahlungseinstellung, deren Wertigkeit, Durchsichtigkeit, Häufigkeit und Zuverlässigkeit der Folge 'Tat/angsterregende Sanktion' sowie den Abstand 'Tat/Konsequenzen', soweit diese Faktoren nicht aus den Akten bereits ersichtlich waren.

Die Ergebnisse waren, wie die nachfolgende Verteilung der Punktwerte veranschaulicht (die Ziffern innerhalb der Kreise geben jeweils die Zahl der Meßwertträger mit gleichen Punktwerten an) mit dem aus der Eysenckschen Theorie explizierten Modell vereinbar:

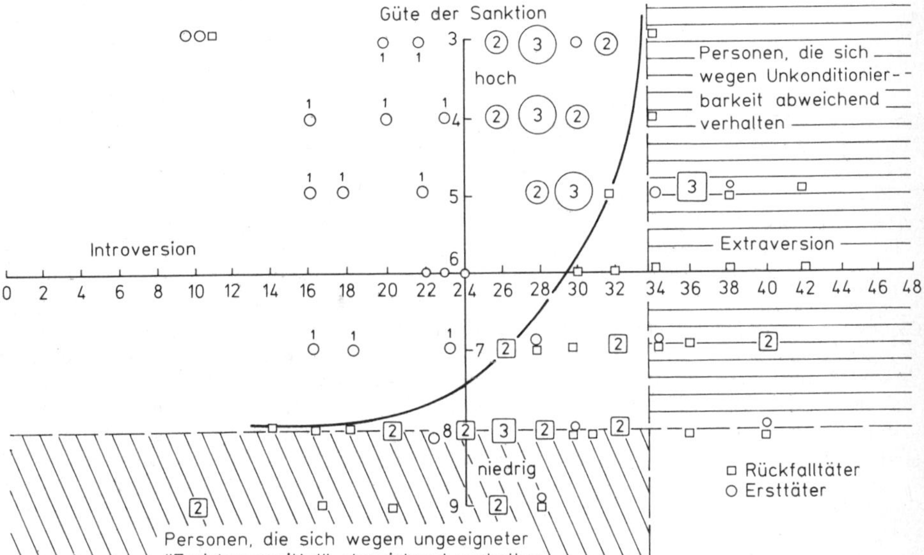

Abb. 1.8. Verteilung von Erst- und Rückfalltätern auf den Dimensionen Extraversion und Güte der Sanktion (aus Rother 1970, S. 174)

Ein ganz anderer Ansatz sieht vor, zunächst anhand einer Vielzahl psychologischer Variablen die Versuchspersonen mit Hilfe von Clusteranalysen (also "blind" analytisch) in mehrere Gruppen aufzuteilen und dann zu prüfen, inwieweit die Testdaten eine Separierung dieser Gruppen erlauben. McGurk, McEwan und Graham (1981) haben diese Methode gewählt und N =

315 jungen Erwachsenen, die in einer geschlossenen Anstalt Strafen zwischen drei und sechs Monaten verbüßten, insgesamt 28 Fragebogen-Skalen vorgegeben, darunter diejenigen des 16-PF-Cattell. Die Cluster-Analyse zeitigte vier Gruppen. Eine davon, die mit 36,5% der Probanden größte, faßte jene Personen zusammen, die eher intropunitiv waren hinsichtlich ihrer Freundlichkeit, im weiteren scheu, angepaßt, zutraulich und ängstlich; sie wurde als die "ängstliche" Gruppe bezeichnet. Eine zweite Gruppierung enthielt hauptsächlich hochfeindselige, gespannte, emotional unstabile und entfremdete Personen mit Ähnlichkeit zu psychiatrischen Erscheinungsformen ("disturbed"), eine dritte war gekennzeichnet durch extrapunitive, assertive, "happy-go-lucky", mißtrauische, gruppenbezogene, extravertierte und non-konformistische Reaktionen ("truculent"). Die vierte Gruppe, mit 7,9% der Probanden die kleinste, zeigte nur geringe Tendenzen zu extremen Testwerten und war kontrolliert sowie entspannt ("normal"). Mit einer einzigen Ausnahme (16-PF Imaginative) trennten die Persönlichkeitstests die Gruppen in signifikantem Ausmaß voneinander. Die als "ängstlich" bezeichnete Gruppe hatte zwei Jahre nach der Testung mit 46% die geringste Rückfallquote, die "truculent"- und "disturbed"-Gruppen mit 71% bzw. 69% die höchste ("normal": 60%).

Auch wenn Replikationen noch ausstehen, so erscheint dieser Ansatz doch vielversprechend, und zwar nicht allein von den Ergebnissen her, sondern mehr noch im Hinblick auf die damit implizierte theoretische Ausgangsposition, derzufolge sich Mehrfachtäter von einmalig oder erstmalig Straffälligen nicht anhand einer oder mehrerer Variablen systematisch voneinander unterscheiden lassen, sondern spezifische ***Konstellationen*** von Merkmalsausprägungen vorliegen, die bei einer hinreichend präzisen Erfassung die beabsichtigte Trennung gewährleisten.

In dieselbe Richtung weisen die psychologisch besonders relevanten, von Dolde (1978) in Interviews ermittelten Besonderheiten der familiären Sozialisation von Mehrfachtätern. Im Rahmen der schon unter 1.6.3.1. erwähnten Untersuchung wurden N = 200 Häftlinge, von denen 95,5% Vorstrafen aufwiesen, mit einer gleich großen Gruppe von Vergleichspersonen aus der Bevölkerung verglichen, von denen immerhin 23% vorbestraft waren. Die mittleren Intelligenzquotienten im Wechsler-Test betrugen 92,8 und 103,9. Bemerkenswerterweise war die formale Familienstruktur für die delinquente Entwicklung kaum von Bedeutung. Als ungleich wichtiger stellten sich die Gründe für "broken home" und deren Auswirkungen auf die Beziehungen zwischen den Familienmitgliedern heraus. Meist bot nicht die Familienkonstellation den Anlaß für das Einschreiten der Kontrollbehörden, sondern das Verhalten der Jugendlichen selbst, und erst die verhängten Maßnahmen differenzierten nach den familiären Verhältnissen. Sowohl zwischen relativ früh und relativ spät delinquent gewordenen Tätern als auch zwischen allen Häftlingen auf der einen und den Vergleichspersonen auf der anderen Seite bestanden Differenzen in den folgenden, nicht durch Schichtunterschiede erklärbaren Merkmalen (s. Dolde, 1978, S. 362):

- gestörte elterliche Beziehungen
- unzureichende Kontrolle des Probanden durch die Familie
- eine weniger strenge Erziehung als "üblich" durch die Mutter
- übermäßig strenge, aber unregelmäßige Erziehung durch den Vater
- keine bejahende Grundhaltung des Vaters gegenüber dem Heranwachsenden
- widersprüchlicher Erziehungsstil der beiden Eltern
- übermäßige körperliche Züchtigung als "Erziehungsmittel".

Der aus diesen sieben Merkmalen gebildete additive Index für familiale Sozialisations-"Defizite" differenzierte zwischen den drei Probanden-Gruppen (H-1 = frühzeitige Delinquenten, H-2 = späte Delinquenten, V = Vergleichsgruppe) in der in Abbildung 1.9. veranschaulichten Weise.

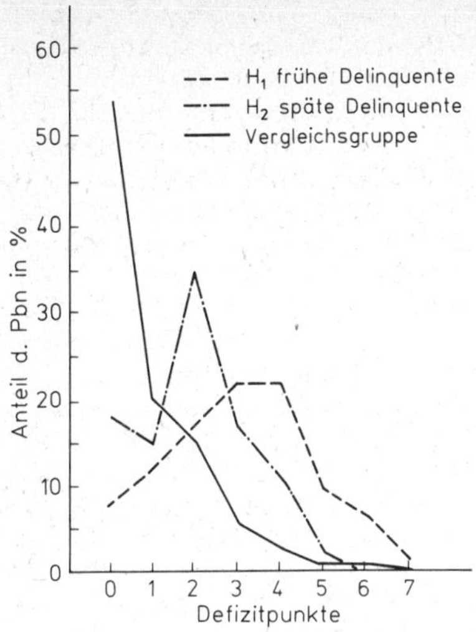

Abb. 1.9. Index für familiäre Sozialisationsdefizite für drei Personengruppen (aus Dolde 1978, S. 372)

Da der Index kaum mit der Schichtzugehörigkeit korrelierte, sprachen die Resultate nicht zugunsten einer Kausalkette, wonach die Zugehörigkeit zu einer niedrigen Schicht das Familienklima beeinträchtigt und das wiederum über ein unvorteilhaftes Erziehungsverhalten die Kriminalitätsneigung erhöht. Wahrscheinlicher ist die Annahme, daß für die Begünstigung einer kriminellen Karriere niedriger Sozialstatus ***und*** die "defizitären" familiären Interaktionsformen zusammenkommen müssen. Im weiteren erwies sich in einer Konfigurationsfrequenzanalyse die Konstellation zwischen sozioökonomischem Status der Herkunftsfamilie, Abschluß einer Berufsausbildung, IQ und Zugehörigkeit zur H-1- oder H-2-Gruppe als bedeutsam für die Delinquenzentwicklung. So plausibel und bedeutsam die Resultate scheinen, sind die Informationen aus den Interviews doch mit einer gewissen Zurückhaltung deshalb zu bewerten, weil dem Interviewer die Zugehörigkeit zur Häftlings- bzw. Vergleichspersonen-Stichprobe natürlich nicht verborgen geblieben sein kann, was einen schwer abschätzbaren Einfluß auf die Gesamtbefundlage ausgeübt haben mag.

1.7. Zur Kritik an Kriminalstatistiken

1.7.1. Repräsentativität und Dunkelfeld

Wenn soweit ein Überblick über Umfang und Verteilung kriminellen Verhaltens gegeben wurde, so geschah das deshalb, um in groben Zügen mit einigen Grundtatsachen vertraut zu machen, an denen die Kriminologie ansetzt, die sie beschreibt und zu erklären versucht. Die verschiedenen Statistiken stellen zwar nicht die einzige, aber doch hauptsächliche Informationsquelle klassisch-kriminologischer Forschung dar; das darin enthaltende Material definiert die bekanntgewordenen Straftaten als Gegenstand der Analyse - ein Umstand, der von Sack (1974, S. 65) als "Sündenfall der traditionellen Kriminologie" bezeichnet wurde, weil damit nur "die Spitze eines Eisberges" (Sack, 1974, S. 67) und ein "Teil des wirklichen Umfangs der

Kriminalität" (Kaiser, 1973, S. 136) erfaßt und in bezug auf Ätiologie sowie die Wirkung von Abschreckungs- oder Eindämmungsmaßnahmen eingehender untersucht wird.

Schon die alltägliche Erfahrung lehrt aber, daß es neben den durch die Aufnahme in die staatlichen Materialsammlungen offiziell und aktenkundig gewordenen Straftaten noch zahlreiche andere gibt, von denen wir dadurch Kenntnis erlangen, daß wir etwa Opfer eines Diebstahls werden, den wir aus Bequemlichkeit und weil wir uns davon wenig versprechen, nicht anzeigen, oder beobachten, wie andere im Kaufhaus Waren an sich nehmen mit der erkennbaren Absicht, diese nicht zu bezahlen oder wir selbst eine Rechnung im Restaurant nicht begleichen, die Steuererklärung "beschönigen", der Versicherung gegenüber eine unrichtige Aussage treffen u.ä.

Natürlich sah man sich alsbald auch in wissenschaftlichen Kreisen mit der dadurch gegebenen Problematik einer "Dunkelziffer" konfrontiert. Der Begriff dafür geht auf den japanischen Staatsanwalt Oba (1908, S. 28) zurück, der in seiner deutschsprachigen Dissertaton davon sprach, daß der "Statistiker eine solche Ziffer von Vorkommnissen, welche nicht ans Licht kommen, sondern im Dunkeln bleiben, die Dunkelziffer ("dark number") im Gegensatz zur Lichtziffer (light number)" nennt. Wehner (1968, S. 498) hat darauf hingewiesen, daß "Ziffer" eine unrichtige Übersetzung von "number" darstelle und es richtiger "Zahl" heißen müsse. Auch wenn einer solchen Argumentation zu folgen ist, weil es sich bei dem fraglichen Phänomen gewiß nicht um Größenordnungen von Einerstellen handelt, für die Ziffern gewöhnlich stehen, im weiteren es wenig angebracht wäre, angesichts der Unbestimmtheit und Unsicherheit dessen, was damit bezeichnet werden soll, eine Ziffer zu verwenden (von Hentig, 1954, S. 18), so hat sich die Debatte darüber doch als müßig erwiesen, weil heute mehrheitlich von "Dunkel*feld*" gesprochen wird. Darunter versteht man die "Differenz zwischen den tatsächlich begangenen und den den Strafbehörden bekanntgewordenen Straftaten" (Sack, 1974, S. 64).

Für die Verwendung des Terminus "Dunkelfeld" spricht auch, daß es sich bei den Daten zum Ausmaß der nicht entdeckten Kriminalität nur um Hochrechnungen handelt und nicht um exakte Zahlenwerte, im weiteren auch die bei verschiedenen Gruppen von Personen unterschiedliche Perzeption von Kriminalität in Rechnung zu stellen ist: "Wenn sich die Vorstellungen von Befragten und Polizei über Kriminalität nicht genau decken, können auch die von beiden gelieferten und ins Verhältnis gesetzten Zahlen nicht zu einer präzisen Dunkelziffer kommen" (Müller, 1978, S. 12) - auch nicht solche anderer quantitativer Ausdrücke zur Beschreibung desselben Sachverhaltes. Von daher ist der Begriff "Dunkelfeld" für die Gesamtheit der unentdeckten Kriminalität sachgerechter.

Exner (1949, S. 15) sah darin die "große Crux der Kriminalstatistik". Um ihr gerecht zu werden, wurde lange Zeit mehr oder minder explizit von einem "Gesetz der konstanten Verhältnisse" (Wadler, 1908, S. 15) ausgegangen, das sich teils auf die Relation zwischen entdeckter, aufgeklärter, abgeurteilter und verurteilter Kriminalität bezog, teils auf jene zwischen bekanntgewordener und unregistriert gebliebener Kriminalität. Andere Autoren versuchten, das Ausmaß der unentdeckten Kriminalität zu schätzen und gelangten dabei zu Koeffizienten, die erwartungsgemäß zwischen den Deliktkategorien stark schwanken. Beispielsweise gibt Meyer (1941) für die einzelnen Gruppen von Straftaten das Verhältnis zwischen verurteilten zu nicht verurteilten Tätern wie folgt an: Vorsätzliche Tötung 1:3 bis 1:5; Abtreibung 1:100; Warenhausdiebstahl 1:30; Taschendiebstahl 1:50: einfacher Diebstahl 1:16 bis 1:20; Raub 1:4 bis 1:5 und Betrug 1:20. Da die methodischen Grundlagen für derartige Schätzungen nicht expliziert werden, diese sich häufig nur auf globale Erfahrungen etwa von Polizeibehörden (Wehner, 1957) stützen und wohl deshalb auch zwischen den verschiedenen Autoren erheblich variieren, sind sie ebenso von fragwürdigem Wert wie die oben zitierte Verhältnisannahme, solange das Ausmaß der unentdeckten Kriminalität nicht mit einer von den Statistiken unabhängigen und hinreichend präzisen Methodik erfaßt wird.

Beginnend mit Untersuchungen in den frühen vierziger Jahren sind dafür Befragungstechniken entwickelt worden, die bei repräsentativen Personengruppen eingesetzt und auf die Erfassung von Tätern, Opfern und Beobachtern ausgerichtet werden können (zur Ratio, den Ergebnissen und der Kritik an diesen Erhebungen der unentdeckten Kriminalität, s. 3.).

In der Zusammenschau derartiger Erhebungen kommt Kaiser (1980, S. 198) zu einer Schätzung von 45% bekanntgewordener Straftaten für das Jahr 1977 - eine gegenüber allen früheren Annahmen zur Größe der "Dunkelziffer" und auch im Hinblick auf viele Untersuchungen zur selbstberichteten Kriminalität sicherlich sehr hoch angesetzten Marke.

Übernimmt man diese ungefähre Orientierungsgröße gleichwohl, so stünden den 1982 der Polizei bekanntgewordenen 4.291.975 Straftaten (s.o. Tabelle 1.1.) unter Absehung von der Verkehrsdelinquenz noch einmal 5.245.747 unentdeckt gebliebene Delikte gegenüber, und die Gesamtkriminalität beliefe sich auf 9.537.722 Gesetzesübertretungen. Diese Grundgesamtheit erfährt durch die Instanzen der Sozialkontrolle sukzessiv eine Selektion oder Filterung, wie sie in dem von Kaiser (1980) entwickelten "Trichter-Modell" sehr anschaulich vor Augen geführt wird. Bedingt durch die mittlere Aufklärungsrate von nur 45,6% (s.o. Tabelle 1.1.) können schließlich von den fast 10 Millionen Straftaten 1.956.332 oder 20,5% der zugrundeliegenden Population als aufgeklärt gelten. Diese Zahl reduziert sich weiter, weil nicht zu allen Gesetzesverletzungen auch Tatverdächtige ermittelt werden, nur ein Teil der Tatverdächtigen beschuldigt, davon wiederum nur eine Untergruppe abgeurteilt wird usw. Die Verurteilungen, zu denen es schließlich kommt, betreffen am Ende deutlich weniger als 10% der Gesamtkriminalität, und etwa 2/3 davon sehen eine Geldstrafe vor.

Ein erheblicher Teil der Normenverletzungen in Gestalt von Diebstahl und Unterschlagung, Betrug und Urkundenfälschung usw. kann also durch Bußezahlungen wieder neutralisiert werden, was für sich ein bezeichnendes Schlaglicht auf die Akzentsetzungen der Gesellschaft und die Erwartungen einer Besserung oder Abschreckung des Delinquenten wirft. Hingegen sehen sich die Richter vergleichsweise selten gezwungen, jene andere Errungenschaft zu entziehen, die das Gemeinwesen für seine Mitglieder bereithält, nämlich die individuelle Bewegungs- und Aufenthaltsfreiheit: Die Gruppe der Strafgefangenen macht relativ zur Gesamtkriminalität weniger als 1% aus.

Die geschilderten Selektionsmechanismen, die nicht nur eine Besonderheit der Verfolgung abweichenden Verhaltens in unserem Rechtssystem darstellen, sondern auch in mehr oder weniger ähnlicher Form in anderen Ländern auftreten (so z.B. Ennis, 1970), führen dazu, daß nur ein Bruchteil des wirklichen Geschehens im kriminellen Feld auf den verschiedenen Stufen der Statistik abgebildet wird. Dieser Umstand wäre durchaus verschmerzbar, wenn davon ausgegangen werden könnte, daß die Filterung nach stochastischen Prinzipien abläuft und somit die Elemente, die im Registrierungsprozeß hängenbleiben, repräsentativ für die Wirklichkeit als Ganzes sind. Unter der Voraussetzung, daß zwar nicht jeder Täter für seinen Normbruch zur Rechenschaft gezogen wird, für jeden jedoch das gleiche Risiko besteht, sanktioniert zu werden, würde die Aussagekraft von wissenschaftlichen Feststellungen keinen Schaden nehmen, die an dem Ausschnitt der ganzen Realität ansetzen. Auch wäre dieses durchaus mit unserem Gerechtigkeitsempfinden vereinbar, zumal wir gern glauben, daß die Selektion als Prinzip nur eine Folge der begrenzten Kapazität des polizeilichen und justitiellen Apparates ist; wenn nur mehr Steuergelder zur Unterstützung der ermittlungsdienstlichen Arbeit zur Verfügung stünden oder die Bereitschaft vorhanden wäre, Mittel dafür zu Lasten anderer, ebenfalls wünschbarer Maßnahmen einzusetzen, könnte der Selektion vermutlich effizient begegnet werden. Ein anderer Weg bestünde in der Entkriminalisierung von Verhaltensweisen und damit der Freisetzung von Kapazität zur Verfolgung der verbliebenen Delikte. Insoweit es aber bei den bisherigen Zuständen bleibt, muß Selektion als nachgerade unvermeidliches *allgemeines* Prinzip hingenommen werden. Aus naheliegenden Gründen empfiehlt sich dabei eine Konzentration der Ermittlungs- und Verfolgungsarbeit auf die besonders sozialschädlichen Straftaten, was sich beispielsweise in der hohen Aufklärungsrate von ca. 97% der Delikte gegen das Leben (vgl. oben Tabelle 1.1.) niederschlägt. Innerhalb der damit gegebenen deliktabhängigen Selektion ist eine *differentielle*, also von Person- und Sozialmerkmalen des Täters abhängige Selektivität in der Handhabung der Strafrechtsnormen zwar nicht ganz ausgeschlossen, aber doch nur in Grenzen möglich. Schon wegen des zahlenmäßig ungleich größeren Aufkommens, sieht es hingegen anders aus bei der sog. Massenkriminalität, in bezug auf die der Nachweis leichter geführt werden könnte, daß die Handhabung des Strafrechts bei einer gewissen Unausweichlichkeit von Selektion vielleicht gegen den Gleichheitsgrundsatz verstößt. Kaiser (1976, S. 116) hat in Zusammenhang damit festgehalten:

> "Das Strafverfahren als Selektionsprozeß wird zunehmend nur dann legitimiert werden können, wenn es durchsichtig-rational begründet, entsprechend gestaltet, und wenn ferner auch die negative Chancengleichheit oder besser die Gleichheit im Unrecht gewährleistet wird."

Gerade das letztere ist offenkundig nicht sichergestellt. Da die offiziellen Statistiken keine ausreichend präzisen Angaben zum Sozialstatus von Tatverdächtigen und Verurteilten enthalten, was ihren Wert für sozialwissenschaftliche Forschungsarbeiten weiter einschränkt, bedarf es dazu gesonderter Erhebungen. In einer davon hat beispielsweise Peters (1971) zeigen können, daß Angehörige der unteren Unterschicht in der Gruppe der von der Polizei aufgegriffenen Personen und stärker noch in der Gesamtheit derer, denen Diebstahlsdelikte zur Last gelegt werden, überrepräsentiert sind, hingegen Vertreter der oberen Schichten unterrepräsentiert sind relativ zu ihrem Vorkommen in der Bevölkerung. (Siehe aber Dolde, 1978, die bei Konstanthaltung der Schwere der Straftaten nach dem Sellin- und Wolfgang-Index und Beschränkung auf Eigentumsdaten nach dem JGG keinen Zusammenhang zwischen der jugendgerichtlichen Sanktionsart und dem sozioökonomischen Status der Familie beobachtete; allerdings scheinen die Personen dieser Untersuchung, worauf die Autorin selbst hinweist, nicht repräsentativ für die unteren Schichten zu sein, sondern vorwiegend aus sozialen Gruppen mit Anpassungsproblemen und spezifischen familiären Interaktionsstrukturen zu kommen.) Während ein solches Resultat noch Folge sein könnte einer schichtspezifisch unterschiedlichen Kriminalitätsbegehung, so fällt es doch schwer, an einer derartigen Erklärung weiterhin festzuhalten, angesichts der Beobachtung, daß zum einen die Verteilungsschiefe noch drastischer ausfällt, wenn man nur die angeklagten Personen mit denen von der Polizei aufgegriffenen vergleicht (Peters, 1973, S. 167), zum anderen innerhalb richterlicher Kognitionen das Heterostereotyp vom Beruf des typischen Kriminellen am ehesten durch das Bild vom "Hilfsarbeiter" bzw. "Gelegenheitsarbeiter" definiert wird, also durch Merkmale der unregelmäßigen, unqualifizierten und manuellen Arbeit - ein Aspekt, der "nicht selten die Ausdehnung des kriminogenen Berufsbereichs auf die Arbeiter ... bewirkt, von denen dann die Position der Angestellten und Beamten abgehoben wird" (Peters, 1973, S. 98). Bezeichnenderweise setzten in der zitierten Untersuchung N = 84 Richter, die um die Charakterisierung von typischen Vertretern dreier Berufsgruppen gebeten wurden, den "Dieb" mit dem "Hilfsarbeiter" gleich, hoben davon aber deutlich den "leitenden Angestellten" ab (vgl. Abb. 1.10).

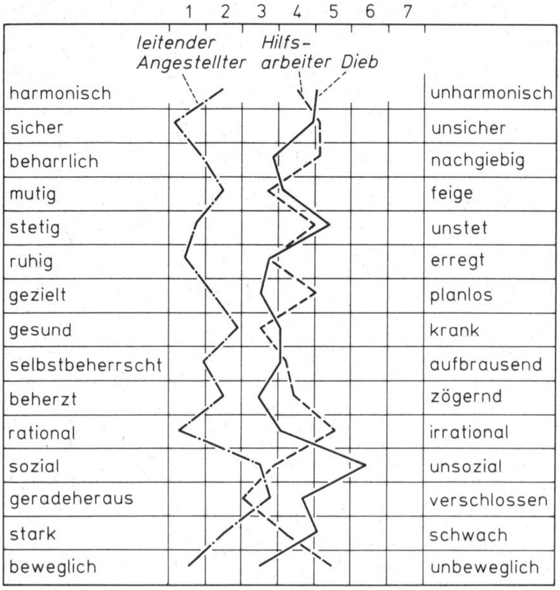

Abb. 1.10. Mittlere Heterostereotype von Dieb, Hilfsarbeiter und leitendem Angestelltem in dem Urteil von Richtern (aus Peters 1973, S. 102)

Bei solch eklatanten Stereotypdiskrepanzen sind einstellungskonforme Handlungsmuster hochwahrscheinlich, die sich in entsprechenden Sanktionen manifestieren (s. auch die Resultate der Richterbefragung von Opp & Peukkert, 1971). Alltägliche Erfahrung ebenso wie wissenschaftliche Untersuchungen belegen denn auch, daß Angehörige höherer Sozialschichten nicht nur qualitativ andere, "intelligentere" Delikte verüben und dabei eine geschicktere und weniger offenkundige Vorgehensweise an den Tag legen (s. Frietsch, 1982, S. 192), sondern es auch eher verstehen, ein Verfahren entweder ganz abzuwenden oder das Strafmaß zu reduzieren, indem sie durch ihr Auftreten und verbales Geschick, darin unterstützt durch besonders findige und teure Anwälte, die Ermittlungsorgane zur Übernahme ihrer eigenen Definition des Geschehens und der Motive für ihr Verhalten gewinnen. Teils, wohl als Folge solcher Prozesse, stellten in den USA 1977 die Schwarzen 38% der Inhaftierten dar, obwohl ihr Anteil an der Bevölkerung nur 12% betrug (s. Blumstein & Graddy, 1981/82, S. 285). Die "Gewohnheitskriminellen" aus der Untersuchung von Frietsch (1982) stammten zu etwa 90% aus Familien des unteren Mittelbereichs (Maschinenschloser, Kellner, Elektrikergesellen) oder unteren Extrembereichs (mit Arbeitsbeschreibungen wie Straßenkehrer, Handlanger, Parkwächter und Müllabfuhrarbeiter), während der Anteil dieser beiden Schichten an der Gesamtbevölkerung nur ca. 45% ausmacht.

Von daher aber ist die besagte "Gleichheit im Unrecht" offenkundig nicht gewährleistet, weil zumindest eine Unfairness des Selektionsprozesses gegen Angehörige der Unterschicht vorliegt. Ob darüber hinaus auch noch ein Bias gegenüber anderen Gruppen wie den Frauen, Ausländern, Angehörigen religiöser Gemeinschaften, Personen mit langen Haaren oder einer geringeren Attraktivität ihres Aussehens gegeben ist, mag trotz der hohen Wahrscheinlichkeit für eine an diesen Merkmalen ausgerichtete Selektion vorerst durchaus offenbleiben (s. hierzu auch Danzinger, Jeschek & Egger, 1979, die u.a. bei Strafgefangenen gegenüber einer schichtgleichen Kontrollgruppe ein niedrigeres Ausmaß selbsteingeschätzter physischer Attraktivität fanden, mehr Hautunreinheiten, Tätowierungen u.ä.); es genügt der Verweis auf den schichtspezifischen Filterprozeß, um die Feststellung zu rechtfertigen, daß die Daten innerhalb der offiziellen Statistiken nicht repräsentativ für das tatsächliche Aufkommen an abweichendem Verhalten sind.

Als Folgen des Selektionsvorganges kann kaum noch entschieden werden, ob die Sozial- und Persönlichkeitsmerkmale der offiziellen Delinquenten in irgendeinem Kausalitätsverhältnis zu ihrer Tat zu sehen sind oder nur "als Kriterien . . ., die zu einer selektiven Erhöhung der Wahrscheinlichkeit von Registrierung bzw. Anstaltseinweisung bei diesen Personen geführt haben, ohne daß sie bestimmte Taten öfter begangen haben als andere" (Lösel, 1975, S. 25). Oder mit anderen Worten: Da die offiziellen Statistiken nur die ermittelten Tatverdächtigen und verurteilten Gesetzesbrecher ausweisen, nicht aber das Dunkelfeld abdecken, das eine z.T. andere Struktur aufweisen dürfte (denn gewiß hängt es nicht nur vom absoluten Zufall ab, welche Taten welcher Tätergruppe gemeldet, aufgedeckt, verurteilt usw. werden!), erlauben sie vermutlich keinen Rückschluß auf die Ursachen normabweichenden Verhaltens, sondern nur auf jene, die zur Registrierung von Tat und Täter geführt haben. Die Bedingungen und Fakten, die zur kriminalistischen Erfassung geführt haben, brauchen nicht identisch zu sein mit denen, die die Tat selbst erklären (Müller, 1978, S. 9). In diesem Sinne etwa bringt die Unterschicht als Sozialmerkmal die vielen Vermögenstäter nicht notwendigerweise direkt hervor, sondern stellt lediglich das Kriterium dar, an dem die Instanzen der Sozialkontrolle selegieren. Die Forschung über die Ursachen der Kriminalität, soweit sie nur an den offiziellen Statistiken ansetzt, läuft damit Gefahr, nur Faktoren aufzudecken, die maßgeblich sind für die Registrierung der Tat, nicht aber bedeutsam für deren Verübung. Genau diesem Aspekt hat sich denn auch der sog. "labeling approach" verschrieben, dessen Grundthese dahingeht, daß niemand kriminell "ist", sondern abweichendes Verhalten durch Definitions- und Etikettierungsprozesse von seiten einflußreicher Personen und Instanzen nur produziert wird (s. Sack, 1974; ausführlichere Diskussion unter 4.5.). Neben dem soweit angesprochenen Repräsentativitätsproblem, das sich aus verschiedenartigen Selektionsprozessen ergibt, verlieren andere Gesichtspunkte an Bedeutung, die ebenfalls zu Zweifeln an der Präzision der offiziellen Materialsammlungen berechtigen. Auf die Fehlerquellen, die sich daraus ergeben, daß unabhängig voneinander mehrere Ermittlungsverfahren gegen dieselben Tatverdächtigen geführt und diese dadurch zahlenmäßig überschätzt werden, ist bereits unter 1.1. hingewiesen worden, desgleichen auf die Verfälschungen, die aus der Beurteilung resultieren mögen, ob mehrere selbständige Handlungen als eine fortgesetzte Handlung (Tatmehrheit) gesehen werden müssen (vgl. Heinz, 1975).

Ganz allgemein ist gegen die polizeiliche Kriminalstatistik, deren Daten etwas tat-affiner und damit "verrichtungsnäher" sind als diejenigen der Justizstatistik, geltend gemacht worden, ihre Verläßlichkeit leide darunter, daß sie in erster Linie nur einen "Arbeitsnachweis" (Heinz, 1975, S. 234) darstelle, bei dessen Anfertigung nicht so sehr das Erkenntnisinteresse der Forschung im Vordergrund stehe als vielmehr eine Reihe anderer Überlegungen. Etwa könnte der Polizei daran gelegen sein, die Öffentlichkeit auf die Aussichtslosigkeit eines Kampfes gegen das Verbrechen hinzuweisen, sofern der Steuerzahler nicht bereit ist, mehr Gelder in die personelle und materielle Ausstattung zur Polizei zu investieren. Dieses einmal unterstellt, ist eine gewisse Tendenz zur Dramatisierung (Schneider, 1974, S. 69) ebenso wahrscheinlich wie eine solche Tendenz angenommen werden muß als Teilresultante des Bestrebens eines jeden Apparates gegenüber dem Geldgeber, die eigene Nützlichkeit unter Beweis zu stellen.

Um eine hohe Effizienz dokumentieren zu können, wäre es darüber hinaus eine naheliegende Strategie, die Ermittlungstätigkeit auf solche Ereignisse zu konzentrieren, die Gewähr für einen erfolgreichen Abschluß bieten. Besonders wahrscheinlich sind intensivierte Anstrengungen auch bei Vorfällen mit hoher Sichtbarkeit oder Straftaten, die aus politischen Gründen oder im Hinblick auf die Verkäuflichkeit der Nachricht von den Medien ausführlicher behandelt werden. Schließlich ist auch an die Rolle der einzelnen Beamten und deren (interindividuell verschieden starken!) Wunsch nach Beförderung zu denken, was eine Befassung mit Fällen von voraussichtlicher Aufklärung ebenfalls wahrscheinlich macht (s. Müller, 1978, S. 20f.).

In ihrer Gesamtheit verzerren diese Faktoren, die teils in ein und dieselbe Richtung, teils gegeneinander wirken, das Bild der Wirklichkeit in einer Art und Weise, die im nachhinein keine Korrekturmöglichkeiten bietet. Die Selektion auf individueller und institutioneller Ebene erfolgt in Abhängigkeit von wechselnden politischen Vorgaben, aktuellen Ereignissen des Tagesgeschehens, den verfügbaren Ressourcen, stabilen Erwartungen von Polizeibeamten und Richtern, der Verwerflichkeit, Sichtbarkeit, Schwere und Verfolgbarkeit des Deliktes und zahlreichen anderen Gesichtspunkten, so daß von dem Ergebnis, das schließlich in Zahlen von Taten, Tatverdächtigen, Beschuldigten, Verurteilten usw. vorliegt, nicht mehr mit hinreichender Präzision bestimmt werden kann, inwieweit es repräsentativ für die Wirklichkeit ist, gegenüber der den Zahlen eine Indikatorfunktion zukommt.

Angesichts solchen Sachverhalts ist evident, welchen nachgerade deprimierenden Schwierigkeiten sich die kriminologische Forschung ausgesetzt sieht. Im Hinblick darauf hat es an Bemühungen nicht gefehlt, die Sichtweise der Wirklichkeit, wie sie sich aus der Analyse des in den offiziellen Statistiken gesammelten Zahlenmaterials ergibt, zu ergänzen durch Perspektiven, die auf anderen Daten beruhen: Selbstberichte über abweichendes Verhalten und Untersuchungen zur Schwere von Kriminalität. Erstere sollen Informationen zum Dunkelfeld liefern, letztere einem weiteren gravierenden Defizit der offiziellen Statistiken abhelfen, das darin liegt, keine Anhaltspunkte zu liefern über die Schwere der registrierten Straften, denn innerhalb der vorgegebenen Kategorien von einfachem Diebstahl, Körperverletzung oder Betrug usw. werden Handlungen, die sich hinsichtlich der Schwere der Normverletzung erheblich voneinander unterscheiden mögen (z.B. durch den Umstand, daß entweder zwei oder vier Personen davon Opfer sind), jeweils mit dem gleichen Gewichtsfaktor von 1 gezählt.

Auf diese beiden Ansätze wird in den Abschnitten 2. und 3. zurückgekommen; zunächst müssen wir uns noch mit einer weiteren fundamentalen Unzulänglichkeit der offiziellen Statistiken befassen.

1.7.2. Prävalenz und Inzidenz

Schon in den einleitenden Bemerkungen zum Inhalt von Polizei- und Justizstatistik war angedeutet worden, daß auch ihre simultane Verwendung nicht zu einer eminent wichtigen Information führt: Dem Anteil bestimmter Bevölkerungsgruppen (z.B. der männlichen Personen bis einschließlich 18 Jahren) am Aufkommen der Kriminalität. Zwar haben wir gewisse Anhaltspunkte über die Häufigkeit normwidriger Handlungen, auch liefern die Statistiken Zahlen zu ermittelten Tatverdächtigen und verurteilten Tätern, und wir können die jeweiligen Größen auf die Bevölkerung, den strafmündigen

Teil davon oder die Zahl von Altersgleichen usw. relativieren. Dennoch gewährleistet keine Bezugnahme einen Hinweis darauf, wieviele Personen eines jeden Altersjahrganges aufgrund ihres gesetzeswidrigen Verhaltens überhaupt mit den Ermittlungsbehörden in Kontakt geraten. Dieses liegt an dem Umstand, daß die Daten nicht personenbezogen, sondern über alle Mitglieder der Gesellschaft aggregiert sind, und in den aufscheinenden Häufigkeiten von Taten und Tätern nicht danach unterschieden wird, wieviele Taten von ein und denselben Tätern begangen wurden. Es ist schon daraus ersichtlich, daß unter den Verurteilten, wie ausführlich dargestellt, etwa 40% Vorstrafen aufweisen, nur die übrigen 60% also erstmals in den Unterlagen der Behörden auftauchen.

Die Variationsquellen Taten und Täter sind in den Raten von kriminellem Verhalten und Verurteilten also konfundiert, d.h. wir können nicht trennen zwischen "*Prävalenz*" von Kriminalität (s. Ball, Ross & Simpson, 1964) als Ausdruck für die Größe des mit gesetzeswidrigem Verhalten belasteten Bevölkerungsanteils und "*Inzidenz*" oder Umfang als Bezeichnung für die Rate, mit der ein Bevölkerungssegment Straftaten verübt, und dieses sich in Rückfälligkeit oder dem späteren Auftreten anderer Straftaten äußert.

Der Bedarf an derartigen Informationen ergibt sich zugleich aus mehreren Gründen (s. Blumstein & Graddy, 1981-82): Zum einen ist im Hinblick auf die Theorienbildung nicht von vornherein auszuschließen, daß die Erklärungsfaktoren, die zwischen erstmaligen Tätern und normenkonformen Personen differenzieren, andere sind als jene, die zwischen Mehrfachtätern mit einer kriminellen Karriere und Personen mit nur einer Verfehlung trennen. Sofern die "Ursachen" (Näheres dazu unter 7.2.) für Prävalenz und Inzidenz verschieden sind, kann die Rückführung von Kriminalitätsraten, in denen diese beiden Größen miteinander kontaminiert sind, auf potentielle Erklärungsfaktoren zwangsläufig nur ein unklares Bild vermitteln, nur bei einer Segregation beider Varianzquellen können die hypothetischen Einflußgrößen eindeutig zutage treten, nur dann macht jeder Versuch einer Erklärung (s. dazu 7.2.) Sinn und lohnt die oft erheblichen Aufwendungen.

Zum anderen hat das Problem Implikationen in praktischer Hinsicht: Sowohl die öffentliche Meinung als auch das Strafvollzugssystem werden differente Reaktionen zeigen, wenn etwa feststünde, daß entweder die ganz überwiegende Zahl aller Verbrechen von einer verschwindenden Mehrheit begangen würde oder aber nahezu jeder Bürger im Laufe seines Lebens einmal ein schwereres Delikt begeht. Im ersteren Fall wäre eine Etikettierung der Täter mit norm-"abweichend" in der Tat gerechtfertigt; gesetzt den Fall, die 4.291.975 Straftaten, die sich in der polizeilichen Kriminalstatistik für 1982 finden, wären dadurch zustande gekommen, daß ca. 86.000 Personen je 50 strafbare Handlungen begangen hätten, so könnten sich die Aktivitäten der Strafverfolgungsorgane auf eine Identifikation eben dieser Täter konzentrieren. Selbst wenn jeder zweite davon eine Haftstrafe erhielte, würde die Kapazität unserer Gefängnisse leicht mit einer solchen Zahl fertig. Völlig anders dagegen, wenn demgegenüber etwa 4.291.975 Täter wegen jeweils einer Tat gesucht werden müßten (in denen die Straßenverkehrsdelikte noch gar nicht enthalten sind); in einem solchen Fall müßten zwangsläufig andere Normenbegriffe in dem Sinne, daß Kriminalität "normal" ist (Haferkamp, 1972) Platz greifen, von den legitimen und kapazitativen Bedenken ganz zu schweigen, etwa 5% der Bevölkerung jedes Jahr einzusperren.

So dringend die fraglichen Informationen benötigt werden, so schwierig sind sie zu erhalten. Da Täter üblicherweise nicht über ihre kriminellen Aktivitäten Buch führen, bleiben gewöhnlich nur zwei Auswege: Zum einen Längsschnittuntersuchungen von bestimmten Alterskohorten mit der kumulativen Registrierung ihrer Kontakte mit Polizei, Gericht und Strafvollzug. Zum anderen Untersuchungen zur selbstberichteten Kriminalität, in denen die befragten Personen eine Aussage darüber liefern, ob sie im Laufe ihres Lebens (oder eines weniger ausgedehnten Zeitraumes) bereits einmal (oder mehrere Male) strafbare Handlungen begangen haben. Sowohl mit den besagten Längsschnitten als auch den Fragebögen zum Dunkelfeld sammelt man personenbezogene Informationen, d.h. die Angaben über Alter, Sozialstatus, Geschlecht usw. sind in jeweils konkret bestimmbaren Meßwertträgern verknüpft mit jenen über Häufigkeit und Art der Straftaten. Erst derartige individualisierte Meßwerte erlauben eine hinlänglich stringente theoretische Analyse und praxeologische Schlußfolgerungen.

Wohl die bekannteste Untersuchung an einer Kohortenstichprobe stammt von Wolfgang, Figlio und Sellin (1972), die zu ihren etwa 10.000 im Jahre 1945 in Philadelphia geborenen Probanden, anhand von Strafregisterauszügen, die Kriminalitätsbelastung feststellten. Ihren Resultaten zufolge waren bis zum 18. Lebensjahr 28,6% der weißen Jugendlichen mindestens einmal in Polizeigewahrsam geraten, 12,9% mehr als einmal ("Rezidivisten") und 2,9% mehr als viermal ("chronische Rezidivisten"). Für die nichtweißen Mitglieder der Stichprobe lauteten die entsprechenden Zahlen 50,2%, 32,8% und 14,4%. Mit der höheren Prävalenz von Kriminalität unter Schwarzen ging im übrigen auch ein höheres Ausmaß an Schwere der verübten Straftaten einher, betrugen doch die mittleren Kennwerte für Schwere (Einzelheiten dazu s. Kapitel 3.) bei den Schwarzen unterschiedlicher Rückfälligkeit 121,2, 130,6 und 135,5 gegenüber 83,8, 100,3 und 107,0 bei den Weißen.

Gordon (1976) hat in einer ebenso detaillierten wie kritischen Übersicht alle bis dahin vorliegenden Prävalenzdaten zusammengestellt. Je nach der Strenge des Kriminalitätskriteriums (von "well established delinquent patterns" über "not established as severely delinquent" und "relatively nondelinquent" zu "police records for at least one minor difficulty") variierten naturgemäß die von verschiedenen Autoren mitgeteilten Zahlen, konvergierten jedoch in mehrfacher Hinsicht: Zum einen lag die Prävalenz bei Anlegung des Kriteriums "court record" über mehrere Untersuchungen hinweg im Mittel bei ca. 17% für männliche Jugendliche bis zum 18. Lebensjahr und bei ca. 3% für weibliche derselben Altersklasse. Zum anderen war durchgängig ein ungleich höherer Prozentsatz von Schwarzen, Angehörigen der Unterschicht und städtischer Umwelten (also alles interkorrelierende Variablen) mit Kriminalität belastet (s. auch Wolfgang, 1977, mit einem bis zum 30. Lebensjahr derselben Probanden ausgedehnten Längsschnitt).

Blumstein und Graddy (1981-82) schätzen im Rahmen eines komplexen "Feedback-Systems" die Prävalenzraten auf der Basis von Rückfälligkeitsziffern. Die zentralen Resultate sind in der nachfolgenden Abbildung wiedergegeben.

Für die männlichen Bewohner von Städten mit mehr als 250.000 Einwohnern besteht demzufolge eine Wahrscheinlichkeit von 0,23, einmal während des Lebens für eines der Index-Delikte in den Uniform Crime Reports (Mord, Vergewaltigung, Raub, Körperverletzung, Einbruch, Diebstahl und Autodiebstahl) mit einer Freiheitsstrafe sanktioniert zu werden. Das Risiko für Nichtweiße beträgt etwa das 3,5-fache desjenigen für Weiße und entspricht damit den rassenspezifischen Inhaftierungsraten. Die größte Zunahme in der Prävalenz findet zwischen dem 15. und 20. Lebensjahr statt, d.h. wer diese kritische Phase seiner Entwicklung straffrei passiert hat, läuft nur noch ein relativ geringes Risiko, zu einem späteren Zeitpunkt für Index-Straftaten belangt zu werden. Demgegenüber hatten zuvor Belkin, Blumstein und Glass (1972) die Prävalenz für *alle* Straftaten (mit Ausnahme der Straßenverkehrsdelikte) und das Gesamtgebiet der USA, also nicht nur der Großstädte, auf 0,58 geschätzt. Auch wenn die Annahme fragwürdig ist, wonach die Verhaftungen die sozioökonomischen Verhältnisse der Täter halbwegs korrekt widerspiegeln, fällt die Übereinstimmung mit den Resultaten anderer Autoren hinsichtlich der Delinquenz bis zum 18.

Lebensjahr ebenso ins Auge wie die Ähnlichkeit mit der von Farrington (1981) für eine Standardliste von Straftaten in England und Wales ermittelte Prävalenz von 0,436 (ebenfalls: nur männliche Personen) - wie in den USA mit starker Zunahme über der Zeit.

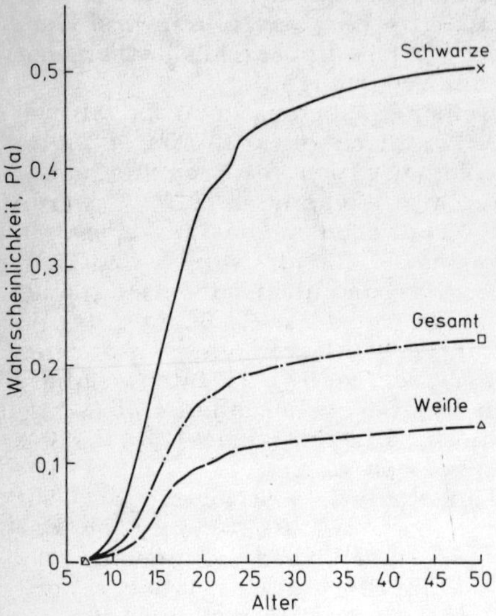

Abb. 1.11. Prävalenz als Index der Verhaftungswahrscheinlichkeit von männlichen Mitgliedern der US-Bevölkerung über verschiedenen Altersstufen (aus Blumstein und Graddy 1981/2, S. 279)

Aus diesem Grunde verdient auch ein weiteres Resultat der Blumstein- und Graddy-Studie (1981-82) besondere Beachtung: Ungeachtet der für Schwarze und Weiße unterschiedlichen Prävalenz, gleichen sich beide Gruppen darin, daß die Wahrscheinlichkeit einer Wiedereinlieferung etwa 85% für diejenigen beträgt, die bereits einmal inhaftiert waren. Demnach wären die großen Unterschiede zwischen den Rassen in den aggregierten Daten nicht eine Folge unterschiedlicher Rückfälligkeit, sondern differenter Prävalenz oder Partizipation am kriminellen Geschehen. Dieses Ergebnis spiegelt in besonders eindrucksvoller Weise die Notwendigkeit einer Unterscheidung von Prävalenz und Inzidenz wider, ist hier doch der oben bereits angesprochene Fall gegeben, daß Faktoren unterschiedlich ausfallen für die Initiierung kriminellen Verhaltens auf der einen Seite und dessen Perpetuierung auf der anderen: Rassische Zugehörigkeit stellt offenkundig eine bedeutsame Einflußgröße für das (einmalige) Verüben einer relativ schweren Straftat dar, hat aber ersichtlich nichts damit zu tun, ob dieses wiederholt geschieht. Aus diesem Grunde müßte im Rahmen der detaillierten Ätiologieforschung vor allem nach Elementen gesucht werden, in denen sich die Personen und Umwelten der Rassen voneinander unterscheiden, hingegen in bezug auf die Rückfälligkeit danach gefragt werden, welche Bedingungen für Schwarze und Weiße eher gleich sind.

Nun lassen sich Prävalenz- und Inzidenzraten nicht nur für das (aktive) Begehen von Straftaten, sondern auch das (passive) Erleiden berechnen. Russel (1983) hat diesen Zugang gewählt und eine Zufallsstichprobe von N = 930 Frauen aus San Francisco im Alter von mindestens 18 Jahren eingehend danach befragt, ob und ggf. wieviele Male sie bereits Opfer einer versuchten oder vollendeten Vergewaltigung geworden seien. Einschließlich der intra-ehelichen Vorfälle ergab sich dabei die in Tabelle 1.16. wiedergegebene Verteilung.

Tabelle 1.16. Anzahl der Opfer versuchter oder vollendeter Vergewaltigung, aufgegliedert nach der Häufigkeit der Vorfälle (nach Russell 1983, S.85)

Zahl der Vergewaltigungen	Zahl der weibl. Opfer	Häufigkeit der Vorfälle (Inzidenz)
1	205	205
2	112	224
3	47	141
4	27	108
5	7	35
6	2	12
7	3	21
8	2	16
9	2	18
Total	407	780

Wie den Zahlen zu entnehmen ist, berichteten nicht weniger als 407 Frauen oder 44% der Befragten, mindestens einmal Opfer einer versuchten oder einer vollendeten Vergewaltigung geworden zu sein (= Prävalenz); nur 8% der insgesamt aufgetretenen Häufigkeiten wurden jemals der Polizei gemeldet. Auf der Basis dieser Zahlen schätzt die Autorin eine Inzidenzrate von 3% oder 2.688 jährlichen Vorfällen auf 100.000 weibliche Personen der Bevölkerung.

Bei einer Beschränkung auf die außerehelichen Vergewaltigungen betrug die Prävalenz für vollendete Fälle 19%, für die Kategorie vollendete und versuchte Fälle 41%.

Nicht nur im Hinblick darauf, daß einige Frauen die Teilnahme an dem Interview verweigerten und deshalb die Zahlen eher konservative Schätzungen darstellen dürften, ist somit für Frauen entgegen weithin geäußerter Meinung (s. z.B. Shorter, 1977) das Risiko erheblich, irgendwann Opfer einer Vergewaltigung zu werden, zumal in der vorliegenden Untersuchung auch relativ junge Befragungspersonen enthalten waren, denen im Laufe ihres Lebens eine Vergewaltigung noch bevorstehen mag.

Vor allen Resultaten der Dunkelfeldforschung stellt schließlich eine Quote von ca. 0,5 (im Mittel von Ländern, Deliktkategorien und Urbanisierungsgraden) für die Prävalenz kriminellen Verhaltens sicher eine Marke dar, angesichts der es fragwürdig erscheint, die "Kriminellen" innerhalb einer Gesellschaft als eine unerhebliche und verurteilenswürdige Randgruppe auszugrenzen.

1.8. Zur Verwendung statistischer Daten in der Ursachenforschung

1.8.1. Bemerkungen zum Forschungsprozeß

Die möglichst präzise Beschreibung eines Phänomenbereiches wie der Kriminalität oder anderer Formen abweichenden Verhaltens geschieht nicht etwa als Selbstzweck. Zusätzlich zu der bereits erwähnten Funktion als Nachweis behördlicher Tätigkeiten schafft der Datenfundus, der in den verschiedenen Statistiken gespeichert ist, erst die Voraussetzung, für die an wissenschaftlichen Prinzipien ausgerichtete Suche nach möglichen Ursachen. Schließlich liefern die quantitativen Angaben über Ausmaß an Struktur normenwidrigen Verhaltens auch Aufschluß darüber, ob Maßnahmen zur Eindämmung von Kriminalität, Delinquenz, Alkoholismus u.a., die gewöhnlich aus den Erkenntnissen zur Ursachenforschung abgeleitet und darauf bezogen werden, die erwartete Wirksamkeit zeigen. Stellen sich die vorhergesagten Effekte ein, bedeutet das in der Regel eine gewisse Bestätigung gleichermaßen für die Theorie, aufgrund deren das Interventionsprogramm entwickelt wurde, ***wie auch*** der konkreten Ausgestaltung der eingeleiteten Maßnahmen.

Um dafür ein Beispiel zu geben: Weithin verbreitet ist die Ansicht, Kriminalität werde nicht zuletzt gefördert durch die Darstellung oder gar die Verherrlichung von Gewalt in den Medien. Eine an dieser Theorie ansetzende Korrekturmaßnahme könnte darin bestehen, aus den Programmen der öffentlich-rechtlichen Fernsehanstalten während eines Kalenderjahres alle Sendungen mit gewalttätigem Inhalt zu streichen. Weisen dann die Statistiken für den fraglichen Zeitraum oder danach in der Tat einen Rückgang in der Häufigkeit krimineller Handlungen aus, können der am Prinzip des Modell-Lernens orientierte Erklärungsversuch ebenso wie die daraus abgeleitete Konsequenz der "Bereinigung" der Programme als bestätigt oder verifiziert gelten. Die Tatsachen sprechen in einem solchen Fall, sofern die übrigen Faktoren während des Untersuchungszeitraums konstant geblieben sind und nicht etwa tiefgreifende wirtschaftliche Umwälzungen stattfanden, private Fernsehgesellschaften zu senden begannen usw., zugunsten von Theorie und ***vorgenommener Operationalisierung.***

Lassen die Kriminalitätsziffern jedoch keinen Abfall erkennen, bleibt zunächst offen, was für den damit gegebenen Fehlschlag verantwortlich zu machen ist. Beispielsweise könnte bereits die Theorie falsch gewesen sein, etwa weil Kriminalität nicht durch entsprechend agierende Modelle, sondern durch unzureichende Sozialisation und Erziehung begünstigt wird. Oder die Theorie war angemessen, nur die Herausnahme einiger Sendungen aus dem Fernsehprogramm untauglich, weil vielleicht die Konsumenten auf Videobänder oder Kinofilme auswichen, die Dauer des Entzugs von Western und Krimi zu kurz währte, um einen Effekt zu zeitigen, man zugleich auch die Tagespresse und den Hörfunk in die Aktion hätte einspannen müssen usw..

Möglich wäre beim Ausbleiben von Treatmenteffekten natürlich auch, daß sowohl die Theorie inadäquat als auch die Instrumentalisierung unbrauchbar ist, vorausgesetzt, daß die Daten in den Statistiken überhaupt repräsentative und verläßliche Indikatoren für den interessierenden Bereich abweichenden Verhaltens sind, was der Einfachheit halber und unter Absehung der im vorangegangenen Abschnitt erörterten Funde und Überlegungen für die nachfolgende Darstellung einmal unterstellt werden soll.

Wie dem auch sei: Die in den Statistiken vorliegenden oder auf anderweitige Weise gesammelten Häufigkeits- und Schwereangaben zu Delinquenz und Kriminalität bilden den Ausgangs- und Endpunkt eines empirischen Forschungsprozesses. Zunächst wird an vorgefundenen Daten eine Theorie (bzw. eine oder mehrere, daraus abgeleitete Hypothesen) überprüft, die das Zustandekommen und die Verteilung des Gegenstandes erklären will, über den die Zahlen etwas aussagen sollen oder für den sie stehen. Um auch dieses zu illustrieren: Immer wieder hört man die Überzeugung, daß als wirksames Mittel gegen Kapitalverbrechen allein die von der Todesstrafe ausgehende Abschreckung in Frage komme. Diese Erklärung wäre nur dann nicht von vornherein falsch, wenn beispielsweise gezeigt werden kann, daß - unter sonst gleichen Bedingungen (!) - Länder mit Todesstrafe und deren Vollstreckung eine niedrigere Rate für schwere Verbrechen aufweisen als solche, bei denen die Todesstrafe im Strafgesetz nicht vorgesehen ist oder in der Regel von ihrer Vollstreckung abgesehen wird. Sofern dieser erste Schritt des Forschungsprozesses aufgrund hypothesenkonformer Resultate die Beibehaltung der Theorie erlaubt, wird zur weiteren Überprüfung in einem nächsten Stadium eine andere Hypothese abgeleitet und Daten getestet, auf die beim ersten Zugriff nicht oder nicht in der nun aufbereiteten Weise abgehoben wurde. Um bei dem gewählten Beispiel zu bleiben, könnte nun etwa der Frage nachgegangen werden, ob in Ländern, die die Todesstrafe aus irgendwelchen Gründen abgeschafft oder diese eingeführt haben, es zu nachfolgenden Veränderungen in der Rate schwerer Kriminalität gekommen ist, wie dieses von der Abschreckungstheorie postuliert wird. Oder es wird geprüft, ob die öffentliche Ankündigung von Vollstreckungen das Aufkommen an schwerer Kriminalität beeinflußt (zu den entsprechenden Resultaten s.u. das Kapitel über "Abschreckung").

Dieser Vorgang wird so lange fortgesetzt, bis Resultate auftreten, die eine Modifikation der Arbeitshypothese erzwingen oder eine Spezifizierung der Bedingungen notwendig machen, unter denen die Theorie nur angemessen ist (Falsifikationsprinzip nach Popper, 1965). In dem Maße, in dem negative oder den Gültigkeitsbereich von Erklärungen einschränkende Befunde ausbleiben, gilt eine Theorie als wenig belastet. Auch dann ist jede theoretische Konzeption in dem andauernden Forschungsprozeß nur von vorläufiger Art, da ständig nach Erklärungen gesucht wird, die sparsamere Annahmen machen, einer größeren Vielfalt von Phänomenen gerecht werden, präzisere Vorhersagen erlauben und nicht zuletzt auch die Prognose von ungewöhnlichen, nicht offenkundigen oder jedem Laien vertrauten Tatbeständen ermöglichen (s. auch Brody, 1972, S. 40-42). Insofern als sich in einem oder mehreren dieser Punkte eine Theorie gegenüber konkurrierenden Erklärungsmodellen als überlegen erweist, ist ihr der Vorzug zu geben. Für die Beurteilung der relativen Güte stehen jedoch, wie die Erfahrung lehrt, selten objektive Maßstäbe zur Verfügung, was zum Teil das Nebeneinander mehrerer Theorien bedingt.

1.8.2. Bemerkungen zum Kausalitätsproblem

Die bereits angesprochenen Erklärungen oder Interpretationen für das Auftreten von Phänomenen sind nicht völlig gleichzusetzen mit den Ursachen dafür. Was Kausalität nämlich im einzelnen ist, darüber scheint selbst unter Logikern noch keine Einigkeit zu bestehen, und innerhalb der Natur- und Sozialwissenschaften verzichten nahezu alle Autoren auf den Gebrauch des Kausalitätsbegriffes (s. Sarris, 1968; aber: Wilkins, 1970).

Verantwortlich dafür ist u.a. die Unbestimmtheit des Niveaus, auf dem Ursachen angesiedelt werden sollen. Wie Ruch und Zimbardo (1974, S. 13) in ihrer lesenswerten, weil ebenso launig formulierten wie informativen Einführung festhalten, kann die Frage "Was brachte den Mörder dazu, sein Opfer umzubringen?" mit verschiedenen Aussagen beantwortet werden:

- auf einer makroskopischen Ebene, z.B. durch das kulturelle oder genetische Erbe des Täters,
- auf einer molaren Ebene, z.B. durch Provokationen von seiten des Opfers, Persönlichkeitsmerkmalen wie Leidenschaft, Impulsivität, Rachsucht; dem Umstand des Zusammentreffens usw.,

- auf einer molekularen Ebene, z.B. durch biochemische Energieumwandlungen innerhalb einer Gehirnzelle, eines Nerven oder der Retina des Auges.

Alle diese Festellungen mögen durchaus richtig sein, aber unterschiedlich viele intervenierende Variable zwischen "Ursache" und Handlung zulassen, ohne daß Entscheidungsregeln zur Hand wären, denen zufolge das "richtige" Ursachenniveau bestimmbar wäre.

Allgemein gilt seit John Stuart Mill (1843) ein beobachtetes Ereignis durch einen Faktor als verursacht, wenn die folgenden vier Bedingungen gegeben sind:

1) Tritt ein Phänomen auf, muß auch der als Ursache ins Auge gefaßte Faktor vorliegen (notwendige Bedingung).
2) Immer dann, wenn der vermeintlich kausale Faktor vorliegt, muß auch das Phänomen auftreten (zureichende Bedingung).
3) Bei einer Variation des vermutlich kausalen Faktors muß auch das Phänomen variieren (Korrelationsregel).
4) Zeigt ein ursächlich erklärtes Phänomen zusätzliche Eigenschaften, so kommen dafür zusätzliche Kausalfaktoren in Frage.

Innerhalb der Naturwissenschaften haben insbesondere die Punkte (2) und (3) Anlaß zur Durchführung zahlreicher Experimente gegeben, da diese gewöhnlich die Elemente der Wiederholbarkeit und Variierbarkeit enthalten. Aus naheliegenden Gründen sind experimentellen Ansätzen zu abweichendem Verhalten sehr enge juristische und ethische Grenzen gesetzt, so daß in Feldexperimenten wie der berühmten Studie von Hartshorne und May (1928, 1929) allenfalls Handlungen kontrolliert wurden, die entweder als unabhängige oder abhängige Variable meist in die Kategorie von "Unaufrichtigkeit" gehören (s. dazu Farrington, 1979).

Was die schwerwiegenderen und vom Gesetzgeber geahndeten Verfehlungen sowie normabweichendes Verhalten wie Suizid oder Alkoholismus angeht, so erreichen offenbar die dafür als hypothetische "Ursachen" ins Auge gefaßten Faktoren gewiß nicht den Status von notwendigen und/oder zureichenden Bedingungen: Unter den verurteilten Straftätern findet man immer wieder auch solche aus der sozialen Oberschicht; also ist ungünstiger sozioökonomischer Status keine notwendige Voraussetzung für Kriminalität. Zahlreiche Angehörige der sozialen Unterschicht bleiben zudem ihr Leben lang völlig straffrei; also ist niedriger Sozialstatus keine zureichende Bedingung für Normabweichung. Gleiches gilt für Variablen wie Etikettierung, Persönlichkeitsmerkmale, Anomie, die Zugehörigkeit zu einer Subkultur usw.

Angesichts einer solchen Rahmensetzung beschränkt sich die Ätiologieforschung zum abweichenden Verhalten vielfach auf Punkt (3) der Millschen Regeln zur Beweisführung, d.h. der Suche nach Korrelationen zwischen dem, was erklärt werden soll (dem Explanandum) und demjenigen, was als Erklärungsfaktor in Betracht kommt (dem Explanans). Sofern Jugendliche, die aus einer unvollständigen oder zerbrochenen Familie stammen, nicht häufiger sozialabweichendes Verhalten zeigen als Gleichaltrige aus intakten Familien, kann die Familienkonstellation nicht als Einflußfaktor für Normabweichungen in Frage kommen. Nur wenn Mörder häufiger Anzeichen von Schizophrenie zeigen als es der Basisrate dieser Geisteskrankheit in der Bevölkerung entspricht, ist es sinnvoll, Schizophrenie als potentielle "Ursache" für Mord weiterhin in Erwägung zu ziehen. Nur wenn etwa gilt, daß die schwereren Diebstähle von Personen mit besonders hohen individuellen Neurotizismus-Ausprägungen begangen werden, ist es gerechtfertigt, von Neurotizismus als einem Erklärungsfaktor zu sprechen usw.

Die Grundvoraussetzungen eines jeden Erklärungsversuches nach diesem Muster bestehen also darin, daß einerseits eine Variation in dem untersuchten Phänomen ebenso vorliegt, wie in den hypothetischen "Kausalfaktoren"; es müßten also Personen mit und ohne strafbaren Handlungen, mit zahlreichen und wenigen oder schweren und leichten Vergehen, mit Delikten des Typs X und denjenigen der Kategorie Y usw. vorliegen, des weiteren solche aus unvollständigen und intakten Familien, Angehörige verschiedenen sozioökonomischen Status' usw. Denn es wäre sinnfrei, etwa die Beziehung zwischen dem Ausmaß an individueller Zwanghaftigkeit und der von Personen mit diesem Merkmal besonders häufig begangenen Deliktart nur an einer Stichprobe, beispielsweise Betrügern, bestimmen zu wollen.

Zum anderen muß zwischen dem Explanans und Explanandum eine systematische, empirisch gesicherte Beziehung bestehen. Denn es erschiene wenig sinnvoll, abweichendes Verhalten etwa mit mangelnder Intelligenz erklären zu wollen, wenn zwischen beiden Variablen keinerlei korrelativer Zusammenhang besteht, also hohe intellektuelle Leistungsfähigkeit bei Delinquenten und Nichtdelinquenten ebenso häufig zu beobachten ist wie niedrige (s. dazu auch Hirschi & Selvin, 1970).

Perfekte Beziehungen, d.h. solche mit Korrelationskoeffizienten von r = +1,0 oder wenig darunter, lassen sich in der Forschung so gut wie niemals finden. Als Gründe dafür kommen methodische und sachlich-inhaltliche Faktoren in Betracht. Zu den ersteren zählt beispielsweise die unzureichende Meßgenauigkeit bei der Erfassung von Variablen wie Delinquenzneigung, Sozialstatus und Persönlichkeitsmerkmale, zu den letzteren die Überlegung, daß an der Hervorbringung eines derart komplexen Phänomens wie Kriminalität aller Wahrscheinlichkeit nach nicht nur *ein* Erklärungsfaktor, sondern deren mehrere beteiligt sind (= Mehrfaktoren-Ansatz), und zwar vermutlich von einer interindividuell variierenden Weise: Bei manchen Personen mögen es eher genetische Faktoren sein, die einer kriminogenen Entwicklung Vorschub leisten, bei anderen eher umweltmäßige. Während bei manchen das Streben nach Anerkennung ein zentrales Motiv für Diebstahl bildet, resultiert das gleiche Delikt bei anderen vielleicht aus purer Not. Faßt man die jeweiligen Untergruppen zu einer Gesamtstichprobe zusammen und ermittelt für diese die Korrelation zwischen abweichendem Verhalten auf der einen Seite und dem Vorliegen bestimmter negativer Umgebungseinflüsse bzw. der Stärke des Anerkennungsstrebens auf der anderen, kann der resultierende Koeffizient nicht mehr so hoch ausfallen wie in den relevanten Subgruppen allein. Auch an multiplikative Effekte oder Interaktionen ist zu denken, denen zufolge etwa beim simultanen Vorliegen zweier Faktoren, von denen jeder für sich keinerlei Einfluß auf Kriminalität hat, die Wahrscheinlichkeit für Gesetzesverletzungen sprunghaft zunimmt oder das Aufeinandertreffen mehrerer Faktoren, von denen jeder einen mäßigen Einfluß ausübt, die Wahrscheinlichkeit für Normenwidrigkeiten stärker in die Höhe treibt, als es aus einer Addition der Einzeleffekte zu erwarten wäre.

Aus all diesen Gründen liegen, wie noch zu zeigen sein wird, die empirisch gefundenen Koeffizienten meist nur in einer Größenordnung um +.20 bis +.40 (bei den maximal denkbaren Werten von +1.0 und -1.0, letztere im Fall einer umgekehrten Proportionalität; der Wert r = 0.0 ergibt sich bei absoluter Regellosigkeit in der Abfolge der beiden miteinander zu vergleichenden Meßwertreihen, die Kenntnis eines individuellen Wertes in der einen Variable, z.B. Delinquenzneigung, also nicht die Schätzung des zugehörigen Wertes in der anderen, z.B. Aggressivität, gegenüber der blindzufälligen Zuordnung verbessert). Auch bei der Kombination vieler Erklärungsfaktoren und ihrer optimalen Gewichtung in einer multiplen Korrelation werden kaum Werte um r = +.75 erreicht, d.h. ein erheblicher Teil der Unterschiede im sog. Kriterium (dem abweichenden Verhalten) bleibt durch die hypothetischen "Kausalfaktoren" oder Prädiktoren unaufgeklärt.

In bezug auf die Faktoren, die zur Erklärung herangezogen werden, ist neben der Forderung nach dem Vorliegen einer korrelativen Beziehung mit dem abweichenden Verhalten noch diejenige nach der Existenz einer eindeutigen zeitlichen Reihenfolge zu erfüllen; denn ein Faktor kann nicht als irgendwie geartete Ursache für ein bestimmtes Phänomen wirksam werden, wenn er erst nach diesem auftritt. Nur zeitlich Früheres kann zeitlich Späteres determinieren, nicht aber umgekehrt.

Im Hinblick auf genetische Faktoren der Eltern, deren Intelligenz und Bildungs- oder Einkommensniveau als potentielle Einflußfaktoren für abweichendes Verhalten der Kinder, ist diese Sukzession eindeutig gegeben. Hingegen wäre schon bei Variablen wie Vollständigkeit der Familie zu überprüfen, inwieweit beispielsweise das Fehlen des Vaters eine Folge der nervenaufreibenden Erziehungsschwierigkeiten mit einem Kind und dessen erkennbarem Abdriften auf eine schiefe Bahn ist u. dgl.

Schließlich muß ein weiteres Prinzip ins Auge gefaßt werden, nämlich der Ausschluß von Drittvariablen. Das nachfolgende Schema gibt prototypisch eine häufig anzutreffende Variablenstruktur und hypothetische, der Empirie aber entlehnte Resultate wieder:

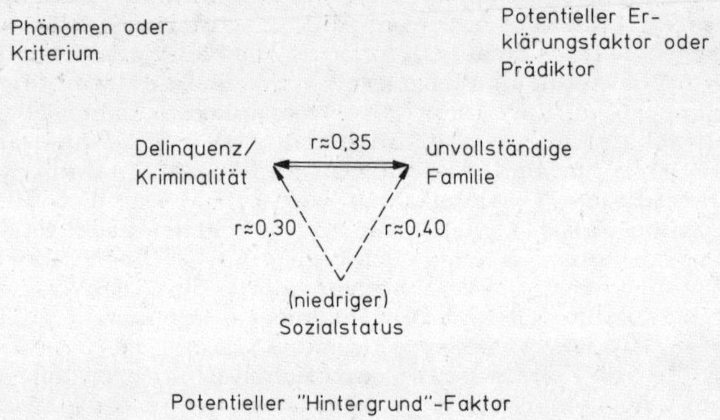

Bei Ermittlung der Korrelation von r = .35 zwischen (hoher) Delinquenz und unvollständiger Familie, mag man geneigt sein, den Umstand von Zerrüttung, einem fehlenden Elternteil u. dgl. als einen (schwachen, da die Korrelation nicht sehr hoch ist) Einflußfaktor für Delinquenz aufzufassen. Sowohl mit Delinquenz als auch dem Familienzustand korreliert indessen die Variable Sozialstatus; auf der Variation dieser den beiden Variablen gemeinsamen Drittvariablen, die deshalb als "dahinterstehend" oder "übergeordnet" anzusehen ist, beruht offensichtlich der Zusammenhang zwischen Delinquenz und unvollständiger Familie (was im einzelnen an der extrem komplexen Variable Sozialstatus, für die etwa Einkommen, Ausbildung und Beruf nur Indikatoren sind, diesen Effekt im Sinne der "Verursachung" ausmacht, bleibt ebenso offen wie etwa das Fehlen einer Person im einzelnen Delinquenz "bewirken" konnte). Der Versuch, Delinquenz auf den Familienzustand interpretativ zurückzuführen, hat demgemäß nur weiter Bestand, wenn auch bei rechnerischer Konstanthaltung der Drittvariablen (= Partialisierung) von der bivariaten Basiskorrelation noch ein signifikanter, also angesichts des jeweiligen Stichprobenumfanges kaum mehr durch Zufallswirkung zustande gekommener Betrag übrig bleibt oder - was im Grunde auf das Gleiche hinausläuft - wenn gezeigt werden kann, daß sich auf jeder Stufe der Drittvariable noch immer eine korrelative Beziehung zwischen Explanandum und Explanans sichern läßt (zu den Techniken der Korrelationsrechnung s. z.B. B. Bortz, 1985; eine gute Darstellung der Part- und Partialkoeffizienten findet sich in McNemar, 1962, vgl. auch Opp & Schmidt, 1976).

Zusammenfassend kann man also festhalten, daß in den Sozialwissenschaften der Gebrauch des Terminus "Ursache" oder "kausale Determination" unüblich ist. Vielmehr begnügt man sich auf die Versuche von Erklärungen und versteht darunter das Rückführen oder die Bezugnahme der Variation in einer Variable auf diejenige in einer oder mehreren anderen. Voraussetzung dafür sind eine systematische Beziehung zwischen Explanans und Explanandum, gewöhnlich ausgedrückt in Korrelationskoeffizienten oder Häufigkeitsunterschieden, eine zeitliche Sukzession zwischen potentiellem Erklärungsfaktor und dem zu erklärenden Phänomen sowie das Fehlen bzw. der Ausschluß von Drittvariablen.

1.8.3. Mögliche Fehlschlüsse

Die Variation, die Grundlage für die Ermittlung korrelativer Ähnlichkeiten ist, kann je nach Beschaffenheit der Daten und Art der Fragestellung entlang der Ordnungsgesichtspunkte Variablen, Personen oder Meßzeitpunkte/Situationen stattfinden; je nachdem, worüber die paarweise angeordneten Meßpunkte laufen und welcher der drei Aspekte konstant gehalten wird, beschreiben die Korrelationskoeffizienten eine jeweils andere Art von Ähnlichkeit. Cattell (1957) hat die einzelnen Techniken anhand eines Datenquaders zusammengestellt (s. auch Amelang & Bartussek, 1985). Innerhalb der Erforschung abweichenden Verhaltens wurden besonders häufig die korrelativen Ähnlichkeiten zwischen Variablen bestimmt, d.h. die Frage gestellt: "Geht mit einer stärkeren Ausprägung in der Merkmalsdimension X eine solche in Y einher und umgekehrt?" Beispielsweise folgen die Korrelationen zwischen dem Grad der individuellen Delinquenzneigung auf der einen Seite und Persönlichkeitseigenschaften, sozioökonomischen oder familiären Merkmalen auf der anderen diesem Muster. Die Meßpunkte stellen dann die einzelnen Personen dar, von denen jede einen Wert für die Variable X (z.B. persönliche Delinquenzneigung) und einen solchen für Y (z.B. Stärke der habituellen Aggressivitätsneigung) liefert.

Häufig sind die Meßpunkte beim Vergleich von Variablen aber auch Zeitpunkte und die Meßwerte aggregierte Daten wie z.B. Kriminalitäts- oder Selbstmordraten in einer bestimmten Gruppe. Das war etwa der Fall in der unter (Langzeiteffekte) bereits erwähnten Korrelation zwischen Diebstahl und Brotpreis über die Zeit. Oder die Aggregation der Daten erfolgt nicht für verschiedene Meßzeitpunkte, sondern unter Konstanthalten der Zeit für verschiedene regionale, ethnische, religiöse oder nationale Einheiten. Ein Beispiel dafür geben demgemäß etwa die Korrelationen zwischen der (kontinuierlich quantitativ abgestimmten) Kriminalitätsrate und Existenz der Todesstrafe (in der alternativen Abstufung ja/nein), ermittelt über die 50 Staaten der USA. Eine andere Fragestellung könnte etwa dem Zusammenhang zwischen Häufigkeit von Diebstahl und Zugehörigkeit zur sozialen Unterschicht nachgehen, berechnet über die Regierungsbezirke eines Bundeslandes.

In Untersuchungen eines solchen Zuschnitts taucht zwangsläufig die Frage auf, inwieweit die auf der Aggregate-Ebene (d.h. nach Aufsummierung über alle Mitglieder der jeweils betrachteten Einheit) ermittelten korrelativen Zusammenhänge auch gleichgesetzt werden können mit entsprechenden Korrelationen auf individueller Ebene (wo die Einheit, über die die Korrelation läuft, das Individuum darstellt) und ob die kollektiven Korrelationen zu verstehen sind als deduktive Konsequenz von Vorgängen auf der Ebene von Individuen, an der man "eigentlich" interessiert sein mag.

In gewisser Weise berührt diese Frage auch das Verhältnis von soziologischer und psychologischer Perspektive, zu der im nachfolgenden Abschnitt (1.8.4.) noch Detaillierendes gesagt werden soll. Bei einer Beantwortung müssen teils allgemein-logische Erwägungen angestellt, teils die jeweiligen empirischen Sachverhalte näher analysiert werden.

Um mit den ersteren zu beginnen: Eine auf Aggregate-Ebene ermittelte Beziehung zwischen zwei Variablen mag aus konzeptuell-logischen Gründen absolut unvereinbar sein mit einer entsprechenden Korrelation auf individuellem Niveau. Vorstellbar ist eine Untersuchung mit dem empirischen Befund einer hohen Korrelation zwischen Zahl der Personen, die während verschiedener Erhebungszeitpunkte aus einer Region auswanderten und der jeweiligen Selbstmordrate in demselben Gebiet. Denkbar ist auch eine enge Beziehung zwischen Auswanderungs- und Selbstmordrate bei Konstanthaltung des Erhebungszeitraumes, aber Heranziehung verschiedener geographischer Räume. Wie immer die Korrelation auf kollektiver Ebene bestimmt werde und von der Höhe ausfallen mag, so kann ihr doch auf individueller Ebene keine gleichartige Beziehung entsprechen, weil es logisch nicht zusammenpaßt, daß Personen, die aus einem Gebiet auswanderten, darin auch Selbstmord begingen. Hier ist evident, daß die beiden Variablen Selbstmord und Auswanderung bei personaler Betrachtung einander wechselseitig ausschließen, d.h. die Kollektivkorrelation erlaubt keinen Rückschluß auf individuelles Handeln. Ganz offensichtlich müssen es ***verschiedene*** Personen sein, die einerseits das Land verlassen und andererseits Selbstmord begehen. (Völlig unbenommen davon ist selbstverständlich die Möglichkeit, daß bestimmte Personen erst auswandern und später in einem anderen Land Selbstmord begehen, was hier aber nicht zur Debatte steht.)

Selbst wenn eine solche logische Unvereinbarkeit nicht gegeben ist, darf man nicht unbesehen eine Korrelation auf kollektivem Niveau mit einer solchen auf individueller Basis gleichsetzen, wie die folgenden Beispiele lehren, die in Anlehnung an Welz (1979, S. 81-83) entwickelt wurden.

Die Eintragungen in der Polizeilichen Kriminalstatistik sprechen dafür, daß in Gegenden mit einem relativ hohen Urbanisierungsgrad Diebstähle häufiger vorkommen als in mehr ländlicher Umgebung. Aus Gründen der sprachlichen Vereinfachung wollen wir die Klassifikationsvariable Urbanisierung einmal gleichsetzen mit Industrialisierung und in bezug darauf in dichotomer Form nur vom Anteil der Arbeiter und Bauern in den jeweils betrachteten geographischen Räumen sprechen. Der Anteil von Arbeitern gehe also korrelativ einher mit der Diebstahlsrate. Darf daraus abgeleitet werden, daß Arbeiter häufiger stehlen als Bauern?

Zur Beantwortung dieser Frage hatte ein Team von Forschern in vier verschiedenen ökologischen Einheiten (Ländern, Bezirken o.ä.) Erhebungen über die Häufigkeit von Arbeitern, Bauern und Diebstählen angestellt. Die dabei ermittelten Zahlen und ihre Verteilung sind in der nachfolgenden Tabelle 1.17. wiedergegeben.

Betrachten wir zunächst nur die Verteilung der jeweiligen Randsumme. Wie ersichtlich, variiert der Anteil von Arbeitern zu Bauern in den Distrikten I bis IV von 1:4 über 2:3, 3:2 zu 4:1; gleichzeitig damit verändert sich die Relation der Personen mit Diebstählen zu solchen ohne Diebstähle von 1:49 über 2:48 und 3:47 zu 4:46, d.h. mit einer Zunahme von Arbeitern steigt linear auch die Zahl der Diebstähle an. Dieser Sachverhalt ist in der zur Tabelle 1.12. gehörenden Graphik veranschaulicht; die Anordnung der vier Meßpunkte auf einer Gerade entspricht einer Korrelation von Diebstahl/Arbeiteranteil von r = +1.0.

Tabelle 1.17. Verteilung von Diebstahl und Arbeiter- bzw. Bauern-Anteil in vier verschiedenen Gebieten - D = Diebstahl, KD = Keine Diebstähle

Gebiet I

D	KD		
0	1.000	1.000	Arbeiter
100	3.900	4.000	Bauern
100	4.900	5.000	A + B

Gebiet II

D	KD		
0	2.000	2.000	Arbeiter
200	2.800	3.000	Bauern
200	4.800	5.000	A + B

Gebiet III

D	KD		
0	3.000	3.000	Arbeiter
300	1.700	2.000	Bauern
300	4.700	5.000	A + B

Gebiet IV

D	KD		
0	4.000	4.000	Arbeiter
400	600	1.000	Bauern
400	4.600	5.000	A + B

Gebiete I bis IV

D	KD		
0	10.000	10.000	Arbeiter
1.000	9.000	10.000	Bauern
1.000	19.000	20.000	

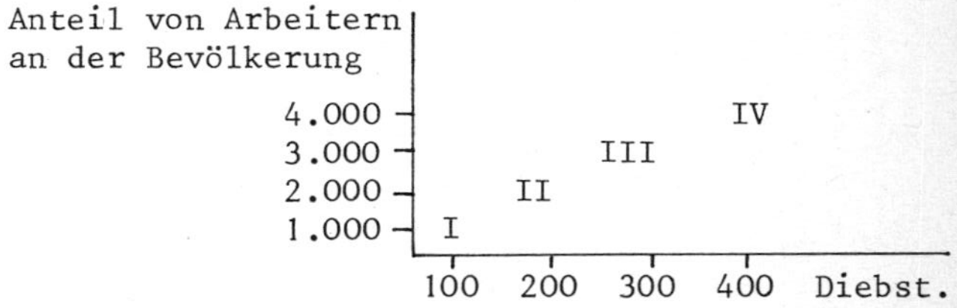

Dennoch wäre es verfehlt, aus der Kenntnis der Randsummen-Verteilung, also der Kollektivdaten, auf gleichsinnige Beziehungen auf individueller Basis zu schließen, d.h. eine größere Diebstahlsneigung der Arbeiter zu unterstellen, in bezug auf die soweit ebensowenig wie bei den Bauern, die für den Übergang von den aggregierten zu den individuellen Daten notwendigen Informationen betrachtet wurden: Die Analyse der einzelnen Zellenhäufigkeiten läßt nämlich sogleich erkennen, daß von den Arbeitern nicht ein einziger Diebstahl verübt wurde, und die Zunahme dieser Delikte von Gebiet I über II und III nach IV schließlich auf die Bauern zurückgeht (deren Zahl gleichzeitig abnimmt). Kollektive und gruppenspezifische Verteilungen widersprechen einander also in dem gewählten Beispiel diametral! Die Randsummen für sich selbst sagen, wie damit vor Augen geführt worden ist, nichts aus über die Verteilungen in den einzelnen Feldern, sondern bedeuten nur eine Festlegung, innerhalb deren ein weites Spektrum von Variationsmöglichkeiten vorstellbar ist. Die Kollektivkorrelation beruht auf der Randsummenverteilung, die individuelle jedoch auf den Werten der internen Verteilung. Ohne die Eintragungen der einzelnen Zellen, d.h. die gruppen*spezifischen* Verteilungen zu kennen, erlaubt die Korrelation von r = 1.0 zwischen Diebstahl- und Arbeiterrate *keine* Entscheidung zwischen den drei hypothetischen Bedeutungen:

1) Arbeiter verüben häufiger Diebstähle als Bauern.
2) In Gebieten mit hohem Arbeiteranteil neigen sowohl die Arbeiter als auch die Bauern stärker zu Diebstahl als in Regionen mit geringem Arbeiteranteil.
3) In Gebieten mit hohem Arbeiteranteil begehen die Bauern häufiger Diebstähle als in Gebieten mit niedrigem Arbeiteranteil.

Zwar sind Korrekturtechniken entwickelt worden, um aus aggregierten Daten die Korrelation auf disaggregiertem Niveau abschätzen zu können, doch bringen diese Ansätze entweder nur einen sehr mäßigen Präzisionsgewinn oder sie sind an fragwürdige Voraussetzungen gebunden (s. dazu Welz, 1979, S. 84-86), die nur zu prüfen sind, wenn individuelle Informationen vorliegen. In diesem Fall aber ist man auf die Verwendung aggregierter Daten gar nicht angewiesen, sondern wird darauf nur im Zuge von gesonderten Auswertungen mit spezifischer Zielsetzung zurückgreifen.

Damit sind die psychologische und soziologische Perspektive angesprochen, der wir uns nun zuwenden wollen.

1.8.4. Soziologischer und psychologischer Ansatz

Die Überschneidungen des Arbeitsgebietes von Soziologie und Sozialpsychologie sind darart zahlreich, daß verschiedentlich gefordert wird, beide Disziplinen als zwei Seiten einer Fragestellung aufzufassen (Schmidbauer, 1972, S. 398). Gemeinhin wird der Perspektive-Unterschied darin gesehen, daß die Sozialpsychologie vom Individuum ausgeht und feststellt, wie dieses auf eine Umwelt einwirkt und von ihr geformt wird, wohingegen die Soziologie das Primat in den spezifischen Formen, Strukturen und Normen der Gruppe als einer nicht weiter segregierbaren Grundkategorie sieht.

Da solche Grenzziehungen dem Außenstehenden häufig nicht weiterhelfen, hat Inkeles (1959) vorgeschlagen, Soziologie und Psychologie nicht vom Arbeitsgegenstand her zu definieren, sondern das Erklärungsproblem zur Grundlage einer Abgrenzung zu machen:

> "Ich will Psychologie behandeln als Wissenschaft vom einzelnen als Persönlichkeitssystem und Soziologie als Wissenschaft von mehr oder weniger großen Aggregaten von Personen, die ein soziales System bilden." (Übers. v. Verf.)

In ähnlicher Weise sehen auch Hummel und Opp (1971) soziale Kollektive als Subjekte soziologischer Aussagen, hingegen Individuen als solche psychologischer Feststellungen. Immer dann, wenn personenbezogene Daten vorliegen, bieten diese somit Gelegenheit zu psychologischen Analysen. Daran ändert auch der Umstand nichts, daß gewöhnlich, um die Befunde vom Einzelfall abstrahieren und auf mehrere Merkmalsträger generalisieren zu können, die individuellen Meßwerte zusammengezogen oder aggregiert werden. Den so erhaltenen Mittelwerten für Männer oder Frauen, Alte oder Junge, Absolventen von Ober- und Hochschulen usw. liegen dann immer noch Erhebungen an Einzelpersonen zugrunde, die konkret identifizierbar sind und ein Zusammenführen der Meßwerte auf eben der Basis einer indviduellen Kombination in der Person des Betreffenden erlauben (z.B. in dem Sinne, daß die Person XY, Geschlecht männlich, 18 Jahre, Oberschüler, straffällig geworden ist oder nicht). Erklären unter psychologischer Perspektive bedeutet demnach (in sinngemäßer Ausgestaltung der Erörterungen unter 7.2.) eine Rückführung von individuellen Daten einer Variable auf individuelle Meßwerte in einer (oder mehreren) anderen Variablen.

Beispiele für eine solche Arbeitsweise wurden bereits zur Genüge gegeben: Die Delinquenzneigung auf die Impulsivität oder geringe Intelligenz zurückführen zu wollen, erfordert hierbei mindestens für zwei, gewöhnlich aber sehr viel mehr Personen die Ermittlung von Meßwerten für Delinquenzneigung, Impulsivität und Intelligenz, deren Korrelation über die Personen usw. Desgleichen müßte in dem konstruierten Beispiel von 7.3. bei jeder einzelnen Person festgestellt werden, ob sie Arbeiter oder Bauer ist und einen Diebstahl verübt hat oder nicht.

Hingegen setzt die Soziologie in erster Linie an Aggregatdaten an, die häufig ***nicht*** disaggregierbar sind auf ein Niveau, das eine individuelle Zuordenbarkeit erlaubt, nämlich Häufigkeiten oder Raten für Phänomene wie Mord und Selbstmord, Alkoholismus und Nikotinabhängigkeit u. dgl. Die Erklärung geschieht hier durch Bezugnahme auf andere Größen, die ebenfalls in dispersonaler Qualität vorliegen. Der Rekurs auf die Rate von Arbeitern bzw. Bauern bei dem Versuch der Erklärung der Diebstähle in dem Beispiel unter 7.3. illustriert den damit gegebenen Forschungsansatz ebenso wie Untersuchungen der Literatur, in denen die Rate von Alkoholismus auf die Arbeitslosigkeit im Lande, Suizid auf den Familienstand u. dgl. bezogen wurde. Auch eine Erklärung von Selbstmordhandlungen durch die mit den Wochentagen einhergehenden Veränderungen in der Struktur von Sozialkontakten wird man eher in der Soziologie ansiedeln, soweit die Auswirkungen von Wochentagen, Tageszeiten, Wetterlage usw. als für alle gleich hingenommen werden; sobald aber die personenbezogenen Empfindungen für die jeweiligen Wochentage, das Wetter usw. mit erfaßt und berücksichtigt werden, erlaubt das eine psychologische Untersuchung der individuellen Suizidhandlungen oder Selbstmordversuche.

Die dargelegten Unterscheidungsmerkmale gelten in analoger Weise auch für die medizinischen oder kriminologischen Teildisziplinen innerhalb von Psychologie bzw. Soziologie.

Individuelle Daten sind wertvoller als aggregierte. Gewöhnlich bedarf es eines ungleich größeren Aufwands, um sie zu ermitteln. Liegen sie vor, eröffnen sie die Option für gleichermaßen psychologische wie soziologische Analysen, während aggregierte Daten meist nur einen soziologischen Zugang gewähren, der deshalb nicht zwangsläufig mit einer Notlösung gleichgesetzt werden muß. Allerdings trifft genau das zu, wenn sich die Hypothesen auf das Verhalten von Individuen beziehen, die Daten jedoch nur in kollektiver Form und als Substitut für eine eigentlich gewünschte Qualität vorliegen (s. Robinson, 1950).

Die Abgrenzung mag überpointiert erscheinen angesichts der wechselseitigen Überlappungen der Arbeitsgebiete und der während der letzten Jahre in der Soziologie feststellbaren Übernahme eines erheblichen Teils des psychologischen Methodeninventars, mit der dadurch geschaffenen Voraussetzung, ähnliche Fragestellungen zu bearbeiten. Sie dient vor allem dem Aufzeigen von Grundpositionen, die im konkreten Fall nicht zwangsläufig in der geschilderten Weise eingehalten werden. Beispielsweise hat Welz (1979) in seiner epidemiologischen und ökologischen Untersuchung von Selbstmordversuchen eine Unterscheidung zwischen den beiden Nachbarfächern zugrundegelegt, wonach neben der Analyse von Raten auch die Erklärung von individuellem Verhalten in Abhängigkeit übergeordneter sozialer Kontextmerkmale (wie soziale Struktur der Stadtteile oder Nachbarschaftsareale) zum Aufgabenfeld der soziologischen Analyse gehört.

2. ZUR SCHWERE ABWEICHENDEN VERHALTENS

2.1. Problemstellung

Der entscheidende Nachteil der verfügbaren Statistiken (Polizei und Strafverfolgung) besteht darin, daß sie aus verschiedenen Gründen weder ein vollständiges noch ein repräsentatives Bild der tatsächlichen Gegebenheiten zeichnen. Darüber hinaus trennen sie nicht in befriedigender Weise die konzeptuell klar voneinander unterscheidbaren Gesichtspunkte Häufigkeit und Schwere: Wenn anhand der Kriminalitätsrate oder der Verurteiltenziffer ein Vergleich zwischen geographischen Regionen oder zeitlichen Räumen irgendwelche Differenzen ausweist, so ist noch nichts darüber ausgesagt, ob damit auch gleichsinnige Unterschiede in der Schwere der Strafe einhergehen, die Schwere vielleicht völlig invariant bleibt oder dort gering ist, wo die Häufigkeit zunimmt und umgekehrt.

Dieser Umstand resultiert aus der unzureichenden Binnendifferenzierung der in den Statistiken aufgeführten Deliktkategorien; gezählt werden nur alle bekanntgewordenen bzw. zur Verurteilung gelangten leichten und schweren Diebstähle, Raubüberfälle, Vergewaltigungen und dgl., ohne die Details des Tathergangs innerhalb jeder Klasse in gebührender Weise zu berücksichtigen: Die Mitnahme von DM 50.000 schlägt ebenso wie diejenige von DM 20.000 nur mit dem (Häufigkeits-)Faktor "1" bei "Einbruchdiebstahl" zu Buche; unter Vergewaltigung fallen sowohl die Fälle, in denen "nur" verbale Drohungen als auch jene, in denen Waffen angewendet und damit das Opfer (zusätzlich) verletzt wird.

Darüber hinaus führen jene Gesetzesverletzungen zu Problemen einer angemessenen statistischen Erfassung, in deren Verlauf es simultan oder sukzessiv zu mehreren Straftatbeständen kommt. Der Uniform Crime Report der USA klassifiziert in solchen Fällen gewöhnlich den gesamten Hergang nur nach dem jeweils schwersten Delikt innerhalb der aufgetretenen Sequenz. Wenn beispielsweise ein Täter dem Kassierer eines Supermarkts auflauert, ihn erschießt, aus der Kasse die Tageseinnahmen von DM 200.000 entwendet, einen sich ihm in den Weg stellenden Wachmann niederschießt und mit dessen Wagen flüchtet, so führt das ebenso zu einem Eintrag unter "non-negligent homicide" wie der Fall einer Auseinandersetzung, die von dem einen Kontrahenten mit der Tötung des anderen beendet wird.

In der Bundesrepublik zählen sowohl die polizeiliche Kriminalstatistik als auch die Justizstatistik der Verurteilten alle einzelnen Taten bzw. alle gesetzlichen Straftatbestände, unterscheiden aber nicht nach Versuch und Vollendung, nach Täterschaft und Teilnahme. Dadurch erfolgt eine Gleichbehandlung von Fällen, die sich de facto drastisch voneinander unterscheiden mögen. Auch fehlen Anhaltspunkte darüber, um wieviele gesonderte Ereignisse es sich bei den einzelnen Einheiten, die sich in der Statistik niederschlagen, handelt.

Der Rekurs auf die vergleichende Analyse ***mehrerer*** Deliktkategorien und etwa der Hinweis darauf, daß von Raum oder Zeitpunkt A zu B die Häufigkeit der Straftat X zwar zugenommen habe, diejenige von Y dagegen gleich geblieben sei oder gar abgenommen habe, hilft zum einen dem Defizit der mangelnden Binnendifferenzierung nicht ab und setzt andererseits voraus, daß zwischen den einzelnen Kategorien eindeutige Schwere-Abstufungen bestünden. Gewiß darf davon ausgegangen werden, daß allgemein Mord relativ zu Raub und Hochverrat gegenüber Diebstahl als gravierender gelten; die Gegebenheiten stellen sich jedoch weit diffiziler dar und bedürfen gesonderter Untersuchungen, wenn stattdessen beispielsweise Unterschlagung und Hehlerei, Sachbeschädigung und Beleidigung, Verletzung der Unterhaltspflicht und Verkehrsgefährdung als Kontrastdelikte den Gegenstand von Betrachtungen bilden.

Schließlich hilft weder beim Vergleich innerhalb einzelner noch demjenigen zwischen verschiedenen Delikten die Bezugnahme auf das realisierte Strafmaß in nennenswerter Weise weiter. Verantwortlich dafür sind gleich mehrere Gründe: Zum einen spiegeln die Strafrechtsnormen kultursoziologische und existenziell-philosophische Wertungen wider, sie basieren teils auf langdauernden, teils kurzfristigen Entwicklungen im ökonomischen Bereich, schließen sozialpsychologische und weltanschauliche Komponenten ebenso ein wie gesetzgeberische Besonderheiten. Zum anderen ist im konkreten Einzelfall das Gericht gezwungen, den Ermessensspielraum auszufüllen, den das Gesetz gewöhnlich einräumt. Dabei spielen nachgerade zwangsläufig subjektive Überzeugungen eine Rolle, soweit es um die Würdigung von Beweisen, die Erschließung der (für sich selbst niemals direkt beobachtbaren) Beweggründe des Täters und Inferenzen zur Wirksamkeit einer möglichen Strafe auf die spätere Lebensführung des Delinquenten geht. Schließlich erweisen sich zahlreiche Details aus der Vorgeschichte des Täters für die Höhe der Strafe als maßgeblich, allen voran die Frage, ob er das zur Verhandlung anstehende oder ein anderes Delikt früher schon einmal begangen hat.

All diese Gesichtspunkte belegen, daß auf der Ebene der Deliktkategorien allenfalls eine grobe Zählung von Häufigkeiten, nicht aber eine hinreichend präzise Bestimmung der Schwere möglich ist und dieses auch nicht unter Bezugnahme auf den vorgegebenen oder empirisch realisierbaren Strafrahmen geleistet werden kann. Um genaueres über die Schwere von Normverletzungen zu erfahren, bedarf es offensichtlich eines eigenständigen Ansatzes, der die benötigten Informationen unter einer möglichst weitgehenden Überwindung der geschilderten Probleme zu liefern verspricht.

Sellin und Wolfgang (1964) haben in ihrem einflußreichen Buch "The Measurement of Delinquency" ein System vorgestellt, das eine Schwere-Indizierung nicht nur innerhalb einzelner Klassen von juristischen Tatbeständen, sondern auch *zwischen* verschiedenen Deliktkategorien und somit über qualitativ außerordentlich verschiedenes Verhalten hinweg gewährleisten soll. Den Kernpunkt dafür bildete die Einschätzung einer Reihe von Straftatbeständen hinsichtlich ihrer Schwere durch unabhängig voneinander arbeitende Beurteiler, die sich bei der Abgabe ihrer Urteile an dem orientieren mußten, was aufgrund der Schilderung des Tathergangs faktisch vorgefallen war - Motivationsinferenzen waren nicht verlangt, konnten andererseits auch nicht zuverlässig ausgeschlossen werden.

Eine Befassung mit der Schwere von abweichendem Verhalten ist nahezu gleichbedeutend mit einem Eingehen auf Sellin und Wolfgang (1964). Diese Autoren waren zwar keineswegs die ersten oder einzigen, die einen Schwere-Index entwickelten (s. z.B. die Übersicht bei Schindhelm, 1972, S. 31-45), doch ist ihre Konzeption insofern von besonderer Bedeutung, als sie wie keine andere in dem Forschungsfeld Anstöße zu weiteren Arbeiten vermittelt hat. Aus diesem Grunde sollen Ansatz und Ergebnisse dieser wichtigen Studie zunächst kurz referiert werden. Im Anschluß daran kommen die zahlreichen Nachfolgeuntersuchungen zur Sprache, die allesamt die grundlegenden Ideen übernehmen, gleichwohl aber in Teilaspekten zu anderen Lösungen gelangen, methodische Probleme aufzeigen oder theoretisch aufschlußreiche Umsetzungen verwirklichen.

2.2. Der Schwere-Index von Sellin und Wolfgang (1964)

2.2.1. Konstruktion und Grundlagen

Teils explizit, teils nur implizit standen die Arbeiten zur Entwicklung eines Schwere-Maßes unter den folgenden Vorgaben (s. auch Akman & Normandeau, 1968; Wolfgang, 1970; Wellford & Wiatrowski, 1975):
Der "Index of Crime and Delinquency" sollte
- konstruiert werden auf der Basis von Informationen aus Polizeiberichten und nicht unter Bezugnahme auf gesetzliche, technische oder juristische Kategorien, die solchen Ereignissen zugeordnet werden,
- fußen auf Verstößen gegen das Gesetz, und zwar solcherart, daß die damit verbundene Verletzung das Opfer oder andere Personen veranlaßt, der Polizei das Unrecht zu melden,
- sich vor allem auf solche Straftatbestände stützen, die eine vermutlich hohe und gleichbleibende Anzeigewahrscheinlichkeit aufweisen, einem Opfer körperliches Leid zufügen und/oder Diebstahl, Beschädigung oder Zerstörung von Eigentum beinhalten,
- darüber hinaus den Wert der Beschädigung oder des Verlustes in Geldwert-Äquivalenten, das Ausmaß notwendiger medizinischer Versorgung, den Umstand, ob gewaltsam oder nicht Zutritt zu Immobilien erlangt wurde und die Intensität von Einschüchterungen erfassen bzw. berücksichtigen,
- als Einheit das "Ereignis" (als Ganzes) zugrunde legen als Konfiguration von objektiv beobacht- und beschreibbaren Elementen der Gesetzesverletzung, nicht hingegen nur Teile wie etwa die als besonders schwerwiegend definierten Delikte,
- verankert werden in den Urteilen der Gemeinschaft über die relative Schwere verschiedener Straftaten,
- im Hinblick auf Jugenddelinquenz ausschließlich solche Normübertretungen einschließen; die Straftaten sind für den Fall, daß der Täter erwachsen wäre, schon als Jugendlicher unter 18 Jahren jedoch der Besonderheiten einzelner Gerichte, Verhandlungsmodalitäten und Maßregeln wegen zur Verurteilung gelangen.

Unter diesen Rahmenbedingungen erfolgte in mehreren Schritten die Auswahl entsprechender Berichte bei den Polizeibehörden von Philadelphia und ihre Übertragung in kurze Deliktbeschreibungen wie z.B.
- "Der Täter ersticht eine Person",
- "Der Täter vergewaltigt eine Frau; ihr Genick bricht und sie stirbt",
- "Der Täter bricht in eine Schule ein und entwendet Ausrüstung im Wert von 1.000 Dollar" usw.

Einen vorläufigen Satz von 141 Deliktbeschreibungen ließen die Autoren zunächst auf einer 7-stufigen Schätzskala hinsichtlich der Schwere einstufen; die pro Skalenstufe am wenigsten streuenden Straftaten gelangten in den endgültigen Skalierungsversuch. Dieser verlangte von den Versuchspersonen teils kategoriale Urteile auf einer Skala mit 11 Abstufungen, teils Größenverhältnis-Schätzungen nach Stevens (1959) unter Vorgabe eines Standardreizes mit der willkürlichen Ausprägung 10. Beispielsweise wäre "100" dann Ausdruck von 10-facher, "5" als solcher von halber Schwere eines anderen Deliktes im Vergleich zur Referenzstraftat. Wie die Resultate später zeigten, waren die nach beiden Techniken erhaltenen Skalen gut miteinander vergleichbar, wenngleich die Größenverhältnis-Schätzungen an die intellektuelle Leistungsfähigkeit der Versuchsperson sehr viel höhere Anforderungen stellte. Dieses zeigte sich auch darin, daß die studentischen Beurteiler in der originalen Stichprobe von Sellin und Wolfgang (1964) sehr viel weniger Inkonsistenzen aufwiesen als eine Gruppe von Polizeibeamten.

Damit ist die Qualifikation und auch Repräsentativität der Befragungspersonen angesprochen: Die insgesamt N = 569 Versuchspersonen der Hauptuntersuchung bestanden aus Studenten, Stichproben von Polizeibeamten und einer Gruppe von Jugendrichtern, eine Zusammensetzung, die natürlich keineswegs repräsentativ für die Gesamtbevölkerung ist, sondern von den Autoren damit begründet wird, daß Gesetzgebung und Rechtsanwendung vor allem das Wertesystem der dominierenden Mittelklasse ausdrücken würden. Freilich bleibt auch dann die Frage offen, inwieweit die genannten Personengruppen, namentlich die Studenten, als Träger der Mittelstandswerte gelten können; Nachfolgeuntersuchungen wie diejenige von Christiansen (1970) lassen daran Zweifel aufkommen.

Ausgehend von den Skalenwerten, die die einzelnen Delikte erhielten, und unter Bezugnahme auf den Erfassungsmodus von Straftaten durch die Polizei in den Kriminalitätsstatistiken (s. dazu die o.a. Vorgaben), wurde schließlich das nachfolgend wiedergegebene Klassifikationsschema zur Bestimmung der Schwere eines strafbaren "Ereignisses" erarbeitet (s. Tabelle 2.1.).

Tabelle 2.1. Klassifikationsschema für den Schwere-Index von Sellin und Wolfgang (1964, S.298); die Werte in Klammern geben die in der deutschsprachigen Replikationsuntersuchung von Schindhelm (1972) bestimmten Gewichtszahlen wieder

(1) Klassifizierte Elemente	(2) Anzahl	x	(3) Gewicht	(4) Zwischensumme
I. Anzahl der Opfer mit Körperverletzungen				
a) Geringfügige Verletzungen			1 (6)	
b) Behandelt und entlassen			4 (12)	
c) Hospitalisiert			7 (18)	
d) Getötet			26 (47)	
II. Anzahl der Opfer von erzwungenem Geschlechtsverkehr			10 (11)	
a) Anzahl der davon mit Waffen bedrohten Personen			2 (4)	
III. Nötigung (abgesehen von II.)				
a) Physisch oder nur verbal			2 (7)	
b) durch Waffengewalt			4 (11)	
VI. Anzahl der unter Anwendung von Gewalt betretenen Räume/Häuser/Grundstücke			1 (3)	
V. Anzahl der gestohlenen Motorfahrzeuge			2 (3)	
VI. Wert des gestohlenen, beschädigten oder zerstörten Eigentums (in Dollar)				
a) unter 10			1	(Werte zwischen 1 "bis 10 DM" und 18 "für über 250.000 DM")
b) 10-250			2	
c) 251-2.000			3	
d) 2.001-9.000			4	
e) 9.001-30.000			5	
f) 30.001-80.000			6	
g) über 80.000			7	

Um für gegebene Straftaten deren Schwere bestimmen zu können, müssen also zu den in Tabelle 2.1. aufgeführten Variablen (1) die Informationen erhoben werden; dabei handelt es sich ausschließlich um Häufigkeits- und Wertangaben. Deren Anzahl (2) wird zeilenweise mit dem jeweiligen Gewichtsfaktor (3) zu einem Zwischentotal multipliziert, aus dessen Spaltensumme der Schwere-Grad resultiert.

Ein Beispiel für die Zählung enthält der nachfolgende Kasten.

Deliktbeschreibung:
"Ein Wegelagerer zwingt einen Mann und dessen Frau, aus ihrem Auto herauszukommen, er schießt auf den Mann, bedroht die Frau mit einer Pistole und vergewaltigt sie (Krankenhausaufenthalt). Er verläßt die Stätte des Geschehens in dem Auto (Wert: 2.000 Dollar), nachdem er dem Mann noch dessen Geld abgenommen hat (Wert: 100 Dollar). Der Ehemann stirbt an den Folgen der Schußverletzungen."

Klassifizierte Elemente	Anzahl	Gewicht	Zwischensumme
I. (c)	1	7	7
I. (d)	1	26	26
II.	1	10	10
II.	1	2	2
II. (a)	1	2	2
V.	1	2	2
VI. (d)	1	4	4
		Schwere-Index	51

Wie aus den o.a. Vorgaben und dem Klassifikationssystem ersichtlich ist, entziehen sich zahlreiche Deliktgruppen der Schwere-Bestimmung, weil sie aus verschiedenen Gründen nicht in die Skalierungsuntersuchungen mit einbezogen wurden. Das gilt zunächst für alle Verstöße gegen die öffentliche Ordnung, in denen das "Opfer" die Gemeinschaft als Ganzes ist (z.B. die meisten Verkehrsdelikte, soweit daraus keine Unfälle resultieren, "Blitzen", Landfriedensbruch, Verrat und dgl.), im weiteren auch konspirativ-gemeinschaftlich oder konsensual begangene Delikte, die gewöhnlich nur durch Zufall der Polizei bekannt werden, weil die Täter gewöhnlich die einzigen sind, die von dem Vorfall wissen (z.B. Sexualdelikte wie Unzucht, Sodomie, Inzest, Erpressung, Bestechung u.a.). Hier wie dort ist nach Auffassung der Autoren zwar nicht notwendigerweise die tatsächliche Auftrittswahrscheinlichkeit, wohl aber die Aussicht stark vermindert, daß die entsprechenden Delikte der Polizei bekannt werden - ganz im Unterschied zu jenen Straftaten, die einen Personen- und/oder Vermögensschaden herbeiführen und deshalb unmittelbar vom Opfer oder nahestehenden Personen der Polizei angezeigt werden.

In einer jüngeren Arbeit verteidigt Wolfgang (1970) das Auswahlkriterium jedoch zusätzlich unter Hinweis auf die größere *Konstanz* der Anzeigerate bei den Delikten, die schließlich einbezogen werden. Nicht so sehr die (möglichst geringe) Diskrepanz zwischen der Quote eines faktischen Geschehens und Manifestationen in den polizeilichen Statistiken, sondern die relative Invarianz dieser Divergenz soll die ausschlaggebende Richtgröße sein, denn: Das Ziel der Entwicklungsarbeiten bestand ja darin, auf der Basis der in den Polizei-Akten repräsentierten Vergehen und Verbrechen eine Schwere-Indizierung vorzunehmen, die wiederum die Voraussetzung dafür sein sollte, für bestimmte Einheiten wie Gemeinden, Kreise, Länder oder Zeitabschnitt die Schwere der Kriminalität zu bestimmen. Diese ergäbe sich aus der Summe der einzelnen Schwerpunkte für die in einer Region und/ oder während eines Zeitraumes bekanntgewordenen Gesetzesübertretungen. Da ein solcher Wert gleichermaßen durch wenige gravierende wie durch viele leichte Delikte zustande kommen kann, empfiehlt sich je nach Fragestellung eine Relativierung auf die Zahl der Ereignisse, Zahl der Täter, Umfang der Population (s. Sellin & Wolfgang, 1964, S. 307).

Insofern aber als das Verhältnis zwischen tatsächlich verübten und der Polizei bekanntgewordenen Straftaten nicht konstant bleibt, etwa weil die Ermittlungsorgane ab einem bestimmten Zeitpunkt die Suchstrategie modifizieren, andere Schwerpunkte setzen oder die Arbeit insgesamt intensivieren, sind daraus Konsequenzen für die insgesamt vorgefundene Schwere von Straftaten nachgerade unausweichlich. Nur bei einer Konstanz der Relation zwischen begangenen und bekanntgewordenen Delikten ist somit ein Vergleich zwischen geographischen oder zeitlichen Räumen sinnvoll - eine Feststellung, die allerdings in derselben Weise auch für die Häufigkeitsdimension gilt.

2.2.2. Gütekriterien: Beurteilerübereinstimmung und Validität

Weder Sellin und Wolfgang (1964, s. auch Wolfgang, 1970) selbst noch andere Forscher haben die Testretest-Methode auf den Schwere-Index angewendet, um die Reliabilität der Beurteilung einer oder mehrerer Straftaten von ein und derselben Stichprobe beurteilen zu können. Gerade dieser Aspekt und der Verlauf von Schwere-Einschätzungen über der Zeit scheint jedoch angesichts der vermutbaren Abhängigkeit solcher Urteile von verschiedenen sozialen und intellektuellen Prozessen sehr wichtig zu sein, da wegen derartiger Fluktuationen jedes Klassifikationssysytem für Schwere von Zeit zu Zeit aktualisiert werden muß.

Häufig geprüft wurde hingegen die Übereinstimmung zwischen verschiedenen Beurteilergruppen. Die bereits erwähnten Stichproben von Studenten, Polizisten und Jugendrichtern unterschieden sich nicht wesentlich voneinander in bezug auf die Schwere von Delikten. Auch korrelierten die Urteile zweier Studentengruppen über die Skalenwerte von 20 "events" mit $r = .99$. Schließlich bestanden keine signifikanten Unterschiede in Abhängigkeit von dem Umstand, ob das Alter des vorgegebenen Täters unbestimmt war oder in vier Klassen variierte (Sellin & Wolfgang, 1964).

Mit den Schwere-Urteilen der Studenten aus Philadelphia stimmten auch die Urteile kanadischer Studenten (s. Akmann & Normandeau, 1968) in befriedigender Weise überein. Selbst Täter und Unbestrafte mit niedrigem Sozialstatus aus Puerto Rico korrelierten damit in einer Höhe um .70 (Velez-Diaz & Megargee, 1971), was nach Ansicht der Autoren die Sellin- und Wolfgang-Aussage bestätigt, wonach die Ergebnisse die Werte und Einstellungen gegenüber der Schwere von Straftaten ausdrückten, die für den gesamten westlichen Kulturkreis verbindlich seien.

Davon scheinen in einigen Details die im Fernen Osten abgegebenen Urteile etwas abzuweichen, wenn man die von Hsu (1973) in Taiwan ermittelten Resultate heranzieht. Allerdings mußte die Autorin in der Liste der von Sellin und Wolfgang für Replikationen besonders empfohlenen Items einige Modifikationen im Hinblick auf die gesetzlichen und ökonomischen Besonderheiten vornehmen. Beispielsweise gab es in Taiwan seinerzeit keine Automobile in Privatbesitz, weshalb stattdessen in dem Delikt des Fahrzeugdiebstahls ein Motorrad eingesetzt wurde. Auch unterschieden die Gesetze nicht in einer den unsrigen Gegebenheiten vergleichbaren Weise zwischen Diebstahl und Einbruch, was ebenfalls Änderungen in den Formulierungen der Item-Texte notwendig machte. Aufgrund solcher Besonderheiten läßt sich schwer beurteilen, was an den Beurteilungsdifferenzen gegenüber der Originalarbeit durch kulturelle Faktoren und was durch Unvergleichbarkeit in der Deliktliste bedingt ist.

Auch Rossi, Waite, Bose und Berk (1974), die 140 Deliktbeschreibungen von 200 Erwachsenen auf einer 9-stufigen Skala einschätzen ließen, gelangten zu der Feststellung, daß sich Männer und Frauen, Schwarze und Weiße sowie viktimisierte und nichtviktimisierte Personen hinsichtlich ihrer Schwere-Urteile sehr ähnlich sind (zur letzteren Unterscheidung lieferten Ergebnisse im selben Sinn auch Velez-Diaz & Megargee, 1971). Probanden mit höherer Schulbildung und niedrigem Lebensalter stimmten in ihren Schwere-Schätzungen besonders gut mit denjenigen von seiten der Gesamtgruppe überein. Die Autoren (s. jedoch Miethe, 1982, 1984) sehen diese Resultate in Übereinstimmung mit einem Konsens-Modell der Gesetzgebung im Unterschied zu einem Kontrast-Modell, demzufolge die Sichtweise einer Gruppe (etwa von Eliten) gegenüber anderen dominieren. Sie verweisen auf die wichtige Rolle des Bildungsprozesses, der eine genauere Kognition der normativen Struktur jeder Gesellschaft fördere, und zwar in einem zweigleisigen Prozeß: Zum einen sei die Vermittlung der normativen Struktur ein Begleiteffekt der formalen Bildung, zum anderen reflektiere der Bildungsgrad den Umgang mit verbaler und schriftlicher Kommunikation, der in der Zeit nach dem Abschluß der Schule die Kenntnis der normativen Struktur unterstütze. Die Lektüre von Zeitungen und Zeitschriften, das Hören und Sehen von Informationen vermittelten Hinweise auf die gesellschaftlichen Bewertungen krimineller Verhaltensweisen, eine Interpretation, die durch die Altersvariable gestützt werde, da mit niedrigerem Lebensalter eine dichtere zeitliche Nähe zur formalen Bildung gegeben sei.

Zwei weitere Befunde der Rossi et al.-Studie verdienen der Erwähnung: Eine ad-hoc-Klassifikation aller Delikte in 11 Klassen (z.B. Mord; Körperverletzung / Vergewaltigung / Inzest; alle anderen Straftaten mit tatsächlichen oder nur angedrohten Verletzungen; Eigentumsdelikte im Werte von mehr als 25 Dollar usw.) und eine anhand dieser Unterscheidung vorgenommene Regressionsanalyse zeigte, daß nur eine kleine Zahl von Elementen in den Deliktbeschreibungen für den Großteil der Beurteilervarianzen verantwortlich ist (im selben Sinne siehe auch Pontell, Granite, Keenan & Geis, 1984, 1985). Dazu gehören ***nicht*** "white-collar crime", Taten ohne Opfer und Delikte gegen die Polizei, da sich diese Straftaten nicht wesentlich von den anderen unterschieden, wohl aber der illegale Handel mit Drogen und Straftaten gegen Personen als Delikte mit einem besonderen Schwere-Grad. Die andere Beobachtung betrifft die Untergruppe der Schwarzen mit einer Schulbildung unterhalb des Highschool-Niveaus, die eine besonders große Diskrepanz in ihren Schwere-Einstufungen gegenüber den anderen Gruppen zeigte. Dafür waren hauptsächlich verschiedene Delikte gegen Personen verantwortlich, und zwar namentlich solche, in denen Täter und Opfer einander kannten (z.B.: "Einen Bekannten zusammenschlagen"), wobei derartige Delikte als besonders harmlos hingestellt wurden - der einzige Hinweis auf "subkulturelle Unterschiede" im Sinne der "subculture of violence" (Wolfgang & Ferracuti, 1967) oder von Subkulturen, die bestimmte Verhaltensweisen abweichend von der vorherrschenden Norm definieren (Miller, 1958; Cohen, 1970).

Gleichsam mit umgekehrten Vorzeichen gilt das für die Versuchsperson mit ***hohem*** Sozialstatus in der Untersuchung von Walker (1978), beurteilten doch dort die Männer ausgerechnet jene beiden Delikte als vergleichsweise geringfügig, in denen Steuerhinterziehung vorkam. (***Generell*** liegen in allen bislang erschienenen Arbeiten die Schwere-Grade für "white-collar crime" unter denjenigen für *alle* Delikte; s. die Zusammenstellung bei Pontell et al., 1984; allerdings deuten sich gerade in Bezug darauf wesentliche Wandlungen des Bewußtseins in dem Sinne an, daß "white collar"-Delikte zunehmend als schwerer erachtet werden; Cullen, Link & Polanzi, 1982.)

Andere Autoren (wie etwa Rossi et al., 1974; McCleare et al., 1981; Cullen, Link & Polanzi, 1982) gelangen unter Heranziehung anderer Stichproben und Erhebungsverfahren zu weitgehend ähnlichen Resultaten, wenngleich das nicht einzelne Ausnahmen ausschließt wie z.B. der von Polizei-Offizieren relativ zu Zivilisten als extrem leicht beurteilte Handel mit Heroin (s. Pontell et al., 1984).

Das durch diese Untersuchungen vermittelte Bild einer im großen und ganzen befriedigenden Übereinstimmung zwischen verschiedenen Beurteilergruppen, das insgesamt eher mit einem Konsens- anstelle eines Kontrast-Modells der Struktur öffentlicher Meinungen entspricht, läßt sich im deutschen Sprachraum nicht in derselben Konsistenz nachweisen. Zwar bestätigte Schindhelm (1972) den relativ geringen Einfluß von Geschlecht, Beruf und Ausbildungsgrad. Auch Villmow (1977) fand in seiner außerordentlich sorgfältigen Befragung an N = 333 Personen im Alter von 14 bis 25 Jahren unter Anwendung der Paarvergleichs- und Rangmethode insgesamt einen nur geringen Alters- und Schichteffekt, wenngleich beispielsweise jüngere Versuchspersonen sexuelle Vergehen als weniger gravierend erachteten. Einflüsse des Sozialstatus zeigten sich insbesondere bei Sexual- und Drogendelikten. Opfer unterschieden sich nicht von Nichtopfern; dabei spielte es auch keine Rolle, ob jemand schon sehr häufig Opfersituationen erlebt hatte, der Schaden groß und die zeitliche Distanz zur erlebten Kriminalität erheblich war. Auch Täter wichen hinsichtlich ihrer Rangordnungen nicht überzufällig von Nichttätern ab. Trotz einiger schichtunabhängiger Unterschiede in der Beurteilung einzelner Delikte stehen deshalb die Befunde nach der Auffassung Villmows (1977, S. 125-129) eher im Gegensatz zu der Annahme subkultur-spezifischer Vorstellungsmuster und stattdessen in Einklang mit der Hypothese einer für alle sozialen Schichten gemeinsamen Wertehierarchie.

Die wesentlichen Ergebnisse sind in Tabelle 2.2. zusammengestellt, und zwar zusammen mit den Rangreihen nach der im StGB vorgesehenen maximalen Strafdrohung sowie der im Befragungsjahr aufgrund empirischer Erhebungen von der Justiz verhängten Strafen.

Wie ersichtlich, zeigen sich durchaus einige Unterschiede. "Die festgestellte Diskrepanz ist aber nicht so groß, daß von einer Kluft zwischen Justiz, Praxis und Bevölkerung gesprochen werden könnte, die zu schnellen Überlegungen und Maßnahmen führen müßte" (Villmow, 1977, S. 167, wobei der Autor die Frage aufwirft, wie wohl die Resultate ausgesehen hätten, wenn anstelle von Bewohnern der Kleinstadt solche aus einer Großstadt herangezogen worden wären).

Den Resultaten von Schindhelm (1972) und Villmow (1977) stehen jedoch diejenigen von Kiefel und Lamnek (1983) gegenüber, die zumindest für andere Untergruppen auch etwas differente Aussagen verlangen. Als Befragungspersonen fungierten hier N = 210 jugendliche Arrestanten und N = 357 etwa gleichaltrige Kontrollpersonen, von denen nur 4,5% als straffällig registriert worden waren. Die von ihnen gelieferten Schwere-Einstufungen für zehn strafrechtlich relevante abweichende Verhaltensweisen korrelierten nur zu r' =.43 mit den im StGB dafür vorgesehenen Strafandrohungen, woraus (doch) eine partiell andere normative Orientierung der Jugendlichen ablesbar ist.

Tabelle 2.2. Delikt-Schwere-Rangordnungen nach StGB, Justizpraxis und Einschätzungen der Bevölkerung (aus Villmow 1977, S.155)

StGB[190]	Justizpraxis[191]	Bevölkerung[192]
1. Notzucht	1. Notzucht	1. Unzucht mit Kindern
2. Unzucht mit Kindern	2. Unzucht mit Kindern	2. Notzucht
3. Gewaltunzucht	3. Gewaltunzucht	3. Gefährliche Körperverletzung
4. Schwerer Diebstahl	4. Schwerer Diebstahl	4. Gewaltunzucht
5. Gefährliche Körperverletzung	5. Rauschgiftdelikt	5. Freiheitsberaubung
6. Freiheitsberaubung	6. Freiheitsberaubung	6. Nötigung
7. Betrug	7. Urkundenfälschung	7. Leichte Körperverletzung
8. Urkundenfälschung	8. Betrug	8. Schwerer Diebstahl
9. Einfacher Diebstahl	9. Gefährliche Körperverletzung	9. Bedrohung
10. Rauschgiftdelikt	10. Unterschlagung	10. Betrug
11. Nötigung	11. Einfacher Diebstahl	11. Rauschgiftdelikt
12. Leichte Körperverletzung	12. Leichte Körperverletzung	12. Urkundenfälschung
13. Unterschlagung	13. Bedrohung	13. Unterschlagung
14. Sachbeschädigung	14. Nötigung	14. Einfacher Diebstahl
15. Bedrohung	15. Sachbeschädigung	15. Sachbeschädigung

Darüber hinaus zeigte sich in beiden Stichproben ein Trend zur Bagatellisierung in Abhängigkeit von der Häufigkeit der selbstberichteten Delinquenz (Mittelwerte: Konformisten M = 5,74; Einfachtäter M = 5,50; Mehrfachtäter M = 5,08) bzw. von der Zahl der Sanktionen (einmal kriminalisiert: M = 5,53; zweimal kriminalisiert: M = 5,69; dreimal und mehr kriminalisiert: M = 4,92); die Mittelwertsdifferenz von 5,08 zu 5,53 und 5,69 weist dabei vielleicht auf die Wirksamkeit der Sanktionen hin, die sich auch insofern deutlich zeigte, als bei gerichtlicher Bestrafung innerhalb eines kurzen Zeitraumes (max. 12 Monate) nach der Tat die Einschätzungen von Jugendlichen mehr in Richtung Schwere ausfielen als bei langen Intervallen zwischen Tat und Sanktion. Der Feststellung der Autoren: "Mehrfache Delinquenz ... führt demnach zu einer Verharmlosung der Delikte im Vergleich zu den Konformisten" (Kiefel & Lamnek, 1983, S. 19) ist sicher kein kausaler Sinn zu unterlegen, denn mindestens so plausibel wäre eine Interpretation in dem Sinne, daß eine niedrige Schwere-Einschätzung eine Voraussetzung für das Verüben einer Tat ist. Dazu "paßt" auch die weitere

Beobachtung, wonach Probanden, die ein bestimmtes Delikt als begangen zugaben, dieses oder ein ähnliches Delikt milder beurteilten als andere Straftaten. Wie immer die Determinationsrichtung angenommen wird, so bietet für die fraglichen Resultate die ***Theorie der kognitiven Dissonanz*** (Festinger, 1957) eine plausible Erklärung: Eine Bagatellisierung selbstverübter Straftaten oder eine Unterlassung von Delikten, wenn diese als sehr gravierend erscheinen, ist eine Möglichkeit der Dissonanzreduktion (neben anderen wie Rationalisierung, selektive Aufnahme von Informationen usw.).

Die Konkordanz zwischen relevanten Gruppen einer Bevölkerung in bezug auf die Schwere-Einschätzung von Straftaten scheint somit hinreichend hoch zu sein, was den Ansatz von Sellin und Wolfgang (1964) mit Nachdruck bestätigt und rechtfertigt. Gleichwohl gilt, daß häufig genug bei genauerer Analyse innerhalb einzelner und zwischen verschiedenen Arbeiten je nach Perspektive Einheitlichkeit ebenso wie Gegensätzlichkeit aufgezeigt bzw. herausgelesen werden kann (Kerner, 1980, S. 332). Eine absolute Urteilskonformität wäre angesichts von interindividuellen Unterschieden und der gesellschaftlichen Pluralität nichts anderes als illusionär; stets hat es Personen und Gruppen gegeben, die sich ihren eigenen Vorstellungen und Werten in besonderer Weise verpflichtet fühlten und deshalb versuchten oder verstanden, diese auch als verbindliche Norm für die Gemeinschaft als Ganzes durchzusetzen. Vielfalt von Gedanken, Einstellungen und Werthaltungen ist gleichermaßen eine Folge von kulturellem Wandel wie eine Voraussetzung dafür. Gerade im Hinblick auf diese Binnenvariation und möglichen Veränderungen über der Zeit (s. dazu Coombs, 1967; nur mit relativ geringfügigen Effekten; Cullen et al., 1982; allerdings mit Resultaten, denen zufolge gegenüber früher nunmehr "white-collar"-Delikte als sehr viel schwerer eingeschätzt werden) ist andererseits eine ständige Aktualisierung des Schwere-Indexes unverzichtbar.

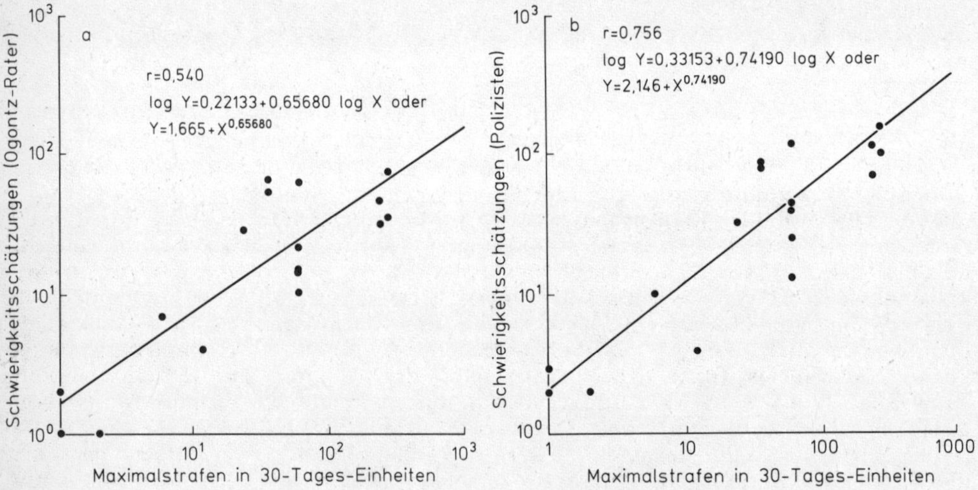

Abb. 2.1a,b. Vergleich der innerhalb des Pennsylvania Penal Code für 18 Straftaten vorgesehenen Maximal-Strafen mit den mittleren Skalen-Werten für die Schwere aus der Größen-Verhältnis-Schätz-Methode. a und b beziehen sich auf zwei unterschiedliche Gruppen von Versuchspersonen (aus Sellin und Wolfgang 1964, S. 327 und 328)

Damit freilich sind der Aussicht gewisse Grenzen gesetzt, gerade dasjenige zu leisten, wofür der Index konzipiert wurde, nämlich Vergleiche hinsichtlich der Schwere zwischen verschiedenen zeitlichen und örtlichen Einheiten zu erlauben.

Neben der Beurteilerübereinstimmung als Indikator für die Brauchbarkeit des Schwere-Indexes haben schon Sellin und Wolfgang (1964) gesonderte Analysen auch zur ***Validität*** vorgenommen. Aufgrund der Beschaffenheit des Maßes, das letztlich auf intersubjektiv gültige Urteile zurückgeht, sind solchen Prüfungen relativ enge Grenzen gesetzt. Da die Beurteiler ungeachtet ihrer jeweiligen sozioökonomischen Herkunft und ihres Bildungsgrades doch stets Teile eines größeren Sozialverbandes bildeten, war anzunehmen, daß sie ihre Einschätzungen zumindest in partieller Anlehnung an den vom Strafgesetz für die Delikte vorgesehenen Strafrahmen vornehmen würden. Um dieser Überlegung gezielt nachzugehen, wurde der Schwere-Grad von 21 ausgesuchten Ereignissen in Beziehung gesetzt zu dem Maximum an (Freiheits-)Strafe, das der Pennsylvania Penal Code vorschreibt. Aus Gründen der Vergleichbarkeit wurden alle Strafen umgewandelt in 30-Tage-Einheiten; als Äquivalent für die Todesstrafe galten 43 Jahre, was ungefähr der Lebenserwartung eines weißen Dreißigjährigen für den Fall seiner lebenslänglichen Inhaftierung entspricht. Die Korrelation zwischen Index und maximalem Strafmaß lag mit geringen Schwankungen gemäß der jeweiligen Stichprobe der Rater um .90. Bei Eliminierung jener drei Straftaten, auf die die Todesstrafe steht, sanken die Korrelationen jedoch auf .76 (Polizisten) bzw. .54 (Ogontz-Gruppe, s. Abb. 2.1.).

2.3. Offene Fragen

An den Entwicklungsarbeiten zum Schwere-Index sowie den erhaltenen Ergebnissen ist vielfältige Kritik geübt worden. Eine knappe Zusammenstellung einschlägiger Argumente gibt Schindhelm (1972, S. 110 - 116; s. auch Rose, 1970; Lesieur & Lehman, 1975). Die Einwände reichen von der fragwürdigen Annahme einer von allen Bevölkerungsschichten geteilten Vorstellung bezüglich der Schwere über die Stichprobenzusammensetzung der Beurteiler und diejenige der ausgewählten Delikte bis zu methodischen Details der Vorgabe (s. Sheley, 1980) und Verrechnung.

Um mit den letzteren Punkten, also mehr technischen Fragen zu beginnen: Wie oben dargelegt, wurde der "Konsensus" fast ausschließlich durch die (mittleren) Rangreihen bestimmter Personengruppen über eine Stichprobe von Delikten bestimmt. Erst neuerdings setzt sich die Erkenntnis durch, daß mit einem solchen Vorgehen, das die Daten vor der Weiterverarbeitung aggregiert, gerade interindividueller und Intergruppendissenz verdeckt und somit unzulässig günstige Voraussetzungen für eine Bestätigung von Konsens geschaffen werden. Bei einer Re-Analyse vorliegender Daten, die nach der Rangreihentechnik alle höher als .89 miteinander übereinstimmten, erhielten unter Anwendung der angemesseneren Intraklassenkorrelation Cullen et al. (1985) nur Werte um $r = .50$; für die Deliktkategorien von Rossi et al. (1974) lagen die Werte zum Teil noch darunter (z.B. "white-collar" um $r = .35$). Solche Resultate belegen, daß ganz ohne Frage die hohen Koeffizienten der früheren Berechnungsmodalitäten einen Konsensus vorspiegeln, der faktisch nicht in dieser Höhe gegeben ist.

Wenig befriedigen kann sicher auch die fehlende Berücksichtigung psychischer Beeinträchtigungen auf seiten des Opfers infolge der Tat, wenn von der Bedrohung einmal abgesehen wird. Weder kurz- noch längerfristige Wirkungen, selbst wenn sie sich beispielsweise in hochgradiger Angst manifestieren, schlagen irgendwie zu Buche. Für den Schwere-Index ist es unerheblich, ob zehn Personen je DM 100 oder nur einer Person DM 1.000

geraubt werden. Bei gleichem materiellen Schaden spielt es keine Rolle, ob das Opfer ein Mann aus zwielichtigem Milieu oder eine alte Dame in ihrer vertrauten Wohnumwelt ist (in diesem Sinne z.B. Maltz, 1975, S. 459).

Problematisiert wird auch das Abstraktionsniveau der Deliktschilderung und die Frage der Verständlichkeit (s. dazu z.B. Eisenberg, 1979, S. 113 - 116). Eine Beschreibung wie "An offender breakes into a building and with no one present takes property worth 5 Dollars" ruft gewiß ganz verschiedene Vorstellungen hervor, die zwischen einem nachts aufgebrochenen bewohnten Haus und einem verlassen dastehenden Schuppen auf einem Baugelände liegen können. Insbesondere ist das Ausmaß an Abstraktionen über den verschiedenen Items des Fragebogens nicht hinreichend konstant, ein Einwand, dem zu begegnen einen erheblichen Aufwand erfordern würde. Christiansen (1970, S. 20) befürwortet denn auch lediglich eine "etwas detailliertere und konkretere" Beschreibung, da eindrucksmäßig die Versuchspersonen eine für sie lückenhafte Aufgabe zu vervollständigen versuchten durch die gedankliche Hinzufügung von Situations-, Motivations- und Persönlichkeitsmerkmalen. Gerade dadurch mögen einige Inkonsistenzen zu erklären sein.

Ein weiteres Problem für einen internationalen Vergleich ergibt sich aus der Festlegung des Standardreizes. Wenn beispielsweise in den USA "Diebstahl von 5 Dollar" den Wert von "1" erhält, taucht die Frage nach dem Äquivalent etwa in Belgrad oder Lima auf; bei der Suche nach einer Antwort genügt jedoch nicht ein Blick auf den Umrechnungskurs oder der Rekurs auf die Kaufkraft, vielmehr müssen möglicherweise auch ethnische und kultursoziologische Faktoren in Rechnung gestellt werden, wenn es gilt, nicht allein das empirische Relativ angemessen zu wählen, sondern auch den Nullpunkt und die nötige Kalibrierung vergleichbar festzulegen.

Keine andere Frage hat allerdings Anlaß zu einer derart intensiven Auseinandersetzung geliefert wie die Annahme der ***Additivität***. Selling und Wolfgang (1964, S. 348) sprechen diesbezüglich von "distributivity" und davon, daß ein Abrücken von diesem Konzept praktisch gleichbedeutend mit einer Abkehr von dem Bemühen um Konstruktion eines Indexes sei, weil anderenfalls viele Straftaten, begangen von einer Person, verschieden wären von denselben Delikten, (einzeln) begangen von vielen Personen, was mit der Idee einer Akkumulation von Verbrechen im Grunde nicht im Einklang stünde.

Im Kern geht es also um die komplexeren "events" oder die "multiple offences", innerhalb deren mehrere gesonderte Taten erkennbar sind, beispielsweise um die Frage, ob das Delikt "Ein Täter überfällt ein Opfer auf der Straße, verletzt es geringfügig und beschädigt dessen Auto (Schaden DM 100)" als ebenso schwer eingeschätzt wird wie es der Summe aus den Delikten "Ein Täter überfällt ein Opfer auf der Straße und verletzt es geringfügig" und "Ein Täter beschädigt das Auto von jemandem (Schaden DM 100)" entspricht. Folgt die Bestimmung der Schwere nicht der Additivitätsforderung, so kann sie nicht sinnvoll bei der Klassifikation von Ereignissen herangezogen werden, in denen entweder ein Täter mehrere Delikte begeht oder wo mehrere Delinquenten einzelne oder mehrere Straftaten verüben. Innerhalb des Konzeptes der bereits unter 2.1. definierten "Ereignisse" gehören nur wegen ihrer räumlichen und/oder zeitlichen Nähe einzelne ("Unter-")Delikte zusammen, nicht aber deshalb, weil sie etwa von ein und derselben Person verübt werden.

Explizit verlangt die Additivitätsregel das Folgende (s. Wellford & Wiatrowski, 1975):

1) Enthält ein Ereignis die ***Elemente*** A, B und C, so bemißt sich der Schwere-Score als die Summe (A + B + C).
   Gehen beispielsweise einer Vergewaltigung verbale Drohungen sowie das Zufügen geringfügiger Verletzungen voraus und haben die Beurteiler

diesen Elementen die Gewichtszahlen 8, 2 und 1 zugeordnet, dann beträgt die Schwere des gesamten Vorganges 11.

2) Die Summenbildung gilt auch für jene Fälle, in denen ein Ereignis sich aus der Abfolge zweier anderer ***Ereignisse*** konstituiert.
Ermordet beispielsweise ein Täter im Zuge eines Raubüberfalls den Kassierer des Geschäftes und die Gewichtszahlen für Raub bzw. Mord lauten 5 und 26, so beläuft sich die Schwere des Gesamtereignisses auf 31.

3) Richtet sich ein Ereignis gegen mehr als eine Person oder ein Objekt, so ergibt sich die Schwere dafür aus dem Produkt von Gewichtszahl und Häufigkeit der Wiederholungen bzw. Zahl der betroffenen Objekte.

Da Sellin und Wolfgang (1964) diese Explikationen nicht selbst in hinreichender Weise geprüft haben, bedurfte es eigener Untersuchungen. Deren Ansatz veranschaulicht besonders klar die Studie von Wellford und Wiatrowski (1975). Diese Autoren legten 118 Studenten einen zweiteiligen Fragebogen vor. Der erste Teil enthielt eine Reihe von Deliktbeschreibungen, die der originalen Liste von Sellin und Wolfgang entnommen worden waren (z.B. "Der Täter raubt unter Androhung von Waffengewalt einer Person 5 Dollar" oder "Der Täter entreißt auf der Straße einer Person deren Handtasche, die 5 Dollar enthält" usw.). Die zweite Hälfte umfaßte dieselben Delikte, die schon im ersten Teil hinsichtlich der Schwere beurteilt werden mußten, hier aber in neuen Konstellationen, die Zahl der Täter und Opfer betreffend, und zwar richtete sich eine Straftat mindestens gegen zwei Personen (z.B. "Der Täter raubt unter Androhung von Waffengewalt zwei Personen 5 Dollar") oder eine Gesetzesübertretung wurde im Maximalfall von drei Tätern verübt, von denen jeder zwei Delikte beging (z.B. "Drei Täter dringen in ein Public Recreation Center ein, brechen die Kasse auf und stehlen daraus 1.000 Dollar; außerdem entnehmen sie den Schlüssel für den Lastwagen des Centers und fahren mit dem Auto davon. Später wird das Fahrzeug unbeschädigt aufgefunden."). Auf diese Weise konnten die Schwere-Schätzungen für die einfachen und komplexen Ereignisse miteinander sowie die Schätzungen für die kombinierten Vorfälle mit den Skalenwerten verglichen werden, die sich nach dem Schwere-Index errechneten. Für den ersteren Vergleich resultierte eine über die Delikte ermittelte Korrelation von r = .97, für den letzteren eine solche von .91. Die Autoren leiten daraus eine nachdrückliche Bestätigung der Additivitätsannahme ab.

Gerade diese Schlußfolgerung aber geschieht zu Unrecht, da das Additivitätskonzept nicht mittels der Korrelationsrechnung überprüfbar ist, sondern den Vergleich von Mittelwerten auf überzufällige Abweichung voneinander erfordert, jener Werte nämlich, die sich aus der Addition der einzelnen Elemente in den komplexen Ereignissen einerseits und den direkten Schwere-Einschätzungen für eben diese multiplen Vorfälle andererseits ergeben. Die Werte der Größen-Verhältnis-Schätzskalen, die in den Versuchen die abhängige Variable darstellten, erlauben allerdings wegen der unterschiedlichen Verankerung die geforderten Vergleiche nicht, weshalb der empirische Ansatz zwar richtig ist, die Auswertung aber am Problem vorbeigeht.

Pease, Ireson und Thorpe (1974) sind hier - zumindest partiell - folgerichtiger vorgegangen, indem sie ihre Versuchspersonen entscheiden ließen, in welchem Ausmaß kombinierte Delikte als schwerer relativ zu einfachen anzusehen wären ("Mit einem Totschläger bewaffnet, raubt Bob einem Mann 400 Pfund. Der Mann wird dabei verwundet und muß während mehrerer Tage im Krankenhaus bleiben" vs. das eben geschilderte Delikt plus zusätzlich ". . . später immer noch mit dem Totschläger bewaffnet, raubt er einem anderen Mann ebenfalls 400 Pfund. Auch dieser Mann wird verwundet und muß während mehrerer Tage im Krankenhaus bleiben".). Im Mittel von vier derartigen Deliktvergleichen vertraten nur 31,8% der Urteiler die Ansicht, daß die kombinierten Delikte doppelt so schwer wären wie die einfachen.

Gegen diese Anordnung haben Wellford und Wiatrowski (1975) zu Recht geltend gemacht, daß in drei der vier vorgegebenen Delikte die einzelnen Elemente zeitlich voneinander separiert waren und damit gar nicht mehr von *einem* kohärenten Vorfall die Rede sein könnte. Um diesen Einwand auszuräumen, führten Wagner und Pease (1978) eine zweite, ganz ähnliche Versuchsreihe durch, in der nur die Zahl der Opfer variiert, auf die zeitliche Abfolge hingegen nicht eingegangen wurde (z.B. "Dick zwingt eine Frau zum Geschlechtsverkehr mit ihm" vs. "Dick zwingt zwei Frauen zum Geschlechtsverkehr"). Im Mittel von vier Delikten bezeichneten nur 18% der N = 111 studentischen Beurteiler die Taten mit zwei Opfern als doppelt so schwer wie diejenigen mit einem Opfer; 75,2% waren der Ansicht, diese seien weniger als zweimal so schwer, 6,8% hielten sie für mehr als doppelt so schwer.

Spitzfindig könnte man einwenden, daß die Schilderungen noch offenlassen, ob die einzelnen Elemente tatsächlich zu einem gemeinsamen Ereignis gehören. Es ist aber unerheblich, weil auch die Wiederholung ein und derselben Straftat auf eine Verdoppelung der Schwere in Einheiten des angerichteten Schadens hinauslaufen muß. Insofern setzen die geschilderten Befunde ein Fragezeichen hinter die Additivitätsforderung. Der Anspruch, mit der Schwere-Skala eine Verhältnisskala mit absolutem Nullpunkt und gleich-abständigen Intervallen geschaffen zu haben, kann damit noch nicht als eingelöst gelten, völlig abgesehen von der auch bei Wolfgang (1970, S. 64) inkonsistent behandelten Frage, ob die Verhältnis-Schätzmethode auf die besagte Materie überhaupt angewendet werden darf, weil hier eine "natürliche Ordnung" der Objekte gar nicht besteht (und deshalb nur ein "metathetisches", nicht aber das erforderliche "prothetische" Kontinuum im Sinne von Stevens, 1966, vorliegt).

Wenn die Messung multipler Ereignisse anderen Gesetzen folgt, als dieses den Urteilen der Personen entspricht, dann muß nach Alternativen für die Behandlung solcher Fälle Ausschau gehalten werden. Rose (1970, S. 43) hat für die Absehung von den Ratings für die kombinierten Delikte plädiert; Pease, Ireson, Billingham und Thorpe (1977) verzichten auf Skalenniveau und begnügen sich in ihrer Schwere-Skala mit Ordinalqualität. Eine nur unter methodischen Gesichtspunkten zu rechtfertigende Analyse bestünde darin, die Skalenkonstruktion auf jene Versuchspersonen zu beschränken, die in den Versuchen mit Verdoppelung des Schadens auch eine Verdoppelung der Schwere sahen. Hier müßte zunächst geprüft werden, ob dieses bei den verschiedenen Items wenigstens zum Teil immer dieselben Personen waren, worüber die entsprechenden Publikationen keine Aussagen enthalten. Grundsätzlich wäre gegen ein solches Vorgehen aber kaum etwas einzuwenden, da auch die ansonsten herangezogenen Versuchspersonen in mehrfacher Weise hochgradig ausgelesen sind.

2.4. Anwendungen

Von den zahlreichen Anregungen zur Verbesserung und Anwendung der Skala (s. z.B. Wolfgang, 1970, S. 71-77) sind vergleichsweise wenige aufgegriffen worden. Nur vereinzelt wurde der Einsatz bei der Planung von Maßnahmen der Polizei (Heller & McEwan, 1973), der Staatsanwaltschaft (Roth, 1978) und der Gerichte (Wolfgang, 1976) untersucht. Eine besondere Bedeutung gleichermaßen in theoretischer wie praktischer Hinsicht kommt jenen Untersuchungen zu, die die Schwere von Delikten vor und nach der Anwendung von Strafmaßnahmen miteinander vergleichen.

Scott (1964) ist der erste Autor, der sich mit dieser Frage beschäftigt. Im Vergleich von Buben, die aus Fürsorgeanstalten entweder entlassen worden waren oder noch zu Hause bleiben konnten, ergaben sich für den

Beobachtungszeitraum keine gravierenden Differenzen hinsichtlich der Schwere. Zahlenmäßig wurden die Fürsorgezöglinge zwar häufiger rückfällig, doch waren die Straftaten trivialer Natur und nur geringfügig schwerer als vor der Einweisung, bei der sie natürlich ein jüngeres Lebensalter aufgewiesen hatten.

Hingegen läßt sich im Material von Craig und Budds (1967) ein Zusammenhang von Schwere mit Rückfälligkeit und Gruppentäterschaft erkennen. Innerhalb der gemeinschaftlich begangenen Delikte fallen diejenigen von jugendlichen Banden noch schwerer aus als die durch spontan zusammengefundene Gruppen verübten Taten (Cohen, 1969 a, b).

Die zweifellos umfangreichste Studie stammt von Wolfgang, Figlio und Sellin (1978). Gestützt auf die längsschnittliche Begleitung einer Kohorte von Personen konnten die Autoren zeigen, daß eine Tendenz im Sinne zunehmender Schwere von Delikten insbesondere bei Wiederholungstätern besteht.

Schon vorher hatte Normandeau (1969) anhand einer Stichprobe von 1.722 Raubüberfällen, die zwischen 1960 und 1966 der Polizei in Philadelphia bekannt geworden waren, einen kontinuierlichen Anstieg in der Schwere ab 1962 diagnostiziert. Vor allem waren die von Jugendlichen verübten Raubüberfälle bedeutend schwerer als diejenigen der Erwachsenen.

Der Sellin- und Wolfgang-Index ist auch auf solche Delikte angewendet worden, die in Fragebogenuntersuchungen zum Dunkelfeld von den Probanden berichtet werden. So klassifizierte Biderman (1967) alle Ereignisse hinsichtlich ihrer Schwere, die ihm N = 511 Erwachsene als Opfer von Straftaten mitteilten. 81% der Fälle konnten in dem Index kategorisiert werden; beim Rest handelte es sich um versuchte Straftaten oder andere Delikte, die der Index nicht erfaßt, wie z.B. Meineid. Bei einem Teil des Materials standen zudem die Index-Merkmale aufgrund von Befragungsumständen nicht zur Verfügung. Eines der bemerkenswerten Ergebnisse ging dahin, daß Delikte, die den Strafverfolgungsorganen nicht bekannt wurden, keineswegs trivialer Natur, sondern relativ schwer waren; andere Faktoren als Geringfügigkeit müssen also für den Selektionsprozeß verantwortlich sein.

Den Untersuchungen Hohensteins (1969) an Jugendlichen zufolge kommt dafür vor allem das Verhalten des Opfers in Betracht (besteht es auf Bestrafung oder nicht), sowie die Zahl der polizeilichen Kontakte des Jugendlichen.

Gold (1970) stützte sich dagegen auf die Angaben von Tätern, und zwar N = 522 Jugendlichen im Alter zwischen 13 und 16 Jahren, deren Delikte teils aktenkundig, zum größeren Teil aber nur ihnen selbst oder Freunden, Bekannten usw. bekannt geworden waren. Anhand eines leicht modifizierten Schwere-Indexes zeigten die Buben im Mittel sehr viel schwerere Delikte als Mädchen. Mit der Schwere korrelierte negativ auch der sozioökonomische Status, dieses allerdings nur bei den männlichen, nicht hingegen bei den weiblichen Jugendlichen. Die Wahrscheinlichkeit der Entdeckung und Bestrafung stand jedoch mehr mit einem Häufigkeits- als dem Schwere-Maß in Beziehung.

Schwere-Einschätzungen für allgemein formulierte Delikte, darunter auch solche leichteren Grades und ohne Opfer (z.B. "Ein jugendlicher Täter zerstört anderes Eigentum", "... betrügt in der Schule" usw.), wie man sie häufiger in Selfreport-Studien findet, wurden von Kern und Bales (1980) veröffentlicht.

Alle diese Beispiele belegen eindrucksvoll, daß unter Zuhilfenahme des Schwere-Indexes bedeutende theoretische und anwendungsbezogene Aspekte der Kriminalität erfaßt werden können, die sich einer reinen Häufigkeitsanalyse entziehen. Dieses gilt ungeachtet der großen Anzahl ungelöster methodischer und praktischer Fragen, auf die bereits im Detail hingewiesen wurde. Dennoch soll ein derartiger Index nicht die bestehenden Häufigkeitsstatistiken ersetzen. Er kann jedoch als ergänzendes Instrument von hohem Informationswert dienen, bei dessen Anwendung die gleichzeitige Berücksichtigung auch der Häufigkeit strafbarer Handlungen unerläßlich ist. In der Studie von Normandeau (1969) verliefen jedenfalls die Veränderungen von Häufigkeit und Schwere der Delikte über der Zeit nahezu spiegelbildlich, weshalb erst die Betrachtung beider Dimensionen eine angemessene Aussage über das Volumen abweichenden Verhaltens erlaubt.

2.5. Differenzierungen: Tatumstände und Strafverlangen

Einer der entscheidenden Kritikpunkte bei der Würdigung 'Schwere-Index' geht dahin, daß dieser allein das Ausmaß des entstandenen Schadens zur Grundlage der Klassifikation macht. "Drei Personen je 100 DM gestohlen" entspricht derselben Schwere wie "Einer Person 300 DM abgenommen"; dabei ist es egal, ob das Opfer männlich oder weiblich, alt oder jung, arm oder reich ist. Weiter unterscheidet der Index nicht zwischen Vollendung und Versuch, Absicht und Fahrlässigkeit. Die Gründe dafür wurden schon dargelegt: Der Verzicht auf solche Informationen bedeutet einerseits einen Gewinn an Objektivität, andererseits ein Defizit an Eindeutigkeit und Verläßlichkeit, wenn etwa die Beurteilung der Absichtlichkeit einer Tatbegehung den Rekurs auf nichtbeobachtbare Vorgänge einschließt. Gleichzeitig führt die Absehung von den Tatmotiven jedoch weg von der Urteilsbildung, wie sie sich in der sozialen Realität vollzieht. Gerade darauf basieren aber letztlich die Schwere-Punktwerte, die von den Befragungspersonen geliefert werden. Sofern über eine Reihe bedeutsamer Tatumstände wie Motivation und Täter-Opfer-Beziehung in den vorgegebenen Deliktbeschreibungen die näheren Details fehlen, schaffen sich die Beurteiler vermutlich ihre eigene Vorstellung, unterstellen etwa durchgängig 'kalte Absicht' anstelle eines möglicherweise angemesseneren 'heißblütigen Affektes'. Unvermeidlich entsteht dadurch ein schiefes Bild. Es erscheint deshalb nur konsequent, wenn die als relevant angesehenen Faktoren in den Deliktbeschreibungen mit eingeflochten werden.

Kerner (1980) hat dieses ansatzweise getan, indem er in einigen von ihm verwandten Items explizit die Motivation erwähnt (z.B. werden die betrieblichen Sicherheitsbestimmungen umgangen, um Kosten zu vermindern oder die Produktion zu erhöhen, in einer anderen Beschreibung fängt eine Gruppe auf der Straße "ohne Anlaß" mit jemandem Streit an u. dgl.). Allgemeine Aussagen in dem hier interessierenden Sinne erlaubt jedoch die auf andere Fragestellungen ausgerichtete Anordnung nicht; sie verdient gleichwohl an dieser Stelle Erwähnung, da mit der Frage- und Antwortvorgabe das Ausmaß "sozialer Indignation" angesprochen werden sollte als ein der üblichen Schwere-Einschätzung vermutlich zugrunde liegendes Konstrukt, d.h. "das vermutete Ausmaß emotionaler Betroffenheit der Befragten, das sich in einem moralischen bzw. moralisch gefärbten Werturteil niederschlägt" (Kerner, 1980, S. 311). Zu diesem Zweck wurden nicht nur die Formulierungen möglichst deutlich, sondern auch die Antwortkategorien wie folgt gewählt: "schon richtig kriminell - ganz schlimm - schon recht schlimm - weiter nicht schlimm - ganz verständlich".

Eine systematische Variation realisierte Sebba (1980), die bei den Deliktgruppen Tötung, Körperverletzung, Vergiftung, Umweltverschmutzung, Fahren eines nichtversicherten Kraftfahrzeugs und "adulterated goods" zwischen expliziter Absicht, Rücksichtslosigkeit und Fahrlässigkeit unterschied. Mit geringfügigen Ausnahmen sanken die Schwere-Einschätzungen über die drei Stufen dieser Klassifikation. Fehlen die fraglichen Informationen, muß notgedrungen jedes Schwere-Maß ein nur unscharfer Indikator für die soziale Urteilsbildung in solchen Fällen sein.

Noch wesentlich weiter geht die Arbeitsgruppe um Rossi (Rossi und Nock, 1982; Rossi, Simpson und Miller, 1983), die eine Vielzahl vermutlich relevanter Faktoren untersucht (wie Schwere nach Schwere-Index, die sozioökonomischen Charakteristika von Täter und Opfer, dazu Vorgeschichte, Alter, Geschlecht, Rasse, sozioökonomischen Status, die zwischen Täter und Opfer bestehende Beziehung, Begleitumstände der Tat usw.). Ein Computer wählte nach Zufallgesichtspunkten diese Merkmale aus und kombinierte sie zu nicht weniger als ca. 53.000 "Vignetten". Die Aufgabe der Versuchsperson bestand darin, eine zusammen mit der Deliktbeschreibung vorgegebene Strafe im Hinblick auf ihre Angemessenheit (kontinuierliche Skala von "viel zu niedrig" über "ungefähr richtig" bis "viel zu hoch") einzustufen. Ein solcher Ansatz definiert die Schwere des Deliktes indirekt über die als angemessen erachtete Strafe. Von den zahlreichen Befunden, die sich auf die Ratings von nahezu 800 Personen stützen, können hier nur wenige referiert werden: Zwischen Schwere-Index und Strafe bestand eine lineare Beziehung. Die zugeschriebene Schwere wird jedoch modifiziert durch Tätermerkmale (höher bei männlichem Geschlecht und Vorstrafen; kein Effekt von seiten Rasse, Alter, Beschäftigung und Berufsprestige), das Geschlecht des Opfers (höhere Schwere bei Frauen), die Täter-Opfer-Beziehung (zugeschriebene Schwere höher bei Delikten gegen Fremde) und einigen Begleitumständen wie Absicht zur Wiedergutmachung und die soziale Situation (Rossi, Simpson & Miller, 1983; s. auch White, 1974/75).

Im deutschen Sprachraum haben Kaupen, Volks und Werle (1970) die Schwere von sozial abweichendem Verhalten auf der Sanktionsebene erforscht. Die 1.100 Befragungspersonen lieferten zu Verhaltensweisen, die teils eindeutig strafbar, teils zum damaligen Zeitpunkt entkriminalisiert oder gar nicht strafbar waren (z.B.: "Ein Arbeiter entwendet Material im Wert von DM 500 aus seiner Firma, weil er es zu Hause gut gebrauchen kann" bzw. "Ein Mann hat homosexuelle Beziehungen zu einem anderen Mann" bzw. "Jemand versucht, sich das Leben zu nehmen") Angaben zu ihrem Strafwissen, d.h. der Strafbarkeit der Verhaltensweisen und daneben solche zum Ausmaß der als angemessen erachteten Strafe. Zwischen Kenntnis der Verbotenheit und geforderter Bestrafung kam es ebenso zu Divergenzen wie zwischen moralischem Urteil und Strafverlangen. Die Unterschiede waren abhängig von Schichtzugehörigkeit und politischer Präferenz der Befragungspersonen. Die Autoren leiten daraus einen Dissens in bezug auf Fragen der Kriminalpolitik ab, der zumindest teilweise in der Sozialstruktur der Gesellschaft verankert sei.

Kerner (1980, S. 391) gelangt bei einer zusammenfassenden Würdigung vorliegender Schwere- und Bestrafungsuntersuchungen zu der Feststellung, daß der in Schwere-Untersuchungen meist gefundene Konsens keinen unüberbrückbaren Gegensatz markiere zu dem Dissens auf der Ebene von Strafwünschen. Denn die Meinungsunterschiede konzentrieren sich auf Delikte wie Abtreibung, Prostitution, homosexuelles Verhalten, Selbstmord und Sexualität mit Minderjährigen und damit auf Verhaltensweisen, die üblicherweise leicht zum Gegenstand weltanschaulicher Auseinandersetzungen werden könnten. Einzelne Gruppen der Bevölkerung betrieben eine Entkriminalisierung solcher Delikte, während andere gerade darin eine Gefahr für Staat und Gesellschaft sähen. Daraus resultierten auch voneinander abweichende Strafvorstellungen, was nicht notwendigerweise Unterschiede auch in der Schwere-Einschätzung impliziere oder mit anderen Worten: "Man kann ein Verhalten moralisch verabscheuen und dessen Verhinderung energisch anstreben, aber im übrigen doch mit anders eingestellten Personen einer Meinung sein dahingehend, daß es 'kriminell' betrachtet auf dem leichteren Ende einer Gewichtungsskala angesiedelt ist" (Kerner, 1980, S. 392).

Während eine Ergänzung der zählenden Statistiken durch solche, die nach Schwere gewichten, angesichts des meist beobachteten Konsensus gerechtfertigt erscheint, wird die Ableitung der dafür angemessenen Sanktionen weiterhin problematisch sein, weil diesbezüglich die Variabilität zwischen Beurteilern größer ist. Freilich beruht eine solche Schlußfolgerung auf indirekten Evidenzen, da unmittelbare Vergleiche zur Beurteilerübereinstimmung nur schwer vorgenommen werden können.

3. *SELBSTBERICHTE ZUM DUNKELFELD*

Jedermann weiß, daß sich in den Statistiken der Strafverfolgungsbehörden nicht alle tatsächlich auftretenden Gesetzesverletzungen niederschlagen. Von einer auf einsamer Straße stattgefundenen Geschwindigkeitsüberschreitung weiß häufig genug nur der Fahrer selbst - sofern er sich überhaupt seines objektiven Fehlverhaltens bewußt ist. Mitunter liefern auch Delinquenten, die wegen einer Straftat verhaftet wurden, im Zuge der Verhöre und getragen von der Absicht, nunmehr reinen Tisch zu machen, Informationen über weitere Delikte, die bis dahin den Verfolgungsorganen nicht bekannt waren, sich gleichwohl als verübt herausstellen. Schließlich lehrt der Blick in die polizeiliche Kriminalstatistik, daß nur zu einem Teil der angezeigten oder sonstwie bekanntgewordenen Taten auch ein Täter ermittelt wird.

All diese Umstände sind lange bekannt und begründen bereits seit der Einführung von Kriminal- und "Moral"-Statistiken grundsätzlich Zweifel an der Aussagekraft des darin dokumentierten Materials. Frühe Autoren setzten sich darüber hinweg durch die Annahme des sogenannten "konstanten Verhältnisses" (Wadler, 1908), demzufolge die Relation zwischen tatsächlicher und bekanntgewordener Kriminalität in etwa gleich bleibe und deshalb bei einer Zunahme der den Behörden bekanntgewordenen Delikte auf gleichsinnige Veränderungen innerhalb der Grundgesamtheit allen gesetzeswidrigen Verhaltens geschlossen werden könne, eine Arbeitshypothese, die im Lichte des zwischenzeitlich erreichten Kenntnisstandes zu den Handlungen in Gesetzgebung und Rechtssprechung, Anzeigeneigung der Bevölkerung und Verfolgungsintensität der Ermittlungsinstanzen nicht mehr haltbar ist (dazu Schwind, 1983, S. 180).

Grundlage für eine derartige Beurteilung sind die seit den frühen vierziger Jahren einsetzenden Bemühungen, das Ausmaß der unbekannt gebliebenen Straftaten nicht länger auf der Basis mehr oder weniger unerläßlicher Schätzungen zu quantifizieren, sondern dafür gezielte Untersuchungen in Form der Befragung einer größeren Zahl von Einzelpersonen durchzuführen (zur Geschichte der Dunkelfeldforschung s. Schwind, 1981.) Bei diesen mag es sich

- um ***Täter*** von Delikten handeln,
- um ***Opfer*** strafbarer Handlungen oder um
- Personen, die über gesetzeswidriges Verhalten von Dritten Auskunft geben können (***Informanten***).

3.1. *Untersuchungsansätze*

Die erste Befragung zur ***Häufigkeit verübter***, aber nicht bekanntgewordener ***Delikte*** wurde von Porterfield (1943) durchgeführt und richtete sich an mehrere hundert College-Studenten, die angeben sollten, ob sie die auf einem Fragebogen in Kurzform wiedergegebenen Straftaten schon einmal begangen hätten. Die fraglichen Delikte waren den Akten einer Vielzahl von Jugendgerichtsfällen in Fort Worth, Texas, entnommen worden. Die mittlere Häufigkeit zugegebener Delikte betrug bei den männlichen Befragungspersonen 17,4, bei den weiblichen 4,7. Keiner der Studenten war dafür von den Ermittlungsbehörden irgendwie belangt worden, also auch nicht für die relativ schwerwiegenden Taten, die allerdings recht selten vorkamen.

Dem allgemeinen Schema dieser Pionierstudie, bei dem Personen danach befragt wurden, welche Straftaten sie bislang überhaupt oder innerhalb eines näher spezifizierten Zeitraumes in welcher Häufigkeit begangen hatten, folgen die meisten Untersuchungen, die seitdem durchgeführt wurden. Die damit gegebenen Anhaltspunkte zu dem Geschehen im Dunkelfeld hängen direkt ab von der Kooperationsbereitschaft der Befragungspersonen, ihrer Bereitschaft und Fähigkeit sachlich richtige Antworten zu liefern, ihrem Verständnis der vorgegebenen Kurzbeschreibungen von Handlungen und schließlich von der Repräsentativität entsprechender Untersuchungsgruppen für die Gesamtheit oder Ausschnitte der Bevölkerung. Gerade in bezug auf den letzteren Gesichtspunkt sind erst in jüngerer Vergangenheit Personenstichproben von befriedigender Größe und Zusammensetzung erhoben worden (zu den Resultaten s. 3.4.), so daß die davor angestellten Generalisierungen über die Größe des Dunkelfeldes allenfalls unverbindliche Mutmaßungen waren.

Auch bei Stichproben von hinreichender Repräsentativität in bezug auf die Grundgesamtheit von Taten und Personen bestehen erhebliche Schwierigkeiten, die Resultate von Befragungen mit den Daten in offiziellen Statistiken zu vergleichen. Diese rühren von dem Umstand, daß nicht alle zur Anzeige gebrachten Delikte von der Polizei auch registriert werden, über die in Befragung und Statistik vermutlich unterschiedliche Subsumtion einzelner Ereignisse in die verfügbaren Kategorien bis zu dem Erfordernis, daß in den offiziellen Statistiken meist die Tat nach Ort und Zeit relativ präzise lokalisiert werden muß, während sich Dunkelfelderhebungen gewöhnlich auf die Frage beschränken, ob und ggf. wie häufig eine Tat verübt wurde, von den Problemen in Zusammenhang mit absichtlicher Verfälschung, Erinnerungsfehlern, irrtümlicher Plazierung von Delikten in den Befragungszeitraum ("telescoping"), der Registrierung von Mehrfachtätern und dem Umgang mit nicht behördlich gemeldeten Personen einmal ganz abgesehen (Schwind et al., 1975; Sparks, Genn & Dodd, 1977).

Bereits die noch unzulänglichen Resultate des "ersten Zugriffs" ließen aber erkennen, daß die Gleichsetzung zwischen straffällig und unbestraft mit "schuldig" bzw. "unschuldig" ungerechtfertigt war, da auch solche Personen, die unauffällig blieben, durchaus eine erhebliche Zahl von Straftaten verübt haben mochten.

Weiterhin akzentuiert wurde die Abkehr von derartigen qualitativen Dichotomien mit der zunehmenden Transformierung der Antworten zur Häufigkeit einzelner Delikthandlungen und deren Verteilung auf die verschiedenen Strafrechtskategorien in quantitative Maße der individuellen Delinquenz- oder Kriminalitätsbelastung und der allgemeinen Konzeptualisierung von Gesetzestreue als einer kontinuierlich abgestuften Variable.

Schließlich entwickelte sich der Vergleich zwischen offiziellen Tätern und solchen im Sinne von Selbstberichten zu einer eigenen Forschungsrichtung, die Aufschluß lieferte über jene Faktoren, nach denen die Ermittlungs- und Sanktionsinstanzen die Täter etikettieren (zu dem "labeling approach" s. 4.5.).

Befragungen zur ***Häufigkeit erlittener Straftaten*** gewährleisten schon deshalb eine bessere Vergleichsmöglichkeit mit der Kriminalstatistik, weil deren Ansatz oder Ausgangspunkt nahezu identisch ist insofern, als hier wie dort das Erlebnis der erfahrenen Schädigung die Grundlage für eine Mitteilung an die Polizei bzw. den Interviewpartner bildet. Auch läßt sich vermuten, daß die Befragungspersonen im allgemeinen eine niedrigere Hemmschwelle dafür empfinden, solche Delikte anderen gegenüber zu berichten, die sie als Opfer ("passiv") erlitten haben, da im Falle von Gesetzesübertretungen, die als Täter ("aktiv") begangen wurden, einer Mitteilung vielleicht Schuld- und Schamgefühle, vor allem aber die selten vollständig ausräumbare Furcht entgegenstehen, für entsprechende Taten doch noch zur Rechenschaft gezogen zu werden (zum Problem der Wahrnehmung zugesicherter Anonymität s. Opp, 1968, S. 41). Allerdings sind die Grenzen des Ansatzes solcher Opferbefragungen dort erreicht, "wo es sich um Delikte handelt, die kein oder kein personales Opfer haben, die vom Opfer nur selten wahrgenommen werden, die ihm nicht als solche bewußt sind, die unsichtbar oder folgenlos bleiben, an denen das Opfer durch eigene Anstöße, Beiträge oder Interessen oder Milieuverquickung beteiligt ist" (Kreuzer, 1975, S. 230).

Von zentraler Bedeutung sind solche Opferbefragungen aber da, wo es um das Problem geht, warum manche Delikte angezeigt werden und andere nicht (Stephan, 1983, S. 5).

Relativ selten wurden demgegenüber bislang ***Informantenbefragungen*** durchgeführt. Als Grund dafür kommt die häufig eher ungewisse Herkunft der Kenntnisse über strafbares Verhalten anderer in Betracht; denn während bei Täter- und Opferbefragungen die Auskünfte auf der unmittelbaren Erinnerung oder den eigenen Erlebnissen beruhen, wird man normabweichendes Verhalten von Dritten nur selten selbst beobachtet, sondern wohl häufiger darüber vom Täter oder noch anderen Personen nur gehört haben. Aus diesem Grunde wird über relativ wortkarge und kontaktarme Personen nur unzureichendes Material erhebbar sein. Jede Schätzung des Dunkelfeldes auf den Angaben von Informanten bereitet auch deshalb Schwierigkeiten, weil Mehrfachmeldungen in dem Sinne, daß das Verhalten eines Täters von mehreren Informanten berichtet wird, zuverlässig ausgeschlossen werden müssen, was bei anonymen Befragungen spezifische Vorkehrungen notwendig macht, zumindest in jenen Fällen, für die sich diese Methode besonders eignet, nämlich die Erfassung der Delinquenz in übersichtlichen Gruppen und auch sog. "totalen Institutionen" (Stephan, 1983, S. 5).

Im Hinblick darauf kommt diesem Ansatz auch weniger eine Funktion für die Aufhellung des Dunkelfeldes ganz allgemein zu als mehr eine solche der Überprüfung von Täterangaben. Freilich wirft der damit gegebene Validierungsansatz die Frage auf, ob hierbei das Kriterium (= die Informantenauskünfte) nicht von geringerem Status ist als der Prädiktor (= die Täterangaben), und zwar gleichermaßen im Sinne von Zulänglichkeit und der meßtechnischen Verläßlichkeit (zu dieser Unterscheidung s. Lienert, 1969). Denn wenn etwa Gold (1966) in seiner bekannten Studie die Befragungspersonen u.a. dann als "truth teller" rubriziert, sofern sie noch schwerere Delikte preisgeben als der zugehörige Informant über sie ihnen berichtete, muß die Frage erlaubt sein, warum nicht in bezug darauf mit gleichem Recht der Informant als "concealer" galt. Das Beispiel verdeutlicht, daß die besagte Kontrollfunktion durch diesen Ansatz nur in begrenztem Rahmen wahrgenommen werden kann und die Frage der Validität von Selfreport-Daten für strafbares Verhalten allein damit nicht verbindlich zu beantworten ist (s. dazu mehr unter 3.4.6.).

3.2. Dunkelfeld und Dunkelziffer

Lange Zeit war für die den Strafverfolgungsbehörden nicht bekannte Kriminalität der Begriff "Dunkelziffer" gebräuchlich.

Bauer (1957, S. 14) verstand unter dieser "Krux aller kriminologischen Forschung die Zahl der nicht zur Anzeige gebrachten und nicht zur Verurteilung führenden Taten". Andere Autoren fassen darunter das Verhältnis der insgesamt begangenen zu den letztlich verurteilten Taten. In diesem Sinne schätzte etwa Meyer (1941) die Dunkelziffer für verschiedene Straftaten wie folgt: Vorsätzliche Tötung 3:1, Abtreibung 100:1, Taschendiebstahl 50:1, schwerer Diebstahl 8:1, Betrug 20:1. Da sich die Zahlen auf unbekannte Häufigkeiten beziehen, sind sie zwangsläufig spekulativ; nur in den seltensten Fällen ist überhaupt nachvollziehbar, worauf die betreffende Schätzung im einzelnen beruht.

Wehner (1968) spricht von "Dunkelzahl" als jener (geschätzten) "Zahl der Verbrechen und Vergehen, die den Strafverfolgungsbehörden nicht bekannt ist und daher nicht verfolgt werden kann". Er wendet sich gegen den Begriff der "Ziffer", weil es sich bei den fraglichen Größen viel eher um Zahlen handele, sich der Terminus "Dunkelziffer" aber aufgrund einer falschen Übersetzung von "dark number" durch den japanischen Staatsanwalt Oba (1908) in dessen deutschsprachiger Dissertation eingebürgert habe. Hentig (1964) ist gewiß zuzustimmen, wenn er mit etwa gleicher Stoßrichtung am Begriff der "Ziffer" kritisiert, daß hierbei der Eindruck von einer Genauigkeit erweckt werde, die de facto keineswegs bestehe.

Zur Vermeidung dieses Konfliktes hat sich während der letzten beiden Jahrzehnte im deutschen Sprachraum mehr und mehr der allgemeine Sprachgebrauch "Dunkelfeld" durchgesetzt (s. Stephan, 1982; Kaiser, 1980), zumal es nicht so sehr um die Festlegung einer ("der") Häufigkeitsangabe geht, als mehr um hinreichend verläßliche Anhaltspunkte über die Verteilung verschiedener Delikte sowie deren Korrelate mit sozialen, ökonomischen und psychologischen Hintergrund- sowie Begleitfaktoren.

3.3. *Zur Bedeutung des Dunkelfeldes*

Nach Schultz (1974) hat die Tatsache eines Dunkelfeldes strafbarer Handlungen eine dreifache Bedeutung, nämlich a) eine solche für die Kriminalpolitik im allgemeinen, b) die Anwendung des Strafrechts und c) die kriminologische Forschung.

ad a)
Die zahlreichen Nachweise für die Existenz eines Dunkelfeldes könnten "Anlaß sein, das Steuer in der Kriminalpolitik entschieden herumzuwerfen" (Schultz, 1974, S. 144), weil aus der großen Zahl nicht bekannter Straftaten auf eine Schwäche des strafrechtlichen Schutzes geschlossen und zu dessen Stärkung schärfere Strafbedingungen oder ein konsequenteres Eingreifen der Ermittlungsbehörden gefordert werden könnten. Andererseits hätten mehrere Autoren dargelegt, daß gerade die Tatsache eines Dunkelfeldes zum Schutz der Rechtsgüter dadurch beitrage, daß im öffentlichen Bewußtsein die Vorstellung gefördert werde, wonach die Begehung von Straftaten eher eine seltene Ausnahmeerscheinung sei; es wäre wohl "unerträglich, in einer Gesellschaft zu leben, in der die strafrechtlichen Verstöße aller Mitglieder bekannt wären . . . (und würde) den Apparat der Strafrechtspflege zum Erliegen (bringen), wenn sämtliche Straftaten entdeckt würden und verfolgt werden müßten" (Popitz, 1968). In dieser Hinsicht sei es gleichsam zum Schutz der Rechtsordnung und in Verfolgung generalpräventiver Absichten unvermeidlich, daß erwischte und bestrafte Täter mehr oder weniger stellvertretend für andere die strafrechtlichen Sanktionen auf sich nehmen müßten und damit eine Art Sonderopfer entrichten, wobei die Bestrafung einzelner Personen angesichts des Umstands, daß andere trotz ähnlicher Delikte straffrei ausgehen, nicht gegen das Prinzip der Rechtsgleichheit verstößt, wie durch eine Entscheidung des BGH von 1972 festgestellt ist. Die Verfügbarkeit über Strafe als Instrument zum Schutz der Rechtsordnung verlange nicht deren volle Ausschöpfung; vielmehr sei bei einer Besinnung auf die Härte des durch Strafen vorgenommenen Eingriffs nicht nur auf den Täter, sondern auch andere Personen eine äußerste Zurückhaltung im Umgang mit Strafe geboten und "der Ruf nach einem fragmentarischen und subsidiären Strafrecht . . . verstärkt zu erheben" (Schultz, 1974, S. 246). Wenn am Grundsatz der Rechtsgleichheit festgehalten werden solle, müsse die Frage letztlich verneint werden, ob die Unkenntnis der Persönlichkeit unentdeckter Straftäter kriminalpolitisch von Belang sei.

Stephan (1982) sieht die Bedeutung des Dunkelfeldes für die Kriminalpolitik vor allem in dem Umstand, daß dadurch die Auswirkungen von Entscheidungen und Maßnahmen von seiten der Strafverfolgungsorgane nicht präzise erfaßt werden können. Um dieses Argument zu belegen, wählt er folgendes Beispiel:

Jedes Jahr erfolgen (wegen des Deliktes "Führen eines Kraftfahrzeugs unter Alkoholeinfluß") zehntausende von Verurteilungen. Aufgrund empirischer Untersuchungen und auf der Basis von Selbstberichten wird die Dunkelfeldrelation bei diesem Delikt auf 1:250 veranschlagt. Seine Bekämpfung erfolgt durch Geld- und Freiheitsstrafen, insbesondere aber durch den Entzug der Fahrerlaubnis. Ob und inwieweit diese Maßnahmen erfolgreich sind, läßt sich aus der Rückfälligenquote, also dem relativen Anteil derjenigen Personen, die erneut wegen desselben Deliktes verurteilt werden ("Legalbewährung"), ableiten. Wie Kunkel aufzeigt, bleiben bei einer Dunkelfeldrelation von 1:250 bei einer Gruppe von Fahrern, die alle in einem Zeitraum von z.B. zwei Jahren jeweils 50 Fahrten unter Alkoholeinfluß machen, 82% unregistriert. Bei 125 Fahrten je Fahrer innerhalb desselben Zeitraums bleiben immer noch 61% offiziell unauffällig. Bei Delikten mit einem so großen Dunkelfeld kann durch eine Verdoppelung polizeilicher Kontrollmaßnahmen die Quote der registrierten Rückfälligen verdoppelt werden. In der Folge der verstärkten Kontrollmaßnahmen wäre zwar mit einer größeren ***Rechtstreue***, d.h. mit einem geringeren Auftreten dieses Deliktes in der ***Rechtswirklichkeit*** zu rechnen, dennoch würden die Zahlen der offiziellen Kriminalstatistik einen Anstieg aufweisen! Zu beachten ist, daß für den einzelnen Delinquenten die Wahrscheinlichkeit, als Rückfälliger registriert zu werden, dann sinkt, wenn die Gesamtzahl der Delinquenten und der Delikte bei gleichbleibender Kontrollkapazität steigt. Es ergibt sich also das scheinbar paradoxe Ergebnis, daß bei nachlassender ***Rechtstreue*** der Verkehrsteilnehmer die Quote der registrierten Rückfälligen sinkt und so ein Erfolg kriminalrepressiver und -präventiver Maßnahmen vorgetäuscht wird. Aus der sachlich nicht angemessenen Interpretation der offiziellen Kriminalstatistiken werden sachlich nicht gerechtfertigte kriminalpolitische Schlüsse gezogen: Z.B. Beschränkung auf Strafen und Führerscheinentzug, Verzicht auf psychologische Interventionen im Sinne einer Nachschulung bzw. Therapie (Stephan, 1982, S. 42 f.).

ad b)

Für die Anwendung des Strafrechts auf den jeweils konkreten Fall vor Gericht stehender Delinquenten ergibt sich durch die Beobachtung, wonach die Verübung von gesetzeswidrigen Handlungen sehr häufig und quer durch alle sozialen Schichten vorkommt, die Annahme, daß sich mit hoher Wahrscheinlichkeit zumindest erstmalig vorgeführte Täter in ihrer Persönlichkeit nicht von Nichtbestraften unterscheiden; daraus leitet sich die strikte Forderung ab, "die Schuld eben nur nach der Tat (zu) bemessen" (Schultz, 1974, S. 248) und klar zwischen Tat und Täter zu unterscheiden. Sofern Kriminalität nur ein punktuell-einmaliges, nicht aber wiederholt-chronisches Verhalten als konstitutiver Teil der Gesamtpersönlichkeit sei, verbiete sich eine pharisäerhafte Distanzierung von Delinquenten als völlig Andersartigen. Für die übliche Praktik, wonach mit wiederholten oder schwerer werdenden Straftaten auch zunehmend schärfere Sanktionen vorgesehen seien, spiele die Kenntnis der unbekannten Täter keine Rolle.

ad c)

Handelt es sich bei den vorangegangenen Punkten jeweils um Erwägungen und Überlegungen, die überwiegend rechts- oder geisteswissenschaftlicher Art sind und am "grünen Tisch" angestellt werden können, so hat die Existenz des Dunkelfeldes auf sehr nachhaltige Weise die empirische Forschung stimuliert und hier nicht nur zur Entwicklung von Fragestellungen beigetragen, sondern auch zur Einbringung eines ansehnlichen materiellen Ertrages geführt. Dieser betrifft in erster Linie die Einsichten, die mittels der verschiedenen Befragungstechniken zur Persönlichkeit von Tätern gewonnen werden konnten, und zwar der offiziell registrierten und der unentdeckt gebliebenen, im weiteren Kenntnisse über die Merkmale, nach denen die Ermittlungsorgane die Täter aus der Grundgesamtheit aller Personen mit strafbaren Handlungen herausfiltern, ferner die Abhängigkeit selbstberichteter Kriminalität von sozioökonomischen Variablen im Kontrast zu den entsprechenden Korrelationen auf der Ebene des in den Statistiken enthaltenen Materials. Schließlich haben die Forschungen zum Dunkelfeld auch zahlreiche methodenkritische Beiträge hervorgebracht, unter denen solche eine maßgebliche Rolle einnehmen, die sich mit der Validität der Erhebungsinstrumente befassen.

Über die in diesem Bereich durchgeführten Untersuchungen sowie die dabei erhaltenen Resultate wird nachfolgend ein Überblick gegeben, der aus Platzgründen nur exemplarischer Art sein kann.

3.4. Untersuchungen zum Dunkelfeld

3.4.1. Ausmaß; Verteilung über Deliktkategorien und Belastungsgruppen

Verschiedene Autoren haben die bislang vorliegenden Studien zum Dunkelfeld wiederholt in mehr oder minder großer Breite gewürdigt, wobei der Akzent je nach Fragestellung und theoretischem Rahmen, der verwendeten Methode und den erhaltenen Resultaten unterschiedlich ist. Im deutschsprachigen Raum sind die von Hood und Sparks (1970) geschilderten Untersuchungen besonders bekannt geworden; umfassender und aktueller ist die summarische Übersicht in dem Buch von Villmow und Stephan (1983). Hier soll die Vermittlung einiger zentraler Befunde, Kontroversen und offener Fragen anhand ausgewählter Einzelarbeiten von hinreichend repräsentativem Charakter versucht werden.

Die Erhebung von Schöch (1976) folgt insoweit einem mehrfach in ähnlicher Weise realisierten Untersuchungsansatz, als darin Stichproben von Personen miteinander verglichen wurden, die auf der Ebene der offiziell registrierten Delikte eine unterschiedliche Kriminalitätsbelastung zeigen. Zwei Gruppen von unbestraft-unauffälligen Personen (N = 154 männliche Befragungspersonen im Alter zwischen 20 und 34 Jahren sowie N = 256 wehrpflichtige Männer von 18 bis 21 Jahren) wurde ein Sample von N = 103 Strafgefangenen gegenübergestellt, die zwischen 20 und 30 Jahre alt waren und maximal einjährige Freiheitsstrafen in zwei verschiedenen Justizvollzugsanstalten verbüßten. Die für die einzelnen Delikte ermittelten Begehungsraten ("Prävalenzen") sind in der nachfolgenden Tabelle wiedergegeben.

Wie daraus zu ersehen ist, werden Handlungen wie "Diebstahl von Feld- und Gartenfrüchten" oder "Trunkenheit im Verkehr" nicht nur absolut recht häufig, sondern auch in einer zwischen den drei Gruppen kaum unterschiedlichen Rate zugegeben. Diese Delikte scheinen in der Bevölkerung eher als "*Ordnungswidrigkeiten*" und nicht so sehr als Kriminalität zu gelten.

Hingegen besteht bei einigen Delikten, die im Strafvollzug überwiegend repräsentiert sind, eine markante Abhebung der Strafgefangenen von den beiden Vergleichsgruppen bestrafter Personen ("*Kernzone der eigentlichen Kriminalität*").

Tabelle 3.1. "Prävalenzraten" ("Ja, mindestens 1-mal in der Vergangenheit begangen") für drei Stichproben von Gefangenen (G), Musterungs-Pbn (M) und Vergleichspersonen (V). In der letzten Spalte ein Schwere-Index (nach Schöch 1976, S.214 und 223)

Tatbestand	Prozentzahl G	M	V	Index für Schwere	
Trunkenheit im Verkehr	62	54	66	2	"Ordnungswidrigkeiten"
Diebstahl von Feld- und Gartenfrüchten	94	87	91	1	
Diebstahl am Arbeitsplatz	42	54	55	1	
Beförderungs- und Veranstaltungs-Erschleichung	65	66	54	1	
Beleidigung	65	63	44	1	
Üble Nachrede	17	31	30	2	
Schmuggel	54	51	55	1	
Fahren ohne Fahrerlaubnis	77	78	54	1	"Randzone der Kriminalität"
Ladendiebstahl	56	42	18	2	
Zechbetrug	30	12	9	2	
Diebstahl (sonstiger)	64	20	28	2	
Einfache Körperverletzung	47	29	24	1	
Körperverletzung mit sichtbaren Folgen	62	29	18	3	
Sachbeschädigung	57	29	28	2	
Hausfriedensbruch	56	19	29	2	
Sexueller Mißbrauch von Kindern	55	36	37	2	
Homosexuelle Handlungen	26	15	19	2	
Sexuelle Nötigung	20	10	6	4	
Unfallflucht	20	4	5	2	
Rauschmitteldelikte	38	10	7	2	
Schwerer Diebstahl	76	6	6	4	"Kernzone der eigentlichen Kriminalität"
Kfz-Diebstahl	60	6	8	3	
Betrug	32	4	6	3	
Raub	19	1	3	6	
Vergewaltigung	7	0	1	6	

Zwischen diesen beiden Kategorien finden sich Straftatbestände, bei denen die Differenzierung zwischen den Gruppen weniger deutlich ist und den Detailanalysen von Schöch zufolge Verhaltensweisen betreffen, die massiert vor allem während bestimmter Altersabschnitte auftreten, von daher individuell meist nur ein vorübergehendes Problem darstellen, gleichwohl am Anfang einer negativen Entwicklung stehen mögen (*"Randzone der Kriminalität"*).

Unter Verwendung der in der letzten Spalte von Tabelle 3.1. eingetragenen Gewichte für die einzelnen Delikte läßt sich individuell ein Delinquenzbelastungs-Index berechnen, dessen Verteilung innerhalb und zwischen den drei Gruppen in Abbildung 3.1. wiedergegeben ist.

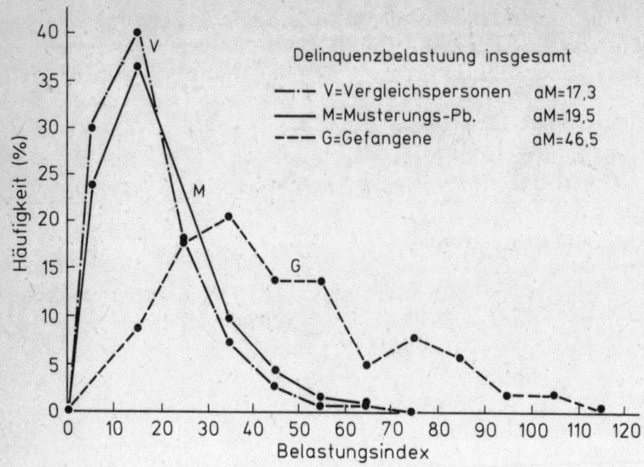

Abb. 3.1. Verteilung der individuellen Delinquenzbelastungs-Punktwerte für drei Gruppen von Personen (aus Schöch 1976, S. 216)

Nur für die Gruppe der Gefangenen deutet sich eine Art Normalkurve an, während die beiden Vergleichsstichproben eher das J- (oder L-) förmige Bild zeigen, wie es für sozial stark normierte Einstellungen und Verhaltensweisen typisch ist - "Delinquenz ist also zumindest ***nicht normal*** in dem Sinne, daß man von einer ***Normalverteilung*** um ein gewisses Durchschnittspensum sprechen könnte" (Schöch, 1976, S. 215; s. dazu auch die ähnlichen Verteilungen bei Quensel et al., 1970). Andererseits muß Kriminalität als "ubiquitär und deshalb normal" (Kaiser, 1973, S. 43) gelten, wenn man in Rechnung stellt, daß über 99% der Personen in den beiden Vergleichsstichproben und alle Strafgefangenen angaben, mindestens eine der vorgegebenen Straftaten schon irgendwann zumindest einmal verübt zu haben - eine Feststellung allerdings, die stark revidiert werden müßte, wenn nur die schweren Gesetzesverstöße betrachtet und bestimmte Alters- bzw. Zeitabschnitte eingegrenzt würden: Wer nur während einer bestimmten Phase seiner Persönlichkeitsentwicklung, etwa als Jugendlicher, Straftaten verübt, danach sich aber stets gesetzestreu aufgeführt hat, müßte bei einer Befragung nach dem Muster "überhaupt begangen?" auch im hohen Alter entsprechende Items mit "ja" ankreuzen. Damit hätte er zwar wahrheitsgemäß geantwortet, doch wäre durch die lange Zeitstrecke und die Vielzahl der darin aufgetretenen Konflikt- und Versuchungssituationen ein schiefes Bild entstanden.

In der Tat liegen deshalb auch in der Untersuchung von Schöch (1976) bei einer Befragung nach den nur während des letzten Jahres verübten Delikten die Delinquenzbelastungs-Indizes ***aller*** Gruppen ungleich niedriger als die in der obigen Abbildung wiedergegebenen Werte (s. dazu auch die gleichsinnigen Resultate, die bereits Amelang & Rodel, 1970, bei einer systematischen Variation des Befragungsintervalles fanden).

Ein erhebliches Problem der Selbstberichte zum Dunkelfeld offenbart sich bei aller Plausibilität der Verteilungen über Delikte und Belastungsgruppen in dem Resultat, daß auch bei Schöch (1976) bedeutsame Korrelationen bestanden zwischen Delinquenz-Index und einem mit Hilfe geeigneter Items ermittelten Lügenwert (s. auch Rushton & Chrisjohn, 1981).

Bekanntlich enthalten sog. "Lügen-Skalen" Fragen zu Verhaltensweisen, die in der Gesellschaft entweder besonders häufig vorkommen, obwohl sie sozial unerwünscht sind oder nur sehr selten auftreten, aber als sozial erwünscht gelten. Verneinung der ersteren Fragen und Bejahung der letzteren ("leugnen" bzw. "lügen", s. dazu Amelang & Bartussek, 1970) trägt zum individuellen Score auf der Dimension "Soziale Erwünschtheit" bei. Nach wie vor offen ist freilich das Problem, ob die dabei erfaßten Merkmalsausprägungen nur für einen Antwortstil stehen, der eine verfälschende Auswirkung auf die Bearbeitung von Fragebögen hat, oder aber generelle Unterschiede in der Normenkonformität des realen Verhaltens widerspiegeln. Für beide Interpretationen wurden mit grundverschiedener Methodik bestätigende Resultate vorgelegt, so daß möglicherweise in diesem Bereich eine Erklärung im Sinne von "sowohl als auch" in Betracht kommt (s. Amelang & Borkenau, 1981 bzw. Borkenau & Amelang, 1985). Gilt die Auffassung von "sozialer Erwünschtheit" als breit generalisierter Normeninternalisation, wären die hohen Delinquenzbelastungs- und niedrigen "Lügenwerte" der Strafgefangenen nur Ausdruck dieser einen Hintergrundvariablen. Anderenfalls muß damit gerechnet werden, daß Strafgefangene (etwa weil sie nicht mehr versuchen wollen, einen guten Eindruck zu erwecken), mit größerer Offenheit die Fragebögen bearbeiten und deshalb auch mehr Delikte zugeben. Die Korrelationen bestanden bei Schöch (1976) nicht nur zwischen den Stichproben, sondern auch innerhalb der Gruppen (Koeffizienten für Lügen/ Delinquenz zwischen -.30 und -.54).

Im Sinne einer - allerdings nicht explizierten - "response set"- oder "response style"-Erklärung war es deshalb nur folgerichtig, wenn von Schöch (1976) angesichts solcher Beobachtungen in einem gesonderten Auswertungsgang die Pbn mit besonders hohen L-Werten (und aufgrund der negativen Korrelationen: niedrigen Delinquenzbelastungswerten) eliminiert wurden, wie es auch in Handanleitungen zu den gebräuchlichen Fragebogen-Tests gewöhnlich nahegelegt wird (z.B. Eysenck, 1971), ein solches Vorgehen in Untersuchungen zum Dunkelfeld allerdings eine seltene Ausnahme darstellt (mehr zum Versuch, Antwortstile zu kontrollieren unter 3.4.5.).

Ein im weiteren Sinne vergleichbares Resultat berichten Villmow und Stephan (1983) für die von ihnen durchgeführte Totalerhebung aller 14- bis 25-jährigen männlichen Einwohner einer Gemeinde in Süddeutschland. Nicht nur wegen der vergleichsweise hohen Repräsentativität der darin erfaßten Stichprobe von Befragungspersonen, sondern auch im Hinblick auf den Umstand, daß in dieser Untersuchung zugleich nach verübten wie erlittenen Taten gefragt und ein weites Spektrum von zusätzlichen Problemstellungen angegangen wurde, handelt es sich dabei um eine Studie von besonders hoher Aussagekraft. Ausgangspunkt war eine Liste mit 1.587 Namen und Anschriften, von denen aber nur 1.411 für die Untersuchung in Betracht kamen, weil die übrigen Personen verzogen oder weiblichen Geschlechts waren. Davon konnten 23,7% aufgrund äußerer Umstände wie Studium, Ferien oder Bundeswehrdienst nicht teilnehmen, 5% waren trotz wiederholter Versuche "nie anzutreffen", 5,2% verweigerten offen die Teilnahme, 0,9% füllten die Fragebogen unvollständig und inkonsistent aus. Durch diese Faktoren reduzierte sich die Stichprobe auf N = 920 Probanden oder 65,2% der infrage kommenden Personen. Aufgrund der Umsicht und Sorgfalt, mit der die Autoren zu Werke gingen, muß man davon ausgehen, daß eine noch höhere Ausschöpfung von Grundgesamtheiten bei ähnlichen Erhebungen schwerlich zu erreichen ist. Die verschiedenen Gründe für Ausfälle bzw. Nichtteilnahme, die sich meist einer detaillierteren Analyse entziehen, wurden hier auch deshalb wiedergegeben, weil sie bemerkenswerterweise mit der offiziell registrierten Delinquenz in Beziehung standen: Während von den 920 Teilnehmern genau 30% bei Polizei, Staatsanwaltschaft oder Bundeszentral- und Erziehungsregister mindestens einen Eintrag hatten, betrug die relative Häufigkeit dafür bei den Ausfällen wegen der äußeren Umstände 37,7%, Nichtantreffen 39,4% und Verweigerung 43,8%, d.h. die Vermutung findet eine Bestätigung, daß die verschiedenen Kategorien von Nichtteilnahme ein Korrelat (oder gar die Folge?) der amtlich erfaßten Delinquenz sind. Insofern stellen die auf den Auskünften der Befragungspersonen basierenden Daten zum Umfang des Dunkelfeldes eher Minimalschätzungen dar.

Nach ihrer Darstellung waren von den 920 Probanden im Zeitraum von 12 Monaten 39,2% weder Täter noch Opfer geworden; 11,2% bezeichneten sich nur als Täter, 22,9% nur als Opfer. 26,6% hatten sowohl Täter- als auch Opfererfahrungen gemacht. Die Verteilung auf die Delikte ist in Tabelle 3.2. wiedergegeben.

Diebstahl, Sachbeschädigung und Unterschlagung waren die Delikte, in denen sich die höchsten Raten von Tätern und Taten fanden. Zugleich entfielen darauf auch die häufigsten Opfererfahrungen. Hingegen wird über Freiheitsberaubung, Unzucht mit Kindern oder Gewaltunzucht erwartungsgemäß nur wenig berichtet. Über alle 11 Delikte (nach Ausschluß von Rauschgiftdelinquenz) besteht zwischen Täter- und Opferraten eine Korrelation von r' = .89.

Unzucht mit Kindern und Rauschgiftdelikte zeigen die höchsten relativen Begehungsraten insofern, als hier jeder Täter rund fünf derartige Verstöße für die letzten 12 Monate eingesteht, wohingegen der analoge Faktor für die übrigen Kategorien überwiegend um zwei oder mehr darunter liegt. Auffällig ist auch die relative Invarianz des Belastungsfaktors über die erlittenen Delikte, wo er mit Ausnahme von Nötigung (116 Opfersituationen stehen 50 Opfer entgegen; relative Belastung 2,32) meist um 1,6 liegt, oder mit anderen Worten: Zwar finden sich in allen Deliktkategorien mehr Opfer als Täter, doch berichten diejenigen, die Taten eingestehen, über eine größere Häufigkeit verübter Delikte. Die individuelle Massierung von begangenen Taten - meist solchen aus mehreren Kategorien - kommt öfters vor oder fällt drastischer aus als diejenige von erlittenen.

Dabei zeigte sich ein Detailresultat, das zusätzlich Interesse verdient: Verglichen mit den Personen, die nur Opfer von Straftaten waren, gaben diejenigen, die darüber hinaus auch Taten begangen hatten, eine sehr viel höhere Rate von Opfersituationen an; 14,6% der ersteren Gruppe, aber 35,5% der Täter-und-Opfer berichteten, mindestens viermal in eine Opfersituation geraten zu sein.

Villmow und Stephan (1983, S. 102 f.) verweisen auf die sich in bezug darauf eröffnenden Interpretationsmöglichkeiten: Zum einen könnten die Täter schon bei der Befragung eine gewisse Rechtfertigungs- bzw. Neutralisierungsstrategie verfolgt haben, derzufolge die selbst begangenen Taten auf den Umstand zurückgeführt wurden, daß sie früher schon ähnliches haben erleiden müssen. Trifft diese Interpretation zu, muß mit einer verminderten Validität der Daten aus Opferbefragungen gegenüber dem Material aus Täteruntersuchungen gerechnet werden. Eine andere Erklärung bestünde in den Einflüssen eines unterschiedlichen Milieus. Denkbar ist eine ungünstige Umgebung, in der sich gehäuft kriminogene Situationen einstellen, in denen je nach Ablauf des Geschehens die Beteiligten Täter oder Opfer werden.

Schon Lenz (1961) hat im Sinne dieser milieutheoretischen Argumentation an ausgewählten Falldarstellungen zu zeigen versucht, daß vor allem derjenige Gefahr läuft betrogen zu werden, der seinerseits beabsichtigt, seinen Gegenspieler übers Ohr zu hauen. Noch gezielter ist das Problem in einer Untersuchung angegangen worden, in der zwei gleich große Stichproben von jeweils N = 78 Heiminsassen (HI) und Kontrollpersonen (KP) miteinander verglichen wurden (s. Amelang & Wantoch, 1971). Die Personen von HI, die durch delinquentes Verhalten der Jugendbehörde aufgefallen waren, gaben im Durchschnitt 9,84 Delikte als von ihnen begangen und 5,50 als erlitten an; für die Gruppe KP lauteten die entsprechenden Werte 5,27 und 1,33 (Differenzen jeweils hochsignifikant).

Tabelle 3.2. Täter/Taten und Opfer/Opfersituationen ("Prävalenz"/"Inzidenz"), getrennt für verschiedene Deliktkategorien (nach Villmow und Stephan 1983, S.98)

	Täter	Bezogen auf alle Befragten	Bezogen auf alle Täter	Taten	Opfer	Bezogen auf alle Befragten	Bezogen auf alle Opfer	Opfer-situationen
		N = 920	N = 348			N = 920	N = 456	
	abs.	%	%		abs	%	%	
Betrug	60	6,5	17,2	141	79	8,6	17,3	108
Körperverletzung	65	7,1	18,7	133	95	10,3	20,8	148
Unterschlagung	93	10,1	26,7	167	95	10,3	20,8	156
Diebstahl	151	16,4	43,4	366	269	29,2	59,0	430
Bedrohung	18	2,0	5,2	37	47	5,1	10,3	83
Nötigung	24	2,6	6,9	59	50	5,4	11,0	116
Sachbeschädigung	121	13,2	34,8	206	187	20,3	41,0	274
Freiheitsberaubung	8	0,9	2,3	15	14	1,5	3,1	22
Unzucht mit Kindern	11	1,2	3,2	61	3	0,3	0,7	3
Gewaltunzucht	6	0,7	1,7	8	2	0,2	0,4	2
Rauschgiftdelikt	70	7,6	20,1	328	-	-	-	-
Urkundenfälschung	71	7,7	20,4	112	15	1,6	3,3	16

Die damit in einem Vergleich ***zwischen*** den Gruppen gefundene Beziehung zwischen Häufigkeit begangener und erlittener Straftaten war auch ***innerhalb*** der Stichproben und getrennt für einzelne Delikte zu sichern. So errechneten sich Korrelationskoeffizienten von r = .25 und r = .15 (HI bzw. KP) für die Häufigkeit begangener und erlittener Körperverletzung. Im Falle von Betrug und unerlaubter Kfz-Benutzung stiegen die Werte in HI auf .38 bzw. .35. Allerdings stand weder die Häufigkeit begangener noch diejenige erlittener Delikte mit dem Sozialstatus der Probanden in Beziehung, was die fragliche Interpretation nicht haltbar erscheinen läßt. Offen bleibt aber, ob über eine andere Operationalisierung die besagten Milieufaktoren nicht hätten angemessener erfaßt werden sollen.

Schließlich ist im Hinblick auf die berichteten Korrelationen auch an eine Erklärung durch interindividuell verschiedene Präferenzen zu großen oder kleinen Zahlen zu denken. Auflistungen der von den Probanden in Fragebogen zum Dunkelfeld gelieferten Häufigkeitsangaben ließen jedenfalls erkennen, daß "runde" Zahlen wie 5, 10 oder 15 ungleich häufiger genannt werden als die dazwischen liegenden Größen (s. Amelang, 1971).

Die Resultate von Opferbefragungen können insbesondere dann für die Theorie der Entstehung von delinquentem Verhalten von großem Wert sein, wenn zukünftig auch die ***Sukzession*** von erlittenen und begangenen Straftaten herausgestellt würde. Denn nur wenn Opfersituationen dem ("aktiven") Verüben von Straftaten vorangehen, wie sich dieses im Material von Thornberry und Figlio (1974) andeutet, können die darin gemachten Erfahrungen und Beobachtungen eine Grundlage für das spätere Geschehen liefern; nur dann wäre es auch sinnvoll, etwa die Frustrations-Aggressions-Hypothese in einer sehr weiten Version an das Problem der Ätiologie von Delinquenz und Kriminalität heranzutragen, wie es die Ergebnisse der zuletztgenannten Autoren nahelegen, wonach nämlich der spezifische Delikttyp bei der Viktimisierung für die eigene Täterschaft ohne Belang ist (weitere Literatur s. Villmow & Stephan, 1983, S. 193 f.).

3.4.2. Alter, Geschlecht und ethnische Herkunft

Die offiziellen Statistiken von Polizei und Justiz lassen über alle Delikte hinweg eine absolute Spitzenbelastung zwischen dem 18. und 25. Lebensjahr erkennen. Den Resultaten von Villmow und Stephan (1983) zufolge muß nach Maßgabe der Selbstberichte der kritische Bereich noch vorverlegt werden in die Gruppe der 14- bis 18-Jährigen, die relativ gleichmäßig 40% - 45% Täter aufweist. Bei einer Zusammenfassung in die üblichen Gruppen von Jugendlichen, Heranwachsenden und Jungerwachsenen resultierten Täteranteile von 47,6%, 40,0% und 24,0%. Mit Erreichen des Erwachsenenalters kommt es also zu einem rapiden Rückgang normabweichenden Verhaltens.

Aus individuellen Erfahrungen, alltäglichen Beobachtungen und dem Heterostereotyp über die Unterschiede der beiden Geschlechter leitet sich die Erwartung ab, daß Männer wesentlich stärker delinquenzbelastet sind als Frauen. Genau dieses Bild spiegeln auch die offiziellen Statistiken wider, wo mit Ausnahmen weniger Deliktarten die Frauen sehr viel weniger Eintragungen zeigen. Es spräche von vornherein für die Verläßlichkeit der Fragebogenmethode zur Erfassung des Dunkelfeldes, wenn damit ungefähr gleichsinnige Resultate gewonnen würden.

Das ist nahezu durchgängig der Fall, wie die große Zahl der dazu durchgeführten Erhebungen belegt. Allerdings waren die weiblichen Teilnehmer - unbeschadet der bedeutsamen Differenz zum männlichen Geschlecht - mitunter überraschend stark in delinquentes Verhalten involviert. So berichten Schwind und Eger (1973) für ihre Befragung von Göttinger Jura-Studenten beiderlei Geschlechts nur ein Verhältnis von 1,5:1 für die Rate männlicher zu weiblicher Delinquenz in Kategorien wie Hausfriedensbruch, Beleidigung, Erschleichen von Leistungen oder Zutritt, Körperverletzung und Diebstahl. Bei Kreuzer (1981) findet sich das Resultat, wonach 43% der männlichen und 29% der weiblichen befragten Studenten aus einem Laden etwas genommen hatten. In der Untersuchung von Kirchhoff (1975) gaben N = 156 Arrestanten im Durchschnitt 8,3 gesetzeswidrige Handlungseinheiten zu, die männlichen Oberschüler 6,8, hingegen die Mädchen nur 3,7. In einer vom selben Autor 5 Jahre später mit gleicher Methode am selben Ort vorgenommenen Befragung stellte sich eine wesentlich höhere Delinquenzbelastung heraus, lag die Zuwachsrate für Jungen doch bei 73,9% und für Mädchen bei 80,2%. Den Einzelanalysen zufolge agierten die Buben eher im sozialen Fernraum, während sich die Delinquenz der Mädchen eher auf Fern- und Nahraum verteilte, ein Umstand, der möglicherweise die unproportional geringe offizielle Registrierung des weiblichen Geschlechtes mit erklären könnte, da Bekanntheit erfahrungsgemäß ein Hinderungsgrund für die Erstattung von Anzeigen darstellt.

In der Stichprobe von N = 560 ca. 17-jährigen Jugendlichen, auf die sich Remschmidt, Merschmann, Walter und Höhner (1976) stützen, berichteten die Jungen durchschnittlich über 247 delinquente Handlungen, die Mädchen nur über 120. Insbesondere nahm die Beteiligung des weiblichen Geschlechtes mit zunehmender Schwere der Verstöße ab und umgekehrt (s. Keupp, 1983). In den relativ harmlosen Normabweichungen sind die Geschlechter einander relativ ähnlich. Interessant war die geschlechterabhängige Verteilung über die unterschiedlichen Schichten: Während im männlichen Geschlecht eine negative Korrelation zwischen Delinquenz und Sozialstatus bestand (ohne daß schichtenspezifische Delikte hätten ausgemacht werden können), war der Zusammenhang bei den weiblichen Probanden positiv. Dieses Resultat verdient um so mehr Beachtung, als es in gleicher Weise auch schon bei einer anderen Untersuchung aus demselben Forscherteam festgestellt wurde (Remschmidt, Merschmann & Walter, 1975).

Ein solches Resultat gemahnt zur Vorsicht bei einer undifferenzierten Konzeptualisierung von Schichteinflüssen, die sich zudem, wie noch zu zeigen sein wird, in eher inkonsistenter Weise darstellen.

Tabelle 3.3. Geschlechter-Relationen bei der Beantwortung üblicher Items in Fragebogen zur selbstberichteten Delinquenz, geordnet nach der Größe des Mittelwertes (aus Hindelang et al. 1979, S.998)

	Bereich (Range)	Mittelwert	Median	Zahl der Stichproben
Weglaufen	0,35- 1,43	0,96	1,00	13
Alkoholkonsum	0,85- 1,75	1,28	1,28	20
Schulschwänzen	1,06- 1,91	1,34	1,28	12
Diebstahl < 2$	1,16- 2,05	1,63	1,75	12
Fahren ohne Führerschein	1,08- 3,32	1,73	1,50	8
Sexuelle Beziehungen	1,51-83,86	2,76	2,86	7
Diebstahl 2 bis 50$	1,48- 5,03	2,79	2,70	12
Sachbeschädigung	1,71- 5,15	3,13	2,92	14
Auto-Diebstahl	1,48-13,26	3,27	3,37	15
Gang-Kämpfe	0,92- 4,60	3,61	3,28	11
Körperverletzung	1,17- 6,50	3,64	3,61	10
Diebstahl > 50$	1,43- 6,60	3,86	3,68	11
Gewalttaten	1,00- 8,00	4,54	2,87	10

Einschränkend muß gegenüber den bisher erwähnten deutschsprachigen Untersuchungen zu Geschlechtervergleichen auf die fragwürdige Repräsentativität der häufig nur "angefallenen" Stichproben hingewiesen werden.

In Studien aus Übersee wird entweder durch die Mittelung der Resultate aus mehreren gleichartigen Erhebungen die Grundlage zu verbreitern und damit die Fehlerrate zu verringern versucht oder aber das Sample von Anfang an hinlänglich groß und repräsentativ gestaltet. Hindelang, Hirschi und Weis (1979, 1981) haben in zwei unabhängigen Arbeiten diese beiden Ansätze verfolgt: In dem ersten Beitrag sichteten sie die vorliegende Literatur und berechneten den Faktor, in dem das männliche Geschlecht bei einzelnen Delikten stärker belastet ist als das weibliche; die Resultate finden sich in Tabelle 3.3.

Wie ersichtlich, steigt ganz allgemein die Belastung des männlichen Geschlechtes mit der Schwere der Delikte. Das wird zusätzlich deutlich aus einem von den Autoren darüber hinaus vorgenommenen Vergleich der (Summen-) Indizes für leichtere und schwerere Delinquenz, wie sie in der Literatur verschiedentlich mitgeteilt wurden.

Ein weiterer Geschlechtereffekt zeigt sich in dem primärempirischen Projekt von Hindelang et al. (1981). Die Autoren erhoben in Seattle an insgesamt N = 1.610 Personen beiderlei Geschlechts im Alter von 15 bis 18 Jahren Daten mittels Interview und Fragebogen, wobei jede der beiden Techniken in anonymer und nichtanonymer Weise zur Anwendung kam. N = 492 Befragungspersonen waren afroamerikanischer Herkunft. Die Verhältnisse zwischen männlichen und weiblichen sowie zwischen schwarzen und weißen Probanden hinsichtlich der Delinquenzbelastung sind in Tabelle 3.4. wiedergegeben. Die Werte sprechen für Gegebenheiten, die den bei uns gefundenen zumindest sehr ähnlich sind. In Unordentlichkeiten (wie Schulschwänzen und nächtlichem Herumstreunen) oder allgemeiner Delinquenz (Fenster eingeworfen, relativ wertlose Dinge weggenommen, Vandalismus, Erwerb gestohlener Sachen u.ä.) und auch dem Drogenkontakt (Konsum von Alkoholika oder Marihuana, Verkauf von leichten und harten Drogen) unterschieden sich die Geschlechter eher geringfügig, wenn das Kriterium darin besteht, ob man dergleichen überhaupt jemals getan hat. Hingegen verschiebt sich das Bild sehr deutlich bei den schwereren Delikten, den Kontakten mit den Instanzen der Sozialkontrolle und insbesondere bei der Inzidenzrate, wo sich jeweils Jungen als ungleich stärker belastet erweisen.

Zu ganz ähnlichen Resultaten gelangt eine vergleichbar angelegte Untersuchung von Canter (1982) an N = 1.725 Jugendlichen, deren Alter zwischen 11 und 17 variierte. Gleichermaßen in der Zahl von Tätern wie derjenigen der verübten Delikte übertrafen die männlichen Teilnehmer die weiblichen, wobei die Differenz über alle Items der vorgegebenen Liste ein recht konsistentes Muster zeigte (r = .82) (s. auch Faine, 1974, mit zwei gemischtgeschlechtlichen Gruppen von ca. 4.000 bzw. 800 Personen). Die allgemeine Delinquenz der Jungen lag um den Faktor 2,3 über derjenigen der Mädchen. Erhebliche Geschlechtsunterschiede bestanden vor allem in bezug auf den Anteil hochbelasteter Personen. Als bedeutsame Zusatzinformation gegenüber bereits anderweitig verfügbaren Daten ließ sich eine hinreichende ***Stabilität*** der geschlechtsspezifischen Delinquenzunterschiede von 1967 über 1972 zu 1977 sichern; lediglich bei Alkoholkonsum schloß sich die Differenz zu den Jungen durch einen unverhältnismäßig starken Anstieg auf seiten der Mädchen.

Tabelle 3.4. Verhältnis von männlicher zu weiblicher und farbiger zu weißer Delinquenz-Belastung, getrennt für einige Subskalen (nach Hindelang, Hirschi und Weis 1981, S.154 und 170)

		männl./weibl. Gesamtstichprobe	bei Kontrolle der Rasse weiß	farbig	farbig/weiß Gesamtstichprobe	bei Kontrolle des Geschlechtes männl.	weibl.
Gesamt-Skala							
jemals begangen		1,68	1,70	1,61	0,97	0,95	1,00
begangen im letzten Jahr		1,55	1,62	1,32	1,03	0,95	1,07
Subskalen							
Ausmaß an Kontakt	mehr als 1	1,24	2,25	2,21	1,12	1,11	1,14
m. Kontrollinstanzen	mehr als 2	3,00	3,56	1,92	1,18	0,99	1,84
Schwere Delikte	mehr als 1	2,13	2,26	1,79	1,16	1,08	1,37
(17 Items)	mehr als 9	3,32	3,56	1,52	1,17	0,86	2,01
Delinquenz	mehr als 1	1,27	1,26	1,30	0,99	1,01	0,97
(16 Items)	mehr als 9	10,95	11,58	7,30	1,16	1,10	1,74
Drogen-Konsum	mehr als 1	1,02	1,01	1,08	0,94	0,97	0,90
(10 Items)	mehr als 6	1,62	1,55	2,03	0,69	0,76	0,58
Unordentlichkeiten	mehr als 1	1,16	1,18	1,10	1,08	1,05	1,13
in Familie und Schule	mehr als 4	1,88	1,86	1,96	0,95	0,97	0,92

Bei einer Sekundäranalyse von 44 Untersuchungen der Literatur gelangten schon zuvor Smith und Visher (1980) zu der Feststellung, daß sich die beiden Geschlechter im Laufe der jüngeren Vergangenheit in bezug auf die Rate abweichenden Verhaltens einander angenähert hätten, dieser Prozeß gleichermaßen auf der Ebene offiziell registrierter und selbstberichteter Ereignisse beobachtbar sei, die besagte Entwicklung aber offenkundig anhand der Selfreports schneller ablaufe. Die Interpretation dafür ist offen: Entweder betreffen die Daten aus offiziellen Statistiken, wie dies Hindelang et al. (1979) ausführlich darlegen, aus dem Kontinuum delinquenten Verhaltens nur den Extrem-Pol der besonders gravierenden Übertretungen, während Fragebogen die eher geringfügigen Normverletzungen erfassen (s. zum Problem der gleichen latenten Variablen auch Bridges, 1978), oder die Fragebogenmethode ist sensitiver für aktuelle Veränderungen im Verhalten beider Geschlechter als die Offizialstatistik, die als Reaktion der sozialen Instanzen auf dieses Verhalten verstanden werden kann.

Maskulinität und Delinquenz

Unter diesem Titel steht eine Untersuchung von Norland, Wessel und Shover (1981) an 1.002 Schülern beiderlei Geschlechts zum Einfluß eines Maskulinitätssyndroms (Führungswille, Wettbewerbsorientierung, Aggressivität, Erfolgsstreben und Ehrgeiz) auf das Ausmaß an Delinquenz. In beiden Merkmalsbereichen bestanden die Daten aus Selbsteinstufungen. Die 14 vorgegebenen Delikte wurden vorab klassifiziert in aggressive, Eigentums- und Statusdelinquenz. Letztere war der Summenscore zu Weglaufen von zuhause, heterosexuellem Geschlechtsverkehr und Alkoholgenuß.

Bei den Jungen war keine direkte Beziehung zwischen Maskulinität auf der einen Seite und Aggressions- und Eigentumsdelikten auf der anderen Seite festzustellen; lediglich für die Statusdelikte wiesen die Daten einen solchen Zusammenhang auf.

Auf seiten der Mädchen bestanden nur indirekte Beziehungen der Maskulinitätsmerkmale mit Delinquenz, wobei die Pfade über soziale Kontrollvariablen der differentiellen Gelegenheiten und Zugehörigkeit zu normenkonformen Personen wie Eltern und Lehrer liefen (s. dazu 4.2.1.) - jedoch in einer der Erwartung zuwiderlaufenden Richtung: Mädchen mit stärker maskulinen Charakteristika waren ***weniger*** delinquenzbelastet als solche mit niedriger Maskulinitätsaffinität.

Insoweit widersprechen die Resultate der sog. "role-reversal"-Theorie weiblicher Delinquenz (s. Adler, 1975), derzufolge die weibliche Delinquenz mehr und mehr als Ausdruck einer revolutionären Hinwendung zu männlichen Werten zu verstehen ist.

In mehrfacher Hinsicht von besonderem Wert ist die auf der Sekundäranalyse einer deutschsprachigen Erhebung fußende Arbeit von Reuband (1983). Diese Einschätzung leitet sich zum einen aus der sehr großen Zahl untersuchter Probanden her (N = 5.158 Schüler aus der 8. und höheren Klassen verschiedener Schultypen), zum anderen aus der simultanen Berücksichtigung der Kriterien "jemals begangen"/ "angegebene Häufigkeit" (was mehrfach zu verschiedenen, also inkonsistenten Aussagen führt). Leider wurden andererseits nur je zwei leichte und schwerere Delikte aufgenommen, doch sind auch hierbei die Resultate zum Anteil der Frauen aufschlußreich genug (s. Tabelle 3.5.).

Tabelle 3.5. Frauenanteil nach Delikt und Begehungshäufigkeit bei Jugendlichen unter 18 Jahren (in Prozent) (aus Reuband 1983, S.208)

Begehungs-häufigkeit	Leistungs-erschleichung	Laden-, Automaten-diebstahl	Einbruch in Auto, Gebäude	Kraftfahr-zeugdieb-stahl
1	59 (681)	48 (632)	59 (58)	15 (27)
2	54 (423)	33 (305)	13 (19)	- (9)
3-5	47 (540)	39 (267)	10 (16)	
6-10	51 (230)	36 (107)	25 (16)	21 (15)
10+	32 (782)	30 (210)		
Gesamt	47 (2656)	40 (1521)	16 (109)	13 (51)
Polizei-statistik	33	35	3	3

Aus den Werten ist ablesbar, daß der Anteil weiblicher Jugendlicher an der Leistungserschleichung (Benutzen öffentlicher Verkehrsmittel ohne Fahrschein) mit steigender Verübungshäufigkeit stark abnimmt, bis bei 10-facher Begehung und darüber mit 32% Beteiligung recht genau derjenige Anteil erreicht wird, den Frauen bei diesem Delikt in der Polizeistatistik ausmachen. Vor dem Hintergrund einer solchen Beobachtung wären die Frauen in den polizeilichen Registrierungen nur dann unterrepräsentiert, wenn die Delinquenzerfahrung an sich das Kriterium der Aufnahme bildet, aber angemessen erfaßt, wenn eine hohe Begehungsrate die Grundlage dafür ist. Ähnlich sind die Gegebenheiten hinsichtlich Laden- und Automatendiebstahl. Völlig anders stellen sie sich demgegenüber in den beiden schwereren Delikten dar. Nicht nur kommt es dort zu der eher kontinuierlichen Abnahme weiblicher Beteiligung mit zunehmender Begehungshäufigkeit, sondern insbesondere zu einer drastischen Diskrepanz zwischen Anteil in offizieller Registrierung und selbstberichtetem Vorkommen. Diese Begünstigung der Frauen im Selektionsprozeß läßt sich erklären durch Elemente der spezifischen Tatausführung, der Muster gruppenspezifischer Begehungsformen und gruppeninterner Rollendifferenzierung gerade bei Einbruch und Kfz-Diebstahl, wo Frauen oft eher randständige Teilnehmerrollen einnehmen (z.B."Schmiere stehen", "im gestohlenen Auto nur spazieren gefahren werden" u.a.), die ihrerseits eine geringere Wahrscheinlichkeit der Identifikation und Registierung mit sich bringen. "Nicht die vom Täterstereotyp geprägte Ermittlungsstrategie der Polizei, sondern die Art der Begehung wäre nach diesen Überlegungen die entscheidende Variable, welche die Diskrepanz zwischen selbstberichteter und offizieller Tätertypologie erklärt" (Reuband, 1983, S. 213 f.). Notwendig wäre, die Generalisierungsfähigkeit einer solchen Interpretation auch auf andere schwere Delikte zu überprüfen.

Die Unterschiede in Abhängigkeit von der Hautfarbe fallen vergleichsweise gering aus. Bei Hindelang et al. (1981) liegen die Quotienten überwiegend um 1,0 mit etwa gleich vielen und eher geringfügigen Abweichungen nach oben und unten. Allerdings zeigt sich eine erhebliche Variabilität über die Delikte mit der allgemeinen Tendenz, daß Schwarze besonders häufig Delikte berichten, für die charakteristisch die Anwendung von Gewalt in "face to face"-Situationen ist, häufig unter Einschluß von Diebstahl, wohingegen Eigentumsdelikte, die in einer unpersönlichen Art geschehen, von ihnen besonders selten begangen werden.

Auch in der Studie von Elliott und Ageton (1980) wiesen die N = 259 Schwarze nur in einem Teilbereich abweichenden Verhaltens signifikant höhere Werte auf als die N = 1.357 Weißen, nämlich bei "Räuberischer Kriminalität gegen Eigentum", was in etwa dieselbe Dimension trifft. Hierbei wurden die Effekte hauptsächlich dadurch produziert, daß nur in der Kategorie "55 und mehr verübte Taten" die Schwarzen ein deutliches Übergewicht zeigten, nicht aber in den Abstufungen 0 - 4, 5 - 29 und 30 - 54. Im einzelnen waren innerhalb der besagten Tätlichkeiten die Subkategorien von sexuellen, schwerwiegenden und leichten Übergriffen zu unterscheiden, für die sich Schwarz-Weiß-Relationen von 5:1, 4:1 und 1:2 fanden. Auch anhand der Arrest-Häufigkeiten, also offiziellen Unterlagen, belaufen sich für das Verhältnis von schwarzen zu weißen Tätern die Koeffizienten auf 3,49 für die sog. Index-Delikte (darin 9,08 für gewalttätige und 3,14 für Eigentumsdelikte) und auf nur 1,71 für die (leichteren) Nicht-Index-Delikte (s. Hindelang et al., 1979, S. 1008).

Erst diese Differenzierung, die eine höhere Belastung der Schwarzen nur bei den relativ schweren Delikten erkennen läßt, gibt einen Hinweis darauf, warum die Strafanstalten in den USA von unverhältnismäßig vielen Schwarzen belegt sind. Anscheinend reagieren die Offizialorgane hauptsächlich auf eine Massierung der Begehenshäufigkeit innerhalb der schweren Gesetzesabweichungen; d.h. Schwarze begehen nicht nur gerade jene Delikte häufiger als Weiße, die gewöhnlich als die schwereren gelten, sondern die (z.T. deswegen) auch höhere Aufklärungsraten aufweisen. In der Tat konnte schon Gold (1970) zeigen, daß die Wahrscheinlichkeit, von der Polizei wegen begangener Straftaten belangt zu werden, wesentlich stärker von einem Häufigkeitsmaß für die selbstberichteten Delikte abhängt als von einem Schwere-Index, der in Analogie zu dem von Sellin und Wolfgang (1964) vorgeschlagenen Maß auf der Basis der selbstberichteten Delinquenz entwickelt worden war. Von der niedrigsten zu höchsten Stufe der individuellen Delinquenzbelastung in Einheiten der Häufigkeit stieg die Wahrscheinlichkeit des Erwischtwerdens um das 9,5-fache, hingegen nur um das 4-fache, wenn entlang zunehmender Schwere klassifiziert wurde.

Leider wurde die besagte Analyse wegen anderenfalls zu niedriger Fallzahlen nicht gesondert für Weiße und Schwarze vorgenommen, weil nur damit Anhaltspunkte darüber hätten erhalten werden können, ob neben dieser Arretierungspraxis, die sich vorwiegend an der Häufigkeit orientiert, noch ein Bias der Ermittlungsorgane derart besteht, bei gleicher Begehenshäufigkeit (und -schwere) vor allem schwarze Täter zu ermitteln. Die mitgeteilten Resultate stehen soweit jedenfalls nicht in Widerspruch zu den Beobachtungsdaten zu Prävalenz und Inzidenz (s. Abschnitt 1.7.2.), wonach die rassischen Unterschiede in der Belegung von Strafanstalten vor allem darauf beruhen, daß Schwarze eine wesentlich größere Rückfälligkeitsrate aufweisen.

3.4.3. Selbstberichtete Delinquenz und offizielle Registrierung

Wie einleitend ausgeführt wurde, dienen Befragungen zur verübten Delinquenz u.a. dem Ziel, das Dunkelfeld auszuleuchten und Anhaltspunkte über das "eigentliche" oder "wahre" Ausmaß von Kriminalität zu erhalten, das aus mehreren Gründen nicht Eingang findet in die Kriminalstatistiken. Somit sollen derartige Erhebungen Aussagen erlauben über Sachverhalte, zu denen gleichsam definitionsgemäß keine anderweitigen Informationen vorliegen, eben weil sie sich anderer Messung entziehen und im "Dunkeln" bleiben. Vor diesem Hintergrund mag es zunächst als widersinnig erscheinen, daß der Inhalt von Offizialstatistiken eines derjenigen Kriterien ist, das am häufigsten als Validierungsmaßstab verwendet wird. Die Problematik eines derartigen Vergleichs ergibt sich vor allem aus den begründeten Zweifeln daran, ob die Angaben in den Unterlagen von Polizei und Gerichten wenn schon nicht ein vollständiges, so doch wenigstens ein repräsentatives Bild der individuellen Kriminalitätsbelastung im interpersonellen Vergleich zeichnen. Gerade aus den bekannten Unzulänglichkeiten dieser Offizialstatistiken aber leitet sich die Notwendigkeit von Befragungen her; nicht von der Hand zu weisen ist deshalb der Einwand, hier werde eine möglicherweise brauchbare Methode an einem unzulänglichen Kriterium geprüft.

Die damit gegebene Problematik stellt sich dann als weniger gravierend dar, wenn man die Variablen Selbstbericht und Offizialvermerk zunächst als Größen wertet, die eine Analyse derjenigen Prozesse erlauben, nach denen die Ermittlungsbehörden die Täter aus der Population aller Personen mit gesetzeswidrigen Handlungen selegieren. In einem solchen Fall stehen beide Informationsquellen für verschiedene Aspekte des Geschehens in der Realität, von denen jeder weitreichende, aber durchaus verschiedene Implikationen hat, ohne daß daraus die Notwendigkeit erwächst, einer der Variablen eine geringere Wertigkeit zuzuschreiben.

Der andere Gedanke zur Auflösung des vermeintlichen Widersinns, die Fragebogendaten an dem Kriterium zu validieren, das sie ersetzen sollen, besteht darin, daß jeder Nachweis der Überlegenheit einer Methode gegenüber einer anderen die Demonstration einer zumindest partiellen Überlappung beider Techniken beinhalten muß (Hindelang et al., 1981, S. 25).

Von daher bestand keineswegs ein Grund, von entsprechenden Vergleichen Abstand zu nehmen. Im deutschen Sprachraum praktizierten Quensel und Quensel (1970) erstmals diesen Ansatz, indem sie eine Gruppe von Straftätern mit mehreren Stichproben von Unbestraften (Gymnasiasten, Lehrlingen und Studenten) verglichen. Dabei ergaben sich in den für die verschiedenen Deliktgruppen gesonderten Delinquenzbelastungsskalen jeweils bedeutsam höhere Mittelwerte für die Strafgefangenen; auch verteilten sich deren Werte J-förmig, während diejenigen der anderen Gruppen eher einer Normalverteilung glichen. Lösel und Wüstendörfer (1976) berichten für N = 104 Strafgefangene, N = 104 Fürsorgezöglinge und N = 100 Berufsschüler mittlere Delinquenzbelastungswerte von 17,63, 15,35 und 9,74 (allerdings enthielt der vorgegebene Fragebogen auch mehrere nichtstrafbare Handlungen). Auf die Arbeiten von Amelang und Wantoch (1971), Kirchhoff (1975) und Schöch (1976) ist schon verwiesen worden, desgleichen auf Gold (1966). Bei Hindelang et al. (1981) betrug der Mittelwert in einer 63 Items umfassenden Skala für die offiziell nichtdelinquenten Männer 11,97, für die der Polizei bekannten Täter 19,67 und die von Gerichten verurteilten 21,49. Für die weiblichen Teilnehmer lauteten die Werte 8,06, 12,43 und 15,49 (Differenzen jeweils signifikant). In der Untersuchung von Lösel und Dillig (1973) korrelierten an N = 43 jugendlichen Strafgefangenen die Angaben in einem Delinquenzbelastungsbogen mit dem Inhalt der Akten zu r = .34 (Mittelwert über 9 verschiedene Deliktkategorien mit einer Variationsbreite von r = 0,04 bis 0,56).

Schließlich geht auf Erickson und Empey (1963) die Beobachtung zurück, daß Jugendliche mit einem offiziellen Vermerk sich von solchen ohne jeden Eintrag (N = je 50) anhand der selbstberichteten Delinquenz nur in bezug auf Sachbeschädigung signifikant unterschieden; dagegen traten sehr markante Differenzen zutage, wenn stattdessen Personen mit einem Offizialvermerk solchen mit mehreren gegenübergestellt wurden (Mittelwerte in einer Delinquenzbelastungsskala 157,9 - 184,5 - 854,6). Insofern schien "Persistenz" der Kriminalität dasjenige Merkmal zu sein, das eine sinnvollere Differenzierung erlaubt als die Dichotomie mit/ohne Aktenvermerk.

Nun mag man gegen solche Ergebnisse einwenden, sie zeichneten deshalb ein vorteilhafteres Bild von der Verläßlichkeit der Erhebungen im Dunkelfeld, weil Delinquenten vermutlich eher die bereits aktenkundigen Delikte angeben als nicht bekannte Straftaten, und zwar geleitet von der Annahme, daß der Untersuchungsleiter diese sowieso kennen wird. Darüber hinaus ist für die Befragten das mit einer Nennung solcher Handlungen verbundene Risiko geringer als bei der Erwähnung von nicht Aktenkundigen (s. Opp, 1968, S. 45).

Mit der empirischen Stichhaltigkeit dieses Arguments scheint es allerdings nicht allzu gut bestellt zu sein. Hindelang, Hirschi und Weis (1981) führten einen "reverse record check" durch, indem sie von den bei Polizei und Gerichten vorliegenden Akteninhalten ausgingen und prüften, was davon die Befragten ihrerseits berichtet hatten. Die dabei erhaltenen Resultate gibt Tabelle 3.6. wieder.

Tabelle 3.6. Absolute und relative Häufigkeiten von Straftaten, die der Polizei und den Gerichten bekannt waren, aber *nicht* in den Self-Reports genannt wurden (nach Hirschi et al. 1981, S.172)

Nicht berichtete Taten	Männl. Weiße Absolut	%	Männl. Farbige Absolut	%	Weibl. Weiße Absolut	%	Weibl. Farbige Absolut	%
Alle schweren Delikte (Raub, Waffendelikte, Betrug u.ä.)	333	20	203	57	16	50	22	59
Alle leichten Delikte (Diebstahl, Vandalismus, Alkohol, Drogen u.a.)	662	5	319	18	209	13	113	21
Von der Polizei aufgegriffen	412	24	204	50	146	48	74	70

N = 1.214 männliche und N = 398 weibliche Teilnehmer

Insgesamt ist eine Tendenz unverkennbar, wonach die schwereren Delikte seltener zugegeben werden - obwohl die Befragungspersonen davon ausgehen könnten, daß die Interviewer auch diese kannten. Auffällig sind auch die bedeutsamen Geschlechts- und Rassenunterschiede. Die Frauen "vergessen" häufiger als die Männer die kritischen Ereignisse, obwohl deren Zahl im Falle der schweren Delikte nicht nur absolut, sondern auch relativ viel niedriger liegt. Gleiches gilt für die Schwarzen gegenüber den Weißen, wobei der Effekt besonders deutlich auf seiten des männlichen Geschlechts hervortritt. Zusammen mit den korrelativen Analysen, die für die Beziehung zwischen Selbstbericht und Offizialvermerk Koeffizienten günstigenfalls um .60 ergaben, schließen die Autoren daraus auf eine bei männlichen Schwarzen besonders niedrige Validität der Selbstberichte (Koeffizienten um r = .30). Um dem Gesichtspunkt der bei Strafgefangenen und Unbestraften unterschiedlicher Bewegungsfreiheit bzw. dem daraus resultierenden verschiedenen Risiko, für Angaben später (doch) belangt zu werden, Rechnung zu tragen, haben Amelang und Rodel (1970) zwei Gruppen von Häftlingen miteinander verglichen, bei denen die Situation der Inhaftierung gleich, der Grund dafür jedoch verschieden war. Bei der einen Stichprobe handelte es sich um Personen, die ("nur") wegen Verkehrsdelikten einsaßen, während die anderen wegen verschiedener Straftatbestände inhaftiert waren. Wie erwartet, zeigten die Verkehrstäter in einem Dunkelfeldfragebogen eine wesentlich geringere Kriminalitätsbelastung. In einer weiteren Studie (s. Amelang und Wantoch, 1971) war bei zwei Gruppen gleichfalls die Situation, in einer Institution befragt zu werden, nahezu vergleichbar bei divergierender Vorgeschichte hinsichtlich der Delinquenzneigung. Auch hierbei gaben die offiziell bereits auffällig gewordenen Personen mehr Gesetzesverletzungen im Dunkelfeld zu als die Kontrollpersonen.

Schließlich kann das Faktum eines Aktenvermerks oder der Umstand einer Inhaftierung nicht das Antwortverhalten beeinflussen, wenn die Befragung zu einem früheren Zeitpunkt stattfindet als eine Sanktionierung durch die Ordnungsorgane. Eine derartige Längsschnittuntersuchung haben Farrington und West (1977) an einer Stichprobe von ursprünglich N = 411 Jungen im Alter von 14 bis 15 Jahren begonnen und im Abstand von je zwei Jahren nicht nur die Befragung wiederholt, sondern auch geprüft, ob zwischendurch eine Registrierung erfolgt war. Die Resultate zeigen auch hier eine stärkere Delinquenzbelastung derjenigen Personen, über die später Aktenvermerke angelegt wurden. Neben diesem Effekt einer Sanktionierung als Folge von Straftaten konnten Farrington, Osborn und West (1978) auch eine Wirkung in Gegenrichtung zeigen, nämlich das Auftreten von Straftaten infolge von Sanktionen. Grundlage dafür war der Vergleich zwischen zwei Gruppen von je N = 53 Buben, die im Alter von 14 Jahren etwa vergleichbare Dunkelfeldaktivitäten hatten erkennen lassen. Während die eine Gruppe im Laufe der nächsten vier Jahre wegen verschiedener Tatbestände verurteilt wurde, konnte sich die andere straffrei halten; die im Zuge der neuerlichen Befragung ermittelte Delinquenzbelastung war bei den Verurteilten ungleich höher als bei den Unbestraften, ein Grund für die Autoren, darin den Etikettierungs- ("labeling") Effekt bestätigt zu sehen, demzufolge über die Reduktion von Chancen und die Veränderung der selbsterlebten Identität eine offizielle Strafe den Delinquenten eher ins Abseits drängt und, im Zuge eines Modells der "self-fulfilling-prophecy", zusätzlich delinquent werden läßt anstelle ihn auf den "Pfad der Tugend" zurückzubringen (s. dazu mehr im Abschnitt 4.5.).

In der Stichprobe von Villmow und Stephan (1983) waren an einem bestimmten Stichtag etwa drei Jahre nach der Befragung von denjenigen, die keine Straftat zugegeben hatten, bei der Polizei, Staatsanwaltschaft oder im Bundeszentralregister 9,6% registriert; für die im Fragebogen relativ niedrig belasteten Personen lautet die entsprechende Zahl 16,3, für die hochbelasteten 26,8% - auch hier also eine numerisch erhebliche und hochbedeutsame Korrelation der Selbstberichte mit späterer Auffälligkeit, wobei Alter und Sozialstatus für die Instanzen der Sozialkontrolle offenbar keine Merkmale für eine gezielte Selektion bildeten.

In der Zusammenschau kann somit von einer konkurrenten und prädiktiven Übereinstimmung der Daten aus Befragungen der Delinquenz mit offiziellen Vermerken eben darüber ausgegangen werden. Obwohl die Beziehungen weit davon entfernt sind, perfekt zu sein und sich Untergruppen mit Unterschieden in bezug auf die Verläßlichkeit des Bearbeitungsstiles finden, sprechen die Befunde dafür, daß die Instanzen sozialer Kontrolle bei der Ermittlung und Bestrafung von Tätern nicht willkürlich vorgehen, sondern sich offenkundig z.T. an der Häufigkeit verübter Straftaten orientieren - einem sachgerechten Kriterium also. Den vorliegenden Anhaltspunkten zufolge darf davon ausgegangen werden, daß unter sonst gleichen Voraussetzungen mit der Zahl von Normbrüchen die Wahrscheinlichkeit wächst, dafür auch auffällig und zur Rechenschaft gezogen zu werden. Daneben spielt gewiß auch die Schwere insofern eine Rolle, als mit zunehmender Schwere einer Tat die Anzeigewahrscheinlichkeit und Intensität der Ermittlungsarbeiten ansteigen. Schon von daher ist kaum mit höheren Korrelationen zu rechnen, zumal, wenn man die Größe des Dunkelfeldes, die begrenzte Verarbeitungskapazität der Kontrollorgane, die Zufälligkeiten beim Bekanntwerden von Ereignissen und Tätern sowie richterliche Idiosynkrasien mit in Rechnung stellt.

3.4.4. Soziale Schicht und Veränderungen über der Zeit

Aus der Analyse der Offizialstatistiken wissen wir (s.o.:1.4.), daß die Kriminalität während der letzten Jahrzehnte ungeachtet einiger gegenläufiger Tendenzen in spezifischen Tatbeständen insgesamt zugenommen hat, was hauptsächlich auf den Anstieg der zahlenmäßig relativ stark zu Buche schlagenden Eigentumsdelikte zurückzuführen ist. Gerade bei Vergleichen zwischen verschiedenen Zeitpunkten stehen allerdings die Unterlagen der Kontrollorgane besonders vielfältigen Einflußmöglichkeiten offen, die von der vielleicht geänderten Gesetzgebung und Regeln zur Erfassung von Ereignissen über Wandlungen der Anzeigebereitschaft bis zu qualitativen Modifikationen der Ermittlungstätigkeit reichen. Angesichts der Vielzahl derartiger Faktoren läßt sich am Ende schwer abschätzen, ob Unterschiede zwischen Kriminalitätszahlen tatsächlich entsprechende Verläufe in der Häufigkeit abweichenden Verhaltens widerspiegeln oder nur Ausdruck sind einer geänderten Konstellation innerhalb des langen Prozesses vom Auftreten einer Straftat bis zu deren Registrierung in einer Datei. Angesichts dieser Problemstruktur versprechen längsschnittliche Erhebungen im Dunkelfeld besonders wertvollen Aufschluß zu liefern.

Da die Methode selbst noch nicht sehr lange gebräuchlich (geschweige denn allgemein "anerkannt") ist, am Anfang zunächst kurzfristig erhaltbare Daten zu ausgewählten Theorien und der Brauchbarkeit der Technik wichtig erschienen, fehlen auch heute noch systematische Untersuchungen über sehr lange Zeitabschnitte.

Die Longitudinalstudie aus dem Kreis von Farrington, auf die ausführlicher unter der Validitätserörterung eingegangen wird, erlaubt keine Aussage zu dem anstehenden Problem, weil dabei der Befragungszeitraum nicht hinlänglich spezifiziert wurde. In der bereits erwähnten Studie von Kirchhoff (1975), in der von 1969 zu 1974 eine erhebliche Steigerung der Delinquenz beobachtet wurde, war nur die Population gleich, nicht aber handelte es sich bei den Probanden um ein und dieselben Personen. Nach dem gleichen Prinzip durchgeführte Opferbefragungen von Aromaa (1974) in Finnland und Buikhuisen (1977) in den Niederlanden förderten über Drei- bzw. Zweijahresintervalle keine systematischen Veränderungen der Kriminalitätsrate zutage. Das gilt auch für die Nacherhebung von N = 300 Jugendlichen durch Villmow und Stephan (1983) in derselben Gemeinde, in der drei Jahre zuvor die Befragung von fast 1.000 Personen stattgefunden hatte. Die Anteile in den Kategorien "nur Täter", "nur Opfer", "sowohl Täter als auch Opfer" und "weder Täter noch Opfer" bleiben von 1973 zu 1976 praktisch unverändert. Die darin erfaßte Subgruppe von N = 128 Personen, die an beiden Untersuchungen teilnahmen, ließen ebenfalls nur geringfügige Schwankungen erkennen, die zudem durch Alterseinflüsse überlagert waren. Schließlich traten in dem Material von LeBlanc (1976/77), das dieser im Intervall von zwei Jahren an N = 1.084 12- bis 18-jährigen Jugendlichen beiderlei Geschlechts zweimal erhob, Zu- und Abnahmen sowohl in der allgemeinen Delinquenz als auch bei den schweren Delikten etwa gleich häufig auf; lediglich bei der jugendrechtlichen Delinquenz stand einer Verminderung in 25,9% der Fälle eine Steigerung um 49,5% gegenüber (20,3% unverändert; 4% nie begangen). Daraus geht einmal mehr die Bedeutung von Alterseinfluß und Deliktart hervor, was globale Aussagen über zeitabhängige Effekte wenn schon nicht verbietet, so doch erheblich erschwert. Darüber hinaus müssen weitere Faktoren in Rechnung gestellt werden, wie die Studie von Elliott und Huizinga (1983) verdeutlicht.

Dabei handelt es sich um ein Projekt, das bislang nicht nur die mit Abstand größte Zahl von Meßwiederholungen an denselben Personen realisiert, sondern auch mit fünf Jahren das längste Zeitintervall abdeckt. Ausgangspunkt war eine Stichprobe von N = 1.619 Jugendlichen (davon N = 861 männlichen Geschlechts), die zum Zeitpunkt der Ersterhebung im Jahre 1976 zwischen 11 und 17 Jahre alt waren. Beginnend damit erfolgte jährlich erneut die Befragung, wobei der Berichtszeitraum ebenfalls strikt auf ein Jahr festgelegt war. Im Laufe des Gesamtvorhabens kam es durch Umzug und Verweigerung u. ä. zu kumulativen Ausfällen von 13,4%, die jedoch nicht mit der ursprünglichen Delinquenzbelastung in Beziehung standen. Die für die fünf Meßzeitpunkte ermittelten Prävalenz- und Inzidenzraten sind in Tabelle 3.7. wiedergegeben.

Während die Prävalenz beim weiblichen Geschlecht - erwartungsgemäß auf niedrigerem Niveau relativ zu den Gegebenheiten bei den männlichen Teilnehmern - über der Zeit nahezu konstant bleibt und beim männlichen Geschlecht diesbezüglich sogar eine geringe Abnahme zu beobachten ist, kommt es bei der Inzidenz zu drastischen Zunahmen, d.h. die Belastung einzelner Personen mit der Häufigkeit verübter Delikte nimmt zur Gegenwart hin stark zu, wobei die Steigerungsraten in beiden Geschlechtern jeweils in der Mittelschicht besonders hoch ausfallen. Hier beträgt der Multiplikationsfaktor von 1976 auf 1980 etwa 3, wohingegen er bei der Arbeiter- und Unterschicht zwischen 2,3 und 2,5 liegt; im Verlauf des Beobachtungszeitraums nähern sich also in der Verübungshäufigkeit die Angehörigen der Mittelschicht an das deutlich höhere Niveau der unteren Schicht an.

Diesem Befund kommt besondere Bedeutung zu im Hinblick auf einen Trend, den Tittle, Villemez und Smith (1978) festgestellt haben: Einer Literaturübersicht dieser Autoren zufolge ist in vier erfaßten Zeitabschnitten (vor 1950, 1950 bis 1959, 1960 bis 1969, 1970 und später) ein monotoner Abfall der Korrelationen zwischen offiziell registrierter Kriminalität und Sozialstatus von -.73 über -.43 und -.22 zu +.04 (gemittelte Werte aus insgesamt 61 darauf ausgerichteten Studien) zu registrieren. Hingegen fiel die entsprechende Korrelation für die selbstberichtete Kriminalität mit einem mittleren Wert von r = -.06 für 302 Stichproben nur schwach negativ aus und ließ über die Zeit praktisch keine Schwankungen erkennen.

Für den Abfall der negativen Status-Kriminalitäts-Korrelation bieten Tittle et al. (1978) mehrere Interpretationen an. Eine davon zieht die Möglichkeit in Betracht, daß man in den früheren Arbeiten den Sozialstatus stärker auch durch die Brille einer Delinquenzbelastung gesehen habe in dem Sinne, daß Personen mit offiziell registrierten Delikten ein niedrigerer Status zugeschrieben worden sei. Als wahrscheinlicher erachten sie jedoch Änderungen auf seiten der Ermittlungsbehörden und Sanktionsinstanzen in der Behandlung der verschiedenen Schichten. Die Civil-Rights-Bewegung habe die Organe des Staates auf die Pflicht zu strikter Gleichbehandlung aufmerksam gemacht, und einige spektakuläre Entscheidungen legten Zeugnis ab für die Erfolge der Unterprivilegierten auf dem Wege nach Rechtsgleichheit. Daneben kämen, als weitere Interpretation für das allmähliche Verschwinden der früher negativen Korrelation, auch infrage Änderungen des normabweichenden Verhaltens der Sozialschichten über der Zeit derart, daß entweder die Angehörigen der Oberschicht eine zunehmende Kriminalitätsbelastung und/oder diejenigen der Unterschicht eine gesteigerte Gesetzestreue zeigten. Im Licht der Ergebnisse von Elliott und Huizinga (1983) konkretisiert sich diese Erklärung zu der Feststellung, daß in beiden Gruppen gleichsinnige Veränderungen auftreten, die oberen Schichten jedoch die höheren Zuwachsraten zeigen.

Tabelle 3.7. Prävalenz und Inzidenz (obere bzw. untere Hälfte der Tabelle) Delinquenz während eines Zeitraumes von fünf Jahren getrennt für die Geschlechter und drei Abstufungen des Sozialstatus (aus Elliott und Huizinga, 1983, S.162 und 163, 166 und 167; berücksichtigt wurde nur dasjenige Summenmaß, das die etwas schwerwiegenderen Delikte enthält)

	Geschlecht	Sozialstatus	1976	1977	1978	1979	1980
Prävalenz	männlich	Middle	74,1	71,7	66,8	66,9	72,0
		Working	77,7	75,4	77,1	76,3	72,7
		Lower	80,4	78,3	74,3	79,3	76,0
	weiblich	Middle	56,5	53,4	46,0	53,6	58,9
		Working	52,9	47,4	52,6	55,7	53,2
		Lower	52,9	53,1	56,4	55,1	54,1
Inzidenz	männlich	Middle	945	984	2.030	1.667	2,880
		Working	2.982	3.611	3.499	3.794	5.019
		Lower	3.399	2.876	2.945	3.955	4.495
	weiblich	Middle	769	683	1.058	2.262	2.067
		Working	643	1.112	846	1.939	1.623
		Lower	1.140	1.086	1.497	2.688	2.643

Weniger das Problem der Delinquenz-Schicht-Korrelation anhand offizieller Kriminalität als mehr dasjenige auf der Ebene von selbstberichteten Delikten hat zwischenzeitlich zu einer heftigen Auseinandersetzung innerhalb der "Scientific Community" geführt. Wie erwähnt konstatieren diesbezüglich Tittle et al. (1978) eine Nullkorrelation, was erhebliche Zweifel an der Angemessenheit all jener Theorien der Entstehung abweichenden Verhaltens aufwirft, die an den sozioökonomischen (Klassen-)Unterschieden ansetzen und etwa die reduzierten Bildungs- und Lebenschancen der Unterschicht als kriminalitätsfördernde Faktoren ins Kalkül ziehen. Die Einwände gegen das fragliche Ergebnis galten einerseits dem Problem, ob die Bestimmung von Statusmerkmalen zweckmäßigerweise an den Eltern oder den Jugendlichen selbst ausgerichtet werden sollte (s. dazu Stark, 1978, Tittle, 1979; im weiteren auch Clelland & Carter, 1980).

Johnson (1980) hat vorgeschlagen, zur Bestimmung des sozioökonomischen Status nicht den Beruf des Vaters, sondern im Rahmen eines Konzeptes von "underclass" den Umstand heranzuziehen, ob der Vater beschäftigt oder arbeitslos ist, das Einkommen zur Bestreitung des Existenzminimums ausreicht und/oder die Eltern von der Wohlfahrt unterstützt werden. An einer Stichprobe von N = 734 Jugendlichen beliefen sich in der Tat die Korrelationen zwischen Beruf des Vaters und Delinquenzbelastung der Befragten auf Null, doch fielen die Koeffizienten anhand der Dichotomie "underclass"/"earning class" mit r = -.05 (Häufigkeit von Taten) und r = -.08 (Schwere der Delinquenz) auch nicht gerade hoch aus. Allerdings gab es nur 58 Personen (oder 8%), die als "underclass" kategorisiert werden mußten. Darin mag sich eine Restriktion der Variabilitätsbreite niederschlagen, weshalb auch die Korrelation zwischen "underclass"/"earning class" und einem Maß für Schichtzugehörigkeit unter Einbezug des Vater-Berufes nur r =.15 betrug.

Aber auch in der Seattle-Studie von Hindelang et al. (1981) betrug die Korrelation zwischen der Beschäftigung des Hauptverdieners und der Delinquenzbelastung (schwerere Delikte, jemals begangen) nur r = -.08 (s. auch Brown, 1984). Davon abgesehen wurde auch an der Arbeit von Tittle et al. (1978) kritisiert, daß nicht deutlich werde, welche inhaltliche Theorie die Autoren prüften, daß sie unscharfe Begriffe für Sozialstatus verwendeten und Kriminalität inadäquat definierten (Clelland & Carter, 1980).

Darüber hinaus und schwerwiegender wurden Zweifel laut, ob überhaupt das vorliegende Material in der gebotenen Breite und Sorgfalt gesichtet worden wäre. So fand Braithwaite (1981) in der Literatur 12 Untersuchungen mehr als Tittle et al. (1978); von den nunmehr insgesamt vorliegenden 47 Studien zeigten 18 eine signifikant höhere Belastung der Unterschicht und 7 qualifzierte Hinweise in einer derartigen Richtung. Die restlichen 22 Erhebungen waren indifferent. Bei einer Berücksichtigung der methodischen Qualität von 18 Untersuchungen gelangt Hanefeld (1978) zu der Feststellung, nur eine brauchbare Erhebung, nämlich diejenige von Gold (1970) zeige eine stärkere Delinquenzbelastung von Unter- und Mittelschicht, während die andere Untersuchung von hinreichender Güte eher Gleichverteilung erweise; dabei handele es sich um die Erhebung von Brusten und Hurrelmann (1973), die in Bielefeld insgesamt N = 819 Schüler aus Haupt- und Realschulen erfaßten.

Für Elliott und Ageton (1980) liegen die Ursachen für die insgesamt sehr niedrigen Korrelationen zwischen Schicht und Kriminalität hauptsächlich in der Beschaffenheit der verwendeten Befragungsinstrumente. Diese seien gewöhnlich überladen mit unbedeutenden Normverstößen, gekennzeichnet durch erhebliche Überlappungen zwischen den Fragen (z.B. schließe ein Item zu geringfügigem Diebstahl meist auch Ladendiebstahl ein, weshalb danach nicht noch einmal gesondert gefragt zu werden brauche) und limitiert in den Beantwortungsmöglichkeiten durch Vorgaben wie "niemals begangen", "ein- oder zweimal" und "dreimal und häufiger begangen". Aus diesem Grunde konzipierten sie eine Item-Liste, die sich am Inhalt der Uniform Crime Reports ebenso orientierte wie an soziologischen Theorien und bereits vorliegenden Instrumenten. Item-Overlap wurde so weit wie möglich vermieden, die Befragung im Interviewstil durchgeführt und die Begehungshäufigkeit in Zahlen erbeten. Bei der 1977 durchgeführten Erhebung an N = 1.726 Jugendlichen im Alter von 11 bis 17 Jahren erwies sich die "lower" gegenüber "working" und "middle class" über alle Delikte hinweg als stärker belastet (Mittelwerte: 60,4; 50,6; 50,9). In erster Linie ging dieser Effekt auf die Kategorie "Angriffe gegen Personen (Körperverletzung, Raub, sexuelle Taten)" zurück, wo allein die Schichtdifferenzen signifikant ausfielen (Mittelwerte: 12,02; 8,04; 3,32), während in den anderen Kategorien mehrfach gleichsinnige Unterschiede bestanden, die allerdings zufallskritischer Prüfung nicht standhielten.

Noch andere Aspekte berührt die Untersuchung von Thornberry und Farnworth (1982), die aus drei Gründenbesonders wertvoll ist:

1) In ihr wurden nicht nur Selfreports, sondern auch die Strafregisterauszüge als Datenquellen für die Delinquenzbelastung herangezogen, womit "subjektive" und "objektive" Informationen miteinander verglichen werden konnten.
2) Der verwendete Delinquenzbelastungs-Fragebogen beinhaltete auch schwerere Delikte und war hinsichtlich der Deliktstruktur an dem ausgerichtet, was das Gros des registrierten abweichenden Verhaltens ausmacht (darunter auch absichtliche Tötung, Einbruch, Vergewaltigung u.a.).
3) Der Sozialstatus wurde nicht nur an einem, sondern zugleich an mehreren Indikatoren festgemacht, und zwar an Einkommen, schulischer Bildung, Job-Stabilität und Qualität der Beschäftigung, darüber auch am Beruf des Vaters.

Grundlage war eine 10%-Stichprobe aus der "Philadelphia Birth Cohort" (1945) von Wolfgang et al. (1972), von der N = 567 Personen bis zum Alter von 26 Jahren längsschnittlich nacherhoben wurden.

Die Ergebnisse sind aufschlußreich in mehrerer Hinsicht: Generell fielen die Korrelationen zwischen Sozialstatus und Delinquenz anhand der offiziellen Daten etwas höher aus als anhand der Selfreports; gleichwohl überwog Konkordanz zwischen beiden Ebenen. Im einzelnen waren die Korrelationen zwischen Sozialstatus und Delinquenz für ***jugendliche Delinquenz*** schwach (was den Resultaten der vielen anderen Untersuchungen der Literatur entspricht, die meist an Jugendlichen durchgeführt wurden), aber ***hoch*** und negativ für ***Erwachsenen***kriminalität. Darüber hinaus war der Sozialstatus der Befragungspersonen (mit Ausnahme des Indikators Einkommen) viel bedeutender als derjenige der Herkunftsfamilie. Die gefundenen Beziehungen bezeichnen die Autoren im Widerspruch zu Tittle et al. (1978) ausdrücklich als recht robust und stark; die darin enthaltene Botschaft ist eindeutig und gibt eine Hilfestellung dafür, einiges an vermeintlichen Inkonsistenzen zwischen bekannten Untersuchungen aufzuklären.

Die bereits im Zusammenhang mit Geschlechtsunterschieden erwähnte Untersuchung von Reuband (1983) liefert Hinweise darauf, daß zumindest in der Bundesrepublik die Schicht-Delinquenz-Beziehung von der Art des Deliktes abhängt (was sich auch in den US-amerikanischen Ergebnissen andeutet). Bei der Leistungserschleichung waren Jugendliche aus höheren Schichten (und solche aus Gymnasien) gemessen an den Basisraten etwas überrepräsentiert, bei Ladendiebstahl, Einbruch und Kfz-Diebstahl dagegen zunehmend unterrepräsentiert. Insofern kann nicht nur von einer Gleichverteilung der Schichten ***innerhalb*** einzelner Deliktkategorien nicht ausgegangen werden, sondern auch davon nicht, daß die Verteilungsschiefen ***zwischen*** Deliktarten annährend gleich wären. Eine Schlüsselfunktion kommt dabei offenbar der Schwere von Straftaten zu: Da gravierende Gesetzesübertretungen angezeigt werden und die schwereren Sanktionen nach sich ziehen, bestimmten sie in erster Linie die Struktur der offiziell registrierten Kriminalität - und damit auch die Überrepräsentation unterer Schichten (und Bildungsgruppen) darin (s. dazu Kaiser, 1982, S. 150). Daneben mögen differentielle Selektionsstrategien der Kontrollorgane zuungunsten niederer Statusmerkmale und eine geringere Kompetenz von Unterschichtangehörigen, die Taten zu vertuschen und Sanktionen abzuwenden, eine zusätzliche Rolle spielen. Auf jeden Fall scheint die Verwendung globaler Indizes für Delinquenz deliktspezifische Variationen in der Belastung sozialstruktureller Gruppen zu verwischen. Eine Ausdifferenzierung in einzelne Delikte vermindert zum Teil die Unterschiede zwischen tatsächlicher und registrierter Kriminalität auf der Ebene von Tätermerkmalen. Freilich: "Völlig aufgehoben werden die Diskrepanzen nicht - Merkmale der Begehungsart sowie staatlicher und sonstiger Kontrollinstanzen wirken anscheinend nach wie vor ein" (Reuband, 1983, S. 228).

In der Zusammenschau läßt sich festhalten, daß die Korrelationen von selbstberichteter Delinquenz mit Schichtmerkmalen sehr viel niedriger ausfallen als es bei denjenigen unter Verwendung offizieller Daten lange Zeit der Fall war. Insgesamt ist ein Trend zu leicht negativen Koeffizienten in der Größenordnung von r = -.05 bis -.10 zu registrieren, wobei die jeweilige Höhe im einzelnen von der Stichprobe der vorgegebenen Delikte, den herangezogenen Personengruppen, der Operationalisierung des sozioökonomischen Status und dem Befragungsmodus abhängt. Einige Anhaltspunkte sprechen zudem für einen deutlichen Einfluß des jeweiligen Alters der Befragungspersonen sowie des Umstands, ob der Häufigkeits- oder Schwereaspekt der Kriminalität die Vergleichsvariable darstellt. Angesichts eines derart differenzierten Beziehungsnetzes greifen all jene Theorien der Entstehung abweichenden Verhaltens zu kurz, die lediglich "die" höhere Belastung niedriger Statusgruppen global voraussetzen.

3.4.5. Persönlichkeits- und Einstellungs-Korrelate von selbstberichteter Delinquenz

3.4.5.1. Intelligenz

Eine der wichtigsten Dimensionen in Gesellschaften des westlichen Kultur- und Zivilisationsraumes stellt die Intelligenz dar. Den Anforderungen von Ausbildung und beruflicher Tätigkeit entsprechen hier in der Regel jene Mitglieder eher, die aufgrund welcher Faktoren auch immer als "intelligent" bezeichnet werden können. Umgekehrt mindert eine geringe Intelligenz die Aussicht auf schulische Unterweisung und damit zusammenhängend einen Arbeitsplatz, hinreichendes Einkommen und soziale Anerkennung. Der Begriff der Intelligenz steht in groben Zügen für die Fähigkeiten, über die innerhalb einer bestimmten Kultur die Erfolgreichen gemeinsam verfügen (s. Hofstätter, 1957, S. 173); stets trägt Intelligenz mit dazu bei, den Platz eines Individuums in der hierarchischen Struktur seiner Gruppe zu bedingen (Roth, Oswald & Daumenlang, 1972, S. 12).

Die "klassischen" sozialstrukturellen Kriminalitätstheorien (Dillig, 1983) nehmen auf diese Hierarchien explizit Bezug. Auch die Theorien sozialer Kontrolle, in denen sich ein breites Spektrum hypothetischer Kausalvariablen findet, verweisen auf Intelligenz zwar nicht als ein Merkmal von zentralem Stellenwert, kommen andererseits zumindest implizit nicht völlig ohne diese Dimension aus; denn im Zuge des langwierigen Erlernens gilt die Regel: "Some of us need more lessons than others" (Nettler, 1974, S. 232, mit einer zusammenfassenden Würdigung der besagten Theorien). Schließlich zieht der Labeling-Ansatz die verminderte Intelligenz von offiziellen Delinquenten als Beweis dafür heran, daß das gesellschaftliche System in der Tat diskriminiert und die Benachteiligten "produziert". Ungeachtet der erheblichen Bedeutung von Intelligenz innerhalb der erwähnten Theorien hat sich - wie Hirschi und Hindelang (1977) feststellen - ein paradoxer Vorgang derart entwickelt, daß während einer Zeit, in der Autoren wie Merton (1938) oder Sutherland und Cressey (1947) von einer niedrigen Intelligenz als engem Korrelat zu Delinquenz ausgingen, diese Variable weithin einfach ignoriert wurde; als später der Intelligenzquotient als nachgerade universell irrelevant galt, sagten Forscher wie Cohen (1955) oder Cloward und Ohlin (1960) hoch negative bzw. schwach positive Korrelationen voraus.

Obgleich zu allen Theorien viel an Untersuchungsarbeit geleistet wurde, hat die Intelligenz bezeichnenderweise noch wenig Augenmerk gefunden.

Vieles spricht dafür, daß dieses nicht aus Unachtsamkeit der beteiligten Forscher oder aufgrund deren anderweitiger Interessen geschah, sondern weil zumindest in den USA eine Beschäftigung damit als politisch inopportun erschien, kamen doch dadurch gerade zwangsläufig auch die rassischen Unterschiede ins Blickfeld (s. Gordon, 1980).

Daraus darf nicht der Schluß gezogen werden, daß zwischen Straffälligen und Unbestraften *keine* Unterschiede im mittleren Intelligenzniveau bestünden, wie dies Müller (1978, S. 166) fälschlicherweise behauptet, ohne denn im Zusammenhang damit auf Arbeiten verweisen zu können, die eine solche Aussage rechtfertigen. Auch wenn die von früheren Autoren berichteten hohen Prozentanteile von Schwachsinnigen in Gruppen von Strafgefangenen einer Relativierung auf die Gegebenheiten in Vergleichsstichproben bedürfen und außerordentlich interpretationsfähig sind (s. dazu die Zusammenschau von Bauer, 1957, S. 76-79), kann im Mittel der vorliegenden Untersuchungen eine Differenz von etwa 8 IQ-Punkten zuungunsten der offiziell Straffälligen als gesichert gelten. Insofern ist geringe Intelligenz ein ebenso wichtiger Prädiktor von offiziell sanktionierter Kriminalität wie soziale Schicht oder ethnische Zugehörigkeit (Hirschi & Hindelang, 1977; dort Referenzarbeiten; s. auch Kirkegaard-Sörensen & Mednick, 1977, die für N = 311 dänische Jugendliche in einer Längsschnittstudie eine negative Korrelation zwischen Intelligenz und späterer Kriminalität fanden; im weiteren West & Farrington, 1977; Wolfgang et al., 1972; Beto, 1980, berichtet für die erwachsenen Insassen texanischer Strafanstalten einen mittleren IQ von 80.)

Auf der Ebene der selbstberichteten Delinquenz fällt diese Beziehung, von Ausnahmen abgesehen (s. Weiss, 1973; West, 1973), etwas schwächer aus. Dafür stehen etwa die Resultate von Hirschi (1969), denen zufolge innerhalb der Personengruppen mit den relativ niedrigsten IQs doppelt so viele Probanden zwei oder mehr verübte Delikte in einem Fragebogen zugaben als in der Gruppe mit den höchsten IQs (12% bzw. 24%). Für das Kriterium "zwei oder mehr offiziell registrierte Straftaten" belief sich der Faktor, in dem die Kriminalitätsbelastung mit abnehmender Intelligenz anstieg, hingegen auf 3,6 (6,2% bzw. 22,6%).

Einen direkten Vergleich ermöglichen auch die Daten von Hindelang et al. (1981) aus der Seattle-Studie. Dort war zwar kein direkter Intelligenztest eingesetzt worden, wohl aber eine Kenntnisprüfung, deren Resultate mit den in der Schule erhaltenen Benotungen um .50 korrelierten (weiße Probanden; bei den Schwarzen lagen die Werte niedriger). Die interindividuellen Kenntnisscores korrelierten mit offizieller und selbstberichteter Delinquenz mit der in Tabelle 3.8. wiedergegebene Höhe.

Die Gegebenheiten bei den männlichen Schwarzen fallen vom Vorzeichen her aus dem Rahmen und sprechen dafür, daß die Beziehung zwischen Kenntnissen und Delinquenz von der Höhe der intellektuellen Leistungsfähigkeit abhängt und von den in dieser Gruppe vorfindbaren Eigenheiten des Beantwortungsverhaltens beeinflußt wird (s.o. 3.4.3.).

Da Villmow und Stephan (1983) auf die Vorgabe jeglicher Leistungsskalen verzichteten, muß bei ihnen auf einen noch weniger zulänglichen Indikator für intellektuelle Leistungsfähigkeit abgehoben werden, nämlich den besuchten Schultyp. Sind anhand der offiziellen Verurteilungen Sonder- und Volksschüler relativ zu ihrer Basisrate stark überrepräsentiert und Real- sowie Gymnasialschüler stark unterrepräsentiert, so fanden sich anhand der Selbstberichte bei den verschiedenen Schultypen weitgehend gleiche Täterquoten (zwischen 38% bei Handelsschule und 60% bei Sonderschule). Unter Zugrundelegung der Zahl begangener Handlungen änderte sich das Bild jedoch insofern, als hier die Nichtgymnasiasten eine signifikant höhere Zahl von Mehr- und Vielfachtätern stellten als die Gymnasiasten (54,1% zu 37,3% Personen mit "vier und mehr Taten"). Die überproportional häufigen Offizialkontakte der Nichtgymnasiasten finden somit zumindest teilweise eine Erklärung: Das Risiko einer Entdeckung steigt mit der Häufigkeit von Tatbegehungen.

Tabelle 3.8. Korrelationen (Gamma-Koeffizienten) für die Beziehung zwischen Kenntnisleistungen auf der einen Seite und offizieller bzw. selbstberichteter Delinquenz (zwei verschiedene Maße) auf der anderen (aus Hindelan et al. 1981, S.204)

	Weiße		Farbige	
	männlich	weiblich	männlich	weiblich
Polizeilich registrierte Verstöße	-0,22	-0,15	-0,26	-0,10
Selbstberichtete Delinquenz (jemals begangen)	-0,15	-0,13	0,09	-0,03
Selbstberichtete Delinquenz (schwere Delikte, jemals begangen)	-0,20	-0,18	0,07	-0,21

Den Koeffizienten in der linken Hälfte liegen Stichproben-Umfänge von N >5.000, denen in der rechten von N > 1.300 zugrunde.

Gleichwohl bleibt die Frage, in welcher Weise oder warum Intelligenz mit Kriminalität in Beziehung steht. Sehr einfache Denkmodell einer direkten Wirkung gehen davon aus, daß wenig Intelligente nicht in der Lage seien, Recht und Unrecht voneinander zu unterscheiden oder die in die Zukunft reichenden Konsequenzen ihrer Handlungen abzusehen. Andere Hypothesen beinhalten die Vorstellung von einer bei Intelligenten höheren Fähigkeit, die Entdeckung strafbarer Handlungen zu vermeiden. Schließlich ist auch an ein unterschiedliches Reagieren der Strafverfolgungsorgane gegenüber Personen mit verschiedener Intelligenz zu denken.

Nur zu den beiden letzteren Erklärungsversuchen liegen gezielte Überprüfungen vor. Diese basieren auf der Rahmenüberlegung, daß bei der Angemessenheit einer *direkten* IQ-Kriminalitäts-Wirkungsrichtung andere Variablen, anhand deren sich Auswirkungen unterschiedlicher Intelligenz (ebenfalls) messen lassen (wie z.B. Schulerfolg), den fraglichen Zusammenhang nicht auch erklären dürften. In dem Material von Wolfgang, Figlio und Sellin (1972) sank die Korrelation zwischen offizieller Delinquenz und IQ jedoch auf Null bei einer Herauspartialisierung der individuell erreichten Bestnote, ein Befund, den Hirschi und Hindelang (1977) bei einer Re-Analyse der o.a. Ergebnisse von Hirschi (1969) replizierten. Ihren Ergebnissen zufolge war der Einfluß von Intelligenz auf Delinquenz im übrigen stärker als derjenige von seiten sozialer Schicht oder ethnischer Herkunft und kann als unabhängig davon angesehen werden. Darüber hinaus fielen die IQ-Delinquenz-Korrelationen bei West (1973) stark ab, wenn Fremdeinschätzungen zu "troublesomeness" als Stratifizierungskriterium eingeführt wurde.

Damit finden die Hypothesen einer intelligenzabhängigen Fähigkeit zur Vermeidung des Entdecktwerdens bzw. eines differentiellen Reagierens der Sanktionsorgane keine Stützung; stattdessen muß von einer *in*direkten Wirkung des IQ auf die Kriminalität über die zeitlich sehr viel früher als die Delinquenz realisierten Leistungen in der und die Einstellungen zur Schule ausgegangen werden (Hirschi & Hindelang, 1977, S. 583). Ein solches Resultat, das den Blick richtet auf das Ausmaß, in dem junge Menschen aufgrund intellektueller Faktoren die an sie in der Schule herangetragenen Erwartungen des Bildungsbürgertums zu erfüllen imstande sind, gilt zunächst nur für das Kriterium offiziell registrierter Delinquenz. Es wäre ebenso notwendig wie aufschlußreich, analoge Prüfungen auch für selbstberichtete Straftaten vorzunehmen.

3.4.5.2. Persönlichkeitsmerkmale im engeren Sinn

Fragt man nach den Hintergründen oder "Ursachen" eines konkret verübten Deliktes, so geben nicht nur Laien, sondern auch Fachleute häufig Hinweise auf die Persönlichkeit des Täters. Merkmale wie Aggressivität und Gemütsarmut, Ich-Schwäche und Labilität, psychopathische Neigungen, Habgier oder Geltungssucht, um nur einige zu nennen, bestimmen oft genug die Erörterung von Fällen im Gerichtssaal, in den Medien und in der Fachliteratur. Gewöhnlich lautet dabei die implizite Grundannahme, daß jemand u.a. deshalb Straftaten begeht, weil er über eine spezifische Ausprägung oder Konfiguration bestimmter Persönlichkeitseigenschaften verfügt. Je nach Überzeugung oder Kenntnisstand werden die fraglichen Charakteristika als Folge "von innen" wirkender genetisch-biologischer Faktoren, "von außen" herangetragener Sozialisationsbedingungen oder den spezifischen Wechselwirkungen zwischen Anlage- und Umwelteinflüssen gesehen. Stets nehmen sie eine vermittelnde Stellung zwischen den jeweiligen situativen Rahmenbedingungen und der als abweichend klassifizierten Tat einer Person ein. Handlungsimplikationen für die Praxis ergeben sich zudem insofern, als es durch eine gerichtete Behandlung, also den Einsatz medizinischer oder psychologischer Techniken, die Persönlichkeit des Delinquenten zu verändern und zu "bessern" gilt, in der Erwartung, dadurch das Risiko weiterer Straftaten zu mindern. In notorischen, hartnäckigen oder veränderungsresistenten Fällen scheint hingegen eine angemessene Verwahrung indiziert und damit der Schutz der Öffentlichkeit gewährleistet.

Offen bleiben mag hier, wie oft dabei dem zirkulären Fehlschluß wirklich widerstanden wird, die Persönlichkeitseigenschaften als Ursache für eben dasjenige Verhalten verantwortlich zu machen, aus dessen Beobachtung sie erst erschlossen wurden. Denn Eigenschaften sind, worauf bereits unter 1.6.2. verwiesen wurde, nur gedachte Gebilde oder hypothetische Konstrukte, die helfen sollen, Stabilität des Verhaltens über der Zeit und Konsistenz in verschiedenen Situationen zu klären. Ein wesentliches Bestimmungsstück derartiger Konstrukte besteht darin, daß sie gegenüber den sie konstituierenden Elementen einen wesentlichen Bedeutungsüberschuß beinhalten und somit weitergehende Aussagen ermöglichen, nämlich über solche Sachverhalte oder Verhaltensweisen, die *nicht* schon in die Entwicklung des Konstruktes und/oder die Lokalisierung eines Individuums auf einer hypothetischen Dispositionsdimension eingegangen sind. Insofern verspricht der Rekurs auf Persönlichkeitseigenschaften zunächst dem Gebot nach Sparsamkeit wissenschaftlicher Erklärungen gerecht zu werden (viele und sehr verschiedene Verhaltensweisen werden auf relativ wenige Dimensionen im Sinne von Varianzaufklärung "zurückgeführt"). Darüber hinaus wird der Kenntnisstand erweitert durch den explorativ-theoriengeleiteten Aspekt von Konstrukten, der durch die Empirie kontrolliert und fortentwickelt werden muß.

Ein Blick in die Forschungsliteratur lehrt nun, daß in der Vergangenheit ungleich stärker der Akzent auf der explorativen als der hypothesentestenden Schiene lag: Die bekannten Übersichtsdarstellungen von Schuessler und Cressey (1950), Waldo und Dinitz (1967) sowie Tennenbaum (1977) vermitteln ein eindrucksvolles Bild von dem äußerst breiten Spektrum all jener

Persönlichkeitsfaktoren, die schon hinsichtlich einer Differenzierung von offiziell Straffälligen und Unauffälligen untersucht wurden - kaum eine der bekannten Skalen und viele, von denen man allenfalls selten etwas gehört hat, die nicht zum Einsatz gekommen wären. In etwa zwei Drittel der insgesamt 261 gesichteten Veröffentlichungen traten bedeutsame Unterschiede zwischen Delinquenten und Unbestraften in Erscheinung, und zwar mit ansteigender Tendenz über dem Zeitpunkt der Untersuchung, worin gleichermaßen die anwachsende psychometrische Qualität der eingesetzten Verfahren wie auch eine zunehmend sorgfältige theoretische Verankerung der ausgewählten Variablen ihren Ausdruck gefunden haben können. Bekanntlich sind derartige querschnittlich gewonnene Resultate nur schwer interpretierbar, da das Entdecktwerden, die Bestrafung oder gar Inhaftierung die persönliche Eigenart reaktiv verändert haben können und auf diese Weise mehr konsequente als antezedente Bedingungen der Tatverübung bilden, von einer ganzen Reihe weiterer methodischer Probleme ganz abgesehen, wie der Fragwürdigkeit vieler Items aus Persönlichkeitstests für eine Vorgabe an Gefangene, die Einflüsse einer hochgradigen Einengung des Bewegungsspielraums auf das Beantwortungsverhalten und die Ungewißheit, ob die gelieferten Informationen wirklich anonym behandelt werden.

Gerade in dieser Hinsicht versprach die Verwendung von Daten zur selbstberichteten Delinquenz die Vermeidung zahlreicher Schwierigkeiten. Dessen ungeachtet war aber auch hier das Vorgehen oftmals mehr bestimmt durch die relativ zufällige Verfügbarkeit über bestimmte Skalen als durch das Interesse an einer bestimmten Theorie.

Eine herausragende Ausnahme bilden der Merkmalsbereich Extraversion/Introversion und darauf ausgerichtete Testverfahren. Ursächlich dafür ist der Umstand, daß Eysenck (1967) dazu eine Theorie formuliert hat, die infolge ihrer griffigen Kompaktheit, des umfassenden Geltungsanspruchs und der Berücksichtigung neuroanatomisch-physiologischer Erkenntnisse auch außerhalb der Psychologie einen großen Bekanntheitsgrad erreicht hat. Im Kern wird von einem interindividuell unterschiedlichen Gleichgewicht von nervösen Erregungs- und Hemmungsprozessen ausgegangen, das bei extravertierten Personen mehr zum Hemmungs-, bei introvertierten mehr zum Erregungspol hin verschoben ist. Als Folge davon sollen Entravertierte im Vergleich zu Introvertierten weniger leicht konditionierte Reaktionen ausbilden. Eine vermittelnde Funktion nimmt dabei die Dimension Neurotizismus ein, die weithin gleichbedeutend ist mit Emotionalität oder Ängstlichkeit. Nach Eysenck erfolgt soziales Lernen durch die Konditionierung von Angstreaktionen, d.h. normabweichende Handlungen werden unterlassen, weil aufgrund früherer Sanktionen die interne Reaktion der Angst mit ihnen gekoppelt ist ("Gewissen" als konditionierter Reflex). Da Delinquente als Personen gelten können, die die Normen der Gesellschaft im Zuge des langwierigen Sozialisationsprozesses nicht internalisiert haben (wegen ihrer Hemmungen bei Konditionierungsvorgängen), resultiert daraus die Vorhersage einer Korrelation zwischen Extraversion und Delinquenz. Auch zu Neurotizismus sollen wegen der Rolle der Angst in aversiven Konditionierungsparadigmen Beziehungen bestehen. Da bei der Ausbildung von Verhaltensprogrammen auch und vor allem ***positive*** Bekräftigungen vonnöten sind, müßten die Korrelationen zu Neurotizismus (N) den Erwartungen gemäß weniger hoch ausfallen als diejenigen zu Extraversion (E). Als dritte Dimension kommt Psychotizismus ins Bild "wegen der gut dokumentierten Beziehung zwischen Kriminalität und Psychosen . . . und weil die allgemeinen Persönlichkeitseigenschaften, die unter Psychotizismus subsumiert sind, mit antisozialem und non-konformistischem Verhalten eindeutig in Beziehung zu stehen scheinen" (Eysenck, 1985, S. 4).

Ein den Erwartungen entsprechendes Resultat ließ sich in einer eigenen Untersuchung sichern (Amelang & Rodel, 1970), in der erstmals der Einfluß von Persönlichkeitsmerkmalen simultan an den Kriterien offizieller Straffälligkeit bzw. Sanktionierung *und* dem Ausmaß selbstberichteter Delikte überprüft wurde. In der Untersuchung von Lösel und Wüstendörfer (1976), die im Grunde nach einem gleichartigen Plan aufgebaut ist, fielen die Effekte insofern noch deutlicher aus, als die Extraversions-Delinquenz-Korrelationen ***innerhalb*** jeder der drei Gruppen von ca. N = 100 Nichtbestraften, Fürsorgezöglingen und Insassen einer Jugendstrafanstalt in etwa mit denen ***zwischen*** den drei unterschiedlich stark belasteten Gruppen übereinstimmten. Allerdings fanden sich ungefähr gleich hohe Beziehungen der selbstberichteten Delinquenz zu Faktoren des Neurotizismus. Villmow-Feldkamp (1976) verglich drei nach Alter, sozialer Schicht und Schulbildung parallelisierte Gruppen von je N = 116 14- bis 25-jährigen Jugendlichen männlichen Geschlechts, und zwar Strafgefangene sowie Personen, die nach eigenen Angaben entweder stark kriminalitätsbelastet oder nicht kriminell aktiv geworden waren. Die Strafgefangenen und Hochbelasteten zeigten im Freiburger Persönlichkeits-Inventar (FPI) höhere Werte in den Bereichen Extraversion, emotionale Labilität und Aggressivität (s.a. Villmow-Feldkamp & Kury, 1983). Auch bei Walter, Merschmann und Höhner (1975) scorten die aus der Gesamtstichprobe von N = 338 männlichen und N = 222 weiblichen Gymnasiasten und Berufsschülern nach Maßgabe ihrer hohen Punktwerte in den Delinquenzfragebögen ausgewählten Extremgruppen hoch in den Skalen Aggressivität, Extraversion, Dominanz und Offenheitsskala des FPI. Die genannten Studien und zahlreiche andere, auf die hier nicht eingegangen werden kann (z.B. Seitz & Pater, 1983; Übersichten bei Villmow-Feldkamp & Kury, 1983; Villmow & Stephan, 1983; Furnham, 1984) berücksichtigen jedoch nicht die bereits von Schuessler und Cressey (1950) formulierte Forderung nach einer hinreichenden Binnengliederung der Delinquenten, obwohl doch die Annahme zunächst wenig plausibel erscheint, daß beispielsweise Betrugsdelinquenten eine ähnliche Persönlichkeit aufweisen wie Sexualtäter. (Damit ist zugleich die Frage nach der Dimensionalität von selbstberichteter Delinquenz angesprochen, die in gesondertem Zusammenhang behandelt werden muß, s. 3.4.6.3.) Da ihre Stichprobe von der Größe und Zusammensetzung her die Voraussetzungen dafür bot, bildeten Villmow und Stephan (1983) u.a. Untergruppen von "reinen" Eigentums- und "reinen" Gewalttätern. Im Vergleich mit Nichttätern scorten die Eigentumstäter höher in den FPI-Skalen Aggressivität, Depressivität, emotionale Labilität und Offenheit. Die Gewalttäter hoben sich von den Kontrollpersonen in ***allen*** Skalen des FPI ab, und zwischen den beiden Delinquentenkategorien differenzierten Erregbarkeit, Dominanz und Extraversion in signifikanter Weise (mit höheren Werten jeweils für die Gewalttäter). In multiplen Korrelationen erklärten die Persönlichkeitsvariablen gemeinsam etwa 11% der Kriteriumsvarianz begangener (ca. 7% erlittener) Taten - signifikante Beträge zwar, doch numerisch recht niedrig, was die Erklärungskraft von Persönlichkeitsfaktoren angeht. Selbst diese Werte dürften aus zweierlei Gründen zu hoch ausgefallen sein: Zum einen bestehen zwischen den Skalen des FPI substantielle Korrelationen (s. Amelang & Borkenau, 1982, deren Ergebnisse auf nur maximal drei unabhängige Faktoren hinauslaufen, nämlich Extraversion, Neurotizismus und Aggressivität), was bei einer Kombination der Skalen zu einer artifiziellen Aufblähung des multiplen Koeffizienten führen muß. Zum anderen spielen hier und bei allen anderen Untersuchungen interindividuelle Unterschiede im Beantwortungsstil eine gravierende Rolle. Meist zeigen die weniger delinquenzbelasteten Personen auch eine größere Offenheit (s.a. Amelang & Wantoch, 1971). Gesonderte Auswertungen nur für die Probanden mit niedrigen Lügenwerten wurden nicht durchgeführt und sind, weil die dazu notwendigen Daten in den Veröffentlichungen fehlen, auch nicht im nachhinein vollziehbar. Rathus und Siegel (1980) haben aber zeigen können, daß eine Herauspartialisierung der individuellen MMPI-F-Werte die Korrelationen zwischen Delinquenz auf der einen Seite und Psychopathie, Schizophrenie und Hypomanie (jeweils MMPI) auf der anderen signifikant minderte, und zwar vereinzelt auf unbedeutende Werte.

Weitere Untersuchungen in einer derartigen Richtung und etwa die Prüfung, ob Kontrollskalen - wie zu vermuten ist - eine Moderatorwirkung auf den Zusammenhang zwischen selbstberichteter Delinquenz und Persönlichkeit ausüben, wären nunmehr notwendig. Um die erhebungstechnische Unabhängigkeit der Datenherkunft zu gewährleisten, sollten des weiteren anstelle der (wie die Delinquenzneigung von den Probanden selbst bearbeiteten) Persönlichkeitsfragebogen die Einschätzungen unabhängiger Beurteiler (also Freunde, Bekannte, Verwandte usw.) treten; damit wären zumindest die Eigenschaftspunktwerte von störenden Antwortstil-Varianzen befreit.

Des weiteren ist schließlich in bezug auf Eysencks Konditionierungstheorie der Extraversion schon frühzeitig eine Berücksichtigung der sozialen Umwelt der untersuchten Personen gefordert worden. Denn je nachdem, ob jemand in einem die Normenkonformität bejahenden Elternhaus und einem vergleichbaren Sozialrahmen sozialisiert wird oder in einer "Subkultur" (Cohen, 1955) mit partiell abweichenden Normenvorstellungen, wird eine unzureichende bzw. befriedigende Konditionierung sehr verschiedene Effekte zeitigen (einige Literaturhinweise dazu s. Amelang & Rodel, 1970).

Solange die erwähnten Kontrollen fehlen und entsprechende Variablen in Untersuchungen keine Berücksichtigung finden, sind Aussagen zu den Persönlichkeitskorrelaten von Delinquenz ganz allgemein und solche zu Delinquenz im speziellen sehr erschwert. Bei Absehung von unbrauchbaren Resultaten wie denjenigen von Rushton und Chrisjohn (1981), die in ihren Stichproben, trotz signifikant unterschiedlicher Delinquenzbelastung, die beiden Geschlechter stets gemeinsam verrechneten, ist die Befundlage insgesamt unschlüssig. Bei einer angemessenen Erfassung der Neigung zu Normbrüchen und der Verwendung großer Stichproben scheinen sowohl E als auch N in der Mehrzahl der Fälle in niedriger Korrelation mit selbstberichteter Delinquenz zu stehen. Eine besondere Beachtung verdienen dabei Untersuchungen, in denen eine Aufgliederung in Tätertypen vorgenommen wird; damit sind erhebliche Schwierigkeiten verbunden, weil wir wissen (s. oben 1.6.2.), daß es "reine" Laufbahnen und die Beschränkung auf wenige Deliktarten nur in Ausnahmefällen gibt. Hindelang (1971) fand an N = 234 männlichen Schülern einer Highschool, daß Extraversion mit den Clustern "Diebstahl", "Aggressionen", "Konsum weicher Drogen" und "schulischem Fehlverhalten" korrelierte, nicht aber mit "Sachbeschädigung" und "harten Drogen". Neurotizismus stand nur, und zwar in nichtlinearer Beziehung zu "weichen Drogen" und "schulischem Fehlverhalten" (s. auch Hindelang & Weis, 1972, mit einer allerdings nicht sehr ergiebigen Simultanberücksichtigung von E und N). Die Modifikation der Eysenckschen Theorie durch Gray (1981) beinhaltet im Kern, daß mit zunehmenden Extraversionswerten eine Unempfindlichkeit gegenüber Strafe, mit zunehmendem Neurotizismusgrad eine ansteigende Empfänglichkeit gegenüber Strafe einhergeht. Von daher müßte eine besonders gute Normanpassung bei der Kombination N/E wahrscheinlich sein (s. dazu Amelang & Bartussek, 1985, S. 312 f.), was jedoch in den Befunden zum abweichenden Verhalten bisher nicht zu erkennen ist.

Noch aufschlußreicher wären Längsschnittstudien, die stärker als die bisher ausschließlich erwähnten Querschnittspläne der unter 1.8.2. erwähnten Forderung entsprechen könnten, daß zwischen Explanans und Explanandum eine zeitliche Abfolge bestehen sollte. Einzig das Projekt von West und Farrington (zuletzt 1977, s. auch Farrington et al., 1982) folgt solchen Vorgaben, ist aber nicht nur unschlüssig zur relativen Erklärungsmächtigkeit von E gegenüber N, sondern stellt deren Relevanz für Delinquenz überhaupt in Frage: Von vereinzelten Korrelationen auf verschiedenen Altersstufen abgesehen, waren nur unbedeutende Koeffizienten zu registrieren. Allerdings muß eingeräumt werden, daß die Jungen zum Zeitpunkt der Ersterhebung mit acht und neun Jahren sehr jung waren und deshalb eine hinreichend zeitstabile Erfassung jedes der beiden Merkmale kaum gelingen konnte. Gleichwohl berichtet Eysenck (1985) neuerdings, also für einen Zeitpunkt, zu dem die Probanden teilweise bereits 21 Jahre alt sind, weit positivere Resultate.

Losgelöst von einzelnen Ergebnissen wird bei einer Sichtung der Literatur deutlich, daß die Vorstellung von der spezifischen Persönlichkeitsstruktur "des" Kriminellen ebenso weit verbreitet wie veränderungsresistent ist. Jedenfalls konnte schon wegen der methodischen Schwierigkeiten bei der Untersuchung von Strafgefangenen die Grundannahme über wesentliche Unterschiede zu Unbestraft-Unauffälligen gar nicht erschüttert werden. Und "selbst die Dunkelfeldforschung, obwohl ursprünglich auch als Kritik an der Täterorientierung gemeint, unterstützt neuerdings durch ihre psychologische Anreicherung unversehens die Relevanz von Persönlichkeitsdimensionen" (Kaiser, 1980, S. 143).

3.4.5.3. Einstellungen

Mit Persönlichkeitseigenschaften haben Einstellungen den Aspekt der relativ dauerhaften Handlungskomponente gemeinsamen. Sie heben sich davon ab, daß bei ihnen der Akzent mehr auf einer Orientierung der Wahrnehmung und Kognitionen liegt (die aber Reaktionsbereitschaften zur Folge haben), und Einstellungen notwendigerweise wertorientiert oder affektiv sind (Wilson, 1971, S. 447). Die Übergänge sind meist fließend. Auch wechseln die Begriffsbestimmungen mit dem historischen und wissenschaftstheoretischen Hintergrund, weshalb z.B. Rosch und Frey (1983, S. 297) in bezug auf Definitionen eine ausgesprochene Zurückhaltung üben.

Eine Befassung mit den Einstellungen von Personen unterschiedlicher Deliktbelastung verspricht Aufschluß über diejenigen Wahrnehmungs- und Gedankeninhalte, im weiteren das Selbstkonzept und die Reaktionsbereitschaften, die mit erhöhter Delinquenzneigung einhergehen.

Umfangreiche Forschungen zu den Einstellungen und Gefühlen sich selbst und anderen gegenüber haben in der Bundesrepublik insbesondere Rieländer und Quensel (1983) durchgeführt. In Anlehnung an das Jesness-Inventory und die Verwendung item- und clusteranalytischer Techniken entwikkelten sie einen Fragebogen, der in mehreren Dimensionen (darunter "Protestierende Umweltbewältigung", "Fatalistisch-soziale Entmutigung", "Zweifel an der eigenen Normalität" / "Ängstlichkeit und Hemmung im sozialen Kontakt", "Störungen in der familiären Beziehung" u.a.) ingesamt neun Skalen ohne Item-Überschneidungen enthält. Theoretische Basis für diesen Gießener Fragebogen ist ein Karriere-Modell der delinquenten Entwicklung, demzufolge Handlungen, vielleicht nur unternommen zur Lösung aktueller sozialer Probleme, von seiten der Umwelt ohne Bezug auf die zugrundeliegende Problemstruktur mit repressiv-strafenden Sanktionen beantwortet werden. Dadurch kommt es zu einer wechselseitigen Eskalation von Aktion und Reaktion, in deren Verlauf der Jugendliche die negativen und stigmatisierenden Fremddefinitionen in sein "delinquentes" Selbstbild übernimmt.

Den kursorischen Mitteilungen von Rieländer und Quensel (1983) zufolge differenzieren die meisten Skalen deutlich zwischen "institutionalisierten" und "normalen" Jugendlichen. Im weiteren spiegelte hauptsächlich die Skala "Soziale Fehlanpassung" die vier unterschiedlichen Abstufungen einer delinquenten Entwicklung wider, wie sie sich in den Ereignissen Schulbesuch - Heimaufenthalt - Arrestantenstatus und Strafhaft manifestierte.

Unbeeinflußt von Institutionalisierungseffekten sind die Resultate von Villmow-Feldkamp und Kury (1983) dort, wo es um den Vergleich von Personen geht, die ihren eigenen Angaben zufolge unterschiedlich stark belastet sind. Die Delinquenten unterscheiden sich von den Kontrollpersonen ohne Delikte in "Delinquent-pubertärer Protest", "Rocker-Haltung", "Streben nach Selbständigkeit", "Zweifel an der eigenen Normalität", "Störungen in familiären Beziehungen" und "Sozialer Fehlanpassung". Strafgefangene hoben sich, wie zu erwarten, zusätzlich in "Fatalistisch-sozialer Entmutigung" und "Stigmatisierung" ab. Generell diskriminierte zwischen den Strafgefangenen und den hochbelasteten Unbestraften der Gießener Fragebogen wegen seiner Item-Spezifität besser als das FPI.

Auch Einstellungen, die weniger auf die eigene Person, sondern mehr auf externe Objekte gerichtet sind, waren Gegenstand von Untersuchungen. Eine der ersten Studien dazu stammt von Gibson (1967), der in drei verschiedenen Schultypen Erhebungen an 15- bis 17-jährigen Buben vornahm und von Grammar School über Secondary Modern School zu Approved School nicht nur eine Zunahme in der Zahl selbst verübter, sondern auch bei Freunden und anderen Jungen beobachteter oder nur vermuteter Delikte fand. Darüber hinaus unterschieden sich die Gruppen in einer faktorisierten Einstellungsdimension, die eine positive vs. negative Bewertung der Polizei abbildete (z.B. "Ich respektiere und achte die Polizei", " Die Polizei hat einen Haß auf Jugendliche" usw.).

Die zwischen den Gruppen beobachteten Differenzen fanden sich auch innerhalb derselben wieder, korrelierte hier doch die Zahl zugegebener Delikte mit der (negativen) Haltung zu .62, .39 und .30 (für die drei Schularten). Was den Unterschied zwischen den Gruppen betrifft, so entspricht diesem die Beobachtung von Peterson, Urban und Vondracek (1975), wonach institutionalisierte Delinquenten gegenüber unbestraften Schülern von Highschools das Justizsystem einschließlich der Aufrichtigkeit und Fairness seiner Repräsentanten sehr viel negativer werten. Ob diese Differenzen allerdings schon vor dem Kontakt mit den betreffenden Organen bestanden oder eine Folge davon sind, läßt sich wegen des Querschnittsplans der Untersuchung nicht beurteilen.

Das gilt auch für die Resultate einer Untersuchung von Amelang und Rodel (1970), die gleichwohl recht informativ ist. Verglichen wurden inhaftierte Straftäter mit Personen, bei denen, weil sie "nur" wegen Verkehrsdelikten einsaßen, eine geringere selbstberichtete Delinquenz erwartet wurde. Diese Hypothese fand eine generelle Bestätigung. Danach befragt, in welchem Anteil jedes der vorgegebenen Delikte von Personen "aus der Bevölkerung" bzw. von Personen "aus dem eigenen Bekanntenkreis" verübt wurde, lieferten die Straftäter zu beiden Bereichen zwar durchweg höhere Schätzungen als die Verkehrstäter, doch konvergierten die Urteile viel stärker hinsichtlich der Bevölkerung, oder mit anderen Worten: Die Straftäter vermuteten unter ihren Bekannten einen irrepräsentativ hohen Anteil von Delinquenten - mögliche Hiweise auf ätiologische Faktoren. Andererseits beurteilten sie gegenüber den Verkehrstätern mit der Ausnahme eines einzigen Deliktes (Unterschlagung) die Effizienz des polizeilichen Ermittlungsapparates bei der Ermittlung von Tätern durchweg als geringer.

Das letztere Resultat kann als Indikator für eine geringere Abschreckung auf seiten der Verkehrstäter und eine dementsprechend erhöhte Tatbereitschaft gewertet werden. Es mutet zunächst paradox an insofern, als die Betreffenden doch selbst am eigenen Leibe hatten erfahren müssen, daß frühere Taten erfolgreich aufgeklärt wurden, findet andererseits vielleicht eine Deutung in der bei dieser Gruppe und ihrem sozialen Umfeld sehr viel höheren Belastung mit Delikten, von denen möglicherweise nur ein ver-

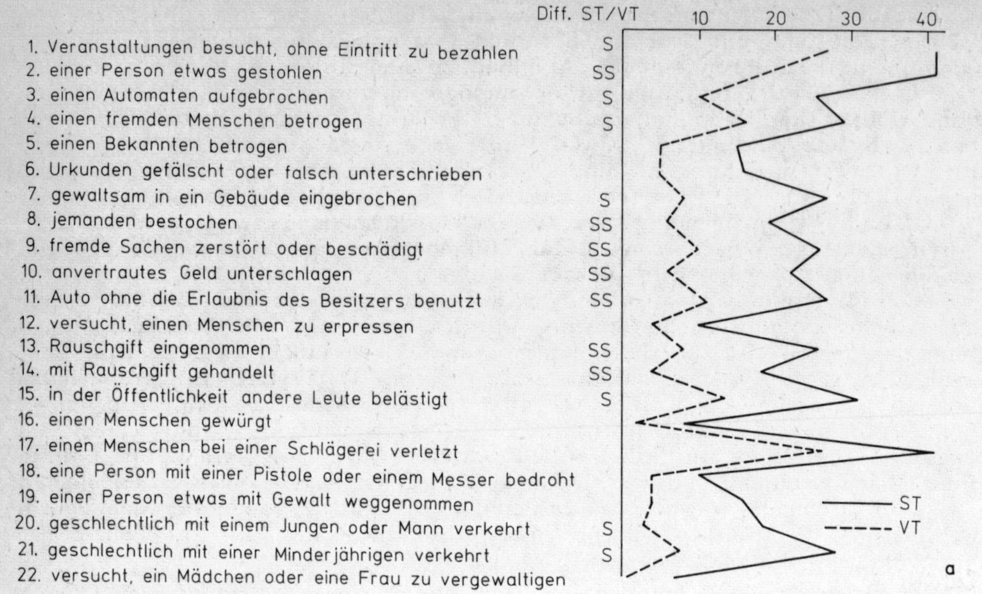

Abb. 3.2. Geschätzter Anteil von Personen a aus dem Bekanntenkreis von Straftätern (ST) und Verkehrstätern (VT), b aus der Bevölkerung, die nach Einschätzung von ST und VT die aufgeführten Delikte verüben. c Geschätzter Pro-

gleichsweise geringer Teil entdeckt wurde. Den Beobachtungen von Claster (1967) zufolge unterscheiden zudem Personen recht deutlich, ob es um die Wahrscheinlichkeit einer Entdeckung bei anderen oder der eigenen Person geht - man selbst schätzt sich meist als weniger gefährdet ein, gewiß ein Anhaltspunkt dafür, daß die Wirkung von Abschreckung zweckmäßigerweise auf individueller Ebene vor dem Hintergrund der persönlichen Wahrnehmungen von Risiko und Schwere einer Sanktion getestet werden muß (s. dazu 5.).

3.4.5.4. Familiäre Variable

Seit jeher war die Überzeugung weit verbreitet, daß eine der Ursachen für abweichendes Verhalten in einer unzureichenden Sozialisation der Kinder und Jugendlichen zu suchen sei. Da für die Erziehung in erster Linie die Eltern Sorge tragen, rückte schon sehr früh die Familie und ihre Funktion ins Blickfeld eingehender Untersuchungen. In einer ersten Näherung an das komplexe Geschehen zwischen den zu einem Familienverband gehörenden Mitgliedern interessierte zunächst die Frage, inwieweit Abweichungen von der in westlichen Ländern normalen Grundstruktur (zwei Elternteile, einer davon männlich, einer weiblich) delinquente Entwicklungen begünstigen. Unvollständig ist eine Familie, wenn einer dieser Elternteile oder gar beide nicht mehr anwesend sind, sei es durch Tod, Scheidung, Trennung oder anderweitiges Verlassen. Hinsichtlich solcher "*broken homes*" sind ungün-

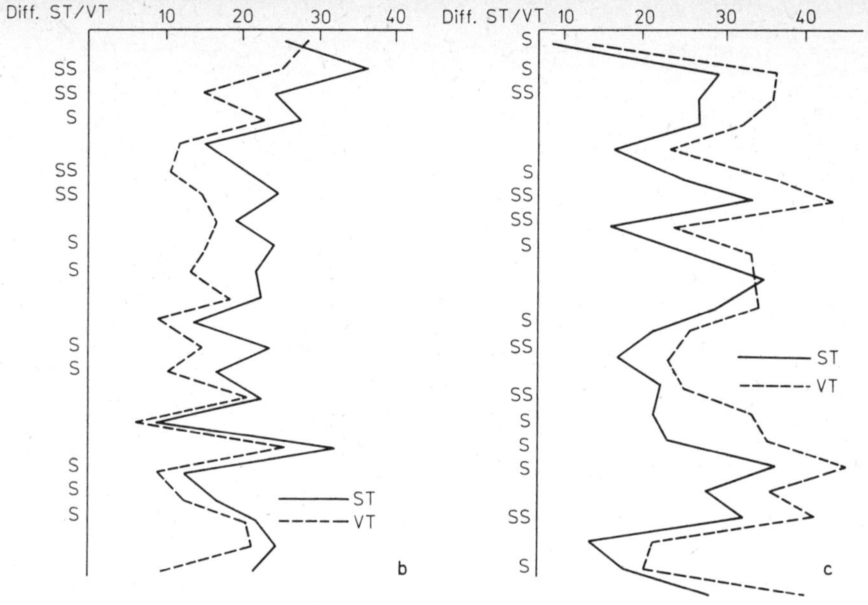

zentsatz der von der Polizei für die angeführten Delikte ergriffenen Personen von allen Tätern solcher Delikte (aus Amelang und Rodel 1970, S. 167-169)

stige Einflüsse zu erwarten durch das Fehlen angemessener Modelle für das Kind, die reduzierten Kontroll- und Sanktionsmöglichkeiten für dessen Verhalten sowie die verminderten emotionalen Bindungschancen. Hirschi (1969, S. 94) hat im Sinne der Theorie sozialer Kontrolle (ausführliche Darstellung in 4.3.) ausgeführt, daß "je enger die Beziehungen eines Kindes zu seinen Eltern sind, je mehr es mit diesen verbunden ist und sich mit ihnen identifiziert, um so geringer ist die Wahrscheinlichkeit von Delinquenz" (Übersetzung v. Verf.). Selbstverständlich muß ein Kind aus einem "broken home" nicht zwangsläufig Schwierigkeiten bekommen, sich den Eltern verbunden zu fühlen und sich mit ihnen zu identifizieren, aber die Wahrscheinlichkeit dafür ist beim dauerhaften Fehlen eines oder beider Elternteile erhöht und damit das Risiko für das Einsetzen normabweichender Prozesse.

Meist vor dem Hintergrund derartiger Rahmenvorstellungen wurde die Hypothese eines Zusammenhangs zwischen "broken home" und Delinquenz seit der Jahrhundertwende viele Male geprüft. Wilkinson (1973) hat die denkwürdige Geschichte der einschlägigen Untersuchungen nachgezeichnet. Ihrer Darstellung ist zu entnehmen, daß nach anfänglich intensiver Beschäftigung mit der Fragestellung und Akzeptanz der "broken home"-Delinquenzhypothese zwischen den dreißiger und fünfziger Jahren das Interesse daran sowohl in theoretischer als auch empirischer Hinsicht erlosch. Für Anomie, differentielle Assoziation, Subkultur, Techniken der Neutralisation und "labeling", um nur die zentralen Begriffe der aus jener Zeit rührenden Theorien zu erwähnen, ist die Vollständigkeit der Familie kein Thema, wenngleich sie in jedem der Modelle "untergebracht" werden könnte. Verantwortlich dafür war die um sich greifende Überzeugung, daß die Familie samt deren protektiven, ökonomischen, religiösen, rekreativen und erzieherischen Funktionen allmählich von anderen Institutionen übernommen würde, im weiteren Anpassungsfähigkeit und Flexibilität mehr faszinierten als familiäre Stabilität, schließlich in der Gesellschaft die Toleranz gegenüber Trennung und Scheidung stetig zunahm. Neuerdings erfreut sich das Gebiet wieder einer zunehmenden Befassung, die unter anderem als Reaktion auf die Einsicht verstanden werden könne, daß sich nichtfamiliäre Theorien nicht als besonders weiterführend erwiesen hätten.

Bei aller Vielfalt der Ansätze, Befunde und methodischen Probleme stellt sich als relativ konsistentes Ergebnis doch eine Bestätigung der Hypothese vom Zusammenhang zwischen unvollständigen Familien und Delinquenz heraus, doch stützen sich alle von Wilkinson (1973) gesichteten Studien auf offiziell registrierte Delinquenz.

Das damit gegebene Informationsdefizit beseitigt die Untersuchung von Canter (1982) an jener Stichprobe von mehr als N = 1.700 Pbn, die bereits bei der Besprechung von Schichteinflüssen unter den Autoren Elliott und Ageton (1980) Erwähnung fand (s.o. 3.4.4.). Im Vergleich von Jugendlichen beiderlei Geschlechts aus intakten und unvollständigen Familien ergaben sich im Mittel die folgenden Häufigkeiten begangener Delikte (s. Tabelle 3.9.).

Tabelle 3.9. Häufigkeit (und Standardabweichungen) der in den letzten der Erhebung vorangehenden zwölf Monaten verübten Delikte, getrennt für intakte und unvollständige Familien sowie verschiedene Delikt-Kategorien (Canter, 1982, S.161)

	Intakte Familien (N=1.175)		Broken Home (N=502)		
	M	s	M	s	Unterschied
Schwerer Diebstahl	4,18	(0,79)	4,30	(0,89)	ss
Leichter Diebstahl	3,36	(1,01)	3,46	(1,25)	
"Status"-Delikte (Minderjährigkeits-)	7,31	(3,48)	8,00	(4,23)	sss
Delikte gegen Personen	10,23	(2,23)	10,83	(2,74)	sss
FBI-Uniform Crime Report Index Delikte	9,37	(1,11)	9,58	(1,43)	ss
Allgemeine Delinquenz	44,24	(10,13)	47,05	(13,94)	sss
Häusliche Delinquenz	4,59	(1,07)	4,78	(1,46)	ss

In allen Deliktkategorien verübten, wie die Tabelle 3.9. ausweist, die Jugendlichen aus unvollständigen Familien mehr Straftaten als diejenigen aus intakten, wenn auch die Differenz in "leichtem Diebstahl" nicht die Signifikanzgrenze erreicht und die mittleren Unterschiede numerisch oder im Vergleich zu den Standardabweichungen keineswegs gravierend sind.

Gegen Untersuchungen der geschilderten Art ist nicht zu Unrecht vorgebracht worden, sie bedürften einer genaueren Spezifikation der Gründe für das Fehlen von Familienmitgliedern. Es mache einen Unterschied aus, ob ein Elternteil gestorben oder mutwillig fortgegangen sei, um welchen Elternteil es sich dabei handele und ob darunter Mädchen oder Buben zu leiden hätten (s. Wilkinson, 1973, S. 736).

Dem Einfluß des kindlichen Geschlechts ist Canter (1982) mit der eben zitierten Untersuchung nachgegangen, und zwar geleitet von der bereits umrissenen sozialen Kontrolltheorie, hier aber differenziert in dem Sinne, daß die Bindungen von Mädchen an die elterliche Familie in der Regel enger seien als diejenigen von Jungen, weshalb bei ihnen die negativen Auswirkungen von "broken home" stärker sein müßten. Die besagten Bindungen wurden nicht nur unterstellt, sondern mit sechs kurzen Skalen auch gemessen. In vier Dimensionen traten signifikante Mittelwertsunteschiede auf, die allesamt für eine stärkere Familienbezogenheit der Mädchen sprachen. Überraschungen offenbarten aber die korrelativen Resultate deshalb, weil nahezu durchgängig die familiären Bindungsvariablen bei den Buben höher mit der selbstberichteten Delinquenz in Beziehung standen. Die höchsten Werte errechneten sich dabei für die Kombination "Allgemeine Delinquenz" mit "Familiärer Normenlosigkeit" (Ausmaß, in dem konventionelle Ziele der Familie durch die Anwendung normenwidriger Mittel akzeptiert wird), und zwar .40 für die Buben und .30 für die Mädchen. Allgemein war der Unterschied bei schweren Delikten eher größer. Bei Koeffizienten überwiegend um .20 bestanden ansonsten keine systematischen Variationen über die Deliktkategorien, d.h. die Prädiktoren leisteten in allen Testdimensionen etwa Vergleichbares an Varianzaufklärung (was indirekt für eine Art "Generalfaktor" der Delinquenz und weniger für deren Multidimensionalität spricht). Die multiplen Korrelationen bei optimaler Kombination aller Familienvariablen lagen in der Größenordnung um .30 für die einzelnen Deliktkategorien, erreichten aber .47 und .40 (Jungen bzw. Mädchen) gegenüber dem Kriterium "Allgemeine Delinquenz". Canter (1982) interpretiert diese Ergebnisse ***inhaltlich*** und vermutet, daß trotz der im Mittel etwas engeren Bindungen von Töchtern an die Familien sich die interfamiliär verschiedenen kriminalitätshemmenden Differenzen stärker auf die Söhne auswirkten, und zwar insbesondere bei schwereren Delikten. Übersehen wird bei einer solchen Deutung freilich die Rolle der Standardabweichungen: In allen Deliktkategorien bestanden gravierende Varianzunterschiede zugunsten der Buben (z.B. Allgemeine Delinquenz s^2 männl. = 179, s^2 weibl. = 68,1), ein Umstand, der bereits ***allein*** für die Korrelationsdifferenzen verantwortlich sein mag, wie sich bei Anwendung einschlägiger Korrekturformeln erweist.

Nicht betroffen davon ist allerdings eine Schlüsselaussage, die zurückführt zu der Problematik, mit der die Schilderung der Canter-Arbeit eingeleitet wurde: Entgegen den Verhältnissen bei offiziell registrierter Kriminalität (s. Datesman & Scarpitti, 1975; Hagan et al., 1979) waren die delinquenzkorrelierten Einflüsse von seiten unvollständiger Familien für Mädchen nicht nur nicht größer als diejenigen für Jungen, sondern eher geringer. Das spricht dafür, daß beim Fehlen eines Elternteils allgemein die Supervision nachläßt und negativen Entwicklungen nicht Einhalt geboten wird, und zwar gegenüber beiden Geschlechtern in etwa vergleichbarem Ausmaß. Die andersartigen Gegebenheiten anhand von offiziellen Sanktionen für Schwererziehbarkeit, Weglaufen oder sexuelle Verwahrlosung erklären sich vor diesem Hintergrund nicht durch eine höhere Rate im Begehen solcher Delikte, sondern in einer konsequenteren Ahndung solcher Vergehen bei Mädchen (s. Steffens-Meier & Steffens-Meier, 1980).

Ergänzend sei angemerkt, daß im Zuge der Erforschung familiärer Faktoren nicht nur eine Beschränkung auf die Eltern stattfand, sondern inzwischen auch die Geschwister einbezogen wurden. Eine explorative Studie von Wilkinson, Stitt und Erickson (1982) an mehr als 3.000 Jugendlichen, von denen aber zur klareren Strukturierung des Untersuchungsplans nur ca. 23% in die Auswertung einbezogen wurden, ergab Hinweise auf die Wechselwirkungen zwischen dem Geschlecht und der Stellung in der Geschwisterreihe bei der Erklärung von Delinquenz. Dabei erwiesen sich die Konzepte von Kontrast und Imitation als gleichermaßen nützlich. Beispielsweise ist in

Familien mit zwei Kindern das Verhalten der jüngeren Töchter angemessener erklärt durch Kontrastprozesse, dasjenige der jüngeren Söhne hingegen eher durch Imitation. Andererseits zeigt die Untersuchung von Drei-Kind-Familien, daß Mädchen keineswegs nur kontrastierend und Jungen etwa nur imitierend agieren. Daraus wird die enorme Komplexität des Forschungsfeldes deutlich, das sich weiter differenziert, wenn auch hierbei etwa der Gesichtspunkt vollständiger versus unvollständiger Familien berücksichtigt würde.

Da im Augenblick solche Analysen noch in einiger Ferne zu liegen scheinen, genügt an dieser Stelle die zusammenfassende Feststellung, daß die bislang erfaßten Variablen für Struktur und Kohäsion die Familie als einen bedeutsamen Faktor für die Ätiologie von Delinquenz haben erkennen lassen. Wie in anderen Bereichen fehlt es freilich auch hier an Längsschnittstudien, da eine rekursive Beeinflussung des Familienverbandes durch delinquente Neigungen der Kinder und alle damit zusammenhängenden Probleme nicht völlig ausgeschlossen werden kann. Gerade diese aber sind mit Querschnittsplänen nicht zuverlässig zu identifizieren.

3.4.5.5. Sonstige Umweltvariablen

Wie jedermann weiß, wirken bei der Sozialisation auch Faktoren und Personen außerhalb des Familienverbandes mit. Dazu zählen beispielsweise Lehrer und Freunde, Nachbarn, Bekannte und Vorbilder aus den Medien oder der Literatur. Selbst Fremde können bei zufälligen und kurzzeitigen Kontakten Verhaltensweisen zeigen oder Gedanken äußern, die direkt oder mittelbar auf das Erleben und Verhalten, die Einstellungen, Zielsetzungen und Wertmaßstäbe von uns Einfluß nehmen. Darüber hinaus müssen für die Entwicklung mehr physische Faktoren wie Ernährung, das Auftreten von Krankheiten, Unfällen oder anderweitigen Beeinträchtigungen, die Verfügbarkeit über ausreichenden Bewegungsraum, Zeit und ökonomische Ressourcen in Betracht gezogen werden - es scheint nachgerade aussichtslos, die Vielzahl denkbarer Determinanten in einer Simultanprüfung unterzubringen. Um so mehr kommt Theorien eine Richtungs- und Auswahlfunktion bei der Definition von Variablen mit vermuteter Erklärungskraft für abweichendes Verhalten zu. In dem Ausmaß, in dem daraus abgeleitete Hypothesen durch die Empirie eine Stützung erfahren, ist das äußerst komplexe Beziehungsgeflecht potentieller Einflußgrößen zumindest partiell aufgeklärt und auf überschaubare Dimensionen zurückgeführt.

Lösel et al. (1974) haben im Versuch einer Durchdringung des erwähnten Netzwerks und auf der Suche nach hypothetischen Kausalfaktoren an N = 928 Insassen aus fünf Jugendstrafanstalten nicht weniger als 98 Variablen zur Beschreibung der (hauptsächlich sozialen) Umwelt erhoben (z.B. Anzahl der älteren Geschwister, Vorhandensein von Stiefgeschwistern, Gechlechtskonflikt in der Geschwisterposition der Eltern, soziale Schicht der Familie, Krankenhausaufenthalt, Anzahl verschiedener Tätigkeiten usw.). Die individuelle Kriminalitätsbelastung errechnete sich aus der Häufigkeit und Schwere der von den Probanden selbst berichteten Strafen und Maßnahmen. Darin ging auch das Alter mit ein, da eine gleiche Zahl von Strafen auf einer niedrigeren Lebensaltersstufe eine höhere Belastung bedeutet als im späteren Alter. Damit liegt hier ein Maß vor, das gleichsam eine Mittelstellung einnimmt zwischen den üblicherweise verwendeten Selfreports zum Dunkelfeld und den Taten zur offiziell registrierten Kriminalität. Bei einer Simultanverrechnung auf der Basis der Gesamtstichprobe war nur eine unbedeutende Varianzaufklärung der Kriminalitätsbelastung zu erreichen. Erfolgte demgegenüber die Analyse getrennt für die einzelnen Strafanstalten, die sich bedeutsam hinsichtlich der Kriminalitätsbelastung der einsitzenden Jugendlichen voneinander unterschieden, waren die ermittelten Beziehungen zwar etwas höher, doch wechselte deren Höhe und Struktur (Abfolge der besten Prädiktoren) derart stark zwischen den einzelnen Anstalten, daß sich generalisierungsfähige Aussagen verbieten. Eine Durchsicht der Variablenliste vermittelt den Eindruck, daß für diese unbefriedigenden Resultate der häufig geringe theoretische Bezug der Prädiktoren verantwortlich ist.

Tabelle 3.10. Korrelative Beziehungen (Produkt-Moment-Koeffizienten) zwischen Variablen von Delinquenz-Theorien und selbst-berichteter Delinquenz, getrennt für die beiden Geschlechter (aus Simons et al. 1980, S.47)

	Anomie		Kontrolle		Differentielle Assoziation	Labeling	
	Bildungs-Chancen	Berufs-Chancen	Elterliche Zurückweisung	Normen-Entfremdung	Wertvorstellungen der Freunde	Elterliches Etikettieren	Etikettierung durch Lehrer
männlich	-0,11	-0,21	0,47	0,36	0,56	0,43	0,50
weiblich	-0,05	-0,12	0,48	0,33	0,63	0,45	0,44

Ein solcher Einwand ist gegenüber dem Beitrag von Simons, Miller und Aigner (1980) nicht vorzubringen, der sich strikt an mehreren Theorien orientiert und darüber hinaus der Frage nachgeht, ob die Erklärungsfaktoren für männliche (selbstberichtete) Delinquenz dieselben sind wie für die weibliche. Ausgangs- und Referenzpunkt waren die Anomie-, die Kontroll-, die differentielle Assoziations- und die Labeling-Theorie. Gemäß der Inhalte dieser Modellvorstellungen, auf die in einem gesonderten Abschnitt eingegangen werden muß (s. Kap. 4.), wurden im Sinne einer psychologischen Prüfung jeweils Skalen mit mehreren Fragen entwickelt, die von den Probanden beantwortet werden mußten und Summenwerte lieferten für Variablen, die jeweils für eine der genannten Theorien standen. Für Anomie waren das Items zu Bildungs- und Beschäftigungsmöglichkeiten (z.B. "Wie beurteilst du Deine Chancen für eine gute Ausbildung?", ".. . einen gut bezahlten Job?"), für die Kontrolltheorie solche zu elterlicher Zurückweisung (z.B. "Kümmern sich Deine Eltern um Dich?") und Normenentfremdung (z.B. "Um in der Schule gute Noten zu erhalten, muß man mitunter etwas betrügen."). Auf die Theorie differentieller Assoziationen nahmen die Einstellungen zu den Freunden und deren Haltungen Bezug (z.B. "Die Freunde in meiner Gruppe achten die Gesetze."). Schließlich sollte elterliches und Lehrer-Labeling durch bipolare Eigenschaftszuschreibungen (z.B. "cooperative" vs. "troublesome") getroffen werden. Die Skalen erreichten alle befriedigende interne Konsistenzen, doch kann die Operationalisierung des Etikettierens nicht überzeugen, wie überhaupt fraglich erscheint, ob mit nur jeweils *einer* Skala die Vorhersagen jeder der Theorien erschöpfend geprüft werden können. Gleichwohl sind die Resultate aufschlußreich, soweit sie die Unterschiede zwischen den Geschlechtern betreffen (s. Tabelle 3.10.).

Wie ersichtlich, korrelieren die Prädiktoren abgesehen von den Anomie-Items mit dem Delinquenz-Summenmaß in jeweils mittlerer Höhe und vor allem in einer für beide Geschlechter sehr ähnlichen Weise, d.h. für allgemeine Delinquenz sind die Erklärungen im Sinne der betreffenden Theorie in etwa gleicherweise für beide Geschlechter angemessen. Das für männliche und weibliche Jugendliche unterschiedliche Ausmaß von Delinquenzbelastung erfährt darüber hinaus eine Erklärung durch die auf seiten der Mädchen geringere Exposition gegenüber den Hintergrundfaktoren - jedenfalls in den Wahrnehmungen bzw. Urteilen der Betreffenden. Leider fehlen Hinweise auf die Streuungen der verwendeten Maße und den Einfluß unterschiedlichen Alters. Davon abgesehen, vermitteln die Resultate einen Eindruck davon, welche Variablen geschlechter*un*spezifisch mit selbstberichteter allgemeiner Delinquenz in Beziehung stehen.

3.4.6. Zur Validität von Fragebogen- und Interviewdaten zum Dunkelfeld

Wie bereits mehrfach dargelegt wurde, erzwangen offenkundige Defizite der offiziellen Statistiken die Suche nach Wegen, das "eigentliche" Aumaß von strafbarem Verhalten in einer zulänglicheren Weise zu erfassen. Da es in nahezu allen Bereichen menschlichen Erlebens und Verhaltens durchaus üblich (und probat) ist, nach den Gefühlen, Motiven, Absichten und Erinnerungen direkt zu fragen, lag es nahe, die von Allport (1941, S. 37) allgemein gegebene Anregung "*Why not ask them*?" auch auf Delinquenz anzuwenden, zumal die Überlegungen und Vermutungen zum Dunkelfeld die Befürchtungen aufkommen ließen, daß nicht sehr viele weitere Alternativen zur Verfügung stehen würden. Dennoch kann eine solche Technik nicht schon wegen ihrer hohen logischen Qualität und mit dem Hinweis darauf, daß aus anderen Verhaltensbereichen gute Erfahrungen vorliegen, akzeptiert werden. Vielmehr bedarf es gesonderter Prüfungen, die den Wert von Selfreports zu Delinquenz und Kriminalität über subjektive Evidenzen und fragwürdige Analogieschlüsse hinaus positiv unter Beweis stellen. Angesichts der per definitionem geringen Sichtbarkeit von Ereignissen im Dunkelfeld sind mit solchen Prüfungen besondere Schwierigkeiten verbunden. Man wird kaum erwarten dürfen, etwa mit einem Zugriff "die" Verläßlichkeit von Angaben in Interviews oder Fragebögen belegen bzw. in Zweifel ziehen zu können. Realistischer ist indessen ein Vorgehen nach Art der Konstruktvalidierung, das die Formulierung mehrerer Hypothesen und deren Prüfung in möglichst verschiedenem Kontext vorsieht. Erst die Zusammenschau der in möglichst heterogenen Ansätzen gewonnenen Erkenntnisse erlaubt eine angemessene Beurteilung.

Die in den vorangegangenen Abschnitten dargestellten theoretischen Rahmenüberlegungen, Erhebungspläne und empirischen Resultate lassen sich als Teile einer derartigen Konstruktvalidierung verstehen. Insgesamt konstituieren sie ein komplexes Netzwerk, das zu der Feststellung berechtigt, daß die Methode der direkten Erfragung von verübten Delikten zu kohärenten und konvergierenden Ergebnissen geführt hat, die die Perspektive der an Statistiken orientierten Kriminalitätsforschung nicht nur in Teilbereichen bestätigt und ergänzt haben, sondern auch eine wesentliche Bereicherung bedeuten und in einzelnen Forschungsfeldern bereits jetzt zur Revision tradierter Vorstellungen zwingen. Die Belege dafür brauchen an dieser Stelle nicht wiederholt zu werden. Hier genügt es, das breite Spektrum von Validierungsansätzen in jenen Aspekten darzulegen, die über das bereits Referierte hinausgehen und exemplarisch für ganze Forschungsrichtungen stehen können.

3.4.6.1. Reliabilität

Eines derjenigen Kriterien psychometrischer Güteeigenschaften, die der Validität vorgeordnet sind, betrifft die Meßgenauigkeit. Denn wenn ein Instrument nicht eine hinlänglich präzise Erfassung von Merkmalsausprägungen erlaubt, wird man nicht mit einer Validität der Messung gegenüber der interessierenden Dimension rechnen können; o.m.a.W: Eine Variable, die nicht mit sich selbst korreliert, wird kaum systematische Korrelationen mit anderen Meßwertreihen aufweisen können. Umgekehrt garantiert eine hohe Reliabilität keineswegs schon Validität; sie ist eine hinreichende, aber keine zulängliche Bedingung dafür.

Die Reliabilität von Selfreports ist oftmals und in verschiedener Weise bestimmt worden. Die Übersichtsdarstellung von Singh (1979) listet Split-half-, Retest-, Konsistenz- und Reproduzierbarkeits-Koeffizienten auf. Die ermittelten Werte liegen alle um .90. Kraus und Bowmaker (1982) berichten für ein Intervall von 4-6 Wochen und eine Stichprobe von Jugendlichen in einer Besserungsanstalt einen Koeffizienten von $r = .87$. Brusten und Hurrelmann (1973) fanden an Schülern eine Retest-Reliabilität von .79 und in zwei Drittel der Fälle keine Mittelwertsverschiebungen von der ersten zur zweiten Messung. Auch Blakley, Kushler, Parisian und Davidson (1980) teilen für zehn Skalen, die nach verschiedenen Häufigkeits- und Schweremaßen erstellt wurden, im Mittel ein Cronbach-alpha von .84 und Retest-Koeffizienten in "the sixties and seventies" (S. 379) mit. Mit wenigen Ausnahmen liegen auch bei Hindelang et al. (1981) die Retest-Koeffizienten über .90. Diese Größenordnungen werden nicht erreicht von Lösel und Dillig (1973), die an $N = 43$ Jugendstrafgefangenen im Alter von durchschnittlich 19 Jahren zweimal im Intervall von 2 1/2 Monaten einen Delinquenzbelastungs-Fragebogen vorgaben. Die Berechnung der Reliabilität erfolgte dabei auf zweifache Art, nämlich zum einen als individueller Ähnlichkeitskoeffizient (zwischen den Beantwortungen von 60 Delikten im Sinne von begangen / nicht begangen mit anschließender Mittelung über die Probanden, zum anderen als gruppenstatistischer Korrelationskoeffizient getrennt für einzelne Deliktkategorien. Die Werte fielen im Mittel mit $s = .49$ und $r = .52$ recht ähnlich aus, liegen aber offenbar deshalb relativ niedrig, weil einzelne Delikte und weniger (Summen-) Skalenwerte die Basis waren (im selben Sinne siehe auch die bei Amelang, 1983, mitgeteilten Resultate).

Die Reliabilität von Selfreports zur Delinquenz liegt damit in einer Größenordnung, die derjenigen herkömmlicher Persönlichkeitstests und anderer Verhaltensinventare nahe kommt.

3.4.6.2. Konkurrente Validität

Unter 3.4.3. ist bereits der Vergleich von selbstberichteter und offiziell registrierter Delinquenz zur Sprache gekommen, desgleichen das Rationale, das hinter der Verwendung gerade desjenigen Kriteriums steht, das als unzureichend gilt und von den Selfreports ersetzt werden soll. Es genügt deshalb hier der Verweis auf die betreffenden Ausführungen.

Die in den Akten von Polizei, Staatsanwaltschaft und Gerichten enthaltenen Vermerke über individuelle Straftaten sind jedoch nicht die einzig möglichen Referenzvariablen für konkurrente Validierungen. Zu denken ist auch an eine bloße Erfragung von Kontakten mit den Strafverfolgungsbehörden (z.B. "Sind Sie jemals von der Polizei verhaftet worden?" oder dergleichen). In den skandinavischen Untersuchungen (Elmhorn, 1965; Christie et al., 1965) ist nach diesem Prinzip erstmals verfahren worden mit dem Resultat, daß Personen, die entsprechende polizeiliche Kontakte angaben, zugleich auch wesentlich höhere Delinquenzbelastungs-Scores aufwiesen. Da die Herkunft der Informationen für Kriterium und Prädiktor nicht unabhängig ist im erhebungstechnischen Sinne (die Befragungspersonen selbst liefern die Punktwerte zu beiden Meßwertreihen), handelt es sich dabei kaum um ernsthafte oder kritische Validierungen. Weil Irrtümer oder Verfälschungen, die in die eine Variable eingehen, auch bei der anderen auftreten, fallen die entsprechenden Übereinstimmungen in der Regel irrepräsentativ hoch aus (s. Abbildung 3.3.).

Die geforderte experimentelle Unabhängigkeit ist hingegen dann gewährleistet, wenn die kriterialen Informationen von Personen geliefert werden, von denen zu erwarten steht, daß sie über hinreichende Kenntnisse verfügen zum Verhalten einer Befragungsperson, also auch den von ihr verübten Gesetzesübertretungen. Dafür kommen etwa Freunde, Lehrer und Opfer in Betracht, im weiteren auch der Versuchsleiter selbst oder ein Helfer, der durch gezielte, beiläufige oder teilnehmende Beobachtung die benötigten Daten sammelt.

Erstmals hat sich Gold (1970) auf Informanten gestützt, und zwar 40 Jugendliche, die bereit und in der Lage waren, über unentdeckt begangene Straftaten von N = 125 etwa gleichaltrigen Kameraden etwas auszusagen. Nur solche Tatbestände sollten als verläßlich gewertet werden, bei denen der Informant selbst Augenzeuge gewesen war oder vom Täter selbst den betreffenden Sachverhalt erzählt bekommen hat. Als "truth-teller" galt eine Befragungsperson (nicht der Informant!), wenn sie berichtete, was auch der zugehörige Informant geschildert hatte, oder wenn sie über einige kürzer zurückliegende Taten (von denen jemand anderes noch kaum etwas wissen konnte) oder noch schwerere Deliktangaben machte. Umgekehrt galt als "concealer", wer ein Delikt, das vom Informanten beschrieben worden war, nicht zugab und wenn er nicht zusätzlich mindestens ein weiteres, in der jüngeren Vergangenheit verübtes Delikt oder irgendeine andere schwere Tat eingestand. Daneben gab es einige als "questionable" kategorisierte Fälle. Im Mittel der Geschlechter, ethnischen Gruppen und sozioökonomischen Schichten erwiesen sich 72% der Befragten als "truth-teller" und 17% als "concealer" (fraglich: 11%).

Die Details der Klassifikation wurden deshalb referiert, weil daran deutlich wird, wie problematisch die notwendigen Festlegungen im konkreten Fall sein können. Darüber hinaus räumt Gold (1970) selbst ein, daß Übertreibungen nur schwer zu erkennen seien und die Methode bei Einzelgängern vollständig versage. Ungeachtet dieser Nachteile bedienten sich in z.T. erheblich abgewandelter Form, in der Folge auch zahlreiche andere Autoren, der Informantenbefragung (s. u.a. Treiber, 1973; Feest & Krautkrämer, 1976; McAuliffe & Handal, 1984). Nur Brusten und Hurrelmann (1973) überprüften auch die Retest-Reliabilität der Informantenaussagen und fanden dafür an ihrer Stichprobe von Schülern einen Tau-Wert von .60.

In das bereits mehrfach erwähnte Projekt von Hindelang et al. (1981) wurden wie nirgendwo anders simultan mehrere der hier erwähnten Kriteriumsarten simultan einbezogen. Dadurch ist nicht nur ein direkter Vergleich der Korrelationshöhe zwischen Selfreport und jedem der Kriterien möglich, sondern auch die Ermittlung der Beziehungen zwischen den Kriterien selbst. Abbildung 3.3. gibt die gefundenen Koeffizienten wieder.

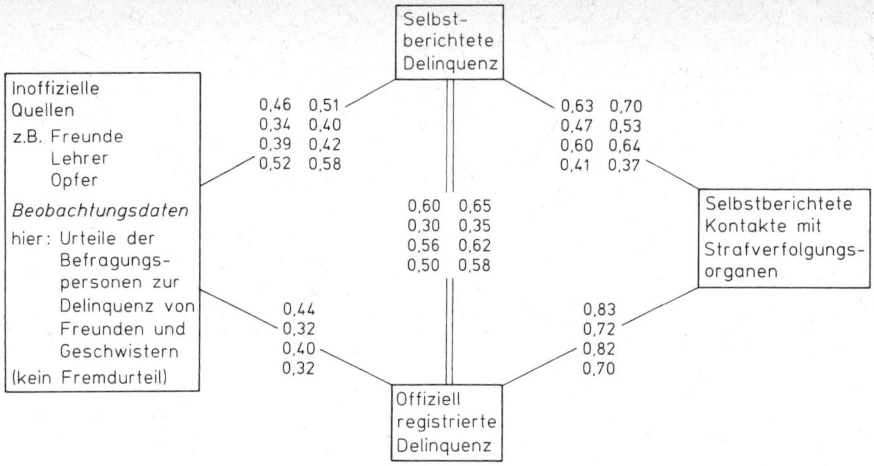

Abb. 3.3. Schematische Darstellung und numerische Höhe der Korrelationen für die Beziehungen zwischen selbstberichteter Delinquenz und verschiedenen Kriterien. Im Falle von zwei Kolonnen beruht die linke auf Inzidenz-Zahlen, die rechte auf der Frage, ob Delikte jemals begangen wurden. Von oben nach unten stehen die Koeffizienten für weiß/männlich, weiß/weiblich, schwarz/männlich, schwarz/weiblich (nach Hindelang et al. 1981, S. 113

Wie unschwer zu erkennen ist, sind die Koeffizienten alle in einer Höhe, die derjenigen in Validierungsuntersuchungen anderer psychologischer Skalen ebenbürtig ist. Eine Validierung im üblichen Sinne liegt jedoch nur im Falle der zweifach ausgezogenen Linien vor. Gleichwohl stellen selbstberichtete Kontakte mit den Strafverfolgungsorganen, worauf Reymand (1983) hinweist, eine wichtige Informationsquelle dar, sofern diese deliktspezifisch erfragt werden, da nur dann die Beziehung zwischen bloßen Kontakten und der schließlichen Registrierung, zu der eine Fülle alternativer Reaktionen besteht, näher erforscht werden kann.

3.4.6.3. Prädiktive Validität

Wegen des damit verbundenen zeitlichen und sächlichen Aufwandes liegen bislang nur wenige Longitudinalstudien vor. Die Erhebungen von Elliott und Huizinga (1983) mit fünf Datenwellen in einjährigem Abstand, die bereits unter 3.4.4. zur Sprache gekommen sind, beschränken sich auf das Ausmaß selbstberichteter Delinquenz. Zusätzlich finden in der sog. "Cambridge Study in Delinquent Development" die offiziell registrierten Straftaten Berücksichtigung, über die Farrington (1973) erste Resultate publizierte. In einem Intervall van ca. zwei Jahren bearbeiteten N = 405 männliche Jugendliche im Alter zwischen 8 und 24 Jahren wiederholt eine Delinquenzliste. Daneben wurden Auskünfte vom "Criminal Record Office" und dem "Local Authority Children's Department" darüber eingeholt, ob irgendwelche Verfehlungen bekannt geworden waren. Bis zum Zeitpunkt der ersten Untersuchung im Durchschnittsalter von ca. 14 Jahren war das bei 11,6% der Probanden der Fall, zwei Jahre später kamen weitere 12,6% hinzu. Die "späten" Delinquenten hatten anläßlich der Ersterhebung im Mittel 12,1 Taten zugegeben gegenüber nur 8,3 der N = 307 unauffällig gebliebenen Probanden. Das entspricht einem prädiktiven Validitätskoeffizienten von r = .38.

Erwartungsgemäß fiel die zugleich bestimmbare konkurrente Validität höher aus: Die N = 47 "frühen" Delinquenten gaben durchschnittlich 15,5 Delikte gegenüber nur 8,9 der restlichen N = 358 Probanden zu, woraus sich eine Korrelation von r = .58 errechnet.

Die Prädiktivkraft der Delinquenzbelastungs-Scores hing nicht, wie gesonderte Analysen zeigten, von einer Reihe sozioökonomischer Hintergrundfaktoren ab.

Bezeichnend ist schließlich noch die Beobachtung, daß mit einer Erhöhung der selbstberichteten Delinquenz über der Zeit auch eine Erhöhung aggressiver Einstellungen einherging, nicht aber das Umgekehrte galt (s. Farrington, Osborn & West, 1978).

Trotz der durchaus befriedigenden Prädiktionsleistung des Delinquenzfragebogens würde dessen Anwendung, etwa um potentielle Straftäter rechtzeitig einer Behandlung zuzuführen, erhebliche Kosten und nicht akzeptable soziale Belastungen mit sich bringen, denn bei der Identifikation von beispielsweise 24 späteren Delinquenten waren nicht weniger als 53 zukünftige Nichtdelinquenten fehlklassifiziert worden.

3.4.6.4. Faktorielle Validität

In der gerade erwähnten Cambridge-Studie differenzierte keine von vier Subskalen, die nach theoretischen Gesichtspunkten gebildet worden waren, besser die verschiedenen Gruppen voneinander als die Gesamtskala, bei der über alle Delikte aufsummiert wurde. Erinnerlich wird auch die unter 3.4.5.4. referierte Beobachtung von Canter (1982) sein, wonach familiäre Variablen mit den Punktwerten in mehreren Unterkategorien von Straftaten jeweils in etwa vergleichbarer Höhe korrelierten. Das legt die Vermutung nahe, daß solche Einzelaspekte eher geringfügige Abwandlungen eines generellen Delinquenzsyndroms darstellen, das am besten in dem globalen Summenmaß repräsentiert ist, das üblicherweise zumindest zusätzlich gebildet wird.

Mehrere Autoren sind der Frage nach der faktoriellen Struktur von Delinquenzbelastungs-Fragebögen gezielt nachgegangen. Die Ergebnisse hängen verständlicherweise stark von der Zusammensetzung des Item-Pools ab, etwa der relativen Trivialität oder Schwere der darin repräsentierten Taten, im weiteren von den Antwortformaten, der Alters- und Geschlechterverteilung innerhalb der Stichproben sowie den Korrelations-, Extraktions- und Rotationsmethoden. Die große Bandbreite, die im Hinblick auf diese Faktoren in der Literatur anzutreffen ist, steht hinreichend konsistenten Resultaten etwas entgegen.

Bei aller Vielfalt der Ergebnisse besteht eine wiederkehrende Beobachtung jedoch darin, daß bei der Faktorisierung gewöhnlich die erste unrotierte Hauptachse relativ varianzstark ist und alle Items darauf mehr oder weniger hoch laden (s. z.B. Gibson, 1967; Amelang & Wantoch, 1971). Rotationen führen häufig zur Ausdifferenzierung in zwei Faktoren, die für relativ leichte bzw. schwere Delinquenz stehen (z.B. Brauer, 1970; auch die Daten von Quensel & Quensel, 1970, weisen eine "Delinquenz"- und eine Kriminalitäts-Belastungs-Skala aus).

Ein generelles Problem bei solchen Faktoren ist die Frage, inwieweit sie durch die unterschiedliche Zustimmungsrate zu den vorgegebenen Delikten oder eine zwischen den Items variierende Extremität bedingt sind, also einem formalen Gesichtspunkt, der zu sog. "Schwierigkeitsfaktoren" und inhaltlich unangemessenen Interpretationen führen kann (s. dazu auch Carroll, 1961). Nicht selten ist aber auch nach Anwendung verschiedener Abbruchkriterien und sehr intensivem "Matrix Staring" (Burisch, 1983) über die globale Delinquenz des ersten Faktors hinaus keine sinnvolle Datenstruktur mehr feststellbar. Das gilt beispielsweise für die Matrizen von Lösel (1973), weshalb der Autor von "polymorph-delinquentem Verhalten" im schulpflichtigen Alter spricht. Auch bei Hindelang et al. (1981, S. 68) interkorrelierten die Cluster für einzelne Teilbereiche abweichenden Verhaltens in mittlerer Höhe.

Faktoren- und clusteranalytische Methoden setzen mindestens Intervallskalen-Niveau der verrechneten Variablen voraus. Da bezweifelt werden muß, ob die Items von Fragebogen für verübte Delikte diesen Anforderungen entsprechen und etwa der Sprung von "niemals begangen" zu "einmal begangen" genauso groß ist wie derjenige von "einmal begangen" zu "zweimal begangen", gerät der Wert aller diesbezüglichen Untersuchungen ins Zwielicht.

Um den damit gegebenen Problemen nachzukommen, haben Braithwaite und Law (1978) an den Angaben von N = 358 männlichen Personen im Alter zwischen 15 und 20 Jahren zu 17 Delikten eine methodenkritische Studie durchgeführt, indem parallel nichtmetrische Faktorenanalysen, multidimensionale Skalierung, hierarchische Clusteranalysen und multidimensionale Skalogramm-Analysen gerechnet wurden. Die Ergebnisse konvergierten in dem Punkt, daß sie für die Existenz eines ***allgemeinen Delinquenzfaktors*** sprachen, neben dem sich einige spezifische Dimensionen wie "Autodiebstahl" und "Drogenkonsum" ausmachen ließen. Für den Generalfaktor der Delinquenz waren gleichermaßen relevant die Zahl der verschiedenen Delikte, die überhaupt begangen worden waren, die Häufigkeit, in der dieses geschah und die Schwere der Taten, d.h. Personen, die sehr verschiedene Delikte begehen, verüben auch relativ schwere Straftaten und tun dieses bei jedem einzelnen in größerer Häufigkeit (in selbem Sinne s. a. Lösel, 1973). Auf diese Weise gehören die Breite des Spektrums, die Häufigkeit der Begehung und die Schwere der Taten gemeinsam zu der einen Dimension "Allgemeine Delinquenz". Deshalb "Forcing the three onto the same metric may not be reason for methodologists to throw up their arms in horror after all" (Braithwaite & Law, 1978, S. 236).

Somit spricht vieles eher für eine global-undifferenzierte Unterscheidung zwischen (männlichen) Delinquenten und Nichtdelinquenten; die "polymorph-delinquente" Struktur abweichenden Verhaltens, wie sie sich bei der Analyse der üblichen Inventare darstellt, bietet keine ausreichende Grundlage für eine individuelle Platzzuweisung auf deliktspezifischen Dimensionen, die allenfalls durch eine gezielte Anreicherung mit einschlägigen Items etablierbar wären. Auch Faine (1974) fand bei einer Sekundäranalyse zweier Studien an zusammen ca. 5.000 Jugendlichen zwischen 13 und 17 Jahren unter Verwendung verschiedener Deliktlisten und Analysetechniken eher die "Generalität" als die "Spezifität" abweichenden Verhaltens bestätigt, und zwar gleichermaßen für die männlichen und weiblichen Befragungspersonen. Zwar waren Faktoren für Bereiche wie Diebstahl und Sachbeschädigung identifizierbar, doch fielen die Kommunalitäten der einzelnen Variablen sehr niedrig aus, womit durch derartige Faktoren nur ein kleiner Anteil der gemeinsamen Varianz erklärt wurde. Daneben würde die Spezifitätshypothese zumindest näherungsweise Einfachstruktur verlangen, doch luden mehrere Delikte auf verschiedenen Faktoren gleichzeitig. Schiefwinklige Rotationen verbesserten die "Reinheit" der Dimensionen nur zu Lasten der dann steigenden Interkorrelationen, eine Bedingung, die unvereinbar ist mit der Spezifitätsthese.

Alle diese Ergebnisse passen bemerkenswert gut in das Bild, das sich bereits bei der Auslese krimineller Laufbahnen herauskristallisiert hatte. Wie unter 1.6.2. festgestellt wurde, bilden "Karrieren" mit einer Beschränkung auf spezifische Deliktarten eher die Ausnahme; sie kommen vor, aber in der Regel findet sich eine Mischung mehrerer Straftatbestände, häufig auf einem Boden, der durch Eigentumsvergehen gekennzeichnet ist. Den Ergebnissen von Selfreports zufolge ist ein derartiges Muster wahrscheinlich, jedenfalls nicht das Artefakt eines etwa "polymorph-delinquente" Personen stärker als "Spezialisten" selegierenden Ermittlungsapparates. Erneut und jetzt noch eindeutiger in den Konturen bedeutet das für die Theorie der Entstehung abweichenden Verhaltens, daß die Determinanten für Kriminalität offenkundig weitgehend deliktunspezifisch sind, und etwa diejenigen Faktoren, die das Auftreten von Diebstahl begünstigen, mit jenen korreliert sind, die Körperverletzung oder Rauschmittelkonsum hervorbringen. Im Licht dieser Einsicht ist es durchaus kein Defizit, wenn zahlreiche Theorien über die spezifische Ausgestaltung des jeweiligen abweichenden Verhaltens beim Vorliegen der als relevant erachteten Hintergrundfaktoren, keine Aussage machen; also offen lassen, ob beispielsweise in anomischen Situationen (s. 4.1.) oder auf Grund bestimmter Persönlichkeitsmerkmale (s. 4.2.3.) Delikte gegen das Eigentum oder die körperliche Unversehrtheit wahrscheinlich werden.

3.4.6.5. Weitere Validierungsansätze

Bei der Vorgabe von Delinquenzfragebögen oder im Rahmen von Interviews zur Deliktbelastung empfiehlt es sich, den Zeitraum einzugrenzen, an den die Probanden bei ihren Antworten denken sollen: Es muß vermieden werden, daß interindividuelle Unterschiede in der Delinquenzbelastung nur deshalb auftreten, weil von zwei befragten Personen beispielsweise die eine alles berichtet, was sich im letzten Jahr, die andere, was sich in den letzten Wochen ereignet hat.

Das damit angesprochene Befragungsintervall eignet sich bei einer systematischen Variation für eine (allerdings sehr grobe) Prüfung der Brauchbarkeit jeglicher Delinquenzerhebung: Unter sonst gleichen Bedingungen sind bei längeren Befragungszeiträumen auch höhere Raten begangener Delikte zu erwarten. Angesichts von Behaltensverlusten wird andererseits keine lineare Beziehung zwischen Befragungsintervall und Ausmaß an Belastung zu fordern sein (s. dazu den starken Rückgang an erinnerten Delikten mit zunehmender Distanz zwischen Begehungs- und Berichtszeitpunkt bei Schwind, 1983, S. 196).

Tabelle 3.11. Anzahl von Personen, die unter zwei unterschiedlich langen Abstufungen von Befragungsintervall weniger bzw. mehr als insgesamt 65 Straftaten berichteten (Summe über alle vorgegebenen Delikte) (aus Amelang und Rodel 1970, S.176)

Befragungszeitraum	0 bis 65	mehr als 65
1 Jahr	30	23
5 Jahre	11	39

Chi-Quadrat = 11,45; $p < 0,01$

Nur in einer Erhebung ist diesem Gedanken nachgegangen worden (s. Amelang & Rodel, 1970; s. auch Amelang, 1983): Von zwei nach Zufall gebildeten Unterstichproben (N ungefähr 50; jeweils männliche Berufsschüler im Alter von 17 bis 20 Jahren) sollte die eine Gruppe angeben, wie oft sie jedes von 30 vorgegebenen Delikten im letzten Jahr, die andere, wie oft sie jedes in den letzten fünf Jahren begangen hatte. Die Resultate befinden sich in Einklang mit der Rahmenhypothese (s. Tabelle 3.11.).

Tabelle 3.12. Anzahl von Probanden in den Gruppen N_k(= Kurzeinsitzend) und N_l(=Langeinsitzend), die die aufgeführten Delikte im Befragungszeitraum mindestens einmal begangen haben. In den letzten beiden Spalten die durchschnittliche Zahl der berichteten Delikte jener Probanden, die in den ersten beiden Spalten aufgeführt sind

	Relative Häufigkeiten		Differenz	Zahl der berichteten Delikte	
	N_k	N_l			
Zeche geprellt	30,9	9,3	s	3,8	2,7
Geliehene Gegenstände absichtl. nicht zurückgegeben	32,7	11,6	s	3,7	2,5
Bei "Rot" über Fußgängerüberwege gelaufen	70,9	48,8	s	67,8	60,5
In Selbstbedienungsläden gestohlen	27,3	9,3	s	20,0	4,0
Zuviel erhaltenes Wechselgeld behalten	41,8	18,6	s	4,8	6,5
Urkunden gefälscht	45,5	23,3	s	4,8	3,7

Darüber hinaus liegt es nahe, äußere Faktoren zu kontrollieren, die nach menschlichem Ermessen die Wahrscheinlichkeit für Gesetzesübertretungen drastisch vermindern. Die Inhaftierung in einer geschlossenen Anstalt kann als Situation dafür gelten, daß es undenkbar ist, zumindest ganz bestimmte Straftaten zu verüben. Ein solcher Umstand müßte sich bei angemessener Gestaltung des Befragungszeitraums im Ausmaß selbstberichteter Delinquenz niederschlagen; anderenfalls wären die Resultate mit Validitätsgesichtspunkten schlechterdings unvereinbar.

In einer eigenen Untersuchung (s. Amelang, 1971) wurden zwei Gruppen von Strafgefangenen miteinander verglichen, die während des überwiegenden Teils des Befragungszeitraums ("Wie oft haben Sie in den letzten 5 Jahren . . . ?") entweder inhaftiert (N(i) = 43) oder auf freiem Fuß (N(f) = 55) waren. Bei Zugrundelegung der abhängigen Variablen "Zahl von Personen, die innerhalb des definierten Zeitraums die betreffenden Verhaltensweisen mindestens einmal gezeigt hatten" (Prävalenz) wiesen in 22 der vorgegebenen 33 Delikte die Resultate in Richtung der Hypothese, davon fünfmal signifikant (s. Tabelle 3.12.). Von den der Erwartung zuwiderlaufenden Differenzen fiel keine überzufällig aus.

Allerdings ließ sich der Befund nicht konsolidieren anhand der von den Probanden angegebenen Häufigkeiten einer Verübung der einzelnen Delikte ("Inzidenz"). Des weiteren sprachen Häufigkeitsmassierungen bei exponierten Zahlen wie 5, 10, 15, 20 usw. für eine starke Tendenz zur "Rundung" bei der Bearbeitung der Fragen und damit für das Vorliegen von Fehlern in den angegebenen Häufigkeiten.

Clark und Tift (1966) gingen der Frage nach, ob unter dem Druck von äußeren Manipulationen, nämlich der Ankündigung, die Aufrichtigkeit von Angaben überprüfen zu können, das Antwortverhalten größeren Änderungen unterliegt. Dafür ließen sie N = 40 männliche Schüler im Alter van ca. 20 Jahren eine Delinquenzbelastungs-Liste insgesamt dreimal bearbeiten. Die erste Erhebung geschah auf vorgeblich anonyme Weise im Klassenverband, doch konnten die Versuchsleiter die Protokolle den Personen eindeutig zuordnen. Die zweite Vorgabe geschah individuell und mit der Instruktion, es käme auf sehr exakte Antworten an, die später anhand eines "Lügendetektors" überprüft würden. Während der letzten Bearbeitung war ein Polygraph angeschlossen. Sobald der Versuchsleiter auf seiten des Probanden irgendwelche Anzeichen von Unsicherheit oder Zögern bemerkte, fragte er nach, ob dieser seine Angaben korrigieren wollte. Von der ersten zur zweiten Administration fanden 58%, von der zweiten zur dritten 42% aller Veränderungn statt. Als "over-reported" galten Delikte, in denen von der ersten zur letzten Bearbeitung abnehmende Häufigkeiten, als "under-reported", wenn Veränderungen im Sinne zunehmender Häufigkeiten auftraten. "Accurate" stand für unveränderte Angaben. Dreiviertel aller Änderungen betrafen Erhöhungen. Alle Befragten unterschätzten die Zahl ihrer Gesetzesübertretungen in mindestens einem Delikt. Die These unterstellt, daß die unter dem Druck des Lügen-Detektors schließlich erhaltenen Resultate die genaueren sind, bestand eine Validität der Ersterhebung von 92%, wenn über alle Probanden und Items nur die Zahl der Veränderungen in oder aus der Nullkategorie zugrunde gelegt wurde. (Man kann aber auch argumentieren, in dieser Zahl schlage sich nur die Reliabilität, nämlich die Invarianz von Resultaten über mehreren Meßpunkten nieder.) Über die einzelnen Items variierte die Genauigkeit zwischen 33% und 100%, mit einer klaren Tendenz zu einer höheren "Validität" mit zunehmender Schwere der Taten. Allerdings kann gerade das letztere Ergebnis dadurch zustande gekommen sein, daß infolge der allgemein bei den schwereren Delikten niedrigeren Häufigkeiten auch die Voraussetzungen zu Veränderungen der Antworten beeinträchtigt waren.

Sprechen insofern alle diese Resultate nicht gegen ein Minimum an Validität der Selfreports zur Delinquenz, so sei abschließend noch darauf hingewiesen, daß die spezifische Form der Erhebung (Interview/Fragebogen, anonym/nicht anonym) nicht nur keinen Einfluß auf die erhaltenen Mittelwerte ausübt (Krohn, Waldo & Chiricos, 1975; Elliott & Ageton, 1980), sondern auch die Retest-Reliabilität und Validität gegenüber externen Kriterien unberührt läßt (Hindelang et al., 1981; zu weiteren Aspekten der Methodenevaluation durch mündliche Ergänzungsinterviews, Variation der Sitzanordnung in Gruppenbefragungen, intrasystematische Prüfung der Antwortkonsistenz u.a. s. Kreuzer, 1983).

3.4.6.6. Zusammenfassung

Eines der spezifischen Charakteristika oder nachgerade das Bestimmungsstück von Befragungen zum Dunkelfeld strafbarer Handlungen besteht darin, daß die fraglichen Verhaltensweisen kaum sichtbar sind und Validierungsbemühungen deshalb auf relativ eng gezogene Grenzen stoßen. Dennoch beeindruckt die Breite der bislang realisierten Ansätze. In Abhängigkeit von der jeweils gewählten Anordnung fallen die Resultate und daraus bezogenen Erkenntnisse gewiß recht verschieden aus, weshalb einige Autoren Selfreports zum Dunkelfeld mit Skepsis gegenüberstehen (z.B. Kaiser, 1980, S. 235 - 240), während andere sich weniger zurückhaltend äußern (z.B. Kreuzer, 1983, S. 242, mit dem Hinweis auf selbst durchgeführte, eigene Untersuchungen). Der Gesamtfundus an vorliegenden Ergebnissen formiert sich zu einem hinreichend konsistenten Bild, das die Feststellung rechtfertigt, daß die erhobenen Informationen hinsichtlich meßtheoretischer Anforderungen und unter Validitätserwägungen durchaus befriedigen können, sie im weiteren eine Fülle von theoretisch wie praktisch bedeutsamen Detailaussagen erlauben, die ohne das Instrument der direkten Befragung kaum verfügbar gewesen wären und die insofern unseren Wissensstand ganz erheblich erweitert haben.

Wenn, was vielfach beobachtbar ist, die korrelativen Beziehungen von Geschlecht, sozioökonomischem Status und ethnischer Herkunft zu offiziell registrierten Straftaten auf der einen Seite bzw. zu den Daten aus Selfreports auf der anderen systematisch voneinander abweichen, so liegt das u.a. daran, daß in den Fragebogen mehrheitlich die Delikte von wesentlich geringerer Schwere sind, es sich dabei mehr um ***Delinquenz*** als um "harte" Kriminalität handelt, die Inkonsistenzen mithin dadurch erklärbar sind, daß offizielle und selbstberichtete Daten nur auf partiell einander überlappenden Verhaltensbereichen beruhen (s. Hindelang et al., 1979).

Natürlich darf eine solche Bilanz andererseits kein Anlaß dazu sein, die Einsatzmöglichkeiten von Befragungen zum Dunkelfeld nicht noch eingehender auszuloten und etwa den Fragen von Fairness (s. dazu Wottawa & Amelang, 1980; Bartussek, 1982) oder ganz allgemein validitätserhöhenden Situationsfaktoren (s. Amelang, 1983) nachzugehen. Insbesondere sollten aber verstärkt auch schwere Delikte in den entsprechenden Listen vorgesehen werden und damit in Zukunft umfassendere Erfahrungen gesammelt werden.

4. THEORIEN DER ERKLÄRUNG ABWEICHENDEN VERHALTENS

Die Bandbreite normabweichenden Verhaltens ist beeindruckend: Sie reicht von Taten gegen Leib und Leben über solche gegen materielle Güter bis zu Verstößen gegen ideelle Werte; das Opfer kann eine Privatperson, eine Institution, der Staat als Ganzes oder auch nur die anonyme öffentliche Ordnung sein. Ausgehend von einigen Tatmerkmalen wie Höhe des Schadens, Art des Opfers und Motivation des Täters hat der Gesetzgeber eine Taxonomie von Straftatbeständen geschafffen, um die nachgerade endlose Vielfalt abweichender Verhaltensweisen auf eine überschaubare Anzahl von Klassen zu reduzieren; für jede der Kategorien steht ein Rahmen von Sanktionen und Maßregeln zur Verfügung, der Raum läßt für die spezifische Ausgestaltung einer Tat im Einzelfall. Innerhalb der besagten Kategorien zählen Polizei, Gerichte und Strafanstalten die während bestimmter Zeiträume aufgetretenen Fälle. Daran orientieren sich auch die Befragungen zum Dunkelfeld mehr oder weniger eng. Gleichgültig, ob in Form der offiziell registrierten oder nur selbstberichteten Kriminalität, stets stellen die verfügbaren Häufigkeitsangaben, deren Verteilung über juristische, geographische, zeitliche oder soziale Kategorien das Material dar, an dem Theorien ansetzen, um das Auftreten der zugrundeliegenden Verhaltensweisen zu erklären und auf hypothetische Kausalfaktoren zurückzuführen. Dabei gilt es, die miteinander zum Teil inkompatiblen Ziele von einerseits Sparsamkeit und andererseits Universalität bzw. Generalität der Erklärungen im Auge zu behalten, d.h. bei gleicher Erklärungsmächtigkeit gegenüber empirischen Fakten (die hier in etwa stehen kann für das oberste Ziel wissenschaftlicher Arbeit, nämlich dem Streben nach Wahrhaftigkeit) ist jene Theorie einer anderen überlegen, die einen größeren Bereich von Phänomenen abdeckt und/oder mit sparsameren Annahmen auskommt.

Das Spektrum der zu erklärenden Ereignisse betrifft im Falle von Kriminalität nicht nur das Verhalten bestimmter soziologisch oder psychologisch eingrenzbarer Einheiten (z.B. sozialer Schichten oder Individuen), sondern auch das Geschehen über die gesamte Heterogenität von Straftatbeständen, d.h. im allgemeinen wird eine nomothetisch orientierte Theorie zumindest versuchen, eine Aussage über "alle" Gruppen oder Individuen anzustellen, für die ein als bedeutsam erachteter Faktor je nach seiner Ausprägung gleichermaßen relevant ist bzw. sein soll. Darüber hinaus entspräche es den Zielen "Generalisierung und Sparsamkeit", wenn nicht für jeden Straftatbestand eine gesonderte Theorie formuliert werden müßte, sondern alle Delikte unter der breiten Kategorie "Kriminalität" gefaßt werden könnte.

Aus der Empirie wissen wir inzwischen, daß sowohl auf der Ebene offizieller Registrierungen als auch derjenigen von Selfreports die Tatbestände über die Personen miteinander korrelieren, was sich nicht nur in der Heterogenität von kriminellen Laufbahnen, sondern auch dem Generalfaktor selbstberichteter Delinquenz zeigte. Im Hinblick darauf muß es von vornherein ***nicht*** als aussichtslos erscheinen, ***jegliche*** Kriminalität, also unspezifiziert nach der Delikt- und Begehungsart, mit entsprechend weitgefaßten Theorien zu erklären.

Tatsächlich wurden vielfältige Theorien entwickelt, die dem umfassenden Gültigkeitsanspruch folgen, der mit einer Loslösung von der Art des Straftatbestandes verbunden ist. Die auf der einen Seite erreichte Generalität muß allerdings mit Unschärfen auf der anderen bezahlt werden. Diese rühren in erster Linie daher, daß bei einer Absehung von der Spezifität des Deliktes gerade darüber nichts ausgesagt werden kann, d.h. die betreffenden Theorien enthalten keine Erklärungen oder Vorhersagen darüber, ob bei einer gegebenen Konstellation ätiologisch bedeutsamer Faktoren die wahrscheinlichste Konsequenz Diebstahl oder Raub ist, um nur zwei der überhaupt denkbaren Möglichkeiten zu erwähnen. Da dieses Defizit auf jede der nachfolgend geschilderten Theorien zutrifft, wird bereits vorab darauf hingewiesen, was die Notwendigkeit erübrigt, jedesmal erneut diesen Aspekt anzusprechen - der im übrigen, wie deutlich geworden ist, zugunsten anderer Gesichtspunkte eingetauscht werden mußte.

Auch darf nicht übersehen werden, daß wir es mit einem Wissenschaftsgebiet zu tun haben, das erst auf eine relativ kurze Entwicklungsgeschichte zurückblicken kann. Insoweit als die anderenorts häufig beobachtbare Regel einer zunehmenden Differenzierung mit Fortschreiten des Erkenntnisstandes sich auch hier bestätigt, wird man mit allfälligen Detaillierungen durchaus rechnen können. Diese lassen sich z.T. schon bei der Vorstellung der einzelnen Theorien als historische Ereignisse innerhalb eines großen Zeitraums nachzeichnen.

Vorab noch der Hinweis, daß die nachfolgenden Ausführungen die für vertieftes Verständnis unentbehrliche Lektüre der Originalarbeiten nicht ersetzen können. Zudem sind fast alle der aufgeführten Theorien vielfach in äußerst informativen Sekundärdarstellungen kritisch gewürdigt worden, auf die ebenfalls ausdrücklich verwiesen werden soll, zumal dort auch regelmäßig die allgemein-wissenschaftstheoretischen Erwägungen, geschichtlichen Entwicklungen und zahlreichen Detailfragen erörtert werden. Als deutschsprachige Literatur empfehlen sich u.a. Lamnek (1977, 1983), Wiswede (1979), Opp (1968, 1974) und Springer (1973). Im Unterschied zu den genannten Autoren liegt hier der Akzent auf einer überblicksmäßigen Darstellung und der exemplarischen Heranziehung empirischer Einzelarbeiten, an denen sich Errungenschaften oder Defizite des Forschungsprozesses besonders deutlich aufzeigen lassen.

4.1. Die Anomietheorie von Merton

4.1.1. Inhalt

Ausgangspunkt der Überlegungen von Robert K. Merton, die erstmals 1938 publiziert wurden, war die Frage: "Wie ist es zu erklären, daß die Häufigkeit abweichenden Verhaltens in verschiedenen sozialen Strukturen variiert, und warum nehmen die Abweichungen in verschiedenen sozialen Strukturen unterschiedliche Formen und Muster an?" (Merton, 1968a, S. 185).

Zur Vorbereitung einer Antwort unterscheidet er in der "faßbaren Umwelt von Individuen" die kulturelle und die soziale Struktur. Die kulturelle Struktur wird definiert als der "Komplex gemeinsamer Wertvorstellungen, die das Verhalten der Mitglieder einer gegebenen Gesellschaft oder Gruppe regeln" (Merton, 1968b, S. 292).

Die ideelle Struktur untergliedert sich in zwei weitere Aspekte: "Das erste Element besteht aus kulturell festgelegten Zielen, Absichten und Interessen, die allen oder unterschiedlich plazierten Mitgliedern der Gesellschaft als legitime Zielsetzungen dienen . . .. Sie stellen die 'erstrebenswerten' Dinge dar . . .. Ein zweites Element der kulturellen Struktur bestimmt, reguliert und kontrolliert die erlaubten Wege zum Erreichen dieser Ziele" (Merton, 1968b, S. 286/287), und zwar in einer graduell unterschiedlichen Weise, die von Duldung über Empfehlung und Vorschrift bis zum Verbot reicht.

Die Verknüpfung zwischen kulturellen Zielen und institutionalisierten Normen sei nicht völlig starr, doch wäre beispielsweise eine nichtintegrierte Kultur gegeben, wenn der Wert von Verhaltensweisen zur Erreichung eines allgemein-verbindlichen Zieles nur nach Gesichtspunkten der technischen Effizienz, nicht aber der institutionellen Normen gemessen würde (z.B. Gelderwerb durch Ausbeutung anderer). Abweichendes Verhalten sei geradezu "ein Symptom für das Auseinanderklaffen von kulturell vorgegebenen Zielen und sozial strukturierten Wegen, auf denen diese Ziele zu erreichen sind" (Merton, 1968b, S. 289).

Die soziale Struktur als der andere Aspekt der individuellen Umwelt leiste diesem Auseinanderklaffen dadurch Vorschub, daß sie "wert- und normadäquates Handeln den Inhabern bestimmter Positionen in der Gesellschaft ohne weiteres ermöglicht, anderen dagegen erschwert oder gar unmöglich macht". Somit gerät die Sozialstruktur in Spannung zu den kulturellen Werten. (Aus diesem Grunde wird die Anomietheorie auch zur Gruppe sog. ***Spannungstheorien*** gerechnet.) "Wenn die kulturelle und soziale Struktur schlecht integriert sind, wenn das erstere Verhalten und Einstellungen verlangt, die die zweite verhindert, dann folgt daraus eine Tendenz zum Zusammenbrechen der Normen, zur Normenlosigkeit" (Merton, 1968b, S. 292). Einem schon früher von Durkheim in bezug auf die sozial desintegrierenden Auswirkungen der menschlichen und sozialen Arbeitsteilung gebrauchten Begriff aufgreifend, bezeichnet Merton diesen Zustand der Normenlosigkeit als ***Anomie***. Damit meint er den "Zusammenbruch der kulturellen Struktur, der besonders dort erfolgt, wo eine scharfe Diskrepanz besteht zwischen kulturellen Normen und Zielen einerseits und den sozial strukturierten Möglichkeiten, in Übereinstimmung hiermit zu handeln, andererseits" (Merton, 1968b, S. 292).

Der stärkste Druck zu normabweichendem Verhalten liegt auf den niederen Schichten. Für sie gelten dieselben Ziele wie für die anderen Mitglieder der Gesellschaft (z.B. Reichtum, Gesundheit, Macht und Einfluß, Freizeit, Sozialprestige u.ä.), aber die Möglichkeiten, gerade diese Ziele auf den legitimierten Wegen (wie z.B. die Bereitschaft und Fähigkeit zu Erbringung von Leistungen, Erwerb von Wohlstand durch Arbeit und Sparsamkeit u.ä.) zu erreichen, sind hier erschwert oder verstellt: Der niedrige Sozialstatus erlaubt keine zeit- und kostenintensive Ausbildung in Schule und Beruf, die ihrerseits erst den Zugang zu den legitimen Mitteln eröffnen würde. Weil die Gesellschaft ihre Erfolgssymbole für alle Schichten in gleichartiger Weise definiert und dabei verschweigt, daß es schichtspezifische Unterschiede im Zugang zu diesen Zielen gibt, bürdet sie vor allem den Unterschichten eine besondere Last auf. Dort muß am ehesten "die verhaltenssteuernde Kraft ideeller Ziel-Mittel-Relationen" (Dillig, 1983, S. 97) zusammenbrechen.

Tabelle 4.1. Typologie der Arten individueller Anpassung (nach Merton 1968b, S.293)

Arten der Anpassung	Kulturelle Ziele	Institutionalisierte Mittel
1. Konformität	+	+
2. Innovation	+	–
3. Ritualismus	–	+
4. Apathie (Rückzug)	–	–
5. Rebellion	(±)	(±)

(+) bedeutet Zustimmung, (–) bedeutet Ablehnung, (±) Ablehnung herrschender und Substitution durch neue Werte

Die dadurch gegebene anomische Struktur zwingt ihre Mitglieder, nach Verhaltensweisen zu suchen, mit deren Einsatz die auch von ihnen als erstrebenswert erachteten Ziele erreichbar sind, obwohl sie nicht den legitimen Mitteln entsprechen. Insofern stellt die Sozialstruktur "eine stimulierende Kraft (dar): Sie schafft neue Motivationen, die sich mit der Annahme natürlicher Triebe des Menschen nicht erklären lassen. Wo immer die Sozialstruktur Handlungen unterdrückt, bringt sie auch neue hervor" (Merton, 1968b, S.284). Zu diesen Innovationen zählt zumindest während bestimmter Zeiten abweichendes Verhalten (bis dieses ggf. selbst zu einer legitimen Norm durch gesetzgeberische Maßnahmen geworden sein kann). Es stellt eine Form individueller Anpassung dar, neben der Merton noch vier weitere unterscheidet:

Die Anpassungstypen veranschaulicht Sanders (1983, S. 97) schematisch an dem Bild einer etwas altertümlichen Gaspumpe, deren Blase die verschiedenen Erfolgsinsignien der Gesellschaft enthält, während der Schaft die Parameter der legitimen Mittel wiedergeben soll.

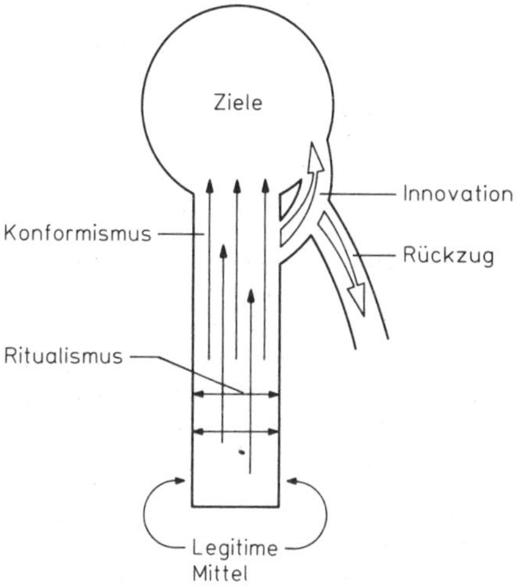

Abb. 4.1. Veranschaulichung der Anomie-Theorie (aus Sanders 1983, S. 7)

"Eigentlich" ist nur Raum für konformistische Anpassung. Sofern aber die legitimen Ziele blockiert werden, verlassen einige Mitglieder den Hals (und die legitimen Mittel) und schlagen den Weg von Neuerungen ein. Diejenigen von ihnen, die (auch) dabei scheitern, wenden sich ab und nehmen eine apathische Rückzugshaltung ein. Beispiele dafür sind nach Merton (1968b, S. 309 f) Psychopathen, Autisten, Ausgestoßene, Landstreicher, Clochards, chronische Säufer und Süchtige - die "echten Außenseiter", die an dem Rennen um Erfolg nicht (mehr) teilnehmen und sich ihre eigenen Regeln zurechtgelegt haben.

Davon zu unterscheiden sind Personen, die aus dem alten Trott nicht mehr herauskommen und an den legitimen Mitteln gleichsam rituell weiter festhalten, obwohl sie die Ziele, vielleicht als Folge von vergeblichen Versuchen, Unsicherheit und Enttäuschungen und einer davon ausgehenden Reduktion des Anspruchsniveaus, gar nicht mehr verfolgen. "Arm, aber ehrlich" könnte eine Haltung sein, die von Ritualisten eingenommen wird. Sie fühlen sich den Regeln verpflichtet und haben in der Gesellschaft eine Nische gefunden, in der Mißerfolg vermieden werden kann.

Bei den geschilderten Arten der individuellen Anpassung handelt es sich Merton zufolge nicht um "Typen der Persönlichkeit", sondern um "Typen mehr oder weniger lang anhaltender Reaktionen" (Merton, 1968b, S. 293), die Bezug haben zum Rollenverhalten in bestimmten Situationen. Je nach sozialem Bereich und situativem Kontext kann der Akteur zwischen der vorherrschenden Reaktionsbereitschaft variieren und von einem Typ zum anderen übergehen. Welche Faktoren im einzelnen dafür maßgeblich sind, warum eine spezifische Anpassung vielleicht überwiegt und etwa die Ziele spontan oder reaktiv aufgegeben werden, wird nicht im einzelnen erörtert.

4.1.2. Differenzierungen

Mertons Schüler Richard A. Cloward (1968) hat darauf hingewiesen, daß das Modell des Auftretens von innovativem Verhalten bei einer Blockierung der Aussicht, auf legitimen Wegen zum Erfolg zu gelangen, die Vorstellung impliziere, "daß illegitime Mittel frei verfügbar sind - so als wenn der einzelne, nachdem er zu dem Schluß gekommen ist, 'daß man auf legitime Weise zu nichts kommt', sich einfach den illegitimen Mitteln zuwendet, die leicht greifbar zur Verfügung stehen, unabhängig von der Stellung innerhalb der sozialen Struktur" (Cloward, 1968, S. 320). Viele Beobachtungen und gezielte Arbeiten bewiesen jedoch, daß es zur Verübung der meisten Straftaten einer geeigneten Umwelt bedürfe, die gleichermaßen den Erwerb von Werten wie auch entsprechender Fertigkeiten begünstige. Dieses treffe prototypisch etwa zu für die Bedingungen des Lebens in Slums, in bezug auf die gezeigt wurde, daß es von früher Kindheit an zu einer Reihe von konsistenten Anregungen durch Vorbilder und ausgesprochene Instrukteure kommt. Umgekehrt seien Angehörige der Mittel- und Oberschicht, selbst wenn sie dieses wollten, wegen unzureichender Vorbereitung gar nicht imstande, eine kriminelle Laufbahn im Sinne der Unterschichten einzuschlagen. Aus diesen Gründen empfehle es sich, zusätzlich zu der Variablen "Zugang zu legitimen Mitteln" eine solche des "Zugangs zu illegitimen Mitteln" aufzunehmen.

Selbst wenn darauf nicht explizit eingegangen wird, so legen die gewählten Erläuterungen und Beispiele doch die Annahme sehr nahe, daß auch diese Variable, die Kenntnisse und Fertigkeiten einer Person, die Verfügbarkeit über Gegenstände und Kontakte zu anderen betrifft, mit der Schichtzugehörigkeit in dem Sinne korreliert, daß die Zugangschancen zu den illegitimen Mitteln für Angehörige der Unterschichten besser sind (= "differential opportunity", Cloward & Ohlin, 1966).

Durch den Einbezug der besagten Variablen erfährt die Anomietheorie eine Erweiterung. Insbesondere lassen sich damit sehr verschiedenartige Befunde, die zu Konzepten wie "Subkultur" und "differentielle Assoziationen" erhoben wurden, innerhalb der Anomietheorie integrieren.

Darüber hinaus ist von Dubin (1966) darauf hingewiesen worden, daß schon die Formulierungen Mertons eine Binnengliederung innerhalb der legitimen Mittel notwendig mache in institutionelle Normen auf der einen Seite, die die vorgeschriebenen oder möglichen Verhaltensweisen definieren, und institutionelle Mittel auf der anderen, bei denen es sich um konkrete menschliche Verhaltensweisen handele im Dienste der Zielverfolgung. Unter Einschluß einer weiteren Unterscheidung zwischen Werten und Verhalten bei Innovationen sowie Ritualismus gelangt man schließlich zu 14 Typen abweichenden Verhaltens (s. auch Dubin, 1970). Wie schon Cohen (1959) macht auch Dubin (1966) in aller Deutlichkeit klar, daß es sich bei all diesen Typen nur um deskriptive Kategorien für Muster abweichenden Verhaltens handele, nicht aber Erklärungen für das "Warum und Wie" von deren Entstehung bzw. konkreten Ausgestaltung.

Im Unterschied zu der Anregung Clowards (1968) haben die Erweiterungen von Dubin (1966) der empirischen Überprüfung der Anomietheorie ebensowenig eine Rolle gespielt wie diejenigen von Harary (1966).

4.1.3. Explikationen

In einer außerordentlich verdienstvollen Auseinandersetzung mit verschiedenen soziologischen Theorien der Entstehung abweichenden Verhaltens zeigen Opp (1974) u.a., daß es innerhalb der Anomietheorie durchaus schwierig sein kann, darüber zu befinden, ob eine angesprochene institutionalisierte Norm als kulturelles Ziel oder als regulierende Norm behandelt werden muß. Um dafür ein Beispiel zu geben: Wohlstand als Verfügungsgewalt über Güter und Dienstleistungen kann ein Ziel sein; sofern das Ziel aber Prestige ist, könnte Reichtum eine regulierende Norm oder ein Mittel sein, dieses Ziel zu erreichen. Eine Zuordnung ist nur halbwegs möglich, wenn zusätzliche Informationen darüber vorliegen, in welchem Verhältnis die Wünsche zueinander stehen. Um auftretende Unsicherheiten hinreichend beheben zu können, schlägt er präzisierende Festlegungen im folgenden Sinne vor:

Ziel: Ein Wunsch, soweit zur Realisierung dieses Wunsches vom Standpunkt einer Person aus ein anderer Wunsch besteht.

Eine Norm heiße: Ein Wunsch, soweit dieser Wunsch vom Standpunkt der Person aus zur Realisierung eines anderen Wunsches besteht (Opp, 1974, S. 127).

Kurzgefaßt fallen dadurch alle Wünsche, die zur Realisierung anderer Wünsche bestehen, unter Normen. Insofern sich zwischen aufeinander bezogenen Wünschen eine Hierarchie etablieren läßt, ist der oberste Wunsch definitionsgemäß:

Wunsch 1	<-	Wunsch 2	<-	Wunsch 3
Ziel	<-	Norm		
		Ziel	<-	Norm

Eine solche Festlegung macht deutlich, daß Wünsche häufig gleichermaßen als Ziele und als Normen behandelt werden können und die Bezeichnung im einzelnen von der konkreten Problemstellung abhängt, d.h. davon, welche Wünsche als Hintergrundfaktoren für abweichendes Verhalten untersucht werden sollen.

Im weiteren hält Opp (1968) den Begriff der "Institutionalisierung" in Zusammenhang mit kulturellen Zielen und regulierenden Normen ebenso für überflüssig wie die Typologien der Anpassungstypen, letzteres u.a. deshalb, weil Innovation nur ***eine*** Form von Abweichung darstelle, die Anomietheorie aber auch andere Formen von Devianz zu erklären versuche.

Als Resultat seiner Explikation, die dazu dient, die Aussagen in Mertons Theorie schärfer zu fassen und in Details gegebenenfalls zu modifizieren, um daraus empirisch prüfbare Hypothesen abzuleiten, formuliert er folgende Vorhersagen:

- Je intensiver die für die Ausführung einer Klasse von Handlungen relevanten Ziele von Personen sind,
- je weniger intensiv die für die Realisierung dieser Ziele legitimen regulierenden Normen für bestimmte konforme Handlungen aus der genannten Klasse von Handlungen sind,
- je intensiver die für die Realisierung dieser Ziele relevanten illegitimen regulierenden Normen für bestimmte abweichende Handlungen aus der genannten Klasse von Handlungen sind,

- je geringer die Möglichkeiten sind, die Ziele gemäß den legitimen regulierenden Normen zu erreichen,
- je größer die Möglichkeiten sind, die Ziele gemäß den illegitimen regulierenden Normen zu erreichen,
- desto eher werden Personen die abweichenden Handlungen ausführen (Opp, 1974, S. 132).

Während Mertons (1968) originale Fassung makrosoziologisch deshalb war, weil in der ***Diskrepanz*** zwischen Gleichverteilung der kulturellen Ziele einerseits und Ungleichverteilung der legitimen (und illegitimen) Mittel über die soziale Schicht andererseits die Ursache für abweichendes Verhalten gesehen wurde (s. beispielsweise die daran ansetzende cross-kulturelle Untersuchung von Stack, 1984), verschiebt sich mit der zitierten Explikation die Perspektive in Richtung einer an Individuen beobachtbaren Konstellation von Merkmalsausprägungen. Die Variablen mögen zwar ihrer Herkunft nach aus soziologischem Gedankengut stammen und auch in ihrer Ausprägung sozial-strukturell determiniert sein, doch gerät bereits die Ermittlung der Scores für Ziele, Normen und Möglichkeiten zu einem weithin individuellen und damit psychologischen Problem. Oder mit anderen Worten: Bei Merton sind es gesellschaftliche Bedingungen, die einzelne Personen in die Devianz treiben; jetzt lassen sich Merkmale der Abweichung als Teil der Persönlichkeit am einzelnen ausmachen. Anomie im Mertonschen Sinne ist ein Kennzeichnen oder doch die Folge sozialer Konstellationen, nicht ein Merkmal individueller Personen.

Dieser Unterscheidung hat schon Srole (1956) Rechnung getragen und eine Skala zur Erfassung von individueller "***Anomia***" im Sinne herkömmlicher Einstellungs- und Persönlichkeitstests entwickelt. Erfaßt werden darin die Berechenbarkeit der sozialen Umwelt und das Vertrauen ihr gegenüber, das Aufgeben von Lebenszielen, die Einschätzung zum Wert des Lebens u. dgl. Im deutschen Sprachraum hat Basler (1977) die Gütekriterien der betreffenden Skala ermittelt. Dull (1983) berichtet über ihren Wert bei der Vorhersage von Drogenkonsum. Gerade wegen dieser im einzelnen als Charakteristikum eigentümlichen Merkmalsausprägungen können dafür auch andere Einflüsse als Spannung zwischen Vorgaben und Möglichkeiten maßgeblich sein.

Die hypothetisierten Beziehungen der Prädiktoren gegenüber dem Kriterium sind in Abbildung 4.2. veranschaulicht.

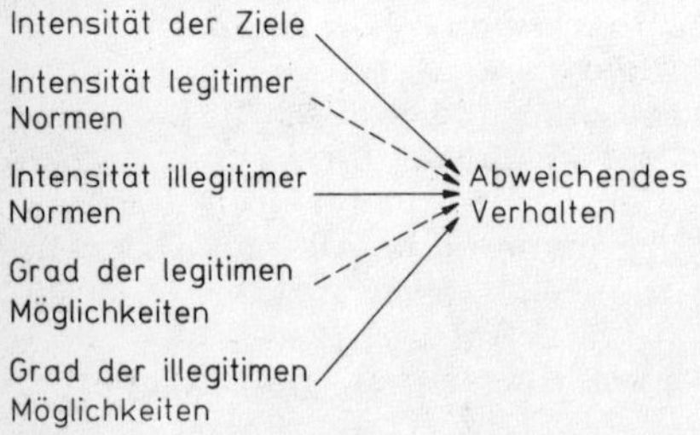

Abb. 4.2. Schematische Veranschaulichung der Anomie-Theorie (aus Opp 1974, S. 133)
———> = erwartete positive Beziehung
----> = erwartete negative Beziehung

Sofern eine Untersuchung beispielsweise bei hinreichender Operationalisierung der Variablen das dargestellte Beziehungsnetz in Form von Korrelationen mit angemessenen Vorzeichen bestätigt, wäre dieses gleichbedeutend mit einer Stützung der Theorie.

In bezug auf die Normen wird, ähnlich wie bei den Mitteln oder Möglichkeiten, zwischen "legitim" und "illegitim" unterschieden. Man kann geteilter Meinung darüber sein, ob eine solche Aufspaltung in separate Dimensionen notwendig ist (die denn bei Opp, 1968, noch fehlt), denn während hinsichtlich der Verfügbarkeit über Mittel alle Kombinationen des Zugangs zu legitimen und illegitimen Möglichkeiten durchaus denkbar sind, fällt es nicht leicht, sich eine Person vorzustellen, die für die Erreichung des Zieles "hohes Monatseinkommen" etwa die regulierende legitime Norm "Wechsel des Arbeitsplatzes" genau so stark (nicht: schwach) internalisiert hat wie "Begehung eines Diebstahls". Letztlich kommt es nur auf das ***Verhältnis*** der legitimen zu den illegitimen Normen an, das für sich in Beziehung stehen soll zur Wahrscheinlichkeit abweichenden Verhaltens.

Opp (1974, S. 133) räumt unter Bezugnahme auf das Schema ein, daß "die Anomietheorie nicht erklärt, unter welchen Bedingungen die unabhängigen Variablen welche Werte haben". Insofern sind im Zuge der Explikation die sozialstrukturellen Bedingungen gleichsam ausgeklammert worden, d.h. die Anomietheorie erklärt nicht das Zustandekommen der Schichtdifferenzen und die damit einhergehenden Verteilungsschiefen über die Mittel-Verfügbarkeit. Darin aber ist sie den meisten anderen Theorien nicht unähnlich, die im Regelfall über die den unabhängigen Variablen zugrundeliegenden Prozesse ebenfalls nichts aussagen (s. Lamnek, 1983, S. 139), weil sonst die Gefahr eines endlosen Erklärungszwanges bestünde.

4.1.4. Kritik

Als eine der älteren sozialstrukturellen Kriminalitätstheorien von hohem Bekanntheitsgrad ist die Anomietheorie vielfach referiert und eingehend diskutiert worden. Im deutschen Sprachraum sind insbesondere die Beiträge von Opp (1968, 1974) und Lamnek (1977, 1983) sowie von Wiswede (1979) hervorzuheben. Die dort und anderswo (s. auch Dillig, 1983) ins einzelne gehende Kritik, soweit sie nicht schon in der obigen Darstellung zur Sprache gekommen ist, braucht hier nicht wiederholt zu werden; vielmehr muß eine stichwortartige und auf das Wesentliche beschränkte Auflistung genügen. So richtet sich Kritik u.a. gegen die dichotome Art der Akzeptanz bzw. Ablehnung von Zielen und Mitteln sowie damit verbunden auf die Vorstellungen vom Zusammenbruch der Normen als qualitativem Ereignis, wo es sich doch auf allen Ebenen um kontinuierlich abgestuft-quantitative Ausprägungsunterschiede handeln dürfte. Fraglich muß zudem die Annahme der für alle Mitglieder einer Gesellschaft gleichen Zielvorgaben sein, nachdem eine reichhaltige Forschung zumindest für die Stadtlandschaften der USA die Existenz von Subkulturen mit ihren eigenen Zielen erwiesen hat (s. Miller, 1968; aber: Hirschi, 1972, mit einem eher gegenteiligem Resultat).

Nur in der Unterschicht werden anomische Zustände erwartet, wegen der dort reduzierten legitimen und gehäuft illegitimen Mittel. Nur Unterschichtkriminalität wäre strenggenommen damit auch erklärbar, ein Ziel, das am Ausgangspunkt aller Überlegungen stand.

Ein besonderes Problem bereitet schließlich die Unbestimmtheit der Aussagen über die Breite und Situationsspezifität der Reaktionstendenzen im Sinne eines der Anpassungsmuster, vor allem aber die Frage, wann welches Muster realisiert wird. Diesbezüglich räumt Merton ausdrücklich eine gewisse Flexibilität und Variationsbreite in Abhängigkeit von Rollen oder Lebensbereichen ein, ohne sich allerdings näher festzulegen. Gleiches gilt hinsichtlich dessen, was erklärt werden soll, spricht Merton (1968a, S. 231 ff.) doch selbst davon, daß die Anomietheorie "nur auf einige, nicht auf alle Arten abweichenden Verhaltens anwendbar ist, die gewöhnlich als kriminell oder delinquent bezeichnet werden". Ob es sich damit etwa um "white-collar"-Kriminalität handelt, die gerade kein Kennzeichen niedriger Schichten ist, kann nur vermutet werden.

4.1.5. Zur empirischen Bewährung

Obwohl es sich bei der Anomietheorie um eine trotz der angeführten Schwächen besonders stimulierende Theorie handelt, konnte Springer (1973) nach Durchsicht von 22 Jahrgängen der Zeitschrift American Sociological Review (1948 - 1969) nur sieben Beiträge registrieren, die auf die Anomietheorie Bezug nahmen und eine empirische Überprüfung zumindest in Teilaspekten versuchten. Alle diese Arbeiten befaßten sich ausschließlich mit dem Innovationsaspekt, nicht jedoch mit anderem Anpassungsverhalten wie etwa Rückzug oder gar der Theorie als (taxonomischem) Gesamtgebilde. Lediglich eine davon beinhaltete Operationalisierungen aller als relevant erachteten Variablen; nur diese Untersuchung leistet somit eine angemessene Prüfung der Theorie, weshalb sie hier näher geschildert werden soll:

Wood (1961) führte die Untersuchung in Ceylon an Personen durch, denen von seiten der Polizei Mord, Raub oder Einbruch zur Last gelegt wurde. Zu Vergleichszwecken stand eine Gruppe nicht straffälliger Gemeindemitglieder zur Verfügung. Die benötigten Informationen wurden über Fragen bzw. Interviews erhoben. Auf die Erfolgsambitionen richtete sich die Frage nach der angestrebten Berufsstellung. Von den Straffälligen gaben 67% an, eine angelernte und höhere Position anzustreben, aber nur 20% berichteten, dieses Ziel auch schon erreicht zu haben. Bei der Kontrollgruppe lauteten die entsprechenden Werte 59% und 46% (Differenz zu der Straftätergruppe signifikant).

Die Normenkonformität sollte mit zwei aufeinander bezogenen Fragen erfaßt werden, von denen die erste lautete: "Welches sind die schlimmsten Dinge, die ein Mensch tun kann?" und die zweite mit der Formulierung "Warum sind diese Dinge falsch?" Begründungen dafür verlangte.

Von den Straftätern nannten 67% egoistische, legalistische und pragmatische Überlegungen, während die Kontrollpersonen in 61% der Fälle ethische, religiöse und soziale Motive anführten. Aus der signifikanten Diskrepanz beider Häufigkeitsverteilungen leitet Wood (1961, S. 749) den Schluß ab: "Dieses Ergebnis deutet darauf hin, daß Straftäter aus Bevölkerungsbereichen kommen, deren Mitglieder weniger häufig die Bedeutung der Fünf Gebote (des in Ceylon bedeutsamen Buddhismus) internalisiert haben, so daß die Normen in diesen Fällen nicht als Richtschnur sozialen Verhaltens zur Anwendung kommen."

Die Zugangsmöglichkeiten für legitime Mittel wurden über den Sozialstatus in Form der Indikatoren "Anspruch auf Ackerland, Beruf, Beschäftigung gegen Entlohnung und eine Ausbildung in englischer Sprache" operationalisiert. In allen Merkmalen zeigten die Straftäter im Vergleich zur Kontrollgruppe eine deutliche Tendenz in Richtung Unterschicht; beispielsweise hatten von ihnen 71% weniger Land als zum Unterhalt einer Familie notwendig ist (Nichtstraffällige: 36%), 80% arbeiteten unregelmäßig als ungelernte Arbeiter (Kontrollpersonen: 55%) usw.

In der Zusammenschau der Resultate zeigten somit die wegen Straftaten beschuldigten Personen gegenüber den unbestraft-unauffälligen eine vergleichbare Zielintensität bei größerer Diskrepanz zwischen Angestrebtem und Erreichtem, hatten die konformen Normen weniger internalisiert und waren von niedrigerem sozialen Status - mithin eine vollständige Bestätigung der aus der Theorie abgleiteten Vorhersagen zum Innovationstyp. Allerdings läßt unbefriedigt der querschnittliche Ansatz und das Ansetzen an Personen, die wegen bestimmter Delikte bereits belangt worden waren.

Auf der Suche nach empirischen Studien zur Anomie in der explizierten Form hat sich Opp (1968) an dem Material orientiert, das in dem Buch von Clinard (1964) zusammengestellt ist. Er fand nur eine Arbeit überhaupt, die eine Operationalisierung aller relevanten Variablen enthielt und deren Resultate ohne Sekundärbearbeitung aussagefähig waren, nämlich diejenige von Spergel (1964). Dieser Autor berichtet u.a. davon, daß sich die delinquenten Jugendlichen in Racketville ein mittleres Einkommen von 325 Dollar wünschten, gegenüber nur 200 Dollar auf seiten der Nichtdelinquenten, und zwar ganz offensichtlich auch begleitet von gleichsinnigen Unterschieden in der Intensität, mit der jede der beiden Gruppen ihr Ziel anstrebte. Anhand eines Werteindexes waren daneben auf seiten der Delinquenten ungleich stärkere Präferenzen für Normabweichungen zu erkennen. Schließlich standen ihnen infolge ihres Sozialstatus weniger legitime und in Gestalt der Racket-Banden häufiger illegitime Mittel zur Verfügung. Freilich handelt es sich, worauf Hirschi (1972, S. 9) hinweist, bei den Daten letztlich weniger um individuelle, als mehr ökologische Informationen, da auf die Variation der Delinquenz innerhalb jeder der (im übrigen recht kleinen) Gruppen nie eingegangen werde.

Auf die Freizeitaktivitäten von Jugendlichen mit abweichendem Sozialverhalten heben Wüstendörfer, Toman und Lösel (1976) in einer Arbeit ab, die nur deshalb hier Erwähnung finden soll, weil die Autoren auf die Anomietheorie explizit verweisen und diese dem Subkultur-Ansatz von Cohen (1955) gegenüberstellen. Drei etwa gleich große Gruppen von Jugendlichen (Nichtbestrafte, Personen in Fürsorgeerziehung und solche aus einer Vollzugsanstalt) wurden anhand einer Liste mit 14 Items (z.B. "Spielhallenbesuch", "Ins Kino gehen", "Auto oder Moped fahren" usw.) nach ihren liebsten sowie den tatsächlich ausgeübten Freizeitaktivitäten befragt. Dabei zeigte sich bei Fürsorgezöglingen und Strafgefangenen eine signifikant größere Diskrepanz zwischen erwünschtem und tatsächlichem Freizeitverhalten; mit zunehmender Devianz anhand der durch die Gruppenbildung gegebenen Merkmale und den Punktwerten eines Delinquenzbelastungs-Fragebogens war im übrigen eine Bevorzugung solcher Aktivitäten zu erkennen, die sich in Situationen außerhalb der Familie abspielen. Die Autoren sehen in den erwähnten Diskrepanzen eher eine Bestätigung der Anomie- als der Subkultur-Theorie. Allerdings fehlen in der Studie Maße für Normenkonformität, die aus dem Umstand der Devianz, welche die abhängige Variable bildet, nicht nur erschlossen werden dürfen, weil dann die Prüfung zirkulär gerät. Zudem findet sich in der Arbeit der Hinweis, daß zwischen den Gruppen *keine* Schichtdifferenzen bestanden, was ein hypothesenkonträres Ergebnis darstellt.

In Anlehnung an die Explikationen der Anomietheorie von Opp (1968) ist von Wulff (1972, S. Amelang, 1983) eine Überprüfung vorgenommen worden, die im Hinblick auf die Methode ebenso wie die erzielten Resultate bedeutsam ist. Die Stichprobe stellten insgesamt N = 187 Probanden dar, und zwar teils unauffällig-unbestrafte Personen, teis inhaftierte im Alter zwischen 15 und 24 Jahren. Das Kriterium war in getrennten Auswertungsdurchgängen zum einen der Umstand Bestrafung/Nichtbestrafung, zum anderen der Punktwert in einer ad hoc zusammengestellten Delinquenzbelastungs-Skala. Eine Faktorisierung der letzteren anhand der Angaben aller Befragungspersonen zu 23 Eigentumsdelikten führte zu zwei Faktoren, für die eine Interpretation mit "leichten" bzw. "schweren" Eigentumsverstößen nahelag. Nur in der Dimension der schwereren Delikte unterschieden sich Inhaftierte und Nichtinhaftierte überzufällig.

Auch die übrigen für die Theorie relevanten Bereiche wurden mit Hilfe der Fragebogen-Methode erfaßt. So bezogen sich 29 Items auf die in der Gesellschaft erstrebenswerten Ziele (z.B. "Eine schöne Wohnung", "Verläßliche Freunde", "Als Persönlichkeit anerkannt werden" usw.), 35 Feststellungen und Sprichwörter auf Verhaltensnormen im Sinne von Vorschriften, Empfehlungen und Verboten zur Erreichung von Zielen (z.B. "Ehrlichkeit ist die beste Politik", "Man darf nicht stehlen", "Wenn man vorwärts kommen will, sollte man erst die Arbeit und dann das Vergnügen sehen"), schließlich eine Reihe von Fragen zu positiven und negativen Mitteln (z.B. familiärer Hintergrund, Interessen, Vereinsmitgliedschaften, persönliche Bekanntschaft mit Personen, die schon Straftaten begangen hatten, Kenntnis der Durchführungstechnik für bestimmte Straftaten usw.). Jeder dieser Fragenkomplexe wurde gesonderten Faktorenanalysen unterworfen. Dabei mußten stets mehrere Faktoren extrahiert werden, und zwar innerhalb der Ziele vier, der Normen fünf und der Mittel vier. Das heißt nichts anderes, als daß innerhalb von Zielen, Normen und Mitteln jeweils verschiedene ***unabhängige*** Gesichtspunkte unterschieden werden können und die schlichte Proklamation "der" Ziele als einer globalen Gesamtmenge nicht gerechtfertigt ist. Im Hinblick darauf haben die bisher durchgeführten Studien somit allenfalls einzelne Aspekte aus dem Ziel-, Mittel- und Normenraum erfaßt.

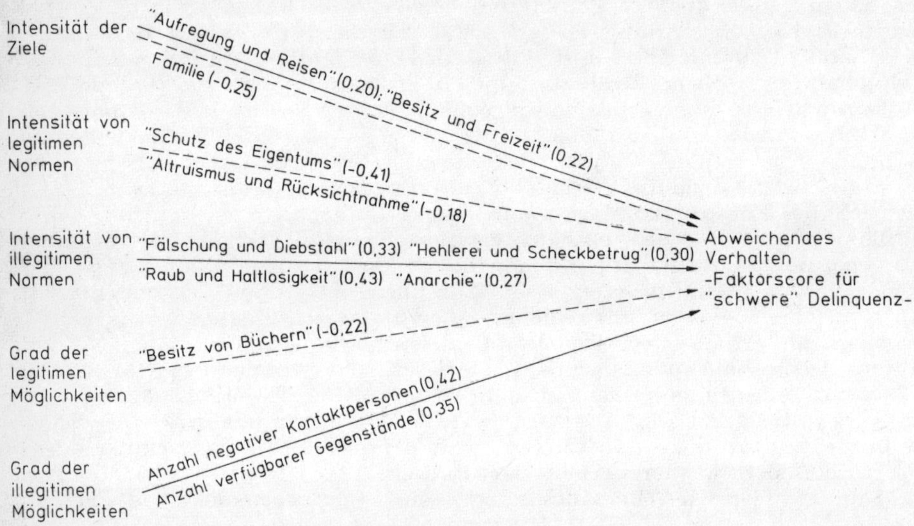

Abb. 4.3. Resultate einer Reanalyse der Daten von Wulff (1972). Auf den Pfeilen sind die Benennungen für faktorenanalytisch ermittelte Skalen und die Höhe der Korrelation mit dem Kriterium angegeben. Nur signifikante Beziehungen sind aufgeführt

Geleitet von dem Schema, das Opp (1968, S. 117) vorschlägt, führte Wulff (1972) mehrere varianzanalytische Prüfungen mit der abhängigen Variablen "Delinquenzbelastung" und den unabhängigen Faktoren für Ziele, Normen und Mittel durch. Die Zahl dieser Analysen mußte deshalb sehr zahlreich sein, weil sich etwa nur spezifische Kombinationen bestimmter Ziel-, Normen- und Mittelfaktoren auf der Basis der Theorie nicht anboten, deshalb praktisch alle Konstellationen gleichwertig waren und realisiert werden mußten. Die Resultate sind nicht völlig konsistent, was bei der Vielzahl der Prüfungen und der unterschiedlichen Reliabilität der Faktoren nicht verwundern kann. Mehrere signifikante Wechselwirkungen deuteten jedoch an, daß beim Zusammentreffen bestimmter Faktoren die Delinquenz unproportional hoch oder niedrig ausfällt. Im Hinblick darauf sollte auch den Wechselbeziehungen ***zwischen*** den anomierelevanten Faktoren aus verschiedenen Bereichen (durch die Faktorisierung bestand Orthogonalität nur ***innerhalb*** der Bereiche) stärkere theoretische und empirische Beachtung geschenkt werden.

Eine Re-Analyse der Wulff-Daten für die vorliegende Darstellung ergab in Anlehnung an das in Abbildung 4.2. wiedergegebene Schema die in Abbildung 4.3. (S. 164) dargestellten Resultate.

Hinter dem hohen heuristischen Wert des Anomiekonzepts, das beispielsweise auch dazu herangezogen wurde, Häftlingsrevolten in amerikanischen Gefängnissen zu erklären aus der Diskrepanz zwischen dem mit Reformen einhergehenden Anwachsen der Erwartungen von Häftlingen einerseits und der Nichterfüllung bzw. Nichterfüllbarkeit von Hoffnungen andererseits (s. Desroches, 1983), bleibt somit die empirische Bewährung der Theorie weit zurück. Verantwortlich dafür sind weniger definitive Falsifikationen als mehr bereits die Unzulänglichkeit der meisten Untersuchungs***ansätze,*** in denen nur äußerst selten alle für die Theorie relevanten Variablen enthalten sind. Vollständige Bündel der maßgeblichen Prädiktoren müßten verstärkt in verschiedenen Operationalisierungen und an wechselnden Personenstichproben erhoben werden, um die Robustheit oder Generalisierbarkeit etwa der o.a. positiven Resultate beurteilen zu können.

4.2. Lerntheoretische Erklärungen

4.2.1. Die Theorie der differentiellen Assoziationen von Sutherland

4.2.1.1. Inhalt

Die Theorie der "differentiellen Assoziationen oder Kontakte" wurde von Edwin H. Sutherland in einer ersten Fassung 1939 formuliert, also in unmittelbarer Sukzession auf die ein Jahr zuvor vorgestellte Anomietheorie, später aber von ihm und seinem Schüler Cressey weiterentwickelt (s. Sutherland & Cressey, 1955). In ihr spielen sozialstrukturelle Momente nur eine periphere Rolle. Vielmehr kommt es Sutherland darauf an, den Erwerb der abweichendes Verhalten begünstigenden Situationsdefinitionen, Einstellungen und Fertigkeiten als Folge von komplexen Lernprozessen zu erklären. Er versteht seine Konzeption als eine genetische in dem Sinne, daß vorangegangene und gegenwärtige Lebensumstände die Attitüden und Fähigkeiten des einzelnen ebenso mit beeinflussen wie dessen Wahrnehmungen von Situationen. Kriminelle Handlungen treten auf bei subjektiv günstigen Situationsdefinitionen. Mit einem solchen Akzent ist die makrosoziologische Ausrichtung der Anomietheorie zugunsten einer differentiell-sozialpsychologischen aufgegeben worden.

Der Kern der Theorie ist in neun Sätzen enthalten, die nach Weglassen der sie begleitenden Erläuterungen ihrer Kürze halber nachfolgend wörtlich wiedergegeben werden können (aus: Sutherland, 1968, S. 396 ff.).

1. Kriminalität ist gelerntes Verhalten.
2. Kriminelles Verhalten wird in Interaktion mit anderen Personen in einem Kommunikationsprozeß gelernt.
3. Kriminelles Verhalten wird hauptsächlich in intimen persönlichen Gruppen erlernt.
4. Das Erlernen kriminellen Verhaltens schließt das Lernen

a) der Techniken zur Ausführung des Verbrechens, die manchmal sehr kompliziert, manchmal sehr einfach sind,
b) die spezifische Richtung von Motiven, Trieben, Rationalisierungen und Attitüden ein.

5. Die spezifische Richtung von Motiven und Trieben wird gelernt, indem Gesetze positiv oder negativ definiert werden.
6. Eine Person wird delinquent infolge eines Überwiegens der die Verletzung begünstigenden Einstellungen über jene, die Gesetzesverletzungen negativ beurteilen. Dieses ist das Prinzip der differentiellen Kontakte.
7. Differentielle Kontakte variieren nach Häufigkeit, Dauer, Priorität und Intensität.
8. Der Prozeß, in dem kriminelles Verhalten durch Kontakte mit kriminellen und antikriminellen Verhaltensmustern gelernt wird, umfaßt alle Mechanismen, die bei jedem anderen Lernprozeß auch beteiligt sind.
9. Obwohl kriminelles Verhalten ein Ausdruck genereller Bedürfnisse und Werte ist, wird es nicht durch diese generellen Bedürfnisse und Werte erklärt, da nichtkriminelles Verhalten Ausdruck eben derselben Bedürfnisse und Werte ist.

Während einige Sätze nur etwas zu Umfang, Art und Prinzipien des Lernens aussagen, bildet das Herzstück der Theorie die Feststellung unter (6), wonach das ***Überwiegen*** von Einstellungen zugunsten devianten Verhaltens über solche zugunsten von Konformität die entscheidende Variable darstellt. Die Kontakte werden als "differentiell" bezeichnet, weil sie sowohl kriminelle als auch antikriminelle Muster betreffen. Der darin anklingende Antagonismus zwischen verschiedenen Werten und Richtungen, der auf die innerhalb von Kulturen bestehende Heterogenität abhebt, ist eine der Grundvoraussetzungen für die Theorie, die letztlich von einem ***selektiven Lernen*** ausgeht.

Wegen des besagten Antagonismus und der möglichen Interferenzen zwischen verschiedenen Werten einer Kultur zählt die Theorie der differentiellen Assoziationen zur Gruppe der ***Kultur-Konflikt-Theorien.***

4.2.1.2. Kritik, Explikation, Erweiterungen

In den Erläuterungen zu Punkt (6) führt Sutherland (1968, S. 397) aus, daß "Personen zu Kriminellen werden (. . .) auf Grund von Berührung mit kriminellen und Isolierung von antikriminellen Verhaltensmustern". Andere Autoren haben die angesprochenen Kontakte mit ***Verhaltensmustern*** in unzulässiger Vereinfachung gleichgesetzt mit Kontakten zu kriminellen bzw. nichtkriminellen ***Personen.*** Einfache Überlegungen lassen aber sogleich erkennen, daß man Kontakte zu straffälligen Personen haben kann (z.B. die Bediensteten in Vollzugsanstalten), ohne notwendigerweise in Berührung mit abweichenden Verhaltensmustern zu geraten (etwa weil das sanktionierte Verhalten einige Zeit zurückliegt und nicht mehr erneut gezeigt oder kommuniziert wird), wie auch das Umgekehrte ohne weiteres denkbar ist. Entscheidend ist vielmehr, ob in der Interaktion devianzbegünstigende oder -hemmende Definitionen vermittelt werden.

Auch die Schlußfolgerung, die Theorie müsse erklären, "warum (eine Person) die Kontakte hat, die sie tatsächlich hat" (Dillig, 1983), ist abwegig, und zwar zum einen aufgrund des eben genannten Argumentes und der Funktion von Definitionen in Interaktionen, zum anderen, weil damit Erklärungen über das Zustandekommen auch der unabhängigen Variablen gefordert werden, was zu dem schon unter der Anomie erwähnten nachgerade endlosen Erklärungsprozeß führen müßte (der in der Wissenschaft zwar letztlich vorliegt, aber nicht von ***einer*** Theorie verlangt wird).

Ein augenfälliges Problem der Theorie liegt aber darin, daß sie Kriminalität mit dem Vorliegen von Kriminalität erklärt; denn die devianzpositiven Einstellungen und Verhaltensmuster müssen zunächst vorhanden sein, um in einem Lernprozeß weitergegeben bzw. erworben werden zu können. Deshalb spricht Lamnek (1983, S. 256) davon, daß der Ansatz differentiellen Lernens "partiell tautologisch" sei. Für die gedankliche Entwicklung einer neuartigen Straftat oder Begehungsform fehlt in einer engen Auslegungsform der Theorie ebenso Raum wie für mehr zufällige Produkte aufgrund von Versuch und Irrtum.

Eng wäre die Auslegung in dem Sinne, daß die relevanten Faktoren notwendige ***und hinreichende*** Bedingungen für Kriminalität darstellen derart, daß Kontakte mit abweichenden Mustern zwangsläufig auch Abweichung zur Folge haben. Ob Sutherland seine Theorie so verstanden wissen will, kann offen bleiben; sicher aber ist, daß er sowohl von notwendigen als auch von hinreichenden Bedingungen gesprochen hat (z.B. Sutherland, 1956, S. 30).

Unbestritten wirft darüber hinaus der Versuch einer Operationalisierung des relativen Zueinanders von devianzbegünstigenden und -hemmenden Einstellungen ganz erhebliche Probleme auf, zumal es dabei gilt, die Parameter Häufigkeit, Dauer und Intensität "unter einen Hut", d.h. auf einen quantitativen Ausdruck zu bringen, schließlich auch der Priorität angemessen Rechnung zu tragen.

Im Zusammenhang damit ist auch das Erlernen von Techniken zur Verübung krimineller Taten (s. Punkt 4.) zu diskutieren, das keinesfalls regelhaft durch Kontakt mit entsprechenden kriminellen Verhaltensmustern erworben werden muß. So können die angemessene Handhabung von Schweißgeräten oder die Anfertigung von Nachschlüsseln zunächst wesentliche Teile einer Berufsausbildung sein, ohne damit zu intendieren bzw. verhindern zu können, daß die erworbenen Fertigkeiten später zum Öffnen eines Banksafes oder Kassenraums benutzt und damit in den Dienst einer kriminellen Verhaltenssequenz gestellt werden. Opp (1974, S. 170) hat in seiner Explikation der Assoziationstheorie diesen Überlegungen dadurch Rechnung getragen, daß er zwischen die Variablen "Häufigkeit der Kommunikation über relevante Techniken" und "abweichendes Verhalten" als intervenierende Veränderliche "Wirksamkeit der Techniken zur Ausführung von Straftaten" einführte (s. Abb. 4.4.).

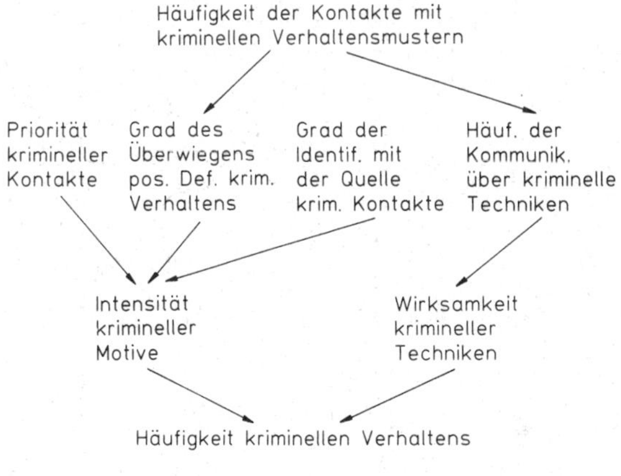

Abb. 4.4. Schematische Veranschaulichung einer Explikation der Theorie differentieller Assoziationen (aus Opp 1974, S. 167)

Drei zusätzliche Variablenbereiche in dem Kausaldiagramm bedürfen der Erläuterung. Da ist zum einen die "Intensität von Bedürfnissen", in bezug auf die Sutherland (1956, S. 33) selbst einräumt, daß sie einen von differentiellen Kontakten unabhängigen Einfluß auf kriminelles Verhalten ausübe; man denke etwa an den Bedürfnisdruck, unter dem sich nahrungs- oder sexualitätsdeprivierte Personen befinden. Zum anderen ist Abweichung stets in gewissem Maße auch eine Funktion von Gelegenheiten ("opportunities"); denn für einen Banküberfall bedarf es eines Geldinstituts, für Homosexualität eines entsprechenden Partners und für unerlaubten Drogenkonsum der Verfügbarkeit über "Stoff" (Sutherland, 1956, S. 31; s. auch nachfolgenden Kasten).

Maguire (1980) interviewte N = 40 Personen, die durchschnittlich etwa zehnmal Einbrüche durchgeführt hatten und dafür einsaßen. In der überwiegenden Zahl der Fälle waren die Betreffenden von zuhause, einem öffentlichen Gebäude oder sonstwo losgegangen mit der expliziten Absicht, ein Haus ausfindig zu machen, das für einen Einbruch geeignet sei; nur selten endeten derartige Erkundungen mit einem Mißerfolg. Meist liefen oder fuhren die Täter zunächst in eine Gegend, die ganz allgemein günstig schien und suchten dann darin das konkrete Einzelobjekt aus. Bei der Auswahl der Gegend spielten gewöhnlich die Nähe und Erreichbarkeit eine Rolle, im weiteren Vorkenntnisse über die dortigen Gegebenheiten, die Anordnung der Straßen und möglicher Fluchtwege, der "Instinkt" und das Gefühl, "richtig zu liegen", schließlich Mutmaßungen darüber, ob das angestrebte Beutegut überhaupt vorhanden sei (z.B. Schmuck und Juwelen in besseren Wohngegenden). Besonders wichtig für die Auswahl eines Hauses war aber der Umstand, ob im Augenblick jemand darin anwesend war oder nicht, was aus Hinweiszeichen wie Autos in der Zufahrt zum Grundstück oder in der Garage, erleuchteten oder dunklen Fenstern in der Nacht, Milch oder Zeitungen vor der Tür, geschlossenen Fenstern trotz großer Hitze u. dgl. erschlossen werden konnte. Daneben bezeichneten viele einen leichten Zugang zur Rückfront des Gebäudes als wünschbar, möglichst bedeckt durch irgendwelche Verschalungen oder Blenden u. dgl. Kaum jemandem bereitete jedoch der eigentliche Zutritt in das Haus größere Probleme. Allenfalls abgeschlossene Fenster mit Aluminiumrahmen mochten einen Täter veranlassen, sein Unterfangen aufzugeben und sich gegebenenfalls ein anderes Objekt zu suchen. Ansonsten aber galt die Devise: "If it's made of bricks, wood and glass, I can get in." (1980, S. 6).

Die zentrale Lehre aus solchen Berichten geht dahin, daß Überlegungen zum Einfluß von Gelegenheiten ergänzt werden müßten durch solche zu den Motiven und Zielen der Täter. Da den Äußerungen der Befragten zufolge am Anfang die Absicht steht, einen Einbruch vorzunehmen, und auf dem Boden dieses Motives sich das gesamte Szenario erst entfaltet, ist eine Konzeptualisierung der differentiellen Gelegenheiten in dem Sinne sicher unhaltbar, daß von ihnen in verschiedener Weise "Aufforderungscharakter" ausgeht und sie einen Einbruch (etwa beim Anblick geöffneter Fenster) so nahelegen, daß das Delikt später als "spontan begangen" erscheint. Unvereinbar ist damit auch die Beobachtung, daß in 60% der Fälle für den Einbruch Gewalt angewendet wurde. Wenn von differentiellen Gelegenheiten im Rahmen kriminologischer Theorien gesprochen wird, muß deshalb deren Bedeutungsgehalt mehr in Richtung auf "sought opportunities" als im Sinne von "presented opportunities" (Maguire, 1980, S. 7) gehen - mit allen Konsequenzen für die praktische Verhinderung von Einbrüchen.

Schließlich spielt erfahrungsmäß und belegt durch zahlreiche Experimente zur Wirksamkeit von Beobachtungslernen (s. Bandura, 1977, 1979) eine Rolle, inwieweit eine Identifikation mit jenen Personen stattfindet, die ein spezifisches Verhaltensmuster zeigen. Ausgehend davon hat Glaser (1956, 1973) Sutherlands Konzeption um den Aspekt der "***differentiellen Identifikation***" erweitert: "Eine Person verhält sich in dem Ausmaß kriminell, wie sie sich mit tatsächlich lebenden oder vorgestellten Personen identifiziert, aus deren Sichtweise kriminelles Verhalten annehmbar erscheint" (Glaser, 1956, S. 440). Jedes lerntheoretische Modell, das den Stellenwert von Modellen und die Identifikation mit ihnen nicht berücksichtigt, muß somit von vornherein als unzulänglich erscheinen. Leider ist gerade das die absolute Regel.

4.2.1.3. Zur empirischen Bewährung

Ähnlich wie bei der Anomietheorie steht die schüttere Empirie in krassem Mißverhältnis zu Alter und Bekanntheitsgrad der Assoziationstheorie. Nicht verwundern kann sicherlich, daß zu der von Opp (1974) vorgeschlagenen Explikation und Modifikation (s. das obige Kausaldiagramm) noch keine gezielten Überprüfungen vorgenommen wurden, aber nachgerade unverständlich ist die Seltenheit, wenn nicht gar das Fehlen stringenter Tests der originalen Fassung unter Einbezug wenigstens der wichtigsten Variablen.

Die tabellarische Zusammenstellung bei Springer (1973), die auf der Durchsicht der während mehr als zweier Jahrzehnte erschienenen Bände von American Sociological Review beruht, weist ganze sieben Autorenteams aus, die einschlägige Untersuchungen publizierten; keine davon enthält alle Variablen. Während nahezu alle Arbeiten die These von der Übernahme krimineller Verhaltensmuster in Interaktionen mit Gruppenmitgliedern bestätigen, versuchen überhaupt nur zwei Beiträge die (zugegebenermaßen schwierige) Operationalisierung der zentralen Variablen "Überwiegend von devianzförderlichen Einstellungen": Empey und Lubeck (1968) legten ihren offiziell delinquenten und unauffälligen Jugendlichen situationsbezogene Fragen der Art vor: "Stell' Dir vor, auf einem nächtlichen Bummel mit Deinen Freunden entschließen sich Deine Freunde einzubrechen und etwas zu stehlen. Was meinst Du, würdest Du mitmachen?" Die thematisierten Delikte variierten von Ordnungswidrigkeiten und Verstößen gegen elterliche Verbote über Diebstahl bis zu Einbruch. Die Reaktion auf die Fragen kann als indirektes Summenmaß für das relative Überwiegen devianzbegünstigender Einstellungen verstanden werden (und scheint den illegitimen Normen der Anomie außerordentlich ähnlich zu sein). Die Neigung zur Teilnahme an delinquenten Gruppensituationen korrelierte signifikant mit dem offiziellen Status Delinquenz ja/nein.

Weniger nah kommen Reiss und Rhodes (1961) dem Konstrukt, indem sie innerhalb einer Stichprobe von Schülern feststellten, daß jene Jugendlichen, die dem Bild des "Karrieredelinquenten" am meisten entsprachen, ihre Freizeit fast ausschließlich mit Kameraden verbrachten und sich damit der Kontrolle von seiten konformer Erwachsener weitgehend entzogen. Daraus kann auf relatives Überwiegen devianznaher Einstellungen als Folge von Dauer, Häufigkeit und Intensität geschlossen werden, doch fehlen wie bei Empey und Lubeck (1968) direktere Evidenzen gerade dafür.

In den meisten Arbeiten begnügen sich die Autoren jedoch damit, als Maß für das Überwiegen devianzförderlicher Einstellungen lediglich die Zahl von delinquenten Freunden zu benutzen (Sutherland & Cressey, 1978). Auch wenn die damit verbundenen Unzulänglichkeiten hinreichend bekannt sind, beruft man sich auch in neueren Beiträgen gerade auf diesen Brauch, wenn man beispielsweise zwischen eigenem Drogenkonsum und Zahl der Freunde, die ebenfalls Alkohol, Marihuana oder Tabak konsumieren, Korrelationen um .50 findet und darin eine Bestätigung der differentiellen Assoziationstheorie sieht (s. Dull, 1983). Natürlich bleibt bei solchen Ansätzen völlig offen, ob beispielsweise von den Freunden, deren abweichende Definitionen übernommen (vielleicht diese auch an die Freunde weitergegeben) werden oder aber die Jugendlichen ihre Freunde danach aussuchen, daß sie zu den eigenen Verhaltensmustern passen. Zu einer Überzeugung gerade im letzteren Sinne gelangt Hirschi (1972) nach einer sorgfältigen Analyse des Materials, das er selbst zur Überprüfung der Kontrolltheorie (s. 4.3.) erhoben hat.

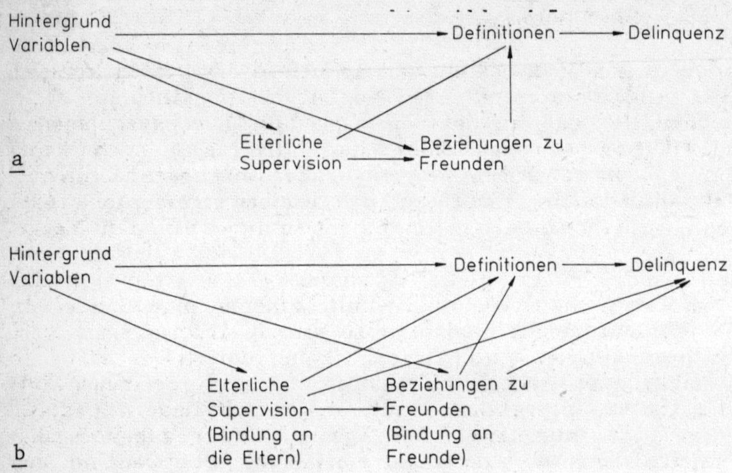

Abb. 4.5. Modell abgeleitet a aus der differentiellen Assoziations-Theorie (nach Matsuda 1980, S. 492) und b aus der Kontroll-Theorie

Auch die Untersuchung von Jensen (1972) folgt diesem Muster: Als eine der Variablen für differentielle Assoziationen diente die Zahl der Freunde. Zwei weitere Maße bestanden aus der in der Nachbarschaft wahrgenommenen Häufigkeit und Definition von (und zwar dem Summenwert aus den von Austin, 1977, später benutzten zwei Commitment- und Neutralisierungs-Items, s.u. 4.2.4.3.). Deren Korrelation mit selbstberichtetem Verhalten an einer Stichprobe von N = 1.588 weißen Probanden betrug .60, .25 und .38 (jeweils für die eben erwähnten Maße für differentielle Assoziationen), was auf der Linie des üblicherweise Beobachteten liegt. Darüber hinaus konnte Jensen (1972) jedoch zeigen, daß der Zusammenhang zwischen Delinquenz der Freunde und eigener Delinquenz auf allen Stufen delinquenter Definitionen gleich war, des weiteren auch väterliche Beaufsichtigung und Unterstützung negativ mit Delinquenz korrelierten, und zwar jeweils in etwa der gleichen Höhe für unterschiedlich viele delinquente Freunde, unterschiedliche Delinquenz in der Nachbarschaft und verschiedene Ausprägungen delinquenter Definitionen. Diese Resultate stehen in Widerspruch zu Aussagen von Sutherland und Cressey (1966, S. 226 f.), wonach die Einflüsse von Eltern und Freunden interagieren, d.h. nur bei fehlender Beziehung eines

Jugendlichen zu den Eltern die abträglichen Einflüsse delinquenter Freunde wirksam werden können bzw. eine fehlende Kontrolle von seiten der Eltern nur bei delinquenten Verhaltensmustern in der Umgebung des Kindes negativ zu Buche schlage. Positiv gewendet, bedeuten die Jensen-Resultate u.a., daß Familien und Freunde jeweils Einflüsse auf die Delinquenz ausüben, die - im Rahmen der vorgenommenen Operationalisierungen - unabhängig sind von Definitionen und deshalb nicht über diese laufen müssen.

Genau an diesem Punkt, der eine glänzende Bestätigung der unter 4.3. noch abzuhandelnden Kontrolltheorie darstellt, setzt Matsueda (1982) unter Rekurs auf denselben Datensatz mit einer multivariaten Simultanprüfung von Assoziations- und Kontrolltheorien an. Unter Bezugnahme auf Bemerkungen von Sutherland und Cressey erweitert er zunächst das Spektrum relevanter Variablen um sog. Hintergrundfaktoren, und zwar im einzelnen Alter, sozioökonomischen Status und "broken home" der Befragungspersonen sowie die von ihrer in der Nachbarschaft wahrgenommenen Delinquenz. Sodann expliziert er im Hinblick auf Aussagen der Theorie und einige Jensen-Resultate zwei alternative Modelle (s. Abb. 4.5.), die mit Hilfe konfirmatorischer Strukturanalysen geprüft wurden.

Als Ergebnis stellte sich eine deutliche Überlegenheit des assoziations- gegenüber dem kontrolltheoretischen Modell heraus.

Auch wenn damit gewiß nicht eine Aussage mit umfassendem Gültigkeitsanspruch möglich ist (z.B. enthielt die Delinquenzbelastungsliste nur sechs Items vorwiegend zu Diebstahl, die Probanden waren nur männlichen Geschlechts, das Überwiegen der Definitionen wurde zu treffen versucht mit Fragen, die ebensogut illegitime Normen hätten erfassen können), so stellt die Untersuchung doch einen mustergültigen Ansatz dar, der einen Weg für die zukünftige Forschung weist. Die positiven Resultate der sorgfältigen Analyse wiegen manches negative und ungünstige Ergebnis aus anderen Studien auf und sprechen dafür, daß differentielle Assoziationen zumindest eine brauchbare Erklärung bilden für die Entstehung abweichenden Verhaltens. Abgerundet wird diese vorsichtig positive Einschätzung durch Beobachtungen, wie sie Andrews (1980) im Zusammenhang mit Interventionsprogrammen angestellt hat.

4.2.2. Verallgemeinerungen: Differentielle Verstärkung, differentielle Identifikation, differentielle Gelegenheiten

Im Anschluß an die Publikation der differentiellen Assoziationstheorie und ihrer Modifikationen wurde bald klar, daß Sutherland nur etwas ausgesagt hatte darüber, ***was*** und bei welcher Gelegenheit gelernt würde, nämlich abweichendes Verhalten, und zwar über einen Kommunikationsprozeß, nichts jedoch darüber, ***wie*** im einzelnen, d.h. die Strukturen und Prinzipien des Erwerbs der fraglichen Verhaltensweisen blieben ungenannt.

Diese Lücke wurde im Laufe der Jahre allmählich beseitigt durch Rezeption der psychologischen Lernforschung und der dort Schritt für Schritt erreichten Erkenntnisfortschritte. Durch die Anlehnung bzw. Übernahme von Modellen, die sich in Tier- und Humanexperimenten der Psychologie überzeugend bewährt hatten, fehlt es der Kriminalsoziologie diesbezüglich an originären Konzepten, die hinsichtlich Innovations- und Verbreitungsgrad etwa der Anomie, den differentiellen Assoziationen oder den noch zu besprechenden Techniken der Neutralisierung auch nur annähernd vergleichbar wären. Es genügt deshalb an dieser Stelle, zunächst einen kurzen Abriß der allgemeinen Lerntheorie zu geben und anschließend auf einige Implikationen der Anwendung auf den Bereich abweichenden Verhaltens einzugehen.

4.2.2.1. Paradigmen des Lernens

Innerhalb der Lernforschung unterscheidet man gewöhnlich drei Grundmodelle von Lernvorgängen: Klassische und operante Konditionierung sowie soziales oder Beobachtungslernen.

Die ***klassische Konditionierung*** fußt auf der Tatsache, daß die meisten Organismen über eine Reihe von Reaktionsweisen verfügen, die durch spezifische Umweltreize ausgelöst werden, ohne daß zuvor ein irgendwie geartetes Lernen stattgefunden hätte. Solche Reaktionen, die bei allen Vertretern einer Spezies in prinzipiell derselben Weise ablaufen, heißen Reflexe. Es handelt sich dabei um Muskelkontraktionen oder Drüsentätigkeiten auf sensible Reize. Beispiele dafür sind etwa der Patellarsehnenreflex (Vorschnellen des Unterschenkels bei Schlag auf die Kniescheibensehne), der Lidschlagreflex (unwillkürliches Schließen des Auges bei mechanischer Reizung der Hornhaut), Pupillarreflex (Verengung der Iris bei starkem Lichteinfall auf den Augenhintergrund) oder auch die Husten- und Niesreflexe, die im Falle von Reizungen der Atemwege auftreten. All diese Reflexe sind von biologischem Wert und funktional für eine optimale Anpassung an die herrschenden Umweltgegebenheiten.

Beginnend mit dem russischen Physiologen Pawlow konnte in einer Vielzahl von Einzelexperimenten gezeigt werden, daß durch zeitliche Koppelung eines neutralen Reizes mit einem unbedingten Auslöser (z.B. eines Klingeltons mit dem Luftstoß, der "automatisch" zur Lidschlagreaktion führt) der zuvor neutrale Reiz bei späterem alleinigen Auftreten die unbedingte Reaktion (den reflektorischen Lidschluß) ebenfalls auslöst und dadurch zu einem bedingten oder konditionierten Reiz (und der Lidschlag zur bedingten Reaktion) werden kann. Voraussetzung für die Ausbildung der bedingten Reaktionen sind eine ausreichende Stärke der jeweiligen Reize oder Signale, bestimmte zeitliche Gegebenheiten und häufig spezifische Deprivations- und Motivationszustände (z.B. läßt sich eine hinreichende Speichelsekretions-Reaktion bei einem Hund durch Darbietung von Fleisch nur erreichen, wenn das Tier hungrig ist). Auch sind nur die sog. polysynaptischen Reflexe konditionierbar, d.h. solche Reaktionen, bei denen die Übertragung von den sensiblen auf die motorischen Bahnen über mehr als nur eine Schaltstelle verläuft, was daneben gleichbedeutend ist mit Dissoziation von Auslöse- und Effektorganen (z.B. nimmt der Hund das Fleisch mit Auge oder Nase wahr, doch zeigt sich die dadurch ausgelöste Reaktion an den Speicheldrüsen; die Rezeptoren der Netzhaut empfangen die Helligkeitsimpulse, woraufhin die Iris-Muskulatur innerviert wird usw.).

Ungeachtet solcher Detaillierungen liefert die klassische Konditionierung ein Modell dafür, wie bestimmte Reaktionen auf andere Signale als die unbedingten Auslöser übertragen werden können (deshalb spricht man auch von Signallernen) und damit eine zusätzliche verhaltenssteuernde Wirkung erreicht wird: Wir lernen es, auf Signale wie Autohupen oder Alarmglocken, im weiteren auch auf verschiedene eruptive Äußungen unserer Mitmenschen zu reagieren. Durch eine gewisse "Unschärfe" der Abbildung kommen dabei auch solche bedingten Auslöser ins Spiel, die nicht völlig identisch, sondern nur ähnlich dem koinzident dargebotenen neutralen Reiz sind (nicht nur ein Ton von 1.000 Hz, der zusammen mit Fleischpulver dem Hund dargeboten wurde, sondern auch ein solcher beispielsweise von 750 Hz, der niemals mit dem unbedingten Auslöser gemeinsam exponiert wurde, ruft ebenfalls die bedingte Reaktion hervor, wenngleich in einer etwas schwächeren Intensität), d.h. die Reaktion generalisiert auf eine ganze Klasse von Signalen. Gelöscht werden bedingte Reaktionen durch die wiederholte Vorgabe der bedingten Stimuli, ohne daß dabei hin und wieder dem bedingten Reiz der unbedingte folgt oder die Person irgendwelche Aktivitäten zur Entfernung des Reizes unternehmen kann. Nach einem solchen Muster beseitigt man beispielsweise Ängste vor Spinnen, Schlangen oder komplexen Situationen (Agoraphobie, Klaustrophobie).

Wie ersichtlich ist, verändert sich durch Signallernen nicht das Verhaltensrepertoire eines Organismus; die bereits anlagemäßig vorhandenen oder schon anderweitig ausgebildeten Reflexe werden lediglich auf weitere externe Reize konditioniert.

Zu einer wesentlichen Ausweitung aller motorischen und gedanklichen Vollzüge führen jedoch das sog. ***operante oder instrumentelle Konditionieren*** auf der einen Seite und das ***soziale oder Beobachtungslernen*** auf der anderen.

Von zentraler Bedeutung sind innerhalb beider Modelle die Konsequenzen einer Handlung: Folgt nämlich einer bestimmten Handlung (etwa dem zufälligen Betätigen eines Tasters durch ein Tier in dessen Käfig oder dem Schreien eines Kindes in seinem Wägelchen) eine Bekräftigung (etwa in Gestalt von Nahrungspillen, die in den Käfig fallen bzw. der Mutter, die sich über das Bett beugt), so wird die Auftrittswahrscheinlichkeit der betreffenden Handlungssequenz bei Vorliegen derselben oder ähnlicher Faktoren erhöht. Das Tier wird im selben Käfig bei Hunger nach einer immer kürzeren Zeit den Taster berühren, das Kind beim Empfinden von Unwohlsein die Mutter rufen usw. Da die betreffenden Verhaltensweisen instrumentell für die Erreichung eines Zieles sind (Erhalten von Nahrung bzw. mütterlicher Zuwendung), verwendet man das Attribut "instrumentell" zur Kennzeichnung des hier vorliegenden Paradigmas. In ganz analoger Weise werden die Verhaltensweisen, die ein agierendes Modell vor den Augen von Beobachtern zeigt, dann am ehesten übernommen, wenn das fragliche Verhalten in irgendeiner Weise belohnt wird oder erfolgreich ist.

Im Falle des operanten Konditionierens ist die später eintretende Konsequenz der Bekräftigung im Regelfall keineswegs "vorhergesehen" und das Verhalten etwa darauf "zielgerichtet"; vielmehr mag die Verstärkung die Folge zufälliger Bewegungen oder eines Verhaltens von Versuch und Irrtum sein. Die Verstärker können positiver und negativer Art sein (Belohnung bzw. Ausbleiben oder Vermeiden von Bestrafung), desgleichen aversive Reize, die die Auftrittswahrscheinlichkeit von Verhaltenseinheiten ("operants") verändert (Bestrafung bzw. Ausbleiben von Belohnung).

Durch eine zufällige oder systematische Bekräftigung solcher Teilabschnitte eines Verhaltens, die eine Annäherung an ein bestimmtes Verhaltensmuster darstellen, ist die Ausbildung völlig neuartiger und sehr komplexer Verhaltensketten möglich ("shaping of behavior" nach dem Prinzip der "sukzessiven Approximation"). So etwa ist es gelungen, durch gezieltes "reinforcement" all jener motorischen Vollzüge, die Tiere "zufällig" oder als Bestandteil anderer Verhaltenssequenzen vornehmen und die Teilelemente im Hinblick auf ein vom Versuchsleiter angestrebtes Verhaltensziel sind, Enten auf kleinen Klavieren spielen lernen zu lassen. In Experimenten von Skinner lernten Tauben auf diese Weise Rollschuh laufen und miteinander Pingpong spielen. Im Humanbereich geschieht ein Teil des Spracherwerbs nach diesen Prinzipien.

Gelöscht werden auf der Basis dieses Modells Verhaltensweisen dadurch, daß die Verbindung zwischen Operant und Bekräftigung zuverlässig aufgehoben, d.h. die Erfahrung vermittelt wird, daß auf eine bestimmte Handlung regelmäßig keine Belohnung bzw. gar eine Bestrafung folgt. Ein solcher Vorgang dauert dann besonders lange, wenn bereits während der Phase des Erwerbs der kritischen Verhaltensweisen die Verstärker oder aversiven Stimuli nicht völlig konsistent dem Verhalten folgten (Unterschied zwischen kontinuierlicher und intermittierender Bekräftigung).

Aggressionshandlungen als eine besonders häufig untersuchte Klasse von Verhaltensweisen, die zudem einigen Straftatbeständen sehr nahe kommen, werden gelernt, wenn sie insgesamt erfolreich sind, d.h. eine Bekräftigung erfahren. Der Junge, der durch eine Beschimpfung, Zerstörung oder Körperverletzung ein bestimmtes Ziel erreichte (wie etwa ein begehrtes materielles Objekt oder auch ideelle Güter wie die Beachtung von seiten anderer), wird bei Vorliegen ähnlicher Kontextbedingungen sich in gleichartiger Weise verhalten. Beseitigen läßt sich die Wahrscheinlichkeit aggressiver Handlungen nur durch die Vermittlung der Erfahrung, daß entweder daraus keine positiven oder sogar negative Konsequenzen resultieren.

Obwohl die Richtigkeit dieser Aussage unbestritten ist, stößt die Umsetzung in der Praxis des Alltags auf erhebliche Schwierigkeiten, weil die Bandbreite der Verstärker und aversiven Reize außerordentlich groß und deren subjektive Wertigkeit extrem verschieden ist. Schließlich lehrt die Erfahrung, daß die Sozialisation häufig genug nach sehr inkonsistenten Bekräftigungsplänen oder Erziehungsmustern geschieht, womit unerwünschtes Verhalten besonders löschungsresistent gerät.

Bedarf es für die Ausbildung neuer Verhaltensweisen nach dem Modell des operanten Konditionierens der Bekräftigung zunächst einzelner Teilelemente und dann der gesamten Verhaltenssequenz, was im Regelfall recht zeitaufwendig ist, genügt beim sozialen Lernen häufig ein einziger Beobachtungsdurchgang, um auch relativ komplexe Handlungsmuster, Verbalisationen und sogar Einstellungen in toto von dem als Modell fungierenden Akteur zu übernehmen. Dieses *Imitationslernen* ist bekannt, seit die Menschheit besteht, und seit allen Zeiten beruht darauf ein erheblicher Teil des Verhaltenserwerbs im familiären, beruflichen und militärischen Bereich. Innerhalb der Wissenschaft hat insbesondere Bandura durch eine Fülle von empirischen und theoretischen Beiträgen, beginnend mit den mittfünfziger Jahren, das Gebiet "besetzt". Einen besonderen Bekanntheitsgrad erreichten seine Arbeiten zur Übernahme von aggressiven Verhaltensweisen z.T. skurrilen Charakters durch Kinder, die in beiläufiger Weise und ohne ausdrückliche Instruktion zunächst beobachten konnten, wie sich Erwachsene entweder in Realität oder in einem kurzen Film gegenüber einer clownartigen Puppe aggressiv aufführten. Als später die Kinder selbst Gelegenheit zum Spielen mit derselben Puppe erhielten, verhielten sie sich in ganz ähnlicher Weise (s. Bandura, Ross & Ross, 1963).

Spätere Forschungen ergaben, daß die Nichtausführung eben beobachteten Verhaltens keineswegs gleichzusetzen ist mit Nichterwerb, also ausgebliebenem Lernen, da etwa bei Instruktion zum Verbalisieren des Gesehenen oder der Aufforderung zum Ausüben sehr wohl die Beobachter das Modellverhalten "reproduzieren" konnten. Zwangsläufig mußten deshalb restriktive Positionen des Behaviorismus, die nur eine Befassung mit unmittelbar beobacht- und registrierbaren Phänomenen erlauben, aufgegeben werden zugunsten einer Beschäftigung mit kognitiven Prozessen und den psychischen Repräsentationen der wahrgenommenen Inhalte.

Zudem erforderte auch das Konzept der Bekräftigung eine wesentliche Ausdehnung, da nachweislich soziales Lernen sogar in solchen Fällen stattfindet, in denen weder das Modell für ein bestimmtes Verhalten in einer für den Beobachter sichtbaren Weise belohnt, noch der Beobachter während des Wahrnehmungsvorgangs bekräftigt wird; die Annahme von Selbstbekräftigungen stellte hier eine ebenso zweckmäßige wie bedeutsame Erweiterung dar.

Weitere Untersuchungen machten deutlich, daß belohntes Verhalten auf seiten des Modells häufiger als bestraftes durch den Beobachter bei passender Gelegenheit selbst realisiert wird, im weiteren, daß bestimmte als Modelle agierende Personen nach Maßgabe von Faktoren wie Prestige, Ähnlichkeit zum Beobachter, vermuteter Kompetenz u.ä. besonders wahrscheinlich imitiert werden.

In bezug auf alle weitergehenden Einzelheiten zu den Modellen des Lernens, den breiten Fundus an gesicherten Erkenntnissen und die entwickelten theoretischen Konzeptionen muß auf die einschlägige Literatur verwiesen werden (s. z.B. Foppa, 1965; Bandura, 1977; Lefrancois, 1972).

4.2.2.2. Einbringung in abweichendes Verhalten

Lerntheoretiker begreifen den überwältigenden Teil unseres Verhaltensrepertoires als Folge vorangegangener Lernprozesse. Die Ausnahme bilden lediglich einige Reflexe und - mehr im animalischen Bereich - verschiedene Instinkte. Das ist gleichbedeutend damit, daß für die Entstehung abweichenden Verhaltens nicht andere Prinzipien verantwortlich gemacht werden als für die Einhaltung von Normenkonformität. Kriminalität und Delinquenz sind unter dieser Perspektive zu verstehen als das Resultat eines im Einzelfall kaum mehr entwirrbaren Geflechts von unzureichender Sozialisation für die herrschenden Normen einerseits und/oder "erfolgreichen" Lernprozessen andererseits, die sich an unangemessenen Inhalten, Bekräftigungen und Vorbildern orientieren. (Die Unterscheidung zwischen den beiden Aspekten erfolgt deshalb, weil Nichtlernen der herrschenden Normen keineswegs gleichbedeutend sein muß mit Erlernen abweichender Verhaltensmuster.)

Verschiedene Autoren haben sich durch die Verbreitung lernpsychologischer Erkenntnisse in der kriminalsoziologischen Literatur besonders verdient gemacht. Dazu zählen etwa Burgess und Akers (1966) mit ihrem häufig zitierten Aufsatz, in dem sie in Erweiterung von Sutherlands Konzeption eine Theorie der differentiellen Assoziations*bekräftigung* propagieren. Ihre zentrale These lautet: "Criminal behavior is learned according to the principles of operant conditioning" (1966, S. 137) - eine Behauptung, die aus heutiger Sicht deshalb als überholt gelten muß, weil darin unnötigerweise eine Einengung nur auf das instrumentelle Konditionieren vorgenommen wird und das Beobachtungslernen nicht den ihm gebührenden Stellenwert erhält. Die höhere Kriminalitätsbelastung der Unterschicht führen sie auf einen "lack of effective reinforcement of 'lawful' behavior" (Burgess & Akers, 1966, S. 145) zurück, ohne dies allerdings konkret zeigen zu können.

Weiterhin kommt bei ihnen ein generelles Problem zur Sprache, an dem sich seitdem nichts Grundlegendes gewandelt hat: Die beiden Autoren können nicht eine einzige Arbeit anführen, die die Angemessenheit der verhaltenstheoretischen Prinzipien bei der Entstehung abweichenden Verhaltens anhand von Beispielen illustrieren würde, die genau aus der Klasse von Delinquenz oder Kriminalität gezogen wären. Vielmehr basiert die Anwendung auf einem Analogieschluß: Was für zahlreiche andere Verhaltenskategorien in Labor- und Felduntersuchungen überzeugend demonstriert werden konnte, "muß" auch gelten für Delinquenz, die häufig keine spezifische Verhaltensmorphologie bedeutet, sondern nur die definitorische Zuschreibung als normendivergent vor dem Hintergrund der jeweiligen Situationsumstände, während ein gleichartiges Verhalten in anderem Kontext als sozial akzeptabel gilt (z.B. Öffnen von Autotüren in der Funktion als Dieb oder derjenigen eines Reparateurs; Geschlechtsverkehr mit Minderjährigen oder Volljährigen, mit abhängigen oder unabhängigen Personen u.ä.). Erst sehr viel später konnten Akers et al. (1979) zeigen, daß die Zahl von Personen, die die Probanden bei dem Konsum von Alkohol oder Marihuana beobachtet hatten, eine bedeutsame Variable für die Übernahme gleichartigen Verhaltens war, obgleich wegen der Konfundierung der Beobachtung mit Kommunikation und Interaktion in den Gruppen, in denen geraucht und getrunken wird, eine eindeutige Interpretation erschwert ist. Mit der Demonstration von sozialem Lernen als Schlüsselvariable war zugleich der seinerzeit von Burgess und Akers (1966) geäußerte Gedanke, daß allein operante Prinzipien für den Erwerb abweichender Verhaltensmuster verantwortlich seien, gegenstandslos geworden.

Wie Killias (1981, S. 337) darlegt, kommt es nach dem kognitiven Ansatz des sozialen Lernens nicht darauf an, "ob kriminelles Verhalten unmittelbar von anderen Personen oder durch indirekte Kommunikation vermittelt wird: Entscheidend ist zunächst einmal nur, ob entsprechendes Verhalten beobachtet werden kann oder nicht". Des weiteren ließen sich positive oder negative Verstärkungserwartungen sowohl aus der unmittelbaren Beobachtung anderer wie auch aus der indirekten Kommunikation ableiten, wodurch nicht nur die originären Vorstellungen Sutherlands, sondern auch diejenigen von Burgess und Akers wesentlich erweitert werden.

Eine Verallgemeinerung der differentiellen Assoziationstheorie hatte auch Glaser (1956) im Sinn, als er auf die Bedeutung derjenigen Personen hinwies, mit denen sich jemand bei der Übernahme krimineller Verhaltensweisen identifiziert: "Eine Person verhält sich in dem Ausmaß kriminell, wie sie sich mit tatsächlich lebenden oder vorgestellten Personen identifiziert, aus deren Sichtweise kriminelles Verhalten annehmbar erscheint" (Glaser, 1956, S. 440). Diese Identifikation ist zwar durchaus freiwillig, aber keineswegs beliebig und in Grenzen durch die vorangegangenen Erfahrungen mitbestimmt. Als Identifikationssubjekte kommen vor allem Gruppen (oder einzelne Personen) mit einem höheren Status als die eigene Gruppe/Person in Frage (soziale Aufsteiger), weiterhin solche mit einem gewissen Fremdheits- oder Isolierungsgrad (z.B. Randseiter). Schließlich soll eine Identifikation mit einer Bezugsgruppe dann eher wahrscheinlich sein, wenn einem Wechsel von Mitglieds- und Bezugsgruppe nicht gesellschaftliche Schranken oder Traditionen entgegenstehen und soziale Mobilität vermeiden (Glaser, 1973, S. 371). Da das Identifikationsprinzip, dessen Wichtigkeit in der Zwischenzeit von den Forschungen zum sozialen Lernen nachhaltig bestätigt und auch von Opp (1974, S. 178) in seine bereits im vorangegangenen Abschnitt wiedergegebene Explikation der Sutherlandschen Theorie aufgenommen wurde, Assoziationen mit einschließt, verstand Glaser seinen Beitrag als Erweiterung und integrative Theorie kriminellen Verhaltens. Demgegenüber ist auch der Standpunkt vertretbar, daß Kontakte mit Verhaltensmustern eine umfassendere Kategorie bilden als solche mit Personen (Prim & Tilmann, 1973, S. 70 ff.).

Wichtiger als die Frage der Über- und Unterordnung ist im Hinblick auf die bereits angesprochene Unterscheidung zwischen Erlernen von Handlungen und deren Ausführung, im weiteren auch diejenige zwischen positiven und negativen Modellen für das eigene Verhalten die Einbeziehung des Umfelds in einem weiten Sinne. Cloward und Ohlin (1960) haben in bezug darauf von "***differentiellen Gelegenheiten***" gesprochen und festgehalten, daß die jeweilige Motivations- und Einstellungsstruktur nur eine notwendige, nicht aber hinreichende Bedingung für delinquentes Verhalten bilde; zur Ausbildung und Ausübung bedürfe es darüber hinaus des Zugangs zu illegitimen Mitteln (s.o. die Darstellung der Anomietheorie).

Solche und weitere Einzelbeiträge lassen sich unter einer umfassenderen Perspektive der Lerntheorie unschwer einordnen, die allgemein davon ausgeht, daß alle Formen und Prozesse des Lernens, die für die Ausbildung normenkonformen Verhaltens eine Rolle spielen, auch für Delinquenz und Kriminalität gelten, das Lernen somit teils in individuellen Situationen mit Verstärkungscharakter, teils in sozialen Interaktionen stattfindet; die Techniken für kriminelles Verhalten (z.B. Öffnen von Autos, Ausführung von Schweißarbeiten u.ä.), gewöhnlich in einem Kontext erlernt, der delinquenzneutral ist, erfahren erst durch ihren Einsatz bei der Verfolgung abweichender Ziele ihre negative Wertigkeit (Barkey, 1983, S. 60). Killias (1981, S. 338 f.) hat nach der Zusammenschau der Beiträge aus der sozialen Lerntheorie in einem Integrationsversuch mehrere Hypothesen formuliert, deren zentrale lautet:

Je mehr eine Person erwartet, daß die Ausführung einer abweichenden Handlung durch externe oder internalisierte Verstärker mehr belohnt als bestraft wird,
je eher sie erwartet, diese Belohnung durch die Ausführung der Handlung tatsächlich erlangen zu können,
je weniger sie erwartet, diese Belohnung durch die ihr zur Verfügung stehenden normgemäßen Problemlösungstechniken erlangen zu können,
- desto wahrscheinlicher wird sie diese Handlungen ausführen.

Vorgeordnet zu der Ausbildung von Erwartungen sollen Variablen sein wie das Überwiegen abweichender Verhaltensmuster im Beobachtungsspektrum einer Person, das Prestige von abweichenden Modellen, die von ihnen erregte Aufmerksamkeitszuwendung, die Beobachtung der relativen Häufigkeit eines belohnungskonformen und abweichenden Verhaltens sowie schließlich die Ausbildung von Techniken der Selbstverstärkung.

4.2.2.3. Empirische Bewährung

Wie bereits dargelegt, stellt Delinquenz innerhalb der nachgerade unbegrenzten Formen und Klassen von Verhaltensweisen nur eine Subkategorie dar, für die im Grunde keine anderen Prinzipien gelten, wenn Erwerb, Beibehaltung und Löschung erklärt werden sollen. Im Labor und in zahlreichen Feldstudien ließ sich die Angemessenheit jedes einzelnen der Paradigmen des Lernens eindrucksvoll vor Augen führen; wie die Inhalte einschlägiger Lehrbücher und Originalbeiträge lehren, "funktionieren" die klassische und operante Konditionierung sowie das soziale Lernen ganz ohne Frage bei der Ausbildung oder dem Abbau von Ängsten, der Übernahme von pro- oder antisozialen Einstellungen, der Veränderung von Präferenzentscheidungen auf dem Kontinuum von kurzfristig erhaltbaren, aber minderwertigen gegenüber auf lange Sicht erreichbaren, aber höherwertigen Objekten oder der Modifikation von autoritärem zu demokratischem Führungsstil. Auch Aggressionen, die Delikten wie Körperverletzung oder Beleidigung sehr ähnlich sind, unterliegen denselben Gesetzen. Aus forschungsethischen Gründen stößt aber die Demonstration der Wirksamkeit von Lernmechanismen bei widrigem Verhalten an sehr enge Grenzen. Deshalb muß hier ein Analogieschluß die notgedrungen offenbleibende Kluft überwinden helfen, der allerdings angesichts der Vielfalt und Breite der Evidenzen zu anderen Verhaltenskategorien kaum Risiken beinhaltet.

Allerdings ist gleichwohl auch die Unterschiedlichkeit von Aggressionshandlungen im Labor (wie Applizieren elektrischer Schocks oder Schlagen einer Puppe) gegenüber Verhaltenskategorien wie Mord, Vergewaltigung und Körperverletzung hervorgehoben worden (Comstock, 1980).

Erschwert wird die Übertragung der im Labor gewonnenen Erkenntnisse auf das Geschehen außerhalb kontrollierter Experimentalanordnungen dadurch, daß unter den Bedingungen von "natural settings" die Ausformung und Veränderung von Verhaltensweisen höchstwahrscheinlich ein Produkt der mehr oder minder gleichzeitigen Wirkung *aller* Lernprinzipien ist, das im konkreten "Fall" eines vor Gericht stehenden Delinquenten (oder einer Gruppe gleichartiger Täter) nicht mehr zuverlässig aufzulösen ist. Insofern haben wir es bei der post hoc-Erklärung von alltäglichen Ereignissen mit Verhältnissen zu tun, die etwa denjenigen in der Psychoanalyse vergleichbar sind, die als theoretisches System in toto nicht empirisch untersuchbar ist: Im nachhinein erlaubt die Analyse zwar jedes Ereignis oder Symptom zu deuten, liefert aber nur wenig Anhaltspunkte bei dem Versuch der Prädiktion von Verhalten. Der umfassende Geltungsanspruch geht etwas zu Lasten von präzisen Detailaussagen. Ob etwa der Jugendliche gemäß der Bekräftigungen reagiert, die ihm in Elternhaus und Schule auf mehr oder minder konsistente Weise zuteil wurden oder unter entsprechender Motivationslage und bei günstiger Gelegenheit sich am Vorbild eines Freundes orientiert, ist ohne die Erfassung zahlreicher weiterer Variablen kaum zu prognostizieren (und bereitet auch dann noch Probleme), kann aber von jedem Laien dann, wenn das kritische Ereignis "Delinquenz" schon vorliegt, unschwer aufgezeigt werden. Kurzum: So überzeugend die Befunde der modernen Lernforschung sind, fällt es keineswegs leicht, Lernen als ätiologischen Faktor für Delinquenz und Kriminalität in wissenschaftlich befriedigender Weise nachzuweisen.

Korrelative Studien, auch wenn sie außerordentlich umsichtig durchgeführt werden und von hohem illustrativem Wert sind, wie diejenige von Akers et al. (1979; s. Kasten), bleiben zwangsläufig hinter der Aussagekraft von experimentellen oder quasi-experimentellen Ansätzen zurück.

In einer Untersuchung zum Alkohol- und Marihuana-Mißbrauch prüften Akers, Krohn, Lanza-Kaduce und Radosevich (1979) an N = 3.065 männlichen und weiblichen Schülern eine sehr weit gefaßte Version der sozialen Lerntheorie, erstreckten sich die Variablen doch auf folgende Bereiche:

- Imitation
  (Zahl der "bewunderten" Modelle, z.B. Eltern, Freunde, andere Erwachsene usw., die die Befragungsperson schon beim Konsum der Drogen beobachtet hatte);
- drogengünstige oder -ungünstige Definitionen,
  Neutralisationsskala (s. 2.3.),
  Skala von allgemein gesetzeskonformen oder -abweichenden Einstellungen,
  positive oder negative Haltungen zum Drogenkonsum;
- differentielle Assoziationen;
  durch die Befragungsperson wahrgenommene Einstellung auf seiten geachteter Erwachsener und Freunde,
  Zahl von Freunden mit Drogenkonsum;
- differentielle Bekräftigung: soziales
  Lob für Abstinenz durch Freunde und Eltern,
  antizipierte positive oder negative Reaktionen von seiten der Freunde und Eltern auf Drogenkonsum der Befragungsperson,
  informelle elterliche Abschreckung (z.B. zur Rede stellen oder Einsperren),
  formelle Abschreckung (wahrgenommene Wahrscheinlichkeit einer Bestrafung von Drogenkonsum durch die Polizei),
  Interferenz von Drogenkonsum mit anderen Aktivitäten wie Schulbesuch und Sport,
- differentielle Bekräftigung: Kombination sozial / nicht sozial,
  Index aus sozialen / nicht sozialen Bekräftigungen minus Kosten von Drogenkonsum,
  globales Bekräftigungs-Gleichgewicht,
  wahrgenommene Effekte von Drogenkonsum.

Wenn aus den multiplen Regressionen jeweils die einzelnen Variablen-Blöcke eliminiert wurden, blieben die nachfolgend wiedergegebenen Varianzanteile im Kriterium noch aufgeklärt (nach Akers et al., 1979, S. 650).

Tabelle 4.2. Resultate aus Regressionsanalysen, bei denen jeweils der aufgeführte Untertest aus der Gesamt-Batterie für Alkohol- und Marihuana-Mißbrauch eliminiert wurde (aus Akers et al. 1979, S.650)

Eliminierter Subtest	Alkohol-Mißbrauch bei Eliminierung des Subtestes: R^2 verbleibende Korrelationen	Alkohol-Mißbrauch: Verlust von erklärter Varianz	Marihuana-Mißbrauch bei Eliminierung des Subtestes: R^2 verbleibende Korrelationen	Marihuana-Mißbrauch: Verlust von erklärter Varianz
Differentielle Assoziation	0,222	0,093	0,296	0,093
Definitionen	0,302	0,013	0,372	0,017
Imitation	0,313	0,002	0,388	0,001
Differentielle Bekräftigung: Sozial	0,292	0,023	0,364	0,025
Differentielle Bekräftigung: Sozial/nicht sozial	0,297	0,018	0,371	0,018
Gesamtgleichung R^2 =	0,315		0,389	

Insgesamt kann die Höhe der multiplen Korrelationen mit R = 0.56 bzw. 0.62 zufriedenstellen (die Werte liegen noch darüber, wenn stattdessen nur die Dichotomie Drogenkonsum ja/nein herangezogen wird). Mit Abstand am meisten klärten die differentiellen Assoziationen von der Kriteriumsvarianz auf, gefolgt von den sozialen differentiellen Bekräftigungen. Imitation bildet nicht nur das Schlußlicht im Kontext der anderen, sondern leistet auch absolut gesehen sehr wenig an Varianzaufklärung. Dieses liegt nicht nur daran, daß in den anderen Variablen jeweils mehrere Items zusammengefaßt wurden, da dort auch die Einzelfragen meist mit den Kriterien höher korrelierten. Möglicherweise spielt nicht so sehr die Zahl der als Modelle in Frage kommenden Erwachsenen eine Rolle, sondern mehr die Konsistenz der Beobachtung über die besonders wertgeschätzten Personen.

Das gilt auch für Untersuchungen wie diejenige von Schlichter und Ratliff (1971), die beim Vergleich von zwei gleich großen Gruppen (N = 45) von delinquenten und nichtdelinquenten Jugendlichen fanden, daß die letztere Gruppe in einer Zweifach-Wahl-Anordnung und anschließender Bekräftigung eher auf Strafreize richtig reagierten als bei Belohnung. Hingegen war bei den Nichtdelinquenten eher ein "richtiges" Verhalten als Funktion von Belohnung zu erkennen. Daraus läßt sich etwa die Vermutung ableiten, daß Delinquente in ihrer Vorgeschichte vielleicht von seiten ihrer Eltern oder Freunde nur wenig positive Verstärkung für konformes Verhalten erhielten, sich daraufhin die Erwartungen und Reaktionsbereitschaft für positives und negatives Feedback entsprechend ausbildeten, was schließlich in die Delinquenz führte. Eine solche Konstruktion bleibt allerdings so lange spekulativ, wie nicht gerade dieses unterschiedliche Bekräftigungsmuster in frühen Lebensjahren direkt nachgewiesen wird.

Anhaltspunkte aus experimentellen oder quasi-experimentellen Anordnungen - und damit Daten mit vergleichsweise hoher Beweiskraft - liegen aus zwei ganz unterschiedlichen Forschungsfeldern vor. Gemeint sind die Auswirkungen von Darstellungen in den Medien einerseits und die Überprüfung verhaltenstheoretisch konzipierter Interventionsprogramme andererseits.

In bezug auf Medieneffekte sind Anomie und differentielle Assoziation in ihrer originalen Form eher indifferent. Ganz im Unterschied dazu erlaubt die soziale Lerntheorie die Vorhersage, daß Berichte in Presse, Funk oder Fernsehen über aufsehenerregendes Verhalten einzelner Personen zu einer Erhöhung der Rate der fraglichen Handlungen durch Imitation führen.

Bollen und Phillips (1982) gingen die Nachrichtensendungen der Fernsehstationen ABC, CBS und NBC für die Jahre 1972 bis 1976 durch und fanden, daß sich im Anschluß an die gemeldeten Selbstmorde von acht relativ bekannten Personen die Rate für Selbstmord während eines Intervalls von ca. zehn Tagen bedeutsam erhöhte (im deutschen Sprachraum s. Schmidtke & Häfner, 1986). Auch die Selbstmorde in den fiktiven Schgeichten von "soap operas" führen zu einem Anstieg von Suizidhandlungen, darüber hinaus noch zu einer Häufung von verdecktem Selbstmord in Gestalt von tödlichen und nichttödlichen Verkehrsunfällen (s. Phillips, 1982). Schon seit längerem bekannt sind schließlich die Nachfolgetaten bei Flugzeugentführungen und anderen spektakulären Gewaltverbrechen (s. Bandura, 1979; Berkowitz & Macauley, 1971). Auch die Veröffentlichungen von Hinrichtungen hat anscheinend nicht den erhofften Abschreckungseffekt, sondern löst eher gegenteilige Folgen aus (Bowers & Pierce, 1980).

Der andere Weg einer Überprüfung lerntheoretischer Prinzipien an delinquentem Verhalten besteht darin, Interventionsprogramme zu entwickeln, die auf den Mechanismen der operanten Konditionierung basieren und dazu dienen sollen, Straffällige nicht nur innerhalb geschlossener Anstalten an den herrschenden Betrieb anzupassen, sondern sie vor allem im Hinblick auf die Anforderungen und Lebensumstände in der Freiheit zu resozialisieren. Diese Bemühungen stehen deshalb vor unerhörten Schwierigkeiten, weil die Kontextbedingungen, dem Wesen von Haftstrafen entsprechend, natürlich äußerst verschieden sind und deshalb die Generalisierung der gestifteten Reaktions-Bekräftigungs-Kontingenzen fraglich bleibt. Barkey und Eisert (1975), Franks (1982, S. 28 f.; 1984, S. 24 ff.) sowie Pielmaier (1979) berichten über Ansätze und Resultate von Verhaltensmodifikationen bei Delinquenz, wobei ungeachtet der erheblichen Probleme im Einzelfall die Ergebnisse insgesamt durchaus ermutigend ausfallen. Der kritische Test besteht jedoch nicht so sehr in kurzfristigen Verhaltensänderungen, sondern im Nachweis einer reduzierten Rückfälligkeit von behandelten gegenüber nichtbehandelten Delinquenten.

4.2.3. Interindividuell unterschiedliches Lernen: Eysencks Kriminalitätstheorie

4.2.3.1. Inhalt der Theorie

Hans Jürgen Eysenck deckt mit seiner Theorie eine Lücke ab, die in allen bereits referierten lerntheoretischen Konzeptionen offengeblieben ist: Die interindividuell unterschiedliche Rate beim Lernen und Behalten. Obwohl zahlreiche Beobachtungen des Alltagslebens dafür sprechen, daß sich unsere Mitmenschen in bezug auf ihre "Lernfähigkeit" voneinander deutlich unterscheiden, hat die systematische Erforschung doch einige Schwierigkeiten darin gehabt, genau dieses aufzuzeigen; denn differentialpsychologische Studien hatten alsbald nur mäßige Korrelationen zwischen verschiedenen Aufgaben erwiesen, wenn die Größe und Geschwindigkeit des Lernfortschritts bzw. Löschungswiderstandes die abhängige Variable bildete, ein Befund, der gleichermaßen für verbales wie motorisches Lernen zu gelten scheint (Allison, 1960). Die Gegebenheiten der von Aufgabe zu Aufgabe etwas unterschiedlichen Anforderungen spielen also eine wesentliche Rolle. Hinzu kommt eine offenbar nur vergleichsweise geringe Reliabilität der erhobenen Parameter.

Es lag nahe, die den divergierenden Aufgaben gemeinsame Varianzkomponente mit Intelligenz in Verbindung zu bringen, was auch in gewissen Grenzen erfolgreich war (s. die Zusammenstellung bei Amelang & Bartussek, 1985, S. 222 ff.). Hingegen sieht Eysenck (1967) die Lernrate als abhängig von einem Persönlichkeitsmerkmal im engeren Sinne, nämlich Extraversion (zu den Primärfaktoren von Extraversion und den beiden weiteren Dimensionen der Eysenckschen Persönlichkeitstheorie s. Abb. 4.6.).

Die interindividuellen Unterschiede auf der Introversions-Extraversions-Dimension führt er zurück auf das jeweilige Verhältnis von kortikalen Erregungs- und Hemmungsprozessen. Die Ausbildung von Stimulus-Response-Verbindungen sei undenkbar, wenn damit nicht stets sowohl positive, exzitatorische oder erleichternde als auch negative, inhibitorische oder hemmende Veränderungen in den Nervenbahnen einhergingen, die für die Leitung der Impulse maßgeblich sind. Während exzitatorische Prozesse für Konditionierung maßgeblich sein sollen, sind inhibitorische Veränderungen gemäß der Theorie für Verlernen, Vergessen und Löschung verantwortlich. Für beide Vorgänge wird ein über der Zeit unterschiedlicher Verlauf insofern postuliert, als sich Inhibition im Verlauf der Zeit rasch verliere, Exzitation dagegen nicht (Eysenck, 1967).

Extravertierte sind nach Eysenck nun dadurch gekennzeichnet, daß sie zur Ausbildung nur schwacher exzitatorischer Potentiale, aber schnell aufgebauter, intensiver und langsam abklingender inhibitorischer Prozesse neigen. Introvertierte sollen umgekehrt starke exzitatorische Potentiale, aber nur langsam einsetzende, schwache Inhibitionsprozesse aufweisen. (Das neurophysiologische Korrelat der "excitation-inhibition-balance" wird in der Erregungsschwelle des aufsteigenden aktivierenden Retikulärsystems gesehen, und zwar in einer bei Introvertierten leichteren, bei Extravertierten erschwerten Affizierbarkeit.) Daraus leitet sich die Hypothese einer geringeren Konditionierbarkeit der Extravertierten relativ zu den Introvertierten ab (s. auch die Darstellung bei Bartussek, 1985).

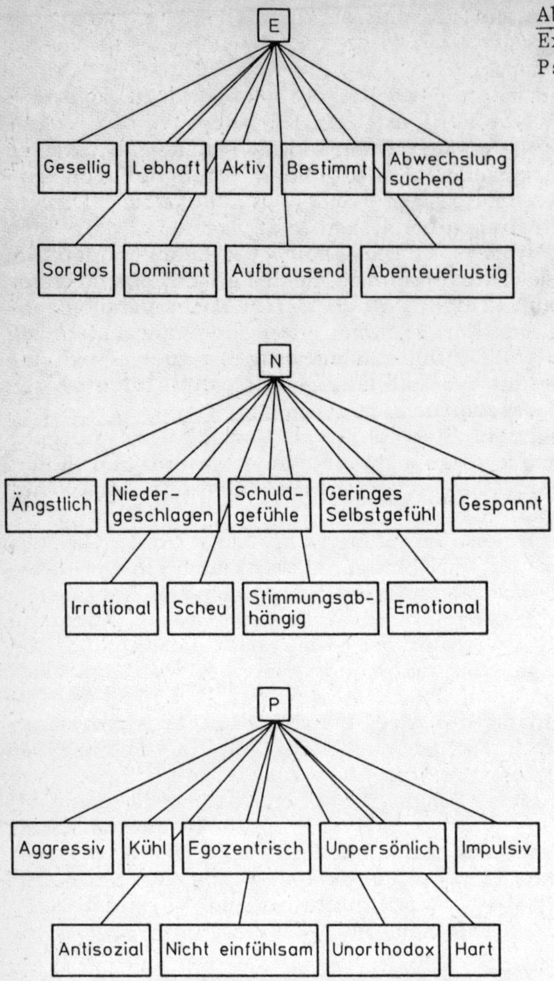

Abb. 4.6. Primärfaktoren von Extroversion, Neurotizismus und Psychotizismus (aus Eysenck 1986)

Wenn man Delinquenz und Kriminalität versteht als Folge einer unzureichenden Internalisierung der gesellschaftlichen Normen, müßten davon - über die herabgesetzte Konditionierbarkeit - insbesondere extravertierte Personen betroffen sein. Oder mit anderen Worten: Die Konditionierbarkeit stellt die intervenierende Variable zwischen der Persönlichkeitsdimension Introversion / Extraversion auf der einen Seite und Delinquenz bzw. allen anderen Formen von normabweichendem Verhalten auf der anderen dar. Dieser zentralen Hypothese gilt ein wesentlicher Teil der empirischen Forschung.

Daneben spielt auch die zweite große Dimension von Eysencks Persönlichkeitstheorie eine Rolle: Neurotizismus. Neurotisches Verhalten besteht hauptsächlich aus starken Reaktionen des autonomen Nervensystems auf externe Reize von zunächst unbedingtem, in der Folgezeit aber bedingtem

Charakter (Eysenck, 1966), die sich in starken Emotionen, insbesondere hoher Angst, äußern. Die biologische Grundlage dafür wird im sog. limbischen System gesehen, das als phylogenetisch ältester Teil der Hirnrinde das Zwischen- und Stammhirn ummäntelt, wobei für neurotische Personen von einer besonders niedrigen, für emotional stabile Personen von einer hohen Erregungsschwelle ausgegangen wird. Unter sonst gleichen Bedingungen zeigen also emotional Labile bereits bei niedrigerer Intensität von jedweden Reizen ein Ansprechen des limbischen Systems als emotional Stabile.

Im Zuge des Sozialisationsprozesses, so die Theorie, werden die mit der Erregung des autonomen Nervensystems verbundenen Angsterlebnisse auf zuvor neutrale Stimuli der Außen- und Innenwelt konditioniert. Dazu zählen etwa angedrohte Disziplinierungsmaßnahmen von Eltern, Lehrern und Freunden ebenso wie sexuelle oder aggressive Impulse. In ihrer Gesamtheit formieren die so entstandenen konditionierten Stimulus-Angst-Responses einschließlich der auftretenden breiten Generalisierungen das Gewissen. Jede gelernte Reaktion, die zur Angstminderung führt, wird eben durch den Abbau aversiver Empfindungen bekräftigt.

Um dieses zu veranschaulichen: Angenommen, bei jemandem käme als Folge eines Konditionierungsvorgangs Angst auf, wenn er/sie sich sexuell oder aggressiv erregt (z.B. weil früher auf einen Zustand sexueller Erregung eine Bestrafung dadurch erfolgte, daß die Eltern auf die Beobachtung einer sexuellen Manipulation schimpften, oder er/sie Angst vor den Folgen eines Geschlechtsverkehrs bekam bzw. in einer selbst angezettelten Schlägerei böse zugerichtet wurde usw.). Dann verschwindet die Angst bei jeder kognitiven oder motorischen Tätigkeit, die den Erregungszustand beseitigt (Eysenck, 1957). In den Begriffen der klassischen Konditionierung stellt der jeweilige Erregungszustand einen konditionierten (oder bedingten) Reiz für die Aktivierung von Angst als der bedingten Reaktion dar, die zuvor von der tatsächlich erlittenen Strafe (dem unkonditionalen Auslöser) als unbedingte Response induziert worden war.

Unter Bezugnahme auf die Arbeiten Hulls postuliert Eysenck Neurotizismus als Trieb, der in multiplikativer Verknüpfung mit der Gewohnheitsstärke (habit) das Reaktionspotential bestimmt (s. dazu auch die äußerst informative Darstellung bei Brody, 1972, S. 40 - 85); d.h. Personen, die ***anti***soziale Verhaltensweisen erworben haben (also die Extravertierten), werden diese mit besonderer Wahrscheinlichkeit auch ausüben, wenn sie zugleich hoch auf der Neurotizismus-Dimension skoren (Eysenck & Eysenck, 1985, S. 330).

Die Hervorhebung der Silbe "anti" geschah deshalb, weil Eysenck in seinen darauf bezogenen Schriften stets zunächst von den ***a***sozialen Tendenzen der Extravertierten infolge geringer Konditionierbarkeit spricht (normenkonformes Verhalten wird nicht internalisiert), um im nächsten Satz zur Wendung "***anti***sozial" überzugehen (was mehr Implikationen im Sinne von Gelernt-Negativem hat und besser in die Drive-Theorie paßt).

Wie dem auch sei: Daraus ist - nicht sehr stringent - die Hypothese deduzierbar, daß (auch) Neurotizismus mit abweichendem Verhalten korrelieren müßte und - konsequenter - Extraversion und Neurotizismus (E und N) in Wechselwirkung stehen bei der Hervorbringung bzw. Erklärung von Delinquenz.

Schließlich hat Eysenck (1977) ergänzend auch die dritte Dimension seiner faktorenanalytischen Persönlichkeitstheorie (s. die zusammenfassende Darstellung bei Amelang & Bartussek, 1985, S. 287 - 317) in den Bereich des abweichenden Verhaltens mit eingebracht: Psychotizismus (P) (s. auch Eysenck, 1980). Für diesen Faktor fehlt eine explizite Theorie, vergleichbar den anderen beiden Dimensionen, ebenso wie ein Rekurs auf neuroanatomische Strukturen oder neurophysiologische Prozesse. Die Dimension ergab sich aus der Notwendigkeit, mit Hilfe von zunächst objektiven, später auch

Fragebogentests die Gruppe "der" Psychotiker (innerhalb deren eine sehr große Heterogenität von Syndromen und Auffälligkeiten besteht) gleichermaßen von Normalen und Neurotikern zu differenzieren entlang eines Kontinuums, das unabhängig von E und N sein sollte. Personen mit hohen P-Werten stellen sich dar im Sinne von eigenständig, sich nicht um andere Leute kümmern, störend/lästig, nicht anpassungsbereit, grausam/inhuman, gefühlsarm/unempfindlich, feindselig/aggressiv, Freude an ungewöhnlichen und bizarren Dingen, Nichtbeachtung von Gefahr u.ä. Da einige dieser Attribute delinquenten Verhaltensweisen immerhin ähnlich sind, wird es nicht verwundern (sondern erscheint sogar fast zirkulär), wenn Eysenck und Eysenck (1985, S. 330) vermuten, "that individuals with these characteristics would experience relatively few qualms about behaving antisocially".

4.2.3.2. Empirische Bewährung

Die Kriminalitätstheorie von Eysenck ist zusammen mit einer Reihe einschlägiger Befunde bereits zweimal erörtert worden, nämlich bei den Persönlichkeitskorrelaten offiziell registrierter und selbstberichteter Delinquenz (s. 1.6.3. und 3.4.5.2.). Eysenck (1977, 1985) hat in mehreren Übersichtsdarstellungen die vorliegenden Befunde zusammengetragen und insgesamt ein sehr positives Bild der empirischen Bewährung entworfen. Die erheblichen Schwierigkeiten einer konzisen Überprüfung an Stichproben von Gefangenen kamen dabei jeweils zur Sprache, insbesondere die Trennung von Effekten, die *Folge* einer Inhaftierung sind einerseits von solchen Faktoren, die der Bestrafung vorausgehen (und damit als *Ursachen* in Betracht kommen) andererseits. Weitere Probleme bestehen im Hinblick auf die Auswahl geeigneter Vergleichsgruppen und die Vermutung, daß die Annahme "der" oder "einer" Delinquenzpersönlichkeit angesichts der Bandbreite von Straftaten, den Unterschieden der Motivation und Begehensart eher unrealistisch ist. Zusätzlich kompliziert sich der Untersuchungsgegenstand dadurch, daß Eysenck zwischen primärer Psychopathie und neurotischer oder sekundärer Psychopathie unterscheidet. Personen der erstgenannten Kategorie zeigen wenig Angst und sind insensitiv gegenüber der Androhung von Strafe; sekundäre Psychopathen verhalten sich zwar antisozial und aggressiv, leiden aber unter schwerer emotionaler Frustration und inneren Konflikten. Nur primäre Psychopathie soll mit Psychotizismus, die neurotische Psychopathie dagegen mit N und E in korrelativer Beziehung stehen (Eysenck & Eysenck, 1985, S. 331; in der Sammeldarstellung von Eysenck, 1985, spielt diese Differenzierung freilich keine Rolle).

Schon zur allgemeinen Hypothese einer Korrelation zwischen Extraversion und Konditionierbarkeit liegen sehr inkonsistente Befunde vor. Eysenck versucht die Widersprüchlichkeit aufzuheben durch die Forderung nach spezifischen Festlegungen bei den für Konditionierungsversuchen relevanten Parametern und zitiert immer wieder die erwartungskonformen Resultate von Eysenck und Levey (1967), so auch in seiner Monographie über "Crime and Personality" (Eysenck, 1977, S. 94). Replikationen dazu sind aber nicht bekannt.

Eine andere Gruppe von Arbeiten gilt der Hypothese, daß Gefangene schlechter konditionierbar sind als Unauffällig-Unbestrafte. Passingham (1972) fand bei der Sichtung von zehn einschlägigen Untersuchungen sieben mit erwartungskonformen Resultaten; die anderen waren unschlüssig.

Die meisten Untersuchungen zur selbstberichteten Delinquenz werfen Interpretationsprobleme auf, weil das Ausmaß an zugegebenen Straftaten meist negativ korreliert mit dem Lügenwert, und dieser wiederum mit N und P in Beziehung steht. Beim Vergleich von Gefangenen mit Unbestraften hinsichtlich der Punktwerte in Fragebogen stört der Einfluß der Inhaftierungssituation auf die Persönlichkeit und deren Darstellung. Von diesen Unwägbarkeiten einmal abgesehen (was andererseits nur schwer möglich ist!) hat die Mehrzahl der Untersuchungen Mittelwertsunterschiede zwischen belasteten und nichtbelasteten Personen in N und P gemäß den Erwartungen ausgewiesen; die schwächsten Effekte bestehen anscheinend bei Extraversion, doch nimmt gerade diese Dimension in der Theorie aber eine besonders zentrale Rolle ein (s. auch Feldman, 1977; Trautner, 1977; Rolinski, 1978). Zur Wechselwirkungshypothese liegen vergleichsweise wenige und auch hier widersprüchliche Befunde vor (z.B. Burgess, 1972 a,b).

Nur selten ist der Sozialstatus als kritische Variable mit berücksichtigt worden. Die Notwendigkeit dazu ergibt sich aus der Überlegung, daß eine gut konditionierbare Person in einer Umwelt mit abweichenden Normen etwas anderes lernt als in einer systemkonformen Umgebung. Die Literatur dazu ist überwiegend unschlüssig bis negativ (s. dazu Amelang & Rodel, 1970). Neuerdings wurde diese Fragestellung endlich wieder einmal aufgegriffen: Raine und Venables (1981) beobachteten an Schülern in einer Anordnung zur Konditionierung des Hautwiderstands, daß gute Konditionierung auf niedrigem Sozialstatus mit asozialen Tendenzen, auf hohem sozioökonomischem Niveau dagegen mit prosozialem Verhalten einhergingen - wie es der Theorie zufolge zu erwarten ist, wenn die unterste Stufe der Sozialhierarchie in der Tat bereits eine Art "Gegenkultur" anzeigt.

Auf die beispielhafte Untersuchung von Rother (1970), die international keinerlei Beachtung finden konnte wegen des seinerzeit noch geringen Bekanntheitsgrads der Zeitschrift "Kriminologisches Journal", in der sie publiziert wurde, ist bereits unter 1.6.3. eingegangen worden. Bedeutsam ist daran nicht nur die Einbettung in die regulären Abläufe des Alltagslebens, sondern auch die Berücksichtigung der subjektiven Wertigkeit drohender Sanktionen. Denn insoweit, als Belohnung oder Strafe interindividuell in sehr unterschiedlicher Weise als förderlich bzw. schmerzend wahrgenommen werden, sind auch sehr unterschiedliche Auswirkungen zu gewärtigen. Gerade dieser Aspekt, der in der sozialen Lerntheorie von Rotter (1954) in Gestalt des Verstärkungswerts einen entscheidenden Stellenwert einnimmt, hat von Eysenck selbst kaum Beachtung gefunden. Erst sein Nachfolger im Londoner Institute of Psychiatry, Jeffrey A. Gray (1981) richtete sein Augenmerk darauf. Ohne Bezugnahme auf die Konditionierbarkeit als Explanans gelangt er zu recht ähnlichen Vorhersagen, insbesondere dahingehend, daß Kriminalität bei impulsiven Personen (d.h. den hoch extravertierten/hoch neurotischen im Sinne Eysencks) besonders wahrscheinlich sei, und zwar weil solche Merkmalsträger die größte Sensibilität gegenüber positiver Bekräftigung zeigten, welche aber im alltäglichen Leben eher selten vorkäme und dadurch die Betreffenden benachteilige.

Wenngleich diese Reformulierung durch mehrere Laboruntersuchungen gestützt wird (s. die Literatur bei Amelang & Bartussek, 1985, S. 312 f.), steht ein direkter Test an Material "aus dem Felde" noch aus. Immerhin waren es in der Re-Analyse eines bereits früher publizierten Materials zum Vergleich einer Gruppe von N = 603 Strafgefangenen mit drei verschiedenen Kontrollstichproben in der Tat die Impulsivitäts-Items der Extraversion-Dimension, die erfolgreich Kriminelle von Unbestraften differenzierten, während die Soziabilitätsfragen dazu praktisch nichts beitrugen (Eysenck & Eysenck, 1971). Leider ist diese Aufspaltung gemäß der schon zuvor beobachteten "dual nature of extraversion" (Eysenck & Eysenck, 1963) in der Zwischenzeit kaum weiterverfolgt worden und findet erst neuerdings wieder Beachtung in experimentellen Aufgaben (s. z.B. Amelang & Breit, 1983). Danach scheint es, als stünde der Impulsivitätsfaktor dem hypothetisierten Exzitation-Inhibition-Gleichgewicht näher als die Soziabilitätsdimension.

Im Hinblick auf die uneinheitliche Befundlage äußern selbst Eysenck und Eysenck (1985, S. 336) die Vermutung, daß Konditionierbarkeit nur ein Faktor von mehreren ist, die alle zwischen Persönlichkeit und abweichendem Verhalten vermitteln. Die Vernachlässigung von sozialem Lernen und insbesondere kognitiven Prozessen, die auch die Realisierung innovativer Handlungsmuster verständlich machen und damit die latente Gefahr vermeiden helfen würden, Kriminalität mit Kriminalität erklären zu wollen, stellt insgesamt ein unübersehbares Defizit der Theorie vom differentiellen Lernen dar.

Die Konditionierbarkeitsthese hat im Grunde schon da Schwierigkeiten, wo jemand nur vorübergehend delinquente Aktivitäten zeigt, ohne daß zwischendurch darauf gerichtete verhaltenstheoretische Interventionen erfolgt wären (s. Lösel, 1983, S. 33) oder die Verwahrlosung, was die Regel ist, kein allgemeines Syndrom darstellt, sondern nur selektiv bestimmte Normen und Lebensbereiche betrifft: Eine Person, die vielleicht Fahrerflucht, eine Unterschlagung oder einen Betrug begangen hat, wird gleichwohl in allen anderen oder doch in den meisten anderen der zahlreichen Felder des sozialen Zusammenlebens Normenkonformität anstreben, mehr noch: Häufig sogar innerhalb der Kategorien ihrer Auffälligkeit nicht rückfällig werden, weil eine spezifische, kaum jeweils wiederkehrende Motivations- und Situationsstruktur das Begehen bestimmter Taten begünstigt. Wodurch die Theorie mithin ergänzt werden müßte, wären Vorstellungen zur Interaktion der Persönlichkeitsfaktoren mit Merkmalen des situativen Kontexts und der ungleichen Verteilung von Individuen gemäß ihrer Persönlichkeitsstruktur in ganz spezifischen Situationen (Gormly, 1983; Snyder & Gangestad, 1982; Emmons, Diener & Larsen, 1985).

Die inkonsistente Befundlage und die angeführte Kritik ändern nichts daran, daß Eysencks Theorie einen wichtigen Beitrag leistet zur Ausfüllung des Erkenntnisdefizits, das zwischen Tat und Hintergrundfaktoren besteht: Bei allen ungünstigen Bedingungen, die durch Sozialstatus, Schule und Berufsausbildung, durch negative Vorbilder und Kontakte mit abweichenden Definitionen vorliegen mögen, sind es stets nur ***bestimmte*** Personen, die delinquent werden, während sich andere zumindest offiziell unauffällig halten können. Eysenck hat dazu provokativ einfache Gedanken geäußert, die gerade wegen ihrer apodiktischen Schärfe zu Widerspruch herausfordern - aber auch eine Überprüfung nahelegten und dadurch die Forschung stimulierten, was am Ende ungleich ertragreicher sein muß als eine Theorie, die eine hinreichende Testung nicht erlaubt oder erfährt.

4.2.4. Techniken der Neutralisation

4.2.4.1. Inhalt

In einem kurzen Aufsatz stellten Ende der fünfziger Jahre Gresham M. Sykes und David Matza eine Theorie vor, die sich zwar als Reaktion auf Annahmen subkultureller Konzepte versteht, gleichwohl hier unter Lerntheorien deshalb abgehandelt wird, weil die Autoren die Auffassung vertreten, daß die Techniken der Neutralisierung im Zuge von interaktiven Prozessen ***erlernt*** werden.

Das zentrale Merkmal delinquenter Subkulturen, so Sykes und Matza (1968, S. 360) bestehe in der Umkehrung der von den konformen Mitgliedern einer Gesellschaft vertretenen Werte: "Die Welt des Delinquenten ist die auf den Kopf gestellte Welt des Gesetzestreuen, und seine Normen sind eine gegenläufige Kraft, die gegen die konforme soziale Ordnung gerichtet ist."

Unvereinbar mit einer solchen Vorstellung seien jedoch Beobachtungen der folgenden Art:

- Bei Entdeckung einer Straftat zeigen Delinquente häufig Schuld- und Schamgefühle, die nicht nur als Teil einer Taktik zur Abschwächung von drohenden Sanktionen verstanden werden können.
- Jugendliche Delinquenten zollen gesetzestreuen Personen, etwa in Gestalt absolut integerer Repräsentanten von Kirche, Sport oder Politik oftmals durchaus Bewunderung und Respekt.
- Darüber hinaus ziehen sie gewöhnlich eine scharfe Grenze zwischen Personen, die als Opfer delinquenter Verhaltensweisen infrage kommen und denen, die dafür ausscheiden; Kriterien dabei sind etwa verwandtschaftliche oder freundschaftliche Bande, ethnische Zugehörigkeit, sozialer Status, Alter, Geschlecht o.ä..
- Schließlich kommt es infolge von Strafen auf abweichendes Verhalten häufig nicht nur zu einer höheren Vorsicht bei zukünftiger Delinquenz, sondern zu einer Internalisierung der Forderung nach Konformität.

Solche Beobachtungen sprächen dafür, daß "die Welt des Delinquenten in die größere Welt derjenigen, die sich konform verhalten, eingebettet ist" und "der jugendliche Delinquent wenigstens teilweise die herrschende soziale Ordnung (anerkennt), indem er häufig Schuldgefühle oder Scham äußert, wenn er ihre Vorschriften verletzt, Übereinstimmung mit bestimmten sich konform verhaltenden Personen zeigt und zwischen angemessenen und unangemessenen Zielen für sein abweichendes Verhalten unterscheidet" (Sykes & Matza, 1968, S. 364). Damit müsse aber der theoretische Standpunkt von der Verankerung delinquenten Verhaltens in einer antagonistischen Subkultur völlig vergleichbar der Fundierung des konformen Verhaltens in der herrschenden Kultur in Frage gestellt werden; ein generell abweichendes Wertesystem scheide als Erklärung von Kriminalität einfach aus.

Der Schlüssel für die Auflösung der paradoxen Situation, daß Delinquente die konformen Normen zwar anerkennen, gleichwohl gegen sie verstoßen, liegt für Sykes und Matza (1968) in der hohen Flexibilität und Dehnbarkeit des normativen Systems einer Gesellschaft, das allenfalls selten Vorschriften im Sinne kategorischer Imperative enthalte und stattdessen "qualifizierte Richtlinien für das Handeln" vorgebe, die in ihrer Anwendung den zeitlichen, örtlichen und sozialen Umständen gemäß differenziert werden müßten. Z.B. gelte das moralische Verbot des Tötens nicht mehr generell im Krieg (wo es in bezug auf Gegner geradezu ins Gegenteil verkehrt wird), greife aber dann wieder, wenn etwa ein Feind in Gefangenschaft geraten ist. Desgleichen sei beispielsweise der Besitz von privatem Eigentum zwar grundsätzlich geschützt, doch werde von dieser Regel in Notzeiten oder zur Realisierung übergeordneter Ziele durch Umverteilungs- oder Enteignungsmaßnahmen abgewichen. Ein großer Teil von Delinquenz, so behaupten Sykes und Matza (1968, S. 365), beruhe auf

> einer im wesentlichen anerkannten Ausdehnung der Verteidigung von Verbrechen in Form von Rechtfertigungen über abweichendes Verhalten, die vom Delinquenten, aber nicht vom Rechtssystem oder der ganzen Gesellschaft als gültig angesehen werden.

Solche Rechtfertigungen oder "Techniken der Neutralisierung" können Taten folgen oder diesen vorangehen. Im ersteren Fall schützen sie den Betreffenden vor Gewissensbissen, Scham oder Schuldvorwürfen, kurz: kognitiven Dissonanzen (Festinger, 1957), im letzteren ermöglichen sie das abweichende Verhalten und stellen dadurch eine Klasse hypothetischer Kausalfaktoren dar.

Sykes und Matza (1968, S. 366 - 371) unterscheiden fünf Typen von Neutralisierungstechniken:

1) Ablehnung der Verantwortung

Der Delinquent entwickelt eine Art Billardball-Konzeption, bei der er sich weniger aktiv handelnd als mehr passiv getrieben sieht von Einflüssen wie lieblosen Eltern, schlechten Freunden oder ungünstigem Nachbarschaftsmilieu, die nicht seiner Kontrolle unterliegen. Die Haltung läßt sich in Kürze umreißen mit der Formel: "*Ich war es nicht*"

2) Verneinung des Unrechts
Das Illegitime einer Tat wird zwar nicht bestritten, wohl aber in Frage gestellt, ob das Delikt letztlich unmoralisch sei, und zwar mit dem Hinweis darauf, daß kein ernsthafter Schaden entstanden sei (z.B. Definition eines Autodiebstahls als "Borgen", eines Kampfes zwischen Gangs als "privater Streit", einer vandalistischen Zerstörung als Ordnungswidrigkeit, einer Steuerhinterziehung als Kavaliersdelikt usw.). Motto: "*In Wirklichkeit habe ich niemanden verletzt*"

3) Ablehnung des Opfers
Das Unrecht wird hierbei verneint unter Bezugnahme auf die spezifischen Umstände der Tat und umgedeutet als eine Form gerechter Strafe: Der Delinquent als Spielart von Robin Hood gerät zum Rächer, das Opfer zum "eigentlichen" Übeltäter. Angriffe auf tatsächliche oder vermeintliche Homosexuelle und Prostituierte, Übergriffe gegen Minoritäten oder ausbeuterische Geschäftsleute folgen diesen Mustern nach der Devise: "*Sie hatten es sich selbst zuzuschreiben*"

4) Verdammung der Verdammenden
Indem ein Delinquent versucht, die Aufmerksamkeit von seinem abweichenden Verhalten auf die Motive und das Verhalten derjenigen zu verlagern, die seine Verfehlungen mißbilligen, wird die Verwerflichkeit seines Handelns leichter verdrängt oder aus den Augen verloren. Die Zurückweisung der Zurückweisenden mag sich in der Behauptung äußeren, daß Polizisten, Richter, Staatsanwälte und andere korrupt und heuchlerisch seien, sich in ihrem Verhalten bestimmen ließen durch persönlichen Haß, daß Lehrer immer ihre Lieblinge hätten und Eltern ihre Frustrationen stets an ihren Kindern ausließen usw. Die These: "*Jeder nörgelt an mir herum*" steht im Dienste der Funktion, die Berechtigung von negativen Sanktionen anzuzweifeln und das Ausmaß möglicher Bestrafungen zu reduzieren.

5) Berufung auf höhere Instanzen
Der Delinquent sieht sich hierbei als Opfer eines Dilemmas, das aus dem Konflikt von partikularistischen und universalistischen Forderungen verschiedener Normensysteme rührt, denen er sich ansonsten gleichermaßen verpflichtet fühlt, wo aber im konkreten Fall die Normen der breiten Gesellschaft zugunsten derjenigen der engeren sozialen Gruppe (etwa den Freunden, Geschwistern oder Mitgliedern der Gang) geopfert wurden. Nicht ein Normensystem wird abgelehnt, sondern einem anderen wird als momentan dringlicher oder wertvoller der Vorrang eingeräumt. Unter dem Motto "*Ich tat es nicht für mich selbst*" geschieht dabei gewöhnlich die Nennung jener Gruppe, mit deren Interessen die eigenen Handlungen begründet werden.

4.2.4.2. Kritik und Explikation

In der Überschrift des Aufsatzes, in dem sie ihre Theorie vorstellen, sprechen Sykes und Matza (1968) nur unspezifisch von Delinquenz, thematisieren in den nachfolgenden Ausführungen jedoch überwiegend den "jugendlichen Delinquenten", ohne die Gründe dieser Restriktion einsichtig zu machen. Opp (1974, S. 105 - 110) schlägt demgegenüber eine Verallgemeinerung auf Personen aller Altersgruppen und jedwedes abweichendes Verhalten vor.

Darüber hinaus weist er zu Recht darauf hin, daß Rationalisierungen nur dann eine Funktion bei der Entstehung abweichenden Verhaltens annehmen können, wenn die konformen Normen in hinreichender Weise internalisiert sind. Nur unter diesen Voraussetzungen eröffnen sie dem Akteur die Möglichkeit, sich aus dem Korsett der handlungsrelevanten Normierungsvorschriften herauszulösen und Delikte zu begehen, die im Widerspruch zu seinem allgemeinen Wertesystem stehen. Bei der Akzeptanz abweichender Normen bedarf es hingegen der Neutralisierungstechniken überhaupt nicht, da dann Delinquenz bereits aus dem Wertesystem, entsprechender Motivation und dem Vorhandensein von Gelegenheiten erklärt werden kann (s. auch Austin, 1977). Zur Veranschaulichung wählt Opp (1974, S. 107) die folgende schematische Darstellung (s. Abb. 4.7.).

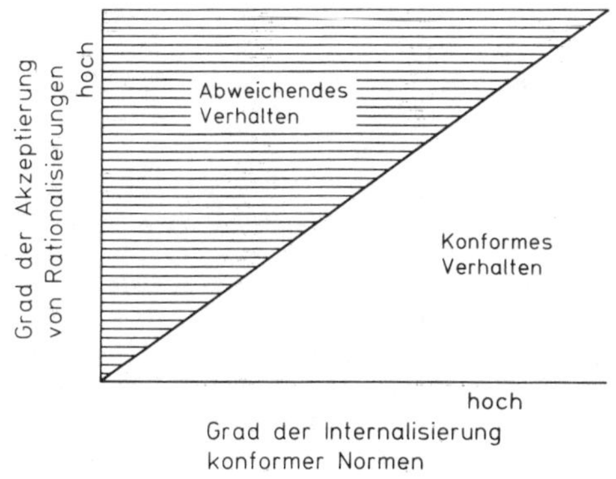

Abb. 4.7. Veranschaulichung des gemäß einer Explikation der Neutralisations-Theorie erwarteten Zusammenhangs (aus Opp 1974, S. 107)

Diese Explikation läuft zunächst, d.h. ohne daß eine Bezugnahme auf Delinquenz notwendig wäre, auf die Hypothese einer positiven Korrelation zwischen Internalisierung und Verwendung von Neutralisierungen hinaus. Weiterreichend sind die Implikationen bei Einschluß von Delinquenz. Die dargestellte Beziehung bedeutet nämlich nichts anderes als die Hypothese, daß der Grad von Rationalisierungen eine Moderatorwirkung ausübt auf die Beziehung zwischen Verinnerlichung von Normen und Delinquenz, d.h. bei hoher Internalisierung von Normen müßten Neutralisierungen eine stärkere Rolle spielen für Delinquenz als bei schwacher.

Sykes und Matza (1968, S. 378) sprechen ansonsten die interne Struktur der Neutralisierungstechniken als ein System von Meinungen und Einstellungen nur an, ohne nähere Angaben darüber zu machen. Ebensowenig lassen sich aus ihren Erläuterungen irgendwelche Hypothesen ableiten zur Frage der Verknüpfung der einzelnen Neutralisations-Techniken mit der Art oder Persistenz abweichenden Verhaltens, der Verteilung über Alters-, Geschlechts- oder Persönlichkeitsgruppen.

Nur am Rande sei vermerkt, daß die Neutralisierungstheorie nicht zwangsläufig in Widerspruch zur Subkulturtheorie gesehen werden muß. Denkbar ist eine ergänzende Überordnung und die Bildung von Subkulturen als einer Form der Neutralisierung (s. dazu Wiswede, 1973). Als Bedingungen dafür wären als wahrscheinlich anzunehmen

- die Interaktion von Devianten mit Personen, die gleichfalls deviante Handlungen ausführen,
- eine relativ geringe Entfernung der Devianz vom Konformitätszentrum.

Die "Kosten" für deviantes Verhalten wie Schuldgefühle, Angst, Bestrafung und soziale Ächtung steigen an mit zunehmender Annäherung an das Konformitätszentrum, und zwar bis zu einem Ausmaß, bei dem die Neutralisierungstechniken als Bewältigungsstrategien nicht mehr ausreichen. Als Ausweg bietet sich unter solchen Umständen die Orientierung an abweichenden Normen an, die auf seiten der Betroffenen wieder kognitive Konsonanz herzustellen erlaubt.

4.2.4.3. Empirische Bewährung

Buffalo und Rogers (1971) befragten institutionalisierte Delinquenten danach, wie sie sich in vorgegebenen Situationen verhalten ***sollten*** und danach, wie sie sich verhalten ***würden***. Im Durchschnitt aller Kontexte und Personen antworteten zur ersteren Fragestellung fast 90% in Übereinstimmung mit den sozialen Erwartungen, woraus die Autoren schlußfolgerten, daß sich die moralischen Normen der Delinquenten nicht im Gegensatz zu denen der bestimmenden Schichten befänden. Allerdings bekundeten nur ca. 55%, sich gemäß dieser Normen auch tatsächlich zu verhalten. Welche der beiden Prozentzahlen aber liefert die eindeutigeren Hinweise auf die Normen der Delinquenten? Könnte man nicht gerade mit dem Verweis auf das (verbalisierte) tatsächliche Verhalten argumentieren, daß entgegen dem Ausgangspostulat der Neutralisierungstheorie eben doch nur ein Segment der Delinquenten, und zwar ungefähr die Hälfte, die Werte der Gesamtgesellschaft teilt? Mit Gewißheit lassen die 90% nur das eine erkennen, nämlich daß die überwiegende Mehrheit weiß, was die Gesellschaft von ihr erwartet.

Für eine geringe Verpflichtung von Delinquenten gegenüber den herkömmlichen Normen sprechen auch die Resultate von Austin (1977). Mehr als 42% der Probanden aus einer Stichprobe von N = 1.588 weißen Jugendlichen, die zugaben, schon einmal einen schweren Diebstahl begangen zu haben, stimmten der Aussage zu: "Um vorwärts zu kommen, muß man einige Dinge tun, die nicht rechtens sind". Ungefähr 36% von ihnen bejahten auch das Statement "Es ist in Ordnung, das Gesetz zu umgehen, wenn man so davonkommt". Da bei anderen Delikten die Zustimmungsrate nicht wesentlich niedriger lag, schließt Austin (1977) aus den Reaktionen auf diese "commitment items" auf eine nur relativ niedrige Rate von Internalisationen der herrschenden Normen. Bedeutender noch sind die Resultate in einer anderen Hinsicht: Zwei weitere Items der Befragung galten Neutralisations-Techniken ("Das meiste von dem, was man als Delinquenz bezeichnet, tut keinem wirklich weh", "Schmarotzer verdienen es, übervorteilt zu werden"). Entgegen der Erwartung des Autors, wonach eher die Probanden mit konformen Normen zu Neutralisierungen tendieren würden, interkorrelierten Commitment- und Neutralisierungs-Items nicht negativ, sondern zu r = .20 positiv, woraus Austin (1977) ableitet, daß Neutralisierungen einen Teil des norm***ab***weichenden Wertesystems bilden. Ferner stand "commitment", also die Bejahung von Illegalität und Unmoral im Sinne der obigen Aussagen, in engerer Beziehung zu den einzelnen Delikten als jede der beiden Neutralisierungstechniken (mit Ausnahme von Körperverletzung). Auf der Basis dieser Resultate, die einen stärkeren Einfluß von Gegennormen auf abweichendes Verhalten erkennen lassen als Neutralisierungen, fordert Austin (1977), die von Matza (1964) eingeführte Unterscheidung von "commitment" und Neutralisierung zugunsten einer gemeinsamen Dimension von Normendivergenz aufzugeben. Allerdings bleibt offen, ob die Operationalisierung der Neutralisierung mit nur zwei Fragen gelungen und die Auswertung im Hinblick auf die unter 4.2.4.2. angesprochene Moderatorwirkung angemessen war.

Auf einer Stichprobe unbestrafter-unauffälliger Probanden und Daten zur selbstberichteten Delinquenz basiert auch die Untersuchung von Egg und Sponsel (1978). Zur Ermittlung der Neutralisierungstendenzen standen nach der Eliminierung ungeeigneter Items 60 Fragen mit ausreichender Trennschärfe gegenüber einem Summenwert für Neutralisierung zur Verfügung (z.B. "Viele Gesetze schützen die Falschen", "Durch Ehrlichkeit ist noch niemand reich geworden", "Die meisten Menschen lassen von ihrem Arbeitsplatz ab und zu eine Kleinigkeit 'mitgehen'"). Die Delinquenz bezog sich auf Steuerhinterziehung, Diebstahl, Versicherungsbetrug, Subventionserschleichung, Unterschlagung, Bestechung und andere Straftatbestände. Im Unterschied zu anderen Erhebungen sollten die Befragungspersonen den Grad der subjektiven Bereitschaft zur Verübung jedes der ausführlich beschriebenen Delikte angeben, und zwar getrennt für die Begehenshäufigkeit "einmal", "öfter/mehrfach" und "fast immer/bei jeder Gelegenheit". Damit sollte der zwingenden Überlegung Rechnung getragen werden, daß bei unterschiedlichen situativen Gelegenheiten Delinquenzbelastungsscores keine eindeutige Aussage über abweichende Neigungen erlauben. Allerdings setzt die Methode eine Korrelation zwischen wahrscheinlichem und faktischem Verhalten voraus, was nicht gesondert geprüft werden konnte. Bei der postalisch durchgeführten Erhebung und einem Rücklauf von 64% bestand an N = 123 Personen beiderlei Geschlechts eine hochsignifikante Korrelation zwischen Neutralisierungstendenz und Delinquenzbereitschaft (Chi^2 = 54,61, df = 4). Interessant wäre es gewesen, etwas über die Interkorrelation der Neutralisierungs-Items untereinander zu erfahren, d.h. darüber, ob die von Sykes und Matza (1968) a priori unterschiedenen Typen in derselben Weise herausclustern, im weiteren, ob die unterschiedlichen Delikte mit den Neutralisierungs-Arten in einer differenten Weise zusammenhängen.

Diesen Gesichtspunkten ist in zwei anderen Arbeiten nachgegangen worden. Auf Anregung des Verfassers hat Ahlers (1972) den Personen der bereits erwähnten Stichprobe von Wulff (1972) neben Fragen zum Wunsch nach gelegentlicher Abweichung (z.B. "Wenn mich niemand erwischen würde, würde ich einem Volltrunkenen die Geldbrieftasche entwenden") solche zu Motiven und Rationalisierungen bei selbstverübten Eigentumsdelikten vorgelegt (z.B. "Es war notwendig, weil ich jemandem helfen wollte"). Darüber hinaus wurden Geschichten vorgegeben, die abweichendes Verhalten anderer beinhalteten mit der Aufforderung an die Probanden, zu jeder von mehreren darauf bezogenen Deutungen und Neutralisierungen das Ausmaß von eigener Zustimmung anzugeben (vergleichbar dem späteren Vorgehen von Minor, 1980).

Als eines der wichtigsten Ergebnisse stellte sich die Multidimensionalität des Neutralisierungsbereiches heraus, weshalb daraus extrahierte Faktoren mit der selbstberichteten und die meisten mit der offiziellen Devianz korrelierten. Vergleichbar zu Austin (1977) erwies sich der Wunsch nach Abweichung (und zwar vier orthogonale Faktoren) als bedeutsamer Erklärungsbereich, wenngleich die Korrelationen den Wert von r = .30 kaum überstiegen. Die zentrale Hypothese, wonach die Beziehung zwischen Rationalisierung und Delinquenz bei jenen Probanden am höchsten ist, die den konformen Normen am meisten zustimmen, konnte allerdings nicht bestätigt werden. Generell wirft die differenzierte Binnenstruktur von Normen und Neutralisierungstendenzen nicht unerhebliche theoretische und auswertungsökonomische Probleme auf, da es eine große Zahl von Kombinationen jedes einzelnen Normen- mit jedem einzelnen Neutralisierungsfaktor gibt, die zu unterschiedlichen Resultaten führen. Deshalb ist es schwer, eine globale Ausage zur empirischen Bewährung der Theorie als Ganzes zu machen (s. Amelang, 1983).

Minor (1980) ging der Frage nach, ob die verschiedenen Neutralisierungstechniken einzelne Formen abweichenden Verhaltens in besonderer Weise betreffen. Unter Verwendung von kurzen "stories" sollten die Probanden angeben, inwieweit sie Entschuldigungen für Einbruch, Raub und Überfall im Sinne der fünf Neutralisierungen zustimmten. Anhand einer Stichprobe von insgesamt N = 251 Gefangenen aus vier Strafanstalten war lediglich der Befund erwartungskonform, daß Mörder, deren Tat als eine solche von "Leidenschaft" verstanden werden kann, gegenüber Räubern und Einbrechern eine positivere Haltung zum

Gesetz bekunden, operationalisiert durch die Feststellung: "A man should always obey the law, no matter what". Darüber hinaus zeigten sich keine überzufälligen Unterschiede etwa in dem Sinne, daß die verschiedenen Tätergruppen generell solche Taten eher entschuldigten, für die sie selbst einsaßen oder daß sie den verschiedenen Neutralisierungstechniken in differenter Weise zuneigten. Allerdings fehlt eine detaillierte Aufspaltung in die Kombination von beispielsweise Einbrecher oder Einbruchsdelikte mit jeder Neutralisierungstechnik, d.h. die Neutralisierungen wurden jeweils aufsummiert über die drei Deliktgruppen, was die bedeutsamen Effekte vielleicht überdeckte. Noch kritischer ist der Einwand, daß eine Befragung von Gefangenen, die für schwere Delikte einsitzen, eher Resultate im Sinne von Rationalisierungen post hoc liefert und deshalb gar nicht die einer Tat vorausgehenden Prozesse trifft, die aber Gegenstand der Neutralisationstheorie sind.

Aus demselben Grund gehört auch die Arbeit von Mannle und Lewis (1979) zu jener Kategorie von Beiträgen, die allenfalls periphere Gesichtspunkte oder Implikationen der Neutralisierungstheorie prüften. Das schwierige Problem der Untersuchung von Sukzessionen wie Neutralisierung -> Tat -> Rationalisierung aufgreifend, entwickeln die Autoren die Annahme, daß Personen mit einer gewissen Karriere abweichenden Verhaltens aufgrund einer normativen Erosion und damit einhergehendem Verlust von Selbstwertgefühl eine Abhängigkeit von a-posteriori-Rationalisierungen ausbilden, mit denen sie ihr Selbstbild aufbessern bzw. schützen wollen. Entgegen den Erwartungen zu den Gegebenheiten bei unbestraft-unauffälligen Personen sollte man deshalb bei institutionalisierten Delinquenten eine negative (anstelle einer positiven) Korrelation zwischen Sozialisation und Neutralisierung erwarten, eine Vorhersage, die bei Verwendung der California Personality Inventory-SO-Skala und einer Neutralisierungsliste mit 20 Items an einer gemischtgeschlechtlichen Stichprobe von insgesamt N = 314 Gefangenen (Schwarze und Weiße) gesichert werden konnte.

Ingesamt bleiben, wie deutlich geworden ist, die empirischen Untersuchungen (weiteres Material: s. Springer, 1973, S. 118 - 124) hinter den Aussagen der Theorie weit zurück: Es liegt bislang keine Arbeit vor, in der die für die Theorie relevanten Variablen "Internalisation konformer Normen", "Techniken der Neutralisierung" und "abweichendes Verhalten" simultan in befriedigender Operationalisierung und angemessener Auswertung geprüft worden wäre, von dem Einbezug weiterer Faktoren wie Motivation, Gelegenheiten und Persönlichkeitseigenschaften völlig zu schweigen. Insofern stellen die referierten Einzelbefunde selbst da, wo sie negativ ausfallen, keine ernsthafte Belastung der Theorie dar, sind sie doch allenfalls unschlüssig. Zukünftige Studien sollten sich in theoretischer und empirischer Hinsicht vor allem dem Problem der Unterscheidung von "commitment" und Neutralisierung annehmen und die Frage prüfen, in welchem Verhältnis diese beiden Gruppen von Faktoren zueinander stehen.

4.3. Die Theorie sozialer Kontrolle

Unter dieser Überschrift werden Theorien dargestellt, deren gemeinsames Element in der Annahme besteht, daß jemand Delikte begeht, weil seine Bindungen an die herkömmliche Ordnung in irgendeiner Weise gestört sind. Autoren wie Nye (1958), Reckless (1967) und Toby (1958), im weiteren auch Matza (1964) und Reiss (1951) haben Beiträge dazu geleistet. Der herausragende Exponent von Kontrolltheorien allerdings ist Hirschi (1972), der die angestellten Überlegungen zu einem kompakten Gerüst von Hypothesen integriert und in einer umfassenden Untersuchung geprüft hat. Auf seinem Buch basiert hauptsächlich die nachfolgende Darstellung.

4.3.1. Inhalt und Begründung der Theorie

Hirschi (1972) setzt seine Konzeption den Spannungs- oder Motivationstheorien auf der einen und den Kultur-Konflikt-Theorien auf der anderen Seite gegenüber. Zur ersteren Gruppe zählt beispielsweise die Anomietheorie, zur letzteren die differentielle Assoziationstheorie. Das Kennzeichen von Spannungstheorien besteht darin, daß die legitimen Wünsche, die sich in sozial erwünschten Bahnen nicht erfüllen lassen, den Einzelnen in die Kriminalität treiben; die Motivation für das abweichende Verhalten kommt somit aus moralischen Beweggründen oder, wie es Merton (1968, S. 298) formuliert: ". . . eine amerikanische Haupttugend - das Streben nach Erfolg - (verursacht) ein amerikanisches Grundübel - abweichendes Verhalten." Gutes verursacht Übel; oder auch: Laster ist oft ein Produkt von Tugend (Hirschi, 1972, S. 226). Anders dagegen die Konflikttheorien, denen zufolge eher die Regel gilt: Übel verursacht Übel, Kriminalität erklärt sich aus Kriminalität. Im Sinne von differentiellen Assoziationen sind im Grunde nicht die Personen, sondern einzelne Segmente der Kultur oder Gesellschaft deviant. Sozialisation an und durch eine bestimmte Kultur, in der man aufwächst, beschwört nachgerade zwangsläufig Konflikt mit divergierenden Vorgaben anderer Segmente der Gesamtgesellschaft herauf. Abweichung bedeutet somit nur Diskrepanz gegenüber denjenigen Normen und Werten, die von einer übergeordneten oder besonders mächtigen Gruppe als verbindlich definiert werden, keinesfalls aber Nichtübereinstimmung mit den eigenen Standards oder denjenigen der Gruppe, ganz im Gegenteil: Im Hinblick darauf läßt sich das betreffende Verhalten gar als konform bezeichnen.

Schwierigkeiten bereitet den Spannungstheorien, daß sie letztlich eine negative Korrelation postulieren zwischen Sozialstatus und Kriminalität, die - wie wir gesehen haben - zumindest nicht in der geforderten Eindeutigkeit und numerischen Höhe besteht. Das abweichende Verhalten oberer Schichten ist theoretisch nicht erklärbar. Zudem sprechen einige Befunde dafür, daß Delinquente gegenüber Nichtdelinquenten weder in einem objektiven noch in einem subjektiven Sinne depriviert sind, und die Frage, ob Personen der ***Unterschicht***, die hohe Ziele und Wünsche haben, tatsächlich stärker kriminalitätsbelastet sind als solche mit niedrigeren Zielen, ist nach wie vor offen (s. Hirschi, 1972, S. 8 f.). Demgegenüber sind die Vorhersagen aus dem Konzept differentieller Assoziationen entweder trivial oder empirisch kaum zu falsifizieren.

Die Kontrolltheorie verzichtet auf die Grundannahmen der Spannungstheorien von "dem" (= einen) moralischen Menschenbild und geht von interindividuellen Unterschieden im Ausmaß an Moral aus: Für einige Menschen sind Gesichtspunkte der Moral wichtig, für andere nicht. Durch diese Perspektive, die einige Individuen freistellt von moralischen Erwägungen, kann die Theorie (auch) einer zweiten Ebene sozialer Kontrolle Rechnung tragen, nämlich der rationalen, kalkulierenden Komponente in Konformität und Abweichung (Hirschi, 1972, S. 11).

Die Bindungen eines Individuums an die Gesellschaft, die je nach Intensität zu Übereinstimmungen mit oder Devianz von den Normen führen, konstituieren sich nach Hirschi (1972, S. 16 - 34) aus folgenden Elementen:

1) ***Anbindung*** (***"attachment"***)

   Darunter ist interpersonale Sensitivität und Beachtung der Meinung anderer zu verstehen. Als Gegenpol gilt psychopathisches Verhalten, das im allgemeinen gekennzeichnet ist durch fehlende Anbindung an Mitmenschen, den Mangel an Gewissen, Schuldgefühlen und Über-Ich sowie moralischen Zwängen.

Eine Norm zu verletzen bedeutet häufig, gegen die Wünsche und Erwartungen anderer Menschen zu verstoßen. Sofern sich jemand um solche Wünsche und Erwartungen nicht kümmert, mithin unempfindlich für die Meinung anderer ist, liegt keine Anbindung an die Normen vor. In einem solchen Fall ist der Betreffende ungebunden oder frei, sich abweichend zu verhalten.

2) ***Vereinbarung*** ("***commitment***")
Jedermann investiert im Laufe seiner Entwicklung Zeit, Energie und sich selbst in bestimmte Aktivitäten wie Schul- und Berufsausbildung, Aufbau eines Geschäftes oder eines guten Leumunds usw. In dem Augenblick, da jemand abweichendes Verhalten als Möglichkeit in Betracht zieht oder in die Tat umsetzt, muß er auch gewärtigen, die mit konformem Verhalten vorgenommenen Investititionen zu verlieren.

Stellt Anbindung eine Art Äquivalent zu Gewissen oder Über-Ich dar, handelt es sich bei Vereinbarung um so etwas wie das Gegenstück zu dem nach Realitätsprinzipien operierenden Ich.

Auf der Basis von "commitment" fußt die Gesellschaft insofern, als die Interessen der meisten Mitglieder gefährdet wären, wenn sich einige in delinquentem Verhalten übten. Dasjenige, was als Ergebnis von oft genug sehr harter Arbeit an ideellen und materiellen Gütern angehäuft wurde, stellt quasi die gemeinschaftliche Versicherung für Normenkonformität dar.

3) ***Einbindung*** ("***involvement***")
Weit verbreitet ist die Überzeugung, daß es allein wegen der zahlreichen regulären Funktionen, Aktivitäten und Verpflichtungen schwer fällt, an delinquente oder kriminelle Handlungen zu denken, geschweige denn, sie auszuführen. Jedermann, der eingebunden ist in konventionelle Tätigkeiten, unterliegt den Zwängen aus Verabredungen, Abgabeverpflichtungen, Arbeitszeiten, Plänen usw. in einem Maße, daß sich nur wenige Gelegenheiten für gesetzeswidrige Aktionen ergeben.
Im Hinblick darauf sehen häufig Resozialisierungsprogramme eine Fülle von Arbeitspflichten vor, ebenso wie der Militärdienst für manche eine geeignete Institution dafür ist, junge Leute von "dummen Gedanken abzuhalten" und sie "von der Straße wegzubringen". Umgekehrt haben mehrere Soziologen gemäß dem Sprichwort "Idle hands are the devil's workshop" (Hirschi, 1972, S. 22) in der Freizeit eine unselige Quelle für Gesetzesübertretungen gesehen.

4) ***Werthaltungen*** ("***belief***")
Im Unterschied zu Konflikttheorien geht die soziale Kontrolltheorie von einem für die Gesellschaft oder die Gruppe, deren Normen verletzt werden, gemeinsamen System von Werten aus. Sofern sich jemand Normen verpflichtet fühlt, die nicht diejenigen der maßgeblichen Mehrheit sind, bedarf abweichendes Verhalten *keiner* Erklärung. Interessant ist nur der Fall, daß jemand gegen Normen verstößt, die er für richtig hält, etwa stiehlt, obwohl er davon überzeugt ist, daß Diebstahl etwas Unrechtes ist.

Um diesem kritischen Punkt gerecht zu werden, sieht die Kontrolltheorie zwei Ansätze vor. In dem einen werden Werthaltungen als bloße Worte ohne große Bedeutung gehandhabt, falls die anderen Formen von Kontrolle fehlen. In dem zweiten wird angenommen, daß der Delinquent sein abweichendes Verhalten rationalisiert, so daß er gleichzeitig gegen eine Norm verstoßen *und* seine Überzeugung von der Richtigkeit der Norm aufrechterhalten kann. Im Unterschied zu dem Konzept der Neutralisationen von Sykes und Matza (1968), auf das im vorangegangenen Abschnitt ausführlich eingegangen wurde, geschehen solche Rechtfertigungen aber nicht unter dem Druck von Spannungen, sondern sind - der Theorie sozialer Kontrolle zufolge - unmotiviert. Während dort eine Motivation angenommen werden muß, um die moralischen Hinderungsgründe für die Begehung einer Tat zu überwinden, die Neutralisierungen also im vorhinein erfolgen, um dem Täter erst die

Option auf abweichendes Verhalten zu erschließen, fehlen innerhalb der Kontrolltheorien solche Hemmschwellen, weshalb es keiner Motivation bedarf, sie ggf. zu überwinden: Manche Personen haben eine geringere Wertschätzung gegenüber den Normen der Gesellschaft als andere, manche fühlen keine moralische Verpflichtung zu normenkonformem Verhalten, egal ob daraus ein Vorteil erwächst oder nicht. Neutralisationen im Sinne der Kontrolltheorie sind allgemeine Überzeugungen, ob man den Gesetzen folgen sollte; je schwächer diese ausgeprägt sind, um so höher ist die Wahrscheinlichkeit für kriminelles Verhalten (Hirschi, 1972, S. 26). Die Frage, an welche Einheiten die Bindungen stärker sein müssen, um Delinquenz zu verhindern, an das Elternhaus oder an die Schule, an Vater oder Mutter, Freunde usw., wird zu einem empirischen Problem erklärt.

4.3.2. Kritik

Die relativ breiten Erläuterungen anstelle präziser Definitionen der für die Theorie wichtigen Elemente lassen eine gewisse Unschärfe der Begriffe erkennen. Durch den Verweis auf andere Autoren, ähnliche Konzepte und einzelne Beobachtungen vergrößert sich zusätzlich die Bedeutungshaltigkeit. Ihre präzise Festlegung erfahren die "Elemente" gleichsam operational durch die Items, die zur Erfassung der Konstrukte benutzt werden.

Innerhalb der Theorie spielt die Normenkonformität bzw. Devianz derjenigen Personen, zu denen Anbindung besteht (Eltern, Freunde usw.), keine Rolle, oder genauer: Hirschi (1972, S. 152) spricht explizit davon, daß die Art von Eltern oder Freunden unerheblich sei, wenn nur eine ausreichend starke Ausprägung von "attachment" vorliege, die so oder so als Barriere gegen Delinquenz wirke. Eine solche Annahme läuft der Intuition zuwider. Sie befindet sich darüber hinaus im Widerspruch zu Ergebnissen zum sozialen Lernen. Andererseits erlaubt gerade dieser Umstand die Prüfung von Hypothesen, die zwischen sozialer Kontrolltheorie auf der einen Seite und Sozialen Lerntheorien auf der anderen unterscheiden (s. 4.3.3.1.).

Die Abgrenzung der unmotivierten von den motivierten Neutralisationen mag theoretisch sinnvoll sein, ist aber empirisch kaum nachvollziehbar. Autoren wie Austin (1977), Minor (1980), oder Mannle und Lewis (1979) haben denn auch später zur Überprüfung der Neutralisationstheorie sensu Sykes und Matza (1968) auf einige dieser Fragen zurückgegriffen. Insbesondere wirft die Einschränkung, daß die Werthaltungen als bloße Worte ohne große Bedeutung gelten, "if other forms of control are missing" (Hirschi, 1972, S. 24), erhebliche Operationalisierungs- und Analyseprobleme auf, die ansonsten gar nicht weiter thematisiert werden.

4.3.3. Empirische Bewährung

4.3.3.1. Bindungen an Familie und Freunde

In einem umfangreichen Projekt, in dessen Verlauf mit einer Beteiligungsrate von ca. 74% schließlich N = 4.077 Schulkinder beiderlei Geschlechts einen langen Fragebogen bearbeiteten, hat Hirschi (1972) geprüft, ob jedes der Elemente wie vermutet als Teil des Bindungskonstruktes mit Delinquenz in Beziehung steht. Das Kriterium bestand aus sechs Fragen eines Selbstberichts, von denen sich drei auf Diebstahl bezogen (weniger als 2, zwischen 2 und 50, mehr als 50 Dollar), zwei auf Schlägereien und eines auf unbefugte Kfz-Benutzung. Die Item-Beantwortungen korrelierten zwischen .13 und .29 mit der offiziell registrierten Delinquenz.

Die Darstellung der zahlreichen Resultate im einzelnen verbietet sich hier aus Platzgründen, weshalb nur einige besonders kennzeichnende herausgehoben, andere mehr kursorisch erwähnt werden sollen.

Für "Anbindung" an die Eltern wurden verschiedene Indizes aus der Kombination von Fragen gebildet, die teils die direkte Kontrolle erfassen (z.B. "Weiß Dein Vater/Deine Mutter, wo Du bist, wenn Du Dich außer Haus aufhältst?" oder ". . . mit wem Du zusammen bist, wenn Du Dich außer Haus aufhältst?"), teils der Intimität der Kommunikation galten (z.B. "Teilst Du Deine Gedanken und Gefühle Deinem Vater/Deiner Mutter mit?" oder "Erklärt Dir Dein Vater/Deine Mutter, warum er/sie so fühlt, wie es der Fall ist?"). Stets war das Ergebnis gleich in dem Sinne, daß mit stärkerer Bindung an die Eltern die Wahrscheinlichkeit für Delinquenz abnahm. Dieser Effekt war unabhängig vom Sozialstatus. Daraus leitete sich der Schluß ab, daß Delinquente aus den unteren Klassen keine irgendwie geartete Unterstützung für ihr normabweichendes Verhalten von seiten der Eltern oder ihrer "Klassen-Kultur" erfuhren. Der dagegen mögliche Einwand, wonach in der Unterschicht die Bindungen an die Eltern generell weniger eng seien als in der Oberschicht, findet in den Daten keine nachhaltige Unterstützung.

Nach einer eingehenden Analyse der "Anbindung" an die Schule kommt Hirschi (1972, S. 132) zu der Überzeugung, daß eine Kausalkette besteht, die von schulischer Inkompetenz über schlechte Schulleistungen, Ablehnung der Schule und der schulischen Autorität bis zur Begehung von Delikten reicht.

Was die Bindungen zu Freunden angeht, so warteten die Ergebnisse mit einigen Überraschungen auf (s. Tabellen 4.3. und 4.4.).

Tabelle 4.3. Selbstberichtetes abweichendes Verhalten in Abhängigkeit von der Identifikation mit den besten Freunden (in %) (aus: Hirschi 1972, dort Tab.44)

"Würdest Du gerne so sein wie Deine besten Freunde?"			
Zahl selbstberichteter Delikte	Überwiegend	Weniger stark	Überhaupt nicht
0	64	54	47
1	21	26	26
2 oder mehr	15	19	27
Total	100 (353)	99 (748)	100 (160)

Wie die Resultate erkennen lassen, sind die Probanden mit den engsten Bindungen an ihre Freunde diejenigen mit der niedrigeren Delinquenzbelastung. Das entspricht den Vorhersagen der sozialen Kontrolltheorie. Die häufig geäußerte Vermutung, daß jugendliche Delinquenten besonders abhängig von ihren Kameraden seien und Loyalität sowie Solidarität das Gruppengeschehen bestimmten, im weiteren die Bindung an Freunde abweichendem Verhalten Vorschub leiste, erscheint dadurch widerlegt. Allerdings war die Delinquenzbelastung der Freunde nicht als Kontrollvariable erfaßt worden.

Insgesamt sprechen die Resultate dafür, daß Werte, Überzeugungen und Normen mehr oder weniger gleich über alle Schichten verteilt sind, es zwar Abstufungen in Abhängigkeit von der realistischen Einschätzung der eigenen Position, aber keine klassenspezifischen oder gar zum Mittelstand gespiegelte Wertvorstellungen bestehen. Mithin existiert keine Gruppe von nennenswerter Größe, die Kriminalität unterstützt und etwa die eigenen Kinder darin fördert, eine kriminelle anstelle einer normenkonformen "Laufbahn" einzuschlagen. Im Vergleich verschiedener Bindungsinstanzen ergaben sich die folgenden Koeffizienten (s. Tabelle 4.5.).

Tabelle 4.4. Selbsteingeschätzte Delinquenzneigung und Bindung an Freunde (in %) (aus Hirschi 1972, dort Tab.46)

"Respektierst Du die Meinungen Deiner besten Freunde über die wichstigsten Dinge im Leben?"

"Hast Du Dich jemals selbst als delinquent empfunden?"	Vollständig	Überwiegend	Ein wenig	Überhaupt nicht
Niemals	75	58	49	52
Selten	22	39	43	33
Oft	1	2	5	8
Immer	1	1	1	5
Weiß nicht	1	1	2	2
Total	100	101	100	100
	(140)	(670)	(394)	(60)

Tabelle 4.5. Delinquenz in Abhängigkeit der Bindung an den Vater, Respekt gegenüber unpersönlicher Autorität und dem normativen System (aus Hirschi 1972, S.204)

Variablen	Bivariate Korrelation	Partial-Regressions-Koeffizienten	
		roh	normalisiert
Bindung an den Vater	-0,26	-0,12	0,17
Respekt vor der Polizei	-0,28	-0,16	-0,15
Kümmern um die Meinung des Lehrers	-0,23	-0,16	-0,10
Achtung vor dem Gesetz	+0,32	+0,23	+0,21
(R = 0.42)	Zahl der Fälle = 1.282		

Leider sind Hirschis Auswertungen zu den Neutralisierungs-Items in der Gruppe des "belief" nicht in einem Sinne vorgenommen worden, der eine den anderen Variablen vergleichbare korrelative Aussage erlaubt. Ein gewisses Defizit der Studie besteht darüber hinaus darin, daß die Liste der erfragten Delikte sehr kurz und etwas einseitig ist, im weiteren unter heutigen Umständen ein Mehr an multivariater Auswertungstechnik zur Anwendung hätte kommen sollen, mit der nicht nur eine komprimierte Aufarbeitung der verzweigten Datenstruktur geleistet, sondern insbesondere auch die Kontrollvariablen selbst unter testkonstruktorischen Prinzipien zu eindeutigen und eindimensionalen Faktoren konzeptualisiert werden könnten (vorbildlich in dieser Hinsicht: Wiatrowski, Griswold & Roberts, 1981).

"Einbindung" war bei Hirschi (1972) durch Zeit für Hausaufgaben, Sport, Erholung und Hobby-Tätigkeiten operationalisiert. Diese Maße korrelierten ebenfalls mit Delinquenz, doch scheint es, als habe die Theorie deren Stellenwert überschätzt und insbesondere die Bedeutung delinquenter Freunde etwas unterschätzt, worin unverkennbar eine gewisse Unzulänglichkeit zu erblicken ist. Hindelang (1973) spricht sich nach der Replikation der Resultate denn dafür aus, daß die Theorie rekonzeptualisiert werden sollte "in terms of attachment to conventional and unconventional peers" (S. 487).

Jensen und Brownfield (1983) sind dieser Unterscheidung anhand der Variable "selbstberichteten Drogenkonsums" nachgegangen. "Attachment" wurde mit den Items erfragt

1) "Ich fühle mich meiner Mutter sehr nahe"
2) "Ich fühle mich meinem Vater nahe"
3) "Ich unternehme gern etwas mit meinen Eltern zusammen"
4) "Ich komme nicht gut mit meiner Mutter aus"
5) "Ich komme nicht gut mit meinem Vater aus"

Die Probanden (N = 550 Schüler beiderlei Geschlechts) mußten darüber hinaus jene Drogen ankreuzen, die ihre Eltern schon genommen hatten, darunter Tabak (Pfeife, Zigaretten u.ä.), Alkohol (Bier, Wein, Schnaps), Marihuana ("Gras"), "harte" Narkotika (z.B. Heroin), Aufputschmittel, psychedelische Drogen (LSD), Kokain, Tranquilizer und Schlafmittel.

Ein Auswertungsgang sah die Unterscheidung zwischen völligen Abstinenzlern (keinerlei Drogenkonsum), konventionellen Konsumenten (Rauchen, Trinken, Schlaftabletten) und illegalen Drogenkonsumenten (Marihuana, Kokain, Narkotika) vor. Getrennt für diese drei Gruppen sind die Korrelationen zwischen selbstberichtetem Drogenkonsum der Kinder und den "attachment"-Variablen in der nachfolgenden Tabelle wiedergegeben (s. Tabelle 4.6.).

Die Ergebnisse lassen eine klare Tendenz erkennen: Nur bei den abstinenten Eltern interkorrelieren "attachment" der Kinder und Drogenkonsum konsistent über alle Items in der erwarteten Richtung, signifikant und in befriedigender Höhe. Über die konventionellen zu den illegalen Konsumenten fallen die Koeffizienten ab und kehren sich sogar ins Gegenteil, ohne allerdings wegen des geringen Stichprobenumfanges die Signifikanzgrenze zu erreichen. Immerhin weisen die positiven Vorzeichen daraufhin, daß für bestimmte Untergruppen von Probanden die soziale Lerntheorie gelten mag. "Attachment" wirkte nur als Barriere gegen kindlichen Drogenkonsum dort, wo die Eltern mehr oder weniger strikt abstinent waren; d.h. die Kontrolltheorie in ihrem Allgemeinheitsanspruch muß (für den untersuchten Problemkreis) zurückgewiesen werden. Das Verhalten und die Definitionen der Eltern spezifizieren die Auswirkungen der Anwendung im Sinne von Moderatoren. Das Nebeneinander von Resultaten, die teils für die Kontrolltheorie, teils für differentielle Assoziationen und soziales Lernen sprechen, mag den Autoren zufolge ein Grund sein dafür, weshalb konkurrierende Hypothesen solange am Leben bleiben, fallen doch je nach der Rate des abweichenden Verhaltens einer Gruppe die empirischen Resultate etwas verschieden aus.

Tabelle 4.6. Korrelationen zwischen Attachment-Variablen und selbstberichtetem Drogenkonsum von Kindern getrennt für drei Gruppen elterlichen Drogenkonsums (aus Jensen und Brownfield 1983, S.550)

Attachment-Variable	Abstinent		Konventionelle Konsumenten		Illegale Konsumenten	
	Alkohol	Marihuana	Alkohol	Marihuana	Alkohol	Marihuana
(1)[+]	-0,30[a]	-0,21[a]	-0,06	-0,12[a]	+0,13	-0,03
(2)[+]	-0,30[a]	-0,37[a]	-0,07	-0,14[a]	+0,06	-0,01
(3)[+]	-0,28[a]	-0,35[a]	-0,10[a]	-0,17[a]	+0,16	-0,11
(4)[+]	-0,37[a]	-0,24[a]	+0,04	-0,08[a]	+0,14	+0,04
(5)[+]	-0,24[a]	-0,25[a]	-0,04	-0,16[a]	+0,05	+0,06
(N=)	(56)	(56)	(389)	(389)	(69)	(69)

[a]Signifikant auf dem 0,05%-Niveau
[+]Erklärung siehe Text; Fragen (4) und (5) gespiegelt

Unter dieser Perspektive können vielleicht auch die Resultate von Matsueda (1982) gesehen werden, die für einen Simultanvergleich von hypothetischen Wirkungsrichtungen gemäß der Kontrolltheorie einerseits mit solchen der differentiellen Assoziationstheorie andererseits eher zugunsten des letzteren Modells ausgefallen waren (s. die eingehendere Darstellung der besagten Studie unter 4.2.1.3.).

Schon zuvor hatte auch Hepburn (1976) die Kausalstruktur von Hirschis Kontrolltheorie mit Sutherlands **d**ifferentieller **A**ssoziationstheorie (DA) verglichen und sich dabei auf die vier Variablen "Fehlen familiärer Unterstützung", "delinquente Definitionen", "delinquente Assoziationen" und "delinquentes Verhalten" gestützt. Die DA-Theorie verlangt, daß die delinquenten Assoziationen innerhalb eines hypothetischen Kausalmodells zwischen geringer familiärer Unterstützung und delinquenten Definitionen als intervenierende Variable vermitteln. Gerade das bestätigen die Daten nicht. Vielmehr sprachen sie für Hirschis Auffassung, wonach die delinquenten Definitionen, gleich ob als Zwang oder Bereitschaft, sich in abweichendem Verhalten zu engagieren, den abweichenden Assoziationen vorangehen. Hepburn (1976) favorisiert deshalb eine Theorie der "***affective ties***" (emotionale Bande) an Eltern sowie normenkonforme und abweichende Freunde, die ihm zufolge eine größere Klarheit bei der Ableitung konkreter Hypothesen erlaube (s. dazu auch die Resultate von Brown, 1984, wonach emotionale Mißhandlung und Vernachlässigung von Kindern, die selbst negativ mit dem Sozialstatus korreliert, mit erhöhter Delinquenz einhergeht).

Gleichfalls an der Nahtstelle zwischen Kontrolltheorie und Konzeptionen, die soziales Lernen und differentielle Assoziationen fokussieren, sind die Arbeiten aus dem Kreis um Patterson (zuletzt Patterson & Dishion, 1985) anzusiedeln. Ähnlich wie Elliott, Ageton und Canter (1979) wird darin eine Integration erklärungsmächtiger Ansätze aus verschiedenen Rahmentheorien versucht und neben der elterlichen Aufsicht auch dem Stellenwert von sozialen und schulischen Leistungen für die Ausbildung abweichenden Verhaltens Rechnung getragen. Zwar liegt der Akzent, was die elterliche Rolle angeht, mehr auf den davon ausgehenden Bestrafungen und Bekräftigungen, im weiteren ganz allgemein dem Ausmaß, in dem die Eltern das Kind sozialisieren und disziplinieren (d.h. eher Kategorien der sozialen Lerntheorie), doch erfolgt deren Operationalisierung mit Fragen, die nahezu identisch mit den von Hirschi eingeführten sind (z.B. "Wie oft wissen Deine Eltern, wo Du Dich aufhältst, wenn Du nicht in der Schule bist?"; "Wie oft teilst Du Deine Gedanken und Gefühle Deinem Vater/Deiner Mutter mit?" usw.). An einer Stichprobe von N = 136 Buben im Alter von ca. 13 und 16 Jahren, die hinsichtlich ihrer Delinquenzbelastung allerdings eine positive Auswahl aus der Grundgesamtheit zu bilden scheinen, überprüften sie ein Modell, demzufolge eine Schlüsselfunktion dem elterlichen Überwachungsverhalten zukommt, das bei unzureichender Ausprägung teils direkt zu Delinquenz auf seiten der Kinder führt, teils indirekt über die dürftige Ausbildung sozialer und schulischer Fertigkeiten die Rate abweichenden Verhaltens beeinflußt. Deviante Freunde, die Elliott et al. (1979) zufolge nur für eine (weitere) Zunahme oder Amplifizierung von Delinquenz sorgen, nehmen eine intervenierende Funktion ein, die teils von der elterlichen Aufsicht, teils von der Delinquenz selbst getriggert wird. Zur Überprüfung des Zwei-Stufen-Modells wurde jedes der enthaltenen Konstrukte mindestens durch jeweils zwei Indikatoren operationalisiert. Die Resultate gibt Abb. 4.8. wieder.

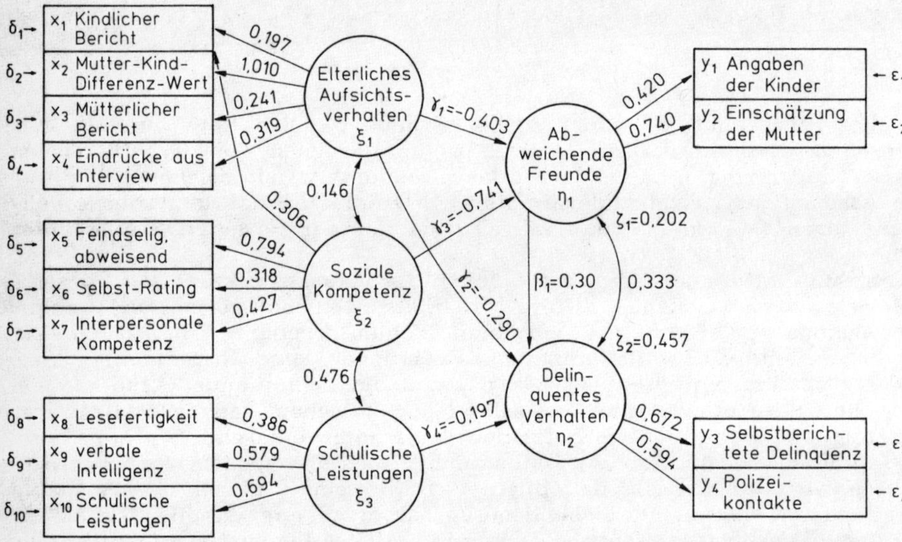

Abb. 4.8. Standardisierte Struktur-Koeffizienten und Faktor-Ladungen für das revidierte Zwei-Stufen-Modell der Delinquenz (aus Patterson und Dishion 1985, S. 66)

Auch in der Untersuchung von Patterson und Digeon (1985) wird somit der Einfluß der Familie, die als Sozialverband etwa in der Anomietheorie kein Thema ist, nachdrücklich unterstrichen. Auch finden Leistungs- und Persönlichkeitsvariable, die ansonsten häufig unverbunden nebeneinander stehen, eine gewisse Integration, wobei durchaus offenbleiben kann, ob diese allein durch differentielle Bekräftigungen von seiten der Eltern ausgebildet werden oder auch unter partiellem Einfluß biologischer Faktoren stehen.

Andererseits stützt sich das geschilderte Modell nur auf Untersuchungen an Buben, und Enslinger, Kellam und Rubin (1983) haben gezeigt, daß der frühkindliche familiäre Einfluß über die vermittelnde Variable der Aggressivität auf die spätere Delinquenz für Mädchen ein anderer ist als für Jungen.

Schließlich fußen die Prüfungen auf querschnittlich erhobenen Daten, weshalb Patterson und Digeon (1985) nicht nur eine experimentelle Beeinflussung einiger Prädiktorvariablen durch klinisch-psychologische Interventionen planen, sondern auch Längsschnitte fordern. Denn niedrige Bindung der Kinder an die Eltern oder Lehrer muß nicht nur, wie in der Kontrolltheorie expliziert, eine antezedente Bedingung für Delinquenz sein, sondern kann dieser auch als Konsequenz folgen. Im Falle einer beiderseitigen Wirkungsrichtung aber würden die berichteten Koeffizienten allesamt eine Überschätzung der in der Theorie postulierten (einseitigen) Effekte liefern.

Agnew (1985) hat an N = 1.498 Buben einen derartigen längsschnittlichen Vergleich über ein Beobachtungsintervall von zwei Jahren durchgeführt. Während querschnittlich nahezu durchgängig die eingesetzten Kontrollvariablen signifikant mit der selbstberichteten Delinquenz interkorrelierten, war die Varianzaufklärung der Delinquenz zum Zeitpunkt TB durch Variablen der sozialen Kontrolle zum Zeitpunkt TA nur in unbedeutendem Umfang möglich (1,8% Häufigkeit, 1,5% Schwere der Delinquenz). Für Agnew (1985) ist das ein Hinweis darauf, daß die Kontrolltheorie in jüngeren Lebensjahren, wo sich delinquente Verhaltensmuster noch nicht entwickelt haben und die Familie ebenso wie die Schule noch sehr bestimmend sind, einigen Erklärungswert besitzt, nicht jedoch für Heranwachsende, für die Freunde von immer größerer Wichtigkeit werden.

4.3.3.2. Unvollständige Familien ("broken homes")

Unmittelbar einschlägig für die Kontrolltheorie sind im weiteren alle Beiträge zum Einfluß unvollständiger Familien auf Delinquenz und Kriminalität. Frühe Untersuchungen dazu ließen erkennen, daß Jugendliche aus "broken homes" häufiger vor Gericht erschienen und verurteilt wurden als solche aus intakten Familien (s. Chilton & Markle, 1972; Monohan, 1957). Daraus ist zunächst der Schluß gezogen worden, daß Unvollständigkeit in der Tat abweichendes Verhalten "verursache", und zwar in einer bei Mädchen wirkungsvolleren Weise als bei Buben, da bei ihnen der Prozentsatz von "broken homes" besonders hoch lag. Eine plausible Erklärung dafür war schnell zur Hand in Gestalt einer für Mädchen strengeren normativen Kontrolle innerhalb der Familie, bei deren Fehlen delinquentes Verhalten wahrscheinlicher wäre als bei Buben, die von vornherein familiär weniger strikt sozialisiert würden (Toby, 1957). Darin fügte sich auch die Beobachtung gut ein, daß bei Schwarzen der geschlechterspezifische Einfluß von "broken homes" geringer ausfiel, weil familiäre Instabilität ganz allgemein bei Schwarzen weitverbreiteter sei, und es deshalb zu den frühen Erfahrungen schwarzer Mädchen gehöre, damit fertig werden zu müssen. Schon frühzeitig aber deutete sich an, daß der Geschlechterunterschied im "broken home"-Effekt vielleicht nur die qualitative Verschiedenheit der von Buben und Mädchen begangenen (aber bis dahin nicht gesondert berücksichtigten) Delikte anzeigte, denn bei einer Kontrolle der Deliktkategorien verschwanden die Effekte (Weeks, 1940), was gegen die differentiellen Auswirkungen desorganisierter Familienstrukturen sprach. Datesman und Scarpitti (1975) zeigten später an einem größeren Material, daß die Beziehung zwischen "broken home" und Geschlecht vom Delikt abhängt, und dieser Effekt bei "public policy"-Handlungen (Tragen von Waffen, Sexualdelikte, Drogenkonsum, Trunkenheit, Weglaufen von zuhause, Ruhestörung u.dgl.) am größten ist. Sie vermuten deshalb, daß der höhere Anteil von "broken homes" bei weiblichen Delinquenten in den früheren Untersuchungen nur deren größerer Belastung mit Vergehen gegen die Moral widerspiegele, nicht aber die Folgen unterschiedlicher Sozialisation.

Als Alternative zur "Verursachungs"-Hypothese von "broken homes" für Abweichung ganz allgemein wurde die Interpretation vorgebracht, daß sich die Sanktionsinstanzen nur wegen deren größerer Hilfsbedürftigkeit den Kindern aus unvollständigen Familien annähmen, nicht aber aus Gründen einer erhöhten Delinquenzbelastung. Unterstützung erfuhr eine solche Deutung durch den Nachweis, daß die familiäre Struktur eine Rolle spielt im gerichtlichen Entscheidungsprozeß (Thomas & Sieverds, 1975).

Tabelle 4.7. Abwesenheit des Vaters und Delinquenz der Kinder, getrennt für beide Geschlechter (aus Wilkinson 1980, S.27)

	Jungen Prozentsatz und Anzahl der Pbn mit dementsprechenden Delikt			Mädchen Prozentsatz und Anzahl der Pbn mit dementsprechenden Delikt		
	intakte Familien	Abwesenheit des Vaters	Gamma	intakte Familien	Abwesenheit des Vaters	Gamma
Vandalismus	33,1 (370)	44,1 (131)	0,23[a]	11,2 (123)	13,1 (44)	0,09
Körperlicher Angriff	24,2 (270)	27,0 (79)	0,07	8,6 (95)	12,4 (42)	0,20
Ladendiebstahl	43,1 (482)	45,3 (135)	0,05	28,6 (315)	38,4 (129)	0,22[b]
Autodiebstahl	13,5 (152)	16,7 (49)	0,12	6,9 (76)	9,5 (32)	0,17
Gebrauch von Marihuana	42,4 (476)	51,0 (151)	0,17[b]	40,1 (439)	50,0 (169)	0,20[b]
Trunkenheit	74,4 (836)	81,0 (239)	0,19[a]	69,0 (762)	77,9 (265)	0,23[b]
Herumstreunen	53,0 (599)	65,8 (196)	0,26[b]	47,7 (527)	66,7 (226)	0,37[b]
Weglaufen von zuhause	9,1 (102)	15,7 (46)	0,30[b]	10,1 (112)	16,4 (56)	0,27[b]

[a] $p < 0,05 > 0,01$ [b] $p < 0,01$

Einmal mehr boten sich deshalb auch hier Untersuchungen mit Selfreports als Ausweg an. Einige der einschlägigen Resultate zur "broken home"-Problematik ist bereits unter 3.4.5.4. wiedergegeben worden, so daß hier ergänzende Bemerkungen genügen können.

Die bei Hirschi (1972) berichteten Beziehungen sind substantiell, aber eher schwach, was mit der starken Ausrichtung auf eine bestimmte Deliktkategorie (Diebstahl) zusammenhängen mag. Verschiedene Anhaltspunkte sprechen nämlich dafür, daß "unvollständige Familie" vor allem mit "nichtlenkbarem" Verhalten, wie Schulschwänzen, Weglaufen oder frühzeitigem Sex zusammenhängt (Nye, 1958), im weiteren möglicherweise auch mit Rauschmittelkonsum eine engere Beziehung aufweist als mit anderen Delikten (s. Hennessy, Richards & Berk, 1978; s. auch Grinnell & Chambers, 1979, mit ebenfalls sehr schwachen Effekten).

Wilkinson (1980) erhob an N = 3.267 Schülern beiderlei Geschlechts zu acht Delikt- und Verhaltenskategorien die Inzidenz während der letzten 12 Monate und den Umstand, ob der leibliche Vater in der Familie lebt. Alle anderen Fälle, z.B. Erziehung durch Stiefvater oder Abwesenheit einer Vaterfigur, galten als "broken homes"; ausgeschlossen wurden Heim- und Waisensituationen sowie jene Fälle, in denen ein Kind allein mit seinem Vater lebte.

Die Resultate sind getrennt für die beiden Geschlechter nachfolgend wiedergegeben (s. Tabelle 4.7.), und zwar in Ergänzung und Differenzierung zu dem unter 3.4.5.4. bereits wiedergegebenen Material von Canter (1982), weil hier weniger anspruchsvolle Verfahren zur Anwendung kamen, die robuster gegenüber Streuungsunterschieden sind.

Insgesamt ist der delinquenzfördernde Einfluß der unvollständigen Familie unverkennbar. In Übereinstimmung mit Nye (1958) erweist sich der Effekt als vergleichsweise stark bei "ungovernable conduct", also Schulschwänzen und Fortlaufen von zuhause, und zwar invariant in beiden Geschlechtsgruppen. Daneben zeigen sich deliktspezifische Besonderheiten für Buben und Mädchen, d.h. unvollständige Kontrolle durch Abwesenheit des biologischen Vaters wirkt sich unterschiedlich aus für die Geschlechter in Abhängigkeit von der Art des abweichenden Verhaltens. Darüber hinaus waren - wiederum in Wechselwirkung mit den Deliktkategorien - Effekte von seiten der rassischen Herkunft, der religiösen Zugehörigkeit und städtischer versus ländlicher Wohnumwelt festzustellen: Insbesondere die letztere Variable ließ konsistent über alle Delikte eine höhere Korrelation "broken home"/Delinquenz für ländliche relativ zu städtischer Herkunft erkennen, und dieser Effekt war sehr viel deutlicher für männliche als für weibliche Jugendliche.

Wilkinson (1980) versucht als gemeinsame Erklärungsvariable die "Toleranz gegenüber Scheidung" heranzuziehen. Der Einfluß von reduzierter elterlicher Kontrolle sei da besonders deutlich, wo ***scheidungs*in*tolerante*** Einstellungen als Folge von Rasse, Religion und Wohnumwelt überwiegen würden. Allerdings war es nicht möglich, diese Einstellungen direkt zu erfassen, weshalb die besagte Interpretation vorerst auf schwachen Füßen steht. Zukünftige Forschung wird sich deshalb um die Messung dieses Konzeptes kümmern müssen, was erfolgversprechend deshalb ist, weil es nicht nur viele der genannten Faktoren aufzufangen erlaubt, sondern vielleicht auch den zeitlichen Veränderungen gerecht werden kann, die für einen Teil der empirischen Inkonsistenzen verantwortlich sind.

4.3.3.3. Religiosität

Schließlich berühren auch Untersuchungen zur Religiosität Kontrolltheorien, und zwar zumindest das Element der "beliefs", da alle Religionen systemkonforme Werte insofern vermitteln, als sie unter bestimmten Umständen für das Töten von Mitmenschen, die Entwendung von Eigentum oder die Verleumdung von anderen schwere Strafen zumindest im Jenseits androhen. Von daher lautet die Hypothese, daß Religiosität negativ mit Delinquenz korreliert.

Wie zu anderen Hintergrundfaktoren liegen auch hierzu Untersuchungen soziologischer und psychologischer Art im Sinne der unter 1.7.4. getroffenen Unterscheidung vor.

Stark, Doyle und Kent (1980) wählten als Bezugsebene die sog. Standard Metropolitan Statistical Areas (SMSA) der USA und korrelierten über diese Einheiten den Prozentsatz der Zugehörigkeit zur Kirche mit der Kriminalitätsrate. Nach Aussonderung von 24 SMSAs wegen unvollständiger Unterlagen zur Kriminalitätsziffer in einzelnen Delikten und 26 weiteren aus der Neu-England-Region wegen der dort anderen Organisationsform (herkömmliche Städte anstelle von Counties) verblieben N = 193 Meßpunkte. Der Anteil Schwarzer wirkte im Sinne einer Suppressorvariablen, weil er sowohl mit Kirchenzugehörigkeit als auch Kriminalität korrelierte. Aus diesem Grunde wurde der Prozentsatz der Schwarzen an der jeweiligen Bevölkerung herauspartialisiert. Die verbleibenden (Partial-) Korrelationen sind in Tabelle 4.8. wiedergegeben.

Tabelle 4.8. Partial-Korrelationen zwischen Kirchen-Mitgliedschaft und Kriminalitätsrate unter Konstanthaltung des Anteils der Farbigen (nach Stark et al. 1980, S.47)

Offizielle Kriminalitäts-Rate	-0,44
Subkategorien	
Einbruch	-0,45
Diebstahl	-0,44
Autodiebstahl	-0,18
Gewalttätige Delikte	-0,20
Mord	-0,12
Vergewaltigung	-0,41
Raub	-0,16
Körperverletzung	-0,14

Alle Koeffizienten sind mindestens auf dem 5%-Niveau bedeutsam.

Wie ersichtlich, bestehen generell negative Zusammenhänge, was die Kontrolltheorie bestätigt. Eine Binnendifferenzierung ist insofern erkennbar, als die Korrelationen bei Eigentumsdelikten deutlich höher liegen als bei den gewalttätigen Straftaten. Eine Interpretation in dem Sinne legt dar, daß bei den letzteren Delikten, die häufig "aus Leidenschaft" verübt werden, durch den Umstand, daß die Betreffenden einfach "den Kopf verlieren", religiöse und moralische Hinderungsgründe vorübergehend stark an Bedeutung verlieren und fast völlig neutralisiert werden. Für Autodiebstahl müßte deshalb die momentane Versuchung einer Fahrt zum Spaß ebenso reklamiert werden wie im Falle der Vergewaltigung eine gewisse Chronizität.

Wie bereits unter 1.7.3. dargelegt wurde, dürfen daraus nicht unmittelbar gleichsinnige Resultate auf der Ebene des individuellen Verhaltens abgeleitet werden. Tatsächlich berichten Hirschi und Stark (1969; s. auch Burkett & White, 1974) nur über unbedeutende Zusammenhänge zwischen selbstberichteter Delinquenz und Religiosität, doch konnten in einer Re-Analyse von deren Daten Jensen und Erickson (1979) zeigen, daß bei angemessenen Kontrollen für die Bekenntniszugehörigkeit signifikant negative Korrelationen auch hier vorliegen.

Ausgehend von diesen Erfahrungen ordneten Elifson, Peterson und Hadaway (1983) in ihrer sehr sorgfältigen Studie die einzelnen Bekenntnisse auf einer eigenen "Orthodoxie"-Skala, die von "liberal" (u.a. Unitarier und Presbyterianer) über "gemäßigt" (u.a. Methodisten, Lutheraner, Christian Church) und "konservativ" (Baptisten) bis zu "katholisch" reicht. (Juden wurden bei multivariaten Analysen unter Verwendung dieser Skala ausgeschlossen.) Im Unterschied zu den meisten anderen Beiträgen zu dem Thema wurde die Religiosität durch mehrere gesonderte Items erfaßt, namentlich zum Kirchenbesuch, der Augenfälligkeit ("salience") religiöser Motive ("All in all, how important would you say your religion is in influencing the way you live?"), dem Glauben an ein Leben nach dem Tode und die kontinuierliche Präsenz Gottes bzw. dessen ständige Erreichbarkeit über Gebete. Schließlich wurde die allgemeine Moral erfragt mit dem Statement: "Children should obey all the rules their parents make for them". Die N = 600 Jugendlichen beiderlei Geschlechts im Alter von 12 bis 18 Jahren bearbeiteten darüber hinaus eine Delinquenzbelastungsskala, deren Items nicht nur einen Gesamtscore, sondern Untersummenwerte, z.T. gewichtet nach der Schwere der Delikte, lieferten. Wie meist in diesen Fällen war der globale Gesamtpunktwert besonders ergiebig, der mit den einzelnen Religiositätsmaßen im Mittel zu $r = -.21$ korrelierte. Die Korrelationen waren in etwa gleich für aggressive und Eigentumsdelikte (was mit den o.a. makrosoziologischen Daten von Stark et al., 1980, ***nicht*** korrespondiert), jedoch unterschiedlich für Delikte mit und ohne Opfer in dem Sinne, daß die letzteren Vergehen (Alkohol- und Marihuana-Gebrauch) mit Werten um $r = -.40$ die höchsten Werte überhaupt aufwiesen (im gleichen Sinne auch Albrecht, Chadwick & Alcorn, 1977). Die "salience" der Religiosität, der Glaube an die Erreichbarkeit Gottes über ein Gebet und die Orthodoxie standen mit Delinquenz in engerer Beziehung als der eigene Kirchenbesuch oder derjenige der Eltern. Die aufgeklärte Varianz betrug bei den Liberalen $R^2 = .35$, bei den Gemäßigten .24, den Konservativen .17 und den Katholiken .19, d.h. mit zunehmender Orthodoxie oder Strenge gehen die religionsbedingten Delinquenzdifferenzen systematisch zurück. Noch höher als die Religiositätsmaße korrelierte jedoch Moralität mit abweichendem Verhalten, und in multiplen Korrelationen, in denen das Moralitäts-Item enthalten war, erreichten Religiosität-Indizes nur unbedeutende ß-Gewichte, d.h. die Unterschiede in der Religiosität konnten nichts an Kriteriumvarianz aufklären, was nicht schon durch Moralität abgedeckt war.

Im Sinne dieser Resultate stellt Religiosität nur einen relativ schwachen Faktor dar, der lediglich als Teil eines ganzen Bündels potentieller delinquenzhemmender Einflüsse wirksam wird. Eine andere Interpretation geht dahin, daß Religiosität eine antezedente Größe ist, die es einer Familie oder einem Freundeskreis erlaubt, normenkonforme Moralvorstellungen aufzubauen und damit kriminalitätsverhütend zu wirken.

4.3.3.4. Stadt-Land-Gefälle

Seit jeher bestehen neben den unmittelbar augenfälligen Unterschieden zwischen Stadt und Land in den ausgeführten beruflichen Tätigkeiten, der Art der Unterkunft, dem Warenaustausch, Verkehr und sozialem Interaktionsmuster auch Differenzen hinsichtlich der Einstellungen, Werthaltungen und Meinungen, die auf einer Dimension mit den Polen 'liberal' und 'konservativ' abgebildet werden können. Gut besuchte Gottesdienste, eine restriktivere Sexualmoral und relativ gute Wahlergebnisse konservativer Parteien in ländlichen Gebieten sind dafür exemplarische Indikatoren. In mehreren Arbeiten konnte gezeigt werden, daß in den USA eine lineare Beziehung zwischen Grad des Konservativismus und (geringer) Größe einer Ortschaft besteht (Fisher, 1975; Glenn & Hill, 1977).

Natürlich hat der auf dem Land traditionellere Lebensstil entsprechende Auswirkungen auf die darin aufwachsenden Jugendlichen. Hier wird ein Kind für eine wesentlich homogenere soziale Umwelt erzogen, als sie in Städten mit dem dort üblichen Kaleidoskop verschiedener und miteinander konkurrierender normativer Strukturen gegeben ist. Während sich in städtischen Lebenswelten traditionelle Institutionen wie Familie, Schule und Kirche immer wieder in Frage stellen lassen müssen durch immer neue Gedanken und Bewegungen, werden die Rollenerwartungen und informellen Regeln für das Verhalten in ländlichen Gegenden meist geteilt von einer breiten Mehrheit der Bevölkerung. Diese Konsistenz der Umwelt führt nicht nur zu mehr Stabilität im Verhalten der Heranwachsenden, sondern über die höheren zeitlichen und emotionalen Investitionen in formale Sozialisationsinstanzen auch zu stärkeren Bindungen an konventionelle Verhaltensformen; Normenkonformität und die Achtung von Autoritäten stehen im Vordergrund. Die Sozialisation gegenüber einer relativ homogenen und konsistenten Umwelt ist somit ein erster Faktor, der auf dem Lande eine geringere Rate abweichenden Verhaltens erwarten läßt als in urbanen Umwelten. Hinzukommt die Überschaubarkeit ländlicher oder dörflicher Lebensräume, innerhalb deren der einzelne als Täter viel eher identifiziert und ggf. diskriminiert werden kann; sofern man Wert auf die Meinung anderer legt, muß darin ein Abschreckungsmoment gegenüber dem Verüben von Delikten gesehen werden.

Wenngleich eine Fülle von Daten die höhere Kriminalität von Stadt- zu Landbewohnern belegt, fehlt es an Untersuchungen, die den Stellenwert der sozialen Bindungen an das herkömmliche Wertesystem prüfen. Unter Verwendung eines Fragebogens zur Delinquenzbelastung haben Lyerly und Skipper (1981) einen solchen Test der - allerdings stark liberalisierten - Kontrolltheorie Hirschis unternommen. Ihre Stichprobe bestand aus jeweils N = 50 männlichen jugendlichen Arrestanten aus einer ländlichen und einer städtischen Anstalt. Als Bindung ("commitment") wurde definiert (und durch entsprechende Fragen zu erfassen versucht) die Identifikation mit und die Akzeptanz von traditionellen oder konventionellen Verhaltensmustern - wie sie durch die fünf Sozialisationsinstanzen Familie, Schule, Kirche, normenkonforme Freunde und legale Autoritäten vermittelt werden. In der vergleichsweise kleinen und durch die Institutionalisierungssituation gewiß problematischen Stichprobe korrelierten sowohl ein Häufigkeits- als auch ein Schweremaß für Delinquenz relativ hoch mit "commitment" (-.61 bzw. -.66); ähnlich hoch fiel auch der Zusammenhang zwischen Land/Stadt und "commitment" aus (-.64 bzw. -.52). Die Korrelation "commitment" versus Land/Stadt verfehlte jedoch mit r = -.20 das Signifikanzniveau. Auch war der Zusammenhang zwischen Stadt-Land und Delinquenz nicht durch "commitment" zu erklären, d.h. die Korrelation blieb auch erhalten bei Einführung von "commitment" als Partial- oder Testvariable. Allerdings moderierte das Ausmaß an Bindung die Lokalität-Delinquenz-Korrelation in dem Sinne, daß bei hohem "commitment" Land/Stadt und Delinquenz zu r = -.75, bei niedrigem zu r = -.54 interkorrelierten. In den zugrundeliegenden Häufigkeitsverteilungen deutet sich an, daß eine hohe Konformitätsbindung stärker normenverpflichtend wirkt in ländlicher als in städtischer Umwelt. Auch eine andere Sichtweise ist möglich, daß nämlich schwache Bindungen eine stärkere Delinquenz eher für städtische als ländliche Jugendliche hervortreten lassen.

Auch wenn die Resultate nicht alle erwartungsgemäß ausfielen, so verdient die Variable Stadt/Land im Rahmen der Kontrolltheorie und unter Hinzunahme der übrigen Kontrollvariablen eine verstärkte Beachtung und eine Untersuchung an einer weniger ausgelesenen Stichprobe.

4.3.4. Abschließende Bewertung

Die Kontrolltheorie von Hirschi formuliert nicht nur weithin dasjenige, was Laien zur Kriminalitätsgenese erwarten und bei der Erziehung gewöhnlich berücksichtigen, sondern auch originäre Faktoren, die allerdings seltener empirisch geprüft wurden. Gleichwohl ist die Zahl der angenommenen kriminogenen "Determinanten" mit n = 4 sehr gering - zu gering, wenn man an sehr bedeutsame und durchaus erklärungsmächtige Variablen wie Anomie oder differentielle Gelegenheiten aus anderen Theorien denkt. Unbenommen bleibt aber, daß die Kontrolltheorie gerade auf Bereiche abhebt, die von anderen theoretischen Systemen weithin unberücksichtigt bleiben, daß sie für sich selbst eine große Bandbreite sehr unterschiedlicher Variablen zu organisieren gestattet, und deshalb nicht nur von hohem integrativem, sondern auch heuristischem Wert ist. Eine Kombination mit oder Einfügung in andere Konzepte ist unschwer möglich.

4.4. (Weitere) Bedingungen zur Einhaltung von Gesetzen

Anfang der siebziger Jahre hat Karl-Dieter Opp in einem denkwürdigen Aufsatz das Problem angeschnitten, daß der Gesetzgeber häufig genug mit dem Erlaß neuer Bestimmungen oder der Aufhebung bis dahin geltender Gesetze allenfalls implizite Vorstellungen verbindet zu den Mechanismen, die letztlich den Bürger zu einer Befolgung der normativen Vorgaben veranlassen. Die Einbettung des Beitrags geschah in dem Kontext des ***Wandels***, der mit gesetzgeberischen Aktivitäten notwendigerweise verbunden ist; gleichwohl wurden einige Variablen thematisiert, die auch bei Invarianz gesetzlicher Bestimmungen und damit Stetigkeit der Rahmenbedingungen eine verhaltenserklärende Funktion haben, aber in den bislang referierten Theorien entweder nicht oder in einer deutlich anderen Akzentuierung vorkamen, und die, was ihre Relevanz bei der Erklärung normenkonformen Verhaltens angeht, von hoher psychologischer Evidenz waren. Von daher lenkte das besagte Papier den Blick auf ausgesprochene Defizite der "etablierten" Theorien, ohne allerdings diese vergleichende Betrachtung überhaupt nur anzusprechen. Es mag sein, daß die Publikation in einer Zeitschrift, die damals noch in Form hektographierter Blätter erschien, einer breiteren Rezeption der darin geäußerten Gedanken entgegenstand; vielleicht war dafür auch die erwähnte Anbindung an das Problem der Anwendung von Theorien durch den Gesetzgeber verantwortlich und die Perspektive von Belang, ähnlich wie Hirschi (1972) die Übereinstimmung mit Normen und weniger die Devianz davon erklären zu wollen. Vielleicht verstellte das etwas den Blick dafür, daß es sich hierbei - sofern nur die Pole der Faktoren gespiegelt wurden - um das Gerüst einer allgemeinen Theorie zur Erklärung abweichenden Verhaltens handelt, das im Unterschied zu einigen anderen der bereits vorgestellten Theorien nur wenig Spielraum für Deutungen dahingehend läßt, was der Autor wohl mit seinen Formulierungen gemeint haben könnte. Von daher ist eine mindestens gleichrangige Beschäftigung mit dem Gegenstand der fraglichen Überlegungen angezeigt.

4.4.1. Inhalt

Opp (1971) unterscheidet zwischen unabhängigen Variablen, die auf die abhängige Variable (= das Kriterium oder das Ausmaß normenkonformen vs. normenabweichenden Verhaltens) entweder einen direkten oder nur indirekten Einfluß nehmen, letzteres derart, daß über den Umweg der direkten Faktoren die Werte der indirekten unterschiedlich ausfallen. Der eindeutigen Unterscheidung halber sollen nachfolgend in Übereinstimmung mit entsprechenden Gepflogenheiten in der Literatur die hypothetischen Ursachenfaktoren mit direkter Einflußnahme als "primär", diejenigen mit indirekter Wirkung als "sekundär" bezeichnet werden, auch wenn sich eine derartige Benennung bei Opp nicht findet. Maßgeblich dafür ist u.a. die Überlegung, daß sich die vorgestellte Theorie als hierarchisches Modell konzeptualisieren läßt, und Opp (1975) von Variablen der ersten Stufe (Primärfaktoren) und solchen der zweiten spricht.

Tabelle 4.9. Matrix der Variablen und der zwischen ihnen angenommenen Beziehungen (aus Opp 1971, S.14)

	1	2	3	4	5	6	7	8	9	10	11	12	13	14
1 Aufklärungsquote													+	
2 Privatheit	–												–	
3 Anzeigeneigung	+												+	
4 Sichtbarkeit													+	
5 Verständlichkeit											+			
6 Verbreitung											+			
7 Stigmatisierung	+		+			+					+	–	+	
8 Gesetzl. Sanktion						+							+	
9 Kompetenz des Gesetzgebers			+								+	–		
10 Zielrelevanz												–		
11 *Informmiertheit*														+
12 *Normative Abweichung*														–
13 *Erwartete negative Sanktionen*														
14 *Einhaltung*														+

\+ es besteht eine positive Beziehung
\- es besteht eine negative Beziehung
Ein leeres Feld bedeutet: Es besteht keine Beziehung

Drei Variablen stehen nach Opp (1971; nachfolgende Zitate beziehen sich auf diese Veröffentlichung) mit der Befolgung von Gesetzen in direkter Beziehung:

1) ***Grad an Informiertheit*** einer Person über ein Gesetz
Damit ist nicht die subjektive Überzeugung einer einzelnen Person gemeint, sondern die objektive Richtigkeit ihrer Kognitionen im Sinne des geltenden Rechts, d.h. "je genauer eine Person vom Standpunkt eines Beobachters konkrete Verhaltensweisen danach klassifizieren kann, ob sie vom Gesetz verboten bzw. geboten sind oder ob sie vom Gesetz nicht berührt werden". Maßgeblich für die Thematisierung der Variablen, die als notwendige, nicht aber hinreichende Bedingung angesehen wird, ist die Überlegung, daß man

sich nur dann in Übereinstimmung mit dem Gesetz verhalten kann, wenn man auch dessen Inhalt kennt.

2) ***Grad der normativen Abweichung***
Akzeptanz anderer als der in den Gesetzen codifizierten Verhaltensnormen oder das Ausmaß, in dem eine Person "andere als die Gesetzesnormen verbindlich hält und je stärker diese anderen Normen von den Gesetzesnormen abweichen".

3) ***Grad der erwarteten negativen Sanktionen***
Die Gewißheit, mit der jemand mit negativen Sanktionen für den Fall einer Übertretung der Bestimmungen rechnet und subjektive Schwere der erwarteten Sanktionen (mithin jene beiden Größen, die in der Forschung zur abschreckenden Wirkung von Strafen die zentrale Rolle spielen; s. dazu Kapitel 5.).

Neben diesen drei Primärfaktoren postuliert Opp (1971) noch zehn Sekundärfaktoren, die zwar nicht, wie bereits erwähnt, mit abweichendem Verhalten direkt in Beziehung stehen sollen, sondern nur die Ausprägung der Primärfaktoren beeinflussen und auch untereinander korrelieren. Das Muster und die Richtung der angenommenen Wechselbeziehungen sind aus der Matrix von Tabelle 4.9. zu entnehmen.

Wie bei den primären handelt es sich auch bei den sekundären Faktoren um dimensionale Konstrukte, innerhalb derer quantitativ variierende Ausprägungsunterschiede zwischen Delikten, Gruppen oder Individuen bestehen:

1) ***Aufklärungsquote***
Verhältnis der begangenen Delikte zu den von den Durchsetzungsinstanzen aufgeklärten.

2) ***Privatheit der Übertretungssituation***
Subjektive Überzeugung oder gesetzliche Regelungen über die Intimität oder Privatheit bestimmter Verhaltensweisen (z.B. Ausschluß der Polizei aus Operationssälen, in denen sie anderenfalls versucht sein könnte, Nachforschungen darüber anzustellen, ob dort Abtreibungen vorgenommen werden; Anwendung von Gewalt durch den Vater gegenüber Frau oder Kindern in der Überzeugung, hierbei handele es sich um eine familiäre Angelegenheit).

3) ***Anzeigeneigung***
Bereitschaft von Personen, die über das Vorliegen einer Straftat informiert sind, Anzeige zu erstatten.

4) ***Sichtbarkeit einer Handlung***
Zahl von Personen, die Kenntnis haben über ein konkret begangenes Delikt (z.B. ist ein Überfall auf einer belebten Straße oder eine in den Medien "live" verfolgte Flugzeugentführung sichtbarer als eine zu nächtlicher Stunde auf einsamer Straße begangene Geschwindigkeitsübertretung oder ein von einer Prostituierten verübter Beischlafdiebstahl).

5) ***Verständlichkeit des Gesetzestextes***
Eingängigkeit und Verstehbarkeit der vom Gesetzgeber vorgenommenen Formulierungen.

6) ***Verbreitung eines Gesetzes durch Massenkommunikationsmittel***

7) ***Soziale Stigmatisierung***
Äußerungen negativer Sanktionen durch die soziale Umwelt im Falle einer Übertretung.

8) ***Grad der gesetzlichen Sanktion***
Ausmaß und Präzision der für Übertretungen vom Gesetzgeber vorgesehenen Strafen. Den Annahmen zufolge geht mit zunehmendem objektiven Sanktionsgrad auch eine steigende Verbreitung und eine stärkere soziale Stigmatisierung einher.

9) ***Perzipierte Kompetenz des Gesetzgebers***
"Moralische Autorität" und Sachkundigkeit des Gesetzgebers in den Augen derjenigen, für die gesetzliche Bestimmungen gelten sollen.

10) ***Perzipierte Zielrelevanz eines Gesetzes***
Argumentatives (im Unterschied zu nur auf den Text bezogenes) Verständnis für den Inhalt von Gesetzesregelungen oder Ausmaß, in dem "eigene Ziele in der Perzeption einer Person durch ein Gesetz (. . .) realisiert werden und (. . .) die Person an der Realisierung dieser Ziele interessiert ist". (Beispielsweise wird jemand dann das Verbot des Ausschanks von Alkoholika an Jugendliche in Gaststätten eher befolgen, wenn er von der gesundheitlichen und sozialen Schädlichkeit gegenteiligen Verhaltens überzeugt ist.)

Opp (1975, S. 220 f.) bezeichnet die Variablen der zweiten Stufe als den schwächsten Teil der Theorie, und zwar im Hinblick auf das von ihnen nur unzureichend abgedeckte Spektrum aller in Frage kommenden Einflußfaktoren, des weiteren wegen der Schwierigkeit angemessener Erhebungen und einer gewissen Präzisierungsbedürftigkeit.

Wird die Frage der Bezugseinheiten der Variablen in der originalen Publikation von Opp (1971) gar nicht angesprochen, unterscheidet er in einer späteren Darstellung (Opp, 1973) zwischen Aggregate- und Individualebene. Grundlage dafür ist die Vorstellung, daß Umwelt- oder Aggregatemerkmale auf individuen-interne Variablen (der zweiten Stufe) und diese auf individuelle Unterschiede in Dimensionen der ersten Stufe wirken. Sind von daher die Sekundärfaktoren in erster Linie solche vom Aggregateniveau, so werden doch - als Ausnahme von dieser Regel - die Privatheit, die Verständlichkeit und die Zielrelevanz als individuell definiert.

4.4.2. Modifikationen

Kurze Zeit nach der Vorstellung der Theorie in der o.a. Weise erweiterte Opp (1973) den Katalog der Primärfaktoren um die sog. unabhängige Variable "***erwartete positive Sanktionen***":

> Der Grad der erwarteten positiven Sanktionen einer Person bei der Einhaltung eines Gesetzes ist um so höher, je sicherer die Person mit positiven Sanktionen bei der Befolgung rechnet und je positiver diese Sanktionen von der Person bewertet werden (S. 198).

Detaillierende Meßvorschläge fehlen; aus den gegebenen Erläuterungen ist aber zu entnehmen, daß der Autor u.a. an kognitive Elemente denkt, etwa in der Form von moralischer Befriedigung oder Erlebnissen der Gerechtigkeit bei der Einhaltung von Gesetzen.

Auf Diekmann (1975) geht der Vorschlag zurück, die Theorie - nach Spiegelung der Variablen - nicht nur zur Erklärung von Gesetzesübertretungen heranzuziehen, sondern sie generell auf normabweichendes Verhalten anzuwenden. Darüber hinaus schlug er vor, als zusätzlichen Primärfaktor die "Häufigkeit normrelevanter Situationen" zu berücksichtigen, d.h. die "Zahl von Verhaltensalternativen, die sich einer Person bezüglich einer Norm stellen" (S. 187) oder die Häufigkeit von Situationen, in denen eine Wahl zwischen den Verhaltensalternativen Befolgung oder Übertretung der Norm möglich ist.

Obwohl nicht eingehender diskutiert, kehren hier die differentiellen Gelegenheiten oder auch die Möglichkeiten für abweichendes Verhalten in einem etwas anderen Gewande bzw. unter modifiziertem Namen wieder.

Schließlich fügt Diekmann (1975) den Sanktionsvariablen die Konzepte "positive Sanktionen bei Übertretung" (z.B. Geldeinsparung bei Schwarzfahren) und "negative Sanktionen bei Befolgung einer Norm" hinzu (z.B. die abfälligen Äußerungen oder geringschätzigen Bewertungen, die das Mitglied einer delinquenten Subkulturgruppe für ein normenkonformes Verhalten von seinen Kameraden erfährt). Die dadurch gegebenen Sanktionsvariablen könnten aber unter Rekurs auf eine Kosten-Nutzen-Theorie additiv zu einer Varible ***Netto-Nutzen*** zusammengefaßt werden. Insbesondere den "positiven Sanktionen bei Übertretung" kommt eine wichtige Funktion bei der Deutung der motivationalen Faktoren für abweichendes Verhalten zu, die ansonsten in dem Modell nicht repräsentiert wären.

Mit den erwähnten Modifikationen bzw. Ergänzungen erklärt sich Opp (1975, S. 215 f.) einverstanden, ebenso mit einem weiteren Vorschlag Diekmanns, die Definitionen der Informiertheit dahingegehnd abzuändern, daß eine Person dann als in geringem Grade informiert bezeichnet werden soll, wenn diese Person irrtümlich Verhaltensweisen als erlaubt bezeichnet, die der Gesetzgeber verbietet, nicht aber, wenn eine Person umgekehrt Verhaltensweisen als verboten bezeichnet, die der Gesetzgeber erlaubt. Illustriert wird die Notwendigkeit der Modifikation mit folgendem Beispiel: Von zwei Personen müßte gemäß der ursprünglichen Version jede als geringer informiert gelten, die 0,5‰ Alkohol im Blut als vom Gesetzgeber tolerierte Obergrenze für das Fahren eines Kraftfahrzeugs für geltendes Recht ansieht, während eine andere richtigerweise von 0,8‰ ausgeht. Im Sinne der Theorie müßte die erstere Person häufiger gegen die Promille-Regel verstoßen als die letztere. Das aber ist wenig plausibel; das Umgekehrte sei viel wahrscheinlicher zu erwarten, da kaum anzunehmen sei, daß eine Person mit irrtümlich rigideren Vorstellungen von der Gesetzesnorm als der Gesetzgeber selbst die Normen eher überschreitet als jemand, der nach der Definition der Theorie als maximal informiert anzusehen ist.

Mit Hinweis auf weitere Probleme (bei zunehmender Präzisierung der Variablen gelangt man alsbald zur Unterscheidung zwischen Vorsatz und Fahrlässigkeit sowie weiteren Abgrenzungsfragen) schlagen Simon und Kunow (1975, S. 296) vor, auf die Variable der Informiertheit gänzlich zu verzichten.

4.4.3. Empirische Bewährung

Für einen stringenten empirischen Test der Theorie, die Opp (1971, S. 17) mit sehr bescheidenem Anspruch als Vorschlag versteht, der zunächst in einfachen Situationen und mit geringem Aufwand geprüft werden sollte, ist es notwendig, die Ebene des Variablenkataloges zu vereinfachen. Bei einer Entscheidung für das Aggregateniveau bedarf es der geeigneten Festlegung von Einheiten wie Städten, Ländern o.ä., von denen die benötigten Raten von Aufklärung, Anzeigeneigung, Verbreitung usw. vorliegen. Denkbar ist auch eine Prüfung der Theorie im Vergleich verschiedener (möglichst vieler) Delikte, für die es dann nur noch der Daten entweder landesweit oder in jenem Distrikt bedarf, in der die Untersuchung durchgeführt wird.

Erhebungstechnisch den geringsten Aufwand erfordert die Individualisierung ***aller*** Variablen. Dies scheint zwar zunächst im Widerspruch zu den Vorstellungen von Opp (1973, S. 208) zu stehen und die Gefahr heraufzubeschwören, die Theorie zu reformulieren, doch hat sich Opp (1975) letztlich nicht grundlegend dagegen ausgesprochen, daß die beiden vorliegenden empirischen Beiträge die Operationalisierung der Variablen ausschließlich auf dem individuellen Niveau ansiedeln und damit die Sekundärfaktoren als Perzeptionen der Meßwertträger erfassen.

Brauer, Frey und Amelang (1975) übertrugen den Inhalt der o.a. Tabelle, also die ursprüngliche Theorie, in ein pfadanalytisches Modell, das lineare Funktionen und Wirkungen nur in einer Richtung vorsieht.

Überprüft wurde das Modell für die beiden Deliktgruppen Diebstahl und Rauschmittelkonsum. Maßgeblich für deren Auswahl war die hohe Basisrate dieser Straftatbestände. Die Variablen wurden in Form individuell bearbeiteter Fragebögen erhoben. Darin eingeschlossen war eine Delinquenzbelastungsliste mit 19 bzw. 21 Fragen (Diebstahl und Rauschgift), die die Kriteriumswerte lieferte. Insgesamt N = 213 Personen lieferten Werte zur Diebstahls- und N = 221 Personen solche zur Rauschmittel-Untersuchung; jede der beiden Gruppen bestand etwa im Verhältnis 2/3 zu 1/3 aus Schülern/Lehrlingen sowie Einsitzenden einer Strafanstalt.

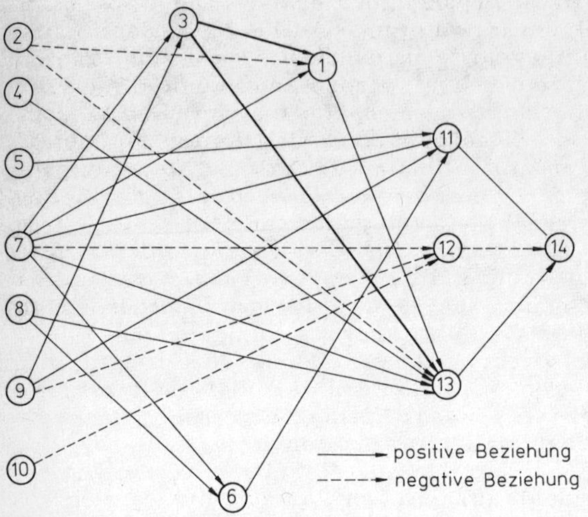

Abb. 4.9. Pfadanalytische Explikation des Modells zur Befolgung von Gesetzen (aus Brauer, Frey und Amelang 1975, S. 100)

Pro Variable der Nummern 1 bis 10 wurden zwischen 8 und 11 Items formuliert, zu denen die Versuchspersonen auf siebenstufigen Skalen mit verbal verankerten Endpunkten das Ausmaß an Zustimmung oder Ablehnung angeben mußten. Jeder dieser Variablenblöcke wurde zunächst faktorisiert und daraus ein individueller Faktorscore als gewichtete Summe aus den Einzelitems ermittelt. Nachfolgend wird pro Variable jeweils ein Beispiel für die Fragen gegeben, und zwar anhand jenes Items, das die höchste Ordnung auf "seinem" Faktor aufwies:

Variable 1 (Aufklärungsquote):
"Wie erfolgreich ist - Ihrer Meinung nach - die Polizei bei der Aufklärung dieses Verbrechens?"

Variable 2 (Privatheit):
"Können Sie sich vorstellen, daß Sie dieses Delikt unter Mithilfe-, Mittäter- oder Mitwisserschaft von Verwandten begehen würden?"

Variable 3 (Anzeigeneigung):
"Inwieweit fühlen Sie sich selbst moralisch verpflichtet, Straftaten dieser Art, von denen Sie Zeuge geworden sind, anzuzeigen?"

Variable 4 (Sichtbarkeit):
"Für wie wahrscheinlich betrachten Sie es, daß von einem Verüben solcher Delikte noch weitere Personen innerhalb der Verwandtschaft Kenntnis erhalten?"

Variable 5 (Verständlichkeit):
"Wie groß wären Ihre Schwierigkeiten selber, den Inhalt des Gesetzes zu verstehen, weil der Text so theoretisch ist?"

Variable 6 (Verbreitung):
"Wie sehr würden Sie dafür eintreten, daß in der Presse oder im Fernsehen mehr sachliche Information über dieses Gesetz und diese Straftaten gebracht werden?"

Variable 7 (Stigmatisierung):
"Nehmen Sie einmal an, Sie hätten als Hauptmieter ein Zimmer zu vermieten, für das sich jemand interessiert, der wegen des obigen Delikts vorbestraft ist: Wie sehr würde Sie diese Vorstrafe dazu veranlassen, diesen Bewerber nicht als Untermieter aufzunehmen?"

Variable 8 (Gesetzliche Sanktion):
"Welches ist Ihrer Meinung nach die Höchststrafe, die bei diesem Delikt verhängt werden kann?"

Variable 9 (Kompetenz des Gesetzgebers):
"Inwieweit stimmen Sie mit der Ansicht überein, daß der Staat ein Recht haben sollte, Straftäter in diesem Delikt zu bestrafen?"

Variable 10 (Zielrelevanz):
"In welchem Grade werden in dem Gesetz gegen das oben erwähnte Delikt Ihre eigenen Vorstellungen und Ziele ausgedrückt?"

Variable 11 (Informiertheit) wurde bei Diebstahl in zwei Unterfragebogen erfaßt:
a) 16 Fragen vom Typ: "Ist es strafbar, wenn . . ."
b) 25 Fragen vom Typ: "Ist es schwerer oder leichter Diebstahl, wenn . . ."
Bei der Rauschgiftstichprobe wurden 27 Fragen verwendet vom Typ: "Ist es ein Rauschgiftdelikt im Sinne des Opiumgesetzes, wenn . . (dieses oder jenes geschieht)?"
Die richtigen Lösungen waren durch Expertenaussagen bestimmt worden.

Variable 12 (Grad der normativen Abweichung):
Hier wurden sechs kurze Geschichten dargeboten, in denen mehr oder weniger strafbare Handlungen vorkamen. Danach folgten sieben Stellungnahmen mit siebenstufiger Skala der Zustimmung bzw. Ablehnung, die eine Art Thurstone-Skala bilden sollten.

Variable 13 (Erwartete negative Sanktionierung):
Sechs Delikte wurden formuliert, z.B.:
"Jemand stiehlt in Begleitung von zwei Freunden Schallplatten aus einem Laden und wird dabei geschnappt."
Im Anschluß daran folgten jeweils die Fragen:
"Welche Strafe erwarten Sie in diesem Fall?" Geldstrafe: . . . DM; Haftstrafe . . . Wochen / Monate / Jahre.
"Wie sicher, glauben Sie, werden diese Strafen eintreten?" Geldstrafe 0%, 10%, 20% . . . 90%, 100%; Haftstrafe 0%, 10%, 20% . . . 90%, 100%.
"Für wie schlimm halten Sie die jeweilige Strafe?" (siebenstufige Beantwortung).

Variable 14 (Kriterium: "Befolgen von Gesetzen"):
Ja-Nein-Fragen vom Typ:
"Haben Sie selber schon in einem Kaufhaus oder Selbstbedienungsladen etwas im Wert von über DM 10,-- eingesteckt?" oder "Haben Sie selber schon Morphiumtabletten geschluckt, obwohl man sie Ihnen nicht verschrieben hatte?"

Die wichtigsten Resultate sind getrennt für Diebstahl und Rauschgiftkonsum in Tabelle 4.10. zusammengestellt.

Tabelle 4.10. Zusammenstellung der im Modell überprüften und der empirisch gefundenen Abhängigkeiten (nur signifikant von Null verschiedene Koeffizienten wurden berücksichtigt) (aus Brauer, Frey und Amelang 1975, S.107)

	1	3	6	11	12	13	14
1 Aufklärungsquote				0 -0,23 (-0,05) x	0 (-0,05) +0,13 x	+ 0,15 (-0,06) x	0
2 Privatheit	-	0 (0,01) 0,21 x	0	0	0 +0,10 +0,18 x	-	0 -0,16 -0,16
3 Anzeigeneigung	+ 0,21		0	0	0 -0,29 -0,22 x	+	0 (-0,14) (0,05) x
4 Sichtbarkeit	0 0,17	0	0 (0,22) 0,10 x	0 (0,12) (-0,08) x	0	+	0
5 Verständlichkeit	0 -0,17 -0,24	0	0 (0,07) -0,27 x	+ 0,14 0,16	0 +0,15 (-0,08) x	0	0
6 Verbreitung	0			+ (-0,06) 0,25 x	0 -0,12 (0,08) x	0	0
7 Stigmatisierung	+ (-0,05) 0,13 x	+ 0,25 0,24	+ (-0,03) -0,24 x	+ -0,18 -0,20	- +0,09 (-0,06) x	+ 0,20 (-0,02) x	0
8 Gesetzliche Sanktion	0	0	+ (0,01) 0,12 x	0	0	+ (+0,04) -0,14 x	0

Tabelle 4.10 (Fortsetzung)

	1	3	6	11	12	13	14
9 Kompetenz des Gesetzgebers	0 (0,18) 0,43 x	+ 0,54 0,39	0 0,28 0,33	+	- -0,27 -0,50 x	0	0
10 Zielrelevanz	0 (0,16) (-0,09) x	0 0,16 (0,12)	0	0	- -0,21 -0,14 x	0	0
11 Informiertheit	╳	╳	╳	╳	0	0	+
12 Normative Abweichung	╳	╳	╳	╳	╳	0 (-0,07) -0,52 x	- -0,47 -0,52
13 Erwartete negative Sanktionen	╳	╳	╳	╳	╳	╳	+ (-0,04) +0,23 x

In der 1. Zeile sind die Modellannahmen von Opp gekennzeichnet; allgemein gilt: Die Zeilenvariable wirkt auf die Spaltenvariable.
0 = es ist keine Beziehung spezifiziert,
+ = positive Beziehung zwischen Zeilenvariabler und Spaltenvariabler,
- = negative Beziehung zwischen Zeilenvariabler und Spaltenvariabler.
In der 2. Zeile ist der Regressions-(Pfad-)Koeffizient für Diebstahl, in der 3. Zeile der entsprechende Koeffizient für Rauschgift.
In der 4. Zeile vorhandene Kreuze kennzeichnen signifikante Differenzen zwischen den entsprechenden Koeffizienten der Diebstahls- bzw. Rauschgiftuntersuchung.
Das Kreuz durch das ganze Feld über alle 4 Zeilen bedeutet, daß diese Beziehung nicht berechnet wurde, d.h. nicht in den Modellgleichungen enthalten ist.
Die in Klammer stehenden Werte sind nicht signifikant von Null verschieden. Sie sind zur Orientierung beim Vergleich von Diebstahls- und Rauschgiftuntersuchung angeführt.

Wie unmittelbar ins Auge fällt, erreichen diese Koeffizienten ganz überwiegend nur eine geringe Höhe; eine gewisse Ausnahme bildet lediglich die Korrelation zwischen normativer Abweichung und dem Ausmaß selbstberichteter Delinquenz, wo gleichermaßen für Diebstahl und Rauschmittelgebrauch ein Wert von ca. r = .50 erreicht wird. Darüber hinaus stehen mit normativer Abweichung, wie von dem Modell gefordert, auch die Kompetenz des Gesetzgebers und die Zielrelevanz in negativer Beziehung, schließlich auch noch - worüber das Modell nichts aussagt - die Anzeigeneigung und die Privatheit. Für Verständlichkeit wurde lediglich eine positive Beziehung hypothetisiert (mit Informiertheit) und auch für beide Delikte bestätigt. Das gleiche trifft zu für Zielrelevanz. Die meisten Korrelationen wurden aus der Sichtweise der Prädiktoren von Stigmatisierung erwartet, doch fällt das Bild hier sehr widersprüchlich aus, wie überhaupt zu erkennen ist, daß die beiden Delikte in zahlreichen Fällen sehr unterschiedliche Korrelationen zeigen. Daran ist nicht nur der generelle Trend beteiligt, wonach bei einer Kombination aller Primär- und Sekundärvariablen das Kriterium Rauschgiftmißbrauch weitaus besser aufgeklärt wird als Diebstahl (53% zu 34%).

Rekurriert man zunächst nur auf die in der Diebstahls- und der Rauschgiftuntersuchung gleichermaßen bestätigten Beziehungen, so reduziert sich das Modell auf die in Abbildung 4.10. wiedergegebenen Elemente.

Die aufgeführten Variablen bzw. Beziehungen sind zwischen den Delikten relativ invariant in gleicher Richtung "wirksam"; möglicherweise ist hier auch die Operationalisierung der Faktoren besonders theorienahe gelungen und eine höhere Zuverlässigkeit erreicht worden. Zumindest die Auswertung der erwarteten negativen Sanktionen jedoch geschah suboptimal, da aus der Abschreckungsforschung bekannt ist, daß die Schwere der Strafe nur dann einen Einfluß ausübt, wenn ihr Eintreten gewiß ist (s. 5.). Zudem wäre es angemessener gewesen, die Wahrscheinlichkeit von Sanktionen für die *eigene* Person zu erfragen.

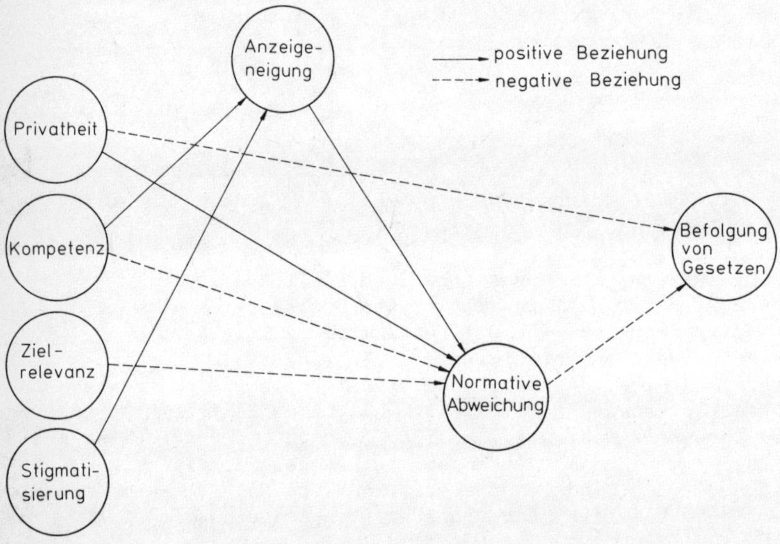

Abb. 4.10. Bestätigte Beziehungen bei Diebstahl und Rauschmittelgebrauch (nach Brauer et al. 1975, S. 111)

Um den obigen Variablen-"Kern" könnten sich gemäß des Oppschen Vorschlags weitere Untersuchungen gruppieren, wobei das Ziel eines für viele verschiedene Tatbestände geltenden Modells zugunsten deliktspezifischer Ausgestaltungen aufgegeben werden sollte, sofern sich anderenfalls nicht eine befriedigende Varianzaufklärung des Kriteriums erreichen läßt.

Mit vergleichbarer Methode hat Diekmann (1975) eine Untersuchung zu der Theorie anhand des Delikts "Schwarzfahren" durchgeführt (operationalisiert mit nur einer Frage zur Häufigkeit der Benutzung öffentlicher Verkehrsmittel während einer vorgegebenen Zeit, ohne im Besitz eines gültigen Fahrausweises zu sein). Befragungspersonen waren N = 180 Probanden, überwiegend Studenten. Die Primärfaktoren enthielten neben Informiertheit (Kenntnis der Straftatbestände innerhalb eines Kataloges vorgelegter Verhaltensweisen), normativer Abweichung (Beispiel-Item: "Wenn man ab und zu mal schwarzfährt, ist das ohne weiteres zu vertreten?") und der Erwartung negativer Sanktionen bei Übertretung drei weitere Variablen, nämlich normrelevante Situationen und Erwartung positiver Sanktionen bei Befolgung (z.B.: "Es spricht einiges für die Ansicht, daß jemand moralisch gewinnt, weil er die Tarifbestimmungen respektiert und seinen Fahrpreis entrichtet") sowie Übertretung (z.B. "Wer schwarz fährt, spart auf die Dauer einen nennenswerten Betrag"). Mit dem Kriterium korrelierten diese Prädiktoren zu .05, .47, .20, .18, .24 und .29 (in der Reihenfolge der o.a. Variablen). Die beiden letzten Koeffizienten übertreffen in ihrer Höhe denjenigen für die übliche Abschreckungsfrage, womit bereits die Zweckmäßigkeit einer Erweiterung des Modells unter Beweis gestellt wurde, zumal die Sanktionsvariablen untereinander nur gering korrelieren.

Auch hier zeigte sich, darin den Ergebnissen von Brauer et al. (1975) im numerischen Wert fast deckungsgleich, die relativ hohe Erklärungskraft von normativer Abweichung und die Bedeutungslosigkeit von Informiertheit.

Bei den Sekundärvariablen beschränkt sich Diekmann (1975) leider nur auf eine Stichprobe des gesamten Variablenspektrums. Die pfadanalytische Modelltestung führte zu Resultaten, die in Abbildung 4.11. wiedergegeben sind.

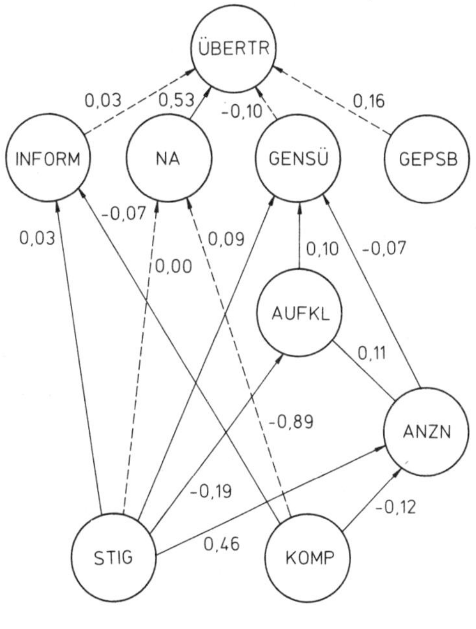

Abb. 4.11. Modell und Ergebnisse von Diekmann (aus Diekmann 1975, S. 195)

Es ist zwar richtig, daß auch diese Studie, die nur Ausschnitte des Oppschen Modells prüft, sowohl hinsichtlich der gerichteten Beziehungsannahmen als auch der Kausalstruktur eine Falsifikation bedeutet, wenn das jeweilige Gesamtgefüge zur Grundlage der Entscheidung gemacht wird. Auf der anderen

Seite stellt eine Simultanprüfung aller hypothetischen Beziehungen fraglos einen besonders kritischen Text dar, da schon bei *einer* Abweichung das Gesamtmodell als falsifiziert gelten muß. Gerade die am empirischen Detail ansetzende theoretische Modifikation und/oder meßtechnische Verfeinerung stellt ein wesentliches Kennzeichen wissenschaftlichen Arbeitens dar. Insofern liefern die Resultate wertvollen Aufschluß darüber, was im ersten Zugriff weniger belangvoll war und was eine Bestätigung sowohl der Theorie als auch der vorgenommenen Operationalisierungen bedeutet. Genau diesen Prinzipien scheint sich auch Diekmann (1980) verpflichtet, wenn er in einer gewissen Abkehr von dem negativen, an der Gesamtschau orientierten Resümee nach der ersten Untersuchung die in insgesamt drei Einzeluntersuchungen zu Schwarzfahren, Steuerhinterziehung und Rauchverbot geprüften Beziehungen differenziert betrachtet. Mit dem Kriterium der Übertretung korrelierten in allen Fällen in vorhergesagter Richtung die normative Abweichung (sozusagen das vertraute und zuverlässige "Arbeitspferd" mit hohem Stellenwert auch in anderen Konzepten wie dem der Anomie und Techniken der Neutralisierung), die negativen Sanktionen bei Übertretung und die normativen Situationen; zweimal wurden auch die negativen Sanktionen bei Befolgung geprüft und ebenfalls bestätigt. Von den Sekundärvariablen bzw. den Pfaden zwischen ihnen erwiesen sich die Beziehungen Stigmatisierung/Anzeigeneigung und Kompetenz/normative Abweichungen in den drei Studien als vollständig replikationsfähig; in den dazu durchgeführten zwei Prüfungen gilt das auch für die Kombination Anzeigeneigung/ Aufklärung und Aufklärung/negative Sanktion bei Übertretung. Schließlich ist auch Zielrelevanz von Bedeutung. (In dem obigen Diagramm wurden die betreffenden Verbindungen durch Doppel- oder Dreifachstriche entsprechend kenntlich gemacht.)

Hingegen scheint es, als spiele die Informiertheit im Lichte der Empirie keineswegs die Rolle, die ihr in Überlegungen einfach eingeräumt werden muß. In bezug auf spezifische Delikte kann sich das Bild allerdings wenden; denn für Wirtschafts- und Steuerstraftaten bedarf es, worauf Diekmann (1975, S. 197) hinweist, häufig besonders hochkarätiger Kenntnisse, weshalb hier Abweichung eher mit hoher als mit niedriger Informiertheit einhergehen könnte.

Wie in bezug auf andere Theorien ist für eine verbindliche Beurteilung ein Mehr an sorgfältiger Arbeit vonnöten, für die die referierten theoretischen und empirischen Beiträge nicht nur den Ausgangspunkt, sondern vielleicht auch eine Art Wegweiser bilden könnten. Anspruchsvollere Ansätze würden dabei nicht nur längsschnittlichen Zugang suchen (in den geschilderten Fällen waren die Voraussetzungen für Varianzaufklärung deshalb besonders günstig, weil alle Informationen simultan erhoben wurden), sondern auch die Herkunft der Daten zumindest partiell diversifizieren, so daß nicht alles aus dem Munde der Befragungspersonen kommen muß. Schließlich aber wäre auch an eine Dynamisierung der Modellvorstellungen zu denken, bei der Aussagen über Veränderungen der Variablenwerte im Zeitverlauf und die rekursive Beeinflussung des Output auf den Input angestrebt werden (s. dazu Diekmann, 1980).

4.5. Der Etikettierungsansatz ("labeling approach")

4.5.1. Allgemeine Einordnung

Den bisher dargestellten Theorien ist die Grundauffassung einer impliziten Dichotomie der Menschen in "kriminell" und "nichtkriminell" (s. Sarbin, 1979, S. 3) gemein. Selbst wenn hinter dieser Unterscheidung mitunter eine Dimension mit "eigentlich" quantitativ abgestufter Merkmalsausprägung angenommen und mit Hilfe entsprechender Meßverfahren (Selfreports, Schwere-Indizes) zu erfassen versucht wird, ändert das doch nichts an dem Umstand, daß meistens an irgendeiner Stelle des Kontinuums nach bestimmten Gesichtspunkten wie

Häufigkeit oder Sichtbarkeit von strafbaren Handlungen, dem Vorliegen einer Anzeige oder dem zufälligen Entdecktwerden des Täters ein Schnitt vorgenommen wird, ab dem relativ zu den unauffällig-"normalen" Bürgern eine Typisierung als "Krimineller", "Dieb" oder "Betrüger" erfolgt. Typen als Gruppierungsgesichtspunkte vereinigen Objekte oder Personen in mehr oder minder breiten Klassen nach Maßgabe der Ähnlichkeit oder Gleichheit bestimmter Merkmale. Die Benennung einer Kategorie mit "Mörder" oder "Einbrecher" verweist zunächst nur darauf, daß die darunterfallenden Personen insofern gleich sind, als sie schon einmal jemand anderes aus niedrigen Beweggründen umgebracht bzw. sich gewalttätig Zugang zu einem verschlossenen Haus verschafft haben. Die Ursachen für das Verhalten, das Grundlage für die Klassifikation liefert, werden nun dadurch versucht herauszufinden, daß "Mörder", "Einbrecher", "Betrüger" usw. auf der einen Seite mit unbestraft-unauffälligen Personen auf der anderen kontrastiert werden und in der individuellen Lebens- oder Lerngeschichte der "Delinquenten", ihrer anatomisch-biologischen "Ausstattung", ihren psychologischen Charakteristika oder sozioökonomischen Merkmalen nach systematischen Distinktionen geforscht wird. Auch wenn verschiedentlich Tätergruppen miteinander verglichen werden oder situative Kontextmerkmale in den Vordergrund des Interesses rücken, so steht doch immer am Anfang solcher Forschungen das besagte Kategorienschema in irgendeiner Ausgestaltung mit der bereits ***erfolgten Typisierung***; die jeweilige Theorie liefert nur Hinweise auf die Art und das Spektrum von Variablen, die als potentielle Ursachen für das abweichende Verhalten in Betracht kommen und gibt dadurch dem Suchprozeß eine Richtung bzw. den Operationalisierungen ihren Inhalt. Die mittels der Kontrast-Gruppen-Technik zutage geförderten Unterschiede zwischen Kriminellen und Nichtkriminellen stehen gewöhnlich als Hinweise auf die Ätiologie der abweichenden Handlung - und nur selten als Gründe dafür, daß jemand als Person in eine bestimmte und nicht in eine andere Kategorie plaziert wurde.

Im Unterschied zu diesen ätiologischen Modellen, die von Kriminellen als einem ***Produkt*** sozialer Kontrolle ausgehen, orientiert sich der Labeling-Ansatz an dem ***Prozeß*** ihres Vollzuges (Keupp, 1972). Delinquenz wird nicht "begangen", sondern durch die Gesellschaft geschaffen und hervorgebracht, und zwar in einem komplexen Prozeß der Setzung und Anwendung von Normen, die in dem häufig zitierten Satz von Tennenbaum (1938) anklingt:

"The young delinquent becomes bad, because he is defined as bad."

Delinquent oder kriminell ist "keine Eigenschaft oder ein Merkmal, das dem Verhalten als solchem zukommt, sondern das an das jeweilige Verhalten herangetragen wird" (Sack, 1968, S. 470).

Lokalisieren die "traditionellen" Theorien das abweichende Verhalten in spezifischen Bedingungen der Person und/oder Situationen des Delinquenten, lenkt der "labeling approach" die Aufmerksamkeit auf jene Vorgänge, die der Zuweisung einer Person bzw. ihres Verhaltens in die Kategorien "kriminell" bzw. "nichtkriminell" zugrunde liegen, und zwar eingebettet gewöhnlich in einen komplexen Interaktionsprozeß, mitunter auch einen solchen der Rekonstruktion, bei dem die Sichtweise des Täters mit den Interpretationen, Erwartungen und Definitionen derjenigen verglichen und abgewogen werden, die über ihn mehr oder weniger formal "befinden". Denn Handlungen liefern nicht zugleich unzweideutig auch Aufschluß über die ihnen zugrundeliegenden Motive mit; diese müssen von außenstehenden Beobachtern durch die Heranziehung von Zusatzinformationen und Erfahrungen erschlossen werden. Die Mitnahme eines Gegenstandes mag in dem einen Fall aufgrund der Aneignungsabsicht des Täters geschehen, in einem anderen, völlig gleich aus-"sehenden" Fall aus der irrigen Auffassung heraus, es handele sich um den eigenen Besitz. Ein und dieselbe Aggressionshandlung kann absichtlich oder nur versehentlich herbeigeführt, die Bezahlung der Ware absichtlich unterblieben oder nur vergessen worden sein. Bei der Auseinandersetzung von Parteien in Rechtsstreitigkeiten oder der Argumentation von Staatsanwalt und Verteidigung geht es nur selten um eine Aufklärung dessen, was in Wahrheit geschah, sondern um die Einordnung in motivationale Kategorien wie "absichtlich" oder "fahrlässig", die im Rechtssystem vorgesehen und je nach Interpretation der Kategorisierung einer Tat für die weitere Behandlung des Täters von ausschlaggebender Bedeutung sind. Sogar in Fällen, die vom Hergang selbst unstreitig sind, wie etwa der Tötung eines Menschen durch einen anderen, enthält die Tat nicht sogleich auch Handlungsanweisungen dahingehend, was mit dem Täter geschehen soll. Vielmehr hängen die Sanktionen davon ab, in welcher Situation er sich befunden hat, was er von sich aus an Gründen und Sichtweisen vorzutragen versteht, ob den Getöteten eine Mitschuld trifft, inwieweit das Opfer einen gesellschaftlichen Sonderstatus in positivem oder negativem Sinn aufwies, wie hoch ggf. die Wiederholungsgefahr ist usw. Nicht nur Gerichte evaluieren jede Falldarstellung entlang solcher und weiterer Erwägungen, sondern auch die unmittelbaren Zeugen eines beobachtbaren Geschehens interpretieren den Ablauf nach ihnen relevant erscheinenden Kategorien, und schließlich verfahren auch die Akteure selbst kaum anders, während und nach der Vornahme von Handlungen.

All diese Überlegungen sind wohlvertraut, doch liegt ein entscheidender Beitrag des Etikettierungsansatzes darin, daß "theoretisch auf der Differenz zwischen einer Regelverletzung und dem sozialen Status des 'Abweichenden', des 'Kriminellen' insistiert wird" (Sack, 1978, S. 339), d.h. es erfolgt eine Unterscheidung zwischen der Tat einerseits und der "neuen" Qualität andererseits, die der Person des Täters durch die "Brandmarkung" mit dem Eisen der "Normverletzung" attribuiert wird.

Mit dem Wechsel der Perspektive vom Produkt zum Prozeß verbunden ist eine gewisse Abkehr von einer täter- (also personen-) bezogenen Betrachtungsweise und all jener Vorgänge, die der Tat vorangehen; an deren Stelle tritt die Analyse der Definitionsprozesse einschließlich deren Auswirkungen im Anschluß an die Tat. Denn die Unterschiede des Verhaltens eines Täters gegenüber demjenigen des konformen Nachbarn sind - überspitzt und radikal ausgedrückt - allenfalls "solche des Grades, um nicht zu sagen des Zufalls" (Sack, 1968, S. 443). Insofern stellen die Individuen nur die Einheiten dar, an denen sich die "systematischen" Selektions-, Definitions- und Sanktionsprozesse, die es zu untersuchen gilt, (eher zufällig) manifestieren.

Die Ausrichtung auf die besagten Prozesse bedeutete zugleich eine wesentliche Bereicherung insofern, als dadurch das weithin Statische der traditionellen Modelle zur Kriminalitätsätiologie durch eine dynamische Sichtweise ergänzt oder gar abgelöst wurde.

4.5.2. Abriß des Etikettierungsansatzes

Einer der einflußreichsten Autoren und geistigen Väter des "labeling approach" ist Becker (1963) mit seinem Buch "Outsiders - Studies in the Sociology of Deviance". Zwar haben Historiker mittlerweile in noch früheren Werken anderer Wissenschaftler Gedankengänge gefunden, die in die gleiche Richtung weisen (s. dazu das unter 4.5.1. angeführte Zitat von Tennenbaum) und sich bis auf Karl Marx zurückführen lassen (s. Keupp, 1982, S. 106 f.), doch kommt Becker das Verdienst zu, für eine allgemeine Verbreitung der "Theorie" Sorge getragen zu haben, darin wahrscheinlich begünstigt durch einen griffigen Titel seiner Veröffentlichung und den für eine Rezeption bereitwilligen Zeitgeist der sechziger Jahre, der nicht nur in der Bundesrepublik durch das "kritische Hinterfragen" etablierter Machtstrukturen und die Studentenrevolte gekennzeichnet war. Der nachfolgende Abriß orientiert sich deshalb an dem besagten Werk (deutsche Übersetzung von 1973; wörtliche Zitate sind daraus oder dem englischsprachigen Original entnommen; s. auch die ausgezeichnete Darstellung bei Lamnek, 1977, S. 71 - 88).

Abweichendes Verhalten ist nach Becker (1963) normverletzendes Verhalten. Als Normen gelten verschiedene Arten von formellen oder informellen Regeln, die infolge "von Durchsetzungsversuchen lebendig bleiben" (1973, S. 2). Durch eine solche Festlegung geschieht die Abhebung von anderen Normbegriffen wie jene der statistischen und Funktionsnorm (s. dazu Schmidt, 1978, S. 65 - 70). Die Akzentsetzung auf die Wertnorm verlangt explizit nach der Berücksichtigung der jeweiligen historischen und subgruppen-spezifischen Bedingungen, führt im weiteren auch nachgerade zwangsläufig zu Überlegungen über die Entstehung und Setzung von Normen: Normen werden als "das Werk spezifischer, gesellschaftlicher Gruppen" (Becker, 1973, S. 13) und deren jeweils besonderen sozialen Klassenmerkmale, beruflichen und kulturellen Grundlagen verstanden. Im Hinblick auf die daraus resultierende Pluralität von Regeln stellt sich die Frage, welche Regeln in dem Sinne gesamtgesellschaftlich durchgesetzt werden können, daß an ihnen gemessen wird, welche Verhaltensweisen als abweichend gelten. Als maßgebliche Determinante für die Durchsetzung einer Norm kann die Macht angenommen werden, die eine Gruppe innerhalb der Gesellschaft innehat, d.h. diejenigen Personen oder Kreise, die sich in der hierarchischen Organisation der Sozialstruktur hinreichend weit oben befinden, können jene Normen durchsetzen, die in ihrem (gruppenspezifischen) Interesse liegen.

Nach welchen Entscheidungsregeln bei diesem Prozeß der Geltendmachung auch immer verfahren wird - die ***Normsetzung*** stellt die erste Voraussetzung dar, später ein Verhalten als davon abweichend zu klassifizieren, oder, wie es Becker (1963, S. 9) formuliert: "I mean, rather, that social codes create deviance by making the rules whose infraction constitute deviance."

Außer der Setzung von Normen im Sinne eines abstrakten Wertmaßstabes bedarf es zur Klassifizierung eines Verhaltens in "konform" bzw. "abweichend" noch der konkreten ***Anwendung*** des Wertesystems. Erst im Vorgang des Evaluierens eines beobachteten Verhaltens vor dem Hintergrund des Wertesystems, dem Prozeß des Messens an den Vorgaben, eines Vergleichs von Soll- und Ist-Zustand werden ggf. bestimmte Personen als Abweichler oder deviant definiert.

Dieser Prozeß der Zuschreibung des Prädikats "abweichend" oder synonymer Attribute zu einer Handlungssequenz, die von sich aus die besagte Qualität nicht enthält, stellt den hauptsächlichen Gegenstand des "labeling approach" dar, und zwar einschließlich der Korrelate und Bestimmungsvariablen dieses Prozesses sowie insbesondere seiner Konsequenzen.

Dabei kann die Beziehung zwischen attribuiertem Begriff und Verhalten durchaus unterschiedlich sein: Neben den Fällen, in denen regelwidriges und normenkonformes Verhalten angemessen mit "abweichend" bzw. "konform" etikettiert wird, interessieren jene Konstellationen, wo eine fälschliche Beschuldigung stattfindet oder aus Unwissenheit eine Devianzzuschreibung unterbleibt (z.B. bei unentdeckt verübten Delikten). Nur wenn die Anwendung der Norm aus irgendwelchen Gründen unterbleibt und damit auch die Attribution von Werturteilen, ist ein Hergang für die Labeling-Theoretiker kein Thema.

Weniger die Handlung selbst ist relevant, als mehr die daran in Interaktion ansetzenden Definitions- und Bewertungsvorgänge unterschiedlich formalen Charakters (deshalb spricht Opp, 1974, auch von einem "***Reaktions***"-Ansatz).

Um dieses an ein Beispiel anzubinden: Der Umgang mit Rauschgift mag lange Zeit in einem Land ein unauffällig-"normales" Phänomen gewesen sein. Später werden Bestimmungen dagegen erlassen. Ohne daß sich das Verhalten selbst in irgendeiner Weise geändert zu haben braucht, fällt es nunmehr unter "abweichend", wenn andere darauf nach dem Buchstaben der Gesetze reagieren (und nicht gemäß den Vorstellungen ihrer "in-group", die dazu möglicherweise ganz anders steht). Auch an die Entkriminalisierung von Verhaltensweisen wie Abtreibung und Homosexualität ist zu denken.

Aus einer solchen Perspektive ist Devianz

". . . not a quality of the act the person commits, but rather the consequence of the application by others, of roles and sanctions to an 'offender'. - The deviant is one to whom that label has successfully been applied: ***Deviant behaviour is behaviour that people so label***" (Becker, 1963, S. 9).

Spielt ***Selektivität*** schon bei der Setzung der Normen eine Rolle (da aus der Vielzahl gruppenspezifischer Regeln die allgemein verbindlichen ausgewählt und durchgesetzt werden müssen), so ist Selektivität auch ein maßgeblicher Faktor bei der Anwendung der Norm und der Festlegung der Sanktionen, die als Folge der Attribution von "abweichend" ergriffen werden müssen. Becker (1973, S. 16) hat hinsichtlich der Operationalisierung der notwendigen Selektionen die Macht angesprochen, die bestimmten Gruppen innerhalb einer Gesellschaft zukommt und in Einheiten von Alter, Geschlecht, ethnischer Herkunft oder sozioökonomischem Status gefaßt werden kann. Die Macht muß sich nicht nur in den offiziellen gesellschaftlichen Instanzen manifestieren, die für Selektion und Sanktion in erster Linie prädestiniert sind, sondern kann sich abhängig von Stellung, Einkommen und Prestige gegenüber allen möglichen Interaktionspartnern zeigen.

Für den davon Betroffenen bedeutet die informelle und mehr noch, die formale Etikettierung als Abweichler eine Beschneidung seiner normenkonformen Entwicklungsmöglichkeiten und Handlungsalternativen. Sowohl im sozialen als auch im beruflichen Leben führt die Stigmatisierung mit dem Kainsmal des Straftäters zu Reserviertheit oder Abwendung relevanter Bezugspersonen, mit der weiteren Folge, daß der als deviant Definierte zunehmend seine Identifikation ändert und am Ende zur Erreichung seiner Ziele nur noch abweichende Wege offen sieht. Aus den Konnotationen des Etikettes "kriminell" entwickeln sich nach dem Prinzip der "***self-fulfilling-prophecy***" dann genau diejenigen Phänomene, die implizit Inhalt der Abweichungsattribution sind. "Ein letzter Schritt in der Laufbahn des Verhaltensabweichenden ist der Eintritt in eine organisierte Gruppe von Abweichenden" (1973, S. 34) - kriminelle Karrieren sind insofern das Resultat einer darauf gerichteten Abstempelung.

Zwar will Becker (1973, S. 161) damit nicht sagen, "daß Räuber andere Leute einfach deswegen überfallen, weil jemand sie als Räuber bezeichnet hat", aber doch auf die erhebliche Bedeutung solcher Attributionen für die spätere Laufbahn davon Betroffener hinweisen - Etikettierung nicht als deterministischer, sondern probabilistischer Faktor für zukünftige Abweichungen.

Graphisch läßt sich der Inhalt des "labeling approach" wie folgt veranschaulichen (s. Abbildung 4.12.).

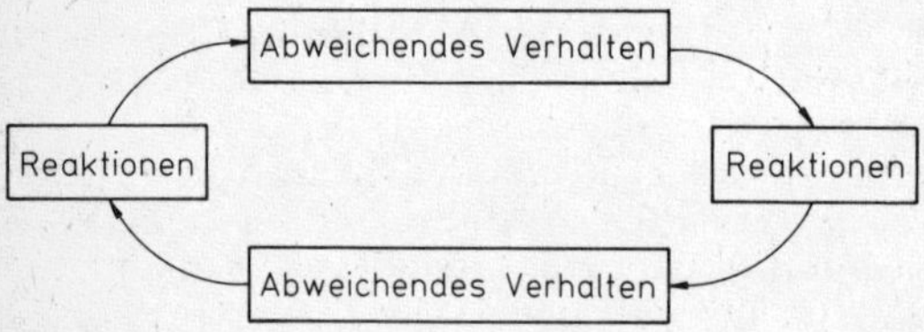

Abb. 4.12. Schematisches (und vereinfachendes) Modell abweichenden Verhaltens im labeling approach (aus Lamnek 1977, S. 138)

Generell liegt ein dynamischer Kreisprozeß deshalb vor, weil abweichendes Verhalten zu Reaktionen der Gesellschaft führt, diese weiteres abweichendes Verhalten provozieren, was erneut Reaktionen zur Folge hat usw.

4.5.3. Differenzierungen, Modifikationen

Die Unterscheidung zwischen krimineller Karriere bzw. den eben apostrophierten "zukünftigen Abweichungen" auf der einen Seite und den Vorgängen, die ihnen gleichsam als Initial-Ereignisse vorausgehen, auf der anderen, hat Lemert (1964) als ein Autor, der sich schon vor Becker eingehend mit dem "labeling approach" beschäftigte, unter den Begriffen der "***sekundären***" bzw. "***primären***" Devianz gefaßt. Zur primären Devianz zählen seiner Unterscheidung zufolge alle Verhaltensweisen, die eindeutig von allgemeinen gesellschaftlichen Normen abweichen und durch ganz verschiedene Ursachen bedingt sein mögen (z.B. Diebstahl aufgrund von Faktoren, wie sie in den Ätiologie-Modellen dargestellt wurden). Die sekundäre Devianz erwächst daraus als eine Folge der gesellschaftlichen Reaktion auf die primäre Devianz: "Secondary deviation is a deviant behavior . . . created by the societal reaction to primary deviation" (Lemert, 1964, S. 82; s. auch Lemert, 1967). Sekundäre Devianz versteht sich als Produkt einer von seiten der Umwelt für ein bestimmtes Verhalten vorgenommenen ***Rollenzuschreibung*** als Normverletzer, das am Ende eines Prozesses steht, der typischerweise die folgenden Stationen aufweist (nach Lemert, 1951, S. 77):

1) Primäre Devianz
2) Soziale Strafen
3) Weitere primäre Devianz
4) Stärkere Strafen und Ablehnung
5) Weitere Devianz, vielleicht begleitet von Feindseligkeit und Ressentiments gegenüber jenen, die die Strafen verhängen
6) Krisenzustand, Erreichen einer Toleranzschwelle, erkennbar an formellen, den Abweicher stigmatisierenden Sanktionen der Gemeinschaft
7) Verstärkung des Abweichungsverhaltens als negative Reaktionen auf Stigmatisierung und Strafen
8) Schließlich Akzeptierung des devianten Sozialstatus und Bemühen um Anpassung an die zugeschriebene Rolle.

Die einzelnen Abschnitte können vielleicht anhand eines konstruierten Beispiels veranschaulicht werden, das in der schulischen Lebenswelt seinen Anfang nimmt:

1) Mäßige Leistungen
2) Schlechte Noten, Ermahnungen, Verweise
3) Schulversagen
4) Nicht-versetzt-werden ("Sitzenbleiber")
5) Schulschwänzen, aggressive Bemerkungen gegenüber Lehrern, schulische Sachbeschädigung
6) Entfernung aus der Schule, "Taugenichts", "verwahrlost"
7) Herumstreunen, Ladendiebstahl
8) "Dieb" und Verübung von Diebstählen

Voraussetzung für sekundäre Devianz ist somit nicht nur primäre Abweichung, sondern vor allem die Reaktion der Gesellschaft eben darauf, die dem Etikettierten ähnlich zu Beckers Vorstellungen den Handlungsspielraum einengen, ihn zur Auseinandersetzung mit dem Inhalt der Abweichungsattribution zwingen und schließlich zur Identitätsveränderung führen im Bestreben, die Fremdzuschreibung mit den eigenen Kognitionen in Einklang zu bringen. Das Modell beschreibt einen Eskalationsprozeß, in dem die soziale Kontrolle, und zwar in erster Linie diejenige von seiten der offiziellen Instanzen, ***mehr Ursache als Wirkung*** von abweichendem Verhalten ist (Lemert, 1964, S. 83; s. aber Lemert, 1973).

Die Überlegungen Lemert sind im vorliegenden Kontext wichtig, weil sie wegen der Unterscheidung in primäre und sekundäre Devianz innerhalb des nur allzu häufig dogmatisch vertretenen Etikettierungsansatzes auch Raum lassen für bestimmte Formen abweichenden Verhaltens, deren "Ursache" nicht im "labeling" zu suchen sind. Auch Becker (1963) hatte diesem Gesichtspunkt durch die Formulierung Rechnung getragen, daß Labeling-Prozesse vor allem für die spätere Karriere eines Abweichlers von Bedeutung wären. Allerdings scheint die Unterscheidung zwischen primärer und sekundärer Devianz anhand unabhängiger, theorieferner Kriterien nicht ohne weiteres möglich zu sein: Sekundäre Devianz ist jene Abweichung, die nach Etikettierungen auftritt. Das beschwört die Gefahr von Zirkelschlüssen herauf, weil damit die definitorische Festlegung eines Ereignisses bereits die Resultate einer unabhängig davon zu erfolgenden empirischen Überprüfung von dessen Zustandekommen (Ursachen) präjudiziert (s. aber Lemert, 1967).

Nicht nur geringgeschätzt, sondern gar abgelehnt werden die besagten und weiteren Überprüfungen durch Sack (1968), der den "labeling approach" in eine übergeordnete gesamtgesellschaftliche Theorie marxistischer Provenienz einzubetten versucht. Seinen überspitzten Ausführungen zufolge besteht Kriminalität "nicht als ein Merkmal eines Verhaltens . . ., dessen Existenz zweifelsfrei zu entscheiden und dessen Zurechnung zu einem Täter mühelos zu bewerkstelligen ist", sondern muß verstanden werden "als ein Konzept, das eine Beziehung zwischen den Menschen beschreibt, zwischen dem Täter und anderen Mitgliedern der Gesellschaft" (S. 443). Da jede Handlung verschiedene Rekonstruktionen zulasse, stünden sich in Straf- und Zivilprozessen die verschiedenen Interpretationen der jeweiligen Parteien, von Staatsanwälten, Richtern und Tätern gegenüber, wobei im Bestreben, die Norm zum Verhalten in Beziehung zu setzen, die "angemessenste" Deutung in einem oft komplexen Interaktionsprozeß ausgehandelt werden müsse. Allerdings erwiesen sich in solchen Interaktionen die von seiten der offiziellen Kontrollinstanzen herangetragenen Interpretationen regelhaft als besonders erfolgreich wegen des Machtgefälles zwischen den Instanzen, die für das Ausüben von Definitionen bestimmend seien, und dem Täter.

Kriminalität könne verstanden werden als eine Art "negatives Gut" analog zu den positiven Gütern, wie Vermögen und Einkommen, Status und Privilegien. Es vorenthalte Rechte und beschneide Chancen; seine Verteilungsmechanismen seien ebenso ein Produkt gesellschaftlicher Auseinandersetzungen wie diejenigen für die positiven Güter und folgten denselben Regeln.

Dem Verhalten selbst kommt dabei, so die bereits überpointierte Auffassung von Sack (1968, S. 443), keine nennenswerte Bedeutung zu; der Unterschied zwischen den "kriminell" und "konform" Definierten sei allenfalls solcher von Nuancen. Vielmehr hänge ". . . die Zuweisung in kriminelle Rollen hinein wesentlich ab . . . von der sozialen Schicht, der der Abweichende angehört bzw. von der Familiensituation, aus der er kommt. Damit ist nicht gemeint, daß die Schichtzugehörigkeit oder die Familiensituation im Individuum eine erhöhte Motivation zu abweichendem Verhalten erzeugt, sondern damit soll ausgedrückt sein, daß jemand, der diesen sozialen Situationen entstammt, damit rechnen muß, daß sein Verhalten eine größere Wahrscheinlichkeit in sich trägt, von anderen, insbesondere aber von den Trägern der öffentlichen sozialen Kontrolle, als abweichend bzw. kriminell definiert zu werden, als jemand, der sich in gleicher Weise verhält, jedoch einer anderen sozialen Schicht angehört oder aus einem intakten Familienmilieu kommt" (Sack, 1968, S. 472 f.).

Eine Person verhält sich dieser Position zufolge nicht etwa abweichend, weil bestimmte strukturelle Merkmale wie Schicht- und Familienzugehörigkeit vorliegen, sondern weil die Gesellschaft Personen mit solchen Merkmalen einseitiggerichtet als "Abweicher" definiert und ihnen damit einen Status oder eine Rolle zuweist, die sich aus ihren Handlungen selbst nicht ableiten läßt.

4.5.4. Abgrenzungen, Qualifikationen

Im Unterschied zu den vorangegangenen (ätiologischen) Modellen wurde in bezug auf "labeling" nicht von einer Theorie, sondern nur als "Ansatz" gesprochen. Keupp (1982) verwendet den Begriff "Perspektive", um damit auf die Art der Betrachtung hinzuweisen. Opp (1974) zieht es vor, von einer "Theorien-Skizze" zu sprechen. Der Grund für die allgemeine Reserve liegt darin, daß es an inhaltlicher Kohärenz und der hinreichenden Spezifikation von Randbedingungen fehlt, unter denen spezifische Verhaltensweisen wie etwa der Abbruch oder das Aussteigen aus einer kriminellen Karriere auftreten.

Die Vertreter des Labeling-Ansatzes verstehen unter ihrem Modell nicht eine Theorie der Devianzverursachung im traditionellen Sinne, sondern sehen darin mehr den engagierten Versuch, abweichendes Verhalten zu "entmystifizieren" (Becker, 1973, S. 170 ff; s. auch Hills, 1980). Außerdem bemühen sie sich um eine Revision des "Irrtums der Konzeptualisierung" (Rappaport et al., 1980) innerhalb der kriminologischen Forschung, der zufolge die für Verhalten maßgeblichen Faktoren mehr in der Person als in situativen Merkmalen gesehen werden.

Eingebettet ist das Gedankengut des Labeling-Ansatzes in "sozialwissenschaftliche Strömungen . . . , denen ein 'interpretatives Paradigma' . . . gemeinsam ist, das die Sinnbildungsprozesse in der sozialen Lebenswelt interpretativ oder 'hermeneutisch' zu rekonstruieren versucht. Der Identitätskern . . . ist . . . deshalb wohl auch am treffendsten durch ihren Anspruch formuliert, 'den abweichend Handelnden mit der ihn umgebenden Welt wieder zu vereinigen'" (Keupp, 1982, S. 110).

In zahlreichen Schriften ist der "labeling approach" unter ganz verschiedenen Kriterien gewürdigt worden (s. insbesondere Hawkins & Tiedemann, 1975; Cullen & Cullen, 1978; Rüther, 1975; Schur, 1979; Piven, 1981). Die Ergebnisse der betreffenden Analyse brauchen hier nicht im einzelnen wiedergegeben zu werden. Weitere Aspekte behandeln Randall und Wright (1978), die den "labeling approach" einem Vergleich mit der Anomie als funktionalistischer Auffassung unterziehen, und zwar anhand der Zeitrelation, die zwischen dem Bestehen einer Regel und der Verhaltensabweichung besteht, und der Frage, ob sich deviante und nichtdeviante Handlungen qualitativ voneinander unterscheiden. Im Funktionalismus (der Begriff kommt offenbar daher, daß im Vordergrund solcher Theorien die Belange gesellschaftlicher Gesamtsysteme stehen, denen sich die Individuen als Funktionsträger zu stellen haben) liegt erst die Norm vor, und dann tritt die Abweichung auf (zumindest eine Norm kann für den Akteur als existierend angesehen und *vor* dem Auftreten des Verhaltens die Abweichung konstatiert werden), hingegen liegt im "labeling approach" eine Sukzession Verhalten - Normeinsetzung/-anwendung vor. Bevor eine Reaktion auf eine Handlung auftritt, kann man nicht eindeutig entscheiden, ob eine Regel auf dieses Verhalten anwendbar ist, da eine Regelabweichung erst im Verlaufe eines konkreten Interaktionsprozesses festgestellt wird. Devianz ist im Sinne des "labeling approach" nicht notwendigerweise an Verhalten gebunden, sondern an die *nach* irgendwelchem Verhalten einsetzenden Reaktionen, in denen eine Berufung auf Normen geschieht. Aus diesem Grunde kommen auch unterschiedliche Schuldkonzepte zum Tragen, nämlich die psychologische und legale Schuld. Während schließlich die konformen und abweichenden Verhaltensweisen sensu "labeling approach" kaum voneinander zu unterscheiden sind, beinhalten sie gemäß der funktionalistischen Auffassung qualitativ völlig verschiedene Motivationen insofern, als Konformität durch Sozialisation und Internalisation von institutionalisierten Vorbildern entsteht.

Tabelle 4.11. Vergleich von Anomie-Theorie und Labeling Approach unter verschiedenen Gesichtspunkten (aus Lamnek 1977, S.207)

Beurteilungsdimension	Subdimension	Anomie-Theorie	Labeling Approach
1. Objektbereich	Abhängige Variablen	Alle Formen abweichenden Verhaltens	Sekundär abweichendes Verhalten Verhaltenskontrolle (Reaktion) - Normsetzungsprozesse - Normanwendungsprozesse
	Unabhängige Variablen	Sozialstrukturelle und kulturelle Merkmale	Verhaltenskontrolle (Reaktion) - Normsetzungsprozesse - Normanwendungsprozesse Sozialstrukturelle Merkmale
2. Informationsgehalt	*Allgemeinheit*		
	Reichweite der Begriffe	Großer Grad an Allgemeinheit	Großer Grad and Allgemeinheit
	Nomologisierung	Raum-zeitlich unabhängig	Raum-zeitlich unabhängig
	Präzision der Wenn-Komponente	Wegen Spezifizierung der Wenn-Komponente geringer Informationsgehalt	Geringe Spezifizierung, daher höherer Informationsgehalt
	Determination	Deterministisch-qualitative Formulierung; in Weiterentwicklung probabilistisch-quantitativ	Deterministisch-qualitative Hypothesenformulierung
	Realitätsbezug	Kein unmittelbarer Realitätsbezug, weil theoretische Begriffe	Kein unmittelbarer Realitätsbezug, weil theoretische Begriffe
	Empirische Ebene	Ebene der Objekte, daher größere Operationalisierungs- und Gültigkeitsprobleme	Ebene der Interpretation, daher als subjektiv leichter erhebbar

Bei Regelverletzungen liegt eine Abweichung von einem Muster vor, dem sich der Akteur früher oder in anderen Situationen verpflichtet gefühlt hatte. Zur Erklärung dieser Inkonsistenz bedarf es zusätzlicher Faktoren wie "Affekt", "Entfremdung", "Ambivalenz" u.ä., die im "labeling" keinen Stellenwert für die Ausübung der Handlung haben.

Im deutschsprachigen Raum hat sich insbesondere Lamnek (1977) eingehend mit dem "labeling approach" auseinandergesetzt und die wissenschaftstheoretischen Grundlagen im Vergleich zu denjenigen der Anomie herausgearbeitet, im weiteren eine methodologische Beurteilung unter den Gesichtspunkten von Erklärungsmächtigkeit und Alltagspraxis vorgenommen. Ein Ausschnitt aus den dabei ermittelten Ergebnissen gibt Tabelle 4.11. wieder.

Mit Realitätsbezug wird dabei gemeint die Kompatibilität zwischen alltagssprachlichen (d.h. gewöhnlich: direkt beobachtbaren) und theoretisch bezeichneten Phänomenen. Beispielsweise ist Anomie kein Begriff der Alltagswirklichkeit, ebensowenig Zielintensität, legitime oder illegitime Mittel. In der Anwendung der Begriffe auf die soziale Realität in konkreten Situationen ist ihr Vorliegen oder Fehlen nicht direkt beobachtbar, sondern nur erschließbar. Dies gilt auch für Begriffe aus dem "labeling approach" wie Etikettierung, Selektion, Identität u.ä.

4.5.5. Empirische Bewährung

Bei keinem anderen Erklärungsansatz abweichenden Verhaltens ergeben sich schon bei den Vorüberlegungen dazu, ob ein empirischer Test überhaupt sinnvoll oder möglich sei, und wie dieser ggf. auszusehen hätte, derart gravierende Divergenzen zwischen einzelnen "Lagern" wie beim "labeling approach". Die eine Extrem-Position geht dahin, jede empirische Überprüfung für irrelevant, wenn nicht abwegig zu erklären (Sack, 1968, 1972). Dazu zählt auch die Befürchtung, daß bei einem Versuch, die für den "labeling approach" kennzeichnenden Konstrukte in eine operationalisier- und testbare Form zu bringen, der substantielle Inhalt der Perspektive verlorengehen müßte (Schur, 1980). Auf dem anderen Pol findet sich die Forderung, daß der "labeling approach" ebenso wie andere zur Erklärung abweichenden Verhaltens entworfene Modelle einer empirischen Prüfung zumindest prinzipiell zuführbar sein müßte (Gove, 1980, S. 14), soll nicht von vornherein aufgrund des herkömmlichen (positivistischen) Wissenschaftsverständnisses der Stab über ihn gebrochen werden.

Der letzteren Auffassung wird hier gefolgt - ungeachtet der Sonderstellung, die der "labeling approach" zu Recht für sich in Anspruch nehmen darf. Ausschlaggebend dafür ist die Überzeugung, daß bei der für den Fortschritt der Wissenschaft notwendigen Konkurrenz von Theorien, Modellen, "Ansätzen" oder "Perspektiven" hinreichend brauchbare Maßstäbe zur Hand sein müssen, um die Überlegenheit einer Erklärung relativ zu einer anderen beurteilen zu können. Eines der Kriterien dafür, wenngleich nicht notwendigerweise das einzige, stellt die Bewährung einer Theorie im Lichte der empirischen Fakten oder "Tatsachen" dar. Dafür ist es nicht nur unerläßlich, daß die theoretischen Konzepte präzise genug sind, um die Ableitung eindeutiger Hypothesen darüber zu erlauben, was unter spezifischen Bedingungen auftritt und zu beobachten ist, sondern diese Bedingungen selbst müssen auch realisierbar sein. Das impliziert das Desiderat von der Falsifizierbarkeit. Sofern eine Theorie oder ein Ansatz prinzipiell nicht falsifizierbar ist, stehen sie außerhalb des naturwissenschaftlichen Forschungskanons.

Völlig unbenommen davon mag sich eine Theorie unter anderen Setzungen als nützlich, aufschlußreich, weiterführend u. dgl. erweisen. Eine davon betrifft etwa die "sensitivierende Funktion" von Theorien, die darin bestehen mag, daß sie eine "Krise des Bewußtseins erzeugen, die zu neuen Sichtweisen der Wirklichkeit führen wird" (Scheff, 1974).

Im Unterschied zu den statischen "Ursachen"-Modellen wird man bezüglich des dynamischen Etikettierungsansatzes nicht gut die Forderung nach einem umfassenden Gesamttest artikulieren können, der eine Simultanprüfung aller relevanten Aussagen einschließt. Denn Dynamik und Prozeß bedeuten ja nichts anderes, als daß verschiedene Bedingungen in verschiedenen Stadien wirksam sind, oder ein und dieselben Faktoren in Abhängigkeit vom Zustand des Prozesses eine andere Wertigkeit einnehmen. Gleichwohl bietet der "labeling approach" eine Reihe von Einzelaspekten, die eine gesonderte Befassung geradezu herausfordern. Im Falle von deren allgemeiner Bestätigung besagt das allerdings noch nichts Definitives darüber, ob im Rahmen des Gesamtmodells die Integration oder das Zusammenspiel im Sinne der allgemeinen Theorie stattfindet.

Selbst hinsichtlich der fraglichen Prüfung einzelner Komponenten gelangt allerdings Opp (1974, S. 497) zu einer sehr skeptischen Beurteilung, da die Struktur vieler (Sub-)Theorien innerhalb des Reaktionsansatzes unklar sei und die Bedingungen, unter denen ein bestimmtes Verhalten auftrete, unspezifiziert blieben (z.B. wann es zum Abbruch einer Karriere komme); deshalb seien die Theorien nicht prüfbar. Ähnlich hat Tittle (1980) auf die Schwierigkeiten beim Versuch der Operationalisierung des Labeling-Begriffes hingewiesen. Soll dieser als objektive Sanktion (und man muß hinzufügen: evtl. auch als deren subjektive Repräsentation) oder als Schwere der Maßnahme gefaßt oder soll erhoben werden, ob die Sanktion zu einer öffentlichen Definition führt?

Aus den Aussagen des Labeling-Ansatzes kristallisieren sich für Gove (1980) zwei zentrale, empirisch prüfbare Hypothesen heraus (wobei deren Formulierung von seiten der Labeling-Theoretiker als unzulässige Verkörperung, Verkrüppelung u. dgl. angesehen wird, eine Beschäftigung damit als völlig irrelevant gilt, doch kann dieser Aspekt nicht nachfolgend immer erneut thematisiert werden):

1) Die Etikettierung als abweichend orientiert sich nicht am Verhalten der Etikettierten, sondern ihren sozialen Merkmalen (das entspricht der "radikalen" Definition von Sack, 1968, die Springer, 1973, in seiner Sichtung des Materials noch nicht behandelt fand).
2) Etikettierung produziert Abweicher und verstärkt, stabilisiert und erzeugt (weiteres) abweichendes Verhalten.

In einer Literaturanalyse fand Tittle (1980) 17 Studien zu Hypothese (1) und drei Arbeiten zu (2), die methodisch zufriedenstellend durchgeführt worden waren. Exemplarisch soll daraus nachfolgend je ein Beitrag vorgestellt werden.

Die Untersuchung von Hindelang (1974) gehört zur ersten Hypothese. Darin wird "labeling" operationalisiert als Anzeige von Ladendieben bei der Polizei durch die Geschäftsführung eines Warenhauses. Benachteiligungsfaktoren waren (nur) Alter, Rasse und Geschlecht. Ob Anzeige erstattet wurde, hing weniger von den genannten Benachteiligungsfaktoren, als mehr vom Wert der gestohlenen Ware ab, also einem Merkmal des tatsächlichen abweichenden Verhaltens. Das Ergebnis ändert sich nicht grundsätzlich, wenn, wie bei Cohen und Stark (1974), auch der soziale Status als potentiell relevantere Selektionsvariable gewählt wurde.

Als Beispiel für die zweite Hypothese wird u.a. die Studie von Babst und Mannering (1963) angeführt. Die Art der Sanktion (Verurteilung mit Bewährungsaussetzung vs. bedingte Freilassung) stand für die Schwere einer (objektiven) Etikettierung. Zwischen beiden Gruppen bestanden keine Unterschiede in bezug auf die Rückfälligkeit der Delinquenten (s. a. Mahoney, 1974).

Aufgrund solcher negativen Resultate erachtet Tittle (1980) den empirischen Bestätigungsgrad des "labeling approach" als niedrig (s. a. Wellford, 1975; Tittle, 1975b; Lamnek, 1977).

Jensen (1980) richtet in einer Re-Analyse dreier Arbeiten der Literatur die Aufmerksamkeit auf die Abhängigkeit subjektiver Variablen wie Bindung, Identität und delinquenten Werthaltungen von offiziellen Etikettierungen. Den Ergebnissen zufolge korreliert selbstberichtete Delinquenz höher als "labeling" mit den Selbstbildvariablen, doch war auch ein unabhängiger (wenngleich schwacher) Pfad direkt von Etikettierung zu abweichendem Verhalten zu sichern. Darüber hinaus deutete sich an, daß der Effekt von seiten offizieller Etikettierungen unterschiedlich stark ausfällt, je nachdem wie hoch die individuelle Delinquenzbelastung ist.

Erfreulicherweise liegen zu den o.a. beiden Hypothesen auch im deutschsprachigen Raum einige Untersuchungen vor (die allerdings kaum Eingang in angloamerikanische Behandlungen des Themas finden):

Als Beiträge zur Aufklärung der Etikettierungsdeterminanten (Hypothese 1) sind die Arbeiten von Lösel zu verstehen. In einer Untersuchung (Lösel & Wüstendörfer, 1976) wurde der Frage nachgegangen, inwieweit habituelle Persönlichkeitsunterschiede als Korrelate von Stigmatisierung und Anstaltseinflüssen gesehen werden können (s. dazu schon Amelang & Rodel, 1970). Drei Gruppen von nicht bestraften Berufsschülern (NB, N = 100), Zöglingen aus Fürsorgeheimen (FE, N = 104) und jugendlichen Insassen einer Vollzugsanstalt (JVA, N = 104) im Alter von ca. 17 Jahren wurden hinsichtlich ihrer selbstberichteten Delinquenz und der Punktwerte im Freiburger Persönlichkeitsinventar (FPI) miteinander verglichen. Eine Schichtklassifikation nach dem Beruf des Vaters und dessen Schulbildung zeigte keine überzufälligen Differenzen zwischen den Gruppen. Die mittleren Delinquenzbelastungs-Scores diskriminierten signifikant zwischen den drei Stichproben (Mittelwerte: 9,74; 15,35; 17,63). Desgleichen erlaubten die FPI-Skalen in einem eindimensionalen diskriminanzanalytischen Modell die Trennung der drei Gruppen voneinander, wobei die fünf Skalen Nervosität, Aggressivität, Depressivität, Erregbarkeit und Dominanzstreben alle höher r =.50 auf dem Faktor luden (Vergleich ***zwischen*** den Gruppen). Dieselben Skalen korrelierten aber auch ***innerhalb*** jeder der Gruppen in der Größenordnung von r = .40 mit der selbstberichteten Delinquenz. Zwar können somit die höheren Merkmalsausprägungen von FE- und JVA-Probanden in den Persönlichkeitsdimensionen auf informelle Selektionskriterien der Kontrollinstanzen hinweisen (oder - da nur ein Querschnittsansatz vorliegt - auf die Wirkungen von Stigmatisierung und Institutionalisierung); die Intragruppen-Korrelationen und die starken Verteilungsüberlappungen der Delinquenz im Dunkelfeld zeigen aber, daß das Erklärungspotential des Labeling-Ansatzes unzureichend bleibt. Auch die ausgebliebenen Schichtunterschiede zwischen den Gruppen sind inkompatibel damit (s. aber die zusätzlichen Angaben zu diesem Bereich in der unten noch zu besprechenden Arbeit von Lösel, 1978). Die Autoren verweisen zur Erklärung der Resultate auf den Zusammenhang zwischen Persönlichkeit und Delinquenz, d.h. frühe und aktuelle Sozialisationserfahrungen. Zweckmäßiger wäre es aber gewesen, den Einfluß von Persönlichkeit und Delinquenzbelastung jeweils unabhängig voneinander auf die offizielle Etikettierung zu ermitteln.

Genau das Prinzip wendet Lösel (1978) in einer Untersuchung an, die sich auf die Gruppen von Nichtbestraften (NB) und Jugendstrafvollzugs-Gefangenen (JVA) aus der o.a. Arbeit stützt. Innerhalb der selbstberichteten Normwidrigkeiten fand eine Unterscheidung zwischen relativ leichten ("delinquenten") und schweren ("kriminellen") Delikten statt. Hier wie dort wichen NB und JVA erheblich voneinander ab. Darüber hinaus bestanden bedeutsame Differenzen in den Hintergrundfaktoren wie unvollständige und kinderreiche Familien, elterliche Berufsausbildung ohne Abschluß, Wohngegend, schulisches Versagen (Sonderschule, Sitzenbleiben), Berufsausbildung und früherem Heimaufenthalt. Schließlich standen auch die Persönlichkeitstestwerte aus der vorgenannten Studie sowie zusätzlich zwei Intelligenzscores zur Verfügung. Eine pfadanalytische Modelltestung führte zu den in Abb. 4.13. wiedergegebenen Resultaten:

Familiäre- und Lebensumstände haben für selbstberichtete Delinquenz nur einen relativ geringen Einfluß auf direktem Wege, jedoch einen starken in indirekter Weise über die Persönlichkeitsmerkmale. Für die Etikettierung ist neben der unmittelbaren Abhängigkeit von Delinquenz eine solche von Familien- und Persönlichkeitswerten zu erkennen. Bei vergleichbarer Devianz der Probanden können also sowohl die Familien- als auch Persönlichkeitsvariable als Faktoren angesehen werden, die die Wahrscheinlichkeit einer Zuweisung des Deviantenstatus bedeutsam erhöhen. Die Existenz des direkten Pfads "Delinquenz - Etikettierung" und dessen relative Stärke verweist aber auch auf eine ***verhaltensrelevante*** Selektion. Lösel (1978) sieht die Resultate deshalb als Beleg für einander ergänzende - nicht: alternative - Prozesse von Verhaltensbedingungen einerseits und deren selektiv-attributive Verwendung andererseits. Somit stellen die Ergebnisse weder eine volle Bestätigung noch globale Falsifikation von Elementen des Labeling-Ansatzes dar.

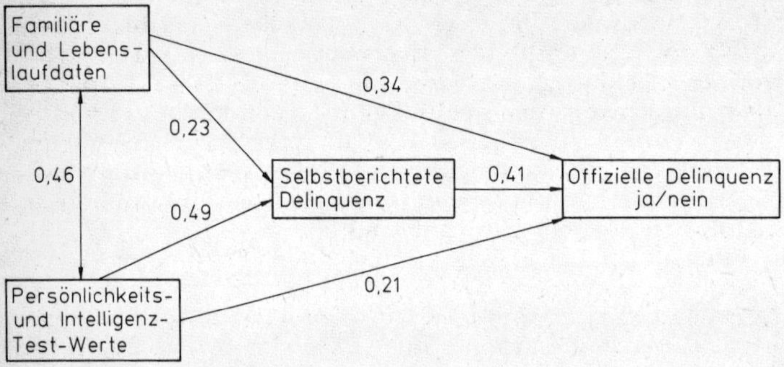

Abb. 4.13. Pfadmodell der Resultate von Lösel (1978, S. 12)

In einer früheren Untersuchung ist Lösel (1974) zudem der Frage nachgegangen, entlang welcher Faktoren ein informeller Etikettierungsprozeß ablaufen kann; ein Problem, das deshalb besondere Aufmerksamkeit verdient, weil der "labeling-approach" immer wieder auch das Interaktionsgeschehen auf "niedrigeren" Ebenen als denjenigen der offiziellen Kontrollinstanzen betont. An einer Stichprobe von N = 161 Buben im Alter von ca. 14 Jahren wurden einige familiäre und Schulleistungsvariablen nicht nur mit einer Delinquenzbelastungs-Skala, sondern auch mit dem Lehrerurteil über die Delinquenz der Schüler korreliert. Die multiplen Koeffizienten betrugen R = .50 bzw. .56. Die bedeutsame Differenz zwischen den Koeffizienten, die im einzelnen vor allem auf der eingeschätzten Leistungsfähigkeit der Kinder sowie deren Schichtzugehörigkeit beruht, zeigt an, daß die besagten Variablen mehr zur Erklärung ***impliziter Devianztheorien*** als zur tatsächlichen Devianz beitragen, diese Devianztheorien vielleicht sogar Anlaß und Ausgangspunkt für das abweichende Verhalten sein können. Eine alternative Erklärung bestünde darin, in der Korrelation von Hintergrundfaktoren mit Delinquenz einen Beleg für eine "Ursachen"-Theorie und eine Falsifikation für die strenge Annahme der zufälligen Verteilung von Delinquenz über Schicht- und Hintergrundvariable zu sehen, wobei sich die Lehrer nur an den beobachtbaren Gegebenheiten orientiert hätten. Eine Entscheidung über die beiden Interpretationsalternativen ist wegen des auch hier querschnittlichen Ansatzes nicht möglich.

Etwas günstiger sind diesbezüglich die Voraussetzungen in einer Arbeit von Schumann (1974), in der retrospektiv eine "Quasi-Längsschnitt"-Analyse erfolgte, und zwar zu der zweiten Hypothese des Labeling-Ansatzes, wonach

Etikettierungen zur Verstärkung von Devianz führen. Weniger zureichend ist allerdings die Datenbasis, die nur aus N = 43 Fällen bestand. Konkret handelte es sich dabei um die Akten eines Jugendamtes über Kinder, die vor dem 14. Lebensjahr aufgefallen waren, was die Anordnung von "freiwilliger Erziehungshilfe" oder "Fürsorgeerziehung" zur Folge gehabt hatte. Aus dem Inhalt der Akten wurde entnommen, ob eine Etikettierung vorlag (ob diese auch den Betreffenden selbst bekanntgeworden war und dadurch - zusätzliche - Handlungsrelevanz erlangt haben mochte, entzog sich der Bewertung). Gegebenenfalls erfolgte eine Zuordnung zu einer der folgenden Kategorien:

I. Wesensmäßige Andersartigkeit: Bemerkungen, in denen zur Erklärung der Verhaltensauffälligkeiten ausdrücklich auf Charakter, Erbmasse, Rasse oder Triebe verwiesen wird.

II. Sexuelle Perversion: Z.B. Unterstellung homosexueller Neigungen.

III. Geisteskrank.

IV. Psychopathisch: Z.B. "extreme Neigung zum Lügen", "Fehlen von ethischen und verstandesmäßigen Hemmungen", "primitive Genußsucht", unberechenbar, durchtrieben, gemütsstumpf usw.

V. Allgemein negative Prognose, z.B. "wird seiner Mutter Kummer machen", "wird sich nicht mit einem Mann begnügen" usw.

Als Kriterium diente später festgestellte (aber zum Zeitpunkt der Aktendurchsicht bereits registrierte) offizielle Delinquenz. Von den N = 15 Kindern mit negativen Zuschreibungen wurden später auffällig N = 11, von den N = 28 ohne Etikettierung nur N = 7 (Differenz sehr signifikant). Bei einer Ausdifferenzierung nach dem Merkmal Vorstrafe ja/nein ergab sich allerdings das nachfolgende Bild (s. Tabelle 4.12.):

Tabelle 4.12. Häufigkeit von Fällen mit späterer Kriminalität in Abhängigkeit von früherem Verhalten und Etikettierung (nach Schumann 1974, S.100)

	Vorher delinquent		Vorher nicht delinquent		
	mit Label	ohne Label	mit Label	ohne Label	
Später kriminell	6	5	5	2	18
Später nicht kriminell	0	4	4	17	25
Total	6	9	9	19	43

11 (= 5 + 4 + 2) der 43 Fälle widersprechen den Vorhersagen des "labeling approach" deshalb, weil hier entweder Personen ohne Negativ-Attribuierungen (jedenfalls keinen aktenkundigen) später kriminell wurden oder sich solche trotz Etikettierung straffrei hielten. Dafür müssen andere Erklärungen herangezogen werden. Die schmale Datenbasis einmal außer acht gelassen, sprechen die Ergebnisse dafür, daß zum einen deviante Aktivitäten vor einem Labeling-Prozeß (die allerdings schon ihrerseits von früheren Labeling-Effekten geprägt sein mögen) für die spätere Karriere eine größere Rolle zu spielen scheinen als innerhalb der Theorie gewöhnlich angenommen wird, zum anderen nicht jede Devianzattribution zu späterer Kriminalität führt und deren Wirkung anscheinend von der Delinquenzbelastung abhängt.

Tabelle 4.13. Mittlere Percentil-Ränge der selbstberichteten Delinquenz (aus Farrington 1979, S.116)

Definition der etikettierten Gruppe	Etikettiert im Alter		Parallelisierte Gruppe[a] ohne Label, Alter		Signifikanz-Test[b] mit 18		
	14	18	14	18	T	N	p<
a) Erstmals schuldig zwischen 14 und 18 (N=53)	59,5	69,3	59,4	51,3	289,5	48	0,002
b) Erstmals schuldig zwischen 14 und 18 (N=48)	56,4	69,1	56,6	48,4	211	44	0,001
c) Erstmals schuldig zwischen 16 und 18 (N=26)	55,2	74,0	55,1	48,5	42,5	23	0,002
d) Zweimal oder häufiger schuldig zwischen 14 und 18 (N=25)	60,7	73,1	60,6	49,2	59	24	0,005
e) Einmal schuldig zwischen 14 und 18 (N=28)	58,3	66,0	58,3	53,1	94,5	24	0,06
f) Erstmals schuldig unter 14 (N=45)	73,9	70,6	73,8	55,4	256	41	0,012
g) Schuldig unter 14 und nicht zwischen 14 und 18 (N=17)	68,4	64,3	68,4	52,6	39	15	n.s.
h) Erstmals schuldig zwischen 14 und 16 (N=27)	63,5	64,9	63,5	54,0	113,5	25	0,10
i) Schuldig zwischen 14 und 16 sowie zwischen 16 und 18 (N=13)	59,0	72,5	59,0	49,1	19,5	13	0,05
j) Schuldig zwischen 14 und 16, aber nicht zwischen 16 und 18 (N=14)	67,7	57,7	67,7	58,6	37	12	n.s.
k) Verkehrsstrafen und offizielle Verwarnungen zwischen 14 und 18 (N=21)	52,0	47,6	52,0	55,5	55,5	17	n.s.

[a] Parallelisiert nach Maßgabe der selbstberichteten Delinquenz im Alter von 14, mit Ausnahme von (b), wo die Parallelisierung nach der Lästigkeit und kombinierten Prädiktoren erfolgte.
[b] Vergleich der etikettierten und parallelisierten Non-Label-Gruppe mit einseitigem Signifikanz-Test; n.s. = nicht signifikant

In Widerspruch zum "labeling approach" steht die Feststellung von Schäfer (1974), daß auf der Basis von Fallbeschreibungen und der amtlichen Kriminalstatistik die Rückfälligkeit mit zunehmendem Lebensalter abnimmt. Die Autorin fragt sich deshalb, ob die häufige Erfahrung von Sanktionierung vielleicht nicht zu stärkerem "Stigma-Management", einer realistischeren Antizipation der Situation oder gar zu Apathie und Rückzugsverhalten führt, wobei jeder dieser Prozesse allein die geringere Kriminalität erklären könnte.

Die bislang sorgfältigste und aussagekräftigste Untersuchung zum "labeling approach" überhaupt stammt von Farrington (1977; Farrington, Osborn & West, 1978), wurde darin doch nicht nur eine hinreichend große Stichprobe (N = 383 Jugendliche aus der Arbeiterschicht), sondern diese wiederholt zu mehreren Meßpunkten zwischen dem 14. und 21. Lebensjahr erfaßt. Im Zuge jeder Datenerhebung bearbeiteten die Probanden einen Delinquenz-Belastungsfragebogen, der jedoch zum Teil verschiedene Items enthielt, was die Bestimmung eines Punktwertes erschwerte. Von den Kontrollinstanzen standen Informationen über offizielle Sanktionen zur Verfügung. Aus der Gesamtstichprobe waren 45 Buben schon vor ihrem 14. Lebensjahr auffällig geworden, zwischen dem 14. und 18. Lebensjahr erhöhte sich diese Zahl um 53. Von den zahlreichen Resultaten des Projektes sind jene besonders interessant, die zur Wirkung des Etikettierens etwas aussagen. Um diese zu erhalten, wurden Untergruppen von Probanden gebildet, deren Delinquenzbelastungs-Scores anfänglich gleich waren, die sich aber dahingehend unterschieden, ob sie zwischendurch offiziell etikettiert wurden oder nicht (s. Tabelle 4.13.).

Den Ergebnissen zufolge erhöht sich die Delinquenz nach Etikettierung, reduziert sich aber auf seiten der parallelisierten Kontrollpersonen. Auch die Zahl der Verurteilungen (zwei oder mehr gegenüber einer) hat ersichtlich einen Einfluß auf die Zunahme der Delinquenz. Die Vergleiche unter (f) bis (j) gehen der Frage von Intensität und Dauer in Abhängigkeit vom Zeitpunkt der Etikettierung nach; eine Tendenz in Richtung zunehmender Stärke von relativ frühzeitigem "labeling" ist erkennbar. Die Zeile (k) schließlich zeigt, daß Bestrafungen für Verkehrsdelikte, die nicht in den Akten festgehalten worden waren, keinen Effekt im Sinne des "labeling" zeitigen.

Die weitere Verfolgung ergab, daß diejenigen Jugendlichen, welche zwischen dem 14. und 18. Lebensjahr verurteilt worden waren, bis zum 21. Lebensjahr einen Anstieg ihrer Delinquenz zeigten, wobei es nur von geringer Bedeutung war, ob sie zwischenzeitlich ein weiteres Mal auffällig geworden waren. Bei den Buben mit Auffälligkeit vor dem 14. Lebensjahr stellte sich hingegen ein umgekehrter Trend ein, wiederum eher unabhängig von weiteren Verurteilungen. Hier verlor also frühzeitiges "labeling" im Laufe der Zeit an Wirkung, was ebenso wie die inkonsistenten Resultate über kumulative Effekte mehrerer Verurteilungen nicht recht in das ansonsten hypothesenkonforme Bild paßt. Um etwas über die intervenierenden Variablen in Erfahrung zu bringen, erfaßten die Autoren auch das Selbstkonzept als feindselige Einstellung gegenüber der Polizei und fanden einen insgesamt etwa parallelen Verlauf zu den Delinquenz-Belastungswerten.

Auch wenn die Subgruppen, auf die sich die differenzierenden Auswertungen stützen, relativ klein sind und die einzelnen Vergleiche vielfach identische Meßwertträger enthalten, liefert die Untersuchung doch eindrucksvolle Hinweise auf die tiefgreifenden Auswirkungen öffentlicher Etikettierungen und damit die Haltbarkeit von Kernsätzen des "labeling approach".

4.5.6. Kritik und abschließende Bewertung

Die dogmatische Art und Weise, in der die Labeling-Theoretiker ihren "neuen" Ansatz propagierten, hat nicht nur Widerspruch hervorgerufen, sondern auch die sachliche Auseinandersetzung beeinträchtigt. Freilich kann darin bereits die aufgesetzte Festigkeit und Unnachgiebigkeit derjenigen erblickt werden, die sich wegen ihrer abweichenden Meinung umgeben sahen von lauter Gegnern. Akzeptabel ist das Verlangen der Vertreter des Etikettierungsansatzes nach einem eigenen Methodeninventar bei der Erforschung ihrer "Perspektive". Allein mit differentialpsychologischen und soziologischen Methoden kann schwerlich dem komplizierten Forschungsgegenstand und seinem prozeßhaften Ablauf voll entsprochen werden. Vielmehr bedarf es dazu sozial- und auch kommunikationspsychologischer Techniken, im weiteren wohl auch sog. qualitativer und auf Verstehen aufbauender Methoden. Als nützlich hat sich schließlich auch die teilnehmende Beobachtung erwiesen, etwa in dem Vorhaben von Feest und Blankenburg (1974), wo ein selektives Tätigwerden der Polizei nach Maßgabe der Sozialmerkmale von beteiligten Personen unter Beweis gestellt wurde.

Befremdlich nimmt sich die Tendenz aus, im Bestreben nach einer Abgrenzung der eigenen Position die Erkenntnisse der bisherigen "traditionellen" Forschung nicht zur Kenntnis zu nehmen. Beispielsweise hat Opp (1974, S. 195) gezeigt, daß Beckers Begriff der "Stigmatisierung" weithin deckungsgleich ist mit der aus der Anomietheorie bekannten "Verringerung der legitimen Zugangschancen". Ähnliches gilt für den Stellenwert des Lernens beim Erwerb abweichender Verhaltensmuster.

Nicht hingenommen werden kann die Weigerung, empirischen Prüfungen im Sinne der positivistischen Tradition zuzustimmen, da dieses einer vollständigen Immunisierung des Ansatzes gleichkäme und dessen Stagnation im fortschreitenden Forschungsprozeß bedeuten müßte. Wie groß die Schwierigkeiten bei der Entwicklung eines ebenso realistischen wie aussagekräftigen Untersuchungsdesigns und die Unsicherheit bei der Operationalisierung von Variablen auch immer sein mögen, so haben die unter 4.5. referierten Untersuchungen doch erkennen lassen, daß Lösungen prinzipiell möglich sind. Gewiß wäre es verfrüht, den Bewährungsgrad verbindlich beurteilen zu wollen, doch befinden sich einige der Resultate gut kontrollierter Untersuchungen, wie gezeigt wurde, durchaus in Einklang mit den Hypothesen, die aus dem "labeling approach" deduziert wurden - nicht ohne freilich daneben auch noch Raum für andere Erklärungen etwa im Sinne der "überholten" Ätiologie-Modelle zu lassen. Von daher spricht vieles, wie es mehrere Autoren denn auch gefordert haben (s. a. Rüther, 1973), für eine Integration der verschiedenen Denkrichtungen in einer Art Mehrfaktorenansatz, der deshalb nicht gleich als atheoretisch oder gar theoriefeindlich eingestuft werden muß (Peters & Peters, 1972; im gleichen Sinne auch die Feststellung von Cohen, 1968, S. 221: "Der Mehrfaktorenansatz ist keine Theorie; er ist der Verzicht auf die Suche nach einer Theorie"). In einem solchen differenzierten Modell ließe sich der nach wie vor unbestrittene hohe heuristische Wert des "labeling approach" umsetzen (s. dazu auch Wagner, 1985).

4.6. Zur Erblichkeit abweichenden Verhaltens

4.6.1. Allgemeine Überlegungen

Da die Definition der Strafbarkeit eines spezifischen Verhaltens abhängig ist von national-räumlichen und temporären Faktoren, in anderen Ländern oder zu anderen Zeiten z.T. völlig andere Handlungen das Kriterium "kriminell" erfüllen als etwa in unserem Staatsverband der Gegenwart, kommt von vornherein dafür eine genetische Dermination, vergleichbar etwa der Ausbildung von Körpergestalt, Augen- und Haarfarbe oder der Beschaffenheit der inneren Gehörgänge, nicht in Betracht. Allenfalls ist an die Erblichkeit von Variablen zu denken, die als vermittelnde Bindeglieder die Internalisation konformer Normen erschweren (etwa reduzierte intellektuelle Voraussetzungen, Tendenz zum Aufbau reaktiver oder konditionierter Hemmungen im Nervensystem u.ä.) oder die Verübung von Straftaten begünstigen (z.B. hohe Körperkraft oder starke Impulsivität). Denkbar ist auch die genetische oder vorgeburtliche, vielleicht auch perinatale Einwirkung von Faktoren, die das Äußere mitbedingen, an der äußeren Erscheinung aber (und nicht notwendigerweise am konkreten Verhalten) differentielle Reaktionen der Umwelt ansetzen, denen zufolge etwa Personen mit körperlichen Mißbildungen oder einer allgemein reduzierten physischen Attraktivität bestimmte Ausbildungs- und Berufschancen vorenthalten und sie damit ins Abseits getrieben werden (s. dazu auch den bereits unter 4.5. geschilderten Etikettierungsansatz).

Bevor solche und weitere - ggf. noch viel differenziertere - Wirkungsketten erörtert werden, stellt sich allerdings die Frage, ob überhaupt von einer Erblichkeit (wie immer diese im einzelnen dann bedingt sein mag) ausgegangen werden kann.

Um eine Antwort darauf zu erhalten, hat man sich zunächst der Familienforschung, darin eingeschlossen der Stammbaum-Methode und der Analyse von ein- und zweieiigen Zwillingen, bedient.

4.6.2. Stammbaum-Untersuchungen

Was die Familienforschung betrifft, so geht eine durchgängig gemachte Feststellung dahin, daß Delinquente viel häufiger als Nichtdelinquente von kriminalitätsbelasteten Vätern und/oder Müttern abstammen, sich im weiteren auch bei ihren Geschwistern in verstärktem Ausmaß normabweichendes Verhalten findet. Beispielsweise berichten Glueck und Glueck (1950) für ihre nach Alter und Wohngegend parallelisierten Gruppen von je N = 500 Jugendlichen die folgenden Prozentanteile (s. Tabelle 4.14.).

Des weiteren haben schon in den dreißiger Jahren auch deutsche Autoren zeigen können, daß Rückfalltäter häufiger als Einfachtäter von Eltern mit krimineller Vorgeschichte abstammen. Beispielsweise war von den N = 166 einmaligen Tätern in der Stichprobe von Stumpfl (1935) in 4% der Fälle der Vater und in 0,6% die Mutter wegen eines Deliktes bestraft worden. Die entsprechden Häufigkeiten für N = 195 Rückfalltäter lauteten hingegen 28,4 bzw. 14,3%.

Schließlich sind in der Literatur auch gut dokumentiert die Familien "Kalikak" (griechisch: "gut/schlecht") aus den USA und "Juke" aus Großbritannien. Der Stammvater der ersteren Familie hatte während des amerikanischen Bürgerkrieges zunächst Beziehungen zu einem schwachsinnigen Barmädchen und heiratete später eine unauffällig-normale Frau. Aus beiden Verbindungen gingen in mehreren Generationen insgesamt 480 Nachkommen hervor. Die darunter vorgefundenen Verbrecher, Alkoholiker und Prostituierte stammten ausschließlich aus der Liaison mit der intellektuell beeinträchtigten Frau. Bei den "Jukes" handelte es sich um eine "Verbrecher-Familie", von der 1.200 Abkömmlinge ausgemacht werden konnten, unter denen sich gleichfalls eine erhebliche Massierung von Kriminalität und Prostitution fand.

Tabelle 4.14. Relative Häufigkeit (Prozent) von Delinquenz in den beiden Stichproben der Glueck und Glueck-Untersuchung in Abhängigkeit von der familiären Kriminalität

	Kriminalität				
	Väterliche Familie	Mütterliche Familie	Vater	Mutter	Geschwister
Delinquente	40	55	66	45	65
Nicht-Delinquente	32	36	32	15	26

So eindrucksvoll solche Häufungen normenwidrigen Verhaltens in bestimmten Familien ausfallen, lassen derartige Beobachtungen doch die Frage der Interpretation völlig offen, d.h. sie liefern keinerlei Anhaltspunkte darüber, ob die Delinquenz der Nachkommen eine Folge erblicher Faktoren ist oder aber als sozialisationsbedingt zu verstehen ist - die Eltern etwa ein schlechtes Vorbild lieferten, die Erziehung vernachlässigten u.a. Wenig hilfreich ist dafür auch die Feststellung, daß mit zunehmender intergenerativer Distanz zwischen kriminellen "Stammeltern" und Kindern der negative Einfluß immer weiter zurückgeht - wegen des Einkreuzens anderen ("positiven") Erbgutes, sagen Anhänger der Erblichkeitsthese, wegen des Abnehmens des Effektes direkter Vorbild- und Anregungsbedingungen, halten die Umwelttheoretiker dagegen.

4.6.3. Untersuchungen an ein- und zweieiigen Zwillingen

Einen Ausweg aus dem geschilderten Interpretationsdilemma schienen lange Zeit die Untersuchungen an ein- und zweieiigen Zwillingen (EZ und ZZ) zu weisen. Bekanntlich geht man in bezug auf EZ davon aus, daß die Paarlinge vollständig identisches Erbgut aufweisen, während bei ZZ im Durchschnitt nur die Hälfte aller genetischen Informationen gleich ist, da bei der Ausbildung der Samen- und Eizellen die von beiden Elternteilen rührenden Chromosomen immer neu nach Zufall aufgeteilt werden. ZZ sind deshalb hinsichtlich ihrer chromosomalen Struktur vergleichbar mit "normalen" Geschwistern; sie unterscheiden sich von ihnen nur durch den Umstand, gleich alt zu sein. Gegenüber EZ stimmt bei ihnen im Mittel über alle Nachkommen eines oder mehrerer Elternpaare 50% der genetischen Substanz überein. Für Variablen, die ausschließlich oder überwiegend unter dem Einfluß genetischer Faktoren stehen (z.B. Körpergröße), kann deshalb mit einer etwa doppelt so hohen Ähnlichkeit zwischen EZ- relativ zu ZZ-Paarlingen gerechnet werden. Analog ist ganz allgemein eine genetische Grundlage überall dort zu vermuten, wo EZ einander ähnlicher sind als ZZ. Das gilt auch für die verschiedenen Arten abweichenden Verhaltens, wenngleich dieses, wie einleitend schon festgestellt wurde, allenfalls über vermittelnde Größen erblich beeinflußt sein kann.

Es war deshalb nur folgerichtig, wenn man bereits relativ frühzeitig EZ und ZZ auch unter dem Aspekt der Kriminalitätsbelastung analysierte. Solche Studien wurden in Deutschland von Lange, LeGras, Kranz und Stumpfl vor dem 2. Weltkrieg durchgeführt; auch aus den USA und Japan stammen Beiträge dazu (Literatur und Ergebnisse siehe z.B. Bauer, 1957; Schneider, 1974).

Die Gesamtzahl der untersuchten Personen umfaßt etwas mehr als 200 Personen. Im Durchschnitt aller Untersuchungen ergibt sich für die EZ eine Konkordanz von ca. 70%, für ZZ eine solche von ca. 33%, d.h. bei Straffälligkeit eines der EZ-"Illinge" beträgt die Wahrscheinlichkeit dafür, daß auch der andere auffällig ist, 70% gegenüber nur ca. 33% Übereinstimmung bei ZZ - vordergründig eine vermeintlich glänzende Bestätigung der von Lombroso um die Jahrhundertwende geprägten Formel vom "geborenen Verbrecher" und der Überzeugung, wonach Kriminalität weitgehend Schicksal ist.

Schwerwiegende methodische Bedenken verbieten eine undifferenzierte Würdigung der Befundsituation im zuletzt genannten Sinne. Der relativ geringe Umfang der erfaßten Stichproben schlägt dabei weniger kräftig zu Buche als häufig angenommen wird, da die Resultate doch eine gewisse Konsistenz erkennen lassen. Auch die Unsicherheiten der EZ-ZZ-Diagnosen dürften sich eher nivellierend ausgewirkt haben. Gravierend jedoch ist der Einwand, daß erst bei Vorliegen eines einschlägigen Akteninhaltes nach dem anderen Zwilling gesucht wurde. Den zitierten Ergebnissen liegen somit keineswegs irgendwelche Repräsentativerhebungen zugrunde, sondern die Untersuchungen nahmen ihren Ausgang von bereits auffällig gewordenen und in Strafanstalten oder psychiatrischen Krankenhäusern festgehaltenen Personen.

Den damit vermutlich verbundenen Bias vermeidet Christiansen (1968) in einer relativ neuen Untersuchung unter Verwendung der Zwillings-Methode, stützt er sich doch auf die Grundgesamtheit aller Zwillinge, die zwischen 1880 und 1910 in Dänemark geboren und mindestens 15 Jahre alt geworden waren. Von den ca. 6.000 Paaren insgesamt fanden ca. 900 Eingang in die zentralen Polizei-Register; daraus bilden N = 226 Paare eine erste Stichprobe. Über beide Geschlechter hinweg betrug die Konkordanz bei den EZ ca. 32%, gegenüber nur 11% bei den ZZ. In einer weiteren Untersuchung desselben Autors (Christiansen, 1977a) lauten die Zahlen 52% und 22% - Übereinstimmungsraten mithin, die wesentlich unter denjenigen der früheren Studien liegen, allerdings noch immer die erheblich höhere Ähnlichkeit der EZ in der Kriminalitätsbelastung widerspiegeln. Detailanalysen zufolge fielen die Konkordanzen sowohl bei den EZ als auch ZZ höher aus bei schweren relativ zu leichteren Delikten, Anlaß für Christiansen (1968), ein Toleranzschwellen-Modell für die Verhängung von Sanktionen anzunehmen. Darüber hinaus zeigte sich, daß für die Konkordanz nicht nur die Zygosität der Zwillinge, sondern auch das sozioökonomische Milieu verantwortlich war, und zwar in einer relativ zu den genetischen Einflüssen noch stärkeren Weise (Christiansen, 1973; einen Überblick über die Ergebnisse der Zwillingsforschung gibt Christiansen, 1977b).

Damit ist übergeleitet zu den Umweltfaktoren und ihrem Stellenwert bei der Interpretation von Ähnlichkeiten zwischen EZ und ZZ.

Zunächst muß dahingestellt bleiben, ob Milieu in den dänischen Zwillingsuntersuchungen wirklich ein "Ursachen"-Faktor zur Kriminalität war oder nicht nur Folge genetischer Komponenten, die den einzelnen dazu veranlaßten, eine spezifische Umgebung aufzusuchen.

Darüber hinaus ist die größere Verhaltensähnlichkeit von EZ gegenüber ZZ oftmals als Folge deren umweltmäßiger Gleichartigkeit aufgefaßt worden. Gerade wegen der Identität des Aussehens von EZ, die der Umgebung häufig genug das Urteil darüber erschwert, mit welchem der beiden "Illinge" man es im Augenblick gerade zu tun hat, ist für diese eine größere Ähnlichkeit auch der Umwelt gegeben; d.h. die Sozialisationsinstanzen reagieren - gerade wegen der geringen Unterscheidbarkeit der EZ - auf deren Verhalten gleichartiger und schaffen dadurch relativ zu ZZ eine größere Uniformität der Stimulations- und Bekräftigungsmuster. Somit sind EZ im Vergleich zu ZZ nicht nur ähnlichr im Hinblick auf die genetischen, sondern auch die umweltmäßigen Faktoren. Aus der höheren Konkordanz der EZ kann somit nicht zwingend abgeleitet werden, daß irgendwelche die Kriminalität begünstigenden Faktoren erblich seien.

Der Einwand, wonach die höhere Ähnlichkeit der Umgebung von EZ deren höhere Kondordanz bewirke, ist in bezug auf die Intelligenzentwicklung gegenstandslos geworden. An insgesamt 800 Zwillingen klassifizierten Loehlin und Nichols (1976) die EZ danach, ob jene Paarlinge, die in einer besonders ähnlichen Umwelt aufwuchsen (z.B. durch gleiche Kleidung, den Besuch derselben Schule, stets gemeinsame Urlaubsfahrten u. dgl.), auch in ihren Testleistungen einander ähnlicher waren als die übrigen, bei denen geringere Übereinstimmungen in der Umwelt vorlagen. Dabei waren lediglich Null-Korrelationen zu beobachten zwischen den Unterschieden in der Behandlung durch andere und den Differenzen in den Leistungsscores. Von daher gesehen, fehlt zunächst eine Berechtigung dafür, die höheren Testwertdiskrepanzen von ZZ auf die größeren Unterschiede in den besagten Umweltvariablen zurückzuführen (das Problem freilich wurde offengelassen, ob die Operationalisierungen von "Gleichheit" der Umwelt angemessen waren; s. a. Loehlin, 1978, S.72). Auf Kriminalität, so ließe sich dagegen einwenden, müssen solche Beobachtungen allerdings nicht unbedingt generalisierbar sein.

Zwei andere Forschungsansätze bleiben noch übrig, um hier weiterzukommen. Der eine betrifft Untersuchungen an EZ, die aufgrund welcher Faktoren auch immer nach der Geburt getrennt wurden und in verschiedenen Umwelten aufwuchsen. Ähnlichkeiten im Verhalten trotz verschiedener Umgebungsbedingungen lassen sich dann nur sinnvoll erklären durch die genetische Identität. Die Zahl solcher Geschwister ist jedoch schon für sich selbst sehr gering, was nur aus forschungstechnischen Gründen zu bedauern ist; noch seltener sind die Fälle, die eingehenden psychologischen Untersuchungen zugeführt werden konnten (zusammenfassend siehe Amelang & Bartussek, 1985, S. 436-439). Eine Analyse der Kriminalitätsbelastung ist entweder überhaupt nicht vorgenommen worden oder die Grundlage dafür ist in Form anekdotischer Einzelbeobachtungen zu schmal.

Der andere Ansatz stützt sich auf Adoptionen. Darüber ist Näheres im nächsten Abschnitt zu sagen.

4.6.4. Adoptionsstudien

Adoptionen liefern für die Forschung ein Paradigma, innerhalb dessen biologische und umweltmäßige Faktoren direkt miteinander kontrastiert werden können. Zugleich ist die Zahl möglicher Einflußgrößen überschaubar, weshalb Schlußfolgerungen aus entsprechenden Reihenuntersuchungen einen hohen Präzisionsgrad erreichen. Aus umwelttheoretischer Sicht ist zu erwarten, daß die Korrelationen zwischen verhaltensrelevanten Variablen der Kinder und denjenigen ihrer Adoptiveltern, bei denen sie nahezu die gesamte Zeit seit ihrer Geburt leben, hoch sind, und zwar höher als die Koeffizienten zu Merkmalen der biologischen Eltern, mit denen keinerlei Kontakt besteht. Umgekehrt sprächen hohe Zusammenhänge zwischen den natürlichen Eltern und ihren leiblichen zur Adoption weggegebenen Kindern für eine starke genetische Determination.

Die Befundlage scheint ein relativ eindeutiges Bild zugunsten der letzteren Auffassung zu vermitteln: In Untersuchungen aus dem US-Bundesstaat Iowa fand Crowe (1975) an N = 42 adoptierten Kindern eine erhöhte Kriminalität, wenn auch die leiblichen Mütter Straftaten verübt hatten, und Cadoret (1978) berichtet einen gleichartigen Effekt für N = 246 Adoptionsfälle in Abhängigkeit der Kriminalität der biologischen Eltern. Bohman et al. (1982) konnten bei schwedischen Kindern eine solche Beziehung erst nach einer Unterscheidung der elterlichen Kriminalität nach ihrer Schwere und der Art der von den Nachkommen verübten Delikte sichern.

Die bislang umfangreichste Studie wurde von Mednick, Gabrielli & Hutchings (1983, 1984) in Dänemark durchgeführt und stützt sich auf nicht weniger als N = 14.427 Adoptionen, die zwischen 1924 und 1947 vorgenommen worden waren, und zwar in aller Regel unmittelbar nach der (überwiegend unehelichen) Geburt der Kinder. Anhand von Strafregisterauszügen war die Kriminalität von leiblichen und Adoptiveltern bestimmbar sowie diejenige der "Kinder" (in Anführungszeichen deshalb gesetzt, weil diese zum Zeitpunkt der Einrichtung der Datei zwischen 20 und ca. 65 Jahre alt waren). Da die weiblichen Adoptierten sehr viel weniger Bestrafungen aufwiesen als die männlichen, werden nachfolgend nur die Ergebnisse für die letztere Gruppe wiedergegeben (s. Tab.4.15.).

Tabelle 4.15. Prozentanteile von adoptierten Söhnen, die wegen krimineller Handlungen bestraft wurden (nach Mednick et al. 1983, S.45)

	Kriminalität der biologischen Eltern	
	Ja	Nein
Kriminalität der Adoptiv-Eltern		
Ja	24,5% (N= 143)	14,7% (N= 204)
Nein	20,0% (N=1.226)	13,5% (N=2.492)

Wie aus der Tabelle zu entnehmen ist, beträgt die "Basisrate" von Bestrafungen 13,5%. Sie erhöht sich auf 14,7%, wenn ein Kind von Eltern ohne offizielle Strafen bei Adoptiveltern aufwächst, die strafrechtlich auffällig werden (was gewöhnlich erst nach der Adoption der Fall ist, da die Behörden versuchen, Kinder nur an normenkonforme Familien zu vermitteln). Darin zeigt sich ein (allerdings recht schwacher) Effekt von seiten der Umwelt. Im Falle von Kriminalität eines oder beider leiblicher Elternteile betragen die Häufigkeiten jedoch 20,0% und 24,5% und liegen damit erheblich über den vorgenannten Raten, d.h. der Einfluß genetischer Faktoren ist deutlich und offenkundig bei dem geschilderten Vergleich stärker als der von Umweltvariablen.

Eine Detailanalyse der elterlichen Kriminalitätsbelastung und der von den Adoptierten begangenen Delikte führte zu den in Abbildung 4.14. wiedergegebenen Resultaten.

Bei den Eigentumsdelikten, nicht aber den gewalttätigen Straftaten, bestand somit eine lineare Beziehung zwischen der Rezidivrate der Eltern und der Kriminalität ihrer zur Adoption weggegebenen Kinder. Eine weitergehende Ausdifferenzierung nach der Art der von den Eltern und ihren Nachkommen verübten Delikte ließ jedoch keine differentiellen Beziehungen erkennen; der brauchbarste Prädiktor für die Kriminalität der Adoptierten war stets die Zahl von elterlichen Bestrafungen überhaupt, ungeachtet der Kategorie.

Im weiteren fiel die Korrelation zwischen der Kriminalität von Müttern und Töchtern höher aus als diejenige zwischen Vätern und Söhnen. Keinerlei Unterschiede waren jedoch zu registrieren für die verschiedenen Zeitpunkte (z.B. vor, während oder nach dem Kriege) und - was besonders wichtig ist, um Labeling-Effekte auszuschließen - für solche Adoptiveltern, die von den Vorstrafen der leiblichen Eltern wußten bzw. wissen konnten und denjenigen, wo dieses nicht der Fall war.

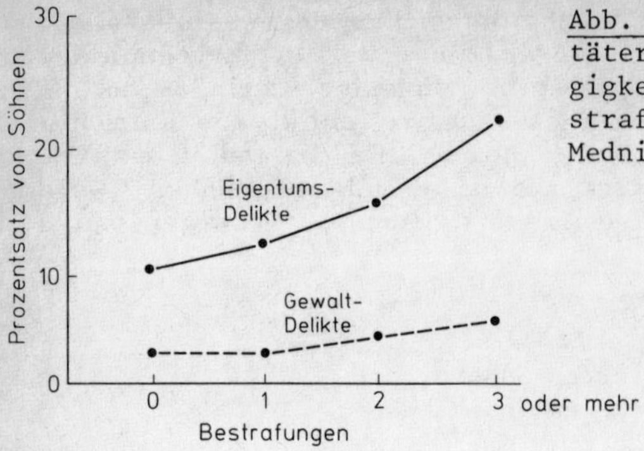

Abb. 4.14. Männliche Eigentums- und Gewalttäter unter adoptierten "Kindern" in Abhängigkeit von der Kriminalitätsbelastung (Bestrafungen) ihrer leiblichen Eltern (aus Mednick et al. 1983, S. 48)

Ansetzend an demselben Material, haben van Dusen, Mednick, Gabrielli und Hutchings (1983 a,b) den Einfluß des sozioökonomischen Status untersucht und dabei u.a. die in Tab. 4.16. wiedergegebenen Daten ermittelt.

Tabelle 4.16. Prozentsatz von männlichen Adoptierten, die wegen krimineller Handlungen bestraft wurden, als Funktion des Sozialstatus von leiblichen und Adoptiv-Eltern (in Klammer jeweils die Fallzahlen; nach van Dusen et al. 1983a, S.63)

	Sozialstatus der biologischen Eltern			
	Hoch	Mittel	Niedrig	Total
Sozialstatus der Adoptiveltern				
Hoch	9,3 (441)	11,52 (903)	12,98 (775)	11,58 (2.099)
Mittel	13,44 (320)	15,29 (870)	16,86 (795)	15,62 (1.985)
Niedrig	13,81 (210)	17,25 (568)	18,04 (787)	17,19 (1.565)
Total	11,64 (971)	14,31 (2.341)	16,00 (2.337)	14,55 (5.649)

Wie in zahlreichen anderen Untersuchungen, die bereits unter 3.3.4.4. dargestellt wurden, korreliert auch hier Kriminalität negativ mit Sozialstatus. Der sozioökonomische Status hat, wie aus dem zeilen- und spaltenweisen Vergleich deutlich wird, sowohl eine genetische als auch eine Erfahrungskomponente, wobei die letztere hier größer ist als die erstere (statistisch bedeutsam in entsprechenden Analysen), Erb- und Umweltfaktoren aber keine signifikanten Wechselwirkungen miteinander zeigen. (Ebensowenig war das der Fall, wenn die

Umwelt der Adoptierten operationalisiert wurde als Unterschied zwischen Stadt und Land und für zwei Stufen leiblich-elterlicher Kriminalitätsbelastung die Bestrafungsrate in Städten aufwachsender Adoptivpersonen jeweils um ca. 3% über derjenigen ländlicher Probanden lag; s. Gabrielli & Mednick, 1984).

Der Vergleich mit den Gegebenheiten beim weiblichen Geschlecht zeigte, daß für adoptierte Frauen der biologische, für Männer dagegen der Umwelt- und Erfahrungsaspekt von größerer Wertigkeit ist (s. dazu auch den von Mednick et al., 1983, gefundenen Geschlechtereffekt).

Da auch hier eine Typenanalyse der Delikte keinerlei Spezifitätsaspekte erkennen ließ, nehmen die Autoren als vermittelnde Größe für den Erblichkeitseffekt Funktionen des autonomen Nervensystems an, im weiteren biologische Faktoren, die mit Intelligenz und Persönlichkeitsfaktoren im engeren Sinne in Beziehung stehen. Möglicherweise muß auch an die äußere Erscheinung gedacht werden, berichtet doch Agnew (1984) über signifikante Korrelationen zwischen physischer (Un-)Attraktivität und selbstberichteter Delinquenz, allerdings nur in einer Größenordnung von r = .20.

4.6.5. Abschließende Bemerkungen

Die Frage nach den Erb- und Umweltfaktoren bei der Ausbildung gesetzeswidrigen Verhaltens wird somit von den Adoptionsstudien im Sinne des "sowohl als auch" beantwortet. Das vorliegende Material macht neben der Erfahrungsabhängigkeit delinquenter Tendenzen auch eine biologische Komponente wahrscheinlich, wie sie für zahlreiche psychologische Variablen (Intelligenz- und Persönlichkeitsmerkmale) ebenfalls gefunden wurde. Welches dieser Faktorenbündel von größerem Einfluß ist, läßt sich vorerst nicht schlüssig feststellen, da die herkömmlichen Heritabilitätsschätzungen für die abhängige Variable (hier: die Kriminalitätsbelastung) eine kontinuierlich-quantitativ abgestufte Skala mit Intervallqualität verlangen, im weiteren jeweils Spektren von Erb- und Umweltfaktoren, die jeweils (gleich) repräsentativ sind für die Gegebenheiten in der Population. Unter der Voraussetzung, daß die dänischen Behörden nicht eine selektive Plazierung bei der Regelung von Adoptionen in dem Sinne vornehmen, daß Kinder von besonders normenkonformen Eltern auch an solche adoptiv-willige Eltern vergeben werden, die ihrerseits eine besondere Gesetzestreue erwarten lassen und umgekehrt, müssen wir uns im Hinblick auf die Ergebnisse begnügen mit der Einsicht, daß bei der Hervorbringung allen Verhaltens, auch des normabweichenden, Erb- und Umweltfaktoren zusammenspielen. Da Erb-Umwelt-Interaktionen bislang nicht gesichert werden konnten, ist dieses Wirkungsgefüge eher als ein additives vorzustellen, wobei die Variablen, die der Erblichkeit unterliegen und als vermittelnde Bindeglieder für die Ausbildung von Kriminalität letztlich verantwortlich sind, noch sehr eingehender Forschung bedürfen, ganz zu schweigen von der Aufdeckung des Erbganges, d.h. der Lokalisation spezifischer Informationen auf bestimmten chromosomalen Abschnitten.

5. STRAFWIRKUNGEN: PRÄVENTION DURCH ABSCHRECKUNG

5.1. Ethik und Funktion der Strafe

Die Reaktionen gesellschaftlicher Verbände auf sozial abweichendes Verhalten variieren über Raum und Zeit in beträchtlicher Weise. In der Geschichte der Menschheit treffen wir bei den einzelnen Völkern des Erdballs die unterschiedlichsten Maßnahmen gegenüber potentiellen und aktuellen Tätern an. Der Geist der Behandlung ist dabei ebenso eine Funktion von zeitlicher Epoche und geographischer Region wie von staatlichen, ökonomischen und sozialen Verhältnissen, im weiteren den moralischen und sozialen Werten sowie einer wissenschaftlich-rationalen bzw. metaphysisch-irrationalen Grundhaltung.

Zwar läßt sich eine entwicklungsgeschichtliche Systematik, ein einheitliches Schema der Weltgeschichte des Strafrechts nur schwer feststellen, da zum einen die spezifischen Ausgestaltungen der jeweiligen Reaktionen allzu mannigfaltig sind, zum anderen in jedem Zeitabschnitt und Kulturraum auch bedeutsame Abweichungen vom vorherrschenden Leitbild auftraten. Deshalb gibt die von Barnes-Teeters (1951) gelieferte Zeittafel der "Evolution of Correction" nur einen sehr allgemeinen Trend auf hoher Abstraktionsstufe wieder, wenn im Zusammenhang damit ab 5000 v. Chr. "private Rache", ab 2000 v. Chr. "Gruppenvergeltung" und ab 30 n. Chr. "persönliche Sühne" gegolten haben soll, während nach vielerlei Abwandlungen für die Gegenwart "psychotherapeutische Behandlung" zu einem vorrangigen Ziel geworden ist. Dennoch kann, ungeachtet der zahlreichen ethnologischen und anthropologischen Besonderheiten sowie den Zuständen in verschiedenen nichtdemokratischen Ländern, vielleicht eine allgemeine Tendenz zu größerer Milde und eine Abkehr von besonders harten Maßregeln registriert werden: Vielfach finden sich Verstümmelungen des Körpers nur noch als ausgefallene Delikte im Gruselkabinett historischer Schrecken, gehört Folter nicht mehr zum alltäglichen Instrument der Wahrheitsfindung, ist die Todesstrafe entweder abgeschafft oder auf sehr spezifische und durchaus bezeichnende Tatbestände eingegrenzt.

Wie ein Anachronismus mutet jedenfalls die Verstümmelungsjustiz einiger islamischer Länder an. Im westlichen Kulturkreis bedarf es für operative Eingriffe als Teil eines Richterspruches der Einwilligung durch die davon Betroffenen, oder solche Maßnahmen kommen nur als Alternativen zu anderen - allerdings kaum weniger schwerwiegenden - Behandlungen in Betracht, zwischen denen der Verurteilte frei wählen darf, wie jüngst in dem Fall dreier (schwarzer) Angeklagter, die für die Vergewaltigung einer (weißen) Frau in Anderson, South Carolina, zu 30 Jahren Gefängnis verurteilt wurden, demgegenüber jedoch auch die Kastration vorziehen und in diesem Falle sofort auf freien Fuß gesetzt werden konnten ("Der Spiegel", Nr. 52 v. 26.12.1983, S. 101).

Die außerordentlich rasch, ungemein häufig und gegenüber Personen aller Alters- und Sozialschichten praktizierte Todesstrafe im Iran des Ayatollah Khomeini erinnert an die Ketzerprozesse des Mittelalters ebenso wie an Phasen der französischen Revolution oder die Herrschaft der Nationalsozialisten im Deutschen Reich; aus der zeitlichen und geographischen Distanz begreift man sie als Ausdruck einer tiefsitzenden Angst, die errungene Macht zu verlieren. Ähnliche Motive verbergen sich hinter der "Behandlung" politischer Dissidenten in der Sowjetunion oder dem Umgang mit Personen, die gegen einen von der Staatsmacht gerade erklärten Grundsatz verstoßen. Beispielsweise besteht ein Ziel der sowjetischen Führung in der Nach-Breschnew-Ära darin, die Versorgungsmängel der Bevölkerung zu lindern; in dem Maße, in dem ein solches Vorhaben nicht gelingt, muß dieses zu einem Verlust an Glaubwürdigkeit und letztlich Macht des Regierungsapparates führen. "Folgerichtig" häufen sich deshalb neuerdings Todesurteile gegen Personen, nachdem man diese der Korruption und Unterschlagung überführt hat.

Ganz allgemein scheinen Umfang und Härte des Strafrechts zuzunehmen in dem Maße, in dem die Organisation des Sozialverbandes an Stärke gewinnt und autoritäre Züge annimmt. Sehr frühe oder primitive Entwicklungsstadien wie Wildbeuter, Feldbauern und Hirten kannten nur private Reaktionen des Geschädigten oder seiner Verwandten auf mögliche Verletzungen. Auch in den Frühzeiten staatlicher Organisation gab es, wie Bauer (1957, S. 130/131) feststellt, nur eine bescheidene Zahl staatlich verfolgter Verbrechen; so etwa erwähne Tacitus in seinem "Germania"-Bericht nur Verräter und Überläufer, die an Bäumen erhängt, sowie Feiglinge, Weichlinge und am Körper Geschändete, die in Sumpf und Moor versenkt wurden. Hinzu kämen lediglich noch Tempelschänder, die zum Meer geführt, deren Ohren geschlitzt, die entmannt und den Göttern geopfert würden.

Im Gegensatz dazu stehen die umfangreichen Straftatbestände etwa des Römischen Rechts und der modernen Staaten, die selbst solche Bestimmungen aufweisen, die ursprünglich nur Angelegenheit der Familie gewesen sind. Auch ist unverkennbar, daß in der Regel totalitär-autokratische Herrschaftsformen härtere Strafen für Normenübertretungen vorsehen als demokratisch regierte Staaten, in denen zumindest implizit das Wohl und die Würde des Bürgers der Staatsräson vorgeordnet sind.

Kaum ein anderes Thema wird in der Öffentlichkeit so kontrovers diskutiert wie die Todesstrafe. Regelmäßig ertönt der Ruf nach dem Henker, wenn ein Verbrechen bekannt wird, bei dem die Tatumstände auf eine besondere Brutalität und Grausamkeit des Täters hinweisen. Notgedrungen müssen sich deshalb hin und wieder die Politiker dieser Frage annehmen; ernsthaft wird dabei von keinem, der in verantwortlicher Position die Meinungsbildung mit beeinflußt, die Wiedereinführung der Todesstrafe gefordert. Diese Zurückhaltung scheint - von zahlreichen anderen Gesichtspunkten völlig abgesehen - auch im Hinblick auf die Erfahrungen in den USA geboten.

Tabelle 5.1. Jährliche Mordziffern als arithmetisches Mittel für die Zeit von 1940 bis 1955 in Bundesstaaten der USA mit und ohne Todesstrafe

		ohne Todesstrafe		mit Todesstrafe	
Mittlerer Westen	Gruppe I	Michigan	3,5	Indiana	3,5
				Ohio	3,5
	Gruppe II	Minnesota	1,4	Iowa	1,4
		Wisconsin	1,2		
	Gruppe III	North Dakota	1,0	South Dakota	1,5
				Nebraska	1,8
New England	Gruppe IV	Maine	1,5	New Hampshire	0,9
				Vermont	1,0
	Gruppe V	Rhode Island	1,3	Massachusetts	1,2
				Connecticut	1,7
		Arithmetische Mittel	1,65		1,8

Von den dortigen Bundesstaaten sehen einige für Mord die Todesstrafe vor und andere nicht. Es liegt deshalb nahe, die Häufigkeitsziffer für dieses Kapitalverbrechen in Staaten mit und solchen ohne Todesstrafe miteinander zu vergleichen. Die nachfolgenden Resultate stützen sich auf die Analyse von Sellin (1959).

Da zwischen den einzelnen Bundesstaaten sehr gravierende Unterschiede in sozialer und ökonomischer Hinsicht bestehen, mußten Untergruppen von Staaten gebildet werden, die einander hinsichtlich der sozioökonomischen Struktur relativ ähnlich sind. Nur hier ist der Vergleich der Kriminalitätsrate sinnvoll, auch wenn die Spaltenmittel zusätzlich für die Zwecke einer groben Vororientierung angegeben sind.

Wie die Zahlen ausweisen, läßt sich eine abschreckende Wirkung der Todesstrafe nicht eindeutig belegen: In einigen Gruppen bestehen überhaupt keine numerischen Differenzen zwischen Staaten mit und ohne Todesstrafe (1 und 2); die für die Todesstrafe als Instrument günstigen Resultate in Gruppe 4 werden durch die entgegengesetzten in Gruppe 3 aufgehoben. Schließlich führt schon der Vergleich innerhalb von Gruppe 5 zu einem inkonsistenten Bild, je nachdem, ob man Massachusetts oder Connecticut dem Staat Rhode Island gegenüberstellt. (Zur Vertiefung des Themas s. 5.4.1.1.)

Zu allen Zeiten war die Reaktion auf abweichendes Verhalten auch von ökonomischen und - damit häufig zusammenfallend - sozialen Faktoren bestimmt, eine Aussage, die nicht nur in epochal-längsschnittlicher, sondern auch zeitspezifisch querschnittlicher Weise gilt. So etwa läßt sich zeigen, daß in England seit dem 15. Jahrhundert ein paralleler Verlauf zwischen der Erweiterung des Handels sowie der Zunahme an Industrialisierung einerseits und der Entwicklung der Straftatbestimmung des Diebstahls andererseits besteht (Hall, 1952). Des weiteren entstanden dort die Strafrechtsnormen für Landstreicherei zeitlich in der Folge einer erheblichen Verringerung der Zahl an Arbeitskräften durch die Pest und zusammenfallend mit dem Beginn der Aufhebung von Leibeigenschaft (Chambliss, 1969), eine Beobachtung, die den eben zitierten Autor zu der Interpretation veranlaßt, die Kriminalisierung der Landstreicherei habe nur den einen Zweck gehabt, den Grundbesitzern zu billigen Arbeitskräften zu verhelfen.

Die Dominanz der Mächtigen über die ökonomisch und sozial Schwachen - und damit eine beträchtliche Einseitigkeit des Rechtssystems - äußert sich auch in der Beobachtung, daß seit jeher die Behandlung eines Täters von dem Umstand abhängt, ob er reich oder arm, frei oder leibeigen, gebildet oder dumm ist. Gewiß liefern darüber die entsprechenden soziodemographischen Merkmale der in aller Herren Länder einsitzenden Delinquenten nicht nur konsistenten, sondern auch zweifelsfreien Aufschluß, nachdem als sicher gelten kann, daß die betreffenden Verteilungsschiefen nicht nur die entsprechenden Gegebenheiten in der Grundgesamtheit aller Täter widerspiegeln. Verantwortlich dafür sind zumindest zwei Bereiche von Faktoren: zum einen die spezifische Ausgestaltung von Strafrechtsnormen, die beispielsweise die Preistreiberei eines geschäftstüchtigen Unternehmers, in deren Folge zahlreiche Menschen in Not und Elend geraten mögen, ebenso wenig unter Strafe stellt wie die Herstellung und den Vertrieb von Massenvernichtungswaffen oder die Verpestung unserer Luft, die Vergiftung des Bodens und die Verschmutzung des Meers, durch die verschiedenen Formen von - legaler! -Produkterzeugung, von individueller Fortbewegung und kollektivem Tourismus. Im weiteren "übersieht" unser Strafrecht nachgerade großzügig auch Steuerhinterziehung und andere "white-collar"-Delikte; wenn man an das Ausmaß des angerichteten Schadens denkt, verfolgt hingegen unnachsichtig Diebstähle in Kaufhäusern, aus Automaten oder Autos, bei denen der Wertverlust meist unterhalb der 1.000-Mark-Grenze bleibt, - von niemandem mehr geleugnete Beispiele dafür, daß die Prozesse gesellschaftlicher Normbildung und Gesetzgebung nicht durch den Konsens aller, sondern durch Macht- und Herrschaftsverhältnisse bestimmt sind und sich auch in der Strafrechtsentwicklung "die Einflüsse direkt wirtschaftlicher Interessen, moralischer Hegemonie-Ansprüche und bürokratischer wie professioneller Eigeninteressen nachweisen" lassen (Steinert, 1976, S. 361).

Ungleichheit bestand natürlich auch dort, wo Herren über Leben und Tod der Sklaven, nicht dagegen die Unfreien in einer auch nur annähernd vergleichbaren Weise über die Freien befinden konnten. Die Opfer der berüchtigten Lynchverfahren waren fast ausnahmslos Schwarze.

Der zweite Bereich von Faktoren betrifft die Mortalität einmal eingeleiteter Verfahren, die ebenfalls einen deutlichen Einfluß sozioökonomischer Schichtung zeigt. Aufgrund von Leumund und Verbalisierungsfertigkeit sowie der Möglichkeit, beste Anwälte zu beauftragen, gelingt es Angehörigen der Oberschicht in aller Regel sehr viel besser als solchen niederer Klassen, das Urteil zu mildern oder eine Verurteilung gar völlig abzuwenden. Ähnliches gilt für das Verhältnis der Indianer oder Schwarzen gegenüber den Weißen. Um die Jahreswende 1983/84 ging eine Nachricht durch die Medien, wonach von den gegenüber Schwarzen verhängten Todesurteilen viermal so viele zur Vollstreckung gelangten wie im Fall vergleichbarer Urteile bei Weißen.

All dieses belegt, daß die Judikative und Exekutive in einer Vielzahl von Konstellationen einseitig nur bestimmten Gruppen innerhalb einer Sozietät dienlich sind und andere Gruppen in qualitativer und quantitativer Hinsicht selektiv bestrafen.

Ein besonders allgemeiner Gesichtspunkt für die Ausgestaltung des Strafrechtssystems stellen religiöse, moralische und metaphysische Grundüberzeugungen dar. In der gerade neuerdings in Zusammenhang mit der Stationierung neuer Waffensysteme in Mitteleuropa von Politikern (!) gern zitierten Bergpredigt lehrt Christus eine reine Friedensethik:

> Ihr habt gehört, daß da gesagt ist: Auge um Auge, Zahn um Zahn. Ich aber sage Euch, daß Ihr nicht widerstreben sollt dem Übel; sondern so Dir jemand einen Streich gibt auf Deinen rechten Backen, dem biete den anderen auch dar . . .. Ihr habt gehört, daß da gesagt ist: Du sollst Deinen Nächsten lieben und Deinen Feind hassen. Ich aber sage Euch: Liebet Eure Feinde; segnet, die Euch fluchen, tut wohl denen, die Euch hassen; bittet für die, so Euch beleidigen und verfolgen, auf daß Ihr Kinder seid Eures Vaters im Himmel . . ..

Das damit umrissene Grundmuster von devot-friedfertigen Handlungen als Reaktion auf aggressive Verhaltensweisen stellt bemerkenswerterweise im Lichte moderner Laborexperimente eine effektive Strategie dar, um die Aggressionsbereitschaft des Gegenüber bedeutsam zu reduzieren (Hokanson, 1970; Pisano & Taylor, 1971; bei den letzteren Autoren stellte sich allerdings die "Matching-Methode", in der auf bestimmte Schocks mit solchen derselben Intensität geantwortet wurde, als noch wirkungsvoller heraus). Auch entspricht es allgemeiner Lebenserfahrung, daß die Zufügung von Schmerz als Sanktion nur die Schwelle für zusätzliche Aggression bei dem davon Betroffenen durch die Induktion von Ärger weiter erniedrigen muß, ganz abgesehen von den ungünstigen Wirkungen, die von der Modellfunktion "erfolgreich" verübter Aggressionshandlungen ebenso ausgehen wie dem Paradoxon, daß Aggressionen als Delikte verboten, aber vom Rechtssystem als Strafe vorgesehen sind.

Folgerichtig verzichten denn einige Kulturen im Anschluß an Verstöße gegen die Rechte der Gemeinschaft auf einen gewaltsamen Ausgleich und versuchen lediglich, mit den verfügbaren Mitteln den Status prae ante möglichst weitgehend wiederherzustellen oder doch den Schaden zu begrenzen. Ein Beispiel dafür sind die Eskimos, von denen Benedikt (1955) berichtet, daß die Familie eines Ermordeten den Mörder aufnehmen kann, damit dieser die durch den Tod entstandene Lücke ausfüllt. In solchen Fällen wird der Mörder zum Gatten der Witwe. Den verfügbaren Anhaltspunkten zufolge bleiben auch Mord und Totschlag innerhalb der Familie bei einigen Frühkulturen ganz ohne Folgen, und noch in neuerer Zeit wurden bei den Eskimos selbst schwere Vergehen nur mit einer Verwarnung erledigt (vgl. Bauer, 1957, S. 129).

Derartige Regelungen stellen freilich seltene Ausnahmen dar. In der Regel sind die Staats- und Wirtschaftsformen weniger von einer Ethik des Friedens als mehr dem Geist von Wettbewerb und Kampf bestimmt; aus diesem Grunde enthalten die Strafrechtsysteme vieler Länder, auf jeden Fall dasjenige der Bundesrepublik, nicht nur den Gedanken an Eindämmung und Korrektur, sondern zusätzliche Ideen, die auf Vergeltung und Sühne abheben. Zusammen mit der Vorstellung von Prävention konstituieren diese Prinzipien die sog. "Vereinigungstheorie". Der Inhalt dieser drei Begriffe bzw. die damit gewöhnlich verbundenen Argumentationsstränge sollen nachfolgend in Kürze charakterisiert werden (zu den Details s. z.B. Bockelmann, 1961; Jeschek, 1978; Streng, 1980; Koller, 1979).

5.1.1. Vergeltung

Die Vergeltung entspricht sehr grundlegenden Rachebedürfnissen des Menschen und der Überzeugung einer fundamentalen Gerechtigkeit, die im symmetrischen Austausch von ideellen oder materiellen Gütern ihren augenfälligen Ausdruck findet. Da nichts auf Erden umsonst ist, muß derjenige, der sich einen Vorteil verschafft hat, dafür bezahlen: Im Begriff der Vergeltung ist das Geld als sinngleiches Element enthalten. Im Vordergrund steht die Tat, deren Schwere in möglichst äquivalenten Einheiten neutralisiert werden muß, eine Idee, die sich bis in die Zeit der Sumerer und Hammurabis Gesetzbuch zurückverfolgen läßt. Wenn das Alte Testament die Regel festschreibt "Leben um Leben, Auge um Auge, Zahn um Zahn usw.", so geschah dieses in der Absicht, Exzessen vorzubeugen und der Versuchung entgegenzutreten, Gleiches mit Ungleichem zu vergelten, indem etwa für ein Leben zwei genommen werden.

Die eingängige und jedermann vertraute Formel von "Auge um Auge" ist eine der Wurzeln für die Verstümmelungsstrafen, bei denen Vergewaltigung mit Kastration, Gotteslästerung oder Beleidigung mit Herausreißen der Zunge, Diebstahl oder Meineid mit Amputation der Hand, Brandstiftung mit Verbrennung auf dem Scheiterhaufen geahndet wurde. Namentlich Kant hat sich in seinen Schriften ("Metaphysische Anfangsgründe der Rechtslehre") mit der Notwendigkeit von Vergeltung eingehend beschäftigt, die sich letztlich aus der Berufung auf ein definitiv zweckfreies Gerechtigkeitsprinzip herleitet:

> Richterliche Strafe . . . muß jederzeit nur darum wider (den Verbrecher) verhängt werden, weil er verbrochen hat ... Nur das Wiedervergeltungsrecht kann die Qualität und Quantität der Strafe bestimmt angeben, alle anderen Urteile sind hin- und herschwankend und können anderer sich einmischender Rücksichten wegen keine Angemessenheit mit dem Spruch der reinen und strengen Gerechtigkeit enthalten.

Strafe ist notwendig, weil ein Fehltritt stattgefunden hat; ohne ausgleichende Vergeltung keine Gerechtigkeit. Negation des Rechts durch von außen auferlegte weitere Negation. Gnade ist fehl am Platze, weil damit die Grundgleichung von "Auge um Auge" außer Funktion gesetzt würde.

Die Gesamtschadensbilanz einer solchermaßen geübten Gerechtigkeit ist doppelt negativ, weil ein erlittenes Nein mit gleicher Münze vergolten wird: Am Ende fehlen zwei Leben, Augen, Hände usw..

5.1.2. Sühne

Sühne ist ein Begriff, der praktisch nur in der deutschen Philosophie eine Rolle spielt. Gemeint sind hiermit letztlich die psychischen Prozesse, die mit dem Empfang einer Strafe auf seiten des Verurteilten einhergehen und auf die Akzeptanz der Maßnahme und die Bereitschaft, sie gleichsam mitzutragen, gerichtet sind. Bei Sühne handelt es sich nicht lediglich um die "inneren" Korrelate einer von "außen" auferlegten Maßnahme, sondern vielmehr um "eine innere und freiwillige Leistung, ein eigenes Ja-Sagen zum Leiden, aus der Erkenntnis seiner sozialen Notwendigkeit" (Bauer, 1957, S. 139).

Tiefenpsychologisch versteht sich Sühne als Ausdruck des Bemühens, zusätzliche Aktivität zur Verdrängung und Eindämmung der aus dem Es aufsteigenden, jedoch nicht akzeptierten Destruktionstriebe zu mobilisieren, deren Gefährlichkeit für das Ich in der soeben verübten Tat bzw. den daraus resultierenden Sanktionen deutlich geworden ist (s. a. Streng, 1980, mit einer weiterführenden Analyse). Durch Sühne negiert der Täter selbst seine Negation, wohingegen die Vergeltung nur eine Negation von seiten der Umwelt ist.

Sühne dämpft das Strafbedürfnis der Gemeinschaft: "Zum einen nimmt Reue, die als direkter Ausdruck von Sühnearbeit gelten kann, einem Teil der mit der Strafe verbundenen Erwartungen die Grundlage; das, was mit einer Bestrafung erreicht werden soll, ist gleichsam bereits Realität. Zum anderen personifiziert der reuige Sünder das Motto 'Verbrechen lohnt sich nicht ...' und erweckt mit seiner Haltung die Erwartung, daß er nicht mehr straffällig wird. Er provoziert daher auch wenig solche Strafbedürfnisse, die aus Angst vor Kriminalität herrühren" (Streng, 1980, S. 652).

Dennoch honorieren üblicherweise Sozialwesen Sühne nur in einem solchen Ausmaß, das auch dem Vergeltungsprinzip noch Raum läßt. Wie anders wären die Bemühungen zu verstehen, jene Täter, die aus tiefempfundener Reue Hand an sich zu legen versuchen, haft- und hinrichtungsfähig zu erhalten.

5.1.3. Prävention

Prävention als Begriff umfaßt jene Maßnahmen, die den Zweck verfolgen, zukünftige Verhaltensweisen einer definierten Kategorie (hier also: Normen- und Gesetzesübertretungen) in ihrer Auftrittswahrscheinlichkeit zu vermindern. Gewöhnlich wird dabei unterschieden zwischen Spezial- und Generalprävention.

Erstere bezieht sich auf das Verhalten einer bestimmten Person in Folge von jenen Sanktionen, die ihr gegenüber als Reaktionen auf Straftaten verhängt wurden; letztere gilt dem Verhalten der Gesamtbevölkerung oder doch größerer Gruppen daraus, sofern es als Funktion spezifischer Drohungen für den Fall einer Straftat bzw. der gegenüber Einzelpersonen praktizierten, der Öffentlichkeit aber mehr oder weniger bekannten oder von ihr nur vermuteten Sanktionen gesehen wird.

Nach Vanberg (1982, S. 7) schließt die Generalpräventionsthese sowohl eine normative als auch eine empirische Annahme ein; die normative besage, daß die allgemeine Abschreckung potentieller Straftäter als ein ***Zweck*** anzusehen sei, der eine ausreichende ***Rechtfertigung*** für staatliche Strafen liefere, die empirische beinhalte, daß staatliche Strafen ***tatsächlich*** eine allgemeine ***Abschreckungswirkung*** haben.

Nur mit der empirischen Annahme werden wir uns nachfolgend beschäftigen. Aus der o.a. Umschreibung ist deutlich geworden, daß die präzise Unterscheidung von General- und Spezialprävention konzeptuell gewöhnlich zwar kein Problem bereitet, empirisch jedoch recht schwierig ist deshalb, weil jedes Individuum das Ziel spezialpräventiver Maßnahmen ist, zugleich auch in einem schwer bestimmbaren Grad generalpräventiven Wirkungen unterliegt. Unberührt davon bleibt der zentrale Unterscheidungsgesichtspunkt, daß eine spezialpräventive Maßnahme stets an dem spezifischen Fehlverhalten eines Individuums ansetzt und identische oder andere Rechtsübertretungen in Zukunft zu vermeiden sucht, während die Wahrnehmung oder Vermutung einer solchen Sanktion bei Dritten bzw. der Öffentlichkeit, wo sie gleichsam stellvertretend für tatsächlich erlittene Strafen ebenfalls kriminalitätsreduzierend wirken soll, nicht notwendigerweise in sächlicher oder zeitlicher Kontingenz zu irgendeinem Normverstoß erfolgt.

Das Ziel jeder Spezialprävention, Verhinderung von Rückfälligkeit, läßt sich bekanntermaßen mit absoluter Sicherheit nur durch physische Vernichtung oder zumindest hochgradige Verstümmelung erreichen - aber gerade darin liegen unübersehbare Gefahren eines auf Prävention ausgerichteten Systems, das den Nachweis der Richtigkeit seiner Theorie besonders drastisch dann vor Augen führen kann, wenn zu solch unerbittlichen Strafen gegriffen wird. Sollte demgegenüber der Täter nicht nur physisch "unschädlich" gemacht, sondern zugleich zusätzlich und vor allem psychisch gebessert und korrigiert werden, bedurfte es der Einführung der Freiheitsstrafe, während deren Verbüßung Gelegenheit bestehen sollte, auf den Inhaftierten mit einem Erziehungs- oder Psychotherapie-Programm einzuwirken.

Generalpräventive Auswirkungen verspricht man sich nicht nur von der Sozialisierung der Mitglieder einer Gesellschaft, sondern - und dieser Aspekt wird hier zunächst allein Berücksichtigung finden - von der ungerichteten Androhung von Strafen für den Fall von Gesetzesübertretungen. Aus Furcht vor dem Inhalt der Drohung, so die allgemeine Theorie, würden potentielle Täter abgeschreckt, d.h. von der Verübung von Straftaten bereits im Vorfeld angestellter Überlegungen abgehalten. Um die Drohung von ihrer papierenen Form zu befreien und von der Furcht eine stärkere Motivation zu liefern, führte man in der Vergangenheit vielfach die Vollstreckung von Todesstrafen in der Öffentlichkeit vor: Die Exekution durch Beil, Strick oder Schuß sollte jedermann als sehr konkrete Gegebenheit unmittelbar vor Augen geführt werden. Inzwischen ist dieser Brauch weithin aufgegeben worden, weil die Demonstration von wirkungsvoller Gewalt als Sanktion gegen Gewalt einen unlösbaren Ziel-Mittel-Konflikt beinhaltet.

In einer recht originellen Weise ist Graves (1967) der Frage nachgegangen, ob die Vollstreckung der Todesstrafe irgendeinen nachweisbaren Abschreckungseffekt auf die Begehung von Mord hat. Der Autor machte sich für seine Analyse den Umstand zunutze, daß in Kalifornien zwischen 1946 und 1955 Hinrichtungen immer freitags stattfanden. Ein Vergleich der Mordrate an diesem Tag mit derjenigen an den anderen Wochentagen mußte Aufschluß über etwaige Auswirkungen auf das Verhalten Außenstehender liefern. Voraussetzung dafür war jedoch, die "Basisrate" für Mord losgelöst ermitteln zu können. Um dafür ein Maß zu erhalten, errechnete Graves (1967) die durchschnittliche Mordrate an den einzelnen Tagen derjenigen Wochen, die den Wochen mit einer Exekution vorangingen und/oder diesen folgten. Die Tabelle 5.2. enthält alle notwendigen Daten (nach Graves, 1967, S. 330).

Tabelle 5.2. Mittlere Mordrate in den drei kalifornischen Counties Los Angeles, San Francisco und Alameda während der Jahre 1946-1955, getrennt für die einzelnen Tage der Woche

Wochentag	Mittlere Häufigkeitsziffer für 74 Wochen, in denen eine Exekution stattfand	Mittlere Häufigkeitsziffer für 116 Wochen, vor und nach einer Exekutionswoche
Montag	0,459	0,474
Dienstag	0,473	0,508
Mittwoch	0,486	0,483
Donnerstag	0,635	0,483
Freitag (Exekutionstag)	0,649	0,552
Sonnabend	0,729	0,948
Sonntag	0,797	0,854

Wie ersichtlich zeigen die Ziffern für die "Basisrate" aus den Wochen ohne Exekution eine starke Zunahme der Morde zum Wochenende hin. Verglichen damit zeigen die Exekutionswochen zwei bemerkenswerte Abweichungen insofern, als hier

1) an Freitagen und den diesen unmittelbar vorangegangenen Donnerstagen die Ziffern ***über***,
2) an Sonnabenden und sonntags die Ziffern ***unter*** derjenigen aus den Wochen ohne Exekution liegen.

Nur der letztere Effekt läßt sich als Folge von Abschreckung verstehen (während für den ersteren Graves, 1967, von einem "Brutalisierungs-Phänomen" spricht).

Freilich setzt die Interpretation "Abschreckung" voraus, daß Exekutionen als solche auch der Öffentlichkeit bekannt wurden, worüber keine näheren Angaben vorliegen. Auch nimmt es wunder, daß der Abschreckungseffekt, der sich in den Zahlen niederschlagen soll, von der Anlage der Untersuchung her nur maximal bis Sonntag reichen dürfte, da der darauffolgende Montag - sofern nicht am Freitag sogleich wieder eine Exekution folgte - bereits den Nichtexekutionswochen zugerechnet wurde. Keine Abschreckungstheorie aber enthält irgendwelche präziseren Angaben über den Zeitverlauf, in dem mit einer kriminalitätsverhindernden Wirkung punktuell wahrgenommener Ereignisse noch gerechnet werden kann.

Geblieben aber, und für die Theorie der Generalprävention von nicht geringem Wert, sind Berichte in den Medien über die Verurteilung von Tätern für ihr Fehlverhalten oder den Vollzug verschiedener Strafmaßnahmen. Deren Bedeutung ergibt sich zuleich in mehrfacher Hinsicht: Darstellungen der besagten Art informieren den Bürger nicht nur über die Wirksamkeit des Systems, dem er angehört, sondern vor allem über den Inhalt des Strafgesetzbuches, d.h. sie konkretisieren anhand der jeweiligen Fallbeispiele die Schwere der Strafdrohung. Darüber hinaus stellen die Medien ungleich stärker, als es der Besuch von Gerichtsverhandlungen durch einzelne Bürger vermag, Transparenz und Öffentlichkeit des Geschehens her; der Hörer, Leser oder Zuschauer muß für den Fall eigener Straftaten eine gleichermaßen breite Publizität fürchten, die für sich viel abschreckender wirken mag als die Strafe selbst und somit das eigentliche Vehikel von generalpräventiven Wirkungen darstellt.

Seit allen Zeiten nun ist die Überzeugung weit verbreitet, daß der Effekt von spezieller wie genereller Prävention eine monotone Funktion vom Ausmaß der angedrohten Strafe sei; mit einer Erhöhung der in Aussicht stehenden Strafe gehe eine Intensivierung der darauf gerichteten Furcht einher. Die Furcht wiederum vereitele normabweichendes Verhalten, und zwar um so wirkungsvoller, je stärker sie erlebt werde - Abschreckung als Abhängige der Strafandrohungs-Intensität.

Nur vor dem Hintergrund dieser naheliegenden und leicht verständlichen Theorie sind aus heutiger Sicht jene gräßlichen Folterungen und Hinrichtungen verstehbar, wie sie hauptsächlich aus dem Mittelalter überliefert sind.

Die Präventionstheorie, so mag man argumentieren, ist aber doch schon invalidiert durch den Umstand, daß es stets neue Straftäter und zu allen Zeiten auch rückfällige gegeben habe; jede einzelne dieser Abweichungsreaktionen sei ein Beleg dafür, daß die im Strafgesetzbuch vorgesehenen, durch die Instanzen angedrohten und vollzogenen Strafen keine abschrekkende Wirkung gezeitigt hätte. Abgesehen davon, daß man dem entgegenhalten könnte, die Intensität der gewählten Sanktionen habe eben nicht für eine hinreichende Abschreckung ausgereicht - eine Behauptung, die Zimring und Hawkins (1973, S. 4) zu Recht als unwiderlegbar bezeichnen - ist der besagte Einwand auch aus einer mehr grundsätzlichen Perspektive heraus unhaltbar: Prävention bezieht sich auf Verhaltensweisen, die infolge von Abschreckung unterlassen werden und damit auf Ereignisse, die prinzipiell nicht beobachtbar sind (s. Gibbs, 1975, S. 3). In sinngemäßer Abwandlung der oben dargelegten Argumentationsfigur muß also die Frage lauten, wieviele potentielle Straftäter durch die Androhung von Strafe abgeschreckt bzw. wieviele Straftaten aus diesem Grunde unterlassen wurden.

Angesichts einer solchen Problemstruktur kann es der empirischen Forschung nicht leicht fallen, zufriedenstellende Antworten zu liefern. Es verwundert deshalb nicht, daß die Befundsituation zur Wirkung von Abschrekkung bislang noch unübersichtlich ist. Dies liegt, wie nachfolgend gezeigt werden soll, zumindest teilweise an der mangelnden Schärfe einzelner Begriffe und Konzepte, im weiteren aber auch an erheblichen Operationalisierungsproblemen.

5.2. Terminologie und Theorie

Eintracht im Forschungsfeld besteht dahingehend, das Konzept der Abschreckung auf die beiden bereits historischen Autoren Cesare Beccaria (1963, Original 1764; 1966) und Jeremy Bentham (1962, Original 1843; 1970) zurückzuführen, in deren Werken erstmals eine dezidierte Auseinandersetzung mit begrifflichen und empirischen Fragen dieser Materie stattfindet. Seit dieser Zeit finden sich in der Literatur weit verstreut immer wieder Beiträge, deren Zahl seit den mittsechziger Jahren - im Anschluß an etwa zwei Dekaden, in denen man das Abschreckungskonzept schon aufgegeben hatte - stark im Anstieg begriffen ist. Inzwischen liegen mehrere Sammeldarstellungen vor, unter denen insbesondere die von Gibbs (1975) mit einem mehr theoretisch-konzeptuellen sowie jene von Zimring und Hawkins (1973) mit einem mehr empirischen Akzent hervorzuheben sind (s. auch Nagin, 1978; Anderson, 1979; Miller, 1980; Vanberg, 1982). Auf einige der neueren Einzelarbeiten wird später gesondert eingegangen.

Wenn in der jüngsten Vergangenheit sowohl von juristischer als auch sozialwissenschaftlicher Seite die zuvor bereits totgesagte Theorie der Generalprävention "eine kräftige Renaissance erlebt" (Neumann & Schroth, 1980, S. 33), so geschieht dieses wohl auch im Zuge einer allgemeinen Enttäuschung über den Ertrag von Maßnahmen der Therapie und Resozialisierung - Konzepte, die im übrigen als relativ humane Maßnahmen einen außerordentlich hohen Geldbedarf erforderlich machen, im Unterschied zur Abschreckung, die namentlich in einer Zeit schwindender Ressourcen auf seiten der Politiker eine besondere Beachtung wegen ihrer vermeintlichen "Preiswürdigkeit" finden muß. Aus der politischen Qualität der Strafgesetze und anderer Maßnahmen, die die Büger zu gesetzeskonformem Verhalten bewegen soll, ergibt sich bereits die Grundkonstellation zu einer potentiell kontroversen Behandlung, letztlich auch die Befürchtung, daß die Erkenntnisse der Forschung einseitig von den staatlichen Institutionen zur Stabilisierung bestehender Machtverhältnisse herangezogen werden könnten (in diesem Sinne bespielsweise Tapp, 1971; Quinney, 1972).

Viele Autoren verzichten in ihren Arbeiten auf eine explizite Definition, wohl aufgrund der Überzeugung, daß als allgemein bekannt vorausgesetzt werden könne, was unter Abschreckung zu verstehen sei. Eine detailliertere begriffliche Fixierung hat sich jedoch als nützlich erwiesen, weil dadurch die methodischen Limitierungen und Schwierigkeiten der Operationalisierungen sogleich offenkundig werden.

Wenn beispielsweise Ball (1955, S. 347) Abschreckung definiert "als den präventiven Effekt, den die aktuelle oder angedrohte Bestrafung von Tätern auf potentielle Täter hat" (Übersetzung dieses und aller folgenden Zitate vom Verfasser), so wird dadurch die Abschreckungsfunktion nicht präzise von jenem Präventionseffekt getrennt, der sich etwa aus der Inhaftierung von Personen ergibt und der damit nahezu ausgeschlossenen Möglichkeit, während dieser Zeit weitere Straftaten zu begehen (s. insbesondere 5.4.1.).

Bedau (1970, S. 540), von dem diese Kritik geäußert wurde, schlägt deshalb zwei getrennte Umschreibungen vor:

1. ". . . Eine gegebene Strafe (P) ist abschreckend für eine gegebene Person (A) im Hinblick auf eine gegebene Straftat (C) zu einer gegebenen Zeit (t), falls A während t die Tat C deshalb nicht verübt, weil er glaubt, Gefahr von P für den Fall der Verübung von C zu laufen und A es - ceteris paribus - vorzieht, nicht durch P für ein Verüben von C zu leiden" (1970, S. 540).
2. "Eine gegebene Strafe P schreckt eine gegebene Population H von der Straftat C in dem Ausmaß D ab, daß die Mitglieder von H die Tat C nicht begehen, weil sie glauben, Gefahr von P für den Fall einer Verübung von C zu laufen und sie es - ceteris paribus - vorziehen, nicht durch P für ein Verüben von C zu leiden" (1970, S. 541).

Gibbs (1975, S. 30/31) hat auch gegenüber diesen Definitionen mehrere Einwände geäußert; diese betreffen teils den Aspekt, daß in der Umschreibung nicht dasjenige als Definiens fungieren sollte, was als Definiendum in Frage steht, teils gelten sie der Unbestimmtheit dessen, was mit "ceteris paribus" im einzelnen gemeint ist und der Frage, ob die Gefahr von P eine notwendige, hinreichende oder notwendige und hinreichende Bedingung für die Unterlassung von C ist.

Von besonderer, weil grundsätzlicher Bedeutung ist der Umstand, daß die gruppenbezogene Definition nicht dem Unterschied zwischen den folgenden hypothetischen Populationen gerecht werde: In einem Fall mag jeder von 200 Angehörigen der Population H-1 während eines Jahres die Tat C jeweils einmal begehen, in einem anderen Beispiel hingegen jeder von 10 Mitgliedern aus der Grundgesamtheit von 200 dasselbe Delikt jeweils 20 mal. Unter der Voraussetzung, daß die Angehörigen beider Populationen glauben, Gefahr von P für den Fall einer Verübung von C zu laufen, sei es unmöglich anzugeben, in welcher der Gruppen H-1 oder H-2 das Ausmaß an Abschreckung größer ausfalle, solange nur Häufigkeitsangaben über die absolute Häufigkeit von C vorlägen, nicht aber solche über die Prozentsätze der Angehörigen einer Population, die für die Begehung verantwortlich sind. Gerade das letztere ist keineswegs der Regelfall, womit Aussagen sehr erschwert werden. Gibbs (1975) zieht es deshalb vor, von Abschreckung "als der Unterlassung einer Handlung aufgrund der wahrgenommenen Gefahr und der Furcht vor Strafe für ein entgegengesetztes ("contrary") Verhalten" zu sprechen. Da sich der Abschreckungsgedanke auf Straftaten beziehe, seien die besagten Handlungen solche gegen die bestehenden Gesetze. Die Strafe sei stets eine legale; dennoch sei der Begriff nicht völlig eindeutig, da offenbleibe, ob damit nur im Strafgesetzbuch vorgegebene (z.B. Todesstrafe ja/nein), tatsächlich verhängte oder gleichermaßen vorgegebene *und* ausgesprochene Strafen gemeint seien. Zwar gewährleiste ein Rechtssystem, daß es keine tatsächlich ausgesprochenen Strafen gebe, die nicht auch vorgesehen seien, das Umgekehrte sei jedoch durchaus denkbar, und es erscheine nicht plausibel, daß nur verhängte, nicht aber auch nur angedrohte Strafen abschreckend wirken sollten - eine Überlegung mehr, weshalb Gibbs (1975) im Zusammenhang mit Abschreckung nur von einer Doktrin, nicht aber von einer elaborierten Theorie spricht.

Es gibt weitere Gründe im gleichen Sinne: Schon in den ersten Arbeiten zur Abschreckung spielte die Wahrnehmung des Strafrisikos durch die Mitglieder der Bevölkerung eine wesentliche Rolle, wobei zwischen den Aspekten der ***Schnelligkeit***, ***Gewißheit*** und ***Schwere*** der drohenden Strafe unterschieden werden muß. In Untersuchungen von Kriminalitäts***erwartungen*** ist diese Wahrnehmung in aller Regel nur vorausgesetzt, nicht aber gesondert geprüft worden. Dieses geschieht erst neuerdings in solchen Studien, die als Einheit den individuellen Merkmalsträger heranziehen (s. 5.4.2.).

Davon abgesehen stellt die ***Schwere*** einer Strafe nicht in allen Fällen eine objektive Größe dar. So mögen Rechtssysteme oder Gerichtsgebiete miteinander verglichen werden, wo auf ein und dasselbe Delikt entweder Kastration oder 30 Jahre Haft, auf ein anderes DM 5.000 oder Führerscheinentzug für die Dauer von drei Jahren als Strafe vorgesehen sind bzw. von den Richtern verhängt werden. Welche der miteinander konfrontierten Alternativen die schwerere Maßregel darstellt, ist von Außenstehenden kaum mit Aussicht auf Konsens zu entscheiden. Auch der davon Betroffene wird darauf ganz unterschiedlich reagieren, je nachdem, wie seine persönliche Situation beschaffen ist.

In bezug auf die ***Gewißheit*** einer Strafe ist die Objektivität deshalb gewährleistet, weil gewöhnlich das Maß dafür die während eines Zeitraumes bekanntgewordene Häufigkeit von Delikten in Relation zu den in Verbindung damit festgestellten Tätern bildet. Vernünftigerweise aber sind nur dann in empirischen Untersuchungen Befunde zu erwarten, die im Sinne der Abschreckungsdoktrin liegen, wenn auf seiten der Öffentlichkeit eine annähernd ***richtige*** Wahrnehmung dieses Wahrscheinlichkeitsmaßes unterstellt werden kann. Diesbezüglich bestehen erwiesenermaßen außerordentlich hohe interindividuelle und Intergruppen-Differenzen. Zimring und Hawkins (1973, S. 145) berichten über eine kalifornische Untersuchung, derzufolge die Insassen einer Erwachsenen-Strafanstalt wesentlich bessere Kenntnisse über bestehende Strafrahmen zeigten als Personen aus der Öffentlichkeit und auch angemessener Veränderungen des Strafmaßes über die Zeit wiedergeben konnten (!). Die Annahme halbwegs richtiger Gewißheits-Schätzungen dürfte besonders fragwürdig dann sein, wenn etwa zwei Regionen A und B miteinander verglichen werden, von denen etwa A eine niedrige Kriminalitätsziffer bei hoher Aufklärungsrate, B dagegen eine hohe Kriminalitätsziffer bei niedriger Aufklärungswahrscheinlichkeit aufweist. Ohne eine gesonderte Prüfung dieses Wahrnehmungsaspektes sollten auch hypothesenkonforme Resultate nur mit äußerster Vorsicht aufgenommen werden, da sie in solchen Fällen möglicherweise andere Faktoren widerspiegeln als gerade die Auswirkung von Abschreckung.

Theoretisch wenig expliziert sind innerhalb der Abschreckungsdoktrin auch die Interaktionen zwischen den Komponenten Schnelligkeit, Gewißheit und Schwere der Strafdrohung. Häufig scheint von einer Art Additivitätsregel ausgegangen zu werden, derzufolge etwa geringe Gewißheit einer Strafe durch deren große Schwere kompensierbar ist und umgekehrt, beispielsweise für ein spezifisches Delikt die (standardisierten) Werte von .30 für Gewißheit und .70 für Schwere in einem Rechtssystem A dieselbe Abschreckung erwarten lassen wie .70 für Gewißheit und .30 für Schwere in einem System B (z.B. Erickson & Gibbs, 1973; Antunes & Hunt, 1973; Logan, 1972; s. aber neuerdings Grasmick & Bryjak, 1980; auf die unter 5.4.2. näher eingegangen wird).

Schließlich haben im Rahmen der Abschreckungsdoktrin auch sozialpsychologische Erkenntnisse nicht immer die ihnen gebührende Beachtung gefunden. Hier ist besonders die Reaktanztheorie von Brehm (1966, 1972) zu erwähnen, derzufolge die faktische oder nur angedrohte Einschränkung von Handlungsmöglichkeiten zu einer Neubewertung der in Frage gestellten Verhaltensweisen im Sinne einer höheren Attraktivität führt und verstärkte Bemühungen einsetzen, eben diese Tätigkeit auszuführen. Mark Twain (1894) kleidete diese nur allzu menschliche Erfahrung in die Formel, daß Adam den Apfel nicht des Apfels wegen wollte, sondern weil es verboten war, ihn zu nehmen. Damit soll nicht behauptet werden, daß ein jegliches Verbot die inkriminierten Verhaltensweisen, den Intentionen direkt zuwiderlaufend, geradezu regelhaft provoziert; eine solche Schlußfolgerung befände sich gewiß im Gegensatz zu mancherlei Erfahrungen im Alltagsleben und namentlich zu zahlreichen Belegen aus tierexperimentellen Untersuchungen, die in eindrucksvoller Weise die Wirksamkeit von Bestrafung auf die Verhaltensformung unter Beweis gestellt haben (s. zusammenfassend etwa Foppa, 1965, S. 76 - 86).

Allerdings ist gerade in bezug auf Tierversuche die Fragwürdigkeit einer unmittelbaren Übertragbarkeit dort gewonnener Erkenntnisse auf den Humanbereich hervorgehoben worden (s. z.B. Zimring & Hawkins, 1973). In der Tat ist die sofortige oder allenfalls geringfügig verzögerte Applizierung eines elektrischen Schocks bei einem eng umschriebenen Verhaltensspektrum kaum mit der Androhung oder Verhängung einer Strafe meist lange Zeit nach dem Vollzug einer komplexen Verhaltenssequenz vergleichbar. Darüber hinaus stellt sich die Frage, ob Lebewesen auf einer niedrigeren Organisationsstufe überhaupt die Kosten und Nutzen einer spezifischen Verhaltensweise gegeneinander abwägen, um dann zu einer Entscheidung pro oder kontra zu gelangen, Vorstellungen, wie sie jedenfalls der Abschreckungsdoktrin explizit zugrunde liegen, wird doch darin von einem rational agierenden Individuum ausgegangen, das nach Abwägung von erwartbaren Vor- und Nachteilen, d.h. auch dem Einbezug von Gewißheits- und Schwere-Einschätzungen potentieller Strafen, eine bestimmte Handlung auswählt (mehr zu diesem utilitaristischen Verhaltensmodell unter 5.4.1.). Konflikte zwischen Verhaltensalternativen bzw. deren Konsequenzen sind dabei gleichsam vorprogrammiert, und in dem mitunter schwierigen Entscheidungsprozeß mögen die erwähnten Reaktanzphänomene insofern eine Rolle spielen, als sie bestimmte Handlungsmöglichkeiten selektiv aufwerten und damit die Entscheidungsfindung komplizieren. Ob dieses implizite Menschenbild tatsächlich durchgängig angemessen ist, kann nicht verbindlich bejaht werden. Einzelbeobachtungen zufolge läuft der fragliche Entscheidungsprozeß - sofern er überhaupt wahrnehmbar ist und nicht eine unmittelbare subjektive Evidenz zugunsten einer und eben nur dieser Reaktionsweise besteht - jedenfalls außerordentlich rasch ab. Und in jenen Fällen, wo ausführliche Überlegungen und Planungen der Verübung von Straftaten wie Mord oder Postraub vorangehen, schließen die Täter das Risiko des Entdecktwerdens aufgrund einer vermeintlich "perfekten" Planung schlichtweg aus.

Auf die mit der Wertigkeit von Handlungsalternativen verbundene Problematik hebt auch Toby (1981) ab, wenn er vorschlägt, kollektive Bemühungen der politischen Instanzen darauf zu richten, diese soziale Bewertung krimineller Verhaltensweisen oder die Selbstdefinitionen des Täters im Sinne geringerer Attraktivität zu verändern, um letztlich zu einer "***Abschrekkung ohne Strafe***" zu gelangen. Als Beispiel führt er die Vergewaltigung an; hier müßte ein Umdenken eingeleitet werden, als dessen Endprodukt der dem Täter zugeschriebene Status vermindert ist, etwa von augenblicklich "oversexed animal" zu später "underconfident woman fearer". Solch eine Definition würde potentielle Vergewaltiger durchaus abschrecken, und zwar nicht aufgrund der Antizipation einer schweren (aber wenig wahrscheinlichen) Strafe, sondern aus der Abneigung gegenüber einem Verhalten, das von ihnen selbst (und bedeutsamen Beziehungsfiguren!) dann als unmännlich etikettiert wird.

Ein solcher Ansatz verdient insofern auch besondere Beachtung, als Toby (1981) darauf hinweist, daß die mit einer Strafe verbundene moralische Stigmatisierung - für sich selbst möglicherweise von höherer Abschrekkungswertigkeit als die "eigentliche" Strafe - in der jüngeren Vergangenheit an Gewicht verloren habe. Verantwortlich dafür sei das in den modernen Industriegesellschaften angestiegene Maß an Heterogenität, das immer deutlicher entlarve, wie die in den Gesetzen festgeschriebenen Regelungen nur den Interessen spezieller Gruppen dienten. Diese säkulare und soziale Heterogenität verhindere einen geschlossenen Konsensus in der Unterstützung der Bestimmungen; der Relativismus erodiere das Gefühl der moralischen Entrüstung.

Letztlich lassen sich in dem sozialpsychologischen Rahmen der dem Reaktanzphänomen eigenen Aufwertung bedrohter Verhaltensweisen auch die Überlegungen von Zimring und Hawkins (1973, S. 71/72) vom sog. "***Netto-Effekt***" der Abschreckung einfügen. Darunter verstehen die Autoren die Gesamtzahl der Verhaltensweisen, die infolge einer Drohung verhindert werden, abzüglich derer, die dadurch erst entstehen. Im Visier haben sie dabei jene Fälle, in denen beispielsweise durch intensivierte Strafdrohung einige Täter ihre Aktivitäten von Bankraub auf Einbruch oder Betrug verschieben oder verstärkter Streifendienst in ausgewählten Distrikten nur zu einer Verlagerung der Kriminalität in andere Gebiete führt und ähnliches. Bei einer Beschränkung der Analyse nur auf bestimmte Delikte bzw. geographische Areale müßten die getroffenen Maßnahmen die Wirksamkeit von Abschreckung in einer notgedrungen irreführenden Weise "belegen".

Nur am Rande sei erwähnt, daß im Zusammenhang mit Netto-Überlegungen zwangsläufig erneut Kostengesichtspunkte ins Spiel kommen, wie sie der Abschreckungsdoktrin sowieso zugrunde liegen. Wie Henshel (1978) richtig feststellt, würde sich gewiß das Parken in der zweiten Reihe erheblich reduzieren lassen, wenn man beispielsweise alle 50 Yard einen Polizisten aufstellen und allen Falschparkern die Hände amputieren würde. Die aus einer solchen Maßnahme erwachsenden ökonomischen und emotionalen Kosten stünden jedoch in keinerlei vernünftiger Relation zu dem durch das abweichende Verhalten entstehenden Schaden. Während die Kosten, die für den gesamten Strafverfolgungs- und -vollzugsapparat entstehen, mit hinreichender Präzision zu ermitteln sind (s. Zimring & Hawkins, 1973, S. 55 - 62), entziehen sich Verluste an Glaubwürdigkeit und Moral, wie sie etwa durch die Parteispendenaffäre, eine wegelagernde "Autobahn-Polizei" oder den Berliner Bauskandal notwendigerweise einstellen, jeder quantitativen Erfassung. Letztlich darf wohl davon ausgegangen werden, daß in der Mehrzahl demokratisch regierter Länder eine Art instabiles Gleichgewicht zwischen dem durch Kriminalität entstehenden Schaden auf der einen Seite und den Kosten für seine Begrenzung auf der anderen besteht. Natürlich würden viele Bürger einen wirkungsvolleren Schutz vor Verbrechen begrüßen (s. Murck, 1978), doch dürften sie kaum bereit sein, dafür angesichts der begrenzten Ressourcen mehr Steuern zu bezahlen. Umgekehrt ist die Mehrheit gewiß auch nicht von der absoluten Nutzlosigkeit der Polizei überzeugt, um aus dieser Meinung heraus etwa für deren Abschaffung zu plädieren oder sich dafür auszusprechen, daß alle Strafen für Diebstahl und dessen Verfolgung abgeschafft werden. Gerade das letztere Beispiel dürfte verdeutlichen, daß Abschreckung als Konzept eine hohe Plausibilität und Akzeptanzrate aufweist, denn selbst wenn die Feststellung von Toby (1964, S. 334) im Kern richtig sein dürfte, wonach nicht die Polizei, sondern der Sozialisationsprozeß die Menschen gesetzestreu macht, so wird andererseits wohl niemand ernsthaft glauben, daß die Kriminalitätsrate nicht anstiege bei einem Verzicht auf jegliche legale Sanktionen (dazu näheres unter 5.3.).

Definitorisch erlaubt ein Vergleich zwischen der Rate von Kriminalität, die trotz bestehender Strafdrohungen auftritt und derjenigen Häufigkeit, die für den Fall einer Zurücknahme jeglicher Sanktionsdrohungen zu erwarten wäre, eine Abschätzung der sog. "***absoluten Abschreckung***" (Zimring & Hawkins, 1973, S. 72; vgl. demgegenüber jedoch die Umschreibung von Gibbs, 1975, S. 32, der darunter die vollständige und langdauernde Abstinenz von spezifischen Formen abweichenden Verhaltens aufgrund von befürchteten Sanktionen versteht).

Diese Größe wird nur in Ausnahmefällen zu bestimmen sein, da nur relativ wenige Beobachtungsgelegenheiten und Verhaltensweisen eine Erfassung der fraglichen Basisrate erlauben. Am ehesten kommt hier als abhängige Variable das Fahrverhalten auf bestimmten Straßen in Betracht, wo man zunächst die mittlere Geschwindigkeit der Kraftfahrzeuge unter unlimitierten Bedingungen registrieren und mit Werten vergleichen kann, die unter ausgeschilderter Geschwindigkeitsbegrenzung erhoben werden. Stellt man in einer derartigen Analyse fest, daß die mittlere Geschwindigkeit zwar abgenommen hat, jedoch noch immer oberhalb der erlaubten Grenze liegt, so ist der Veränderungsbetrag als "***partielle Abschreckung***" (Zimring & Hawkins, 1975, S. 72) zu verstehen: Zwar gewährleistet die mit der Geschwindigkeitsbegrenzung verknüpfte Strafdrohung nicht vollkommene Gesetzeskonformität, doch liegen die eingetretenen Effekte in der Richtung dessen, was von dem Rechtssystem angestrebt ist.

Meist wird in empirischen Untersuchungen jedoch die von Zimring und Hawkins (1975, S. 72) so bezeichnete "***Unterschieds- (Marginal-) Abschrekkung***" geprüft, die man auch als relative Abschreckung bezeichnen kann, weil darunter die Auswirkungen verschiedener Sanktionen (z.B. fünf gegenüber zehn Jahren Haft) auf die Häufigkeit kriminellen Verhaltens erfaßt werden. Bei der Vielzahl der oben angesprochenen und großenteils noch ungelösten theoretischen Fragen begnügt man sich häufig damit (eine Ausnahme siehe z.B. im nachstehenden Kasten), auf die Wirksamkeit von Abschreckung bereits dann zu schließen, wenn verschiedene objektive oder nur subjektiv repräsentierte Strafsysteme mit unterschiedlichen Raten kriminellen Verhaltens im Sinne der Erwartung einhergehen, d.h. es gilt als ***allgemeine Arbeitshypothese*** dasjenige, was Gibbs (1975, S. 5) als Generalisierung I aus der Abschreckungsdoktrin abgeleitet hat: "Die Rate einer bestimmten Form von Kriminalität ist umgekehrt proportional zur Geschwindigkeit, Gewißheit und Schwere von Strafe für diese Form von Kriminalität."

Eine der ganz seltenen Arbeiten, in denen die von einer Strafdrohung ausgehende Abschreckungswirkung nicht nur experimentell, sondern auch im Vergleich zu anderen Maßnahmen untersucht wird, stammt von Schwartz und Orleans (1967). Voraussetzung für die Realisierung des Vorhabens war die Kooperation der örtlichen Finanzbehörde, die sich zunächst bereit erklärte, aus der Gesamtzahl aller überdurchschnittlich gut verdienenden Personen, die 1961 eine Steuererklärung abgegeben hatten, nach Zufall eine größere Stichprobe auszuwählen. Diese Gruppe teilten die Autoren wiederum nach Zufall in die vier Unterstichproben

1) "Sanktionsdrohung"
2) "Gewissensappell"
3) "Placebo"
4) "Unbehandelte Kontrollgruppe"

Tabelle 5.3. Differenzen in den Steuererklärungen zwischen zwei aufeinanderfolgenden Jahren (in Dollarbeträgen) getrennt für einzelne Daten der Erklärung (nach Schwartz und Orleans 1967)

Gruppe	N	Mittlere Differenz (in Dollar) 1962 minus 1961 Gesamt-Einkommen	Abzüge	Einkommen-Steuer nach Abzügen
(1) Sanktionsdrohung	87	181	273	11
(2) Gewissens-Appell	88	804	177	243
(3) Placebo	88	- 87	132	- 40
(4) Kontrollgruppe	111	- 13	320	- 57

Einen Monat vor der Fälligkeit der Steuererklärung für 1962 wurden die Personen aus den Gruppen 1) bis 3) unter einem Vorwand einzeln interviewt. Bei "Sanktionsdrohung" bestand das Ziel des Gespräches darin, den Interviewpartner über die Strafen zu informieren, die auf falsche Steuererklärungen stehen. Dabei wurde beispielsweise die folgende Frage gestellt: "Für die absichtliche Unterlassung von Angaben für Zinsgewinne aus Guthaben beträgt die Höchststrafe drei Jahren Gefängnis. Unter welchen Umständen sollte Ihrer Meinung nach die Verwaltung eine Gefängnisstrafe verhängen?" In der Gruppe "Gewissensappell" war es die Absicht, moralische Beweggründe für eine Unterwerfung unter die Steuergesetze zu akzentuieren; eine den interviewten Personen vorgelegte Frage lautete z.B.: "Würden Sie das Verhalten eines Mitbürgers, der für seine Zinsgewinne aus Guthaben mit Absicht keine Steuern zahlt, als ein Indiz dafür werten, daß er nicht bereit ist, für das Land als Ganzes etwas zu tun?" Die "Placebo"-Gruppe wurde mit Fragen einer anderen Thematik kontaktiert; damit sollten die Effekte des Interviews losgelöst vom spezifischen Gesprächsinhalt aufgefangen werden. Die Kontrollgruppe 4) blieb völlig unbehelligt. Die nachfolgende Tabelle gibt die mittleren Differenzen in den für die Steuererklärung maßgeblichen Posten zwischen den Zeitpunkten 1962 (also nach dem Treatment im Sinne des obigen Planes) und 1961 wieder, wie sie schließlich von seiten der Steuerbehörde mitgeteilt wurden.

Wohl aufgrund der gesamtwirtschaftlichen Verhältnisse reduzierte sich den Angaben von Kontroll- und "Placebo"-Personen zufolge das Einkommen von 1961 auf 1962. Hingegen weisen die Erklärungen der beiden anderen Gruppen stattliche Zuwächse im Verdienst und Minderungen in den geltend gemachten Abzügen (lediglich die Kontrollgruppe fällt etwas aus dem Rahmen) auf - fraglos als Folge der zwischenzeitlich stattgefundenen Intervention in Gestalt des Interviews.

Im Vergleich der Gruppen 1) und 2) fällt der Appell an das Gewissen und die Stärkung der moralischen Verantwortung noch wirkungsvoller aus als die Androhung einer Strafe - ein Hinweis mehr darauf, daß wir gesetzeskonform wohl in erster Linie aufgrund des Sozialisationsprozesses und nicht aus Angst vor der Polizei sind (Toby, 1964, S. 334).

Inwieweit sich diese Ergebnisse, die in sehr eindrucksvoller Weise die Wirkung präventiver Maßnahmen veranschaulichen, auf andere Verhaltensbereiche generalisieren lassen, entzieht sich mangels gleichermaßen ingeniöser Ansätze allerdings einer Beurteilung.

5.3. Methodische und interpretative Probleme

Die Formel von der negativen Korrelation zwischen Geschwindigkeit, Gewißheit und Schwere einer Strafe auf der einen Seite und der Begehenshäufigkeit von Delikten auf der anderen läßt eine ganze Reihe von Faktoren außer acht.

Das gilt zunächst für die zeitliche Reihenfolge zwischen den miteinander korrelierten Meßwertreihen. Im Grunde genommen impliziert die Abschreckungsdoktrin eine Sequenz von

1. der Wahrnehmung bzw. Erwartung der Sanktionen,
2. Ausbildung von Furcht,
3. Entscheidung über Begehung/Nichtbegehung.

Diese Abfolge entzieht sich bei den meist gewählten Querschnitts-Plänen natürlich der Erfassung. Nur wenige Autoren haben diesem Problem überhaupt Beachtung geschenkt und deshalb ihre Probanden nach ihren Wahrnehmungen *vor* Verübung der Straftat befragt oder danach, was ihr zukünftiges Verhalten sein würde (Tittle, 1980; Teevan, 1976). Ob solche Vorkehrungen die Gegebenheiten von längsschnittlichen Plänen (s. dazu Anderson, 1977; Paternoster, 1982; Saltzman et al., 1983; Schumann et al., 1983) in ausreichender Weise simulieren, bedarf noch eingehender Prüfung.

Die punktuell-querschnittlich erhobenen Straferwartungen, in bezug auf die eine Stabilität über den Zeitraum vor und nach der Tat unterstellt werden muß, mögen ebenso gut eine Folge des vergangenen Verhaltens sein (und nicht ist das Verhalten eine Folge der Erwartungen). Insofern wird unter den geschilderten Bedingungen wohl ein vermaschter Zwei-Faktoren-Prozeß von Erfahrung und Abschreckung geprüft, indem Erwartungen das Verhalten (mit-)bestimmen und die Konsequenzen des Verhaltens auf die Einstellungen zurückwirken (s. Silberman, 1976, S. 444; Anderson, 1977; zu einer empirischen Bestimmung beider Effekte s. Paternoster et al., 1982, deren Arbeit unter 5.4.2.2. geschildert wird).

Weiterhin entzieht sich in nicht-experimentellen Ansätzen auch die Herkunft der Straferwartungen einer präzisen Kontrolle, d.h. es kann zwar nach der Geschwindigkeit, Gewißheit und Schwere einer Strafe gefragt werden, doch ist nicht wahrscheinlich, daß die individuellen Antworten zur Diebstahlsdimension (mit Antworten wie "nie - sehr selten - selten - manchmal" usw. oder Häufigkeit Null - ein - zwei bis vier usw.) völlig losgelöst von der Einschätzung der Strafen auch für ähnliche andere Delikte gesteuert werden. Wahrscheinlicher ist vielmehr eine weniger spezifizierte Straferwartung oder - gleichbedeutend damit - eine mehr generalisierte Meinung über die Effizienz polizeilicher Ermittlungsarbeit und die Strenge des Systems. Die Resultate von Silberman (1976) sprechen jedenfalls für einen derartigen "allgemeinen" Abschreckungseffekt, der nicht auf die wahrgenommene Drohung bei spezifischen Delikten zurückgeführt werden kann (Details s. 5.4.2.3.).

Schließlich stellt eine Überprüfung der Arbeitshypothese eine gravierende Verkürzung in anderer Hinsicht dar: Den oben erwähnten drei Abschnitten des Abschreckungsgeschehens noch vorgeordnet ist die Ausgestaltung oder Existenz eines Strafsystems, das - zweite Ebene - zu Wahrnehmungen oder internen Repräsentationen auf seiten der Bürger führt. Diese Wahrnehmungen wiederum - dritte Ebene - erzeugen Furcht vor Strafe für den Fall von Gesetzesübertretungen und beeinflussen den Entscheidungsprozeß im Vorfeld von Handlungen; hier manifestiert sich dasjenige, was als Abschreckung letztlich interessiert. Diese Abschreckung schließlich - vierte Ebene - führt der Erwartung zufolge zu einer Unterlassung beabsichtigten kriminellen Verhaltens bzw. zu einer Reduktion der Kriminalitätsrate. Die Abschreckung selbst ist, wie bereits erwähnt, nicht unmittelbar beobachtbar, sondern kann nur erschlossen werden aus den Resultaten zu den anderen "Ebenen", die sich als Variable operational erfassen lassen. Dafür müssen gesichert sein:

1. Eine positive Korrelation zwischen objektiven Merkmalen der Strafe (S) und deren subjektiver Internalisation (W).
2. Eine negative Korrelation zwischen W und dem abweichenden Verhalten (aV).

   Sofern diese Prüfungen hypothesenkonforme Resultate ergeben, wird auch eine weitere Voraussetzung, die jedoch gesondert zu prüfen ist, erfüllt sein:
3. Eine negative Korrelation zwischen S und aV.

Wie unmittelbar ersichtlich ist, bezieht sich die generalisierende Form der Abschreckungsdoktrin nur auf (3).

Mit der Anwendung der Korrelationsrechnung sind die für diese Technik typischen Restriktionen verbunden, also insbesondere die fehlende Aussicht, kausale Erklärungen erhalten zu können. Auf die Fragwürdigkeit, eine zeitliche Sukzession in dem Sinne unterstellen zu wollen, daß W "vor" aV auftritt und damit dem ehernen Grundsatz Rechnung getragen würde, daß nur zeitlich Früheres eine Ursache für zeitlich Späteres sein und dieses erklären kann, wurde schon hingewiesen. Unverzichtbar ist jedoch stets der Ausschluß von Drittvariablen, die mit jeder der Variablen W und aV korrelieren und auf diese Weise eine alternative und womöglich sparsamere Erklärung liefern könnten.

Um dieses zu veranschaulichen und die Bedeutung dieser Forderung zu unterstreichen, sei die Untersuchung von Tittle (1969) herangezogen, der zwischen Strafmaß und Häufigkeitsziffer für Mord über die Bundesstaaten der USA die in Tabelle 5.4.a wiedergegebene Beziehung gefunden hat.

Die Verteilung spricht eindeutig zugunsten der Abschreckungsdoktrin, finden sich doch beispielsweise in der Gruppe von Staaten mit relativ hohen Strafen besonders viele mit relativ niedriger Kriminalitätsrate.

Ein derartiger Befund könnte aber auch als Folge von beispielsweise den regional variierenden negativen Einstellungen der Bevölkerung gegenüber Mord aufgefaßt werden, die ihrerseits die Strafe bedingt haben mögen.

Sowohl die Strafen als auch die Begehenshäufigkeit wären in diesem Sinne die Folgen von ein und derselben ("dahinterstehenden") Größe, nämlich den sozialen Einstellungen gegenüber Mord.

Tabelle 5.4a. Relative Häufigkeit von Bundesstaaten der USA unter vier Bedingungskombinationen; Dichotomierung von Häufigkeitsziffer und Strafmaß für Mord auf der Basis *nationaler* Gegebenheiten

Kriminalitätsziffer von Mord gegenüber nationalem Mittel	Staaten mit Strafen für Mord relativ zum Bundes-Mittel Hoch	Niedrig
Höher	24	54
Niedriger	76	46
	100%	100%

Um dieser Interpretationsalternative nachzugehen, gruppierten Zimring und Hawkins (1973, S.261) die Staaten der USA zunächst in Regionen. Damit sollte als Varianzquelle aus den in Tabelle 5.4a wiedergegebenen Resultaten das beträchtliche Gefälle in ***sozialen*** Bedingungen zwischen den Großräumen der Nation eliminiert werden. Sodann prüften sie, ob regional noch systematische Differenzen in der Straf- und Kriminalitätsrate bestanden, also tatsächlich Effekte von seiten der ***Bestrafungs***politik vorlagen (s. Tabelle 5.4.b).

Tabelle 5.4b. Relative Häufigkeit von Bundesstaaten der USA unter vier Bedingungskombinationen; Dichotomierung der Variablen jeweils anhand regionaler Gegebenheiten

Kriminalitätsziffer von Mord gegenüber nationalem Mittel	Staaten mit Strafen für Mord relativ zu regionalen Gegebenheiten Hoch	Niedrig
Höher	50	41
Niedriger	50	59
	100%	100%

Nun ist kein Effekt einer unterschiedlichen Strafpraxis auf die Begehenshäufigkeit mehr erkennbar. Somit sind die erwartungskonformen Resultate in Tabelle 5.4a vermutlich durch andere Faktoren zu erklären, die durch die Kontrolle der geographischen Region - und damit einhergehenden Unterschiede in sozialen und ökonomischen Variablen - neutralisiert wurden.

Eine allgemeine Handlungsanweisung, welche Variablen kontrolliert oder herauspartialisiert werden müssen, ist kaum zu liefern. Grundsätzlich kommen alle jene Faktoren in Betracht, die gleichermaßen mit den Merkmalen der Strafe auf der einen Seite und der Kriminalitätsziffer auf der anderen in korrelativer Beziehung stehen. Solche Variablen stellen für die Theorienbildung eine Herausforderung dar, weil sie als alternative Wirkungsmechanismen und Erklärungen für das Verüben bzw. Unterlassen von Straftaten in Frage kommen. Sie sind darüber hinaus von erheblicher Bedeutung in methodischer Hinsicht, weil es mit dem "Weginterpretieren" von Befunden durch Aufzeigen von potentiellen Wirkungsgrößen natürlich nicht getan sein kann, sondern deren faktischer Einfluß auch empirisch nachgewiesen werden muß. Dazu gehört die präzise und zuverlässige Erfassung der Variablen.

Im obigen Beispiel ist die ins Auge gefaßte und als Alternativerklärung herangezogene Variable der "Sozialen Verurteilung" von Mord nur in einer sehr indirekten Weise operationalisiert worden, weshalb man geteilter Meinung darüber sein mag, ob die ursprüngliche Erklärung "Abschreckung" tatsächlich aufgegeben werden muß.

Stringenter zu erfassen sind einige andere Faktoren, die als Folge legaler Sanktionen, jedoch ***nicht*** über die vermittelnde Variable von induzierter Furcht, Präventivwirkungen entfalten können, die aber leicht mit denen von Abschreckung verwechselt werden.

An erster Stelle ist hier der Effekt von seiten der Inhaftierung von Straftätern zu nennen: Während des Aufenthaltes in Gefängnissen besteht für die Betreffenden eine geringere Möglichkeit, weitere Delikte (wie z.B. Autodiebstahl, Fahrerflucht, Vergewaltigung einer Frau usw.) zu verüben. Wir wissen, daß eine Inhaftierung zwar nicht alle Gesetzesübertretungen zuverlässig vereitelt, von der Freiheitsstrafe auch nicht eine Verunmöglichung aller Deliktkategorien in gleicher Weise ausgeht, ja verschiedene Formen kriminellen Verhaltens durch die Gefängnissituation erst ermöglicht und durch die Mitgefangenen angeregt werden, doch dürfte nach menschlichem Ermessen insgesamt der Effekt im Sinne einer Verhinderung stärker sein als derjenige einer Generierung. Durch die Aussonderung und Einsperrung von Personen, die anderenfalls während der fraglichen Zeit mit einer erhöhten Wahrscheinlichkeit straffällig würden, können somit ebenfalls präventive Wirkungen erreicht werden. In dem Maße, in dem ein Strafsystem die Schnelligkeit, Gewißheit und Schwere von Sanktionen erhöht, wird davon sowohl die ***Verunmöglichung durch Aussonderung*** (im Englischen "***incapacitation***"; Operationalisierung etwa über die Rate der Inhaftierten) als auch die Abschreckung betroffen sein, wobei jeder Effekt für sich die Kriminalitätsrate reduzieren dürfte.

Gleiches gilt für die sog. "***normative Isolierung***" die ebenfalls als Folge von Exekution, Freiheitsstrafe oder Verbannung zu erwarten ist. Man versteht darunter die Unterbindung von Interaktionen mit Familienmitgliedern oder Freunden, in deren Verlauf u.a. Definitionen kommuniziert werden, die positiv gegenüber normabweichendem Verhalten sind, die Interaktionspartner also mit abweichenden Verhaltensmustern "angesteckt" werden (vgl. hierzu Sutherlands Theorie der differentiellen Assoziation), und zwar von Straftätern unter sonst gleichen Verhältnissen vermutlich mehr als von normenkonformen Bürgern. Durch die Aufhebung solcher Kontakte wäre eine Entlastung des Umfeldes dieser Personen zu erwarten und damit letztlich eine geringere Kriminalitätsrate. Auch dieser Effekt müßte um so stärker auffallen, je schneller, gewisser und schwerer die Strafen beschaffen sind.

Gibbs (1975, S. 65-93) nennt noch sieben weitere Faktoren, die als Folge von Strafe, aber nicht über den Umweg von Furcht, präventive Wirkungen ausüben können, darunter

- Überwachung (z.B. in Form von Bewährungsaufsicht), die das Verhalten von potentiellen Tätern transparenter macht und schon aus diesem Grund zu mehr Normenkonformität führt;
- Enkulturation oder Sozialisation: Durch die Anwendung der Gesetze und Bestrafung von Tätern wird der Inhalt der Gesetze in der Öffentlichkeit besser bekannt;
- normative Bekräftigung: Losgelöst von der Kenntnis des spezifischen Inhalts der Gesetze ist deren Bewertung im Sinne von gut/schlecht oder Zustimmung/Ablehnung zu sehen;
- Wiedergutmachung des Schadens als Element der Kontrolle von Rache und Vergeltung.

Gezielt überprüft als alternative Erklärung gegenüber Abschreckung wurde bislang lediglich der "incapacitation"-Effekt (s.u.: Geerken & Gove, 1977), was natürlich nicht den Schluß zuließe, daß die übrigen erwähnten Faktorenbereiche etwa ohne Bedeutug wären. Ihre konzeptuelle Herausstellung liefert erst die Voraussetzung für kritische Analysen und ist somit von erheblichem heuristischen Wert.

Noch grundlegender als die theoretische und empirische Unterscheidung zwischen den geschilderten Einflußgrößen ist der Umstand, daß Kriminalitätsziffern, die beim soziologischen Ansatz gewöhnlich als abhängige Variable herangezogen werden, eine höchst unsichere Basis für die Beurteilung der Abschreckungsdoktrin liefert, und zwar einmal völlig abgesehen von ihrer bekannt niedrigen Aussagekraft im Sinne von Zulänglichkeit. Um dieses zu verdeutlichen, hat Gibbs (1975, S. 14-15) folgendes Beispiel konstruiert: Gegeben sind zwei gleich große Populationen A und B. In A denken 300 Personen durchschnittlich 10 mal im Laufe eines Jahres darüber nach, einen Raubüberfall zu verüben. Insgesamt kommt es also zu 3.000 derartigen Ereignissen. In 2.400 dieser Fälle wird der oder die Betreffende abgeschreckt, d.h. aus Furcht vor einer Bestrafung unterbleibt der Raubüberfall. Für die besagte Gruppe ergibt sich somit ein Abschreckungseffekt von 0,80, nämlich 2.400 von potentiell 3.000 gesetzeswidrigen Handlungen kommen nicht zustande; vielmehr ereignen sich 600 Raubüberfälle. Demgegenüber ziehen in B nur 30 Personen dieselbe Straftat durchschnittlich 5 mal in Betracht, was einer Gesamtzahl von 150 potentiellen Raubüberfällen entspricht. In 15 Fällen davon lassen die Betreffenden aufgrund von Furcht den Plan wieder fallen, womit der Abschreckungseffekt hier 0,10 (15 von 150) bei einer Häufigkeit von 135 verübten Raubüberfällen beträgt. Die Zahl der beobachtbaren Verbrechen beläuft sich, um es zu wiederholen, in A auf 600, in B nur auf 135, obwohl der Abschreckungseffekt in A größer ist als in B. Die in B niedrigere Kriminalitätsziffer liefert somit keinen Aufschluß über die Größe der Abschreckung; vielmehr spiegelt sich in der unterschiedlichen Zahl faktischer Raubüberfälle die größere Basisrate von Versuchungen in A wider, die ihrerseits eine Folge von Faktoren wie Arbeitslosigkeit, negative Vorbilder oder Ablehnung des bestehenden Gesellschaftssystems sein mag. Oder die niedrigere Verbrechensrate in B ist die Folge einer größeren sozialen Ächtung. Selbst wenn der Abschreckungseffekt in B 0,80 und in A 0,10 betragen würde und damit die Verhältnisse genau umgekehrt wären, läge die Deliktrate in A immer noch über derjenigen in B. Die Schlußfolgerung aus solchen Modellrechnungen ist zwingend: ***Kriminalitätsraten erlauben keinen verbindlichen Aufschluß über den in einem Sozialverband bestehenden Abschreckungseffekt*** (s. zu den methodischen Problemen auch Greenberg, Kessler & Logan, 1979).

Wird dennoch aus entsprechenden Anhaltspunkten, etwa im Vergleich zweier Rechtssysteme, auf Abschreckung geschlossen, so bedarf es dazu der fragwürdigen und kaum prüfbaren Annahme, daß alle sonstigen Faktoren konstant sind, mit Ausnahme der beiden interessierenden Variablen

"Sanktionsmuster" und "Häufigkeit von Überlegungen zur Ausführung einer Straftat".

> Mitunter hat es in der Geschichte eines Landes Ereignisse gegeben, die es erlauben, die Auswirkungen von Strafdrohungen unter quasi-experimentellen Bedingungen zu untersuchen, indem nämlich innerhalb eines relativ eng umschriebenen Zeitraumes drastische Veränderungen in der Wahrscheinlichkeit auftraten, für bestimmte Delikte auch zur Rechenschaft gezogen zu werden. Das war der Fall bei den Polizeistreiks in Boston (1919; s. Russel, 1977) und in Montreal (1969). Häufig zitiert wird auch die Inhaftierung der Kopenhagener Polizei durch die deutsche Besatzungsmacht im Jahre 1944.
>
> In all diesen Fällen kam es zu einem deutlichen Anstieg von Gewalttätigkeiten des Mob, Raubüberfällen, Eigentumsverletzungen, Plünderungen und Vergewaltigungen, in deren Verlauf es auch mehrere Tote und beträchtliche Sachbeschädigungen gab. Die Zunahme der Kriminalitätsrate fiel für die einzelnen Delikte unterschiedlich stark aus. Auch wenn für diejenigen Straftaten, die zur Verurteilung gelangten, die Strafen drastisch heraufgesetzt wurden, änderte das nichts an dem Umstand, daß die meisten Delikte unaufgeklärt blieben. Bestimmte Straftaten wie Betrug und Unterlassung, bei denen gewöhnlich auch der Täter feststeht, wenn die Tat entdeckt wird, scheinen jedoch nicht wesentlich zuzunehmen (Andenaes, 1964, S. 51). Vermutlich wurde der selektive Anstieg der Kriminalitätsziffer auch dadurch mitbedingt, daß der Faktor der drohenden polizeilichen Ermittlungstätigkeit nicht für alle Deliktkategorien von gleicher Bedeutung ist, was die potentiellen Straftäter mit in Rechnung gestellt haben mögen.
>
> Kritisch an den meisten dieser Untersuchungen ist (weitere Beispiele s. Cook, 1980; Koller, 1979), daß während polizeilicher Untätigkeit nicht nur die Strafdrohung reduziert, sondern auch die Registrierung der auftretenden Delikte beeinträchtigt ist, was eine Beurteilung der tatsächlichen Kriminalität natürlich erschwert. So problematisiert auch Pfuhl (1983), der für eine ganze Reihe von freilich recht kurzen Streiks (Dauer zwischen 2 und 30 Tagen, Mittelwert: 10 Tage) in den Jahren 1975 - 1979 ***keinen*** systematischen Anstieg der Kriminalitätsrate fand, ausdrücklich die begrenzte Verläßlichkeit der herangezogenen abhängigen Variablen und verweist auf die Möglichkeit, daß die Präsenz von Polizei durchaus Einfluß auf ***individuelle*** Handlungen haben mag.

5.4. Stand und Trends der Forschung

Die fragwürdige Aussagekraft von Kriminalitätsraten ist - zusammen mit den zahlreichen anderen methodischen und interpretativen Problemen - verantwortlich für eine äußerst widersprüchliche Befundliteratur. Diese ist ausführlich und bis ins Detail gehend in den Sammeldarstellungen von Zimring und Hawkins (1973) sowie Gibbs (1975) dokumentiert (s. auch Vanberg, 1982) und läßt sich zusammenfassend in die zwar unbestreitbar richtige, aber wenig informative Aussage kleiden, daß in einigen Situationen einige Personen von einigen Verbrechen durch Strafe abgeschreckt werden (Gibbs, 1975, S. 11). Weniger allgemein kann auch festgehalten werden, daß die Gewißheit von Strafe anscheinend einen weitaus wichtigeren Faktor für Abschreckung darstellt als deren Schwere (Details s.u.).

An dieser Stelle noch einmal auf jene Originalarbeiten einzugehen, die in den o.a. Sammeldarstellungen bereits Berücksichtigung gefunden haben, ist schon aus Platzgründen nicht sinnvoll. Der Verzicht darauf fällt um so leichter, als derzeit eine gewisse Abkehr von der Verwendung der problematisch aggregierten Daten auch im Forschungsfeld der Abschreckung zu registrieren ist. Statt einer Bezugnahme auf die in Statistiken enthaltenen Raten oder Ziffern von abweichendem Verhalten erfolgt zunehmend häufiger der Rekurs auf individuelle Daten, die im Zuge von Interviews und Fragebogenerhebungen gesammelt werden. Wurde traditionell die Gewißheit einer Strafe objektiviert in Maßen wie der mittleren Zeit einer Inhaftierung für ein bestimmtes Delikt, so ist man jetzt an den subjektiven Repräsentationen, an Erwartungen und Schätzungen interessiert. Verbunden mit einer solchen Entwicklung, über die Anderson (1979) zusammenfassend berichtet, ist aber auch eine Verlagerung von den relativ schweren Delikten der offiziellen Statistiken zu den vergleichsweise harmlosen Formen strafbarer Handlungen, die in Befragungen zugegeben werden, nicht selten die Umorientierung vom faktisch Gewesenen zum hypothetisch Vorstellbaren, schließlich auch der Verlust von personeller Repräsentativität zugunsten einer Beschäftigung vorwiegend mit Universitätsstudenten.

Nachfolgend sollen einige neuere Beiträge aus jeder der beiden Forschungsrichtungen vorgestellt werden. Das Ziel von Auswahl und Darstellung der Arbeiten geht dahin, nicht nur ein möglichst repräsentatives Bild über den augenblicklichen Erkenntnisstand zu vermitteln, sondern auch solche Sachverhalte anzusprechen, die bislang überhaupt nicht oder nicht ausführlich genug diskutiert werden konnten, obwohl sie innerhalb der aktuellen Forschung eine wichtig Rolle spielen.

5.4.1. Der soziologische Ansatz (Aggregierte Daten): Abschreckung, Systemkapazität und Delikt-Verunmöglichung

Die Abschreckungsdoktrin impliziert die Hypothese einer negativen Korrelation zwischen Sanktionsstärke (in Einheiten von Gewißheit, Schnelligkeit und Schwere der Strafe) und Kriminalitätsrate.

Derselbe Sachverhalt wird jedoch auch durch das bereits erwähnte Verhinderungs- oder Verunmöglichungs- ("incapacitation"-) Konzept abgedeckt, das eine Reduktion der Kriminalitätshäufigkeit als Folge der Entfernung oder Selektion von Mehrfachtätern aus der Bevölkerung durch deren Inhaftierung annimmt.

Eine dritte Hypothese geht von "system-overload" (Geerken & Gove, 1975) oder "system-capacity" (Pontell, 1978) aus. Die besagte negative Korrelation zwischen Sanktionsstärke und Kriminalitätsrate wird hierbei als Folge der angesichts limitierter Ressourcen nicht unbegrenzten Verarbeitungskapazität der Exekutivorgane verstanden: Mit dem Anstieg der Verbrechenshäufigkeit hält die Erweiterung des Polizei- und Justizapparates nicht Schritt, d.h. das System der Strafrechtspflege wird durch den stark wachsenden Arbeitsanfall über die Grenzen seiner Leistungsfähigkeit hinaus beansprucht. Dadurch sinkt die Gewißheit einer Bestrafung, weil sich durch die Belastung des Apparates über alle Fälle hinweg die Voraussetzungen dafür verschlechtern, Täter zu ermitteln, diese zu bestrafen und zu inhaftieren.

Diese drei Hypothesen spielen, z.T. in etwas modifizierter Form, auch eine Rolle in den Untersuchungen zur Auswirkung der Todesstrafe auf die Rate von Morddelikten. Obwohl die Abschaffung der Todesstrafe in der Bundesrepublik bereits in der Verfassung fest verankert ist und keine ernsthaften Bemühungen zu erkennen sind, dieses Faktum zu ändern, hat die Beschäftigung gerade mit dieser Frage jenseits des Ozeans zu interessanten Ansätzen und Ergebnissen geführt, die von allgemeinem Interesse sind und eine Auseinandersetzung damit verdienen. Deshalb soll zunächst darauf kurz eingegangen werden.

5.4.1.1. Zu den Auswirkungen der Todesstrafe auf die Rate von Kapitalverbrechen

In dem Kasten unter 5.1. waren bereits die Mordraten aus Bundesstaaten der USA mitgeteilt worden, die entweder die Todesstrafe für Kapitalverbrechen vorsahen oder nicht. Wie erinnerlich, fielen die Unterschiede nicht systematisch aus.

Erlauben die Daten insoweit keine eindeutigen Aussagen zugunsten oder gegen die Todesstrafe, so hilft vielleicht eine detailliertere Analyse weiter, bei der auch die zeitliche Dimension und die darauf abbildbaren Veränderungen eine Berücksichtigung finden. Einige Bundesstaaten der USA haben zu unterschiedlichen Zeitpunkten die Todesstrafe abgeschafft und zum Teil nach einem mehr oder weniger langen Intervall wieder eingeführt. Die im Umfeld dieser Maßnahmen beobachteten Raten für Mord sind in der nachstehenden, von Sellin (1967) entnommenen Tabelle zusammengestellt (Tabelle 5.5.; s. a. Sellin, 1980)

In vier von sieben Fällen nimmt zwar nach Abschaffung der Todesstrafe die Rate von Mord zu, in zwei weiteren hingegen auf relativ drastische Weise ab; in einem Staat (Washington) läßt sich keine substantielle Veränderung registrieren. Nach Wiedereinführung der Todesstrafe kommt es nur in drei von sechs Staaten zu einer zum Teil sehr geringen Verminderung der Verbrechensrate, in drei anderen setzt sich dagegen der Trend zu einem Anstieg ungebrochen fort. Auch dieser Untersuchungsansatz bzw. die damit erhaltenen Resultate liefern somit keine schlüssigen Belege über die Auswirkungen der Todesstrafe auf potentielle Täter (weitere Literatur und aktueller Diskussionsstand siehe z.B. Ehrlich, 1982; Beyleveld, 1982; Vanberg, 1982).

Aber selbst wenn die Daten sehr viel konsistenter ausgefallen wären und beispielsweise nach der Wiedereinführung einen merklichen Rückgang der Mordhäufigkeit ausgewiesen hätten, würden Interpretationsfragen offenbleiben: Da auch bei einer Abschaffung der Todesstrafe (die im übrigen niemals nach Gesichtspunkten des Zufalls oder der reinen Willkür erfolgt, sondern vor dem Hintergrund des "Zeitgeistes", in den auch Beobachtungen der Kriminalitätsentwicklung mit eingehen) noch eine Bestrafung der Täter stattfindet, müßten zusätzlich zu den o.a. Zahlen die Inhaftierungsraten noch sehr genau analysiert werden, um auszuschließen, daß es nicht angesichts der Veränderungen in der Strafqualität zu Bewegungen zwischen einzelnen Deliktkategorien kommt. Ein solcher Effekt wäre durchaus wahrscheinlich, da man davon ausgehen kann, daß ein Gericht, gerade wegen der mit der Vollstreckung der Todesstrafe verbundenen Endgültigkeit, nur bei denkbar eindeutiger Beweissituation einen Schuldspruch fällen wird, die Schwelle bei langjährigen Freiheitsstrafen demgegenüber vermutlich etwas niedriger liegt.

Schließlich basieren solche Untersuchungen auf der - nie geprüften - Annahme, daß der Umstand, ob die Todesstrafe im Gesetz vorgesehen ist, von den späteren Tätern auch richtig wahrgenommen und ggf. mit einer 100%igen Vollstreckungsgewißheit gleichgesetzt wird (zu diesem Argument und weiteren Kritikpunkten s. a. Ehrlich & Mark, 1978).

Tabelle 5.5. Häufigkeitsziffer für Mord in acht Bundesstatten der USA vor, während und nach der Abschaffung der Todesstrafe (nach Sellin 1967)

Staat	Art der Daten	Vor Abschaffung Jahre	Ziffer	Während Abschaffung Jahre	Ziffer	Nach Wiedereinführung Jahre	Ziffer
Arizona	Zahl der jährl. Schuldsprüche wegen Mord	1915-16	41,0	1917-18	46,0	1919-20	45,0
Colorado	Zahl der jährl. Schuldsprüche wegen Mord	1891-96	15,4	1897-01	18,0	1902-07	19,0
Delaware	Zahl der jährl. Mörder und Totschläger	1956-58	22,3	1959-61	14,3	-	-
Iowa	Zahl der jährl. Schuldsprüche wegen Mord	1864-71	2,6	1872-78	8,8	1897-66	13,1
Kansas	Mordrate	-	-	1930-34	6,5	1936-40	3,8
Missouri	Mordrate	1911-16	9,2	1917-19	10,7	1920-24	11,0
Oregon	Gesamtzahl der wegen Mord den Gefängnissen überstellten Personen	1909-14	59,0	1915-20	36,0	-	-
Washington	Mordrate	1908-12	6,5	1913-18	6,8	1920-24	5,4

Die Vollstreckungswahrscheinlichkeiten differieren jedoch stark zwischen den einzelnen Staaten; häufig erreicht der Todeskandidat nach Ausschöpfung aller Rechtsmittel noch eine Umwandlung in eine lebenslängliche Freiheitsstrafe auf dem Gnadenweg - und die dem Gnadenerlaß vorangehenden Anträge belegen zweifelsfrei eine weitere Annahme, daß nämlich der Tod im Vergleich zu lebenslangem Freiheitsentzug als Strafe erlebt wird.

Wie wenig dem Staat mitunter an der Exekution liegt, wurde der Öffentlichkeit von Gary Gilmore vor Augen geführt, der 1979 von einem Gericht in Salt Lake City wegen zweifachen Mords zum Tode verurteilt worden war und trotz der in Aussicht gestellten oder doch wenigstens möglichen Umwandlung der Strafe in eine Freiheitsstrafe, auf deren Exekution bestand: ein bemerkenswerter Ausnahmefall.

Was die Vollstreckungswahrscheinlichkeit auf breiter Basis angeht, so hat während der Zeit zwischen den dreißiger bis mittfünfziger Jahren eine gewisse Parallelität des Verlaufes zu demjenigen der Mordrate bestanden (s. Abb. 5.1.).

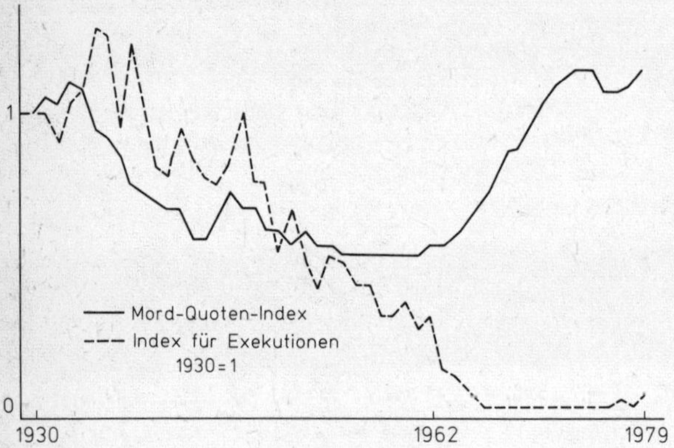

Abb. 5.1. Häufigkeit von Mord und Exekutionen zwischen 1939 und 1979 (aus Yunker 1982, S. 628)

Diese Parallelität kann bei der Annahme einer gewissen Flexibilität des Systems und bestimmten Verzögerungszeiten erklärt werden mit den Hypothesen, die sich aus den logisch möglichen Wirkungsrichtungen ableiten lassen.

a) ***Abschreckung***: Eine Zunahme der Exekutionsrate bewirkt eine Abnahme der Mordziffer.
b) ***Brutalisierung***: Eine Zunahme der Exekutionsrate führt zu einer Zunahme der Mordziffer.
c) ***Systembelastung***: Eine Zunahme der Mordrate führt zu einer Abnahme der Exekutionsrate.
d) ***Soziale Verantwortung***: Eine Zunahme der Mordrate führt zu einer Zunahme der Exekutionsrate.

Vermutlich kommt jeder der Hypothesen eine gewisse Erklärungskraft zu, d.h. jeder der darin thematisierten Prozesse ist wahrscheinlich ein Teil der sozialen Wirklichkeit, und in der Tat liegen zu a) bis d) einschlägige empirische Bestätigungen vor (Ehrlich, 1975; Bowers & Pierce, 1980; Honack & Weiler, 1980; Yunker, 1976).

Wie aus der o.a. Abbildung darüber hinaus aber deutlich wird, nimmt zum Ende der fünfziger Jahre in den USA die Rate der Vollstreckung der Todesstrafe stark ab, und beginnend mit 1968 wurde für längere Zeit zunächst überhaupt niemand mehr hingerichtet (bis in der jüngsten Vergangenheit im Zuge einer gewissen Konservativierung und angesichts der enorm hohen Kriminalitätsziffern wieder Exekutionen stattfinden). Nachgerade spiegelbildlich zur Aussetzung der Vollstreckung - die gesetzlichen Bestimmungen mußten deshalb, worin ein wesentlicher Unterschied zu den bereits präsentierten Daten liegt, nicht geändert werden - kam es jedoch zu einem fast explosionsartigen Anstieg der Kapitalverbrechen (zu denen außer Mord noch Vergewaltigung zählt), nämlich allein von 1965 bis 1975 von 5,1 auf 9,6 pro 100 000 Einwohner der Bevölkerung, was etwa einer Verdoppelung gleichkommt und die Rekordmarke aus den frühen dreißiger Jahren egalisiert. Die Vermutung drängt sich auf, daß dieser Effekt eine Folge des Exekutions-Moratoriums darstellt.

Argumentativ muß gegen eine solche Interpretation allerdings vorgebracht werden, daß mit dem Aussetzen der Hinrichtungen nicht nur die Rate jener Delikte emporschnellt, für die der Tod als Strafe steht, sondern faktisch alle anderen Gesetzeswidrigkeiten auch; es macht aber wenig Sinn, die Zunahme von Diebstahl oder Einbruch mit dem Aussetzen einer Sanktion erklären zu wollen, die jemand deshalb nicht fürchten müßte, weil "sein"/"ihr" Delikt die Todesstrafe gar nicht vorsieht - es sei denn, die stärkere Inanspruchnahme der Polizei durch Mord als besonders schweres Delikt und die dadurch für leichtere Taten erhöhte Wahrscheinlichkeit, nicht entdeckt bzw. inhaftiert zu werden, werde als verstärktes Motiv zur Verübung der Nicht-Mord-Delikte wirksam. Auch mögen Delikte wie Einbruch und Raub durchaus Implikationen für Leben und Tod haben, etwa wenn im Zuge eines Diebstahls oder eines Einbruchs der rechtmäßige Besitzer für die Täter überraschend auftaucht oder Gegenwehr leistet. Schließlich könnte der Exekutionsrate eine Art Stellvertreter- oder Signalfunktion zukommen für den Wunsch der Gesellschaft nach harter Strafe, der auf andere Delikte generalisiert.

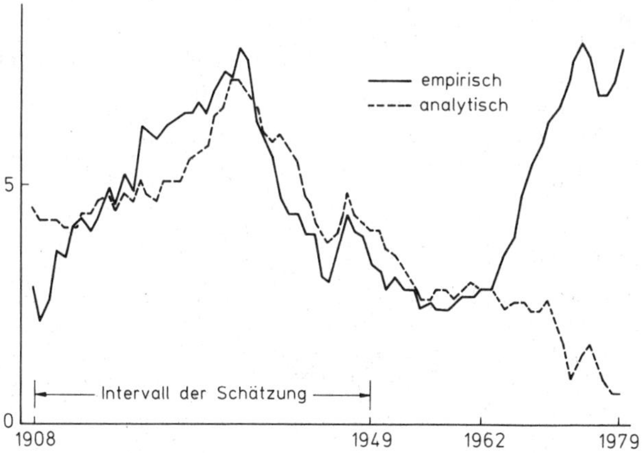

Abb. 5.2. Empirisch ermittelter und analytisch (auf der Grundlage von Hintergrundfaktoren) bestimmter Verlauf der Mordquote in den USA (aus Yunker 1982, S. 641)

Diese zwar nicht abwegigen, aber schwer zu prüfenden und deshalb noch unerforschten Wirkungsmöglichkeiten einmal außer acht gelassen, liegt die Annahme nahe, daß jene Faktoren, die für die Zunahme der allgemeinen

Kriminalität verantwortlich sind, auch eine Rolle spielen könnten für den Anstieg der Kapitalverbrechen. Yunker (1982) denkt diesbezüglich an ökonomische Variablen, und zwar im einzelnen an Realeinkommen, Anteil von Nicht-Waisen, Anteil von Jugendlichen und die Verstädterungsrate. In einem Modell, das davon ausging, daß die ***subjektive*** Wahrnehmung der Exekutionsrate bis einschließlich 1962 gleichblieb und deshalb gegenüber den Gleichungen von Ehrlich (1975) vereinfacht ist (dort auch Berücksichtigung rekursiver Auswirkungen der Mordrate auf Abschreckungs- und Inkapazitätsvariablen), gelang gleichwohl über das Beobachtungsintervall (1908 - 1962) eine Aufklärung der Mordraten-Fluktuation durch die erwähnten Prädiktoren in einer Größenordnung von $R^2 = .94$ (Wellenlinien). Im Testintervall (1963 - 1979) freilich divergierten die Vorhersagen und die tatsächlichen Gegebenheiten überdeutlich (s. Abb. 5.2.).

Andere Faktoren als die sozioökonomischen Bedingungen müssen deshalb für den Anstieg der Mordquote relevant sein. Waffenbesitz erscheint in diesem Kontext eher als reaktives denn als kausales Element; soziale Erschütterungen oder Brutalisierungen, wie nach mehreren Morden an hochrangigen Politikern in den sechziger Jahren, reichen ebenso wenig im Erklärungswert hin wie die Systemkapazität, weshalb Yunker (1982) vorsichtig doch die nachgelassene Abschreckung als kausalen Faktor für die erhöhte Verbrechensrate in Erwägung zieht.

Eine solche Einschätzung liegt etwas außerhalb des wissenschaftlichen "main-stream", denn einer Sekundäranalyse vorliegender Arbeiten von Yunker (1982) zufolge hatten nur 5 von 27 Studien Belege für Abschreckung gefunden. Freilich dürfen solche Verteilungen kein verbindliches Kriterium sein, weil während bestimmter Zeiten, worauf er ebenfalls hinweist, die Mehrheitsauffassung etwa der Astronomen dahin ging, daß sich die Sonne um die Erde drehe...

5.4.1.2. Fahren unter Alkoholeinfluß in Abhängigkeit von der Androhung legaler Sanktionen

Am Gegenpol von Kapitalverbrechen wie Mord und Vergewaltigung befinden sich auf dem Schwere-Kontinuum normabweichenden Verhaltens solche Taten, die wegen ihrer weiten Verbreitung und geringen Sichtbarkeit, weil häufig kein faktischer Schaden vorliegt oder das Opfer "nur" eine anonyme Instanz wie der Staat, ein Großunternehmen oder ähnliches ist, häufig als trivial erscheinen. Konkret zählen dazu "Kavaliersdelikte", wie Steuerhinterziehung durch den "kleinen Mann auf der Straße", oder Verstöße gegen die Straßenverkehrsordnung, für die es bezeichnenderweise Strafpunkte in der sogenannten Verkehrs-"Sünder"-Kartei gibt.

Im Hinblick auf Straßenverkehrsdelikte ganz allgemein kann man davon ausgehen, daß sie sich von anderen Normabweichungen, die der sozialen Kontrolle unterliegen, etwas abheben und weniger als das Gros der "klassischen" Kriminalität momentanen Schwankungen von Sitte und Moral oder politisch motivierten Fluktuationen in der Verfolgungsrate unterliegen. Fahren unter Alkoholeinfluß als eine spezifische Kategorie von Verhaltensweisen zeichnet sich zudem dadurch aus, daß in Form tödlicher Unfälle unter Alkoholeinwirkung ein recht verläßliches Kriterium vorliegt, bei dem die Dunkelziffer unbedeutend ist, worin eine gewisse Ähnlichkeit zu den bereits erwähnten Kapitalverbrechen liegt. Diese ergibt sich auch in bezug auf die Art des Forschungsansatzes, der im wesentlichen Zeitreihenanalysen vorsieht, in denen auf der Basis von zahlreichen Meßpunkten zunächst Modelle entwickelt werden, die eine Vorhersage über den Verlauf der Straftatenrate während eines solchen Zeitraumes erlauben, dessen Daten nicht in die Modellkonstruktion Eingang fanden. Im Vergleich der vorhergesagten mit den empirisch vorfindbaren Meßwerten erweist sich dann die Haltbarkeit der Prognosen.

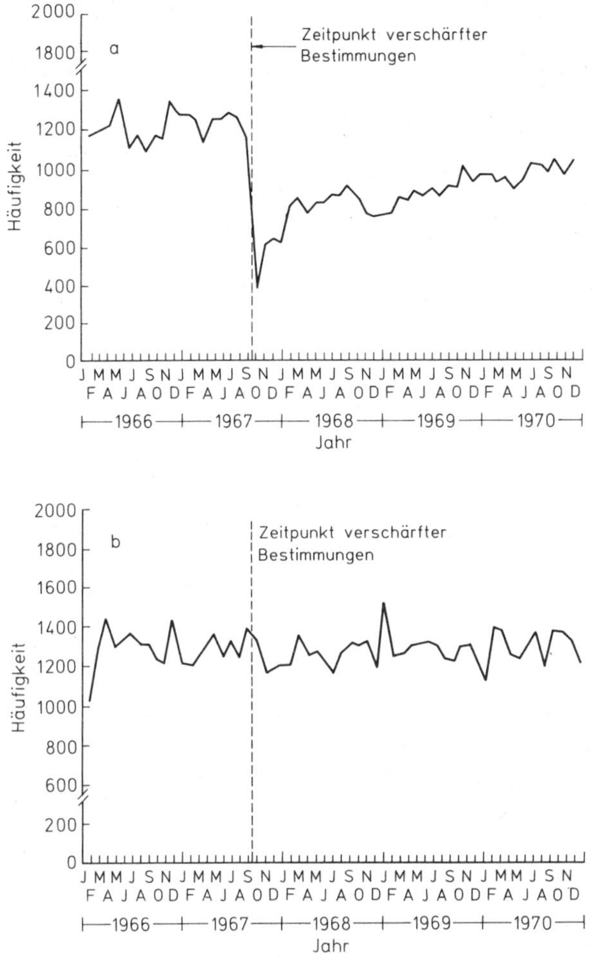

Abb. 5.3. Häufigkeit von tödlichen Unfällen und solchen mit schweren Verletzungen in Wochenendnächten (a) und während der Tageszeit (jeweils 7-10 und 16-17 Uhr) von montags bis freitags (b; aus Ross 1982, S. 79 und 80)

Im Prinzip ähnlich zu der gesetzlichen Verankerung der Todesstrafe und deren Exekution hat es in zahlreichen Ländern rund um den Erdball immer wieder Versuche gegeben, durch die Restringierung gesetzlicher Bestimmungen, die Androhung härterer Strafen und die Vornahme schärferer Kontrollen die Rate von Alkoholismus am Steuer von Kraftfahrzeugen zu reduzieren. Ross (1982) hat die einschlägigen Maßnahmen und deren Ergebnisse zusammengestellt. Als besonders eindrucksvolles und dabei durchaus nicht unrepräsentatives Ergebnis sind in den nachfolgenden Abbildungen die Auswirkungen einer strafrechtlichen Verschärfung in England zu einem bestimmten Zeitpunkt (Oktober 1967; Begrenzung der erlaubten Promille auf 0,8, ein Jahr Führerscheinentzug als maximale Strafe) auf die Häufigkeit von schweren Unfällen an Wochenendnächten, in denen besonders häufig unter Alkohol gefahren wird, erfaßt und anderen Wochentagen gegenübergestellt (s. Abb. 5.3.a und b).

Der Rückgang der Unfallzahlen nach Einführung der restriktiveren Bestimmungen ist deutlich zu erkennen, freilich auch der allmähliche Wiederanstieg nach einer gewissen Zeit der "Gewöhnung".

Ähnliche Resultate waren in verschiedenen Ländern zu verzeichnen bei der Ankündigung und Durchführung strenger Kontrollen, die das Risiko einer Entdeckung und Bestrafung merklich erhöhten. Beispielsweise berichtet Sykes (1984) über eine ca. 25%ige Reduktion von Unfallzahlen innerhalb eines bestimmten Stadtgebietes, in dem - begleitet von entsprechenden Ankündigungen in den Medien - durch einen intensiveren polizeilichen Personaleinsatz und spezialisierte Einheiten während einer Phase von fünf Monaten Verkehrsteilnehmer verstärkt auf Alkohol untersucht wurden. Angrenzende Gebiete zeigten dabei nicht nur keinen "*Auslagerungs-*" oder "*Verschiebungs-*" Effekt in Form erhöhter Unfallzahlen, sondern ebenfalls Minderungen ("*Halo*").

Insofern war auch hier eine deutliche Abschreckung zu registrieren.

Resümierend hält Ross (1982) allerdings fest, daß in jenen Fällen, in denen Abschreckungseffekte auftraten, diese eher temporärer Art waren und sich mit der Zeit wieder zurückbildeten. Als Interpretation dafür nimmt er eine durch die Einführung neuer Bestimmungen geänderte subjektive Einschätzung des Risikos an, für Zuwiderhandlungen entdeckt und bestraft zu werden; die Wahrscheinlichkeit der Strafe und weniger deren Schwere sei deshalb vermutlich die entscheidende Größe, weil in den Untersuchungen, die sich nur auf eine Erhöhung des angedrohten Strafmaßes stützen, keine bedeutenden Veränderungen in den abhängigen Variablen aufgetreten wären.

5.4.1.3. Weitere Problemkreise: Art der Taten und zeitliche Abfolgen

Da gleichermaßen Abschreckung, "incapacitation" und Systemüberlastung die negative Korrelation zwischen Sanktionsstärke und Kriminalitätsrate erklären, fällt es schwer, eine Untersuchung durchzuführen, die zwischen den drei Konzepten eine Differenzierung erlaubt. Geerken und Gove (1977) haben dieses versucht, indem sie die verschiedentlich geäußerte Ansicht aufgriffen, daß Abschreckung nicht in gleicher Weise gegenüber den verschiedenen Typen von Straftaten wirksam sei. Seit längerem bekannt sind die Zweifel insbesondere von Bolch und Geis (1970, S. 444 - 445) sowie Chambliss (1967, S. 707) am Wert harter Strafen für Mord, sofern dieser aus Leidenschaft, d.h. unter geringer rationaler Kontrolle verübt wird (s. a. Wilkins, 1964, S. 118 - 119). Denn die Abschreckungsdoktrin beruht implizit auf einem utilitaristischen Menschenbild, wonach sich

(1) der Mensch nach rationalen Prinzipien verhält (d.h. mit seinen Handlungen den individuellen Profit maximieren will) und
(2) der Mensch relativ genau die mit einer potentiellen Handlung verbundenen Kosten und Nutzen wahrnimmt.

Insofern erweist sich die Vorstellung von der Generalprävention nur als eine spezielle Ausgestaltung der "klassischen" Grundannahme, daß Menschen grundsätzlich rationale Entscheidungen treffen mit dem Ziel, ein Maximum an Wohlbefinden für ein Minimum an Aufwand oder Unlust/Schmerz zu erreichen. Innerhalb der Ökonomie geht man im Hinblick darauf davon aus, daß wir den erwarteten Nutzen (EN) von verschiedenen Verhaltensweisen abschätzen und jene Alternativen auswählen, die den höchsten Nutzen versprechen. Dieser erwartete Nutzen ist definiert als der erzielbare Gewinn minus die absehbaren Verluste; dabei müssen jeweils die Wertigkeiten mit den zugehörigen Auftrittswahrscheinlichkeiten multipliziert werden. In sehr

vereinfachter Form kann somit der erwartete Nutzen einer kriminellen Handlung bestimmt werden nach der Gleichung: EN = p(E) x G - p(ME) x V;
Zeichenerklärung:
p(E) = Wahrscheinlichkeit von Erfolg;
G = Gewinn, Ertrag (z.B. in Einheiten von Geld);
p(ME) = Wahrscheinlichkeit von Mißerfolg;
V = Verlust (z.B. Haftstrafe in Tagessatz-Äquivalenten).

Mehrere Autoren, so Becker (1974), McKenzie und Tullock (1975) und insbesondere Ehrlich (1973, 1982; Ehrlich & Mark, 1978; Mark, 1978; zur Kritik s. McGahey, 1980; eine deutschsprachige Diskussion der Ehrlich-Arbeiten findet sich u.a. bei Köberer, 1982) haben Kriminalität unter einer derartigen ökonomischen Perspektive untersucht, darunter auch die Androhung von Todesstrafe auf die Rate von Mord. Im Sinne dieser Sichtweise funktioniert das staatliche Strafsystem in Analogie zu marktwirtschaftlichen Prinzipien und hier besonders der Preisgestaltung: Durch das Hochfahren der Preise (= Strafen) kommt es zu einer Reduktion in der Nachfrage (= Ausführungen) nach den damit belegten Verhaltensweisen, oder mit anderen Worten: Bestimmte Handlungen werden mit zusätzlichen Kosten belastet, wodurch der Entscheidungsprozeß bei der Auswahl eine andere Richtung nimmt (Kunz, 1976, S. 158; s. a. Rawls, 1975, S. 103).

In dem Maße, in dem ein solch allgemeines Modell menschlichen Verhaltens angemessen ist, müßten sich auf der Basis der Abschreckungsdoktrin gute Vorhersagen anstellen lassen, o.m.a.W.: Die Korrelation zwischen Strafmerkmalen und Kriminalitätsrate müßte bei den sog. rationalen Straftaten besonders hoch ausfallen.

Zu dieser letzteren Gruppe rechnen Geerken und Gove (1977) Raub, Einbruch und Diebstahl im Wert von mehr als 50 Dollar. Bei all diesen Delikten ist der potentielle Gewinn unschwer in Geldwert-Äquivalenten ausdrückbar und nicht selten schon ziemlich genau vor Begehung der Tat kalkuliert. Demgegenüber findet bei den "Verbrechen aus Leidenschaft" - Mord und Körperverletzung ("assault") - häufig eine weniger sorgfältige Abschätzung der Tatkonsequenzen statt. Indikator dafür mag die hohe Aufklärungsrate binnen kurzer Zeit sein, darüber hinaus die Schwere dieser Taten und der Umstand, daß sie sich häufig zwischen Bekannten und Verwandten ereignen. Vergewaltigung nimmt in der Klassifikation der Autoren eine Mittelstellung ein, und zwar wegen der gegenüber Mord und Totschlag geringeren Ärgererregung auf seiten des Täters und einer geringeren Alkoholisierungsrate. Trotz der unbestreitbar erhöhten Affektbeteiligung gerade bei diesen Delikten ergebe sich dadurch eine gewisse Verschiebung in Richtung auf die in allen Details geplanten Straftaten.

Als Einheit, über die der Abschreckungseffekt aus der Korrelation von Kriminalitätsrate und Sanktionsgewißheit ermittelt werden sollte, dienten sog. "standardmetropolitan statistical areas" der USA mit mehr als 500.000 Einwohnern (n = 65). Dafür standen aus FBI-Unterlagen die Kriminalitätsziffern (Häufigkeit der bekanntgewordenen Delikte relativiert auf die Bevölkerungszahl) zur Verfügung. Die Sanktionsgewißheit wurde bestimmt als Prozentsatz der durch Festnahmen aufgeklärten Taten, wobei zur Erhöhung der Reliabilität eine Mittelung über die Jahre 1970, 1971 und 1973 erfolgte. Die Resultate sind in Tabelle 5.6. zusammengestellt; zu Vergleichszwecken finden sich dort auch die Ergebnisse von Logan (1975), die auf der Analyse der US-Staaten als Einheit und die Jahre 1964-68 beruhen, sowie diejenigen von Sjoquist (1973), der auf der Grundlage von 53 mittelgroßen Städten der USA im Jahre 1968 recherchiert hat.

Tabelle 5.6. Korrelationskoeffizienten zwischen Sanktionsgewißheit und Kriminalitätsrate als Indikator für Abschreckung aus drei unabhängigen Untersuchungen getrennt für drei Gruppen von Delikten. In der letzten Spalte arithmethisches Mittel der Koeffizienten (nach Geerken und Gove 1977, S.435/436)

Anwendbarkeit des Abschreckungsmodells (≙Rationalität der Delikte)		Mittlere Aufkärungsrate	Geerken und Gove (1977) Metropolitan Areas	Logan (1975) Staaten	Sjoquist (1973) Cities	Arithmetisches Mittel
	Auto-Diebstahl	0,17	-0,65s	-0,64s	-0,42s	-0,57
Hoch	Diebstahl	0,11	-0,41s	-0,45s	-0,44s	-0,43
	Raub	0,30	-0,40s	-0,48s	-0,64s	-0,51
	Einbruch	0,19	-0,22s	-0,32s	-0,46s	-0,33
Mittel	Vergewaltigung	0,55	-0,26s	-0,37s	-	-0,32
Niedrig	Körperverletzung	0,64	+0,01	-0,09	-	-0,04
	Mord	0,80	+0,18	+0,25	-	+0,22

Wie es den Vorhersagen entspricht, fällt Vergewaltigung zwischen die eindeutig "rationalen" Delikte auf der einen Seite und die aus Leidenschaft begangenen auf der anderen. Eine Ausnahme bilden lediglich die Einbruchdelikte, für die die Korrelationen insgesamt im Vergleich zu den anderen Koeffizienten derselben Rationalitätskategorie etwas zu niedrig ausfallen. Davon abgesehen, besteht ein deutlicher Sprung zwischen den a priori gebildeten Klassen von Rationalität im Sinne der Erwartungen, d.h. die negativen Korrelationen und namentlich ihre in Abhängigkeit der Delikttypen unterschiedliche Höhe befinden sich in Einklang mit den Vorhersagen auf der Basis der Abschreckungsdoktrin.

Andererseits ist ebenso unverkennbar, daß die Abschreckung offenbar von der Aufklärungsrate insofern abhängt, als nur bei einer allgemein erniedrigten Sanktionsgewißheit (die bei allen hier als "rational" klassifizierten Straftaten vorliegt) die erwarteten Zusammenhänge zwischen Strafmerkmalen und Kriminalitätsrate auftreten. Sofern man eine niedrige Aufklärungsrate als eines der Anzeichen für Überbeanspruchung des Apparates auffaßt, würden hier auch nach der Systemkapazitäts-Hypothese höhere Korrelationen zu gewärtigen sein, so daß eine Unterscheidung zwischen Abschreckungs- und "system-overload"-Hypothese aufgrund der diesbezüglich nicht ausreichend differenzierten Theorien bzw. der keinem systematischen Muster folgenden Korrelationsdifferenzen innerhalb der Klasse der rationalen Delikte unmöglich ist.

Um Hinweise auf die Haltbarkeit des "incapacitation"-Effektes zu erhalten, gruppierten Geerken und Gove (1977) die Deliktgruppen nach der Wahrscheinlichkeit, in der sie von Mehrfach- oder Wiederholungstätern verübt werden, und verglichen die so erhaltene Ordnung mit derjenigen, die sich bei einer Gruppierung nach Maßgabe der in Tabelle 5.6. enthaltenen Korrelationen ergab. Die dabei gefundenen Übereinstimmungen waren insgesamt gering und betrafen in konsistenter Weise nur Mord, d.h. nur für diese Straftat stimmen die von dem "incapacitation"-Modell abgeleiteten Vorhersagen mit den Befunden überein, und zwar gleichermaßen, wenn außer der Festnahmenrate auch die Inhaftierungsquote als Variable herangezogen wurde. In der Zusammenschau aller Ergebnisse sehen die Autoren mehr Bestätigung für die Abschreckungsdoktrin als für die beiden anderen Modelle.

Gegen eine solche Interpretation läßt sich allerdings ins Feld führen, daß Geerken und Gove (1977) die zeitliche Sukzession von Strafmerkmalen und Kriminalitätsrate, die doch innerhalb des Abschreckungskonzeptes diametral entgegengesetzt ist, zu derjenigen des Systemkapazitäts-Modells entgegengesetzt ist, bei der empirischen Analyse völlig außer acht lassen und damit Bedingungen herstellen, die für jedes der beiden konkurrierenden Modelle gleich inadäquat sind. Zum Stand der "incapacitation"-Forschung im einzelnen s. Ainsworth und Pease, 1981, die wegen der Notwendigkeit zur Anonymität bei Befragungen im Gefängnis und den Schwierigkeiten, abweichende Karrieren zu bestimmen, zu der Bewertung kommen, daß der Schutz der Öffentlichkeit durch Einsperren von Straftätern kaum in einer Art und Weise erforschbar sei, daß daraus Hilfen für die Judikative entstünden.

Genau diesen Punkt greift Pontell (1978) auf (ohne allerdings auf die 1977er Arbeit von Geerken & Gove wegen des nur geringen zeitlichen Vorlaufs dieser Publikation Bezug nehmen zu können). Überzeugende Evidenz für die Angemessenheit des Systemkapazitäts-Modelles liefere bereits eine Betrachtung der aktuellen US-amerikanischen Verhältnisse. In der Tat ist richtig, daß der Zunahme an Kriminalität während der letzten Jahrzehnte nicht auch eine angemessene Ausweitung jener Instanzen entsprach, die letzten Endes für Bestrafung und Vollzug verantwortlich sind, nämlich Gerichte und Gefängnisse. Zusätzlich erschwerend hat sich dabei der Trend ausgewirkt, daß Appellationsgerichte die Rechte der Verteidigung stärkten, was den Beginn und die Dauer einzelner Verfahren jedoch verzögern mußte. Eine Konsequenz dieser Entwicklung stellt die zunehmende Häufigkeit des halboffiziellen "plea bargaining" dar, dessen Prinzip darin besteht, einerseits die Gerichte von der Durchführung langwieriger und kostspieliger Hauptverfahren zu entlasten und ("dafür") andererseits den Angeklagten nur schuldig für weniger schwere und dann eingestandene Taten zu sprechen. Eine andere Konsequenz stellen die unzumutbaren Verhältnisse in den Staatsgefängnissen und örtlichen Verwahranstalten dar, die infolge der Überbelegung eingetreten sind - ein Zeichen dafür, daß der Vollzug nicht mehr mit den von Polizei und Gerichten überantworteten Aufgaben zurechtkommt. Nur diesen Umständen ist es zuzuschreiben, daß die Bundesstaaten aus Washington Order erhielten, die Belegungsdichte zu reduzieren, weil das Overcrowding mit anderen Prinzipien der Verfassung in Widerspruch steht. Überbelegung der Haftanstalten zwingt zum häufigeren Ansetzen einer Strafe auf Bewährung oder zur Haftverschonung, in letzter Konsequenz zu einer Verminderung der Sanktionsschärfe.

Die negative Korrelation zwischen Verbrechen und Strafe interpretiert die Systemkapazitäts-Hypothese denn nicht als Abschreckungseffekt, sondern als Zeichen dafür, daß niedrige Raten von Kriminalität es der Strafrechtspflege ***erlauben,*** strenger zu bestrafen (Pontell, 1982, S. 136/137). Die grundlegende Überzeugung von Pontell (1978) lautet dementsprechend, daß zumindest gleiche, wenn nicht gar höhere Koeffizienten für den Zusammenhang dann auftreten, wenn bei der Bestimmung der Variablen eine Sequenzierung von Kriminalität ***vor*** den Strafmerkmalen anstelle von Gleichzeitigkeit oder einer umgekehrten Reihenfolge vorgenommn wird. Eine zweite Hypothese geht dahin, daß das "system-overload"- oder auch "resource saturation"-Modell (Nagin, 1978) höhere Negativkorrelation zeitigt als die Abschreckungsdoktrin bei Eigentums- gegenüber Personendelikten, und zwar deshalb, weil deren Zahl besonders hoch liegt und hier die Strafrechtsorgane mit ihrer Arbeit besonders ins Hintertreffen geraten. Ähnliches gilt für den Unterschied zwischen Staaten mit relativ hoher gegenüber solchen mit relativ niedriger Kriminalitätsrate.

Analyseeinheit waren 41 Bundesstaaten der USA (Gesamtgruppe) bzw. 20 Staaten mit relativ hoher und 21 mit niedriger Kriminalitätsziffer. Als Maß für die Gewißheit von Sanktionen fungierte die Inhaftierungsrate, d.h. die Zahl von Überstellungen an die Gefängnisse in einem Bundesstaat, bezogen auf die der Polizei bekanntgewordenen Straftaten. Die benötigten Daten standen für die Zeitpunkte 1960, 1964 und 1970 zur Verfügung; hier wird der Kürze halber und weil die Ergebnisse bei diesen Vergleichen eindeutiger ausfielen, nur auf die Jahre 1960 und 1964 eingegangen. Tabelle 5.7. gibt die von Pontell (1978, S. 16) mitgeteilten Koeffizienten wieder. Die Anordnung der Variablen folgt abweichend vom Original derjenigen von Tabelle 5.6.

Wie unschwer zu sehen ist, unterstützen die Resultate die allgemeine Hypothese, wonach das Systemkapazitäts-Modell zumindest gleich hohe Negativkoeffizienten produziert wie die Abschreckungsdoktrin: In 19 von insgesamt 27 Vergleichen fallen die Korrelationen höher aus, wenn die 1960 ermittelte Kriminalitätsziffer mit der vier Jahre danach festgestellten Sanktionsgewißheit korreliert wird. Daneben ist auch innerhalb des "overload"-Modelles die Negativkorrelation für Länder mit einer relativ hohen Kriminalität höher als für solche mit niedriger.

Tabelle 5.7. Partial-Koeffizienten für den Zusammenhang zwischen Sanktionsgewißheit und Kriminalitätsrate, berechnet über Bundesstaaten der USA und getrennt für eine gemäß der Abschreckungs-Doktrin bzw. des System-Kapazitäts-Modells unterschiedlicher zeitlicher Abfolge. Kursive Ziffern finden sich in jenen Feldern, in denen das System-Kapaizitäts-dem Abschreckungs-Modell überlegen ist (nach Pontell 1978, S.16-17)

Korrelation von		Auto-Diebstahl	Diebstahl	Raub	Einbruch	Körperverletzung	Mord	Alle Delikte	Eigentums-Delikte	Personen-Delikte
Gewißheit 1960 mit Kriminalität 1964 unter Herauspartialisierung der Kriminalität 1960 (Abschreckungs-Modell)	Staaten mit niedriger Kriminalität	0,02	0,03	0,37	0,26	-0,13	0,08	-0,07	0,01	-0,14
	Staaten mit hoher Kriminalität	-0,21	0,39	0,57	-0,17	0,19	0,34	0,36	0,36	0,53
	Alle Staaten (n = 41)	0,01	0,09	0,19	-0,20	-0,13	0,23	-0,02	-0,03	-0,03
Kriminalität 1960 mit Gewißheit 1964 unter Herauspartialisierung der Gewißheit 1960 (System-Kapazitäts-Modell)	Staaten mit niedriger Kriminalität	*-0,26*	0,22	*-0,30*	*-0,12*	*-0,35*	*-0,15*	-0,01	*-0,01*	*-0,40*
	Staaten mit hoher Kriminalität	0,27	*-0,52s*	*-0,16*	0,11	0,27	*-0,49s*	*-0,25*	*-0,26*	0,24
	Alle Staaten	*-0,07*	-0,08	*-0,24*	-0,03	*-0,16*	*-0,15*	*-0,10*	-0,06	*-0,21*

Nicht erwartet wurde demgegenüber aber der Befund, daß für personale Straftaten die Zusammenhänge höher ausfallen als für Eigentumsdelikte, ein Indiz mehr, daß diese Formen von Gesetzesübertretungen jedenfalls nicht durch verstärkte Abschreckung einzudämmen sind (Pontell, 1978, S. 18). In Übereinstimmung mit dieser Aussage befinden sich auch die bereits in Tabelle 5.6. wiedergegebenen Koeffizienten (s. a. Kasten mit den Daten zur Auswertung der Todesstrafe).

Wie schon erwähnt wurde, fallen die Ergebnisse weniger konsistent aus, wenn auch der Zeitpunkt 1970 in die Vergleiche einbezogen wird. Unbefriedigend ist zudem die numerische Höhe der ermittelten Koeffizienten, fallen doch unter dem "overload"-Modell lediglich 2 von 27 Koeffizienten statistisch bedeutsam aus. Allerdings sieht die Situation bei den Unterschiedsprüfungen gegenüber den entsprechenden Koeffizienten im Abschreckungsmodell etwas besser aus. Darüber hinaus wurde u.a. das völlige Fehlen von Kontrollen für Hintergrundfaktoren bemängelt (Tittle, 1978) und insbesondere das implizite Kausalitätsverständnis, dem ***Veränderungs***werte als Variable zumindest in bezug auf die Kriminalitätsrate besser zu Gesicht gestanden hätten (Gibbs, 1978). Schließlich kritisiert Henschel (1978) die Entweder-Oder-Konfrontation der beiden Modelle, die doch nicht nur logisch miteinander kompatibel, sondern vermutlich auch empirisch gemeinsam wirksam wären etwa nach dem Muster:

je höher die Kriminalitätsrate,
desto geringer die Sanktionsgewißheit
(aufgrund von begrenzter Systemkapazität),
je geringer die Sanktionsgewißheit,
desto geringer die Abschreckung,
je geringer die Abschreckung,
desto höher die Kriminalität.

Möglicherweise handelt es sich hierbei um einen Abweichungs-Verstärker-Kreis, in dem die Rückmeldung mit fortschreitender Zeit zunehmend sowohl die Kriminalitätsziffer als auch die Sanktionsgewißheit von ihren ursprünglichen Werten auslenkt, auf jeden Fall eine wechselseitige Beeinflussung wahrscheinlich ist.

Unbestritten verdienstvoll aber, so räumen die Kritiker ein, sei die Beschäftigung mit den vielschichtigen Beziehungen zwischen der Kriminalitätsrate und dem Strafrechtsapparat, von denen Abschreckung und Systemkapazität allerdings nur zwei Prinzipien in einem außerordentlich komplexen Geschehen darstellten. Die folgenden Prozesse, wovon die Mehrzahl noch nicht empirisch untersucht sei, könnten ablaufen, wenn sich die Kriminalitätsrate erhöhe (Henshel, 1978, S. 44/45):

(1) Zunahme von "plea bargaining", mit der Folge geringerer Inhaftierungsraten.
(2) Überbelegung der Institutionen, mit der Folge geringerer Inhaftierungsraten.
(3) Überbeanspruchung der Polizei, mit der Folge geringerer Inhaftierungsraten.
(4) Verbesserung der polizeilichen Ressourcen, mit der Folge erhöhter Inhaftierungsraten.
(5) Verbesserung der Ressourcen für Korrektivmaßnahmen, mit der Möglichkeit, die Inhaftierungsraten zu erhöhen.
(6) Zunahme von Übertreibungen in den polizeilichen Beschuldigungen (um dem "plea bargaining" entgegenzuwirken), mit der Folge der Herbeiführung wieder hoher Inhaftierungsraten.
(7) Härtere Strafen durch die Gerichte, mit der Folge höherer Inhaftierungsraten.
(8) Verstärkung der richterlichen Tendenz zu Bestrafungen, mit der Folge höherer Inhaftierungsraten.

(9) Veränderungen in selektiven Ermittlungsstrategien der Polizei, mit der Folge einer Festsetzung von mehr "kleinen Fischen", was wichtige, aber wahrscheinlich gegensätzliche Effekte auf die Inhaftierungsraten hat.
(10) Verschärfung der Gesetze, mit der Folge von seltenerer Bewährung und höheren Inhaftierungsraten.
(11) Verschärfung der Gesetze, mit der Folge seltenerer Schuldsprüche und damit einer niedrigeren Inhaftierungsrate.
(12) Zunahme einer Beschäftigung der Medien mit dem Kriminalitätsproblem, mit der Folge von Veränderungen (verschiedene Möglichkeiten) in der wahrgenommenen Sanktionsgewißheit, was wiederum die allgemeine Abschreckung modifiziert.
(13) Zunahme in Abwehrmaßnahmen des Bürgers gegen Verbrechen, mit der Folge einer Verlagerung auf andere Straftaten und einer Umstrukturierung innerhalb der Kriminalitätsziffern.
(14) Zunahme öffentlicher Resignation gegenüber bestimmten Tatbeständen (z.B. Marihuana-Konsum), mit der Folge abnehmender Inhaftierungsraten.
(15) Zunahme von Strenge gegenüber Gefängnisinsassen mit der Folge erhöhter spezifischer Abschreckung.

Gewiß stellt diese Auflistung von Konsequenzen nur einen Katalog von Möglichkeiten dar, die nicht zwangsläufig bei jeder Erhöhung der allgemeinen Kriminalitätsziffer auftreten müssen, sondern in ihrer relativen Gewichtung zueinander vermutlich abhängen von Aspekten wie Sichtbarkeit der Verbrechen, individueller Betroffenheit und politischen Akzentuierungen. Auch dürfte die allgemeine Wirtschaftslage eine Moderatorfunktion ausüben. Schließlich reagieren die einzelnen Schleifen des Systems sicher nicht mit einer vergleichbaren Verzögerung oder Intensität - alles Gründe dafür, daß eine absolute Konsistenz der Resultate von Pontell (1978) über die beiden Zeitabschnitte, die sich darüber hinaus in der Länge des Intervalls voneinander unterschieden, gar nicht zu erwarten war. Angesichts der hochgradigen Komplexität des Geschehens liegt die Vermutung nahe, daß die "system-overload"-Effekte entweder besonders massiv sind und sich deshalb in den Korrelationen gegenüber den anderen Faktoren niederschlagen konnten oder aber - und wahrscheinlicher - die Resultate die konfundierten Auswirkungen mehrerer gleichphasig wirkender Determinanten widerspiegelt.

Der Wert zukünftiger Forschung wird daran zu messen sein, inwieweit sie überhaupt versucht, dieses Wirkungsgeflecht systematisch zu entwirren. Die Arbeiten von Greenberg und Kessler (1982a,b) mit Verwendung der Daten aus zwei bzw. drei Erhebungszeitpunkten lassen erkennen, daß die Modellgleichungen für eine angemessene Prüfung rekursiver Wirkungen außerordentlich komplex geraten und die Resultate stark abhängen von den notwendigen Annahmen zu Wirkungsrichtungen und Zeitverzögerungen.

5.4.2. Der psychologische Ansatz (Individuelle Daten)

5.4.2.1. Wahrnehmung von Gewißheit und Schwere der Strafe (Interaktionshypothese)

Das bereits erwähnte Modell der Verhaltenssteuerung nach utilitaristischen Gesichtspunkten erlaubt die Ableitung der Hypothese, daß bei der Ausformung des Abschreckungseffektes die Gewißheit und Schwere einer Strafe miteinander interagieren: Innerhalb der Gruppe jener Personen, die der Ansicht sind, die Wahrscheinlichkeit des Gefaßtwerdens (= Gewißheit der Strafe) konvergiere gegen Null, dürften Vorstellungen über die Schwere negativer Konsequenzen für den Fall, gefangen zu werden (=

Schwere der Strafe), keinen Einfluß auf das Verhalten haben; d.h. selbst wenn die Schwere einer Strafe als außerordentlich hoch wahrgenommen wird, kann davon kein abschreckender Effekt ausgehen, wenn gleichzeitig die Wahrscheinlichkeit, überhaupt gefaßt zu werden, praktisch negiert wird. Umgekehrt ist die Annahme plausibel, daß die wahrgenommene Schwere einer Strafe nur dann Einfluß auf verhaltensrelevante Entscheidungen hat, wenn die Wahrscheinlichkeit, eine solche Strafe auf sich zu ziehen, hinreichend hoch ist. Insofern liegt kein additiv-kompensatorisches, sondern ein multiplikatives Modell vor (Tittle, 1969; Tittle & Logan, 1973).

Von den Untersuchungen, die gleichermaßen die Gewißheit und Schwere wahrgenommener Strafen erfassen, prüfen nur wenige implizit diese Interaktionshypothese; einige kommen zu positiven Befunden (Anderson, Chiricos & Waldo, 1977; Keenan, 1976), andere zu negativen (z.B. Bailey & Lott, 1976; Cohen, 1978).

Besondere Beachtung verdient die Arbeit von Grasmick und Bryjak (1980), weil hier überdurchschnittliche Mühe auf die Rekrutierung der Befragungspersonen und die Skalenkonstruktion verwendet wurde. Um eine annähernd repräsentative Stichprobe zu gewinnen, wurden zunächst nach Zufall 400 Namen aus dem Einwohnerregister einer Stadt im Südwesten der USA gezogen und die Betreffenden schriftlich um Teilnahme an einer Erhebung gebeten. Im Falle von Verweigerungen mußten so lange neue Namen bestimmt werden, bis schließlich das endgültige Kontingent von N = 390 Personen (mit vollständigen Daten) erreicht war. Zur Erfassung des gesetzeswidrigen Verhaltens diente eine Liste von neun Aktivitäten (Diebstahl von weniger bzw. mehr als 20 Dollar, Steuerbetrug, illegales Glücksspiel, vorsätzliche Körperverletzung, Littering, unerlaubtes Abbrennen von Feuerwerkskörpern und Trunkenheit am Steuer), zu denen die Probanden angeben sollten, ob sie diese in der Vergangenheit schon einmal ausgeübt hatten (zusätzlich standen auch die Antworten auf die Frage nach der Wahrscheinlichkeit zukünftiger Verübung der Delikte zur Verfügung, doch stützen die Autoren die entscheidende Auswertung ohne Angaben von Gründen leider nur auf die retrospektiven Daten, die für die Abschreckungsdoktrin eigentlich erst in zweiter Linie interessant sind). In bezug auf die Gewißheit einer Strafe sollten die Probanden auf vierfach abgestuften Skalen die Wahrscheinlichkeit einer Festnahme durch die Polizei im Falle einer Begehung jedes der Delikte schätzen. Dieselben Antwortskalen dienten auch zur Feststellung der Wahrscheinlichkeit, mit Gefängnis im Falle einer Festnahme bestraft zu werden. Daneben gab es noch eine sog. "verfeinerte" Bestimmung des Schwere-Grades, für die sich die Probanden denken sollten, was für eine Strafe sie erhielten für den Fall, daß sie für das jeweilige Delikt festgenommen und vom Gericht für schuldig befunden worden wären; die Instruktion verlangte jedoch nicht die Nennung dieser (nur gedachten) Strafe, sondern eine Angabe darüber, wie schwerwiegend die Strafe für das weitere Leben wäre ("no problem at all" bis "a big problem").

Da die Ergebnisse getrennt durchgeführter Faktorenanalysen dieses nahelegten, bildeten die Autoren für Delinquenzbelastung, Gewißheit und die beiden Schwere-Schätzungen aus der Summation über die delikt*spezifischen* Antworten gesonderte Skalen, die somit die Schwere und Gewißheit in allgemeiner Form, d.h. losgeslöst vom jeweiligen Delikt, erfassen (vgl. dazu auch die gleichsinnigen Resultate von Silberman, 1976). Die Deliktbelastung korrelierte mit Gewißheit zu r = -.34ss, mit der (konventionell bestimmten) Schwere zu r = -.10s und dem "verfeinerten" Schwere-Index zu r = -.27ss. (Die Gewißheit interkorrelierte mit den beiden Schwere-Maßen zu r = .55ss bzw. .31s, die ihrerseits nur r = .36ss miteinander in Beziehung standen.) Soweit bestätigen die Resultate, daß nicht nur die Gewißheit einer Strafe eine abschreckende Wirkung ausüben mag, sondern - wenngleich mit einer Tendenz zu reduzierter Intensität - auch deren Schwere. Für den Zusammenhang zwischen Delinquenzbelastung und Gewißheit war nur das "verfeinerte", nicht aber das konventionelle Schwere-Maß ein statistisch bedeutsamer Moderator. Wie die Resultate in Tabelle 5.8. zeigen, liegt diese Interaktion in erwarteter Richtung.

Tabelle 5.8. Regression von Delinquenzbelastung (DB) auf Schwere (S) bzw. Gewißheit (G) getrennt für die 4 Quartile des jeweils anderen Strafmerkmals (nach Grasmick und Bryjak 1980, S.483)

Modell	Quartil	N	r
DB auf S	4 hoch	97	-0,37
	3	97	-0,14
	2	98	-0,19
	1 niedrig	98	-0,06
PB auf G	4 hoch	98	-0,47
	3	97	-0,22
	2	98	-0,37
	1 niedrig	97	-0,04

Die höchste Negativkorrelation zwischen Delinquenzbelastung und perzipiertem Schwere-Grad ergibt sich, wie es die Interaktionshypothese beinhaltet, für diejenigen Personen, die eine Strafe am meisten befürchten; der Koeffizient von -.37 bedeutet gegenüber demjenigen von -.27 in der Gesamtstichprobe etwa eine Verdoppelung der aufgeklärten Delinquenzbelastungs-Varianz. Hingegen ist die Schwere ohne jeden Belang bei den Probanden mit einer geringen Straferwartung. Für den Zusammenhang der Gewißheit mit der Verhaltensvariablen gilt ähnliches, ist dieser doch am engsten für Personen, die von einer Bestrafung ernsthafte Probleme für ihr Leben befürchten.

Eine weitere Interaktionshypothese liegt vor in bezug auf das Zusammenwirken von Gewißheit einer Strafe einerseits und den im Falle des Entdecktwerdens zu befürchtenden sozialen Stigmatisierungsprozessen andererseits. Etwa läßt der kontrolltheoretische Ansatz erwarten, daß die abschreckenden Wirkungen von Strafe bei solchen Personen besonders stark ausfallen, die intensivere konventionelle Bindungen aufweisen und deshalb von einer Stigmatisierung härter betroffen wären (s. Jensen, 1969, S. 197). Eine Prüfung dieser Vermutung von Grasmick und Appleton (1977) anhand des Deliktes Geschwindigkeitsübertretung ergab jedoch nur additive Effekte für Straferwartung und soziale Effekte, nicht jedoch eine bedeutsame Interaktion zwischen diesen beiden Faktoren (s. aber Bishop, 1984, auf deren Arbeit unter 5.4.2.3. eingegangen wird).

5.4.2.2. Zur Methodenspezifität der Resultate

Auch wenn die Ergebnisse insoweit ein inhaltlich bedeutsames Problem in methodisch angemessener Weise bestätigen, bleiben mehrere Fragen weiterhin offen. Diese betreffen zunächst die Generalisierbarkeit auf schwerere Delikte, wie sie sich in den Kriminalstatistiken niederschlagen und die teils aufgrund einer ungewissen Anonymität, teils einfach wegen der tatsächlich geringen Häufigkeit dem Interviewer in Befragungsstudien nur selten genannt werden. Die Frage nach der Generalisierbarkeit stellt sich jedoch bereits innerhalb der Arbeit von Grasmick und Bryjak (1980) mit Bezug auf die Konsistenz der Befunde über die Variablen: Über das zukünftige Verhalten erfahren wir von den Autoren nur, daß es mit dem Vergangenen zu .71, mit der Gewißheit zu -.24 und der modifizierten Schwere zu -.30 korreliert; unklar bleibt hingegen, warum nicht auch diese Variable der entscheidenden und für das Modell kritischen Moderatoranalyse unterworfen wurde. Nur das "verfeinerte" Schwere-Maß, nicht aber die in der üblichen Art erfragte Schwere-Wahrnehmung stand schließlich in Wechselwirkung mit der Gewißheit, ohne daß dafür ein überzeugendes theoretisches oder meßtheoretisches Argument genannt werden konnte.

Was für die Konsistenz von Resultaten und deren potentielle Methodenspezifität bei der Analyse *eines* Untersuchungsplanes gilt, muß bei dem Vergleich verschiedener Arbeiten erst recht zutreffen. Dieses systematisch zu prüfen war ein Ziel des Beitrages von Paternoster, Saltzman, Chiricos und Waldo (1982a). Diese Autoren stellten zunächst die zwischen 1969 und 1980 erschienenen Arbeiten zur Abschreckung infolge wahrgenommener Strafrisiken zusammen, und zwar einschließlich der dabei ermittelten Korrelationen (s. Tabelle 5.9.).

In der letzten Zeile der Tabelle wurden für die Zwecke einer groben Vororientierung die Spaltenmittel eingetragen (ungewichtet, keinerlei Transformationen). Die Koeffizienten sind ausnahmslos niedrig und bestätigen insoweit das bislang vermittelte Bild: Wenn überhaupt ein Abschreckungseffekt auf das subjektive Strafrisiko zurückgeführt werden kann, so bleibt der mit Abstand größere Varianzanteil doch noch anderen Erklärungsmöglichkeiten offen.

Die Tabelle zeigt jedoch noch zwei weitere bedeutsame Regeln:

1) Die deutlichste und am meisten konsistente Stütze liefern Untersuchungen, in denen das wahrgenommene Strafrisiko gemessen wird mit ordinalskalierten Maßen für die Wahrscheinlichkeit, mit der ***man selbst*** (nicht irgendwelche anderen Personen oder ein abstrakter Durchschnittsmensch) mit Strafe rechnen müßte.

   Diese Überlegenheit der selbst- gegenüber den fremdbezogenen Maßen hängt möglicherweise mit dem Umstand zusammen, daß in den ersteren sich deutlicher nicht nur Wahrnehmungen niederschlagen, sondern auch eigene Erfahrungen nach dem Verüben von Straftaten in der Vergangenheit, die entweder zu Sanktionen führten oder nicht ("contamination effect").
2) Über alle Untersuchungen hinweg liegen die Gamma-Koeffizienten höher als die mittleren Pearson-r, was vielleicht dadurch zu erklären ist, daß verbundene Ränge und insbesondere die durch nur drei oder vier Skalenstufen notwendigerweise eingeschränkte Meßwertvariabilität die numerische Höhe der Produkt-Moment-Koeffizienten stärker beeinträchtigen.

Tabelle 5.9. Maße für wahrgenommene Risiken und Zusammenhänge zwischen Kriminalitätsrate und Sanktions-Gewißheit aus Abschreckungs-Studien im Zeitraum 1969-1980

Skalenqualität/ Bezugsmaßstab	Zusammen-hangsmaß	Devianz-Index	Korrelations-Koeffizient zwischen wahrgenommenem Risiko und Gebrauch von Marihuana	Laden-Diebstahl	Bagatell-Diebstahl	anderen Straftaten
Ordinal-Skala/Selbstbezogen						
Waldo und Chiricos (1972)	gamma		-0,84		-0,31	
Burkert und Jensen (1975)	gamma		-0,57			
Silberman (1976)	phi	-0,26	-0,06	-0,04	-0,18	
Jensen et al. (1978)	gamma	-0,39		-0,39		-0,37
Tittle (1980)	gamma		-0,21		-0,14	
			-0,13		-0,17	
Ordinal-Skala/Auf einen anderen bezogen						
Jensen (1969)	gamma	0,22				
Grasmick und Milligan (1976)	Pearson's r					-0,34
Meier und Johnson (1977)	Pearson's r		0,17			
Grasmick und Appleton (1977)	Pearson's r					-0,27
Jensen et al. (1978)	gamma	-0,12		-0,12		-0,21
Intervall-Skala/Selbstbezogen						
Bailey und Lott (1976)	Pearson's r		-0,09	0,05	0,02	
			0,04	0,04	-0,07	
Kraut (1976)	Pearson's r			-0,24		
Trevan (1976b)	gamma		-0,25	-0,23		
Minor (1977)	tau		-0,25	-0,11		
	Pearson's r		-0,17	-0,09		
Intervall-Skala/Auf einen anderen bezogen						
Waldo und Chiricos (1972)	gamma		-0,28		-0,14	
Kraut (1976)	Pearson's r			0,08		
Trevan (1976b)	gamma		-0,26	0,01		
Jensen et al. (1978)	gamma	-0,07		-0,16		-0,10
		-0,13	-0,22	-0,12	-0,14	-0,26

In einer weitergehenden Analyse, die hier nicht dokumentiert werden kann, zeigen Paternoster et al. (1982) darüber hinaus, daß besonders häufig Ergebnisse im Sinne der Abschreckungsdoktrin ermittelt werden konnten, wenn für die zu gewärtigende Strafe ein allgemeines Maß für die Wahrscheinlichkeit, gefangen zu werden, eingesetzt wurde, nicht jedoch etwa Formulierungen zur Anwendung kamen wie "von der Polizei festgenommen", "arrested", "caught and convicted" oder ähnliches.

Insoweit läßt sich also über die vorliegenden Untersuchungen hinweg eine beträchtliche Sensibilität der Ergebnisse gegenüber Instruktions-, Meß- und Auswertungsmodalitäten konstatieren. Um diese allgemeine Feststellung gezielt zu verifizieren, variierten Paternoster et al. (1982a) ***innerhalb*** einer eigenen Erhebung systematisch mehrere der erwähnten Faktoren. Abweichend von der Literatur fand sich in ihren Interviews und Fragebogen, die von N = 300 College-Studenten zweimal im Abstand von einem Jahr bearbeitet wurden (Voraussetzung für längsschnittliche Erhebung von Wahrnehmungs- und Verhaltensdaten, s.u. Tab. 5.10.), eine Überlegenheit für das Maß "risk of arrest" (und nicht "measure of getting caught"). Hingegen konnten die früheren Beobachtungen zu den anderen Faktoren weitgehend bestätigt werden (s.o.: Unterschied andere/selbst; Pearson-r/Gamma). Von besonderem Belang sind die Befunde aus den längsschnittlichen Analysen, die eine Gruppierung des Materials nach "***Erfahrungs***- und Abschreckungshypothese" erlaubten (s. Tabelle 5.10.).

Tabelle 5.10. Gamma-Koeffizienten für den Zusammenhang zwischen wahrgenommenem Strafrisiko und delinquentem Verhalten, getrennt für
- die eigene Person vs. einen generalisierten anderen
- zwei Delikttypen
- Erfahrungs- udn Abschreckungseffekt (nach Paternoster et al. 1982a, S.1251; die Koeffizienten in den ersten beiden Spalten stellen vom Verfasser vorgenommene Mittelungen aus zwei Datensätzen dar)

		Korrelationen zwischen früheren und augenblicklichen Wahrnehmungen ("Erfahrung")	Korrelationen zwischen augenblicklichen Wahrnehmungen und zukünftigem Verhalten ("Abschreckung")
Bagatell-Diebstahl	Generalisierte andere	-0,28	-0,22
	Selbst	-0,40	-0,30
Marihuana-Gebrauch	Generalisierte andere	-0,28	-0,25
	Selbst	-0,45	-0,33

Dasjenige, was gewöhnlich als Abschreckung interpretiert wird, stellt sich einmal mehr nur in der Größenordnung von .30er-Koeffizienten dar (s. dazu auch die Längsschnittuntersuchungen von Schumann et al., 1983, auf die unter 5.4.2.3. näher eingegangen wird), wohingegen die Effekte von seiten der Erfahrung (d.i. zunächst tritt abweichendes Verhalten auf, später orientierte sich daran die Wahrnehmung des Risikos einer Sanktion) konsistent größer ausfielen (s. auch Paternoster et al., 1982b, 1983). Minor und Harry (1982) fanden ebenfalls höhere Erfahrungs- als Abschreckungseffekte, halten gleichwohl die Ersetzung der Abschreckungs- durch die Erfahrungshypothese für nicht gerechtfertigt. Allerdings bleibt die Frage offen, inwieweit die Konstellation von augenblicklichen Wahrnehmungen und zukünftigem Verhalten nur eine Fortschreibung der Gegebenheiten etwa von augenblicklichen Wahrnehmungen und früherem Verhalten darstellt, die als Hinweise auf "Erfahrungsbildung" gedeutet werden, obwohl sich vermutlich auch in dem früheren Verhalten noch vorgeordnete Wahrnehmungen im Sinne von Abschreckung manifestieren. Die zeitlich getrennte Erhebung der Variablen Verhalten und Wahrnehmung bildet nur eine notwendige, keineswegs aber hinreichende Voraussetzung für eine auch nur halbwegs zufriedenstellende Separierung der beiden Erklärungsfaktoren, deren wechselseitige Beeinflussung mit Hilfe korrelationstechnischer Versuchspläne nicht einwandfrei zu bestimmen ist.

Insofern ist zunächst nur die Aussage erlaubt, daß innerhalb der Ergebnisse, die zugunsten der Abschreckungsdoktrin ins Feld geführt werden, häufig auch Komponenten von individueller Erfahrung enthalten sind, deren Ausmaß sich gewöhnlich nur schwer bestimmen läßt, mit der Zunahme der Schwere von (potentiellen) Delikten aber zurückgeht, denn die Fälle, in denen jemand die Wahrnehmung des Strafrisikos für Raub, Mord und Totschlag durch eigenes einschlägiges Verhalten zusätzlich differenziert, sind - glücklicherweise - doch relativ selten.

5.4.2.3. Hintergrundvariable: Differentielle Abschreckung

Nur wenige Autoren sind der Frage nachgegangen, mit welchen anderen Faktoren die Straferwartung und der als "Abschreckung" gedeutete Effekt in Beziehung stehen. Einer davon ist Silberman (1976), der an N = 174 Studenten neben Maßen für die Delinquenzbelastung und die Sanktionserwartungen (Gewißheit und Schwere) solche für die Moralität und die Beteiligung von Freunden an verschiedenen Vergehen erhob.

Die Moralität ergab sich aus der Antwort auf die Frage nach der Verwerflichkeit jedes Deliktes bzw. als Skala aus der Summe über die neun deliktspezifischen Antworten, der sog. "peer-involvement"-Index als die Zahl der Delikte, für die eine Befragungsperson zumindest eine Person kannte, die dafür festgenommen worden war (Mittelwert = 3,40). Bezeichnenderweise standen Moralität und "peer-involvement" mit der Delinquenzbelastung in engerer Beziehung als Gewißheit und Schwere der Strafe (-.56 und -.34 bzw. -.26 und +.10). Die Interkorrelationen von Moralität mit "peer-involvement" (-.13), von "peer-involvement" mit Schwere (+.15) und Schwere mit Gewißheit (+.15) waren zwar signifikant, aber numerisch niedrig, so daß Partialkorrelationen keine anderen Koeffizienten gegenüber der Delinquenzbelastung zeitigten als die o.a. bivariaten Korrelationen. Insofern war es nicht möglich, den Einfluß jeder Hintergrundvariablen auf das Verhalten durch entsprechende Unterschiede in einer anderen zu erklären. Eine varianzanalytische Auswertung erwies jedoch statistisch bedeutsame Interaktionen zwischen Moralität einerseits sowie Strafgewißheit und "peer-involvement" andererseits, und zwar in dem Sinne, daß

- eine hohe Gewißheit von Strafe relativ zu einer niedrigen und
- ein niedriges "peer-involvement" als Indikator differentieller Assoziationen ("Ansteckung")

nur jeweils von Bedeutung ist im Sinne von Abschreckung bei relativ niedrig ausgeprägter Moralität. Oder mit anderen Worten: Bei moralisch integeren Personen scheinen weder die Straferwartung noch der soziale Umkreis eine Rolle dafür zu spielen, ob jemand eine Straftat begeht oder nicht (s. dazu auch Grasmick & Milligan, 1976, die für eine Untergruppe besonders hoch belasteter Personen *keinen* Abschreckungseffekt fanden).

Gewiß bedürfen die Resultate bei aller Plausibilität noch einer unabhängigen Replikation; schon jetzt kommt ihnen aber besonderes Gewicht deshalb zu, weil Silberman (1976) in Gestalt der Moralität auf individueller Ebene ein Konzept zu operationalisieren versucht, von dem oftmals zu Recht behauptet worden ist, es könnte alle Befunde auf *Aggregate*-Ebene, die bislang als in Einklang mit der Abschreckungsdoktrin gesehen wurden, einer alternativen Interpretation gegenüber öffnen, sofern es nur adäquat kontrolliert würde: Die soziale Mißbilligung von Delikten (s. z.B. Erickson, Gibbs & Jensen, 1977, und das bereits in Tabelle 5.1.a u. b gegebene Beispiel). Deren spezifisch individueller Einfluß ist bereits aufgezeigt; der Schritt, die soziale Mißbilligung auch über eine Einschätzung der Gegebenheiten im sozialen Umfeld jeder Person zu erheben, ist nur noch marginal.

Im deutschen Sprachraum haben Schumann, Berlitz, Guth und Kaulitzki (1983) diesen Schritt unternommen und darüber hinaus soziologische sowie sozioökonomische Variablen kontrolliert, die verschiedenen Theorien zufolge die Entstehung von abweichendem Verhalten begünstigen. Grundlage ihres Forschungsprojektes stellt eine repräsentative Stichprobe von N = 750 Jungen und Mädchen der Geburtsjahrgänge 1964 und 1965 dar, die 1981 und 1982 zweimal hintereinander befragt wurden. Die Kenntnisse der Jugendlichen über einzelne Maßnahmen des Jugendgerichtsgesetzes erwiesen sich dabei als äußerst dürftig, was u.a. mit den Besonderheiten des Jugendstrafrechts, nämlich die fehlende Öffentlichkeit der Verhandlungen und die personen- anstelle der tatbezogenen Sanktionswahl, zu erklären ist. Den Ergebnissen zufolge lag kein Korrelationskoeffizient für den Zusammenhang zwischen erwarteter Maximalstrafe und anschließender Deliktbegehung (Selfreport) über .11; nur bei Körperverletzung und Fahren ohne Fahrerlaubnis fielen die Koeffizienten infolge der großen Zahl von Meßwertträgern überhaupt signifikant aus. Daraus folgern die Autoren, "daß auch eine bessere Information über die Maßnahmen, die das JGG vorsieht, nichts bewirken würde. Zutreffend Informierte unterschieden sich in ihrem Verhalten nicht signifikant von unzutreffend Informierten" (Schumann et al., 1983, S.5).

Unter Heranziehung des wahrgenommenen Risikos, bei Begehung eines von vorgegebenen sechs Delikten gefaßt zu werden, lagen die Korrelationen mit der im anschließenden Jahr aufgetretenen Delinquenz etwas höher. Die Werte rangierten hierbei zwischen .16 und .23 und damit näherungsweise in der Größenordnung der Resultate aus dem angloamerikanischen Raum (s. o. Paternoster et al., 1982). Allerdings fielen die Koeffizienten unter die Signifikanzgrenze, sobald der Einfluß der Cliquennorm (gemessen als Häufigkeit und Bewertung der Delikte in der Gruppe) herauspartialisiert und damit dem Umstand Rechnung getragen wurde, daß in die eigene Risikoschätzung die moralische Bewertung und Häufigkeit von Deliktbegehungen mit einfließt. Als Fazit resümieren die Autoren, daß "in dem Maße, in dem man die Abschreckungsproblematik in Zusammenhang mit anderen verhaltensbestimmenden Faktoren untersucht, (sie) viel verliert von dem zunächst beachtlich erscheinenden Effekt auf Konto anderer Faktoren" (Schumann et al., 1983, S. 7).

Geplant sind, über die geschilderten Variablen hinaus, die statistische Kontrolle von Geschlecht und Ausbildung sowie die soziale Herkunft und sozioökonomischen Verhältnisse als Faktoren, deren Einfluß auf die Entwicklung abweichenden Verhaltens gesichert ist. Bei deren zusätzlicher Herauspartialisierung werden, so vermuten die Autoren, die originalen "Abschrekkungskorrelationen" noch weiter gegen Null konvergieren, womit deutlich gemacht worden wäre, daß "sich die Delinquenz Jugendlicher nicht dadurch verhindern oder auch nur verringern läßt, daß bei ihnen die Angst vor Strafverfolgung geschürt wird" (1983, S. 8).

Natürlich ist eine solche Feststellung apodiktisch überzogen; eine Differenzierung erscheint nicht nur notwendig, sondern bietet sich an in Gestalt der Untersuchungen von Carroll (1978), die den Schluß nahelegen, daß auch Abschreckung - darin allen anderen Phänomenen des Erlebens und Verhaltens gleich - unter ***differentialpsychologischer*** Perspektive analysierbar ist, ein Gedanke, der sich bereits im Zusammenhang mit den o.a. Resultaten zum Stellenwert von Moralität aufdrängte.

In Anlehnung an die unter 5.4.1. erwähnten Überlegungen aus der Ökonomie sieht Carroll (1978) jeden potentiellen Straftäter als eine Person, die vorab eine Reihe einfacher Entscheidungen und die Prüfung von Verhaltens-Gelegenheiten vornimmt. Dabei sind vier Dimensionen von Bedeutung, nämlich:

a) die Wahrscheinlichkeit des Erfolges bei der Verübung eines Deliktes,
b) der im Falle des Erfolges erzielte Gewinn (in Geldwertäquivalenzen),
c) die Wahrscheinlichkeit, für die Tat zur Rechenschaft gezogen zu werden, und
d) die im Falle des Entdecktwerdens enthaltene Strafe.

Wie ersichtlich handelt es sich um jene Größen, auf die sich auch gern Ökonometriker stützen, gewöhnlich aber in Form irgendwelcher aggregierter Daten wie Kriminalitäts- und Aufklärungsraten. Im Unterschied dazu nahm Carroll (1978) eine individualistische Operationalisierung dergestalt vor, daß insgesamt N = 79 Probanden für eine Serie von hypothetischen "Szenarios" die "Versuchung" (oder günstige Gelegenheit, "opportunity") schätzen sollten. Vorgegeben wurden ihnen die einzelnen Items in der Art des nachfolgenden Beispiels, das als erzielbaren Gewinn 1000 $ vorsieht, bei einer Wahrscheinlichkeit von 60%, unentdeckt zu bleiben. Im Falle der Entdeckung muß allerdings eine Haftstrafe von sechs Monaten befürchtet werden.

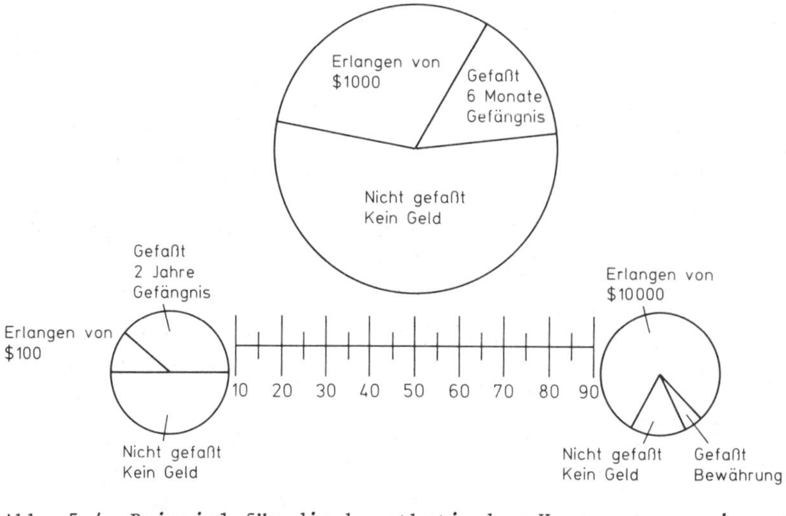

Abb. 5.4. Beispiel für die hypothetischen Konsequenzen einer denkbaren Straftat (aus Carroll 1978, S. 1515)

Die beiden Endpunkte der Skala waren mit den am wenigsten bzw. am meisten attraktiven Kombinationen verankert.

Der Geldbetrag variierte von 100 über 1000 zu 10000 $, die Wahrscheinlichkeit der Entdeckung von 5% über 15% zu 40%, die Strafe von sechs Monaten Bewährung über sechs Monate Haft zu zwei Jahren Gefängnis. Nahezu alle Abstufungen wurden miteinander kombiniert.

Den varianzanalytischen Resultaten zufolge erklärten von den Hauptfaktoren

- die Wahrscheinlichkeit von Erfolg 9,7% der Gesamtvarianz,
- die Wahrscheinlichkeit von Mißerfolg 4,4%,
- der Geldwert 25,6%,
- das Strafmaß 13,7% der Gesamtvarianz.

Die Wechselwirkung Wahrscheinlichkeit von Mißerfolg mal Strafmaß erklärte nur 0,4% der Gesamtvarianz; zugleich war dieser Term nur bei 11,4% aller Probanden signifikant ausgefallen, was etwas in Widerspruch steht zu den Untersuchungen, die einleitend zu 5.4.2.1. erwähnt wurden.

Für ca. 71% aller Probanden erklärte darüber hinaus jeweils ***eine*** Dimension mindestens doppelt so viel an der Gesamtvariabilität der Entscheidungen ("opportunities") wie irgendeine andere Variable, d.h. die meisten Versuchspersonen konzentrierten sich mehr oder weniger auf eine Dimension, und zwar 51% der Probanden auf den Geldgewinn, 24% auf das Strafmaß, 18% auf die Erfolgswahrscheinlichkeit und 8% auf das Risiko des Gefaßtwerdens. Aus der Addition der Prozentsätze für Strafmaß und Wahrscheinlichkeit einer Entdeckung ergibt sich die Aussage, daß etwa ein Drittel aller Probanden Abschreckungswirkungen insofern erkennen ließen, als sie sich an den Negativqualitäten der vorgegebenen Kombinationen orientierten - gewiß ein Hinweis darauf, daß sich von der Androhung von Sanktionen nicht alle potentiellen Täter in derselben Weise beeindrucken lassen.

Das gilt auch noch in einer anderen Hinsicht: Die Jugendlichen innerhalb der Stichprobe diskriminierten entlang der ***Erfolgs-Mißerfolgs-Dimension*** stärker als die Erwachsenen (s. Abb. 5.5.a), und zwar in dem Sinne, daß ihnen der hohe Erfolg/geringe Mißerfolg als besonders erstrebenswert erschien.

Möglicherweise liegt hier ein Schlüssel für die Erklärung der hohen Kriminalitätsbelastung von Jugendlichen, die solchen Resultaten zufolge den Verlockungen mancher wünschbarer Objekte nachgerade erliegen, und sie diese durch Diebstahl oder Einbruch in ihren Besitz bringen "müssen", dabei aber die damit verbundenen Risiken außer acht lassen.

Wie die Abb. 5.5.b zudem zeigt, war innerhalb der gewählten Abstufungen der erwartete Geldwert die bei weitem erklärungsmächtigste Variable; der Anreiz von Geld fiel ungefähr doppelt so stark aus wie die Abschrekkung von seiten Strafe, desgleichen die Wahrscheinlichkeit für Erfolg zweimal so hoch wie jene der Entdeckung. Daraus mag der Schluß gezogen werden, daß Verbrechensverhütung weniger durch Erhöhung der Strafen als mehr durch Reduktion der mit abweichendem Verhalten verknüpften Bekräftigungsbedingungen angestrebt werden sollte - was allerdings einen viel größeren materiellen und ideellen Einsatz erfordern würde als die relativ "billige" Lösung über harte Strafen.

In eine vergleichbare Stoßrichtung, aber vor einem anderen theoretischen Hintergrund, zielen Arbeiten, die die delinquenzverhindernde Wirkung einer Normeninternalisation auf der einen Seite mit Abschreckung durch Befürchtung einer Strafe auf der anderen vergleichen. Die simultane Berücksichtigung von Variablen aus diesen beiden Bereichen in einem Devianzverhinderungs-Modell bedeutet die Erweiterung des Modells sozialer Kontrolle (s. 4.3.) durch die Abschreckungsidee.

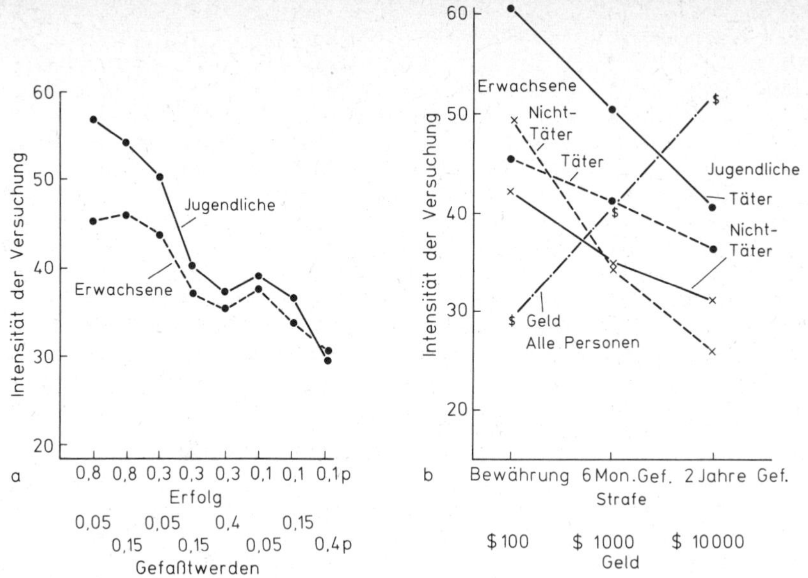

Abb. 5.5. Intensität der Versuchung für kriminelles Verhalten als Funktion der Wahrscheinlichkeit von Erfolg bzw. Gefaßtwerden und Altersgruppen (a) und als Funktion der Strafe, des erzielbaren Geldes und einiger Personenmerkmale (b; aus Carroll 1978, S. 1517 und 1518)

Grasmick und Green (1980) führten dazu eine erste Untersuchung durch, die wertvoll ist aus mehreren Gründen: Zum einen waren nicht Kinder oder Jugendliche, sondern Erwachsene (N = 390) die Befragungspersonen; zum anderen handelte es sich bei den Delikten nicht um Streiche, sondern zum Teil um "richtige" Straftaten, wie Diebstahl im Wert von mehr als 20 $, Steuerbetrug und Fahren unter Alkoholeinfluß. Zudem wurde nicht nur danach gefragt, ob man die fraglichen Delikte schon einmal in der Vergangenheit verübt hätte, sondern auch danach, ob man sie auch in Zukunft ggf. begehen würde. Der Prozentsatz der Personen, die Straftaten in der Vergangenheit angaben, war für alle Delikte höher als für zukünftige Gesetzesübertretungen, mit einer bezeichnenden Ausnahme: Steuerhinterziehung gaben 25% als schon einmal begangen zu, aber 32% bekundeten Bereitschaft, sie in Zukunft zu praktizieren. Vergangene und zukünftige Delinquenz interkorrelierten für ein Summenmaß zu r = .71. In multiplen Korrelationen zur Aufklärung der Delinquenzvarianz bereits stattgefundener Delikte trugen die Furcht vor legalen Sanktionen und die Normenkonformität etwa gleich viel bei (Beta-Koeffizienten -.17 bzw. -.19), doch war der Effekt von seiten befürchteter informeller Mißbilligung stärker (-.46). Unter Verwendung der zukünftigen Normverstöße als Kriterium waren die Prädiktoren "Normenbindung" und "soziale Sanktionen" hingegen etwa gleichwertig (-.39 bzw. -.31) und sehr viel stärker als die Wirkung von seiten legaler Sanktionen (-.11). Das bedeutet, daß sich ein ganz unterschiedliches Bild ergibt, je nachdem, ob vergangene oder zukünftige Delinquenz betrachtet wird; wenn zukünftiges Verhalten interessiert, wie es innerhalb der Abschreckungsdoktrin doch der Fall sein sollte, fällt gegenüber der Internalisation von Normen als delinquenzhemmender Faktor das Gewicht der Androhung von Strafen nur vergleichsweise schwach aus - die Normenbindung, die in den Theorien über Anomie, Techniken der Neutralisation und soziale Kontrolle eine zentrale Rolle spielt, erweist sich relativ zum Abschreckungsgedanken als recht erklärungsmächtig.

Im übrigen zeigten jene Personen, die eine besonders hohe Bindung an konforme Normen aufwiesen, auch die höchste Furcht vor legalen Sanktionen (Normenbindung und Sanktionserwartung interkorrelierten positiv).

Auch in dem Material von Jensen und Stitt (1982) tragen moralische Bewertungen etwas mehr zur Aufklärung hypothetischer, zukünftiger oder "projizierter" Delinquenz bei als Risikowahrnehmungen, doch sind die Unterschiede weniger gravierend. Darüber hinaus konnten die Autoren zeigen, daß auch bei Herauspartialisierung des vergangenen Verhaltens die ***Wahrnehmung des Risikos legaler Sanktionen*** für projizierte Delinquenz einen signifikanten Effekt ausübt (und die Beschäftigung der Forschung während langer Zeit mit vergangenen statt zukünftigen Normverletzungen kaum zu irreführenden Fehlschlüssen geführt hat).

Näheres zur Interaktion der Variablen "Normenbindung" und "Sanktionserwartung" bei der Verhinderung von Delinquenz erhellt eine Studie von Bishop (1984). In Weiterführung der eben geschilderten Grasmick- und Green-Arbeit (1980) unterscheidet diese Autorin bei den Sanktionsvariablen zwischen dem wahrgenommenen Risiko von legalen und informellen Sanktionen. Erstere werden erfaßt über Fragen wie "Die meisten Leute, die geringfügig gegen das Gesetz verstoßen, werden niemals bestraft" oder "Wenn man nur vorsichtig ist, kann man praktisch gegen jedes Gesetz verstoßen und dennoch unentdeckt bleiben" usw., die letzteren durch die abgestufte Reaktion auf die Feststellung: "Ich würde sicher einen Großteil meiner Freunde verlieren, falls ich jemals Ärger mit der Polizei hätte, vor Gericht müßte oder ähnliches passieren würde." Auf die Normeninternalisation bezogen sich einige Fragen, die ähnlich denen von Hirschi (1972) waren (s. dazu 4.3.). Eine Delinquenzbelastungs-Skala, in Anbetracht der Befunde von Paternoster et al. (1983) erst zu einem späteren Zeitpunkt vorgegeben als die Items zu den legalen und informellen Sanktionserwartungen, stellte das Kriterium dar. An N = 2.147 Jugendlichen korrelierte mit Delinquenz

- die "normative Abweichung" zu r = .37,
- die Befürchtung informeller Sanktionen zu r = .24 und
- die Befürchtung legaler Sanktionen r = .28.

Die gleiche Reliabilität der Prädiktoren einmal vorausgesetzt, trägt die Normeninternalisation also etwa doppelt so viel zur Aufklärung der Delinquenzvarianz bei wie die Abschreckungsvariablen. Gleichwohl leisteten die letzteren in multiplen Regressionen einen zusätzlichen Beitrag zur Vorhersage des Kriteriums. Damit nicht genug: Zwischen Normeninternalisation und den Sanktionserwartungen bestanden ungeachtet der positiven Interkorrelationen zwischen allen Prädiktormaßen signifikante Wechselwirkungen in dem Sinne, daß Abschreckung besonders wirksam war für Delinquenzverminderung bei jenen Probanden, die nur über schwache konforme Normen verfügten und umgekehrt. Zwang mag insofern die letzte Verteidigungslinie sein, wenn die normativen Bindungen schwach sind und nicht ausreichen, um Delinquenz zu verhüten. Dieser Effekt, so Bishop (1984), legt die genauere Erforschung jener Prozesse nahe, die den Wahrnehmungen von Strafwahrscheinlichkeiten zugrunde liegen.

Aber nicht nur die Wahrscheinlichkeiten, auch die Strafen selbst unterliegen einer interindividuell höchst unterschiedlichen Bewertung und müssen keineswegs immer als abschreckende Maßnahmen perzipiert werden, mitunter ganz im Gegenteil: Wie die Untersuchungen von Cox et al. (1984) ergaben, erachtete ein erheblicher Prozentsatz von Mehrfachtätern im Alter von über 30 Jahren die Inhaftierung als "easy, comfortable and caring". Korrelate dieser positiven Wertschätzung waren häufige Vorstrafen und Wohnungslosigkeit anläßlich früherer Entlassungen aus dem Gefängnis. Vor dem Hintergrund solcher Faktoren bietet eine Haftanstalt in der Tat eine gewisse Sicherheit und für Alleinstehende gar das Gefühl, irgendwie "zuhause" zu sein und vielleicht gebraucht zu werden. Wenngleich solche Beobachtungen gewiß nur für eine ausgewählte Subgruppe von Personen gelten, lenken sie doch den Blick auf die ganz erhebliche differentialpsychologische Variabilität in der Strafenwertigkeit.

Als eine damit in Beziehung stehende gemeinsame Hintergrundvariable kommen habituelle Persönlichkeitsmerkmale in Betracht. Beispielsweise sprechen einige Hinweise dafür, daß hoch-extravertierte Personen ganz allgemein weniger auf Strafreize und mehr auf Belohnungen reagieren, während es bei Introvertierten genau umgekehrt ist (s. dazu: 4.2.3.).

5.5. *Abschließende Bemerkungen*

Die zuletzt referierten Befunde verdeutlichen das Dilemma der Abschreckungsdoktrin in besonderer Weise: Für sie sprechen jede vernünftige Erwartung und die hohe subjektive Evidenz, die der Abschreckungsgedanke vermittelt (s. a. Schmidhäuser, 1971, S. 53), ferner experimentelle Prüfungen im Tierversuch und an Menschen, soweit sich die Erkenntnisse aus entsprechenden Anordnungen überhaupt auf gesetzeswidrige Verhaltensweisen generalisieren lassen. In nichtexperimentellen Ansätzen entzieht sich jedoch Abschreckung bislang gleichermaßen einer hinlänglichen Bestätigung wie einer eindeutigen Falsifikation. Verantwortlich dafür sind zum einen zahlreiche meßtheoretische Probleme, wie sie namentlich in bezug auf die Aussagekraft von Kriminalitätsziffern oder Selfreports zur Delinquenz bestehen, zum anderen theoretische Schwierigkeiten in Form eines Ausschlusses konkurrierender Interpretationen: In dem Maße, in dem "system-overload", "incapacitation" und die soziale Mißbilligung von Delikten kontrolliert oder individuelle Variablen wie die Wahrnehmung von Moralität und Häufigkeit von Delikten im sozialen Nahraum, die eigene Sozialisation und sozioökonomische Lage konstant gehalten werden, verschwinden zunehmend jene Effekte, die sich im ersten Zugriff als Abschreckung darstellten, d.h. Abschreckung wird zunehmend "weginterpretiert", somit scheint der Fortschritt der wissenschaftlichen Forschung gleichsam gegen die Abschreckungsdoktrin gerichtet zu sein, einen Bias aufzuweisen zugunsten anderer Erklärungsansätze, die auf die furcht*un*abhängigen Komponenten einer Bestrafung und außerlegalen Hemmungsfaktoren abheben.

Koller (1979, S. 73) hat in bezug auf definitorische, meßtechnische und empirische Fragen den resignativen Schluß gezogen, daß es "direkte Evidenzen eines generalpräventiven Abschreckungseffektes . . . nicht (gibt) . . . und es gar nicht geben (kann)". Die letztere Formulierung ist sicher unhaltbar, wenn man beispielsweise an die experimentell realisierten Vorhaben zur Abschreckung denkt. Angemessen ist jedoch die äußerste Zurückhaltung in der Frage einer Würdigung des bislang an Erkenntnissen "gesicherten" Standes. Obwohl der Gesetzgeber gewiß ein Mehr an Wissenschaftsberatung und der Bürger einen stärkeren Schutz vor Verbrechen zu erhalten hofft, bleibt angesichts dieser komplizierten Sachlage dem Sozialwissenschaftler nach den Worten von Gibbs (1975, S. 238) vorerst nichts anderes übrig, als auf die erheblichen Schwierigkeiten zu verweisen, die sich daraus ergeben, die abschreckenden Wirkungen hoher Strafen aufzuzeigen. Abschreckung ist mit anderen Worten auch weiterhin eine offene Frage (Gibbs, 1968, S. 529) und ein Problem, das es gewiß verdient, ernstgenommen zu werden (Tittle, 1969, S. 420).

6. VERGEWALTIGUNG

6.1. Einführung

In Paragraph 177 des Strafgesetzbuches wird festgehalten, daß wegen Vergewaltigung mit Freiheitsstrafe nicht unter zwei Jahren bestraft wird, "wer eine Frau mit Gewalt oder durch Drohung gegenwärtiger Gefahr für Leib oder Leben zum außerehelichen Beischlaf mit ihm oder einem Dritten nötigt".

In der juristischen und kriminologischen Literatur ist dafür der Begriff "Notzucht" gebräuchlich. Seit alters her wird dieses Delikt als ein schwerer Verstoß gegen die Moral und die Rechtsnormen unter strenge Strafe gestellt, und zwar ungeachtet der bei den verschiedenen Kulturvölkern jeweils herrschenden sittlichen, religiösen und politischen Ansichten. Dabei wurde die geschlechtliche Befriedigung durch Gewalt oder Zwang um so mehr zu einer Straftat, je höher das kulturelle Niveau entwickelt war (Teufert, 1980, S.15).

Notzucht, die verschiedentlich beschrieben wird als ein Delikt der "notwendigen Teilnahme", nimmt unter den zahlreichen Erscheinungsformen abweichenden Verhaltens in mehrerer Hinsicht eine bemerkenswerte Sonderstellung ein. Der hauptsächliche Grund dafür leitet sich aus dem Umstand der Teilnahme des Tatopfers an der Straftat ab. Zwar sind auch einige andere Vergehen und Verbrechen an die Voraussetzung der physischen Präsenz des Opfers beim Tathergang gebunden, doch hat gerade die Vergewaltigung die wesentlichen Anstöße für eine neue Perspektive bei der Analyse von Delikten geliefert: die Viktimologie oder die Lehre vom (Verbrechens-)Opfer (s. Schneider, 1975).

Im Unterschied zur traditionellen Fokussierung der Aufmerksamkeit auf den Täter geschieht hierbei eine Zentrierung auf das Opfer, das in den Mittelpunkt der Betrachtungen gestellt wird. Eine solche Sichtweise gewährleistet nicht nur eine gewisse Symmetrie und Ausgewogenheit kriminologischer und sozialwissenschaftlicher Forschung, sondern bildet auch die Voraussetzung für einige bedeutsame Erkenntnisfortschritte der jüngsten Vergangenheit. Im weiteren liefert sie Anhaltspunkte für die Prophylaxe von Straftaten, die anderenfalls kaum hätten gewonnen werden können. Schließlich wird dadurch das Verständnis verbessert für verschiedene gesellschaftliche Vorgänge, die erst nach der Tat einsetzen und für das Opfer zusätzliche Belastungen darstellen; indem diese Prozesse sichtbar und der Öffentlichkeit bekannt gemacht werden, sind die notwendigen Voraussetzungen einer Korrektur und Gegensteuerung bereits geschaffen.

Im Falle einer Vergewaltigung hat die viktimologische Perspektive vor allem die Frage aufgeworfen, inwieweit das Opfer zur Entstehung des Geschehens beigetragen und dessen Entwicklung mitzuverantworten hat.

Weiterhin interessieren jene sekundären Viktimisierungsprozesse, denen die Opfer von Vergewaltigungen nach der Tat dadurch ausgesetzt sind, daß man ihren Schilderungen mitunter nicht Glauben schenkt, Mitschuld unterstellt oder den "guten Ruf" in Zweifel zieht und damit die Schwere des Verbrechens zu relativieren versucht. In kaum einer anderen Deliktgruppe lassen sich derartige Folgeerscheinungen in vergleichbarer Systematik und vermeintlicher Zwangsläufigkeit beobachten.

Darüber hinaus ergibt sich häufig auch eine Sonderstellung für denjenigen Mann, dem eine Vergewaltigung vielleicht zu Unrecht angelastet wird. Da während der Tatbegehung meist keine weiteren Personen als die unmittelbar Betroffenen zugegen sind, erweist sich die Verteidigungsposition, in die der Beschuldigte durch die Anklage geraten ist, als besonders aussichtslos, weil Entlastungszeugen nicht ins Feld geführt werden können.

Besonders kennzeichnend ist dabei ganz allgemein der Umstand, daß die Einlassungen der beiden Tatbeteiligten nicht etwa aus leicht erkennbarer Absicht inhaltlich soweit voneinander entfernt liegen, sondern Folge sein mögen einer individuell unterschiedlichen Interpretation von Situationsmerkmalen und einer geschlechtsspezifischen Deutung von Handlungsmotiven beim jeweiligen Gegenüber. Etwa mag der Mann das entschiedene "Nein" der Frau in einem Handlungskontext, der in der Grauzone zwischen Verführung und Vergewaltigung liegt, als Hinweis auf ihre gute Erziehung verstehen und aus diesem Anlaß seine Versuche, den Widerstand zu überwinden, nur noch intensivieren. Gleichsam vorprogrammiert werden solche Mißverständnisse durch die geschlechtertypische Sozialisation von Männern und Frauen, denen zufolge die Männer bei der Anbahnung von Beziehungen die Rolle von aktiv fordernden, die Frauen diejenige von passiv-gewährenden Akteuren zu übernehmen haben. In dem Maße, in dem durch unterschiedliche Moralbegriffe für Männer und Frauen sowie eine differente Erziehung der Keim für wechselseitige Erkennungen und Mißdeutungen gelegt wird, sind beide Tatbeteiligten in einem weiteren Sinne Opfer - nämlich diejenigen des Gesellschaftssystems, das die besagten Schwierigkeiten nicht durch weniger doppelbödige Verhaltensvorschriften von vornherein ausschließt (Weis, 1982, S. 6).

Die Sonderstellung der Vergewaltigung zeigt sich auch im Rahmen von Hauptverhandlungen, wo im Unterschied zu anderen Straftaten

> "die mögliche Mitschuld des Opfers immer gleich mitdiskutiert wird und das Verfahren in jedem Fall mit der Feststellung eines Schuldigen abschließt. Entweder bleibt der Vorwurf moralischer Schuld am Opfer oder der Vorwurf strafrechtlicher Schuld am Täter hängen. Das führt im Vergleich zur sonstigen Strafrechtspraxis hier zu dem Sonderfall, daß in der Hauptverhandlung in jedem Fall Schuld zugeschrieben wird und sich darüber hinaus zum . . . Schutz des Angeklagten die Fronten oft so verdrehen, daß der Verteidiger des Angeklagten zum Ankläger des Opfers . . . wird" (Weis, 1982, S. 6/7).

Innerhalb des letzten Jahrzehnts ist vor dem Hintergrund des Bestrebens, der Frau mehr Gleichberechtigung und Selbstbestimmung zu verschaffen, eine Sensibilisierung weiter Kreise der Öffentlichkeit für die mit Vergewaltigung verbundenen spezifischen Probleme eingetreten; ganz allgemein ist "die Empfindlichkeit gegenüber Gewalt gegen Frauen ... gestiegen, die Toleranzschwelle gegenüber erzwungenen 'Zärtlichkeiten' herabgesetzt" (Kaiser, 1980, S. 423). Dieses beschränkt sich nicht auf das weibliche Geschlecht. In Befragungen von Männern folgte die Schwere von Vergewaltigung unmittelbar hinter der Unzucht mit Kindern (Villmow, 1977, S. 114). Konnte beispielsweise Sauer (1933) noch von Notzucht als einer "gesunden Lebensäußerung" und als "Lichtblick in eine gesunde Zukunft" sprechen, weil daraus oftmals gerade die gesündesten und kräftigsten Kinder hervorgingen, hätte eine ähnlich lautende Auffassung derzeit keine Chance mehr, überhaupt nur vorgetragen werden zu dürfen.

Hand in Hand mit diesem Bewußtseinswandel ging eine unerhört starke Zunahme von Forschungsaktivitäten, so daß zwischenzeitlich ein beachtlicher Fundus auch an sozialwissenschaftlicher Literatur zu dem fraglichen Delikt vorliegt (zusammenfassende Darstellungen bei Clark & Lewis, 1977; Butzmühlen, 1978; Qureshi, 1979; Groth, 1979; Katz & Mazur, 1979; Randall & McNickle Rose, 1984; Marshall & Barbaree, 1984; ausgewählte bibliographische Hinweise bei Chappell & Fogarty, 1978; Pawlowsky, 1983).

6.2. Definitionen und Stereotype, Phantasie und Fakten

Aus dem eingangs zitierten Gesetzestext des Paragraphen 177 StGB geht hervor, daß die geschlechtliche Selbstbestimmung der Frau das geschützte Rechtsgut ist, Vergewaltigung unter Eheleuten nicht unter Strafe steht und es zur Ausübung der Tat nicht notwendigerweise der Anwendung physischer Gewalt bedarf. Diesbezüglich sind die Ausgestaltungen der vergleichbaren Gesetze im angloamerikanischen Raum sinngemäß sehr ähnlich, so daß die damit verbundenen Probleme und empirischen Befunde weitgehend die gleichen sind.

Hat der Gesetzgeber mit wenigen Worten ein vermeintlich eindeutiges Geschehen umrissen, so erweisen sich bei der Klassifizierung konkreter Fälle die jeweils waltenden Rahmenbedingungen als außerordentlich belangvoll, und zwar gleichermaßen in der Sichtweise des "Normalbürgers" wie derjenigen von Personen, die von Amts wegen mit Aufgaben der Ermittlung und Rechtsfindung befaßt sind. Die erstere Gruppe bzw. das bei ihr vorfindbare Vorverständnis über Vergewaltigung entscheidet über die Anzeigebereitschaft erlittener und/oder bekanntgewordener Taten, im weiteren auch über die Akzeptanz von richterlichen Urteilen zu Vergewaltigungsfällen. Demgegenüber beeinflussen die Kenntnisse, Einstellungen und Meinungen von Polizisten sowie Richtern weitgehend, welches Schicksal ein zur Anzeige gebrachter Fall im Verlauf der Protokollierung, Ermittlung und schließlichen Aburteilung nimmt.

Mit der öffentlichen Meinung beschäftigte sich insbesondere Weis (1982), der eine repräsentativ zusammengesetzte Personenstichprobe (N = 500) aus dem Stadtverband Saarbrücken (Alter zwischen 16 und 60 Jahre) nach ihrer Meinung darüber befragte, ob vorgegebene Falldarstellungen eine Vergewaltigung beschreiben würden. Variiert wurde nicht nur der allgemeine Aufbau des Szenarios, sondern meist auch noch die Vorgeschichte und Reaktion des Opfers. Ein Beispiel (Vorfall a) soll dieses verdeutlichen:

> "Eine junge Frau, die wir hier A nennen, ist spätabends auf dem Nachhauseweg von einer Tanzveranstaltung. Sie wird in einer unbelebten Straße von einem Mann, den sie vorher nicht gekannt hatte, gepackt und neben die Straße auf ein Grundstück gezerrt. Dort zwingt er sie zum Geschlechtsverkehr. Bevor es zum Geschlechtsverkehr kommt, verhält sich A so, wie es in den folgenden Versionen beschrieben ist."
>
> In der ersten Version wehrt sich A mit Schlägen und Fußtritten heftig und ruft um Hilfe; trotzdem läßt der Mann nicht von ihr ab.
>
> In der zweiten gibt A ihre Abwehr auf, noch bevor es zum Geschlechtsverkehr kommt, weil sie ihren Widerstand als zwecklos ansieht.
>
> In der dritten wehrt A sich überhaupt nicht, weil sie Angst hat, ihre Situation noch zu verschlimmern.
>
> In der vierten wehrt sich A deswegen nicht, weil sie vor Angst wie gelähmt ist.

Andere "Vorfälle" schildern Situationen, in denen es nach dem Austausch von Zärtlichkeiten zwischen kurzfristigen Bekannten oder im Anschluß an das Wiedersehen ehemals eng liierter Personen zum Geschlechtsverkehr kommt, die Frau zu mehreren Bekannten sexuelle Beziehungen unterhält oder völlig betrunken ist, usw.

Die Angaben der Befragten variieren außerordentlich stark mit dem situativen Kontext. Zwar bezeichnen 98% aller Reaktionen auf die erste Version von Vorfall a diesen Vorgang als eindeutige Vergewaltigung, aber dieser Anteil sinkt schon auf 85,5% bei der dritten Version. Nur 46,4% der Befragten sahen eine Vergewaltigung darin, wenn ein Mann den

Geschlechtsverkehr, den er nach anfänglicher Einwilligung mit der Frau begonnen hatte, trotz deren einsetzender heftiger Gegenwehr mit Gewalt fortsetzte.

In der Zusammenschau der Resultate handelt es sich in der Meinung der Befragten nur dann um eine "richtige" Vergewaltigung, wenn diese von einem Fremden, außerhalb der Wohnung des Opfers, überfallartig und unter entschiedener Abwehr durch das Opfer begangen wird. Beim Fehlen eines dieser Kriterien sinkt die Bereitschaft, eine vorgegebene Handlungbeschreibung als Vergewaltigung zu definieren; Hand in Hand damit steigt die Tendenz, eine Mitschuld der vergewaltigten Frau zu unterstellen und eine Entschuldigung für den Täter zu finden. Im einzelnen nahm die Definition von Vergewaltigung ab bzw. die Betonung der Mitschuld des Opfers zu mit abnehmender Gegenwehr der Frau, zunehmendem Bekanntschaftsgrad zwischen Täter und Opfer, steigendem schlechten Ruf der Frau, bei gemeinsamem vorherigen Alkoholgenuß und bei ursprünglichem Entgegenkommen der Frau (s. Weis, 1982, S. 223).

Mitunter bestehen zwischen Männern und Frauen erstaunliche Unterschiede in bezug auf ihr definitorisches Verhalten. Beispielsweise waren die weiblichen Befragungspersonen in der Untersuchung von Weis (1982) eher bereit, in dem anfänglichen Einverständnis einer Frau, im starken Sexualtrieb des Mannes oder möglichen Enttäuschungserlebnissen mit Frauen bei früheren Gelegenheiten entschuldigende Momente zu erblicken, was als Ausdruck einer gewissen Unkenntnis des Bildes vom Manne (das diese selbst gezeichnet haben!) und/oder einer sozialisationsbedingt erhöhten Nachsicht gewertet werden kann (s. a. Smith, Tritt & Zollmann, 1982, mit einem Vergleich USA/Bundesrepublik). Im weiteren bestanden auch erwartungskonforme Beziehungen der Resultate zur Einstellung gegenüber Frauen, der Sexualität, der Gewalt sowie Recht und Ordnung (s. auch Feild, 1978).

Mythos und Wahrheit der Vergewaltigung, Vorhaltungen und Alternativerklärungen (zum Teil in Anlehnung an Qureshi, 1979, S. 6 - 7).

Mythos	*Wahrheit*
Alle Frauen verlangen danach und haben den unbewußten Wunsch, vergewaltigt zu werden.	Keines der Opfer hat bislang über solche Wünsche berichtet.
Keine Frau kann gegen ihren Willen vergewaltigt werden ("Mit geschürztem Rock läuft man schneller als mit heruntergelassenen Hosen!")	Die Frau ist in der Abwehr von Aggressionen nicht geübt, körperlich schwächer und voller Angst um Leben und Gesundheit.
Wenn eine Frau "Nein" sagt, meint sie in Wirklichkeit "Ja". anderes Wort als "Nein"	Wenn eine Frau "Nein" sagt, meint sie auch "Nein". Es gibt kein für "Nein".
Anständige Mädchen werden nicht vergewaltigt.	Mädchen und Frauen aller Altersgruppen und sozialen Schichten werden vergewaltigt.

Nur Jungfrauen können vergewaltigt werden.	Jungfrauen sind vor Gericht bei der Anklage besonders erfolgreich.
Alle Männer haben unkontrollierbare Lustgefühle.	Einige Männer sind nicht in der Lage, ihre Sexualität und Aggressivität zu kontrollieren.
Sie versucht nur, einem Mann Schwierigkeiten zu bereiten, der sie zurückwies.	Sie lehnte seine Annäherungsversuche ab, und er vergewaltigte sie wegen dieser Ablehnung.
Sie war sich zu gut, um mit ihm zu reden.	Sie wollte nicht, daß ihre private Sphäre gestört würde.
Sie war zur falschen Zeit am falschen Ort.	Sie verhielt sich wie ein freier Mensch.
Vergewaltigung ist ein impulsiver Akt.	In 3/4 aller Fälle ist Vergewaltigung geplant.
Vergewaltigung ist ein hastiges, nichtverbales Ereignis.	Vergewaltigung schließt häufig Unterhaltung ein und mag sich über mehrere Stunden erstrecken.

Wichtiger als diese modifizierenden Details, und bezeichnend für die Vergewaltigungsproblematik, ist der Umstand, daß entgegen den eindeutigen Festlegungen im Gesetzestext, und darin unvergleichbar mit anderen Delikten, das konkrete Tatgeschehen eine weitgehende Relativierung aus den Kontextbedingungen und Begleitumständen erfährt, nach dem vereinfachten Schema: Geschieht es auf der Straße, ist es Notzucht; ereignet es sich im Bett, handelt es sich um Liebe oder Sex; ist der Mann ein Fremder, ist es Vergewaltigung; kennt man ihn, ist es Liebe; schlägt er die Frau ins Gesicht, ist es Vergewaltigung; überwältigt er sie oder hält er sie nieder, ist es Liebe (nach Medea & Thompson, 1974).

Zweifelsfrei haben derartige Meinungsbilder und stereotype Ansichten auch Auswirkungen auf das Verhalten der unmittelbaren Tatbeteiligten. So zeigen die Interviews bei Weis (1982), daß die betroffenen Frauen, je nachdem in welchem Maße sie sich für die Herbeiführung der Situation mitverantwortlich fühlten, Unsicherheiten hinsichtlich einer Festlegung auf den Begriff der Vergewaltigung und die Erstattung von Anzeigen erkennen ließen. Auf der Täterseite mußten Groth, Burgess und Holmstrom (1977) konstatieren, daß Vergewaltiger keine vernünftigen Vorstellungen davon haben, was eine Vergewaltigung ausmacht; der Begriff war nahezu sinnfrei für sie als eine Gruppe von Personen, die daraufhin sozialisiert worden sind, Vergewaltigung als eine Ausdrucksform auf dem Kontinuum des zwischengeschlechtlichen Werbeverhaltens zu akzeptieren. Dementsprechend fehlt häufig jedes Schuldbewußtsein (Clark & Lewis, 1977). Vieles spricht dafür, daß sich dahinter nicht lediglich die Absicht verbirgt, dem Schuldvorwurf zu begegnen und Verantwortung zu leugnen, sondern Vergewaltiger offenbar extreme Reaktionen auf Einstellungsdimensionen gegenüber Sexualität (rigide und konservativ) sowie Frauen (negativ und konservativ) zeigen (s. Groth et al., 1977; Nadelson, 1977).

Die Scheu vieler Frauen, nach einer Vergewaltigung die Straftat bei der Polizei anzuzeigen und sich damit Fragen auszusetzen, die von Zweifel und Mißtrauen geprägt sind, erhielt nicht zuletzt durch die Untersuchung von Feild (1978) eine überzeugende Rechtfertigung: Polizisten und Vergewaltiger unterschieden sich nämlich nicht in bezug auf die Wahrnehmung von Sexualität als der grundlegenden Motivation für Vergewaltigung und die maßgebliche Verantwortlichkeit der Frau beim Geschehen (s. a. Feild & Bienen, 1980, wo die zahlreichen Einzelvarianten bei der Urteilsfindung in hypothetischen Fällen experimentell untersucht wurden). Nicht von ungefähr mußte deshalb auch der Minister für Justiz der Bundesrepublik am 28.7.1983 einmal mehr ankündigen, er werde "alle vertretbaren Maßnahmen treffen, um Zeugen davor zu bewahren, ... manchmal nahezu 'an den Pranger gestellt' zu werden" (Rhein-Neckar-Zeitung, Nr. 172, 1983).

In den von McIntyre et al. (1982) geführten Interviews mit Opfern empfanden es manche Frauen auch als Vergewaltigung, selbst wenn der Täter nicht dazu kam, den im Gesetzestext erwähnten Beischlaf auszuführen, etwa weil gerade in diesem Moment Passanten des Weges kamen oder der Mann vorzeitig ejakulierte. Entscheidend dafür ist häufig das Gefühl der Entwürdigung, das infolge des gewalttätigen Mißbrauchs als Sexualobjekt intensiv erlebt wird (s. a. Bart & O'Brien, 1984).

Eine kaum minder schwere Verletzung des sexuellen Selbstbestimmungsrechts liegt dann vor, wenn die Frau nicht zum Koitus, sondern zu Fellatio gezwungen wird, einer Praktik mithin, die üblicherweise nicht mit "Beischlaf" gleichgesetzt wird, sondern ebenso wie andere oral-genitale Kontakte meist der sexuellen Stimulation des Partners beim Koitusvorspiel dient.

Schließlich werfen jene Fälle von erzwungenem Sexualkontakt, von dem damit verbundenen Elend und der Erniedrigung ganz abgesehen, auch definitorische Probleme auf, in denen nicht Frauen, sondern Männer die Opfer von Männern sind. In besonderer Häufung tritt dieses Phänomen offenkundig in US-amerikanischen Strafanstalten auf. Scacco (1975) hat dazu eingehendere soziologische Analysen geliefert, auf die später einzugehen ist. Bei Brownmiller (1978) findet sich eine Fallgeschichte, deren Strukturmerkmale denjenigen vieler anderer Ereignisse ähnlich sind und deshalb für diese stehen können:

> Danach wurde der 28-jährige Quäker-Pazifist Robert M. wegen einer Demonstration vor dem Weißen Haus in Arrest genommen. Vor die Alternative gestellt, ins Gefängnis zu gehen oder eine Bürgschaft von 10 Dollar zu entrichten, entschied er sich fürs erstere. Nach einer ersten Woche Gefängnisaufenthalt, die er unter vorwiegend älteren Häftlingen ohne besondere Vorkommnisse hinter sich gebracht hatte, wurde Robert M. in einen anderen Zellentrakt verlegt, in dem hauptsächlich schwarze Täter relativ niedrigen Alters, aber verurteilt wegen schwerer Delikte, einsaßen. Offenbar erfolgte die Verlegung in kühler Antizipation der tatsächlichen späteren Ereignisse durch die Verantwortlichen und deren Hoffnung, daß man sich dadurch eines potentiellen, weil politischen, Unruhestifters würde entledigen können. Bereits am ersten Abend wurde der Häftling unter einem Vorwand in eine andere Zelle gebeten, der Ausgang versperrt und Robert M. vergewaltigt. Dieses wiederholte sich während der ganzen Nacht, zum Teil in anderen Zellen. Zwei seiner Peiniger boten schließlich an, ihn zu beschützen, organisierten freilich in der nächsten Nacht nur weitere orale und rektale Vergewaltigungen, indem sie außerhalb der Zelle postiert anderen Gefangenen gegen Zigaretten Einlaß gewährten, bis es dem Opfer schließlich gelang zu fliehen und einen Wachmann zu alarmieren.

Berichte wie diese sind in besonderer Weise geeignet, Betroffenheit hervorzurufen und Anlaß zu geben, über chauvinistische Vorurteile nachzudenken. All dasjenige, was an Ursache und Mitschuld den Frauen gegenüber unterstellt oder zumindest mitgedacht wird, erweist sich hier in beklemmender Weise als absurd, so etwa die nunmehr nur folgerichtig auf den Mann, weil dieser das Opfer ist, übertragenen Mythen: Eigentlich wollte er vergewaltigt werden; Anständigen geschehe so etwas nicht; wenn sie nein sagen, meinen sie ja; er hätte sich nicht in diese Situation begeben sollen; er verdiente es nicht anders; er sei schuld, weil er sich provokativ gekleidet habe; usw. (s. Qureshi, 1979).

Die Wiedergabe der erwähnten Fallgeschichte soll jedoch nicht nur Anlaß zum Nachdenken geben, sondern auf die Existenz von Vergewaltigungen gegenüber einem Personenkreis aufmerksam machen, der im einschlägigen Gesetzestext nicht thematisiert ist, obwohl auch er unter bestimmten Randbedingungen eine spezifische Schutzlosigkeit (und nicht nur eine solche gegen Körperverletzung) aufweist.

Aufgrund der dargelegten Probleme hat beispielsweise "The Law Reform Commission of Canada" vorgeschlagen, den Tatbestand der Vergewaltigung über den augenblicklich vorgesehenen Rahmen hinaus auszudehnen (der in etwa dem unsrigen entspricht) und stattdessen von "sexuellem Überfall" ("sexual assault") zu sprechen, der dann vorliege, wenn jemand mit einer anderen Person ohne deren Einwilligung sexuellen Kontakt habe. Eingeschlossen seien in einer solchen Version orale und anale Penetration gegenüber jedem der beiden Geschlechter (Hegeman & Meikle, 1980; s. a. die Ausführungen bei Randall & McNickle Rose, 1984; denen zufolge es bei Vergewaltigung als kriminellem Sexualkontakt zu einer Verletzung des sexuellen Selbstbestimmungsrechts komme).

In der besagten Initiative manifestiert sich der allgemeine Trend, Vergewaltigung zunehmend mehr als ein aggressives und nicht als ein streng sexuell motiviertes Delikt zu verstehen. Außerdem verspricht man sich bei der modifizierten Fassung eine wesentliche Entlastung der Opfer (und im weiteren der Gerichte), geleitet von der Hoffnung, daß bei der Feststellung des Tatbestandes unter einer solchen Perspektive die früheren sexuellen Kontakte des Opfers, die Bekanntschaft zum Täter, Familienstand und ähnliches eine geringere Rolle spielen (zum Forschungsstand in der Frage Aggression vs. Sexualität s. 6.6.2.3.).

Allerdings handelt es sich hierbei um Erwartungen an zukünftige Entwicklungen, in denen sich jedoch die Erfahrungen und Erkenntnisse aus der Vergangenheit, die nachfolgend referiert werden sollen, niedergeschlagen haben.

6.3. Verbreitung

6.3.1. Häufigkeits- und Dunkelziffer; Zahl von Aburteilungen und Verurteilungen

In der Bundesrepublik kamen 1980 6.904 Vergewaltigungen zur Anzeige. Etwa die Hälfte davon (3.515) können als vollendete Fälle betrachtet werden, beim restlichen Teil handelt es sich um Versuche.

4.191 mal oder in 72,3% der Fälle konnte die Tat aufgeklärt, d.h. mindestens eine mehr oder weniger verdächtige Person als Täter ermittelt werden; etwa 30% davon waren Ausländer.

Relativiert auf die Einwohnerzahl (Zahl der Straftaten mal 100.000 geteilt durch Bevölkerungszahl) resultiert daraus eine Häufigkeitszahl von 11,2, d.h. pro 100.000 der Bevölkerung wurden der Polizei 11,2 versuchte und vollendete Vergewaltigungen bekannt.

Wie stets bei der Häufigkeitsziffer liefert diese nur einen ungefähren Anhaltspunkt für die von einer Deliktart ausgehenden Gefährdung. Die Zahl stellt eine *Über*schätzung dar insofern, als zahlreiche Ausländer (z.B. Stationierungskräfte, Touristen, grenzüberschreitende Berufspendler, illegal eingereiste Nichtdeutsche u.ä.) nicht bei der Einwohnerzahl zu Buche schlagen, wohl aber die von diesen Gruppen begangenen Straftaten gezählt werden. Andererseits - und dieses dürfte den vermuteten Effekt bei weitem aufwiegen - *unter*schätzt die Häufigkeitszahl das tatsächliche Vorkommen einer Kategorie von Straftaten in dem Maße, als nicht alle Ereignisse, die faktisch stattgefunden haben, bei der Polizei angezeigt oder von dieser registriert werden.

Die Gründe dafür, von einer Anzeige abzusehen, sind im Falle einer Vergewaltigung besonders zahlreich und leicht vorstellbar.

Zunächst ist an den psychischen Zustand des Opfers zu denken, die Beschämung und Angst, im Falle eines Strafantrages unangenehmen Fragen und Untersuchungen unterworfen zu werden. Dabei tritt die Polizei weniger negativ in Erscheinung als zumeist befürchtet, denn Baurmann (1981) berichtet, daß die Gespräche einer Stichprobe von Sexualopfern mit der Polizei von den Betroffenen zwar häufiger als unangenehm bezeichnet wurden, doch war nur 1/10 der Opfer der Meinung, daß davon irgendwelche schädigenden Wirkungen ausgegangen seien. Immer wieder liest man aber in der Tagespresse, zu welch erheblichen Belastungen die von der Verteidigung vorgebrachten Zweifel oder Alternativdarstellungen auf seiten der betroffenen Frauen führen, die in ihren negativen Auswirkungen nicht selten diejenigen des Tathergangs selbst übertreffen. Manche Opfer mögen darüber hinaus die traumatische Vergewaltigungssituation am liebsten nachhaltig vergessen oder verdrängen, und dafür ist eine lange Protokollierung und detaillierte Schilderung eher kontraindikativ. Ein weiterer Faktor muß in der Angst vor Repressalien von seiten des Täters oder unvorhersehbarer Reaktionen des Liebes- oder Ehepartners angenommen werden. In einigen Fällen dürfte ferner eine diffuse Scheu auftreten, über sexuelle Dinge zu sprechen, bei anderen Mitleid mit dem Täter vorliegen, und zwar besonders dann, wenn es sich um eine bekannte oder gar befreundete Person handelt. Schließlich spielen die vom Opfer vermutete Effizienz der staatlichen Ermittlungsorgane und die antizipierten Konsequenzen einer Verfolgung eine wesentliche Rolle; insoweit als die Überzeugung vorherrscht, es würde einem sowieso nicht geglaubt oder es könne kaum etwas getan werden, sind Anzeigen wenig wahrscheinlich (Butzmühlen, 1978; Griffin, 1978; Weis, 1982; Schultz, 1975).

Bei der mit der Anzeigebearbeitung zunächst befaßten Polizei herrschen offenbar bestimmte Grundmuster in bezug auf die perzipierte Glaubwürdigkeit vor: Auf die geringsten Zweifel stoßen Berichte von Kindern aus Mittelstandsschichten; die größten Schwierigkeiten, als glaubwürdig zu erscheinen, haben Arbeitslose, Müßiggänger, Wohlfahrtsempfänger und Prostituierte, des weiteren Personen, die bei der Anzeigeerstattung unter Alkohol- oder Drogenwirkung stehen (Clark & Lewis, 1977). Den Laboruntersuchungen von Chalhoun et al. (1981) zufolge wirkten jene "Opfer" als besonders glaubhaft, die emotional ausdrucksstark anstelle von emotional kontrolliert agierten.

Möglicherweise orientieren sich die Beamten bei ihrer Einschätzung einer Schilderung als zweifelhaft an den eben erwähnten Kriterien, ferner dem Familienstand des Opfers sowie dessen mögliche Bekanntschaft zum Täter und stellen die Verurteilungswahrscheinlichkeit mit in Rechnung. Kucklick (1970) berichtet, daß 37% der Fälle vom jeweiligen Sachbearbeiter als zweifelhaft angesehen wurden, Clark und Lewis (1977) teilen für eine kanadische Untersuchung gar eine Rate von 60% mit, wobei sich nur in 12% der Fälle das Urteil des Sachbearbeiters nicht auf objektive Anhaltspunkte zurückführen ließ.

LaFree (1980) hat an 124 Fällen von Vergewaltigung untersucht, welche Variablen im Gerichtsalltag dafür verantwortlich sind, daß gegenüber dem Täter ein Schuldspruch ergeht. Bestrafungen waren dann weniger wahrscheinlich, wenn das Opfer schwarz war, die Frau in einem schlechten Ruf stand, die Tat außerhalb der Wohnung des Opfers geschah, das Geschehen nicht alsbald angezeigt wurde und die Täter aus dem Bekannten- und Verwandtenkreis des Opfers stammten. Desgleichen minderte sich die Aussicht auf eine Verurteilung, wenn mehr als ein Angeklagter beschuldigt wurde, weniger Zeugen vorhanden waren, sich der dem Opfer zugefügte physische Schaden in Grenzen hielt und der Angeklagte nicht vorbestraft war.

Aus der Erörterung all dieser Aspekte leiten sich freilich keine hinlänglich präzisen Schätzungen über die eigentliche Vorkommenshäufigkeit von Vergewaltigungsdelikten ab. Dazu bedarf es notgedrungen eigener Untersuchungszugänge, die im wesentlichen auf die Befragung möglichst repräsentativ zusammengesetzter Bevölkerungsstichproben hinauslaufen. Auch dabei stellt sich das Problem, inwieweit das Verständnis einer Befragungsperson zur Vergewaltigung deckungsgleich mit den Rechtsvorschriften ist. In der Gruppe von 65.000 Personen, die in den USA am National Crime Service teilgenommen haben, befanden sich 242 Personen, die angaben, Opfer einer Vergewaltigung geworden zu sein (Griffin, 1978). Höhere Anteile resultieren allerdings aus Befragungen an deutschen Studentinnen (Kirchhoff & Kirchhoff, 1979; Kreuzer, 1979). In der bereits erwähnten umfangreichen Erhebung von Weis (1982) an einer Repräsentativstichprobe der Bevölkerung gaben von den 228 erfaßten Frauen 7 (= 3,1%) an, schon einmal vergewaltigt worden zu sein; mit anderen Worten müßte jede 33. Frau im Alter zwischen 16 und 60 Jahren damit rechnen, zu irgendeiner Zeit einmal Opfer dieses Verbrechens zu werden. Nur zwei dieser Vorfälle gelangten zur Anzeige (ca. 30%), die übrigen nicht. In derselben Untersuchung hatten nur 37 Frauen von den insgesamt 79 vollständig interviewten Anrufern die erlittene Vergewaltigung bei der Polizei aktenkundig gemacht. Man geht deshalb nicht fehl in der Annahme, daß zu den angezeigten Vergewaltigungen eine ***mindestens*** gleich große Zahl von nicht offiziell bekanntgewordenen Fällen hinzuaddiert werden muß, um eine konservative Schätzung der tatsächlichen Häufigkeit zu erhalten. Andere Autoren rechnen mit ca. 35.000 Delikten der fraglichen Kategorie pro Jahr, was einer Dunkelziffer von 1:5 entspricht (Weis, 1979; Butzmühlen, 1978). Vereinzelt finden sich sogar Schätzungen von 1:10 (Kerner, 1973), zumal für die US-amerikanischen Gegebenheiten (Griffin, 1971; Horos, 1974; s. a. die unter 1.7.2. bereits erwähnte Studie von Russel, 1983, mit einer Prävalenz selbstberichteter Vergewaltigungen von 44%). Dort gelangen insbesondere die sog. "date rapes" nur ganz selten zur Anzeige, die von den sozialen und persönlichen Charakteristika her, dem Interaktionsgeschehen und der Viktimisierung ***völlig*** anderen Regeln folgen als die offiziell bekanntgewordenen Vergewaltigungen (Kanin, 1984).

Welche Implikationen haben solche Mutmaßungen auf das individuelle Risiko? Wie der oben referierten Häufigkeitsziffer zu entnehmen ist, werden pro 100.000 Einwohner und Jahr ca. 11 Vergewaltigungen zur Anzeige gebracht. Das entspricht in groben Zügen einer angezeigten Vergewaltigung auf etwa 9.000 Einwohner. Nun ist jedoch, wie noch gezeigt wird, das Risiko über die einzelnen Altersgruppen keineswegs gleich verteilt. Vielmehr sind dem Anzeigeaufkommen nach die 14- bis 20-Jährigen am stärksten gefährdet, bei denen andererseits auch eine besonders hohe Anzeigerate aufgrund verschiedener Erwägungen zu erwarten steht. Von 1.000 Frauen dieser Altersgruppe zeigt jährlich ungefähr eine an, vergewaltigt worden zu sein. Unter Zugrundelegung einer Dunkelziffer von - sagen wir - 1:3 heißt das nichts anderes, als daß pro Jahr jede 333. der besagten Altersgruppe (und von allen Frauen jede 56. einmal in ihrem Leben zwischen dem 14. und 20. Jahr) vergewaltigt wird (Baurmann & Störzer, 1981).

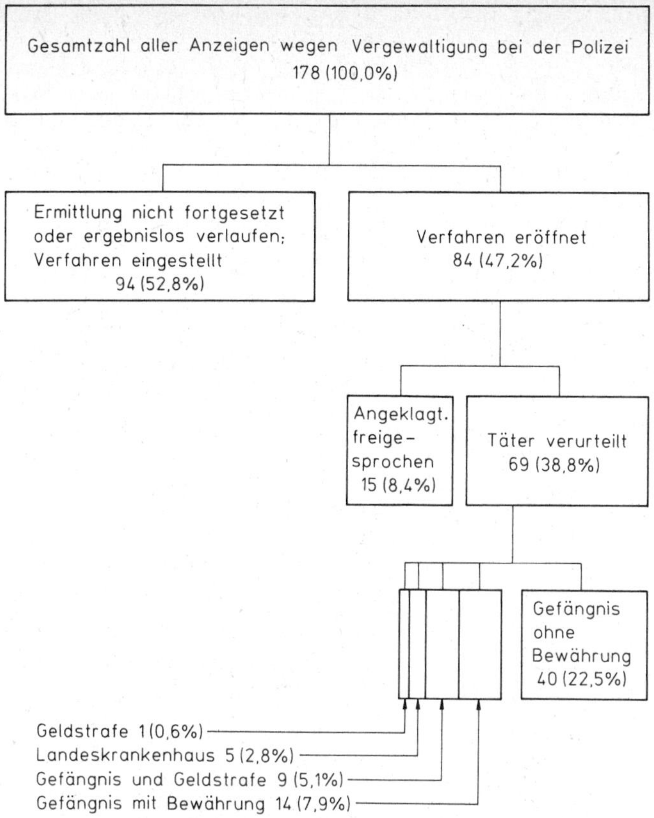

Abb. 6.1. Prozeßgeschichte gemäß einer Aktenanalyse (aus Weis 1982, S. 203)

Und wie groß ist die Wahrscheinlichkeit einer rechtskräftigen Verurteilung, sofern Fälle von Vergewaltigung aktenkundig werden? Seit den 50er Jahren muß ein monotones Absinken der Aufklärungsquote für die Gesamtkriminalität von anfangs ca. 75% auf derzeit etwas über 40% hingenommen werden. Vor diesem Hintergrund erweist sich die Aufklärungsrate von ca. 70% für Vergewaltigung als weit überdurchschnittlich und im übrigen als außerordentlich konstant während des letzten Jahrzehnts. Sie verdient schließlich besondere Beachtung deshalb, weil im selben Zeitraum die Zahl bekannt gewordener Vergewaltigungen stark zugenommen hat (beispielsweise wurden 1955 nur 4.574 Fälle registriert). Dieses spricht für relativ detaillierte und verläßliche Beschreibungen der Täter in jenen Fällen, in denen sich das Opfer (gerade deshalb?) zur Anzeige entschließt, im weiteren natürlich auch für eine angesichts der allgemein anerkannten Schwere des Deliktes erwartbar hohe Effizienz des Ermittlungsapparates.

Beträgt über alle Verbrechen und Vergehen hinweg die relative Häufigkeit, in der es bei der Ermittlung eines Täters auch zu einer Aburteilung, d.h. Anklageerhebung durch den Staatsanwalt kommt, in letzter Zeit etwa 66%, so beläuft sich dieser Anteil bei Vergewaltigung nur auf ca. 32% (Teufert, 1980). Im Rahmen einer Auswertung von Strafakten mit 180 Anzeigen, die zwischen 1977 und 1979 im Saarland erstattet worden waren, stellte Weis (1982) eine Rate von 47,2% für die Erstellung einer Anklageschrift und Eröffnung des Hauptverfahrens fest, eine Zahl, die deshalb etwas zu hoch ausgefallen ist, weil zwei Protokolle mit offensichtlicher Falschanschuldigung zuvor von der Auswertung ausgeschieden wurden. In den übrigen 52,8% erfolgte von seiten der Staatsanwaltschaft eine vorläufige oder endgültige Einstellung des Verfahrens, und zwar überwiegend deshalb, weil anscheinend die Ermittlungen nicht ausreichenden Anlaß zur Erhebung der öffentlichen Anklage boten, d.h. die für einen hinreichenden Tatverdacht erforderlichen Beweise fehlten. In acht Fällen erbaten die Opfer die Einstellung des Verfahrens, in einem 9. die Eltern eines noch jugendlichen Mädchens. Die Zurücknahme der Anzeige wurde meist mit der Absicht begründet, dem Täter nicht die Zukunft verbauen zu wollen (Mitleid-Motive).

Für die Gesamtkriminalität führen 85% der Hauptverfahren zu einer Verurteilung des Angeklagten, die übrigen Fälle enden mit Einstellung, Freispruch, Amnestien u. dgl. Bei Notzucht liegt diese Quote nur bei ca. 73% (Teufert, 1980). Aus der Aktenanalyse von Weis (1982) ist ersichtlich, daß 69 (= 82%) von den 84 Personen verurteilt wurden, gegen die das Verfahren eröffnet worden war (zu den weiteren Details s. Abb. 6.1.).

In der Diskrepanz der Verurteilungen zu den Aburteilungen und der zu den übrigen Delikten bestehenden Kluft finden die besonderen Beweisschwierigkeiten bei Vergewaltigungsverfahren ihren Ausdruck. Eine Abhängigkeit der verfahrensmäßigen "Schwundquote" von dem Umstand, ob die Anzeige relativ bald oder erst spät nach der Tat erstattet wird, ist zwar verschiedentlich angenommen worden, konnte jedoch von Weis (1982) an seinem Material nicht belegt werden, in dem sich im übrigen entgegen der in der feministischen Literatur geäußerten Befürchtung keine Schlechterstellung von Frauen mit schlechtem Ruf findet.

6.3.2. Zeitliche Fluktuationen und geographische Variationen

Von unbedeutenden Schwankungen abgesehen, ist die Zahl der bekanntgewordenen Vergewaltigungen innerhalb des letzten Jahrzehnts praktisch konstant geblieben. Gleiches gilt auch für die wegen Notzucht verurteilten Personen (ca. 1.100 pro Jahr).

Erst über längere Zeiträume hinweg sind systematische Auffälligkeiten festzustellen, deren Gemeinsamkeit darin besteht, daß vor dem Hintergrund einer seit der Jahrhundertwende beobachtbaren generellen Zunahme die Fälle von Notzucht in Zeiten politischer und wirtschaftlicher Krisen seltener werden. Dieses läßt sich sehr deutlich an den Gegebenheiten während des ersten Weltkrieges und in den 20er Jahren zeigen, gilt aber auch für die mittsechziger Jahre. Für die Zeit des Dritten Reiches liegen entweder gar keine oder wenig verläßliche Unterlagen vor.

Natürlich bereitet ein längsschnittlicher Vergleich wegen der möglichen Schwankungen in der Ermittlungsintensität gewisse Probleme; auch läßt sich zumindest ein Teil der beschriebenen Effekte darauf zurückführen, daß ein erheblicher Anteil potentieller Straftäter durch den Kriegsdienst der zivilen Gerichtsbarkeit nicht mehr unterstand und die Gerichte selbst durch Ausdünnung des Personals nur einen geringeren Arbeitsanfall bewältigen konnten. Darüber hinaus scheint, besonders angesichts der Fluktuation seit der Nachkriegszeit, auch die Erklärung haltbar, wonach es sich bei Vergewaltigung um eine Art Wohlstandsdelikt handelt: Stets dann, wenn Sexualität und Aggression an Bedeutung gegenüber anderen Motiven der primären Lebenssicherung verlieren, werden Notzuchtfälle seltener. Dieses muß nicht, wie vereinzelt vermutet wurde, auf eine Schwächung des Geschlechtstriebes und der Aggressionsbereitschaft aufgrund von Unterernährung oder gedanklicher Beschäftigung mit existentiellen Sorgen zu tun haben, sondern kann über die vermittelnde Variable des Alkoholkonsums seine Erklärung finden: Ein erheblicher Teil der Täter verübt, wie noch zu zeigen ist, die Tat unter dem Einfluß von Alkoholgenuß. In Zeiten wirtschaftlicher Rezession geht jedoch der Alkoholkonsum ganz allgemein zurück, da das knapper werdende Geld für andere Dinge dringender benötigt wird.

Alkoholgenuß kann auch für systematische Schwankungen der Vergewaltigungsrate innerhalb wesentlich kürzerer Zeitabschnitte verantwortlich gemacht werden, nämlich diejenigen von Monaten oder Jahreszeiten sowie Wochentagen und Tagesstunden. Die entsprechenden Erhebungen verschiedener Autoren konvergieren dahingehend, eine besonders hohe Gefährdung in den Sommermonaten, an den Wochenenden und Feiertagen sowie in den Abendstunden auszuweisen (s. die Zusammenstellung bei Teufert, 1980, S. 75/76; Haesler, 1981). Dies erlaubt die Aussage, Vergewaltigung sei vorwiegend ein "Freizeitdelikt", das jedenfalls durch die zu den erwähnten Zeitpunkten gehäuft auftretenden Aktivitäten wie Tanz, gemeinsame Ausfahrten, Spaziergänge, Gaststättenbesuche und ähnliches begünstigt, hingegen durch die Einbindung von Täter wie Opfer in den regulären Arbeitsprozeß erschwert wird.

Abschließend ein Blick auf die Veränderungen in den USA. Den Angaben im Uniform Crime Report (1977) zufolge ist es dort allein von 1969 bis 1974 zu einer Steigerung der Vergewaltigungshäufigkeit um 50% auf landesweit ca. 50.000 Fälle gekommen, zwischen 1977 und 1981 betrug die Zunahme noch einmal 29% pro Jahr und lag damit höher als bei irgendeinem anderen der schweren Delikte (Federal Bureau of Investigation, 1982). Gestützt auf die wohl sorgfältigste Analyse von statistischen Unterlagen zur Vergewaltigung überhaupt, schätzt Johnson (1980), daß von den im Jahre 1980 12-jährigen Mädchen nicht weniger als 20% bis 30% irgendwann im Laufe ihres Lebens das Opfer eines gewalttätigen sexuellen Übergriffs werden. Hinreichende Gewißheit über die Frage, ob mit der dramatischen Zunahme von Vergewaltigungen in jüngster Vergangenheit auch ein ähnlich drastischer Anstieg der *nicht* berichteten Fälle einhergeht, ist angesichts der bekannten Probleme statistik-abhängiger Daten nicht zu erlangen. Die Koinzidenz der Steigerung, mit der sich gerade zu jener Zeit formierenden Frauenbewegung, unterstützt und begleitet in den mittsiebziger Jahren durch eine Welle feministischer Literatur, ist jedoch augenfällig. Es liegt auf der Hand, daß mit dem neuen Bewußtsein und dem Wunsch, jegliche Unterdrückung durch den Mann zu bekämpfen, auch die Anzeigefreudigkeit angewachsen sein dürfte, sei es als Folge des erwachten Selbstgefühls oder der wechselseitigen Solidarität und der Absicht, das Problem der Vergewaltigung nicht als dasjenige von unbedeutenden Minoritäten erscheinen zu lassen. Viele Opfer äußern in Interviews, daß sie alles mögliche tun wollten, um dazu beizutragen, daß andere Frauen nicht erleiden müßten, was sie mitgemacht hätten (McIntyre, Myint & Curtis, 1982).

Man darf deshalb vermuten, daß in dem Maße, in dem sich diese Bewegungen auch im europäischen bzw. deutschen Raum weiterhin entfalten, vergleichbare Zuwachsraten zu beobachten sein werden.

Ebenfalls in den fraglichen Zeitraum fällt jedoch die zunehmende Betonung des Sexuellen. Hand in Hand mit dessen Liberalisierung und Enttabuisierung ging eine wachsende Bedeutung der sexuellen Sphäre als einer Spielart von Konsumverhalten, das im Extremfall als Wertmesser für Rang und Ansehen dienen mag. Ansetzend an diesen allgemeinen Feststellungen entwickelten Chappell, Geis, Schafer und Siegel (1977) die Hypothese, daß Vergewaltigungen in solchen kulturellen und sozialen Räumen besonders häufig aufträten, die durch ein relativ permissives Sexualethos gekennzeichnet sind, und zwar deshalb, weil hier für den Mann weniger plausible

Erklärungen oder Ausreden im Falle einer Zurückweisung durch das andere Geschlecht oder bei Nichterreichung angestrebter Sexualziele zur Verfügung stünden (s. dazu auch Sanday, 1981). Zur Überprüfung dieser Hypothese wurden die Vergewaltigungsraten zweier Städte miteinander verglichen, die sich hinsichtlich Lebensstil und Sexualmoral deutlich voneinander unterschieden, nämlich das sehr liberale Los Angeles mit dem viel konservativeren Boston. Insgesamt lagen die Resultate auf der Linie der Erwartungen, wenngleich - wie bei einem solchen Ansatz unvermeidbar - einige Schwierigkeiten auftraten aus den ortstypischen Definitions- und Protokollierungs-Unterschieden. Darüber hinaus war in Los Angeles eine stärkere Massierung der Vergewaltigungen am Wochenende, in Boston hingegen in den Sommermonaten feststellbar. Schließlich waren in Boston die Notzuchtfälle zwischen Fremden häufiger, dagegen seltener Vergewaltigungen durch Personengruppen oder Angehörige rassischer Minoritäten.

Mit dem Verweis auf die Chappell et al.-Studie ist die regionale Verteilung angesprochen. In der Bundesrepublik geschahen 1978 mit 29,9% die meisten Vergewaltigungen in der Großstadt, wo zum selben Zeitpunkt 19,3% der Bevölkerung lebten und 28,0% der bekanntgewordenen Gesamtkriminalität registriert wurde. Die entsprechenden Zahlen lauten für Mittelstädte 19,7% (15,2 / 21,6 Bevölkerung bzw. Gesamtkriminalität), Kleinstädte 24,2% (25,6 / 26,3) und Landgebiete 25,7% (39,8 / 25,7; Zahlenangaben nach Teufert, 1980, S. 72). Bei dem also auch für die Vergewaltigung geltenden Stadt-Land-Gefälle folgt somit die Verteilung der Notzucht über der Wohnstruktur in groben Zügen derjenigen der anteiligen Gesamtkriminalität. Als eine gewisse Besonderheit ist lediglich festzuhalten, daß einige Jahre zuvor auf dem Lande relativ zur Gesamtkriminalität noch eine Überrepräsentation hinsichtlich der Vergewaltigungsrate bestand, die nunmehr nicht mehr gegeben ist.

6.3.3. Tatort

Wenngleich je nach Stichprobe und Untersuchungsansatz die Resultate etwas divergieren, stimmen die meisten Autoren doch darin überein, daß etwa die Hälfte der Vergewaltigungen in irgendeiner Wohnung stattfindet (Medea & Thompson, 1974; Amir, 1971; Clark & Lewis, 1977; Haesler, 1981). Sofern es sich dabei um die Wohnung des Opfers handelt, verschafft sich der Täter meistens durch Einbruch oder unter einem Vorwand, durch die Benutzung einer unverschlossenen Tür oder eines offenstehenden Fensters Zutritt (Giacinti & Tjaden, o.J.). Nur in einem Bruchteil der Fälle geschieht der Aufenthalt mit der Einwilligung bzw. auf Einladung des Opfers.

Hingegen streuen die Angaben relativ stark zum Stellenwert von Autos als Tatort. Selbst in neueren Arbeiten finden sich Prozentsätze, die von 5 (Hursch, 1977) über 14 (McIntyre et al., 1982), 26 (McDonald, 1971) und 29 (Haesler, 1981) bis zu 38 (Hartmann, 1979) reichen. Als ungefähre Orientierungsrichtgröße wird man deshalb vielleicht 25% annehmen können.

Nur der Rest entfällt auf freie Plätze, Straßen, Waldwege, Äcker u. dgl. und entspricht damit dem häufig anzutreffenden Stereotyp, wonach der "klassische Hergang" die Frau allein bei Nacht auf einsamer Straße oder einem entlegenen Waldweg sieht (s. hierzu Kasten). Mit solchen Zahlenangaben werden auch die Argumente vom "falschen Ort zur falschen Zeit" entkräftet und die Aussichten begrenzt, das Problem durch ein Zuhausebleiben der Frauen aus der Welt schaffen zu können. Ein verläßlicher Schutz wäre wohl nur dann gewährleistet, wenn die Frauen in einem Käfig regelrecht eingeschlossen würden (Qureshi, 1979).

McIntyre, Myint und Curtis (1982) haben 320 Frauen interviewt, die vergewaltigt worden oder einer versuchten Vergewaltigung entkommen waren. Die Stichprobe bestand aus Personen unterschiedlicher rassischer Zugehörigkeit, Berufstätigkeit und Sozialstatus im Alter zwischen 16 und 60 Jahren. In 77% der Fälle waren die Frauen mit Fremden zusammengetroffen. Trotz der großen Vielfalt an situativen, persönlichen und dynamischen Aspekten der einzelnen Ereignisse kristallisierten sich doch gewisse Grundmuster heraus. Da die bedingten Wahrscheinlichkeiten, mit denen etwa bestimmte Strukturmerkmale auf andere folgten oder mit diesen verbunden waren, nicht ermittelt wurden, fehlt es zwar diesbezüglich empfindlich an Eindeutigkeit und quantitativer Verbindlichkeit, doch sind die Ausführungen gerade deshalb nicht weniger anschaulich. So schreiben die Autorinnen:

"Der Täter, der sich einer Frau auf der Straße oder an einem sonstigen öffentlichen Ort genähert hatte, griff entweder fast sofort an oder nachdem einige Zeit verstrichen war. Ein recht typisches Beispiel für solche Begegnungen war, daß eine Frau in ein Auto gezerrt oder mit Gewalt in eine abgelegene Gegend gebracht wurde. Sie wurde entweder kilometerweit aufs Land hinaus gefahren oder ein kurzes Stück in eine Gasse oder ein leerstehendes Haus gezogen. Diese Vorfälle beschränkten sich nicht auf 'schlechte' Nachbarschaft oder die Stunden nach Einbruch der Dunkelheit. In vielen Fällen spielten Autos eine Rolle, entweder das Auto des Opfers oder das des Täters. Manchmal drang ein Täter mit Gewalt in ein Auto ein und überwältigte eine Frau, bevor sie sich über das, was geschah, völlig im klaren war. Viele Täter griffen zuerst nicht an und verhielten sich auch nicht aggressiv; im Gegenteil schienen sie zunächst nicht nur vernünftig, sondern sogar freundlich und hilfsbereit. Sie boten Frauen, die Schwierigkeiten mit ihrem Wagen hatten und mitgenommen werden wollten, Hilfe an. Ein potentielles Opfer, zumeist, aber nicht notwendigerweise jung, konnte sich auch unter Bedingungen, die für junge Leute keineswegs ungewöhnlich sind, mit dem Täter treffen. Sie verbrachten einige Zeit zusammen, und sie erzählte, was für einen netten Eindruck er gemacht hätte - bis die Szene häßlich und der Mann feindselig und aggressiv wurde ..." (1982, S. 232/233).

6.4. Merkmale und Verhaltensweisen von Tätern und Opfern

6.4.1. Alter und körperliche Konstitution

In mehreren Untersuchungen errechnete sich für das durchschnittliche Lebensalter von Notzüchtigern ein Wert zwischen Anfang und Mitte 20 (Strunz, 1967; Schorsch, 1971; Rindfleisch, 1976; Giacinti & Tjaden, o.J.; bei Smithyman, 1978, 1979, war - möglicherweise bedingt durch die spezielle Erhebungstechnik - das mittlere Alter etwas höher). Zwar ist damit eine relativ große Variationsbreite verbunden, was die Extrempunkte der Altersverteilung angeht, doch war 1978 mehr als die Hälfte der Täter zwischen 18 und 30 Jahre alt, ein weiteres Viertel zwischen 30 und 40. Vergewaltigungen wurden somit in erster Linie von Erwachsenen begangen (ca. 75% der Fälle; ca. 17% der Täter sind Heranwachsende, der Rest Kinder).

Den Schätzungen der Opfer zufolge waren die Täter der Studie von Medea und Thompson(1974) in 84% der Fälle zwischen 1,63 und 1,83 m groß und in 80% der Fälle zwischen 59 und 86 kg schwer.

Auf seiten der betroffenen Opfer ergibt eine Aufgliederung in Altersklassen meist eine deutliche Spitze um das 18. Lebensjahr (Kucklick, 1970; Amir, 1971; McDonald, 1971; Qureshi, 1979; Haesler, 1981), und zwar wiederum verbunden mit einem großen Altersrange. So lag das Alter der Opfer in der Rogers-Arbeit (1977) zwischen 1 1/2 und 87 Jahren, in den 70 "Dossiers" von Haesler (1981) zwischen 15 und 89 Jahren. In Heidelberg ereignete sich im Sommer 1984 ein Fall, bei dem ein ca. 65-jähriger Mann eine Frau von 80 Jahren vergewaltigte (Rhein-Neckar-Zeitung Nr. 162, S.3). Bei Medea und Thompson (1975) waren 80% der Frauen zwischen 15 und 24 Jahren alt, weitere 8% jünger als 15. 95% der Opfer erreichten eine Körpergröße zwischen 1,55 und 1,77 m, 79% waren zwischen 49,5 und 67,5 kg schwer.

Zusammengefaßt lassen diese Daten, die üblicherweise bei Straftaten wie Diebstahl, Hehlerei oder Scheckbetrug niemanden interessieren, eindeutig erkennen, daß die Täter - dem gewohnten Bild der Partnerschaft zwischen Mann und Frau entsprechend - älter waren als ihre Opfer, im weiteren auch größer und schwerer. Zumindest aus den beiden zuletzt genannten Attributen läßt sich eine größere Körperkraft nahezu zwangsläufig ableiten (s. a. van Ness, 1985).

Nimmt man diese einfachen und unbestreitbaren Fakten zur Kenntnis, taucht die Frage auf, was Männer in ihrer Rolle als Mitbürger, Polizisten oder Richter zur Meinung veranlaßt, daß sich das Opfer gegen den Überfall hätte erfolgreich zur Wehr setzen können, wenn dazu nur der entschiedene Wille vorhanden gewesen wäre, dieselben Personen sich selbst jedoch die Bewältigung einer derartigen Aufgabe kaum zutrauen (Qureshi, 1979). Denn nicht ohne Grund sehen etwa Kraftsportarten wie Ringen oder Boxen differenzierte Gewichtsklassen vor, um von vorherein eine Benachteiligung des leichteren und schwächeren Gegners auszuschließen.

6.4.2. Einsatz von Gewalt; Verhalten des Opfers

Es kommt hinzu, daß Frauen ganz allgemein viel weniger als Männer darin geübt sind, durch Einsatz von Körperkraft bestimmte Ziele zu erreichen oder gleichgeschlechtliche Konkurrenten auszuschalten. Von daher gesehen erscheint es nicht als verwunderlich, wenn sich bereits durch Androhung von Gewalt mehr als 10% der Opfer massiv eingeschüchtert fühlen, sich aus Angst vor Weiterungen passiv verhalten. Wehrhafte Reaktionen jedoch beinhalten die Gefahr, (weitere) Gewalt zu provozieren, da sich der Täter nunmehr zur Erreichung des beabsichtigten Geschlechtsverkehrs zu noch drastischeren Mitteln genötigt sehen mag. In dem Handbuch von Geerds (1978) finden sich mehrfach Angaben über 70 - 90% Gewaltanwendungen bei Notzuchtfällen zu lesen. Hartmann und Rindfleisch (1976) berichten zum Teil schwere Verletzungen bei 55,3% der Frauen mit und 23,7% derjenigen ohne Koituserfahrungen, wobei der Unterschied zumindest teilweise auf Altersdifferenzen und das Ausmaß an induzierter Furcht zurückzuführen ist. Auch in der bekannten Untersuchung von Amir (1971) wurde physische Gewalt von 85% der Täter angewandet, und zwar um so häufiger, je älter das Opfer war und je mehr sich dieses widersetzte. In einem Viertel der Fälle wurde das Opfer in der Vergewaltigungssituation geschlagen, in einem Fünftel brutal behandelt und in 12% sogar gewürgt. In 221 Fällen von Notzucht, die Kucklick (1970) analysierte, wurden 53 der Opfer geschlagen und 34 gewürgt. Hingegen kommen Waffen sehr viel seltener zum Einsatz. Bei Amir (1971) geschah dieses in ca. 20%, bei Medea und Thompson (1974) in 23% der Fälle, andere Autoren berichten niedrigere Raten (s. Clark & Lewis, 1977; Qureshi, 1979).

Mit der Anwendung physischer Gewalt verläßt der Täter das "Durchgangsstadium" der Drohung und unterstreicht unzweideutig, wie bedingungslos er seine Absichten durchzusetzen bereit ist. Gleichzeitig erreicht er damit eine weitere Einschüchterung des Opfers, die sich zu der Überraschung und Betroffenheit lähmend hinzuaddiert. Dementsprechend sind bei der Anwendung von Gewalt vollendete relativ zu versuchten Vergewaltigungen besonders wahrscheinlich (Griffin, 1978); in dem Material von Medea und Thompson (1974) waren 75% der vollendeten gegenüber 60% der versuchten Fälle von Notzucht durch Gewaltanwendung gekennzeichnet.

Gewaltanwendung und Widerstand stehen vermutlich in einem schwer entflechtbaren wechselseitigen Bedingungsgefüge. Einerseits scheinen Abwehrhandlungen davon abzuhängen, ob der Angriff nur durch Drohungen unterstützt oder bereits von Gewalttätigkeiten begleitet wird. Im Regelfall darf man davon ausgehen, daß Opfer sich meist dann im Rahmen ihrer Möglichkeiten zur Wehr setzen, wenn aus dem gewalttätigen Vorgehen des Täters eine unmittelbare Gefahr für Gesundheit und Leben ersichtlich ist (Griffin, 1978), das Opfer beispielsweise zur Einschätzung gelangt, durch Passivität und Gewährenlassen seine Situation nicht verbessern zu können, etwa weil der Täter die spätere Anzeige oder Zeugin fürchtet. Andererseits mögen Verteidigungshandlungen den Täter zu noch rabiaterem Verhalten veranlassen, weil anderenfalls der Angriff in seinen Augen vollends zu scheitern droht und der Geschlechtsverkehr nicht zustande kommt.

In der bereits erwähnten Untersuchung von McIntyre, Myint und Curtis (1982) findet sich eine außerordentlich differenzierte und aussagekräftige Analyse über das Verhältnis von vollendeter und versuchter Notzucht in Abhängigkeit von den situativen Rahmenbedingungen ("Art des Vorfalls") und der Art des vom Opfer geleisteten Widerstandes. Nur jene Fälle wurden aufbereitet, in denen der Täter ein Fremder war. Die nachfolgende Tabelle gibt im oberen Teil das Verhältnis von vollendeter zu versuchter Vergewaltigung und im unteren die absoluten und relativen Häufigkeiten der aufgelisteten Widerstandsformen an.

Die Zahlen lassen systematische Effekte sowohl von seiten des situativen Kontextes als auch des aufgebrachten Widerstandes erkennen. Beispielsweise überwiegen auf öffentlichen Plätzen oder im Auto, sofern das Opfer nicht fortgebracht wurde, die versuchten Taten; hier scheint generell Widerstand, gleich welcher Art, relativ erfolgreich zu sein, wenngleich die Zahl der Begebenheiten gerade an diesen Orten vergleichsweise selten ist.

Flucht als eine Form von Widerstand gewährleistet nahezu durchgängig noch den relativ besten Schutz vor dem Vollzug einer Vergewaltigung, während Überredungsversuche als relativ wirkungslos gelten müssen.

Darüber hinaus bestehen noch Wechselwirkungen derart, daß beispielsweise Schreien gegenüber Nichtschreien die Wahrscheinlichkeit einer vollendeten gegenüber einer versuchten Notzucht in der Stituation "Auto beteiligt, Opfer fortgebracht" um etwa den Faktor 3,5 (12,0 : 3,5), "Kampf gegenüber Nichtkampf" dagegen nur um den Faktor 2 (10,0 : 4,5) mindert. Hingegen ist Kampf 3,7 mal effektiver als Nichtkampf, wenn das Opfer zuhause und wach angetroffen wird, während es im selben Kontext relativ unerheblich ist, ob das Opfer schreit oder nicht.

Tabelle 6.1. Verhältnis von vollendeter Notzucht (N) und versuchter Notzucht (V) nach Art des Widerstandes und des Verfalls (Begegnung mit Fremden, aus McIntyre et al. 1982, S.237)

Art des Widerstandes	Art des Vorfalls					
	Auto beteiligt, Opfer fortgebracht	zu Hause, Opfer schlafend	öffentlicher Platz, Opfer fortgebracht	zu Hause, Opfer wach	Auto beteiligt, Opfer nicht fortgebracht	öffentlicher Platz, Opfer nicht fortgebracht
	N : V	N : V	N : V	N : V	N : V	N : V
Überredungsversuch	15,00 : 1	4,30 : 1	2,80 : 1	2,00 : 1	1,50 : 1	0,90 : 1
Kein Überredungsversuch	2,00 : 1	6,00 : 1	2,20 : 1	0,80 : 1	0,00 : 1	0,20 : 1
Kampf	4,50 : 1	1,00 : 1	2,50 : 1	0,75 : 1	0,20 : 1	0,50 : 1
Kein Kampf	10,00 : 1	12,50 : 1	2,80 : 1	2,80 : 1	2,00 : 1	0,50 : 1
Schreie	3,50 : 1	2,80 : 1	2,00 : 1	1,50 : 1	0,33 : 1	0,40 : 1
Keine Schreie	12,00 : 1	9,00 : 1	3,20 : 1	1,60 : 1	0,67 : 1	0,60 : 1
Flucht/Fluchtversuch	2,50 : 1	0,00 : 0	2,00 : 1	1,70 : 1	0,00 : 1	0,25 : 1
Keine Flucht/ Kein Fluchtversuch	14,00 : 1	4,00 : 1	3,20 : 1	1,50 : 1	0,75 : 1	0,67 : 1
Alle Fälle	6,30 : 1	4,80 : 1	2,65 : 1	2,30 : 1	0,50 : 1	0,47 : 1

	%	(N)	%	(N)	%	(N)	%	(N)	%	(N)	%	(N)
Überredungsversuch	73	(16)	60	(21)	78	(57)	73	(24)	56	(5)	53	(40)
Kein Überredungsversuch	27	(6)	40	(14)	22	(16)	27	(9)	44	(4)	47	(35)
Kampf	50	(11)	23	(8)	48	(35)	42	(14)	67	(6)	59	(44)
Kein Kampf	50	(11)	77	(27)	52	(38)	58	(19)	33	(3)	41	(31)
Schreie	36	(9)	43	(15)	37	(27)	30	(10)	44	(4)	57	(43)
Keine Schreie	64	(13)	57	(20)	63	(46)	70	(23)	56	(5)	43	(32)
Flucht/Fluchtversuch	32	(7)	14	(5)	37	(27)	24	(8)	22	(2)	40	(30)
Keine Flucht/ Kein Fluchtversuch	68	(15)	86	(30)	63	(46)	76	(25)	78	(7)	60	(45)
Alle Fälle		(22)		(35)		(73)		(33)		(9)		(75)

Tabelle 6.2. Verhältnis von Verletzungen (V) und keinen Verletzungen (K) nach Art des Widerstandes und des Vorfalls (aus McIntyre et al. 1982, S.240)

Art des Widerstandes	Art des Vorfalls					
	öffentlicher Platz, Opfer fortgebracht	öffentlicher Platz, Opfer nicht fortgebracht	Auto beteiligt, Opfer fortgebracht	zu Hause, Opfer schlafend	zu Hause, Opfer wach	Auto beteiligt, Opfer nicht fortgebracht
	V : K	V : K	V : K	V : K	V : K	V : K
Schreie	8,00 : 1	2,00 : 1	1,33 : 1	2,00 : 1	0,67 : 1	0,33 : 1
Keine Schreie	1,30 : 1	0,40 : 1	0,90 : 1	0,50 : 1	0,77 : 1	0,67 : 1
Kampf	4,00 : 1	1,60 : 1	1,20 : 1	1,00 : 1	3,70 : 1	1,00 : 1
Kein Kampf	1,40 : 1	0,55 : 1	0,80 : 1	0,90 : 1	0,20 : 1	0,00 : 1
Flucht/Fluchtversuch	3,50 : 1	1,30 : 1	1,25 : 1	0,00 : 1	1,70 : 1	0,00 : 1
Keine Flucht/ Kein Fluchtversuch	1,70 : 1	0,90 : 1	0,90 : 1	1,30 : 1	0,60 : 1	0,50 : 1
Überredungsversuch	2,30 : 1	1,20 : 1	1,30 : 1	1,10 : 1	0,85 : 1	0,25 : 1
Kein Überredungsversuch	1,70 : 1	0,80 : 1	0,50 : 1	0,75 : 1	0,50 : 1	1,00 : 1
Alle Fälle	2,10 : 1	1,03 : 1	1,00 : 1	0,94 : 1	0,74 : 1	0,50 : 1
	% (N)	% (N)	% (N)	% (N)	% (N)	% (N)
Schreie	37 (27)	57 (43)	36 (9)	43 (15)	30 (10)	44 (4)
Keine Schreie	63 (46)	43 (32)	64 (13)	57 (20)	70 (23)	56 (5)
Kampf	48 (35)	59 (44)	50 (11)	23 (8)	42 (14)	67 (6)
Kein Kampf	52 (38)	41 (31)	50 (11)	77 (27)	58 (19)	33 (3)
Flucht/Fluchtversuch	37 (27)	40 (30)	32 (7)	14 (5)	24 (8)	22 (2)
Keine Flucht/ Kein Fluchtversuch	63 (46)	60 (45)	68 (15)	86 (30)	76 (25)	78 (7)
Überredungsversuch	78 (57)	53 (40)	73 (16)	60 (21)	73 (24)	56 (5)
Kein Überredungsversuch	22 (16)	47 (35)	27 (6)	40 (14)	27 (9)	44 (4)
Alle Fälle	(73)	(75)	(22)	(35)	(33)	(9)

Kampf als äußerstes Mittel der Abwehr scheint gegenüber der Alternative "Nichtkampf" am erfolgreichsten in der Verhinderung einer vollzogenen Vergewaltigung zu sein, wenn das Opfer zuhause schlafend überrascht oder ein Auto beteiligt und die Frau nicht fortgebracht wird.

Andererseits beschwören viele der erfolgreichen Abwehrmaßnahmen eine besondere Verletzungsgefahr herauf (s. Tabelle 6.2.).

Das gilt insbesondere für Schreie und Kampf. Mindert Kampf das Risiko einer vollendeten relativ zur versuchten Notzucht um den Faktor 3,7, wenn das Opfer zuhause und wach überfallen wird (0,75 : 2,80), so erhöht er zugleich das Risiko von Verletzungen um den Faktor 18 (3,70 : 0,20). Ähnliches gilt für die Kombination "Auto beteiligt, Opfer nicht fortgebracht". Zwar verbessert Kampf hier die Aussichten, die Vergewaltigung abzuwenden, um das Zehnfache, aber er läßt auch die Verletzungsgefahr von Null im Falle keiner kämpferischen Gegenwehr auf 1,0 ansteigen.

Wie aus den Tabellen schließlich ebenfalls entnommen werden kann, ist Flucht zwar eine relativ erfolgreiche Abwehrmaßnahme, offenbar aber nur selten möglich. Nach den Überredungsversuchen stellt Kampf mit ca. 50% Auftrittswahrscheinlichkeit die häufigste Gegenwehr dar (s. dazu auch 6.8.).

Mehreren Untersuchungen zufolge (s. u.a. den nachstehenden Kasten und die Ausführungen unter 6.8.). stellt kämpferische Gegenwehr nicht nur eine recht häufige, sondern auch durchaus erfolgreiche Abwehrmaßnahme dar. Dennoch wäre es wohl voreilig, daraus undifferenziert die Handlungsempfehlung für bedingungslosen körperlichen Einsatz als via regia einer Vergewaltigungsabwehr abzuleiten. Zum einen lassen die Befunde erkennen, daß der relativen Effizienz von Kampf, die sich zudem ganz unterschiedlich darstellt, je nachdem, in welcher Situation das Opfer überrascht wird, ein unverhältnismäßig hohes Risiko für Verletzungen gegenübersteht. Aus Interviews mit betroffenen Frauen geht hervor (s. Weis, 1982; McIntyre et al., 1982), daß diese sich der solchermaßen gegebenen Entscheidungsproblematik durchaus bewußt waren und vielfach dann mit kämpferischer Abwehr innehielten oder schon vorher davon Abstand nahmen, wenn bereits ihre ersten Widerstandsversuche auf seiten des Täters gewalttätige Handlungen hervorriefen, die eine ernste Gefährdung für Gesundheit oder Leben bedeuteten. Die Resultate lassen zudem ***nicht*** erkennen, wie die Sukzession von Angriff- und Abwehrmaßnahmen sowie deren Interaktionen beschaffen sind. Möglicherweise sind Schreie oder Kampf bei einem zaghaft vorgetragenen Angriff erfolgreich, hingegen wirkungslos vielleicht oder gar gefolgt von negativen Weiterungen im Falle von gewalttätigen Überfällen. Bei diesem komplexen Geschehen, das nicht selten innerhalb weniger Augenblicke unter maßgeblicher Determination der jeweils ersten Aktionen und Reaktionen abläuft, spielen zudem Situationsinterpretationen, Persönlichkeitseigenschaften, die momentanen Befindlichkeiten und die wechselseitigen Verhaltenserwartungen eine wesentliche Rolle. Die Resultate sagen ferner nichts darüber aus, worin der Erfolg einer Abwehrhandlung bestand. Nur in den seltensten Fällen wird es einer Frau gelingen, etwa durch Kampf den Angreifer nieder oder in die Flucht zu schlagen. Vielmehr wird dadurch nur Zeit gewonnen und damit die Aussicht auf Flucht oder Hilfe verbessert, vereinzelt wohl auch der Täter entmutigt. Schließlich fehlen in Untersuchungen wie derjenigen von McIntyre (1982) oder Weis (1982) zwangsläufig die Angaben solcher Frauen, die bei dem Angriff ihr Leben verloren. Ein letztes: Untersuchungen wie die erwähnten gelten hauptsächlich der Frage, inwieweit es gelang, den Vollzug einer Notzucht zu verhindern und auf den Versuch zu beschränken; in Einheiten des Verhältnisses zwischen Vollendung und Versuch wird der relative Erfolg einer Abwehrhandlung gemessen. Ohne Frage bedeutet es für die meisten Opfer aber ebenfalls einen Erfolg, wenn die Vergewaltigung zwar nicht vereitelt, dafür aber aus der Notzuchtsituation mit zumindestens wiederherstellbarer Gesundheit, vor allem aber lebend herausgekommen werden konnte (zu den psychischen Folgen s. Kilpatrick, Resnik & Veroden, 1981).

6.4.3. Sozial- und Familienstatus

Die meisten Untersuchungen gelangen zu der Feststellung, daß "die Vergewaltigung ein Delikt der unteren Schichten" sei (Kaiser, 1980). Dieses gilt, wenngleich mit unterschiedlichem Akzent, gleichermaßen für die Täter wie für die betroffenen Opfer. Von den Tätern der Schorsch-Untersuchung (1971) hatte ca. 1/3 keinen Beruf erlernt, 1/3 hatte eine begonnene Lehre abgebrochen. Rindfleisch (1976) registrierte in ihrem Material 35% ungelernte Arbeiter. Ähnlich vermerkte Rogers (1977) überwiegend "menial jobs". Sofern eine Berufsausbildung vorliegt, bezieht sie sich überwiegend auf solche von blue-collar-Tätigkeiten (Amir, 1971; Clark & Lewis, 1977; Smithyman, 1978). Kucklick (1970) stellte bei 90% der Täter in seiner Untersuchung nur Hilfs- oder Volksschulabschluß fest.

Die damit gegebene erhöhte Belastung der niederen Sozialschichten ist unschwer mit der soziologischen Perspektive vom "Tauschhandel" zwischen den Geschlechtern in Einklang zu bringen (s.u. 6.6.1.1.); weniger Privilegierten stehen nicht dieselben Ressourcen zur Verfügung wie den Bessergestellten, um sich sexuelle Gewährung mit Hilfe von Sozialprestige, Überredungskünsten und ökonomischen Werten "kaufen" zu können, weshalb nur der Weg von ihren Notzuchthandlungen übrigbleibt.

Auch die Opfer von Vergewaltigungen gehören mehrheitlich der mittleren und unteren Unterschicht an (zuletzt etwa Hartmann, 1979); aus dem Rahmen fallen hier lediglich die Resultate von Medea und Thompson (1974) wegen der dort hauptsächlich unter Studenten gesuchten Teilnehmer an der Befragung. Allerdings scheint hier eine etwas größere Variabilität zu bestehen, denn beispielsweise waren bei Rindfleisch (1976) von den betroffenen Frauen zwar 28% Hilfsarbeiterinnen und 23% gelernte Arbeiterinnen, aber doch 25% weibliche Schüler. Auch anderen Arbeiten zufolge ist die Mittelschicht in Gestalt von Hausfrauen, Angestellten und Sekretärinnen relativ stärker vertreten als bei den Tätern (Literatur s. Teufert, 1980). Der relativ hohe Anteil von Schülerinnen und Lehrlingen erklärt sich zum einen durch die spezifische Altersverteilung der Opfer, zum anderen wohl durch die bei jungen Menschen während der Ausbildung genossene größere Freizeit und ein damit verbundenes erhöhtes situatives Risiko. Schließlich weisen bestimmte Berufsgruppen selbst ein höheres Gefährdungspotential auf, sei es durch die exponierte Stellung (z.B. Prostituierte, Fürsorgezöglinge u.ä., s. Kucklick, 1970) oder berufstypisch bedingte Eigenschaftsbesonderheiten wie Freundlichkeit, Hilfsbereitschaft (z.B. bei Lehrerinnen und Krankenschwestern, s. Selkin, 1975).

Die Altersstruktur der Opfer ist mit ein wesentlicher Grund dafür, daß die vergewaltigten Frauen überwiegend ledig sind; die vorliegenden Untersuchungen enthalten diesbezüglich Prozentangaben um ca. 75 (s. Teufert, 1980). Die besondere Gefährdung ergibt sich bei Ledigen u.a. aus dem Umstand, daß ein Teil ihrer Aktivitäten der Partnersuche gilt und aus diesem Grunde mehr als bei Verheirateten soziale Settings wie Volksfeste, Tanzveranstaltungen, Diskotheken u. ä. aufgesucht werden, bei denen die Betreffenden nicht nur selbst "sehen", sondern auch "gesehen" werden wollen und dabei erste Kontakte eingehen, aus denen später Notzuchtsituationen entstehen. Hinzu kommt häufig, daß die Frauen die fraglichen Stätten ohne Begleitung aufsuchen oder wieder verlassen und auf diese Weise ohne Zeugen bzw. ausreichenden Schutz sind.

Da die Täter, wie unter 6.4.1. bereits dargelegt wurde, um durchschnittlich 5 - 7 Jahre älter sind als die Opfer und diese Differenz den mittleren Altersvorsprung von Männern in Ehegemeinschaften übertrifft, ist zu erwarten, daß der Anteil von Ledigen bei den Tätern etwas unter demjenigen bei den Opfern liegt. Mit ca. 60% findet diese Vermutung auch in einschlägigen Erhebungen ihre Bestätigung (s. zusammenfassend Teufert, 1980; Smithyman, 1978, fand einen Anteil von 50% "never married").

In groben Zügen entspricht das der Grundquote in der Bevölkerung, allenfalls liegt eine leichte Überrepräsentation der Ledigen unter den Tätern vor, die teils auf deren Schwierigkeiten im Sexualleben, teils auf generellen Problemen bei der Partnersuche beruhen mag. Bedeutsamer scheint vielmehr der Komplementär-Wert zu sein, nämlich ein Anteil von ca. 40% Verheirateten unter den Tätern, da hier eher eine soziale Bindung und geregeltes Geschlechtsleben vorliegen dürften. Aus der Untersuchung von Schorsch (1971) ist jedoch bekannt, daß 38% der verheirateten Notzüchter eine zerrüttete Ehe führten und 43% in der Ehe sexuell nicht ausgelastet waren. Darüber hinaus muß an vorübergehende Erschwerungen im sexuellen Kontakt durch Unpäßlichkeit, Krankheit und Schwangerschaft der Frau gedacht werden. Immerhin berichtet Keupp (1971) über den Fall einer Ehefrau, die ihrem Mann bei der Vergewaltigung einer anderen Frau behilflich war, weil sie sich nicht imstande sah, dessen sexuellen Ansprüchen in quantitativer Hinsicht zu entsprechen.

Leider fehlen in der Literatur differenziertere Angaben über das Sexualverhalten von relevanten Untergruppen, etwa Ledigen, Verheirateten und Geschiedenen, so daß es auch bei den später zu beschreibenden Motiven (s. 6.6.2.3.) nicht möglich ist, die Auslöser und Beweggründe für einzelne Klassen von Familienstatus, Alter u. dgl. getrennt zu behandeln, was von der Sache her geboten wäre.

6.5. Auslösung und Begleitumstände

6.5.1. Bekanntschaft zwischen Täter und Opfer

Wie die Bevölkerungsbefragung von Weis (1982) gezeigt hat, teilen 71,6% der Mitbürger die Ansicht, die meisten Vergewaltigungen würden von einem Fremden begangen; damit folgt die Mehrheit dem früher auch im wissenschaftlichen Schrifttum anzutreffenden Stereotyp, wonach es sich bei dem Täter um einen unbekannten, plötzlich auftauchenden und ebenso unvermittelt wieder verschwindenden Außenseiter der Gesellschaft handle.

Das empirische Material der neueren Arbeiten zwingt zu einer wesentlichen Korrektur dieser Meinung. Zwar variieren die in den Übersichtsdarstellungen von Schneider (1975), Teufert (1980), Kaiser (1980) und Weis (1982) referierten Zahlen zwischen den Referenz-Quellen erheblich, doch bewegt sich der Anteil von Fremden als Täter bei Vergewaltigungen mehrheitlich um 50%. (Eine Sonderstellung nimmt die Gruppennotzucht ein, die hier nicht diskutiert wird.) Die relativ große Spannweite der Zahlen beruht u.a. auf der Unsicherheit, ob beispielsweise auch jener Mann als "fremd" zu klassifizieren ist, den man in einem Tanzlokal zuvor getroffen und sich dann von ihm heimbegleiten lassen hat. Um eine allzu restriktive Einengung der Definition vom Fremdheit zu vermeiden, bevorzugen manche Autoren stattdessen den Begriff der Überraschung, der wiederum den Nachteil einer reduzierten Objektivität hat.

Angesichts dieser Ambiguitäten kommt einmal mehr dem Komplementärwert eine besondere Bedeutung zu. Bei dessen Aufdifferenzierung fand Matthes (1957) 49,5% "nähere Bekanntschaften", außerdem zusätzlich 11,6% verwandtschaftliche Beziehungen und 4,1% Nachbarschaftskontakte. Auch Weis (1982) konnte anhand der Analyse von 178 Aktenfällen 44,4% vorherige Kontakte ausmachen, die von "Verwandtschaft" über "Partner", "Bekannter" bis zu "vom Sehen bekannt" reichten. Die meisten Autoren kommen auf relativ konstant 15 - 19% Anteil von längeren Freundschaften oder gar Verwandtschaftsbeziehungen zwischen Täter und Opfer (s. Kaiser, 1980, und die von Kanin & Parcel, 1977, bei 292 College-Studentinnen beobachtete Rate von ca. 12% "date rape").

Auch diese Angaben stellen wohl drastische Unterschätzungen dar, da näheren Bekannten gegenüber eine geringere Anzeigebereitschaft bestehen dürfte. Von herausragender Bedeutung wären deshalb auch hier Anhaltspunkte aus dem Dunkelfeld. Leider haben die Versuchsleiter von Smithyman (1978) die anrufenden Vergewaltiger nicht nach vorherigen Kontakten mit ihren Opfern befragt. Bei Weis (1982) gaben 46 der interviewten Frauen an, den Täter bereits gekannt zu haben, und zwar in 11 Fällen vom Sehen; ansonsten handelte es sich um Personen des näheren Bekanntenkreises wie Freunde, Nachbarn oder Arbeitskollegen, Verwandte verschiedener Nähe oder sonstige Personen, die in einer funktionalen Beziehung zum Opfer standen wie Arzt und Vorgesetzter.

Die Täter-Opfer-Beziehung determiniert offensichtlich auch die Begleitumstände: So fanden Medea und Thompson (1974), daß die Intensität der Bekanntschaft umgekehrt proportional zur Gewalttätigkeit des Angriffs ist. Beispielsweise waren bei fehlender Bekanntschaft zwischen Täter und Opfer 75% der Notzuchtfälle gewalttätig, aber nur 20% bei "date-rapes"; mit anderen Worten hemmt persönliche Bekanntschaft zwischen Opfer und Täter die Gewaltanwendung von seiten des letzteren.

Diesen Fakten kommt deshalb Bedeutung zu, weil die Vergewaltigung prototypischen Vorbild-Charakter für die viktimologische Betrachtung von Straftaten aufweist. Mehr als anderswo beschäftigt man sich hierbei mit der Rolle des Opfers beim Zustandekommen und der Bewältigung der situativen Bedingungen, unter denen das Verbrechen abläuft. Jegliche Beteiligung (wohlweislich nicht: die Betroffenheit) ist sehr gering, wo die Frau zum eher zufälligen Sexual- oder Gewaltopfer eines ihr absolut Fremden wird. In diesen Fällen müssen die Erklärungen notgedrungen mehr individuell-täterbezogen ausfallen derart, daß der situative Kontext und das Vorhandensein einer Frau die auf seiten des Täters bestehende latente Bereitschaft im Sinne des Stimulus-Response-Modells lediglich aktivieren. Stellt das Notzuchtgeschehen hingegen den Endpunkt eines mehr oder weniger lange andauernden Interaktionsprozesses dar, gewinnen sozial-psychologische oder soziologische Theorien an Bedeutung. Es wäre völlig abwegig, von bestimmten Erklärungsansätzen erwarten zu wollen, daß sie so radikal verschiedenen Vorgängen wie dem Überfall auf eine allein des Weges kommende Frau in gleicher Weise gerecht würden wie dem (dokumentierten) Fall, daß in Abständen von mehreren Wochen einer Arbeitskollegin das Angebot unterbreitet wird, sie im Wagen mit nach Hause zu nehmen, wobei regelmäßig auf einem Umweg der Geschlechtsverkehr erzwungen wurde, wovon nur der letzte in einer längeren Reihe gleichartiger Vorgänge dann zur Anzeige geführt hatte. Ereignisse mit derart verschiedenem Ablauf haben vermutlich zumindet partiell auch verschiedene Ursachen.

6.5.2. Alkohol und Drogen

Wenngleich auch hier die Resultate im Detail etwas divergieren, so stimmen doch alle Autoren in der Schlußfolgerung überein, Alkohol als einen wesentlichen Faktor bei Notzuchtdelikten zu bezeichnen. Im Mittel der vorliegenden Untersuchungen stand etwa jeder zweite Täter und jedes dritte Opfer zur Tatzeit unter Alkoholeinfluß (van Ness, 1985; zusammenfassend s. Kaiser, 1980; Teufert, 1980). Von den letzteren hatten etwa 2/3 zuvor den Alkohol zusammen mit dem Täter konsumiert, und zwar zu etwa gleichen Teilen entweder in einem öffentlichen Lokal oder einer privaten Wohnung (Giacinti & Tjaden, o.J.). Nach dem, was bislang über Tatorte, Zeitpunkte und Täter-Opfer-Bekanntschaft gesagt wurde, kann diese Feststellung nicht mehr sonderlich überraschen. Abendstunden, Freizeit und gesellige Zusammenkünfte sind geradezu gekennzeichnet durch den Genuß von entspannenden Getränken. In nichttoxischer Dosierung induziert Alkohol als sedierende Droge Zustandsbilder einer gewissen moralischen Enthemmung, auf seiten des männlichen Geschlechts häufig verbunden mit einer aggressiv-agitierten Komponente.

Den verfügbaren Unterlagen zufolge (Altrogge, 1974) überwiegen auf Täterseite dabei allenfalls mittlere Konzentrationen, was in vielerlei Hinsicht plausibel erscheint: Zum einen sind bei Volltrunkenheit die motorischen und antriebsmäßigen Voraussetzungen für eine halbwegs koordinierte Handlung nicht mehr gegeben. Auch vermindert Alkoholgenuß im Übermaß die Potenz. Zum anderen mag ein Rauschzustand auf Täterseite für das Opfer, zumal dann, wenn ihm der Täter bekannt ist, ein gewisser Entschuldigungsgrund sein, der es von einer Anzeige vielleicht Abstand nehmen läßt, weil diese dann sowieso zu nichts führen würde. Ganz allgemein reduziert Alkohol wohl die Fertigkeit oder Umsicht des Täters, die Umstände der Tat und diejenigen seiner anschließenden Flucht so zu gestalten, daß die Wahrscheinlichkeit eines späteren Gefaßtwerdens ein Minimum ist. Unter diesem Blickwinkel wären die o.a. Alkoholisierungsraten, was die Männer angeht, möglicherweise sehr radikale Schätzungen; ganz in diesem Sinne gaben nur 32% der nichtgefaßten Vergewaltiger in den Interviews von Smithyman (1978) an, sich zur Tatzeit unter Alkohol- oder Drogeneinfluß befunden zu haben.

Für die Frauen ist ein gegengerichteter Bias denkbar, da viele sich vielleicht vor dem Eingeständnis vorherigen Alkoholkonsums scheuen (hingegen Männer einen "Rausch", sofern dieser nicht sowieso durch Blutproben objektiviert wurde, eher als strafmildernden und moralischen Entschuldigungsgrund häufiger angeben dürften) und im Falle einer stärkeren Dosis über Tat und Täter keine hinlänglich präzisen Angaben machen können, weshalb hier Anzeigen vielleicht öfters unterbleiben. Kurzum: vermutlich geht man nicht fehl, bei beiden Geschlechtern eine in etwa vergleichbare Rate von Alkoholbeteiligung zu unterstellen.

Andere Drogen scheinen keine besondere Rolle zu spielen, was mit der Erfahrung vereinbar ist, daß zu Drogen in erster Linie Mittel- und Oberschichtangehörige greifen. Vereinzelte Berichte über Notzuchtfälle unter Drogeneinfluß können jedenfalls kein repräsentatives Bild zeichnen. Von den unentdeckten Vergewaltigern bei Smithyman (1978) gaben 22% an, täglich "Hasch", und 6%, täglich Amphetamine zu nehmen, doch kommt der Autor bei der Würdigung des "drug usage pattern" der Respondenten zu dem Schluß, daß dieses "not glaringly unusual" für die erfaßte Altersgruppe sei.

6.5.3. Weitere Faktoren und die "Mitschuld" des Opfers

Nachfolgend sollen zunächst mehr kursorisch jene Begleitumstände thematisiert werden, die häufig teils eine Voraussetzung für die Tatbegehung darstellen, teils eine Auslösefunktion aufweisen, ohne daß die relative Gewichtung im Einzelfall präzise und über mehrere Fälle hinweg systematisch bestimmbar wäre.

So sind zahlreiche Vergewaltigungen eine mehr beiläufige Folge des Umstandes, daß Jugendliche oder Heranwachsende zu einer Kleingruppe ohne festen Zusammenschluß zusammentreffen, aus der heraus der Entschluß zu einer Notzucht, vielleicht begünstigt durch die zufällige Anwesenheit oder Nähe eines potentiellen Opfers, gefaßt wird. Bei Rindfleisch (1976) belief sich der Anteil von Gruppennotzucht an allen Fällen von Vergewaltigung auf 10%, bei Griffin (1978) auf 22,5% und bei Amir (1971) sogar auf 43%.

Allgemein liefern derartige Zahlen eher relative Überschätzungen gegenüber Vergewaltigungen in Einzeltäterschaft, denn die Anzeigebereitschaft dürfte hier deshalb höher liegen, weil eine irgendwie geartete Mitschuld, etwa durch ein dem Täter gegenüber zunächst tolerantes Verhalten, viel weniger unterstellt werden kann.

Geltungsbedürfnis, Neugier und Langeweile, die Geborgenheit des einzelnen in der Gruppe und die von der Präsenz der anderen ausgehende Angstmilderung, Unternehmungslust und die Absicht, etwas "loszumachen", bilden je nach Struktur der Gruppe und situativen Gegebenheiten den Humus für die von solchen Gruppen begangenen Notzuchtdelikte, die meist als Gelegenheitstaten zu klassifizieren sind. Der Untersuchung von Rasch (1968) zufolge waren nur 13% der Fälle von Gruppennotzucht explizit geplant, während nahezu 60% als spontan bezeichnet werden konnten. Etwa 3/4 der Gruppenmitglieder beteiligten sich an den sexuellen Handlungen, während die anderen entweder Helfer oder Zuschauer waren. Nur wenige Personen versuchten, dem Geschehen eindeutig entgegenzuwirken.

Kommt es zu Notzucht in der Gruppensituation, so erfolgt die Tatausführung meist besonders brutal (s. z.B. die Darstellung von Bradley, 1980, S. 123, die schreibt: "For the next 6 1/2 hours, I was terrorized and abused . . . they violated me materially by taking my money and my jewellery, physically by raping, sodomizing and beating me, and mentally by threatening my life . . ."). Ursächlich dafür mögen die wechselseitigen Anstachelungen und der Verlust der persönlichen Verantwortung in der Anonymität der Gruppe sein, im weiteren die Deindividualisierung, die das Opfer durch die erste Vergewaltigung erfährt und wodurch die Hemmschwelle gegenüber sexuellen und aggressiven Handlungen weiter gesenkt wird.

Aber auch Einzeltäter berichten, durch Darstellungen von sexuellen oder gar Notzucht-Szenen in den Medien, die Erzählung von Gleichaltrigen über Sexualerlebnisse oder durch Hänselungen, vielleicht auch als zufällige Augenzeugen von Intimitäten eines Liebespaares angeregt bzw. angestachelt worden zu sein. Andere führen die Tat auf die allgemein günstige Gelegenheit zurück, d.h. der Ort war ruhig, man war mit der Frau allein, es gab Anzeichen dafür, daß man erfolgreich sein würde u.ä. Insbesondere wird der Anblick einer Frau, deren adrette Figur und ihr anmutiger Gang oder eine aufreizende Kleidung (Hartmann & Rindfleisch, 1979; Weis, 1982) als eine Art auslösender "Signalreiz" bezeichnet, auf den im Kontext der anderen situativen Bedingungen und bei Fortfall der kulturell bedingten Hemmungsmechanismen die Tat folgte (Hartmann, 1979).

Damit ist die Rolle des Opfers und dessen Verhalten als Faktor beim Zustandekommen von Vergewaltigungen angesprochen. Um diesen Problembereich ranken sich besonders zahlreiche und hartnäckige Mythen; sie reichen von Ansichten über einen heimlichen Wunsch der Frauen nach Vergewaltigung bis zum Vorwurf von Mitschuld in allen Variationen von Form und Schwere.

Namentlich von Freud stammt die These, die Frauen sehnten sich mehr oder weniger bewußt nach gewalttätig erzwungenem Geschlechtsverkehr. Dafür gäbe es Anhaltspunkte in Träumen, Phantasien und in verschiedenen Formen alltäglichen Fehlverhaltens wie Versprechen oder Vergessen. Nur bei Vergewaltigungen, wenn gleichsam die Verantwortung für das Geschehen dem Täter angelastet werden könne, würden die heimlichen Sexualwünsche in Erfüllung gehen, nicht beeinträchtigt durch quälende Vorwürfe des Über-Ichs an das Ich, sich zügelloser Wollust hingegeben zu haben. Aus diesem Grunde sei auch der Widerstand nur halbherzig; denn wenn man sich mit ganzer Kraft zur Wehr setze, sei eine Vergewaltigung gar nicht denkbar. Ebenso wenig wie sich ein Faden ins Nadelöhr einfädeln oder ein sicherer Schuß aufs Ziel anbringen lasse, wenn das betreffende Objekt nicht ruhig halte, könne ein einzelner Mann eine Frau vergewaltigen, eine Auffassung, der bei Weis (1982) immerhin 23,7% der Befragten zustimmten. Und überhaupt: "Was nach außen hin aussieht wie ein Kampf gegen die Gemeinheit des Mannes oder der Gesellschaft, ist fast immer ein unbewußter Kampf gegen die eigenen verpönten Wünsche nach masochistischer Befriedigung" (Duhn, 1972, zitiert nach Weis, 1982, S. 144).

Weis (1982) hat diesen Aspekt aufgegriffen und seinen Befragungspersonen das Item vorgelegt: "Glauben Sie, daß Frauen sich manchmal wünschen, vergewaltigt zu werden?" 38,3% der Frauen, aber nur 20,8% der Männer verneinten diese Frage, 54,5% der Frauen gegenüber 72,7% der Männer waren der Ansicht, dieses träfe nur bei ganz wenigen zu, 7,2% bzw. 6,5% antworteten mit "Ja, viele".

Greift man die beiden letzteren Zahlen heraus, so kann man nicht davon sprechen, daß die psychoanalytische Theorie Eingang in allgemeines Gedankengut gefunden hätte; andererseits wollen fast 2/3 der Befragten für wenige Frauen einen derartigen Wunsch nicht ausschließen. In der Befragung von Feild und Bienen (1980, S. 50-53) waren 15% der Männer, aber nur 10% der Frauen der Ansicht, daß "die meisten Frauen sich heimlich wünschen, vergewaltigt zu werden" (34% der Schwarzen gegenüber 9% der Weißen), vor allem aber stimmten nicht weniger als 50% der Vergewaltiger dieser Meinung zu - Hinweis auf ein fatales Mißverständnis vielleicht (s.u. 6.6.1.1.) und auf jeden Fall darauf, daß eine gewisse Bereitschaft besteht, der fraglichen Konstruktion nicht alle Plausibilität abzusprechen.

Wie immer solche Befragungsergebnisse auch ausfallen mögen: Sie sind von keinerlei Beweiskraft. Da die Psychoanalyse die hypostasierten Wünsche als unbewußt bezeichnet, kann über deren Existenz oder Stärke nichts mittels verbaler Bekundungen der Befragten in Erfahrung gebracht werden. Solche Verbalisationen stellen im Sinne der Theorie nur Rationalisierungen und Symbolisationen des tatsächlichen Geschehens dar. Vielmehr bedarf es nach psychoanalytischer Lehrmeinung spezieller Methoden wie etwa der Deutung von Träumen, Fehlleistungen und Gedankenabläufen im Rahmen einer "großen Analyse", um Einblick in die "wahren" Motive und Konflikte zu erlangen.

Eine Art "Beweis" für die heimlichen Vergewaltigungswünsche "der" Frauen wird verschiedentlich auch in Träumen entsprechenden Inhalts gesehen, über die in Befragungsaktionen doch eine nennenswerte Häufigkeit festgestellt wurde (s. Friday, 197??). Deren Bedeutung im einzelnen erschließt sich selbst dann nicht ohne weiteres, wenn damit im Einzelfall durchaus positive Emotionen verbunden sein mögen. Generell ist bei allen Träumen von einer für das Wohlbefinden im realen Alltagsleben notwendigen Funktion auszugehen; die Thematik im einzelnen ergibt sich gleichsam als Mosaik, dessen Bestandteile in kaum entwirrbarer Weise Tagesreste, Befürchtungen und Wünsche, im weiteren idiosynkratische wie kulturelle

Sozialisationsprodukte bilden. MacKellar (1975, S. 45-54) zählt in ihrer sehr nuancenreichen Aufarbeitung dazu auch archetypische Vorstellungen und schließt ihre Ausführungen zur These, daß den Phantasien keineswegs reale Wünsche entsprächen, mit der Forderung, doch Opfer von Vergewaltigungen zu befragen; keine Frau, die vergewaltigt worden wäre, würde einen entsprechenden Wunsch bejahen. (Der Gedanke, daß der Wunsch *nach* dem Erleben erloschen sein könnte, es sich bei den faktisch vergewaltigten Frauen um eine vielleicht nicht repräsentative Stichprobe handle u.ä. soll hier nicht vertieft werden.)

Im Hinblick auf das häufig Spekulative all dieser Überlegungen ist es zweckmäßig, sich nach anderen behavioralen Indikatoren des behaupteten Vergewaltigungswunsches umzuschauen, der zu der zynischen Wortprägung einer "Vergewohltätigung" beigetragen hat. Diesbezüglich wird von vielen Autoren das leichtfertige Vertrauen kritisiert, das Frauen irgendwelchen Männern entgegenbringen, die sie erst kurze Zeit zuvor auf Parties, auf Tanzveranstaltungen, in Lokalen oder Schwimmbädern kennengelernt haben. Immer wieder liest man davon, daß Frauen nicht nur das Angebot erst kurzfristig Bekannter annehmen, sie auf dem Heimweg begleiten zu dürfen, sondern darüber hinaus in deren Auto steigen, ihnen in eine Wohnung oder gar ein Hotel folgen, den Mann in das eigene Zimmer einladen usw. Auch das Anhalten von Autos allein und zu nächtlicher Stunde, das Einsteigen in den Wagen eines oder mehrerer wildfremder Männer wird ebenso als unbedachtes Verhalten klassifiziert wie jeglicher Aufenthalt an einsamen Plätzen (s. z.B. Glatzel, 1970, der bei 245 Fällen in 2% Kohabitationsbereitschaft, 9% Zärtlichkeiten, 25% Begleitung und 2% Gespräche fand, was sich bei ihm zu 38,0% "Mitschuld" addiert). Schließlich gelten verführerisches oder aufreizendes Verhalten, darüber hinaus eine provokative Kleidung, ja selbst Freundlichkeit (s. Abbey, 1982) und äußere Merkmale (s. Thornton & Ryckman, 1983; Best & Demmin, 1982) als Faktoren, die geeignet sind, bei Männern Gedanken an geschlechtliche Interaktionen zu aktivieren, wenngleich Frauen, wie die Befragungsergebnisse von Weis (1980, S. 139) zeigen, diesbezüglichen Ansichten weniger folgen als Männer (die es vermutlich aus eigener Erfahrung besser beurteilen können; s. a. die Resultate von Chalhoun et al., 1976, denen zufolge Männer stärker als Frauen dazu neigen, im Verhalten eines vergewaltigten Opfers eine Mitschuld zu erblicken).

Natürlich relativieren sich solche Überlegungen, wenn man bedenkt, daß viele der berichteten Vergewaltigungen gerade von Verwandten und guten Bekannten vorgenommen werden, einige durch Personen, die gewaltsam in die Wohnung des Opfers eindringen u.ä. Dennoch entbehren Verweise auf eine gewisse Fahrlässigkeit der Opfer natürlich nicht jeglicher Grundlage, eben weil die beispielsweise an nächtlichen Anhalterinnen verübten Vergewaltigungen eine empirische Realität sind, die sich in den Nachrichten der Tagespresse widerspiegelt. Wenn dessen ungeachtet sich Frauen immer wieder in derart gefährliche Situationen begeben, so erlaubt dieses zumindest zwei Interpretationen: Entweder kennen die Opfer die mit solch kritischen Verhaltensweisen verbundenen Risiken nicht oder sie nehmen diese Risiken unter rationaler Abwägung zugunsten des Erreichens anderweitiger Verhaltensziele in Kauf (z.B. schnell und kostengünstig oder bei unzureichenden Verkehrsverbindungen überhaupt nach Hause zu gelangen; eine nette Bekanntschaft zu machen, aus der sich möglicherweise langfristig eine dauerhafte Beziehung ergeben kann; sich gut zu unterhalten und zu amüsieren usw.). Wären die Entscheidungsprozesse zugunsten alternativer Ergebnisse (also mehr im Sinne von Vorsicht und Mißtrauen) ausgegangen, hätte es für potentielle Täter zumindest eine die Vergewaltigung begünstigende Situation weniger gegeben. Daraus einen Schuldvorwurf an das Opfer für die Begehung der Tat durch einen anderen zu konstruieren, scheint jedoch ebenso überzogen wie darin eine Bestätigung für den heimlichen Vergewaltigungswunsch zu sehen.

Kritisch sind aber fraglos jene Konstellationen,

> "in denen die Opfer tatsächlich sexuellen Beziehungen ursprünglich zugestimmt hatten, dann aber zurückgewichen waren oder sich gegen entsprechende Tätervorschläge nicht stark genug gewehrt hatten oder das Opfer sich in Situationen begeben oder ein Verhalten gezeigt oder eine Sprache benutzt hat, die vom Täter als sexuell einladend interpretiert werden konnte" (Amir, 1971, S. 346).

Kritisch sind solche Fälle zugleich in mehrerer Hinsicht: Zum einen bereitet die Klassifizierung eines konkreten Ereignisses erhebliche Schwierigkeiten. Von der Angemessenheit der Kategorisierung und Verläßlichkeit des Systems aber hängt unmittelbar die Aussagekraft und der Erklärungswert der dahinterstehenden Konzeption ab. Wer entscheidet beispielsweise darüber, ob eine Gegenwehr "stark genug" war, ob etwas vom Täter als "sexuell einladend" interpretiert werden konnte u.ä.? Je nachdem, ob man sich auf der Suche nach einer Antwort an den Täter oder das Opfer wendet, sind unterschiedliche Ergebnisse wahrscheinlich. In der schon mehrfach erwähnten Analyse von 646 Vergewaltigungsfällen aus Philadelphia registrierte Amir (1971) einen Anteil von 19% durch das Opfer "provozierte" oder "durch dessen überwiegende Schuld herbeigeführte" Vergewaltigungen ("victim-precipitated rape"). Freilich spiegeln schon die Resultate selbst einige Unzulänglichkeiten des Untersuchungsansatzes wider: Sofern bei erfolgten Anzeigen - und nur darauf stützt sich die Arbeit - ein Täter ermittelt wurde etwa deshalb, weil das Opfer ihn kannte, konnten dessen Schilderung des Tathergangs und seine Interpretation der Motive und Verhaltensweisen des Opfers in die Rekonstruktion des Vorgangs natürlich mit eingehen, im Unterschied zu den Fällen, in denen erfolglos ermittelt wurde oder der Täter vielleicht keine Lust hatte, sich zu dem Vorfall zu äußern. Entsprechend findet man unter den "victim-precipitated"-Fällen in 71% eine Täter-Opfer-Bekanntschaft, gegenüber nur 43% bei den nicht vom Opfer provozierten Vergewaltigungen. Nun mag dieses Ergebnis, so könnte man einwenden, nicht auf dem Einfluß der vom Täter gegebenen Situationsinterpretationen beruhen, sondern nur die "wahren" Gegebenheiten abbilden, denen zufolge bei Täter-Opfer-Bekanntschaft häufiger das Opfer durch entsprechendes Verhalten die Tat mit herbeigeführt hat. Es lassen sich jedoch noch weitere Indikatoren für die Abhängigkeit einer dem Opfer zugesprochenen Schuld von der an einer Entlastung interessierten Täter-Meinung finden: Von den "opferprovozierten" Fällen waren nicht weniger als 46% in Mehrfachtäterschaft begangen worden, gegenüber nur sehr viel weniger bei denen, wo keine Mitschuld diagnostiziert wurde, d.h. dort, wo mehrere Täter ihre Interpretationen mit beisteuern, wird häufiger auf Mitschuld des Opfers erkannt als bei Einzeltäterschaft. Eine offenkundige Ungereimtheit besteht darüber hinaus auch darin, daß von den in Mehrfachtäterschaft begangenen Vergewaltigungen 87% vollständig und 7% teilweise im voraus geplant waren, was aber bedeuten würde, daß ca. 94% der opferprovozierten Vergewaltigungen eigentlich von jeweils mehreren Tätern geplant waren. Auch wenn die Vergleichszahl der Einzeltäterschaft fehlt, erscheint ein solches Ergebnis bereits für sich selbst als widersinnig.

Vor allem aber war es noch ein anderer Umstand, der das allgemeine Resultat Amirs (1971) von der Mitschuld jedes 5. Opfers als unhaltbar erscheinen ließ, nämlich das Vorgehen, auch dann einen Fall unter die oben zitierte Rubrik der Provokation zu klassifizieren, wenn das Opfer einen "schlechten Ruf" hatte, d.h. beispielsweise schon einmal vergewaltigt worden und - falls zur Tatzeit jünger als 18 - nicht mehr Jungfrau war. Da solche Umstände dem Täter nicht zwangsläufig zuvor bekannt sein konnten, ist es absurd oder voreilig, hierbei ebenfalls von Provokation zu sprechen. Schon zuvor waren andere Autoren auch zu weniger spektakulären Resultaten gelangt, nämlich ca. 4%, wo ursprünglich ermunterndes Entgegenkommen der Frau anscheinend durch einen Sinneswandel abgelöst wurde (Gebhart et al., 1976; Mulvihill et al., 1969)

Die Fälle anfänglicher Einwilligung sind aber auch kritisch aus einem weiteren Grund: Wie die Bevölkerungsbefragung von Weis (1982, S. 84-95) zeigt, neigen viele Mitbürger zur Erkennung einer Mitschuld, wenn das Opfer einem Mann im Flirt zunächst entgegenkommt und sich dann zurückzieht (ca. 75%) bzw. sich erst mit Geschlechtsverkehr einverstanden erklärt, dann aber doch nicht will (ca. 65%); sie akzeptieren dabei, und zwar die Frauen noch stärker als die Männer, die angebotene Begründung, wonach "Männer ... eben sehr viel schwerer wieder aufhören (können)" bzw. lassen die Vergewaltigung bei anfänglichem Geschlechtsverkehr und später geäußertem Wunsch nach Beendigung als entschuldbar gelten.

Weniger hohe Raten von Mitschuld wurden bei anderen Verhaltensweisen des Opfers zugeschrieben. Immerhin waren noch ca. 50% der Frauen der Meinung, daß eine Frau sich dadurch mitschuldig mache, wenn sie einen fremden Mann in dessen Wohnung begleite und er sie später vergewaltige.

Täter und Opfer sind gleichermaßen Mitglieder der Gesellschaft; im großen und ganzen können sie unterstellen, daß der Gegenüber dieselben Ansichten teilt. Insofern wird ein Mann zunächst versucht sein, die Einladung in die Wohnung der Frau, das Gestatten von Intimitäten u.ä. als Zeichen dafür zu werten, daß letztendlich das erstrebte Ziel des Geschlechtsverkehrs für ihn erreichbar sei, weil die Frau nach diesen ersten Schritten - dem gemeinsamen Vorverständnis entsprechend - sich kaum noch wird verweigern können. Einsetzender Widerstand kann vom Mann vielmehr gedeutet werden als Teil einer gesellschaftlich der Frau vorgeschriebenen Rolle, Zurückhaltung zu üben, "anständig zu sein" und bei sexuellen Interaktionen den passiven Part zu übernehmen, d.h. letztlich kann daraus vom Täter im konkret anstehenden Fall nicht eindeutig auf eine "eigentliche" und tiefgreifende Abwehrhaltung geschlossen werden. In diesem sehr viel breiteren Sinne übernimmt eine Frau im Vorfeld von Intimitäten eine erhebliche Verantwortung für den weiteren Verlauf des Geschehens oder richtiger: Diese Verantwortung wird ihr von der sozialen Umwelt aufgebürdet.

Mit dieser Feststellung ist zu einer allgemeinen Deutung eines Teils des Vergewaltigungsgeschehens übergeleitet, die im nächsten Abschnitt detaillierter diskutiert werden soll.

6.6. Theorien über das Zustandekommen von Vergewaltigungen

6.6.1. Soziobiologische, soziologische bzw. sozialisationstheoretische Perspektiven

Schon in den vorangegangenen Kapiteln war es mitunter zweckmäßig oder unvermeidlich, bei der Deskription des Phänomens und seiner Abhängigkeit von verschiedenen Randbedingungen bzw. Antezedenzfaktoren einzelne theoretische Konzepte zumindest kurz anzusprechen. Dieses gebot sich schon deshalb, weil grundsätzlich Meßoperationen und empirische Daten erst durch Theorien eine Bedeutung erfahren, vor deren Hintergrund sie gewöhnlich vorgenommen bzw. erhoben werden.

Vergewaltigung ist aus ***soziobiologischer*** Sicht beschrieben worden als adaptive Strategie jener Männer, die im Konkurrenzkampf um eine Geschlechtspartnerin anderweitig erfolglos waren. Insofern wäre eine gewisse genetische Verankerung bzw. Programmierung des männlichen Verhaltens zumindest denkbar. In Erweiterung einer derartigen Perspektive ist auf die saisonalen Schwankungen sexueller Übergriffe verwiesen worden (Herbert, 1983). Im Zusammenhang damit ist darüber spekuliert worden, inwieweit die Fähigkeit, Angehörige des anderen Geschlechts zum Geschlechtsverkehr zu zwingen, von Wert für das Überleben der Art sein könnte (s. Marshall & Barbaree, 1984), ohne daß aus solchen Gedankensplittern ein hinreichend ausformuliertes Gefüge von Annahmen hervorgegangen wäre.

6.6.1.1. Geschlechterspezifische Situationsverkennung

Auch die ***soziologischen*** Theorien sind in bezug auf Notzuchthandlungen unzulänglich in vielerlei Hinsicht. So fehlt eine kohärente Theorie darüber, wie die unterschiedlichen Raten in städtischer bzw. ländlicher Umgebung, in Abhängigkeit von Alter oder Familienstand u.ä. zu erklären sind. Stattdessen werden gegenüber solchen und weiteren Faktoren, die in korrelativer Beziehung mit der Begehenshäufigkeit stehen, ad-hoc-Erklärungen vorgebracht, die auch denjenigen bei anderen Straftaten entsprechen könnten (z.B. Anonymität oder geringeres Risiko einer Entdeckung in Großstädten gegenüber Landgebieten usw.).

Eine differenzierte Binnengliederung der soziologischen Theorien, bei der auch ökologische Faktoren und Subgruppen erörtert werden, nehmen Deming und Eppy (1981) vor. Nachfolgend soll eine Rahmentheorie ausführlicher vorgestellt werden, die mehrere soziologische Konzepte integriert, die durchaus auch als "eigenständige" Theorien angesehen werden könnten.

Den Kern bilden Überlegungen, die von einer für beide Geschlechter unterschiedlichen Sozialisation ausgehen und von Weis und Borges (1973, S. 108-112; s. a. Weis, 1982, S. 59 - 62) besonders pointiert zusammengefaßt wurden: Demzufolge werden Frauen danach erzogen, sich selbst als mehr oder weniger passiv, schwach, kindlich und unselbständig zu sehen sowie als abhängig von den Männern in ökonomischer und emotionaler Hinsicht. Ängstlichkeit, Unterordnung und Zurückhaltung gehören zu dem Stereotyp konventioneller Weiblichkeit. Dabei bestehe ein instrumenteller Tauschhandel insofern, als für den männlichen Schutz mit Servilität und Untertänigkeit bezahlt werden müsse, im weiteren sexuelles Entgegenkommen ein Tauschobjekt darstelle für das Ja-Wort des Mannes zur Ehe oder zumindest einer längerfristigen Bindung.

Neben sonstigen Details des weiblichen Rollenverhaltens lerne die Frau auch eine Mythologie über die Vergewaltigung, wonach die typische Vergewaltigungssituation den Fremden in der dunklen Straße beinhaltet. Somit liege es an ihr, gefährliche und kompromittierende Situationen zu vermeiden. Anständige Mädchen, so eine geläufige Meinung, geraten nicht in Schwierigkeiten und werden nicht vergewaltigt; geschieht dieses dennoch, so nur deshalb, weil sie sich zu provokativ verhalten und damit einen unkontrollierbaren Sexualtrieb auf seiten des Mannes ausgelöst haben (s. dazu und zu den folgenden Aspekten auch Reynolds, 1984). Oder aber sie vermittelten einen falschen Eindruck über ihre sexuelle Verfügbarkeit u.ä. Wer unnötige Risiken eingeht, hat es verdient. Zusätzlich zu ihrem Glauben, daß es unmöglich sei, eine Frau gegen ihren Willen zu vergewaltigen, kämen noch andere Faktoren, die es der Frau erschwerten, eine Vergewaltigungssituation angemessen zu erkennen bzw. darauf zu reagieren. Während vom Manne nämlich erwartet würde, sexuelle Kontakte zu initiieren, werde gewöhnlich den Frauen die Verantwortung darüber angetragen, wie weit diese Kontakte gehen. All das führe dazu, daß eine Frau lerne, von einer vergewaltigten Frau als verantwortlichem, nicht aber als unschuldigem Opfer zu denken.

Auch der Mann lerne die Mythen über die Vergewaltigung. Das Märchen von der Häufigkeit des fremden Täters könne ihm als Rechtfertigung willkommen sein, da es die Definition einer Situation als Vergewaltigung dann ausschließe, wenn die Frau mit ihm bekannt gewesen sei. Allgemeiner gefaßt,

> "erlauben (die Stereotype) dem Mann ein Verhalten, das sonst verboten wäre und gestatten ihm gleichzeitig, dieses Verhalten anschließend zu rationalisieren und zu rechtfertigen. Während hierdurch die soziale Kontrolle durch den Mann gelockert wird, wird die Frau noch stärker eingeengt: Mythen und stereotype Vorstellungen dienen als Mechanismus, die Frau auf ihrem Platz der Minderwertigkeit und Unterwürfigkeit fest- und von einer Anzeige abzuhalten" (Weis, 1982, S. 60).

Hinzu kommt, daß die Rolle des Mannes, soweit sie das Liebes- und Werbeverhalten betrifft, komplementär zu derjenigen der Frau beschaffen ist, wird der Mann doch als der aktive, dominante und sexuell fordernde Eroberer und Sieger erzogen. Zum Bild von wahrer Maskulinität gehört, daß er alle sexuellen Begegnungen initiiert und möglichst viele Erfahrungen bzw. Partner hat. Verweigert er sich diesem Standpunkt, läuft er Gefahr, als Schwächling oder gar Homosexueller abgestempelt zu werden. Erfolg besteht nicht zuletzt darin, die von der Frau gesetzten Grenzen der Intimität stets weiter hinauszuschieben. Griffin (1979, S. 15) kennzeichnet in diesem Zusammenhang die unterschiedlichen Motivationslagen von Mann und Frau mit der Feststellung: "He used sex as a necessessity and she used it as a way to get a life-time meal ticket". Im allgemeinen wird er sich dabei seiner Verführungskünste bedienen, zu denen nicht nur großzügige Gesten, ritterliches Verhalten und verbale Artigkeiten zählen, sondern auch ein Quantum an aggressiver und kraftvoller Überwindung einer möglicherweise auftretenden demonstrativen Abwehr auf seiten der Frau. Ein solcher Widerstand, auch das lernt der Mann, gehört zur Rolle der Frau, die nicht nur attraktiv sein muß und deshalb flirtet, sondern gleichzeitig den Anschein zu erwecken hat, schwer erreichbar zu sein, das "Nein" ist programmiert und obligat, zumindest anfänglich; es kann jedoch durchaus ein "später Ja" bedeuten. Denn eine schnelle Verfügbarkeit würde ihren Wert als Liebesobjekt mindern und sie auf eine Stufe mit Frauen stellen, deren Gunst für jedermann käuflich zu erwerben ist. Die Abwehr ist ein Teil der auf die Beibehaltung eines guten Rufes bedachten Aktivitäten. Beide Geschlechter wissen das und erwarten wohl oftmals, daß der Mann durch körperlichen Einsatz die Frau geradezu entlastet und ihr bei Überwindung der Hemmungen behilflich ist. Viele Szenen in Büchern und Filmen führen plastisch vor Augen, wie häufig eine Abwehr der Frau durch eine beherzte Aktion des Mannes, der nicht nur bittet, sondern auch fordert und sich gelegentlich einfach nimmt "was er braucht", schließlich in Einwilligung übergeht. Was zunächst nach Kampf und Vergewaltigung aussah, war in Wirklichkeit eine gelungene Verführung. Insofern sind sich Verführung und Vergewaltigung bei mancherlei Gelegenheit in fataler Weise ähnlich. Mitunter entscheidet erst die den Geschlechtsakt überdauernde Reaktion der Frau und ihre Definition des Handlungsablaufes darüber, ob eine Notzucht vorlag oder nicht. Mit ihrer Interpretation mag sich diejenige des Mannes überhaupt nicht decken, und zwar selbst dann nicht, wenn man die Fälle ausschließt, in denen männliche Deutungen nur zur Abwehr des Schuldvorwurfes konstruiert wurden. Auf diese Weise wäre Notzucht die "Folge (einer) geschlechtsspezifischen Situationsverkennung" (Schorsch, 1971, S. 214).

Zusätzlich begünstigt werden solche Interpretationsdivergenzen durch die als Teil der allgemeineren Ausrichtung auf Sexualität beim Mann bestehende Neigung, manches frauliche Verhalten stärker als sexbezogen wahrzunehmen und beispielsweise Freundlichkeit mißzuverstehen als Bereitschaft zu sexuellen Kontakten (Abbey, 1982, deren Untersuchung im nachstehenden Kasten referiert wird). Erinnert sei auch an die Studie von Feild und Bienen (1980, S. 82), derzufolge nicht weniger als 50% einer - allerdings nur 20 Probanden umfassenden - Gruppe von Vergewaltigern der Auffassung war, daß "die meisten Frauen sich heimlich wünschen, vergewaltigt zu werden" (demgegenüber nur 12% bis 13% gleichsinnige Antworten von nichtbestraften Vergleichspersonen).

Abbey (1982) ist der Frage nachgegangen, inwieweit Vergewaltigungen in männlichen Fehlwahrnehmungen und inadäquaten Interpretationen von zwischengeschlechtlichen Kontakten eine mögliche Ursache haben. Angeregt wurde die Studie nicht nur durch Hinweise in der Literatur darauf, daß Buben und Mädchen offenbar mit ganz verschiedenen Zielvorstellungen das in den USA verbreitete "dating" vornehmen, sondern auch durch ein persönliches Erlebnis: Zusammen mit einigen Freundinnen hatte die Autorin eine Bar auf dem Campus aufgesucht. Dort saß die Gruppe an einem Tisch, an dem auch einige Männer Platz genommen hatten. In einer der Tanzpausen fingen die Frauen mit ihren Tischnachbarn eine Unterhaltung an. Alsbald wurde jedoch offenkundig, daß diese die Freundlichkeit der Frauen als sexuelle Einladung verstanden; um peinliche Weiterungen zu vermeiden, blieb deshalb den Frauen nichts anderes übrig, als sich von dem Tisch zu entfernen.

Tabelle 6.3. Mittlere Ratings weiblicher bzw. männlicher Akteure in einigen Dimensionen als Funktion des Beurteiler-Geschlechts (nach Abbey 1982, S.834)

	Rating-Dimension	Geschlecht der Beurteiler männlich	weiblich	Unterschied der Mittelwerte
	freundlich	6,0	5,7	
	promiskuitiv	2,2	1,7	Signifikant
Weibl.	verführerisch	2,3	1,9	
Akteure	flirtend/			Signifikant
	kokettierend/	2,9	2,8	
	flirtend			
Männl.	verführerisch	2,2	1,8	Signifikant
Akteure	promiskuitiv	2,2	1,7	Signifikant

In einem Laboratorium-Experiment sollten einige der kritischen Variablen gezielt kontrolliert werden. Dazu wurden insgesamt N = 144 studentische Personen jeweils zu gemischt-geschlechtlichen Zweiergruppen zusammengestellt, in denen sich Mann und Frau nicht kannten. Während einer fünfminütigen Unterhaltung, die dem Ziel dienen sollte, die Prozesse des Kennenlernens und den Einfluß des Gesprächsinhaltes auf die Interaktionen zu untersuchen, wurde jedes Paar von einem ebenfalls gemischt-geschlechtlichen Paar durch einen einseitig durchsichtigen Spiegel beobachtet. Die Beobachter gaben ebenso wie die Interaktionspartner im Anschluß an das Gespräch Schätzurteile auf verschiedenen Skalen ab.

Ein Teil der Resultate ist aus der nachfolgenden Tabelle ersichtlich:

Männliche und weibliche Beurteiler unterschieden sich nicht wesentlich hinsichtlich der bei dem weiblichen Interaktionspartner wahrgenommenen Freundlichkeit; wohl aber bezeichneten die Männer relativ zu den Frauen deren Verhalten in stärkerem Maße als verführerisch und unterstellten häufiger eine Bereitschaft zu wechselnden Geschlechtspartnern.

Darüber hinaus fühlten sich die männlichen Teilnehmer stärker als die Frauen von ihrem Gegenüber sexuell angezogen. Schließlich beurteilten, wie der Tabelle ebenfalls zu entnehmen ist, die Männer mehr als die Frauen auch die männlichen Interaktionspartner in einer sexualitätsbestimmten Art.

Die Ergebnisse werden von der Autorin dahingehend interpretiert, daß Männer mehr als Frauen ihre Umwelt unter sexuellen Aspekten wahrnehmen und eher sexuell beeinflußte Urteile abgeben. Freundliches Verhalten der Frauen wird von den Männern als verführerisch interpretiert - ob es sich dabei freilich, wie im Titel der Arbeit und in der Diskussion anklingt, um *Fehl*wahrnehmungen handelt, muß letztlich offen bleiben, weil die Grundlage aller Ergebnisse nur Schätzurteile bilden und eindeutigere Indikatoren für Freundlichkeit oder Flirtbereitschaft fehlen.

Auf jeden Fall unterscheiden sich die Geschlechter in den abgegebenen Urteilen - und das allein mag Anlaß zu Mißverständnissen und falschen Motivationsinferenzen sein.

Ebensowenig wie das "Nein!" völlig unzweideutig zu interpretieren ist, kann der Mann aus der Intensität des körperlichen Widerstandes der Frau absolut sicher entnehmen, wie ernst es dieser mit der Verhinderung des Geschlechtsverkehrs ist. Nirgendwo ist festgehalten, wie hartnäckig eine Abwehr sein muß, um glaubhaft zu sein. Vielfach fehlen den Beteiligten die Erfahrung und der Maßstab für Vergleiche. Etwas im kämpferischen Ritual des Vorspiels mag von der Frau unerwartet schmerzhaft erlebt und mit einer reflexartigen Abwehrhandlung beantwortet werden, die ihrerseits stärkere Aggression beim Mann provoziert, sei es, weil dieser selbst körperlich Schmerz empfindet, sei es, daß er sein Selbstbild und Männlichkeitsideal dadurch bedroht sieht, daß die Frau, die möglicherweise anderen zugänglich ist, sich ihm anscheinend verschließen will - nahezu unbegrenzt ist die Vielfalt denkbarer Abläufe. An jedem Punkt des komplexen Interaktionsgeschehens entscheiden sich die Details des weiteren Verlaufs.

Ist dieses nun eine brauchbare Theorie zur Erklärung von Vergewaltigungen? Gewiß hat das Konzept keinerlei Schwierigkeiten, die negative Korrelation zwischen Vergewaltigungsrate und Sozialstatus zu deuten. Die sozioökonomisch Benachteiligten sind für den Tauschhandel weniger gut gerüstet; sie können als Lohn für sexuelles Entgegenkommen den Frauen nicht so viel bieten wie die Angehörigen der höheren Schichten und verschaffen sich deshalb über Notzuchthandlungen dasjenige, was andere sich erkaufen können. Freilich braucht das Konzept gar nicht den Anspruch zu erheben, gleichermaßen für alle Typen von Vergewaltigungen zu gelten. Offenkundig wird es einigen Formen oder einem Teil des Notzuchtgeschehens eher gerecht als anderen, und zwar hauptsächlich denjenigen Verbrechen, bei denen eine Täter-Opfer-Beziehung vorliegt (s. Wilson & Durrenberger, 1982, die im Hinblick auf den Umstand, daß etwa die Hälfte der Opfer von vollendeter oder versuchter Vergewaltigung mehr als einmal Opfer waren, gleichwohl in ca. 20 % der Fälle den - ihnen gewöhnlich bekannten - Täter wieder trafen, von "sexual misunderstandings with boy-friends" sprechen). Hier allerdings bieten sich Möglichkeiten einer präziseren Hypothesentestung etwa des Inhalts, ob in Gegenden oder Zeiträumen, in denen die Sozialisationsprozesse den geschilderten Strukturen in besonders rigider Weise folgen, auch höhere Raten von Vergewaltigung zu registrieren sind. Vermutlich wird es jedoch schwerfallen, solche Analyse-Einheiten ausfindig zu machen, ohne zugleich eine Konfundierung zahlreicher weiterer Faktoren, die ebenfalls Auswirkungen auf Notzuchtverbrechen haben, in Kauf nehmen zu müssen. Aus diesem Grunde wird man die Zunahme in den Vergewaltigungsziffern während der letzten Jahre, während derer doch allenthalben eine Liberalisierung der Geschlechtsrollenerziehung die Regel war, nicht als Falsifikation der Theorie werten dürfen, ganz abgesehen davon, daß es dazu einer gesonderten Betrachtung der verschiedenen Typen von Notzucht bedürfte.

Gestützt auf anthropologische Studien von 156 Stämmen und Volksgruppen ging Sanday (1981) der Hypothese nach, daß menschliches

Tabelle 6.4. Interkulturelle Variablen und deren Korrelationen mit der Häufigkeit von Vergewaltigungen (nach Sanday 1981, S.23)

Variablen der sexuellen Repression	
1. Enthaltsamkeit nach Niederkunft	n.s.
2. Einstellung gegenüber vorehelichem Geschlechtsverkehr	n.s.
3. Männliches Heiratsalter	n.s.
4. Anzahl von Tabus der männlichen Sexualvermeidung	n.s.
Variablen von Intergruppen- und interpersonaler Gewalt	
5. Überfall auf andere Völker wegen Frauen	0.20
6. Ausmaß zwischenpersonaler Gewalt	0.47
7. Ideologie männlicher Härte ("Macho")	0.42
8. Häufigkeit von Kriegen	0.21
Variablen der Kindererziehung	
9. Vater-Tochter-Beziehung (warmherzig/kühl)	-0.20
10. Einbindung des Vaters in die Kindererziehung	-0.16
11. Mutter-Sohn-Beziehung	n.s.
Variablen der männlichen Dominanz	
12. Weibliche Macht und Autorität	-0.22
13. Weiblicher Einfluss auf politische Entscheidungen	-0.33
14. Einstellungen gegenüber Frauen als gleichwertige Mitbürger	-0.28
15. Reservierung spezifischer Räume für Männer	+0.26
16. Reservierung spezifischer Räume für Frauen	+0.17

n.s. = nicht signifikant

Sexualverhalten, obwohl biologisch verwurzelt, ein Ausdruck kultureller Kräfte sei. Als Ergebnis fand die Autorin nicht nur eine erhebliche interkulturelle Schwankung im Vorkommen von Vergewaltigungen, sondern auch eine Massierung in bestimmten Sozietäten nach Maßgabe der folgenden Resultate:

Aus diesen Daten ist ersichtlich, daß Vergewaltigung Teil einer kulturellen Konfiguration ist, die bestimmt wird durch zwischenmenschliche Gewalt, männliche Dominanz und Trennung der Geschlechter voneinander. Unter der Perspektive der obigen Resultate läßt sich Vergewaltigung verstehen als der sexuelle Ausdruck einer derartigen Konstellation in Verbänden, in denen die Harmonie, so die Autorin, "zwischen den Männern und ihrer Umgebung schwer gestört ist". Vergewaltigungsfreie Gruppierungen seien gekennzeichnet durch sexuelle Gleichberechtigung und die Vorstellung, daß die beiden Geschlechter komplementär zueinander sind; selbst wenn sie nicht die gleichen Arbeiten versehen, hätten sie doch dieselben Rechte und Privilegien. Entscheidend sei die Bedeutung, die dem Beitrag der Frauen für die soziale Kontinuität beigemessen werde.

Darüber hinaus enthält die sozialisationstheoretische Perspektive auch Anregungen für eine Überprüfung individual-psychologischer Merkmale und deren Stellenwert bei Vergewaltigungshandlungen, etwa das Ausmaß, in dem der einzelne seine Handlungen an dem geschlechtsspezifischen Rollenideal ausrichtet, seine Reflexivität oder Bereitschaft, sich gedanklich in den Gegenüber hineinzuversetzen und dessen Situationsinterpretation zu rekonstruieren u.ä.

Die Theorie ist jedoch inadäquat für jene Vergewaltigungen, die in der Mythenbildung zentral sind (z.B. Fremder als Täter, überfallartiger Angriff) oder bei denen die Tat etwa mit dem expliziten Motiv der sexuellen Erniedrigung oder Beschämung des Opfers aus Rachegefühlen oder im Zuge eines Aggressionsausbruchs verübt wird. Um der damit gegebenen Komplexität gerecht zu werden, sind ebenfalls Modelle entwickelt worden. Diese kommen im übernächsten Abschnitt zur Sprache. Zunächst soll in einem Exkurs auf die Vergewaltigungen innerhalb und zwischen verschieden ethnischen Gruppen eingegangen werden.

6.6.1.2. Intra- und interethnische Vergewaltigungen

Seit jeher haftet dem Delikt der Vergewaltigung eine Schiefe insofern an, als es stets Gruppen gab, die dafür in besonderer Weise zur Rechenschaft gezogen oder von Strafe freigestellt wurden. Vor der Eroberung Englands durch die Normannen im Jahre 1066 lautete die Strafe für Vergewaltigung auf Tod und Zerstückelung - jedoch nur in solchen Fällen, wo das Opfer eine Jungfrau aus guter Familie war und unter dem Schutze eines einflußreichen Lords stand. Erst sehr viel später wurden verheiratete Frauen mit Jungfrauen rechtlich gleichgestellt, was die Strafe für den Täter angeht. Innerhalb der Familie war eine Straftat wie diejenige der Vergewaltigung undenkbar, da die Einwilligung einer Frau gegenüber ihrem Ehemann einen permanenten und unteilbaren Bestandteil des Ehegelübtes bildete, der nicht temporär und partiell zurückgenommen werden konnte (s. Reynolds, 1984, S.150). Zwischenzeitlich hat sich auch an der Einstellung und der Behandlung intrafamiliärer Vergewaltigung viel geändert im Sinne einer Anerkennung der individuellen Entscheidungsfreiheit über den eigenen Körper, "including but not limited to womens' right to vaginal privacy" (Randall & McNickle Rose, 1984, S.49).

Auch heute noch schlagen die von jeder Vergewaltigung ausgehenden Emotionen besonders hohe Wellen, wenn ein Schwarzer es ist, der wegen der Vergewaltigung einer Weißen angeklagt wird, wohingegen im umgekehrten Fall, d.h. ein Weißer eine schwarze Frau vergewaltigt, die Reaktionen merklich schwächer ausfallen. Brownmiller (1975, S. 210) sieht darin einen Beweis für die öffentliche Schizophrenie, die sich in der Ungleichheit der Beurteilung manifestiert. Obwohl diese Problematik im deutschsprachigen Raum wegen der hier sehr viel höheren ethnischen Homogenität weit weniger drückend ist, verdient sie im Hinblick auf die Theorien- und Befundlage durchaus ein gewisses Interesse.

Die theoretischen Rahmenüberlegungen zu interethnischer Vergewaltigung gehen auf Curtis (1975, 1976) zurück, der zwei Modelle ins Auge faßt:

Das ***normative*** Modell geht aus von einer in den letzten Jahren erfolgten Liberalisierung der weißen Frau und dem sozioökonomischen Aufstieg des schwarzen Mannes. Im Zuge dieser Veränderungen hätten auch die sozialen Interaktionen zwischen schwarzen Männern und weißen Frauen zugenommen, da die höhere berufliche und soziale Gleichbehandlung der Schwarzen zu einer Überwindung der rassischen Barrieren führe, die maßgeblich den wechselseitigen sexuellen Zugang markierten. In dem Maße, in dem die besagten Barrieren fallen, suchen die Schwarzen, so das Modell, verstärkt Bekannte, Freunde und Sexualpartner unter den Weißen; desgleichen bedeutet auch für die Weißen das Abrücken von rassischen Vorurteilen eine verstärkte Interaktion mit den Schwarzen. Auf diese Weise interpretiert das normative Modell eine Zunahme von interethnischer Vergewaltigung als unvermeidlichen Begleiteffekt dichterer legitimer Interaktionen zwischen Schwarzen und Weißen (allerdings gilt es nur für die Beziehung von schwarzen Männern als Tätern und weißen Frauen als Opfern; die gegenteilige Konstellation bleibt aus unerfindlichen Gründen außer Betracht).

Das ***Konflikt-*** (oder auch ***Politisierungs-***) Modell sieht jeglichen sexuellen Zugang, wie denjenigen zu anderen knappen Ressourcen, als abhängig vom Machtgefälle zwischen verschiedenen gesellschaftlichen Gruppen. Im Extremfall der Sklavenhaltung vor dem Bürgerkrieg bestanden nur wenige Beschränkungen oder Hindernisse im Zugriff weißer Männer auf schwarze Frauen, aber umgekehrt nachgerade unüberwindliche und tabuierte Schranken. Auch in der Gegenwart definiere und kontrolliere die dominierende (Männer-) Gesellschaft die Regeln des Zugriffs auf die andere bzw. gleiche Rasse im selben, wenngleich abgeschwächten Sinne. Die Vergewaltigung einer Weißen durch einen Schwarzen sei insofern als vorletzter Schritt einer Rache des schwarzen Mannes an seinem weißen Unterdrücker zu verstehen (Curtis, 1975, S. 78).

In einer gemäßigteren Formulierung spricht Curtis (1975) von weißen Frauen weniger als den Zielen von Racheakten als mehr den Symbolen für Freiheit in der Wahrnehmung potentieller (schwarzer!) Täter.

Bis zum Vorliegen geeigneter Daten hielt es Curtis (1975, S. 81) für vernünftig, vom gleichzeitigen Wirken von Politisierungs- und Interaktionseffekten auszugehen.

Eine stringente Prüfung beider Modelle nahm LaFree (1982) vor. Dafür waren relativ weitreichende Explikationen notwendig, etwa der folgenden Art: Die normative Hypothese impliziert im Gegensatz zum Konflikt-Modell eine der Vergewaltigung vorangehende Interaktion von Täter und Opfer, somit deren wechselseitige Bekanntschaft, läßt den Tatort als eher identisch mit oder in der Nähe des Wohnorts erwarten, die Tatzeit nicht nachts, den Einsatz von geringerer Gewalt u. ä. Gestützt auf N = 443 Fälle von versuchter und vollendeter Vergewaltigung aus einer Opferbefragung fand sich keine Bestätigung für das normative und nur eine partielle Übereinstimmung der Daten mit dem Konflikt-Modell.

Demgegenüber zog LeBeau (1984) polizeiliche Unterlagen heran, und zwar diejenigen für einen engumschriebenen verwaltungsmäßigen Bereich (San Diego) während verschiedener Zeitabschnitte (im einzelnen die Jahre 1971-1975). Insgesamt umfaßte das Material N = 604 Fälle. Mit der Ausnahme von 1971, wo 47,3% intraethnischen Vergewaltigungen (also Täter ***und*** Opfer weiß, schwarz, latino oder sonstiges) 52,7% zwischenethnischen Delikten gegenüberstanden, waren Vergewaltigungen überwiegend ein Phänomen, das sich ***innerhalb*** der jeweiligen ethnischen Gruppen ereignete (Prozentrelationen etwa 60 zu 40, und zwar etwa doppelt so häufig bei den Weißen wie den Schwarzen (was angesichts der Basisrate einer relativ höheren Belastung der Schwarzen entspricht). Bei überwiegend instabilen Resultaten über die Jahre und die einzelnen Tätergruppen ließen sich doch einige Grundmuster derart identifizieren, daß wiederholte Vergewaltigungen weißer Opfer durch ein- und denselben Angehörigen ethnischer Minoritäten indikativ sein mögen für Wut und Rache im Sinne des Politisierungs-Modells. Die Einfachtäter hingegen, die per definitionem eine Vergewaltigung begehen und dann von der Polizei festgenommen werden, können vermutlich auf der Basis sehr detaillierter Informationen von seiten des Opfers aufgespürt werden, welche wiederum die Folge sozialer Interaktionen sein mögen. Für LeBeau (1984) ist das Muster von Einfachtäter/soziale Interaktion auf jeden Fall prototypisch für die Vergewaltigung unter Weißen (s. dazu auch Heilbrun & Cross, 1979).

Auf die Studie von LeBeau (1984) wurde vor allem auch deshalb eingegangen, weil sie zeigt, daß eine interpretative Einordnung abhängt von mehreren Randbedingungen wie Einfach- versus Wiederholungstäter und dem spezifischen Zeitpunkt der Tat, weshalb Globalaussagen nicht möglich sind.

6.6.2. Psychologische Konzepte

6.6.2.1. Straferwartungen

Geerken und Gove (1977) haben die Abschreckungstheorie in Abhebung zur "Überlasthypothese" und dem "Verunmöglichungs-Effekt" u.a. auch an Vergewaltigungsraten empirisch überprüft. Wie unter 5. bereits dargelegt wurde, unterstellt die Abschreckungstheorie, daß

1) der Mensch rational agiert und bestrebt ist, seinen Profit zu maximieren,
2) er Kosten und Nutzen, die mit bestimmten Handlungen verbunden sind, relativ genau abschätzt und gegeneinander abwägt (s. dazu auch unter 6.6.2.2. das Modell von Smithyman, 1978).

In dem Maße, in dem innerhalb einzelner oder zwischen verschiedenen Delikten die Gewißheit auf Bestrafung steigt, müßte die Begehensrate sinken. Wie ersichtlich, stellt hier letztlich das Individuum diejenige Größe dar, über die Aussagen gemacht werden. In Ermangelung personenspezifischer Daten ziehen die Autoren die Raten für Kriminalität und Aufklärung in N = 65 Bezirken mit mehr als je 500.000 Einwohnern heran und finden im Falle von Vergewaltigung eine erwartungskonform negative und statistisch signifikante Korrelation von $r = -.26$. Dieser Koeffizient ist, was ebenfalls vorhergesagt wurde, numerisch niedriger als diejenigen für die Delikte Autodiebstahl (-.65), Diebstahl (-.41), Raub (-.40) und Einbruch (-.22), die allesamt zu den mehr "rationalen" Delikten (im Unterschied zu Mord und Körperverletzung als Taten aus Leidenschaft und Vergewaltigung als einem dazwischen rangierenden Vergehen) gerechnet wurden. Mit zunehmender Beteiligung rationaler Prozesse müßten der Abschreckungstheorie zufolge aber die Beziehungen zu der Aufklärungsrate enger werden, was die Ergebnisse auch bestätigen. Demgegenüber lieferten die Indikatoren für Überlast und Verunmöglichung weniger eindeutige Resultate.

6.6.2.2. Einstellungen und Eigenschaften

In nahezu allen Bereichen abweichenden Verhaltens bestehen die einfachen psychologischen Erklärungen darin, auf hypostasierte oder empirisch nachgewiesene Besonderheiten der auffälligen Individuen im Persönlichkeitsbereich zu verweisen. Auch Vergewaltiger sind in verschiedenen Laborexperimenten mit einer Vielzahl psychometrischer Verfahren untersucht und mit Gruppen von "normalen" Kontrollpersonen verglichen worden. Im Vordergrund des Interesses standen dabei die Merkmalsbereiche Intelligenz, Aggressivität/Feindseligkeit, Sadismus und Unsicherheits- bzw. Insuffizienzgefühle.

Was Intelligenz anbetrifft, so scheint das den diesbezüglichen Untersuchungen zugrundeliegende Rationale - obwohl kaum jemals explizit ausgeführt - in der Annahme zu bestehen, daß die Vergewaltiger die üblichen Standards von Urteilskraft und folgerichtigem Denken nicht erreichen und in diesem Punkt von "normalen" Männern verschieden sind. In der Tat haben einige Autoren bei Vergewaltigern unterdurchschnittliche Intelligenzquotienten ermittelt (z.B. Karacan et al., 1974; Ruff, Ayers & Templer, 1976). Andere hingegen kamen zu der Feststellung, daß die Verteilung der Intelligenzpunktwerte von Vergewaltigern in etwa derjenigen der Normalbevölkerung entspricht (z.B. Perdue & Lester, 1972; Langevin, Paitich & Russon, 1985). In der Untersuchung von Rogers (1977) schließlich zeigten 76% der erfaßten Probanden gar mittlere oder erhöhte IQs, ein Zeichen dafür, daß die Täter sehr wohl in der Lage sind, das Unrechtmäßige ihres Tuns erkennen zu können. Angesichts solcher Widersprüche ist die Annahme gerechtfertigt, daß die durchschnittliche Intelligenz von Vergewaltigten in etwa derjenigen der Normalbevölkerung entspricht.

Kaum einheitlicher stellt sich die Befundlage zur Aggressivität dar. Neben positiven Resultaten in dem Sinne, daß die Täter von Vergewaltigungsfällen relativ zu Vergleichsgruppen höhere Werte aufweisen (z.B. Abel, Barlow, Blanchard & Guild, 1977) finden sich unschlüssige (z.B. Wysocki & Wysocki, 1977) oder erwartungswidrige Ergebnisse (z.B. Fisher & Rivlin, 1971; Kozma, 1978). Inwieweit sich Feindseligkeit konzeptuell oder operational von Aggressivität abhebt, ist nicht immer zweifelsfrei auszumachen, weshalb man davon ausgehen kann, daß das Bild diesbezüglich insgesamt ungefähr vergleichbar zu Aggressivität ist (z.B. fand Rader, 1977, erwartungskonforme Unterschiede gegenüber anderen Gruppen).

Hingegen läßt die Mehrzahl entsprechender Erhebungen bei Vergewaltigern durchschnittlich erhöhte Sadismus-Tendenzen erkennen (z.B. McCaldron, 1967; Abel et al., 1977), Gefühle der Unzulänglichkeit bzw. Unsicherheit (Rader, 1977; Groth et al., 1977; Power, 1976) und vor allem eine reduzierte soziale Kompetenz als Folge inadäquater Sozialisation (s. Marshall & Barbaree, 1984), darunter auch eine verminderte Fähigkeit, mit Ärger fertig zu werden (van Ness, 1985). Daraus könnte man schließen, daß einzelne Vergewaltigungen ein Ausdruck von Feindseligkeit bei solchen Männern sind, die sich schwach, inadäquat und abhängig fühlen (Fisher & Rivlin, 1971).

Besonders konsistent aber sind die Resultate aus dem Einstellungsbereich, in bezug auf den mehrfach von rigiden und konservativen Attitüden "der" Vergewaltiger gegenüber Sexualität berichtet wurde (z.B. Kirk, 1975). Klemmack und Klemmack (1976) sprechen von einer Dualität des Einstellungsmusters von Vergewaltigern insofern, als Frauen diesen entweder als einfältig oder schüchtern, passiv oder verführerisch, gut oder schlecht erscheinen, worin ein Ansatzpunkt für Behandlung bzw. Umerziehung gesehen werden kann.

Negative Bewertungen der Frau, eine mehr traditionelle Sexrollen-Wahrnehmung nebst zugehörigem Verhalten und stärkere Pro-Vergewaltigungs-Einstellungen gegenüber Normalbürgern hat Feild (1978) beobachtet. Liberalere Auffassungen über die Rolle der Frau in der Gesellschaft und den Platz, den sie einzunehmen hat, gehen mit der Tendenz einher, als Motive für Vergewaltigung nichtsexuelle Beweggründe zu vermuten (s. a. Burt & Albin, 1981).

In mehreren Arbeiten wurden bei Vergewaltigern auch neurotische, antisoziale, psychotische und psycho- oder soziopathische Auffälligkeiten gefunden, doch variieren diesbezüglich die Zahlenangaben ganz erheblich (z.B. Nadelson, 1977; Henn et al., 1976; Perdue & Lester, 1972; Clark & Lewis, 1977; Langevin et al., 1985, mit ausführlicher Literaturdokumentation).

In einer Serie von Untersuchungen mit vorwiegend studentischen Stichproben fand Malamuth (1981), daß durchschnittlich 35% der Befragten eine Vergewaltigung begehen würden, wenn gewährleistet sei, dafür nicht bestraft zu werden. Mit dem Rating der Vergewaltigungsbereitschaft korrelierten nicht nur die Punktwerte für die Akzeptanz von Vergewaltigungsmythen und zwischenmenschliche Gewalt, sondern vor allem auch konkrete Gewaltanwendungen an einer "Aggressionsmaschine" (s. Kasten unter 6.6.2.3.) gegenüber einer Frau, die die Probanden etwas zurückgewiesen und beleidigt hatte. Die Wahrscheinlichkeit einer Vergewaltigung steht also mit der Aggression gegenüber Frauen in korrelativer Beziehung.

Gestützt auf Interviews mit männlichen Erwachsenen, die gegenüber dem Durchschnittt etwas jünger, artikulierter und "mittelklassiger" waren, glaubt Beneke (1982), von einer tiefsitzenden Feindseiligkeit amerikanischer Männer gegenüber den Frauen sprechen zu können und bezeichnet die USA, wo es nicht nur üblich sei, sondern erwartet werde, daß man sich den anderen zunutze mache, als eine "rape prone culture" (mehr zu den kulturellen Faktoren bei Sanday, 1981; s. Kasten unter 6.6.1.1.).

Derartige Einstellungsmuster oder psychische Auffälligkeiten mögen eine Vergewaltigung etwa im Sinne der bereits erwähnten Situationsverkennung begünstigen und insofern als antezedente Faktoren wirksam sein. Auch wenn die Sozialpsychologie lehrt, daß mitunter eine erhebliche Kluft zwischen Einstellung und Verhalten besteht, darf man doch bei einer Bejahung von Pro-Vergewaltigungs-Mythen (s. Burt & Albin, 1981, mit einer entsprechenden Skala) und der Geringschätzung von Frauen eher eine Situationswahrnehmung unterstellen, die einen gewaltsamen Geschlechtsverkehr zumindest wahrscheinlicher macht.

Selbst wenn die Einstellungen solchermaßen in Einklang mit einer Vergewaltigung stehen, daneben auch verschiedene intellektuelle und Persönlichkeitsmerkmale im engeren Sinne einen gewalttätigen Überfall begünstigen, so scheint es gleichwohl naiv, in der spezifischen Ausprägung einzelner "traits" und "states" oder deren typischer Gesamtkonstellation "die" Ursache für Vergewaltigung sehen zu wollen. Dieses verbietet sich schon im Hinblick auf den hypothetischen Charakter jeder Eigenschaftskonstruktion, mehr aber deshalb, weil individuelles Verhalten auch abhängig ist von situativen Einflüssen und der kognitiven Bearbeitung der Kontextbedingungen, zudem gewöhnlich auch mehr oder weniger zielschürfende Erwägungen der Konsequenzen beabsichtigter Handlungen vorangehen. Lediglich Smithyman (1978) hat bislang ein Modell vorgeschlagen, das die Vielzahl der wahrscheinlichen Einflußgrößen berücksichtigt (s. dazu den folgenden Kasten).

Smithyman (1978) interviewte insgesamt N = 50 Personen, die zumindest eine Vergewaltigung begangen hatten, ohne dafür belangt worden zu sein. Von den Befragten gaben 86% an, sehr wohl zum Zeitpunkt der Tat gewußt zu haben, was sie dem Opfer antun. 68%

hatten die Vergewaltigung explizit geplant und 12% den Geschlechtsverkehr mit Gewalt vollzogen, als sich ihre auf eine Frau gerichteten Sex-Erwartungen nicht erfüllten. Schließlich hatte auch ein erheblicher Prozentsatz der Täter Vorkehrungen getroffen, um nicht erkannt oder gefaßt zu werden (z.B. Masken, Handschuhe, Drohungen über eine Rückkehr oder spätere Rache u.ä.).

Daraus leitet der Autor die Überzeugung ab, daß Vergewaltigungen kognitiv bearbeitet werden und das Ergebnis einer mehr oder weniger rationalen Abwägung von Verhaltensalternativen darstellen. Aus diesem Grunde sei es nützlich und führe über die bisherigen Ansätze hinaus, Vergewaltigungen unter entscheidungstheoretischem Aspekt zu analysieren, also Nützlichkeitserwägungen (d.h. den Wert des Eintritts eines bestimmten Ereignisses) und subjektive Wahrscheinlichkeiten (d.h. die Erwartung, daß ein bestimmtes Ereignis eintreten wird) mit einzubeziehen. Jede der beiden Entscheidungsalternativen, eine Frau zu vergewaltigen oder dieses zu unterlassen, weise einen erwarteten Nutzen auf, der sich nach dem Produkt aus Präferenzwert und subjektiver Wahrscheinlichkeit für bestimmte Ereignisse in spezifischen Situationen bemesse:
$U_{ij} = (V_{ij} \times psy_{ij})$ Die Entscheidung falle in all jenen Fällen zugunsten einer Vergewaltigung aus, wo die mit dem Ausführen dieser Tat verbundene "utility" subjektiv höher erscheine als diejenige einer Unterlassung der Tat, wobei V = Präferenzwert, psy = subjektive Wahrscheinlichkeit bedeuten.

Die Werte für V_{ij} und psy_{ij} variieren von einer Situation zur anderen. Bei ihrer Festlegung orientiert sich das Individuum an Gesichtspunkten, die ihrerseits wiederum in Abhängigkeit vom Kontext unterschiedlich zahlreich und von verschiedenem Gewicht sind. Grundsätzlich zerfällt die Liste relevanter Faktoren in solche, die Nutzen und andere, die Kosten bedeuten, z.B.:

Mögliche Kosten-Faktoren

Tod

Körperliche Verletzung

Haft

Bestrafung

Bewährung

Gewissensbisse

...

Verlust von Freunden

Verlegenheit

Verlust des Arbeitsplatzes

...

...

Mögliche Nutzen-Faktoren

Psycho-physische Freude (aus der Ejakulation)

Selbstbehauptung (spontane Vergewaltigung)

Selbsterhöhung (geplante Vergewaltigung)

...

...

Der U-Wert der Entscheidungsalternativen ja/nein ergibt sich als die über alle Faktoren gebildete Produktsumme aus Präferenzwert und subjektiver Wahrscheinlichkeit. Kosten gehen mit negativem Vorzeichen in diese Gleichung ein; sie sind offensichtlich zahlreicher (was in Einklang mit der Beobachtung steht, daß relativ zur Häufigkeit zwischengeschlechtlicher Aktionen Vergewaltigungen doch eine Ausnahme bilden). Die Gewichtszahlen der einzelnen Faktoren sind nicht nur sehr unterschiedlich, sondern in ihrem Wirksamwerden nicht immer einer Kontrolle von seiten des Täters unterworfen (z.B. Verhalten des Opfers, der Freunde, des Gerichts u.ä.).

Die Schätzung von Wert und Wahrscheinlichkeit kann als abhängig angesehen werden von weiteren Faktoren, die von mehr situativem oder mehr habituellem Charakter sein mögen:

Situative Bedingungen	*Überdauernde Bedingungen*
Ausmaß der sexuellen Deprivation	Persönlichkeit
	Einstellung gegenüber Frauen
Ausmaß der sexuellen Erregung	Einstellungen gegenüber Gesetzesübertretungen
Druck von Freunden	
Augenblickliche Lebenslage	Allgemeines Wissen über Vergewaltigungen
Attraktion durch das Opfer	Allgemeines Wissen über die Aufklärungsrate
Alkohol- oder Drogengenuß	Wissen über die Wahrscheinlichkeit, daß das Opfer als mitschuldig bezeichnet wird
Willfährigkeit des Opfers	
Beziehungen zum Opfer	Wissen über die Wahrscheinlichkeit einer Bestrafung
Erwartungen von seiten der Frau	
...	...

Dieses Modell, so Smithyman (1978), verlange nicht die Annahme, daß Vergewaltigungen geschehen, wenn Männer von einem übergroßen Sexualverlangen überwältigt werden, daß Opfer für ihre Leiden selbst schuldig oder bestimmte Schichten geradezu prädisponiert sind für gewalttätige Sexualstraftaten.

Die Forschungsergebnisse zur unterschiedlichen Sozialisation von Männern und Frauen, der divergierenden Belastung von Unter- und Mittelschicht u.ä. sind in dem Smithyman-Modell ebenso unterzubringen wie der Einfluß von Persönlichkeitsvariablen und situativen Einflüssen.

Im weiteren haben auch die unterschiedlichen Aussichten auf Strafe und Gefaßtwerden aus dem Abschreckungskonzept (s. Geerken & Gove, 1977; Erickson, Gibbs & Jensen, 1977) darin Platz in Gestalt von inter***individuell*** variierenden und unterschiedlich gewichtigen Faktoren.

Andererseits ist das Modell jedoch so allgemein, daß es faktisch auf jede Art sozial abweichenden Verhaltens angewendet werden kann, weil die spezifischen Erkenntnisse und Einsichten der Vergewaltigungsforschung bei einer Formulierung allenfalls eine periphere Rolle spielen. Somit scheint es zunächst hauptsächlich von heuristischem Wert zu sein, denn die eigentlichen Probleme der Erklärung oder gar Vorhersage fangen erst mit der quantitativen Bestimmung der Wertigkeits- und Wahrscheinlichkeits-Einheiten an. Dabei dürfte es nur bedingt sinnvoll sein, für die Einstellungs- und Persönlichkeitsvariablen die Resultate aus den zuvor geschilderten Vergleichsuntersuchungen heranzuziehen, da beispielsweise schwer abzuschätzen ist, inwieweit die geschilderten Besonderheiten nur Abwehr- und Rationalisierungsmechanismen im nachhinein darstellen, wurden die Erhebungen doch meist an Personen durchgeführt, die wegen einer Vergewaltigung bereits verurteilt waren. Auch mögen die Ergebnisse in den Persönlichkeitstests von der Bestrafung bzw. Inhaftierung reaktiv beeinflußt sein, zumal zahlreiche Fragen eine retrospektive Orientierung bei der Bearbeitung voraussetzen. Dieses gilt auch für die von Vergewaltigern gern behauptete gute heterosexuelle Anpassung (Pacht & Cowden, 1974).

Von daher kommt solchen Ansätzen eine besondere Bedeutung zu, die die Fehlerquellen der verbalen (Selbst-)Einschätzung vermeiden oder den Einfluß der Bestrafung eliminieren. Ersteres trifft für experimentelle Methoden zu, letzteres für Erhebungen im Dunkelfeld. Da die wenigen Arbeiten, die den Anforderungen entsprechen, hauptsächlich der Motiverforschung dienten, sollen sie im nächsten Abschnitt mitbesprochen werden.

6.6.2.3. Motive

In ungefähr 40% der Vergewaltigungen wird ein Ausmaß von Gewalt angewendet, das weit über jener Intensität liegt, die zur Ausübung der Tat erforderlich ist (Amir, 1971; Brownmiller, 1975). Auch wenn dieses ein für die Gesamtheit aller Notzuchtfälle unrepräsentativ hoher Wert ist, weil vermutlich in erster Linie jene Vergewaltigungen zur Anzeige gelangen, die durch besondere Brutalität gekennzeichnet sind, liefern solche Beobachtungen doch hinreichenden Anlaß, sich eingehender mit den Wechselbeziehungen zwischen Aggression und Sexualität zu beschäftigen.

Beobachtungen an Tieren zufolge besteht in der Tat eine besondere Verknüpfung zwischen Sexualität und Aggression (Tinbergen, 1954). Allgemeinpsychologische Experimente haben eine derartige Verbindung im Humanbereich ebenfalls wahrscheinlich gemacht, und zwar in dem Sinne, daß gleichermaßen erhöhte Aggressionsneigung zu stärkerem Sexualtrieb führt wie umgekehrt offenbar eine Zunahme an sexueller Erregung auch eine Intensivierung aggressiver Tendenzen bewirkt (s. den nachfolgenden Kasten).

Zillmann (1971) ließ durch einen Mitarbeiter die Teilnehmer an einem Experiment zunächst ärgern. Nach dieser Begebenheit sahen die Versuchspersonen einen nichtaggressiven erotischen Film ("Die Couch"; ein junges Paar im intimen Vorspiel), einen aggressiven Film (boxerischer Preiskampf) oder einen Kontrollfilm ("Marco Polos Reisen"). Anschließend sollten sie an einer Aufgabe mitwirken, in der es laut Instruktion darauf ankam, die eigene Geschicklichkeit als "Lehrer" dadurch unter Beweis zu stellen, daß man einen vorgeblich im Nebenraum sitzenden "Schüler" (= in Wirklichkeit ein Vertrauter des Versuchsleiters) durch Applikation von elektrischen Schlägen frei wählbarer Intensität bestraft, wenn dieser in einer Lernaufgabe falsche Lösungen liefert. Die Stärke der von dem "Lehrer" verabreichten Stromstärken gilt als Maß der Aggressionstendenz. In dieser Situation zeigten jene Versuchspersonen die massivsten Aggressionen, die nach dem Ärgererlebnis den erotischen Film gesehen hatten. Erklärt wurde der Befund mit einem durch das erotische Material noch stärker als durch den aggressiven Film erhöhten Arousal-Niveau.

Eine erhöhte sexuelle Erregung förderte Aggressionsbereitschaft auch dann, wenn ohne vorangegangene Ärgerinduzierung zunächst nur je einer der Filme vorgespielt wurde und die Versuchspersonen anschließend die "Aggressionsmaschine" bedienten (s. nachfolgende Abbildung).

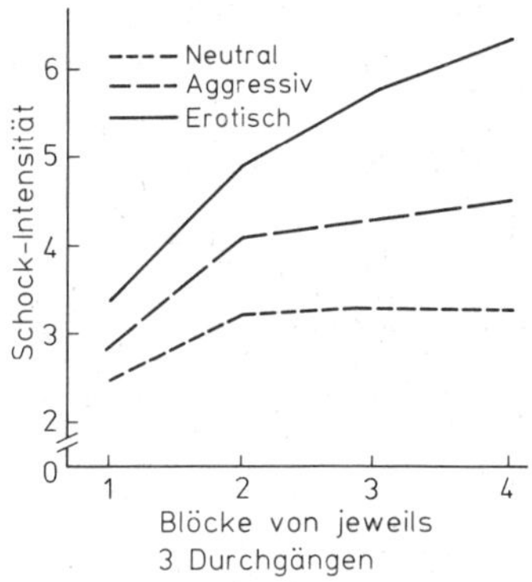

Abb. 6.2. Mittlere Schockintensitäten in Abhängigkeit vom Inhalt des zuvor gesehenen Filmes und der Dauer des Versuches (aus Zillmann 1971, S. 431)

Etwa gleichsinnige Resultate erhielten Jaffe et al. (1974), wenn männliche und weibliche Versuchspersonen vor der Plazierung an der Aggressionsmaschine entweder erotische oder neutrale Passagen in einem Buch gelesen hatten.

Donnerstein & Berkowitz (1971) konnten gar in einem ihrer Experimente zeigen, daß die von aggressiv-erotischen Filmen ausgehende Erhöhung der Aggressionsbereitschaft auf seiten der männlichen Betrachter sich nur gegen weibliche Personen richtet.

Eine allgemeine Erklärungsgrundlage für solche und ähnliche Ergebnisse liefert Hulls Drive Theory, derzufolge die Zunahme an Stärke in irgendwelchen Trieben auch Aktionen energetisiert, die der Befriedigung anderer Triebe dienen.

Es fehlt allerdings auch nicht an gut kontrollierten Untersuchungen, die umgekehrt zu den geschilderten Experimenten gerade eine Aggressionsdämpfung durch sexuelles Arousal gezeigt haben (Baron, 1974; Frodi, 1975).

Was speziell die Vergewaltigungsproblematik angeht, so haben verschiedene Autoren unter Verwendung der Penis-Plethysmographie zu zeigen versucht, daß bei Exposition von sexuell stimulierendem Material (z.B. entsprechende Dias oder Video-Bänder) Vergewaltiger eine stärkere Reaktion erkennen lassen als Kontrollpersonen. Die ersten Untersuchungen mit einer solchen Technik schienen die Hypothese zu bestätigen, daß Vergewaltiger sexuell deviant sind, da sie im Unterschied zu den "Normalen" nicht zwischen Situationen mit einvernehmlichem und erzwungenem Sexualkontakt unterschieden (s. Abel, Barlow, Blanchard & Guild, 1977; Kercher & Walker, 1973, hingegen mit unschlüssigen Resultaten). Ein etwas anderes Bild entwerfen demgegenüber neuere Arbeiten, für die etwa diejenige von Barbaree, Marshall und Lanthier (1979) ein Beispiel ist: In der besagten Studie lasen zehn inhaftierte Vergewaltiger und zehn Vergleichspersonen jeweils sechs Geschichten, die sich im Ausmaß der Zustimmung einer weiblichen

Person zu den beginnenden Sexualaktivitäten und der Stärke der von einem Mann dabei ausgeübten Gewalt unterschieden. In einer weiteren Episode ("Assault") griff ein Mann eine Frau in nichtsexueller Weise an. Die Resultate sind in der nachfolgenden Abbildung wiedergegeben (s. Abb. 6.3.).

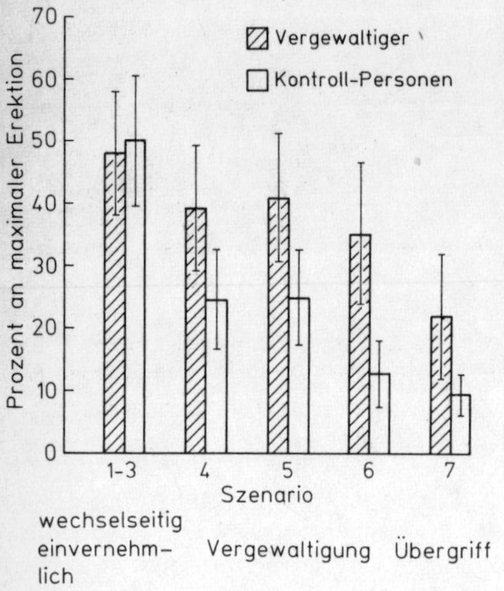

Abb. 6.3. Mittlere sexuelle Erregung auf Grund der Exposition von 2-minütigen verbalen Beschreibungen von einvernehmlichem Geschlechtsverkehr (Geschichten 1 bis 3), drei Variationen von Vergewaltigung (Geschichten 4 bis 6) und einem nicht-sexuellen Übergriff. Die senkrechten Linien veranschaulichen die Standardabweichungen (aus Barbaree, Marshall und Lanthier 1979, S. 219)

Wie ersichtlich, fiel die gemessene Erregung in ***beiden*** Gruppen bei wechselseitig einvernehmlichem Sexualkontakt am höchsten aus. Bei den Geschichten mit (in verschiedener Weise) erzwungenem Geschlechtsverkehr lag das Erregungsniveau in beiden Gruppen etwas niedriger (s. a. Baxter et al., 1984, mit einem derartigen Haupteffekt zugunsten konsensualen Geschlechtsverkehrs), doch war der Abfall bei den "Normalpersonen" deutlich stärker als bei den Vergewaltigern. Die Autoren schließen daraus auf eine bei den Vergewaltigern ***ausgebliebene Hemmung*** der Erregung durch die situativen Hinweisreize der Gewaltanwendung, wie sie bei Normalpersonen offensichtlich vorliegt. Genau dieser Umstand mache sie zu Vergewaltigern außerhalb des Laboratoriums.

Marshall und Barbaree (1984) integrieren diese These in eine ***biosoziale Lerntheorie*** der Vergewaltigung, die ansetzt an einer in früheren Entwicklungsstadien noch relativ diffusen und durch neurophysiologische Studien belegten "Nachbarschaft" von Sexual- und Aggressionsmotiven. Während der Sozialisation müsse die Separierung dieser Motivstränge gelernt werden in dem Sinne, daß Männer ihre sexuelle Erregung hemmen in aggressivem Kontext bzw. die Aggression hemmen bei sexueller Stimulation. Maßgeblich für die originäre Stärke von Sex- und Aggressionsausprägung sei u.a. der Testosteron-Spiegel, und zwar in einer komplizierten Wirkungsweise, da zwar einerseits eine erhöhte Testosteron-Konzentration mit überdurchschnittlicher Gewalt und Sexualtität einhergehe, eine zu niedrige Testosteron-Produktion aber die Potenz und Selbstsicherheit reduziere, woraus Furcht vor oder Ärger über Frauen entstehen mag mit der Folge von sexuellen Angriffen, hier: um die Männlichkeit unter Beweis zu stellen. Der Lernerfolg bei der Differenzierung von Sex- und Aggressionsmotiven hänge von frühen Erlebnissen und der Konsistenz der Erziehung ab, deren Produkt bei Vergewaltigern - wie entsprechende Studien belegen - ein unzureichendes Ausmaß an sozialer Kompetenz sei. Soziale Kompetenz aber ist nicht nur notwendig, um die Bedürfnisse und Rechte anderer zu berücksichtigen, sondern auch um mit ihnen sexuell angemessen verkehren zu können. Defizite in den Fähigkeiten zur Aufnahme und Kontrolle von Kontakten müssen zu Ängsten gegenüber Interaktionen führen, ferner zu Gefühlen von maskuliner Insuffizienz und Feindseligkeit gegenüber denen, die als Ursachen wahrgenommen werden: den Frauen. Auf dem Boden solcher vergewaltigungsbegünstigenden Motiv- und Einstellungsstrukturen aktualisieren schließlich situative Determinanten wie Alkoholisierung, Ärger über eine Frau oder sexuelle Erregung durch (häufig genug: gewalttätiges) pornographisches Material konkretes Verhalten, das in einer Vergewaltigung kulminieren mag.

Die zuletzt genannten Faktoren konnten in mehreren Experimenten (Literatur: s. Marshall & Barbaree, 1984) als wirksame "Enthemmer" gesichert werden; in gleicher Richtung fungiert auch die Wahrnehmung oder Vermutung, daß das Opfer sexuell erregt sei, worin eine Verbindung zu dem Mythos gesehen werden kann, wonach Frauen die Vergewaltigung "eigentlich wollen".

Wenngleich das vorliegende experimentelle Material trotz einiger Inkonsistenzen (s. Malamuth, 1981) beeindruckend ist, darf bei einer Würdigung des Ansatzes von Marshall und Barbaree (1984) nicht unkritisch über die Einflüsse der Selektionsrate für die Teilnahme an den geschilderten Experimenten und der willentlichen Kontrolle des Penisvolumens auf die Ergebnisse hinweggegangen werden: In einem Experiment von Wydra et al. (1983) konnten auf eine entsprechende Aufforderung hin Vergewaltiger ihre Erregungen ebenso gut kontrollieren wie Vergleichspersonen, was für die Autoren im Widerspruch zu einer landläufigen Auffassung stehe, daß bei Vergewaltigern die Sexualität "außer Kontrolle gerate". Andererseits wird daraus auch die starke Abhängigkeit der Resultate von der Kooperationsbereitschaft der Probanden und ihren Selbstinstruktionen deutlich. Weitere Experimente weisen auf die Abhängigkeit der Erregungskontrolle vom jeweiligen Stimulus und dem momentanen Erregungsniveau (Malcolm, Davidson & Marshall, 1985).

Dessen ungeachtet eröffnet die Theorie in ihrem lernabhängigen Teil eine Perspektive für die Behandlung von Personen, die wegen Vergewaltigungsdelikten auffällig geworden sind. Quinsey und Marshall (1983) haben dazu detaillierte Anordnungen geschildert, die im wesentlichen dem Modell aversiver Therapien folgen, d.h. irgendwelche unangenehmen Erlebnisse (z.B. ein elektrischer Schlag an den Unterarm) werden mit dem gegenwärtig bevorzugten, aber unakzeptablen Verhalten bzw. den Vorstellungen darüber kombiniert. In Fällen, wo das sexuelle Verhalten des Patienten durch olfaktorische Stimulation wesentlich mitbestimmt wird, erwieß sich der Einsatz von fauligem Geruch als sehr wirksam.

Sofern die aversive Therapie versagt, scheint eine brauchbare Alternative in der "Sättigung" zu liegen (s. Marshall, 1979), deren Ziel darin besteht, den verlockenden Aspekt der devianten Phantasien und Verhaltensweisen dadurch zu löschen, daß der Klient immer wieder die verschiedenen Varianten des devianten Themas, die er sich überhaupt vorstellen kann, gedanklich nur durchspielt. Gewöhnlich geschieht dieses im Zustand sehr niedrigen sexuellen Arousals (z.B. nach einem Orgasmus).

Ganz allgemein stehen die geschilderten Experimente zu sexuellen Präferenzen und der Registrierung des Erregungsniveaus für die implizite Überzeugung der Autoren, daß eine Vergewaltigung letztlich ein sexuell motiviertes, nicht aber durch Aggression bestimmtes Delikt ist (s. Hegeman & Meikle, 1980).

Tabelle 6.5. Typologie von Vergewaltigern, in etwa dem System von Groth et

Groth et al. (1977) N = 225	McCaldron (1967) N = 30	Gebhart et al. (1967) N = 1.346 (Sexualstraftäter)
1. MACHT-DURCHSETZUNG ("POWER-ASSERTIVE") - wünscht Macht über Frauen - die Frauen in ihre Schranken weisen - geringe soziale Fertigkeiten	1. *Sozipathisch* - manipulativ - egozentrisch - feindselig gegenüber jedermann	1. *Mißhandlungen* ("Assaultive") - Frauen sind Sex-Objekte - unpersönlich, mechanistisch, doppelte Moral
ungefähr 43,5%	50%	30%
2. MACHT-BESTÄTIGUNG ("POWER-REASSURANCE") - Zweifel an Sexualität - benötigt Bestätigung - Insuffizienz-Gefühle		
ungefähr 21,3%		
3. WUT/RACHE ("ANGER-RETALIATION") - Wut gegenüber Frauen - Impulsives Verhalten - Rationalisierungen	2. *Abwehrend* ("Defensive") - unsicher und feindselig gegenüber Frauen - exzessive Gewalt	2. *Explosiv* - Keine Kontrolle - ungezügelte Feindseligkeit im Zustand der Trunkenheit - untersozialisiert
ungefähr 29.7%	50%	30%
4. WUT-ERREGUNG ("ANGER-EXCITEMENT") - sadistisch - Freude aus dem Akt - erotisiert		3. *Sadistisch* - erfreut an Verletzungen und Gewalt - impotent - "weiberfeindlich"
ungefähr 5,3%		

Gerade über diese Frage aber ist ein heftiger Meinungsstreit ausgebrochen: Die akademisch-psychologische Literatur begreift meist die Vergewaltigung als ein Sexualdelikt, *weil* der Penis als Waffe gebraucht wird; entsprechend richtet sich das Interesse auf das Sexualverhalten des Täters, mögliche Besonderheiten der auslösenden Stimulusobjekte und Auffälligkeiten im Erregungsverlauf (z.B. Pacht & Cowden, 1974; Kercher & Walker, 1973). Der Täter gilt in *sexueller* Hinsicht als abweichend. Folgerichtig zielt die Behandlung gewöhnlich auf die Dämpfung der Erregung ab.

al. (ganz links) zugeordnet (nach Hegeman und Meikle 1980, S.363)

Cohen et al. (1969) N = 27	Woodling et al. (1977)	Los Angeles Police Department (1976)
1. Sex-aggressiv - aggressiv - "Mannes-Typ" - diffuse Vermengung von Sex und Aggression 15%	*1. Manipulativ* - wütend über und feindselig gegenüber Frauen - antisozial - gewalttätig	*1. Aggressives Motiv* - selbstbezogen - feindselige Einstellungen gegenüber Frauen - "männlicher Mann"
2. Kompensation - passiv - sexuell insuffizient - Vorschlag und/oder Entschuldigung 15%	*2. Unzulänglich* - scheu, passiv - fantasiert	*2. Sexuelles Motiv* - Beweis der Männlichkeit - Bestätigung - unzulängliche Sexualität - passiv
3. Impulsiv - Narzistisch 30%		*1. Aggressives Motiv* - rechnet mit Frauen ab - bestraft und schändet - mißbraucht in verbaler und physischer Hinsicht Unterkategorie von (1)
4. Verschobene Aggression - Aggressions-Handlung - Opfer unbekannt - sozial unauffällig		*3. Sex-Aggressions-Vermischung* - sadistisch - braucht Widerstand - feindselig - paranoid

Ganz anders dagegen die feministische Literatur, in der jede Vergewaltigung als ein Akt der Aggression, Dominanz und Erniedrigung verstanden wird, dessen sexueller Aspekt ***nur*** darin bestehe, daß der Penis als Waffe benutzt werde (z.B. Brownmiller, 1975). Hinweise auf die Angemessenheit einer solchen Auffassung mögen aus Arbeiten bezogen werden, denen zufolge die durch das Hören von Vergewaltigungsszenen erzeugte Erregung (in Einheiten der Penis-Plethysmographie) bei Vergewaltigern eine Funktion des in der Geschichte ausgedrückten Ausmaßes von angewendeter Gewalt ist (Quinsey & Chaplin, 1982). Noch stärkere Evidenzen im besagten Sinne vermitteln Resultate wie diejenigen von Langevin, Paitich und Russon (1985), denen zufolge in Persönlichkeitstests wie MMPI und 16PF, in Fragebögen zur kriminellen Vergangenheit und dem Alkoholkonsum Vergewaltiger nichtsexuellen Gewalttätern ähnlicher waren als sexuellen Devianten (wie z.B. Exhibitionisten) - gleichwohl einige Effekte darauf hinwiesen, daß es sich bei Vergewaltigern und sonstigen Gewalttätern um "superheterosexuals" handelte mit einem gesteigerten Trieb und einer großen Bandbreite sexuellen Verhaltens (darunter Exhibitionismus, "Peeping", Vornehmen obszöner Anrufe, Transvestismus u.ä.). Hierzu zählen auch die Ergebnisse einer Opferbefragung von Holmstrom und Burgess (1980); darin berichteten N = 115 Frauen, daß zwar die Mehrzahl der Vergewaltiger vaginalen Verkehr (90%) oder Fellatio (22%) vornahmen, bis zu 5% jedoch auf das Opfer oder dessen Unterwäsche auch urinierten, einen Messergriff in die Scheide bohrten oder Ejakulat auf den Körper des Opfers schmierten. Die Autoren schließen daraus, daß Vergewaltigung ein Akt der Aggression, Machtausübung und Degradierung, im weiteren von Ärger, Haß und Verachtung sei. Demgegenüber spricht van Ness (1985) von der Gewalt "nur" als instrumentell, weil damit ein anderes Ziel (Abreaktion von Ärger, geschlechtliche Befriedigung u.ä.) erreicht werden soll.

Wie immer dem sei: Der feministischen Literatur zufolge hat die Existenz von Vergewaltigung in einer Gesellschaft einen einschüchternden Effekt auf alle Frauen und nicht nur jene, die selbst Opfer-Erfahrungen machen mußten. Diese beeinträchtigende Wirkung verstärkt sich noch, wenn Frauen über Vergewaltigung nachdenken: Schwarz und Brand (1983) konnten zeigen, daß durch gedankliche Beschäftigung mit dem Thema Vergewaltigung das Selbstwertgefühl und das Vertrauen in andere Leute sinken, hingegen der Glaube an traditionelle Geschlechterrollen zunimmt, sich mithin Einstellungen verstärken, "die der Selbstbehauptung in einer Männergesellschaft entgegenstehen" (S.76).

Gewöhnlich sind Allaussagen innerhalb des sozialwissenschaftlichen Forschungsprozesses nur schwer aufrechtzuerhalten. Wie kaum anders zu erwarten, haben die ernsthaften Versuche einer Klassifikation von Vergewaltigungen bzw. den dazu arretierten Täter ein differenzierteres Bild im Sinne von "sowohl als auch" oder "je nachdem" ergeben. Von Hegeman und Meikle (1980) stammt die Übersichtsdarstellung, die in der nachfolgenden Tabelle wiedergegeben ist. Klassifikationsgrundlage waren bei den Referenzautoren in einer nicht immer explizierten Weise berichtete Motive und/oder die berichteten Modalitäten der Tatbegehung.

Da die Autoren z.T. verschiedene Kategorisierungen vorschlagen, ist ein Vergleich der gefundenen Häufigkeitsverteilungen nicht möglich. Mißt man der Studie von Groth et al. (1977) wegen der umfangreichen Stichprobe ein größeres Gewicht bei als den anderen Beiträgen, so scheint das Macht- und Dominanzbestreben das am häufigsten vorkommende Motiv zu sein, mit dem in einer schwer bestimmbaren Weise sexuelle Elemente "legiert" sein mögen.

In einer neueren Arbeit, die sich auf eine mehr als doppelt so große Zahl von verurteilten Vergewaltigern stützt, unterscheidet Groth (1979) nur noch die Motive "anger" (ca. 40% der Fälle), "power" (ca. 55%) und "sadism" (ca. 5%). In die erstere Kategorie fallen jene Fälle, in denen die Sexualität ein Mittel zum Ausdruck bzw. der Entladung von aufgestautem Ärger und diffuser Wut ist. Der Angriff ist hierbei gekennzeichnet durch physische Brutalität; die vom Täter aufgewendete Kraft übersteigt dabei erheblich das Ausmaß, das zur Überwältigung des Opfers und der sexuellen Penetration notwendig wäre. Neben dem Geschlechtsverkehr treten Schläge, Bisse, Zerreißen der Kleider u.ä. auf. Dieses Verhaltensmuster kann gleichermaßen im Zuge eines überraschenden Angriffs auftreten wie auch nach anfänglichen Versuchen, zunächst das Vertrauen des Opfers zu gewinnen. Bei den nach dem Machtmotiv klassifizierten Vergewaltigungen richtet sich demgegenüber die Absicht des Täters nicht dahin, das Opfer zu verletzen, sondern es sexuell zu besitzen. Die Sexualität fungiert als Vehikel zur Kompensation von Gefühlen der Unzulänglichkeit und dient dem Ausdruck von Anspruch auf Kontrolle, Autorität, Herrschaft und Kraft. Das Ziel des Täters besteht in der sexuellen Unterwerfung des Opfers. Um das zu erreichen, können verbale Drohungen, Einschüchterungen mit einer Waffe und/ oder physische Gewalt benutzt werden. In der sadistischen Variante schließlich vermischen sich Machtanspruch und Wut derart, daß die Aggression selbst eine erotische Komponente erhält. Aus der Mißhandlung des Opfers, aus seinem Leiden und seiner Hilflosigkeit wird Lustgewinn gezogen. Häufig kommt es dabei zu seltsamen Aufforderungen an das Opfer (z.B. sich in ein bestimmtes Gewand zu kleiden, die Haare anders zu tragen u.ä.) oder bizarren und grausamen Handlungen (z.B. Verbrennen mit Zigaretten, Auspeitschen, Verstümmelung der Genitalorgane u.ä.).

Unabhängig vom jeweiligen Überwiegen der einzelnen Komponenten sind Ärger/Wut, Aggression und Sexualität nach Groth (1979, S. 13) in jedem Einzelfall erkennbar. Da bei einer jeden Vergewaltigung in der Sexualität nur der Machtanspruch und die Wutgefühle ausgedrückt würden, handele es sich dabei um pseudosexuelle Akte, die viel mehr mit Status, Feindseligkeit und Kontrolle sowie Dominanz zu tun hätten als mit sinnlichem Vergnügen und geschlechtlicher Befriedigung. Notzucht sei sexuelles Verhalten im Dienste nichtsexueller Motive.

Bei aller Sorgfalt der klinischen Beobachtungen ist auch das eben ausführlich referierte Klassifikationssystem nicht frei von einer gewissen Einseitigkeit. Das Fehlen von einer Kategorie, wie sie von der Polizei in Los Angeles vorgesehen ist, nämlich eine solche zur Erfassung der vorwiegend sexuell determinierten Vergewaltigungen, ist auffällig. Denn immer wieder finden sich in der Literatur einzelne Fälle, die den geschilderten Begleitumständen nach kaum eine andere Deutung zulassen, weil etwa der Täter ausdrücklich jede Gewalt vermeiden möchte, explizit seine Wünsche äußert, weiter nichts als einen befriedigenden Geschlechtsakt erleben zu wollen, das Opfer auffordert, seinerseits Bekundungen des Wohlbefindens zu äußern usw. (Beispiele in diesem Sinne gerade auch in Groth, 1979, der im übrigen bei 34% der Vergewaltiger seiner Stichprobe zum Zeitpunkt der Tatausführung klare Anzeichen von sexueller Dysfunktion gefunden hat, und zwar in Gestalt von unzureichender Erektion, vorzeitiger oder extrem verzögerter Ejakulation). Möglicherweise ist, von den in einem Forscherteam allgemein herrschenden Vorüberzeugungen einmal abgesehen, für das erwähnte Defizit auch der Umstand verantwortlich, daß die vorwiegend sexuell motivierten Vergewaltigungen wahrscheinlich weniger zur Anzeige gelangen als die dominanzbestimmten.

Die geringe Verbindlichkeit von Motivationsklassifikationen aufgrund registrierbarer Verhaltensweisen wird deutlich, wenn man dem Gruppierungssystem von Groth (1979) dasjenige von Griffin (1979) gegenüberstellt, in dem sich die Kategorie "sexual aim" in der Tat findet; daneben unterscheidet diese Autorin "aggressive aim", "sex-aggression defusion", "impulsive rapist", "gang rapist" und "prostitute rapist". Wie ersichtlich, orientiert sich das letztere Gruppierungssystem jedoch nicht über alle Klassen hinweg streng an den Motiven, sondern berücksichtigt auch Aspekte der Handlungsausführung und -auslösung, des Opfers u.ä.

Angesichts einer solchen Uneinheitlichkeit kommt der Untersuchung von Smithyman (1978) eine besondere Bedeutung zu. In dieser bereits mehrfach erwähnten Arbeit wurden Vergewaltiger durch Anzeigen in mehreren lokalen Blättern aufgerufen, sich telefonisch unter einer angegebenen Rufnummer zu melden und eine Reihe von Interviewfragen zu beantworten ("Are you a rapist? Researcher interviewing rapists anon. By phone. Identity protected. Phone ..."). Insgesamt gingen in die Auswertung die Gespräche von N = 50

Anrufern ein. Natürlich beinhaltet ein solcher Ansatz nachgerade unlösbare Probleme im Hinblick auf die Repräsentativität der Stichprobe (ähnliches gilt für Kanin, 1984, und dessen Dunkelfeld-Untersuchung zum "date rape"); aber auch bei jenen Tätern, die gewöhnlich Eingang in Polizei- und Gerichtsakten finden, bestehen erhebliche Zweifel, ob sie eine zufällige Auswahl aus der Grundgesamtheit aller Vergewaltiger darstellen, so daß die fragliche Untersuchung zum Dunkelfeld von vornherein nicht schlechter gestellt werden darf. Eines der erwähnenswerten Ergebnisse ging dahin, daß nur ca. 1/4 aller Anrufer, die im übrigen allesamt unbestraft davongekommen waren, lediglich eine Vergewaltigung begangen hatten, der Rest jedoch für mehrere Vergewaltigungen verantwortlich war, und zwar allein 14% für mehr als sieben. Insgesamt hatten die 50 Täter mindestens 252 Frauen vergewaltigt. (Auch in der Stichprobe von 500 wegen verschiedener Sexualdelikte verurteilter Straftäter fand Groth, 1979, eine erhebliche Rate von vorangegangenen Vergewaltigungen bei einzelnen Personen und eine Konsistenz der einschlägigen Verhaltensmuster, Ähnlichkeit der Opfer und wiederkehrende Charakteristik der Tatmerkmale. Schließlich berichten Marshall und Barbaree, 1984, daß solche Vergewaltiger, die therapeutischen Programmen zugeführt werden, im Durchschnitt neun Frauen vergewaltigt hatten.) Die zentrale Frage der Untersuchung galt den Tatmotiven. Diesbezüglich stimmten insgesamt 80% der Anrufer der Aussage zu, daß die hauptsächliche Motivation für eine Vergewaltigung darin bestünde, sexuelle Beziehungen mit einer Frau zu haben ("strongly agree" und "agree"), hingegen bejahten nur 58% das Statement, daß die hauptsächliche Motivation in der vollständigen Dominanz und Erniedrigung der Frau gesehen werden müsse.

Zwei freie Fragen bezogen sich auf die allgemein bei anderen Tätern vermuteten bzw. die im eigenen Fall maßgeblichen Motive. Da die Antworten in Abhängigkeit von Fremd- und Selbstwahrnehmung auch qualitativ etwas verschieden ausfielen, ist das für die jeweilige Kategorisierung verwendete System etwas verschieden. Die relative Häufigkeit, mit der einzelne Antworten gegeben wurden, sind in der nachfolgenden Tabelle aufgelistet (s. Tabelle 6.6.).

Bei sich selbst und anderen sehen die Täter mithin in ca. 40% der Fälle eine sexuelle Motivation im Vordergrund; in ungefähr gleicher Häufung mischt sich dieser Beweggrund mit Dominanz, Kontroll- und Rachebestrebungen. Namentlich die letzteren Angaben verdeutlichen einmal mehr die enge Verflechtung zwischen Aggression und Sexualität auch in der Selbsterfahrung von Personen, die Vergewaltigungen bereits verübt haben. Die Ergebnisse führen andererseits aber auch vor Augen, daß es eine starke sexuelle Komponente gibt und es zweifellos den Kern des Problems nicht trifft, wenn aus dem *Umstand* einer Gewaltanwendung auf das *Motiv* dazu geschlossen wird. Geschlechtsverkehr mit einer Frau, ggf. mit einer anderen als der eigenen, möglicherweise unter ungewöhnlichen Umständen, vielleicht ohne vorbereitende Gespräche und emotionale Verwicklungen u.ä., stellt offenkundig ein eigenständiges Ziel dar, für das es einige Personen in Kauf nehmen, Gewalt anwenden zu müssen und dafür möglicherweise bestraft zu werden. Der Verweis auf die weniger problematische und absolut risikolose Alternative der Selbstbefriedigung verfängt nicht, weil diese in der individuellen Wertehierarchie der meisten Täter wesentlich niedriger angesiedelt sein dürfte.

Tabelle 6.6. Relative Häufigkeit von Antworten auf die Frage nach den Motiven anderer Personen (linke Spalten) und denjenigen des Täters selbst (rechte Spalten der Tabelle; nach Smithyman 1978, S.54 und 56)

Hauptsächliche Themen	%	Hauptsächliche Themen	%
Sexuelle Motive	36	Sexuelle Motive	42
Sexuelle-Macht-Kontroll-Motive	38	Sexuelle-Rache-Motive	20
Haß auf Frau oder Opfer	8	Dominanz/Kontrolle/Rache	8
Geisteskrankheit	6	Sexualität/Dominanz/	
Neugier	2	Äußeres der Frau	22
Weiß nicht, unsicher	10	Kleidung der Frau/Äußeres	4
		Geld	2
		Selbstsucht	2
	100		100

Leider fehlen bei Smithyman (1978) differenzierte Angaben darüber, in welchen Situationen oder bei welcher Täter-Opfer-Beziehung usw. die einzelnen Motivationen überwogen. Zwar hat Griffin (1979) unter den einzelnen Motivationen wie "aggressive aim" und "sexual aim" die jeweiligen Opfer und Schauplätze, den Zweck und die Intensität des Angriffs prototypisch dargestellt und damit die "pieces of a puzzle" (Qureshi, 1979, S. 27) aufgelistet, doch bleibt offen, was an den Mustern empirisch verankert bzw. über die Falldarstellungen hinaus generalisierungsfähig und was nur dem Kopf der Autorin entsprungen ist. Die obigen Feststellungen können deshalb nur eine globale Aussage über alle möglichen Settings sein. Von zukünftigen Forschungsarbeiten ist nicht zuletzt gerade eine Aufarbeitung dieser Defizite zu fordern.

6.6.2.4. Vergewaltigung als Störung des Werbeverhaltens

Die Theorien abschließend soll noch eine Konzeptualisierung zur Sprache kommen, die durchaus auch als soziologisch verstanden werden kann, aus didaktischen Gründen aber und im Hinblick auf die Modalitäten einer Überprüfung unter psychologischen Modellen rubriziert wird: Freund, Scher und Hucker (1983) haben ausgehend von der Prämisse, bei Vergewaltigung handele es sich um ein in sexueller (nicht: aggressiver) Hinsicht deviantes Verhalten, dieses Delikt in eine Linie gestellt mit Voyeurismus, Exhibitionismus, Frotteurismus, dem Vornehmen obszöner Telefonanrufe und dem Berühren von bzw. Reiben an anderen Personen bei Menschenansammlungen, wobei all diese Auffälligkeiten von den Autoren als Störungen des Werbeverhaltens verstanden werden. Innerhalb des normalen Werbe- und Paarungsverhaltens ließen sich die vier Stufen
- Suche eines Partners
- vortaktile Interaktionen
- taktile Interaktionen und
- geschlechtliche Vereinigung

unterscheiden. Eine Störung manifestiere sich darin, daß jemand seine sexuelle Energie vorwiegend nur auf einer dieser Stufen investiere, der Voyeur beim Schauen als symbolisierte Form des Suchens, der Exhibitionist in vor-taktiler Interaktion, der Berührer in taktiler Interaktion und der Vergewaltiger in der geschlechtlichen Vereinigung. Die sexuelle Energie dieser Personengruppen baue sich rasch auf und werde impulsiv entladen, weil die Betreffenden nicht die üblichen sozialen Aufschübe ertragen könnten. Nur die "pathologischen Vergewaltigungen", d.h. jene mit Anwendungen erheblicher Gewalt, rechnen die Autoren zu den Störungen des Werbeverhaltens, während in einer unbestimmten Zahl von Fällen keine sexuellen Anomalien auftreten mögen.

In ihrer Stichprobe von N = 139 Patienten mit sexuellen Anomalien waren bei den 23 Vergewaltigern in 4% Exhibitionismus, 4% obszöne Anrufe und 13% unsittliche Berührungen vorgekommen, während die Mehrzahl (83%) ausschließlich Vergewaltigungen verübt hatte. Trotz eines gewissen Überlappens der Verhaltensstörungen, stellte sich somit Vergewaltigung als relativ "reine" Funktionsauffälligkeit dar.

Vielseitiger war hingegen das sexuell auffällige Verhalten der N = 40 Vergewaltiger in der Stichprobe von Langevin et al. (1985), wo ca. 3/5 der Patienten über noch andere Sexualanomalien berichteten, darunter auch Transvestismus. Zumindest diese letztere Störung, bei der die sexuelle Erregung aus dem Anlegen von weiblichen Gewändern bezogen wird, scheint unvereinbar mit dem Stereotyp des Vergewaltigers als "Macho"-Mann, der seine Männlichkeit beweisen muß (s. dazu auch die Hinweise auf Feminität und Inferiorität unter 6.6.2.2.).

Wie die besprochenen Untersuchungsbefunde erkennen lassen, ist es insgesamt unzulässig, von "der" Gruppe der Vergewaltiger zu sprechen. Bei den Personen, die wegen einer Notzuchthandlung belangt werden, sind ganz verschiedene Motive erkennbar, die sich auf einem Kontinuum anordnen lassen, das von reiner Aggression (z.B. in Gestalt von Sadismus, s. Rada, 1978) über den "Dieb", der sich nicht nur das Eigentum anderer, sondern auch die geschlechtliche Befriedigung einfach nimmt (Amir, 1975) bis zur reinen Sexualhandlung reicht.

Was speziell die Theorie des gestörten Werbeverhaltens angeht, so liefert sie in erster Linie eine interessante Perspektive, während sich die Überprüfung eher schwierig gestaltet. Freund et al. (1983) sehen in der Koinzidenz verschiedener Störungen eher eine Bestätigung ihrer These, doch läßt sich dem entgegenhalten, daß im Falle von Störungen, die ausgesprochen prototypisch die einzelnen Stufen betreffen, gerade keine Überlappung zu erwarten wäre. Andererseits fügt sich die Beobachtung von Longo und Groth (1983) unschwer in die Theorie, wonach viele Vergewaltiger in ihrer Vorgeschichte sexuelle Anomalien minderschweren Grades zeigen (z.B. Voyeurismus oder Exhibitionismus) und erst im Laufe der Entwicklung gravierendere Formen sexuell unangemessenen Verhaltens ausbilden.

6.7. Gruppennotzucht und homosexuelle Vergewaltigung

Die zuvor referierten Resultate über Motive und Beweggründe gelten hauptsächlich für den "klassischen" Fall einer dyadischen Konstellation. Die Fälle von gemeinschaftlich begangener Notzucht sind darin unterrepräsentiert, obwohl sie unter den angezeigten Fällen 26% (Amir, 1971) bis 36% (Qureshi, 1979) ausmachen. Dieses Delikt, das namentlich in Kriegszeiten von den weiblichen Mitgliedern unterlegener Nationen wohl in besonderer Weise gefürchtet wird, findet sich üblicherweise gehäuft bei Jugendlichen. Wie bereits erwähnt, sind die Begleitumstände meist durch besondere Brutalität gekennzeichnet. Ein Teil dieses Gewaltüberschusses mag bedingt sein durch die extreme Asymmetrie wie sie bei der Konfrontation eines Opfers mit mehreren Tätern gegeben ist. Angesichts des Schreckens, den eine Frau bei der Antizipation einer Mehrfachvergewaltigung empfinden mag, sind besonders erbitterte Versuche einer Gegenwehr wahrscheinlich, dieses um so mehr, als die Frau bei mehreren Tätern eine geringere Gefahr unterstellen darf, im Anschluß an die Vergewaltigung getötet zu werden, da die Täter sich wechselseitig als Mitwisser wüßten. Eine verstärkte Abwehr macht wiederum noch mehr Gewalt erforderlich, um den Widerstand zu brechen. Darüber hinaus ist die übermäßige Gewalt als Zeichen der Erniedrigung gedeutet worden, die das Opfer erfahren soll; nach Medea und Thompson (1974) solle niemand in der Gruppe die Frau anders wahrnehmen als ein jederzeit verfügbares Sexualobjekt. Dafür sei es in besonderer Weise notwendig, das Opfer zu deindividualisieren.

Ferner muß von Motiven der Prahlerei des einzelnen vor den anderen ausgegangen werden; niemand möchte als Feigling, jeder als Mann dastehen, wodurch es zu einer wechselseitigen Eskalation kommen kann. Schließlich ist an die Absicht zu denken, in der Runde der anderen Geborgenheit zu finden, in der Gruppe (irgend)etwas zu unternehmen, erste sexuelle Erfahrungen zu sammeln, wobei die anderen behilflich sein können u.ä.

Die Gegenwart von anderen ist bei der hauptsächlich in nordamerikanischen Strafanstalten verbreiteten homosexuellen Notzucht das entscheidende Kriterium schlechthin. Nur durch deren Präsenz ist sichergestellt, daß der Machtanspruch, der sich in der sexuellen Entwürdigung manifestiert, von anderen wahrgenommen und damit die Hierarchie zwischen den Gefangenen festgelegt wird. Ein Neuankömmling sieht sich meist nur vor die Alternativen gestellt, entweder aufzubegehren und einen Kampf auf Leben und Tod aufzunehmen oder sich als Opfer zu fügen. Bei dem Anspruch auf sexuelle Aktivität, Autonomie und Selbstbestimmung, der mit der Rolle als Mann vebunden ist, führt eine sexuelle Viktimisierung zu besonders verheerenden Störungen im Selbstgefühl und in der Identifikation mit Männlichkeit (Scacco, 1975). Genau das scheint von den Tätern auch intendiert zu sein, nimmt man deren Aussprüche zur Kenntnis, die etwa lauten "... we're gonna take your manhood" oder "we're gonna make a girl out of you" (Davis, 1974). Derartige Kommentare lassen sexuelle Motive hier als unbedeutend erscheinen (im gleichen Sinne auch Cottan & Groth, 1982); Brownmiller (1975) spricht stattdessen von einem Ausagieren von Machtrollen in einer reinen Männergesellschaft, wobei der jüngere, schwächere Mithäftling, gewöhnlich ein Ersttäter, gezwungen werde, jene Rolle zu übernehmen, die in der Außenwelt der Frau zukäme.

Daß die Vergewaltigung von Männern nicht auf Inhaftierungssituationen beschränkt ist, wird durch die Studie von van Ness (1985) deutlich gemacht, in der jugendliche (nichthomosexuelle!) Vergewaltiger berichteten, etwa ein Drittel ihrer Opfer sei männlichen Geschlechts gewesen. Freilich erscheint diese Zahl überraschend hoch, weshalb auch die Autorin selbst von einem Bedarf an "more serious studies of male-rape" (S.163) spricht.

Mit den (männlichen) Opfern solcher Vergewaltigungen befassen sich Goyer und Eddleman (1984) und berichten als Folge des Übergriffs über somatische Beschwerden, Störungen der individuellen Stimmungslage, der sozialen sowie sexuellen Beziehungen - einem Komplex von Symptomen, wie er ganz ähnlich auch bei weiblichen Opfern zu beobachten ist.

Die Anwesenheit anderer stellt häufig auch in jenen seltenen Fällen ein wichtiges Moment dar, in denen die ***Täter*** weiblichen Geschlechts sind, doch erfüllt deren Präsenz hier meist die Funktion, das Kräfteverhältnis zum Vorteil der Frauen etwas günstiger zu gestalten, wenn das Opfer ein Mann ist. Aus leicht verstehbaren Gründen gelangen solche Delikte so gut wie nie zur Anzeige, da der betroffene Mann Gefahr läuft, als Tor bezeichnet zu werden, wenn er sich über einen derartigen Vorfall beklagt, ihm im weiteren wohl mit Skepsis und Ungläubigkeit begegnet werden dürfte. Immerhin hat Groth (1979) unter der Überschrift "The female offender" einige Fälle zusammengestellt, in denen Frauen einen Mann zum Geschlechtsakt gezwungen haben, gewöhnlich unter Bedrohung mit Waffen, teils als Fahrerin von Wagen, um einen Anhalter mitzunehmen, teils nach Anbandelungen in Bars und Lokalen, verschiedentlich begleitet von Raub und entpersonalisierenden Begleitumständen sowie dem Zufügen von schweren Verletzungen - situativen Kontextbedingungen, die aus der Literatur zur Vergewaltigung der Frau durch den Mann her gut bekannt sind. Soche Gewaltanwendungen fehlen gewöhnlich dann, wenn der Mißbrauchte kindlichen oder jugendlichen Alters ist und kaum richtig einzuschätzen vermag, was ihm geschieht (so in einigen der von Sarrel & Masters, 1982, dokumentierten Fälle). Freilich: Die Zahl solcher Ereignisse scheint verschwindend gering und unerheblich zu sein, aber die wenigen bekannt gewordenen Fälle zeigen: "It can, it does happen" (Groth, 1979, S. 188).

6.8. Verhinderung von Vergewaltigung

Vor dem Hintergrund sozialisationstheoretischer Überlegungen hat Griffin (1971, S. 27 und 29) davon gesprochen, daß eine Vergewaltigungshandlung die perfekte Kombination von Sex und Gewalt darstelle. Nicht nur sollte im idealtypischen Paar der Mann größer und stärker sein als die Frau, sondern dieser auch seine überlegene Stärke in Gesten der Dominanz demonstrieren, die als liebenswert wahrgenommen würden. Man müsse vermuten, daß Vergewaltigungen gelernt würden; aus dem Umstand, daß diese gegen das Gesetz verstießen, dürfe nicht geschlossen werden, daß Vergewaltigungen nicht tatsächlich als Teil unserer Kultur bekräftigt würden.

An ähnlichen Betrachtungen anschließend folgern Medea und Thompson (1974), daß die Aussichten auf die Verhinderung von Vergewaltigung so lange düster seien, wie im Fernsehen und in kommerziellen Filmen, Magazin-Kurzgeschichten, Novellen und auf Plattenhüllen die Vorstellung perpetuiert werde, daß Vergewaltigung der Erfüllung eines unbewußten fraulichen Wunsches diene und sich die Frau im Verlauf von Vergewaltigungen wandele von beißend zu umarmend. Solange derartige Stereotype akzeptiert würden, könne sich die Vergewaltigungssituation nicht ändern; Männer würden sie als Teil ihrer Selbstbestätigung empfinden, Frauen als unvermeidliche Bedrohung.

Für Smithyman (1978) erhöht eine so gelagerte Sozialisation des Mannes die Nützlichkeit der Vergewaltigungsalternative in der Entscheidungsmatrix. Die Erziehung von Männern und Frauen zu einer "vergewaltigungs-toleranten" Gesellschaft schaffe in Verbindung mit der geringen Aussicht auf Bestrafung ein für sexuelle Übergriffe günstiges Klima. Um dem zu begegnen, müßten entweder die grundlegenden Sozialisationsmuster und die Geschlechtsrollen-Erwartungen von Mann und Frau geändert und/oder die negativen Konsequenzen von Vergewaltigungen drastischer ausgestaltet werden. Verfolgt man die Entwicklung in den westlichen Industrieländern, besonders in den USA, die eine gewisse Pionier-Rolle einnehmen, sind Fortschritte in jedem der beiden Bereiche unverkennbar, z.B. in Form von angemessener Erziehung und Selbstverteidigungskursen für Frauen und der Durchsetzung höherer Bestrafungsraten - was nicht zuletzt dem energischen Auftreten von engagierten Frauen in Wissenschaft und öffentlichem Leben zu verdanken ist.

Andere Autoren machen nicht nur die Makrostruktur einer Gesellschaft, sondern vor allem die Prozesse im Mikroorganismus der Familie für jegliches abweichende Verhalten verantwortlich, darunter auch die Vergewaltigung. Da für Rogers (1977) viele der heutigen Vergewaltiger die mißhandelten Kinder von gestern sind (s. dazu auch Groth, 1979, der bei einem erheblichen Teil der Vergewaltiger ein sexuelles Trauma in der frühkindlichen Phase beobachtet hat), komme es auf eine liebe- und verständnisvolle Erziehung durch Eltern und Ersatzpersonen an. Wer diese erfahre, entwickele Verständnis für die Würde des Menschen, die Belange der anderen und deren Recht, ebenfalls unbehelligt zu leben - Anregungen, die freilich ebenso wie die Forderung nach dem stabilisierenden Einfluß von Schule, Kirche und sonstigen Autoritäten auch bei anderen Formen abweichenden Verhaltens erhoben werden könnten.

Solange diese fundamentalen Korrekturen nicht allgemein realisiert werden können, sind prophylaktische Maßnahmen von Wert, die der Gestaltung von situativen Rahmenbedingungen gelten (s. dazu nachstehenden Kasten). Hohe Bewußtseinsgrade für die Gefahr drohender Vergewaltigungen, die mit einigen sozioökonomischen Indikatoren korrelieren (s. Schwartz, Williams & Pepitone-Rockwell, 1981) stehen vermutlich mit dem individuellen Risiko eines Opferwerdens in umgekehrter Beziehung. Weitergehende Ratschläge, wie etwa das Vermeiden von Intimitäten, sofern nicht die Bereitschaft zum Geschlechtsverkehr besteht, das Unterlassen von unbegleiteten Wanderungen in relativ einsamen Gegenden oder das Anhalten von Autos zum Zwecke kostenlosen Transportes, Tragen nur wenig attraktiver Kleidung, das Ausschlagen von Einladungen in fremde Wohnungen, Mißtrauen auch gegenüber Bekannten oder gar Verwandten usw. laufen letztlich auf ein den individuellen Freiraum unerträglich einengendes Vermeidungsverhalten hinaus und stellen gewiß nur ein Kurieren am Symptom dar.

Einige Vorsichtsmaßnahmen, die Sie im Gedächtnis behalten sollten (Auszug aus den Empfehlungen von Medea & Thompson, 1974, S. 68-69).

Auf der Straße

- Seien Sie vertraut mit einem oft benutzten Weg. (Betrachten Sie ihn aus neuer Sicht - beachten Sie Beleuchtungen, Gassen, unbewohnte Gebäude und die Leute auf der Straße.)
- Sie sollten einen Platz kennen, wo Sie sicher sind, wenn Sie das Gefühl haben, verfolgt zu werden - eine Stelle also, wo Sie vorübergehend bleiben oder sich versichern können, ob Ihnen jemand folgt.
- Wenn Sie ausgehen, sollten Sie für den Notfall immer genügend Geld bei sich haben.
- Kleiden Sie sich angemessen.
- Wenn Sie auf öffentliche Verkehrsmittel warten, stehen Sie mit dem Rücken gegen eine Wand.
- Wenn Sie in einer unbekannten Stadt sind, sehen Sie sich den Stadtplan an. Vergewissern Sie sich, wohin Sie gehen und machen Sie keinen hilflosen Eindruck.
- Notieren Sie sich in langen Parkreihen Ihren Standort, so daß Sie direkt zu Ihrem Wagen zurückgehen können.
- Schauen Sie auf Ihren Rücksitz, bevor Sie in das Auto steigen.
- Versuchen Sie, den Waschautomaten tagsüber oder am frühen Abend zu benutzen.

Im Wohngebäude

- Eine Person mit einem Schlüssel in der Hand gehört nicht notwendigerweise zu Ihrem Wohngebäude. Sie als Frau können warten, bis der Betreffende die Eingangstür öffnet.
- Wenn ein Mann das Wohngebäude nach Ihnen betreten will, schließen Sie die Eingangstür, sobald Sie drinnen sind, auch wenn Sie ihn damit offensichtlich ausschließen. Er wird Sie verstehen und falls nicht, sind Sie im Recht.
- Benutzen Sie keinen Fahrstuhl, der nur mit einem einzelnen Mann besetzt ist. Wenn alle Personen den Fahrstuhl verlassen bis auf einen Mann, den Sie nicht kennen, dann gehen Sie mit ihnen und warten Sie auf den nächsten Lift. Wenn Sie im Fahrstuhl allein sind und ein fremder Mann (oder eine Gruppe Männer) kommt hinzu, gehen Sie heraus, wenn Sie sich unwohl fühlen. Von Hand betriebene Aufzüge sind zweifellos eine Gefahr für die persönliche Sicherheit. Gebrauchen Sie Ihren Verstand.
- Sie können Ihren Vermieter zwingen, ein sicheres Schloß zu installieren. Es ist vorteilhaft, ein Türriegelschloß mit Kette und zusätzlich ein Guckloch zu haben.
- Fensterverriegelungen sollten so angebracht sein, daß nicht einmal ein kleines Kind durchschlüpfen kann.
- Es kann eine Gesetzesbestimmung geben, die Ihnen erlaubt, einen Hund zu Ihrem Schutz zu halten, auch wenn Ihr Mietvertrag es nicht erlaubt. Vergewissern Sie sich.
- Wenn Sie Ihre Wohnung abgesichert haben, sehen Sie von außen nach, ob man einbrechen kann.

Hilfreich sind vielleicht einige Anhaltspunkte aus spezifischen Untersuchungsreihen: Ähnlich dem Vorgehen von McIntyre et al. (1982) verglichen Bart und O'Brien (1984) insgesamt 94 Frauen miteinander, die eine Vergewaltigung entweder hatten abwenden können oder nicht (N = 51 bzw. 43). In allen Fällen hatten die Opfer physische Gewalt oder zumindest deren Androhung erfahren. Den in Interviews ermittelten Resultaten zufolge wandten die Frauen aus der Gruppe 'Vergewaltigungsversuche' insgesamt mehr und verschiedene Strategien der Abwehr an, darunter Flucht oder Fluchtversuche, gellendes Schreien oder physische Gewalt. Häufiger kam ihnen aber auch eine Hilfe anderer Personen zustatten. Die am häufigsten vorkommenden und meist angeratenen Verhaltensweisen (z.B. argumentieren, sich verbal weigern, drohen oder Anweisungen geben) differenzierten nicht zwischen den beiden Gruppen und waren für sich relativ ineffizient. Sofern der Täter eine Waffe hatte, war eine Vergewaltigung seltener abzuwenden.

Innerhalb der Gesamtstichprobe der Opfer befanden sich N = 13, die sowohl eine Vergewaltigung vermeiden konnten als auch diese ertragen mußten - das Problem der Vergleichbarkeit von zwei miteinander kontrastierten Samples stellt sich somit hier nicht, da jede der Befragungspersonen ihre eigene Kontrolle bildete. Vergewaltigungsabwehr gelang eher, wenn

- der Angreifer ein Fremder war,
- das Opfer viele Abwehrmaßnahmen ergriff, insbesondere schrie und kämpfte,
- der Täter nicht Gewalt anwandte oder androhte,
- der Angriff irgendwo draußen, nicht aber in der Wohnung von Täter oder Opfer stattfand und
- die hauptsächliche Absicht des Opfers darin bestand, nicht vergewaltigt zu werden; überwog hingegen die Angst vor Verletzungen oder gar die Furcht, das Leben zu verlieren, waren die Vergewaltiger "erfolgreich" (Bart, 1981).

Auch hier stellt sich aber wieder die Frage von Ursache und Wirkung, da beispielsweise nicht ausgeschlossen werden kann, daß durch ein besonders brutales Vorgehen der Täter bei den Opfern Todesängste entstanden, in deren Folge die Abwehr eine andere Form annahm als bei den weniger rücksichtslosen Angriffen (zur effektiven Form von Widerstand s. a. Cohen, 1984).

Aus diesem Grunde ist es außerordentlich schwer, auf der Basis solcher Untersuchungen seriöse Ratsschläge zur Abwehr eines eingeleiteten Angriffes zu geben. Die Aussagen eines 19-Jährigen, der innerhalb von vier Jahren 12 Frauen vergewaltigte und fünf von ihnen umbrachte, sind eindrucksvolle Belege dafür, daß gerade Flucht und aggressive Gegenwehr des Opfers ein Tötungsmotiv erst entstehen lassen bzw. dieses verstärken mag (Ressler, Burgess & Douglas, 1983).

Ob eine Frau im Falle einer konkret eingetretenen Vergewaltigungssituation die von Medea und Thompson (1974) detailliert wiedergegebenen Ratschläge befolgen soll, muß ihr im einzelnen überlassen bleiben, weil dazu die Erfahrungen und die Grundlagen nicht ausreichend sind. Für das Überleben in einer solchen Situation dürfte jedoch die zynisch klingende Empfehlung von Schultz (zitiert nach Medea & Thompson, 1974, S. 170) von Vorteil sein:

> "If a guy grabs you, scream. If he's got a knife at your throat or a gun at your head, relax and enjoy it".

7. SUIZID

Suizid, d.h. "die absichtliche und gelungene Vernichtung des eigenen Lebens durch eine entsprechende, gezielte Handlung" (Lungershausen, 1981, S. 922), stellt in mehrfacher Hinsicht eine besonders ausgefallene Variante abweichenden Verhaltens dar.

Die Sonderstellung rührt in erster Linie aus dem Umstand her, daß im Falle von Selbstmord gegen eines der stärksten Motive verstoßen wird, die bei Mensch und Tier gleichermaßen wirksam sind: den Selbsterhaltungstrieb. Es mag hier völlig offen bleiben, ob es sich dabei wirklich um eine Art Grundinstinkt handelt oder aber um das Ergebnis sozialer Normierungsprozesse. Wichtig allein und unstreitig ist, daß die meisten individuellen und auch kollektiven Handlungen verstanden werden können vor dem Hintergrund des Bestrebens, Gesundheit und Wohl der eigenen Person bzw. Gruppe zu mehren, jedenfalls Schaden davon abzuwenden. Die heftigsten Ängste treten gewöhnlich in Momenten einer ernsthaften Bedrohung von Leib und Leben auf, so daß man davon ausgehen darf, daß unter regulären Gegebenheiten jedermann alles in seiner Kraft Stehende tun und äußerste Anstrengungen unternehmen wird, um das Eintreten des Todes abzuwenden. Selbstmord aber stellt eine bemerkenswerte Ausnahme von dieser Grundregel dar; die Beweggründe dafür müssen von außerordentlicher Art sein und dürften schon deshalb von der Mehrheit der davon nicht Betroffenen, der Unbeteiligten oder Außenstehenden kaum nachvollzogen werden können.

Was die Motivation für Suizid angeht, so ergibt sich im Zusammenhang mit dessen Erforschung ein weiterer Gesichtspunkt für die bereits erwähnte Sonderstellung. Im Unterschied zu den meisten anderen Erscheinungsformen abweichenden Verhaltens ist hier eine personale Identität von Täter und Opfer gegeben, die letztlich jede Möglichkeit ausschließt, im nachhinein durch Gespräche oder Untersuchungen direkte Informationen über die Beweggründe für das auf den Tod abzielende Verhalten zu erlangen. Vielmehr muß die Motivation, zu der es schon bei lebenden Akteuren schwierig genug ist, verläßliche Anhaltspunkte zu erhalten, auf indirekte Art erschlossen werden, etwa über Auskünfte der Bezugspersonen, eine Analyse von Situations- oder Kontextmerkmalen, den Rekurs auf Abschiedsbriefe, sofern solche vorhanden sind, u. dgl.

Dabei können die Resultate einer derartigen Motivationsrekonstruktion, ebenfalls im Unterschied zu anderen Spielformen abweichenden Verhaltens, nicht mehr umgesetzt werden in eine konkrete Behandlung des Betroffenen, um etwa ähnliches oder gleichartiges Verhalten in Zukunft zu verhindern; allenfalls liefern die Erkenntnisse oder Interpretationen aus den Motivationsanalysen gewisse Anhaltspunkte über die Gestaltung entweder allgemein-präventiver Programme oder das Verhalten gegenüber Personen, die sich in einem dem Selbstmörder vergleichbaren Netzwerk von Situations- und Persönlichkeitsfaktoren befinden und deshalb als gefährdet gelten müssen.

Schließlich handelt es sich bei Suizid um ein, im Vergleich zu anderem sozial abweichendem Verhalten, besonders privates und ausgesprochen persönliches Geschehen. Während Taten wie Raub und Diebstahl, Beleidigung und Körperverletzung mit zum Teil erheblichen Strafen geahndet werden, auch Rauchen und Trinken durch gesetzgeberische Maßnahmen mehr oder weniger stark restringiert sind, fehlen zu Suizid (und Suizidversuch) einschlägige Bestimmungen im Strafgesetzbuch. Allein die Kirchenlehre läßt jenseitige Strafen befürchten - und hat zumindest in der Vergangenheit auch mit diesseitigen die Hinterbliebenen belegt.

Gerade der hohe Grad an Privatheit, der dem Suizid eigen ist, mag andererseits die Frage aufwerfen, ob eine Rubrizierung unter sozialen Normen und eine Klassifikation als "abweichend" überhaupt statthaft ist. Etwa könnte vorgebracht werden, das eigene Leben sei im Unterschied zu fast allen materiellen und immateriellen Entitäten absolut unveräußerlich und deshalb in einer unvergleichbaren Weise persönlich und individuell; die freie Verfügung darüber sei ein "Akt der Freiheit", der ebenfalls vor ideellen und individuellen Normen zu bewerten sei (s. Amery, 1976). Eine gewisse Einschränkung des individuellen Rechts auf Sterben ergibt sich für Sartorius (1983) allenfalls dann, wenn davon die Rechte anderer Personen beeinträchtigt sind (zur Ethik des Suizid s. die Beiträge in Ethik des Suizid, Heft 4, 1983, der Zeitschrift "Suicide and Life Threatening Behavior").

Wenn dessen ungeachtet in diesem Buch Suizid als sozial abweichendes Verhalten behandelt wird, so geschieht das nicht zuletzt unter Berücksichtigung der Reaktionen hinterbliebener Bezugspersonen, bei denen in aller Regel nicht nur Scham und tiefe Betroffenheit stark überwiegen, sondern auch der Versuch erkennbar ist, den Suizid nach Möglichkeit etwa als natürlichen Tod oder Unfall diagnostizieren zu lassen. Jedenfalls ist mehrfach die Ansicht geäußert worden, der Inhalt von Abschiedsbriefen werde deshalb niemals bekannt, weil diese zwischen dem Auffinden des Toten und dem Erscheinen des Arztes von den Verwandten vernichtet würden.

7.1. Definitionen

Die vor allem innerhalb wissenschaftlicher Texte zunehmende Beliebtheit für den Begriff ***Suizid,*** dessen Wurzeln im Lateinischen liegen, hat verschiedene Ursachen. Zum einen ist die Kürze zu nennen und der Umstand, daß das Wort nicht durch anderweitigen Gebrauch bereits "besetzt" oder in einem Sinne "abgenutzt" ist, wie man es bei verschiedenen Termini der Alltagssprache beobachten kann (z.B. mußte aufgrund solcher Verschleißerscheinigungen "Fremdarbeiter" zugunsten von "Gastarbeiter", "Hilfsschule" zugunsten von "Sonderschule" aufgegeben werden usw.). Auch stehen im Englischen und Französischen mit jeweils "suicide" nahezu buchstabengleiche Äquivalente mit identischem Bedeutungsgehalt zur Verfügung. Vor allem aber ist der Begriff "Suizid" weniger stark mit verschiedenen Wertungen belastet als andere Wörter, die Ähnliches bezeichnen sollen (bei "Selbstmord" etwa klingt an, daß hinter der Tötung niedrige Absicht oder heimtückische Ausführung stehen und deshalb ein strafbarer Tatbestand vorliegen mag). Diesbezüglich neutraler und weniger aggressions-assoziiert ist "Selbsttötung", doch ist dieser Begriff ebenso wie die zu gestelzt wirkende "willkürliche Entleibung" außer Mode gekommen. "Freitod" schließlich rückt den Aspekt der Wahlfreiheit zwischen verschiedenen Alternativen einseitig in den Vordergrund und verdeckt damit die Erfahrung, daß in zahlreichen Einzelfällen von Suizid subjektiv eine schicksalsgleich-zwanghafte Entwicklung vorliegt, die den Betroffenen gerade nicht mehr frei über mehrere Lösungsmöglichkeiten entscheiden läßt.

Ungeachtet der o.a. Konnotationsdifferenzen werden im nachfolgenden Text die Bezeichnungen Suizid, Selbstmord und Selbsttötung als Synonyma verwendet.

Wenn Suizid von Shneidman (1976) definiert wird als der "selbstzugefügte, selbstbeabsichtigte menschliche Akt, Schluß zu machen" (im Original "human act of self-inflicted, self-intentioned cessation"), so spielt darin ebenso wie in der eingangs gegebenen Begriffsbestimmung von Lungershausen (1981) die Absicht eine wesentliche Rolle. Dieses wirft zuerst die bereits angesprochene Frage auf, inwieweit post hoc verläßliche Feststellungen zur Motivation und zum Willen getroffen werden können. Sofern Aussagen oder Botschaften des Toten überhaupt vorliegen, müssen diese nicht unbedingt den wahren Gegebenheiten entsprechen, können vielleicht übertrieben sein oder einfach manche Details nicht enthalten.

Der Rückschluß auf die Absicht aus den Begleitumständen, häufig genug der einzig verbleibende Weg für eine Motivationsanalyse, enthält demgegenüber eher noch mehr Unwägbarkeiten, wenn das Ziel dahingeht, aus dem Netzwerk antezedenter Faktoren, die allesamt den schließlichen Suizid begünstigt haben mögen und in ihrer Gesamtheit gesehen werden müssen, den oder die entscheidenden Determinanten herauszufiltern. Darüber hinaus muß ein und dieselbe Handlung als Ausdruck dahinterstehender Absicht Verschiedenes bedeuten, wenn sie so ausgeführt wird, daß die Wahrscheinlichkeit einer rechtzeitigen Entdeckung durch andere entweder sehr hoch oder extrem niedrig ist, Reaktionen der Umwelt oder solche des eigenen Körpers etwa auf Pharmaka richtig oder falsch ins Kalkül gezogen werden.

Vor allem aber ist kaum angemessen zu entscheiden, in welchem Ausmaß in das individuelle Wollen soziale Normen oder gar Zwänge eingegangen sind, die innerhalb bestimmter Kulturkreise oder Zeitumstände beim Auftreten spezifischer Ereignisse die Selbsttötung geradezu nahelegen. Etwa gehörte eine Kugel im Falle von nicht mehr einlösbaren Spielschulden zum Ehrenkodex der kaiserlichen Offiziere, war Harakiri die Handlungsvorschrift für einen japanischen Ritter, wenn dieser einen Kampf verloren hatte, und in Indien ließen sich bis zum Verbot dieses Brauchtums im Jahre 1829 durch die Engländer (und vereinzelt sogar bis heute) Witwen beim Ableben ihres Mannes mitverbrennen. Inwieweit dabei die gezielt herbeigeführte Selbsttötung der "inneren" Absicht entsprach oder lediglich aus der Überzeugung heraus vorgenommen wurde, sich den ansonsten geltenden Normen und Regeln nicht entziehen zu dürfen, die Betreffenden letztlich aber damit zum Suizid getrieben wurden (Weissman, 1973), kann durchaus offen bleiben; es genügt der Hinweis, daß es ersichtlich verschiedene Abstufungen von Absicht gibt und die Motivation zum Suizid eine ganz unterschiedliche Genese aufweisen mag.

Angesichts solcher Ambiguitäten muß man fragen, ob für die begriffliche Festlegung von Selbstmord nicht jeder Verzicht auf das Element des Absichtlichen zweckmäßig ist, wie er in der Umschreibung von Suizid deutlich wird als "einem Akt des Tötens von sich selbst, gewöhnlich auf bewußte Art, bei dem der Tod als Mittel oder Ziel gewählt wird" (Choron, 1972, S. 93, Original: "...as an act of killing oneself, usually in a conscious manner and taking death as a mean or an aim").

Das Adverb "gewöhnlich" trägt dabei jenen Fällen von Suizid Rechnung, in denen unter extremer affektiver Erregung nicht nur der Gedanke an eine Auslöschung des eigenen Lebens gefaßt, sondern auch binnen kurzem in die Tat umgesetzt wird. Bei solchen "Kurzschlußreaktionen" muß davon ausgegangen werden, daß das Bewußtsein, soweit man hier darunter den Ablauf der Gedanken nach rationalen Prinzipien versteht, mehr oder weniger stark beeinträchtigt ist.

Einigkeit besteht bei allen Autoren dahingehend, den Suizid als Phänomen auf den Humanbereich beschränkt zu sehen, weil Konzepte wie "Bewußtsein" und "Absicht" oder dergleichen eine Organisationsstufe voraussetzen, die bei Tieren nicht erreicht wird; entsprechend kann dort nicht eine Entscheidungssituation und Einsichtsfähigkeit unterstellt werden, wie sie nach aller Erfahrung bei Menschen vorliegt und implizit in die verbreiteten Gegenstandsumschreibungen von Suizid eingegangen ist.

Im Sinne der oben gegebenen Zitate stellt jeder Suizid*versuch* eine Handlung dar, die in der Absicht ausgeführt wird, das eigene Leben zu beenden, ohne jedoch "erfolgreich" zu sein, d.h. den Tod herbeizuführen.

Was die Folgen der jeweiligen Handlungen angeht, besteht somit eine klare Unterscheidung zwischen Suizidversuch und Suizid. Dies gilt, wie noch zu zeigen sein wird, auch für eine Reihe von Korrelaten oder Begleitumständen. So treten Suizide häufiger bei Männern oder Personen höheren Lebensalters auf; Suizidversuche finden sich dagegen häufiger bei Frauen und Jugendlichen sowie jungen Erwachsenen.

Daraus könnte auf eine im Mittel verschiedene Motivationsstruktur geschlossen werden. Neben solchen Differenzen ***zwischen*** Suizid und Suizidversuch bestehen aber auch Unterschiede ***innerhalb*** jeder dieser beiden Gruppen von Verhaltensweisen bzw. -resultaten. So mag jemand die feste Absicht haben, sich selbst das Leben zu nehmen und auch entschlossen Schritte in dieser Hinsicht einleiten; weil dieses aber in der Nähe von Bezugspersonen geschieht, wird er gerettet und das Verhalten als Suizidversuch klassifiziert, obwohl Intensität der Motivation, Grad der Entschlossenheit und Ausmaß der Gefährdung jeweils hoch waren und deshalb mit beträchtlicher Wahrscheinlichkeit zum Suizid hätten führen müssen. Dem steht der Fall eines Mitmenschen gegenüber, der allenfalls unverbindlich mit Selbstmordgedanken spielt, vielleicht nur durch eine demonstrative Geste die Personen seines Lebensraumes auf die Ernsthaftigkeit der von ihm erlebten Kränkung oder Zurücksetzung aufmerksam machen will, der aber deshalb auf die Todesbahn gerät, weil er eine ansonsten nichtletale Dosis Schlaftabletten im Zustand starker Alkoholisierung einnimmt. Solche Beispiele sollen zeigen, daß bestimmte Suizide "eigentlich" Suizidversuche darstellen und umgekehrt die beiden Fallgruppen durch eine kaum mehr zu bestimmende Anzahl von "Zufällen", "Versehen" oder Unbedachtheiten wechselseitig überlagert und miteinander vermascht sind, wodurch die Abgrenzung voneinander erheblich erschwert ist. Einige Suizidversuche müssen wohl als "fehlgeschlagene Suizide" und manche Selbstmorde als "fehlgeschlagene Suizidversuche" gelten. Verschiedene Forschungsbefunde sprechen denn auch dafür, daß die "soziodemographischen, situativen und emotionalen Kennzeichen der Suizidversucher denen der Suizidenten um so ähnlicher sind, je höher die subjektive Intention eingeschätzt wird" (Welz, 1979, S. 11).

Gestützt auf solche Ergebnisse halten Autoren wie Lester (1972, s. a. Lester & Beck, 1976, 1977) oder Welz (1979) Selbstmorde und Selbstmordversuche nicht für zwei distinkte Klassen, sondern für einander überlappende und sich wechselseitig überschneidende Kategorien. Konsequenterweise wendet eine solche Auffassung, der in diesem Kapitel gefolgt wird, die zur Erklärung von Suizid vorgestellten Theorien auch auf die Suizidversuche an, und soweit sich das beurteilen läßt, sind empirische Daten aus Statistiken oder Reihenuntersuchungen damit keineswegs unverträglich.

Nicht unterbleiben soll der Hinweis, daß es dazu ernstzunehmende Gegenpositionen gibt. Beispielsweise geht Stengel (1969) von einer bei Suizid und Suizidversuch unterschiedlichen psychodynamischen Entwicklung aus, und Henslin (1981, S. 433) befürchtet schon dann ein Chaos innerhalb der Forschung, wenn nicht in angemessener Weise innerhalb der Suizide differenziert werde nach der Art der Absicht, Bedeutung des Aktes, dem Grad der Entschlossenheit sowie den situativen Umständen und damit die Frage beantwortet werden könne, "wann ist 'Selbstmord' kein Selbstmord"? (S.432). Suizid und Suizidversuch zählen zu den ***suizidalen Handlungen.*** Kreitman (1973) und Feuerlein (1974) unterscheiden darüber hinaus innerhalb der Suizidversuche verschiedene Formen ***parasuizidaler Handlungen***: Führt eine mit starker Selbstaggression verbundene Selbstmordhandlung nicht zum Tode, liege ein "mißglückter Suizid" vor. Würden Elemente der Autoaggression hingegen überlagert oder in den Hintergrund gedrängt durch eine Funktion der Handlung als Appell (Stengel, 1969), Hilfeschrei (Farberow & Shneidman, 1961) oder "Denkzettel", so empfehle sich eine Bezeichnung solcher Suizidversuche als "***parasuizidale*** Gesten". Andere Autoren sprechen in diesem Zusammenhang auch von "demonstrativen" Suizidversuchen (z.B. Lungershausen, 1981, S. 925). Hierbei handelt es sich um eine Form averbaler Kommunikation, die immer dann angewendet wird, wenn keine verbale Kommunikation mehr möglich ist (Pöldinger, 1982, S. 14-15) und die betreffende Person mit der Suiziddrohung, die nicht nur ausgesprochen, sondern der auch durch eine entsprechende Handlung Nachdruck verliehen wird, die Lösung einer aktuellen Krise versucht. Jemand, der einen Suizidversuch begangen hat, ist ein ***Suizident.*** Sofern sich bei einer Person bestimmte Krankheitssymptome diagnostizieren oder aus der Biographie und Lebenssituation besondere Ereignisse feststellen lassen, in deren Folge suizidale Handlungen wahrscheinlich sind, spricht man von ***Suizidgefährdung*** (s. Lungershausen, 1981, S. 922). Unter ***Suizidalität*** versteht man "das Integral aller seelischen Kräfte und Funktionen, welche zu einer Selbstmordhandlung tendieren" (Pöldinger, 1968, S. 11).

7.2. Klassifikation und Funktion des Suizid

Die Vielfalt bei Suiziden und Suizidversuchen im Hinblick auf Ätiologie, Durchführung und Funktion ist von zahlreichen Autoren behandelt und mehr oder weniger konzis systematisiert worden. Soweit diese im vorangegangen Abschnitt noch nicht zur Sprache gekommen sind, werden einige der häufig wiederkehrenden und als besonders bedeutsam erscheinenden Klassifikationen nachfolgend wiedergegeben, ohne dabei im einzelnen auf die erheblichen Probleme bei der Zuordnung eines konkreten Falles zu einer der vorgesehenen Kategorien näher einzugehen. Insofern verstehen sich die Unterscheidungen weniger als Hilfsmittel bei der Aufbereitung eines empirisch gegebenen Materials, sondern mehr als Anregung zur gedanklichen Strukturierung und Hypothesenbildung, was die Ätiologie und besondere Bedeutung verschiedener Tötungshandlungen angeht.

Die wichtigsten historischen Fälle von Suizid wurden von Fedden (1938) in institutionelle und persönliche untergliedert. Zu der ersteren Kategorie zählen jene Selbsttötungen, die eine Gesellschaft von ihren Mitgliedern als Teil der Identifikation mit der Gruppe verlangt.

Der institutionelle Suizid weist sehr verschiedene Erscheinungsformen auf, von denen ein Teil sich bis in die Gegenwart erhalten hat. Harakiri zählt wie der ebenfalls erwähnte Brauch der Witwenverbrennung (sati) geradeso dazu wie der Suizid enger Vertrauter und Gefolgsleute eines Herrschers bei dessen Ableben oder der Suizid des Königs selbst nach einer gewissen Zeit der Regentschaft. Einige Naturvölker erwarten von ihren Alten und Kranken, daß sie sich beim Auftreten von Versorgungskrisen opfern, um damit den restlichen Stammesangehörigen ein besseres Auskommen mit den knappen Ressourcen zu ermöglichen (s. Schadewaldt, 1977).

Kennzeichnend für den institutionellen Suizid ist das Faktum, daß nicht nur die Umstände und Gelegenheiten festgelegt sind, bei denen er vorgenommen wird, sondern auch die Ausführung selbst in Form eines Rituals vorgeschrieben ist. Was die Gegenwart anbelangt, so haben diese letzteren beiden Gesichtspunkte gewiß eine Liberalisierung erfahren, ohne daß darüber etwas an dem Umstand geändert worden wäre, wonach unter bestimmten Rahmenbedingungen Selbstmord zumindest als sozial erwünscht gilt. Das Verhalten der japanischen Kamikaze-Flieger mag dafür ein Beispiel sein oder jenes der Viet-Minh-Soldaten vor Dien Bien Phu, die Sprengstoffladungen schulterten und damit im Falle des nahezu sicheren Getroffenwerdens bei der Erstürmung der französischen Stellungen große Löcher in die Verteidigungsanlagen rissen, durch die die nachfolgenden Kameraden leichter passieren konnten. Mitunter liest man im Zusammenhang mit abgestürzten Kampfflugzeugen auch davon, daß der Pilot seine Maschine noch über eine Siedlung lenkte, es dadurch aber für die Betätigung des Schleudersitzes bzw. dessen einwandfreies Funktionieren zu spät geworden ist. Auch manche Berichte über das Verhalten der jugendlichen Soldaten des Iran im Krieg gegen Irak erinnern an Prinzipien des institutionellen Suizid. Nicht von ungefähr stammen die Beispiele, die sich als aktuelle Erläuterungen zuerst aufdrängen, allesamt aus der Sphäre des Militärs; wo die Instruktion zum Töten explizit, die Notwendigkeit und/oder Bereitschaft dazu sehr hoch ist, steht auch das eigene Leben zur Disposition. Der Verzicht auf das Weiterleben wird dabei in der Mehrzahl der Fälle erleichtert durch die Hoffnung, die Existenz der übrigen Gruppenmitglieder zu erleichtern oder zu sichern: Suizid als Extremvariante von altruistischem Verhalten (zu den soziobiologischen Aspekten s. Kummer, 1981).

Dem institutionellen Suizid steht der persönliche gegenüber. Hierbei handelt es sich um individuelle Handlungen, gewöhnlich zu verstehen als Protest, Demonstration oder Deklaration gegen Schädigungen und Verletzungen durch Mitmenschen oder den Sozialverband aus dem Bestreben heraus, Würde und Ehre oder Keuschheit zu bewahren, Buße für Kleinmut oder Feigheit zu leisten, Schmerz und Schande durch Alter, Krankheit oder Gefangenschaft zu vermeiden. Auch gehört hierzu die fehlende Bereitschaft, eine Trennung oder die Nichterwiderung einer Liebe zu ertragen.

Wie Farberow (1975, S. 2) darlegt, zeigt die Suizidrate systematische Schwankungen über der Zeit in Abhängigkeit davon, ob die soziale Kontrolle und die jeweilige Gewichtung individueller Werte relativ zu denjenigen des Staates wie Rationalität oder Vernunft stark ist. In Zeiten oder Regionen strenger Kontrolle seien die Suizidraten niedrig gewesen und umgekehrt.

Porterfield (1968) differenziert die beiden Kategorien von institutionellem und persönlichem Suizid weiter aus und unterscheidet Ehren-, Unglück- und Affektselbstmorde, patriotische oder Opfersuizide sowie die Suizide von Exhibitionisten.

Dorpat und Boswell (1963) machen das Ausmaß der Tötungsabsicht zum Ausgangspunkt einer Klassifikation und sehen diesbezüglich als relevante Gruppen an (1) Suizidgesten, (2) ambivalente Suizidversuche, (3) ernste Suizidversuche und (4) vollbrachte Suizide.

Durkheim (1897), auf den eine auch heute noch ausführlich diskutierte soziologische Suizidtheorie zurückgeht, unterscheidet drei grundlegende Typen: 1) den egoistischen Suizid als Folge einer mangelhaften oder fehlenden Integration in Familie, Glauben oder Staat, 2) den altruistischen Suizid als Resultat einer übermäßigen Identifikation und Integration in bestimmte soziale Gruppen und 3) den anomischen Suizid als Folge eines Traumas, einer Katastrophe oder eines Verlusts mit daraus erwachsener Entfremdung, sozialer Isolation und Einsamkeit. Auf diese Gesichtspunkte wird bei der Erörterung der Anomietheorie an verschiedener Stelle detaillierter zurückzukommen sein.

Bekannt ist auch das Paradigma des erweiterten Suizid, bei dem "andere Personen, meist Ehepartner oder Kinder, ohne deren Wissen in die suizidale Handlung einbezogen (werden), während es sich beim Doppelsuizid um eine miteinander vereinbarte Handlung, also um einen gemeinsamen Suizid handelt" (Lungershausen, 1981, S. 922).

Um einen gemeinsamen Suizid von besonderer Tragik, weil davon viele hundert Menschen betroffen waren, handelte es sich bei dem Geschehen im Jahre 73 n. Chr. auf dem Masada-Tafelberg am Toten Meer, als die dort von den Römern belagerten Zeloten keine Aussicht mehr hatten, dem für den nächsten Tag erwarteten Angriff widerstehen zu können und deshalb einander im gegenseitigen Einvernehmen töteten. Aus der jüngeren Vergangenheit rührt jener Fall von gemeinsamem Suizid, der sich im Frühjahr 1979 in Guayana ereignete; dort war eine in selbstgewählter Abgeschiedenheit lebende und viele Familien umfassende Gemeinschaft von Personen durch Gift aus dem Leben geschieden - nicht ohne zuvor dieses Verhalten als revolutionären Akt auszugeben (zu den Auswirkungen dieses Ereignisses auf die Suizidrate in den USA s. Stack, 1983).

Wekstein (1979, S. 27-30; s. a. Hankoff & Einsidler, 1979; Gross, 1982, S. 39-40) führt noch weitere Gruppierungen auf, die von verschiedenen

Autoren vorgenommen wurden, um dem weiten Spektrum von suizidalem Verhalten gerecht zu werden. Einige davon sollen nachfolgend kurz wiedergegeben werden, wobei in bezug auf Einzelheiten auf die besagten Textstellen bzw. die dort referierten Literaturangaben verwiesen werden muß:

- Chronische Suizide
  Der Täter maskiert seine Todesorientierung mit exzessivem Genuß bzw. mit der Abhängigkeit von Drogen oder Alkohol, initiiert mehrere Operationen auf zweifelhafter Grundlage u.ä.
- Suizide aus Nachlässigkeit
  Hier liegt eine Ignorierung von Realitätsfaktoren vor, z.B. bei einem Diabetiker, der sich eine schädliche Diät nach eigenem Gutdünken gestattet, oder dem Koronarpatienten, der einen ausgesprochen arbeitsamen und beanspruchenden Lebensrhythmus beibehält u.ä.
- Subintentionaler (= nicht ganz beabsichtigter) Suizid,
  in dem der Täter/das Opfer fortgesetzt gefährlichen Aktivitäten nachgeht, wie Überfahren von Ampeln bei Rotlicht, Fliegen, Segeln oder Bergsteigen unter Mißachtung ungünstiger Wetterprognosen u.ä. Solche Personen verneinen strikt suizidale Absichten, betreiben aber doch die Selbstvernichtung mehr oder weniger konsistent. Ironischerweise wird ihr Tod, wenn er dann eines Tages nicht natürlich eintritt, als Unfall dargestellt. Das Schicksal von Zeitgenossen etwa aus dem Rennsport, die nicht im Wettkampf auf der Strecke, sondern bei anderen Betätigungen kaum geringerer Gefährlichkeit umkamen, mag diese Kategorie des subintentionalen Suizid nachhaltig bestätigen, die sich im übrigen mit den beiden vorangegangenen überlappt, d.h. eine strikte Grenzziehung zwischen chronischem, nachlässigem und subintentionalem Suizid wird im Einzelfall nicht immer möglich sein. (Der vermeintliche Widerspruch, der sich aus der Definition von Suizid als einer "beabsichtigten" Selbsttötung einerseits und dem Attribut "subintentional" andererseits ergibt, kann aufgelöst werden mit dem Hinweis darauf, daß mit dieser Gruppierung eine Motivationsstärke nur geringer Ausprägung bei stark reduziertem Selbsteingeständnis gemeint ist.)
- Vollzogene Suizide
  als logische Schlußfolgerung oder als rationale Entscheidung im Sinne einer Bilanz, etwa bei wirtschaftlichem Ruin oder unheilbarer Krankheit. Hierunter kann auch der sogenannte "existentielle Suizid" aus der philosophischen Überzeugung einer Sinnlosigkeit des Lebens und fehlender Motivation zum Weiterleben rubriziert werden, schließlich die Gruppe all jener Fälle, in denen Suizid als Mittel eines entschiedenen Protestes gegen herrschende oder absehbare Mißstände eingesetzt wird (z.B. die Selbstverbrennungen von buddhistischen Mönchen in Vietnam, diejenige von Jan Parlach in Prag oder der öffentliche Suizid von Pfarrer Brüsewitz in Zeitz, der Hungerstreik und schließliche Tod von Holger Meins u.a.).
- Psychotischer Suizid
  entsteht nach Auffassung verschiedener Autoren aus der schizophrenen Vorstellungs- und Gedankenwelt, wobei der Patient im Grunde zwar nicht sterben, aber doch seine krankhaften Seiten abschneiden, ausrotten oder austreiben will.
- Fokal-Suizide
  Hier findet ebenfalls eine Abtötung bestimmter Körperpartien statt, etwa in Form von Selbstverstümmelungen oder multiplen chirurgischen Eingriffen, stark abgeschwächt auch in Gestalt sexueller Funktionsstörungen wie Impotenz und Frigidität.
- Suizide als Folge unglücklicher Umstände,
  etwa in Gestalt von falschen Informationen, Unwissenheit oder schlechtem Timing. Ein manipulatives Wagnis mag sich als Bumerang erweisen, wie es von jenem Party-Gast berichtet wird, der sich einen Revolver an die

Schläfe hielt, den man ihm gereicht hatte, um russisches Roulett zu simulieren, und zwar in der Meinung, dies sei ungefährlich. Dennoch löste sich ein Schuß, weil sich die Trommel, anders als bei seinem privaten Modell, im Uhrzeigersinn gedreht hatte.

Hier mögen auch jene Fälle subsumiert werden, bei denen die Einnahme von Barbituraten in nichtletaler Dosis zu einem psychischen Zustand führt, der bei herabgesetzter Urteilsfähigkeit und verstärktem Verlangen nach mehr von demselben Präparat oder anderen Substanzen ein automatisiertes Verhalten zur Einnahme immer weiterer Pharmaka begünstigt, was schließlich zum Tode führen muß ("automatisierter Suizid").

- Suizide durch Fremdtötung
Hierbei handelt es sich um eine durchaus vorstellbare, aber noch zu wenig erforschte Gruppe von Personen und Handlungen, die durch folgende Konstellation gekennzeichnet sind: Jemand beabsichtigt Suizid in mehr oder weniger intensiver Weise, sieht sich jedoch aufgrund von Feigheit oder religiösen Bindungen nicht zur Ausführung in der Lage. Stattdessen provoziert er eine andere Person so lange und hartnäckig, bis diese ihn tötet und damit unwissentlich seinen suizidalen Absichten entgegenkommt - der Mörder als Opfer, der Tote als Täter. So instruktiv diese auf Wolfgang (1959) zurückgehende Konstruktion ist, fehlt es bis heute doch an einer systematischen Untersuchung etwa von Mord- oder Totschlagfällen unter einer solchen Perspektive, d.h. also die Erfassung möglicher Suizidabsichten und darauf gerichteter Einstellungen der Opfer.

Lediglich aus der Völkerkunde stammen Belege, die allerdings in starkem Maße rituelle Momente und soziale Normen erkennen lassen: Etwa wird von den Kandri berichtet, daß dort eine Witwe, die den Tod ihres Mannes nicht meint ertragen zu können, ihre Brüder auffordert, ihre Pflicht zu tun und sie zu erdrosseln. Kommen die Angesprochenen der Bitte nicht nach, beschimpft die Frau die Brüder mit der Unterstellung, sie nur deshalb nicht umbringen zu wollen, um mit ihr Blutschande treiben zu können. Darauf töten die Brüder erzürnt und beschämt die Frau, die danach, wie sie es beabsichtigte, neben ihrem Mann bestattet werden kann (s. Hoskin, Freedman & Cawte, 1969, S. 205).

Wie bei der Sichtung dieser Einteilung deutlich geworden ist, wird bei einigen Gruppierungen die strikte Definition von Suizid, bei der in aller Regel das Element des Absichtlichen eine wesentliche Rolle spielt, ausgeweitet zugunsten "weicherer" Fassungen, in denen nur mehr der Effekt der Selbstzerstörung den gemeinsamen Nenner bildet. Hand in Hand damit geht eine starke Theoretisierung einher, d.h. bestimmte, von Außenstehenden ***beobachtbare*** Handlungen werden so ***gedeutet***, als stünde letztlich dahinter das Motiv für eine Beendigung des Lebens, auch wenn der Betreffende trotz besten Willens kaum in der Lage sein dürfte, zu einer solchen Interpretation verläßliche Aussagen zu machen. Immerhin hört man von Mitmenschen, die stark dem Kaffee, Tabak oder Alkohol zugetan sind, daß sie diese Genußmittel nur deshalb so intensiv konsumieren, weil diese ihnen schmecken, ihr Wohlbefinden erhöhen oder dergleichen. Unstreitig gab es schon zahllose starke Raucher, lange bevor der Zusammenhang zwischen Nikotinaufnahme und Krebsgenese wissenschaftlich gesichert werden konnte, die Kette zwischen Effekt und Handlung so weit gar nicht geschlossen war und sich damit etwa die Behauptung verbot, zumindest ein Teil der Raucher wolle sich mit dem Rauchen zugrunde richten.

Man kann nicht deutlich genug betonen, daß irgendwelchen beobachtbaren Verhaltensweisen nicht unmittelbar anzusehen ist, welche Motive ihnen zugrunde liegen. Ebensowenig sind aus einem bestimmten Endzustand die Prozesse ableitbar, die zu ihm geführt haben. Wissenschaftstheoretisch stellt es einen ausgesprochenen Mißgriff dar, wenn bedenkenlos etwa aus dem ***Effekt*** der eingetretenen Zerstörung des Lebens auf eine ***Absicht*** geschlossen wird, diese herbeizuführen. Genau nach diesem Schema aber verfährt die Psychoanalyse, wenn aus der Ubiquität von Aggression auf einen Aggressionstrieb bzw. aus der Vernichtung von Leben auf einen Todestrieb geschlossen wird. Die Fragwürdigkeit einer derartigen Argumentation ist an anderer Stelle ausführlich diskutiert worden (z.B. Selg, 1973; Dann, 1967). Hier genügt die Feststellung, daß ähnliche Denkmuster einigen der oben wiedergegebenen - in der Tat auch häufig tiefenpsychologisch beeinflußten - Klassen von Suizid ebenfalls zugrunde liegen. Natürlich ist es möglich, etwa Alkoholismus als eine Form von chronischem Suizid zu deuten, wie dieses Menniger (1968) getan hat mit dem Hinweis darauf, daß sich damit auf lange Sicht der Lebensstil des Patienten ändere und die gesamte Situation letztlich zur Selbstzerstörung führe. Auch kann man jedwede Drogensucht als "versteckten" Suizid konzeptualisieren (Meerlo, 1968), bei der die Zerstörung des Lebens teils direkt über die toxischen Wirkungen der jeweiligen Substanz, teils indirekt über die geänderten ökonomischen und sozialen Faktoren herbeigeführt wird. Nicht aus dem Auge verloren werden darf dabei jedoch, daß es sich bei solchen Konstruktionen zunächst nur um sehr grobe Hypothesen handelt, deren Überprüfung im Einzelfall oder mehr noch im Reihenversuch außerordentliche Probleme aufwirft.

Gerade im Hinblick auf die empirische Kontrolle ist freilich zu befürchten, daß kritische Untersuchungen oder gar Experimente noch geraume Zeit auf sich warten lassen werden, da die Psychoanalyse geradezu immun gegenüber Widerlegungen ist, das Falsifikationsprinzip andererseits lange Zeit als eine essentielle Forderung an eine brauchbare Theorie angesehen wurde (zu den neueren Entwicklungen s. Rorer, 1982). Um dieses zu erläutern: Da zum Suizid definitionsgemäß die Absicht gehört (wenngleich in durchaus unterschiedlicher Intensität), muß diese auch im Fall von Drogenabhängigkeit nachgewiesen werden können. Sofern sich dafür in den verbalen Einlassungen des Patienten keinerlei Anhaltspunkte ausfindig machen lassen, könnte ein dem tiefenpsychologischen Ansatz verpflichteter Therapeut darauf verweisen, daß Verbalisationen nicht Ausdruck des wahren Erlebens sind, sondern nur Deformationen, Rationalisierungen und Symbolisationen des tatsächlichen Geschehens, das sich hauptsächlich im Unbewußten abspiele, aber im Drogenkonsum eine verhaltensmäßige Manifestation finde. Deshalb wären umgekehrt auch solche Aussagen des Patienten keineswegs beweiskräftig, die die Rekonstruktionsangebote des Therapeuten bestätigen. Negative wie auch positive Evidenzen aus den Verbalisationen eines Klienten wären damit gleichermaßen untauglich, um in hinlänglich verbindlicher Weise über die Hypothese entscheiden zu können. Zurückgeworfen ist man damit wieder auf das kritische Verhalten selbst, für dessen Deutung als Ausdruck eines dahinterstehenden Suizidmotivs es jedoch weiterer behavioraler Indikatoren im gleichen Sinne bedarf, soll die Interpretation über völlig unverbindliche Spekulationen hinausgehen.

In diesem Sinne kommt einigen der angebotenen Kategorisierungen vor allem ein heuristischer Wert zu, der bislang allerdings nicht hinreichend ausgenutzt worden ist. Die Vielzahl und inhaltliche Heterogenität der unterscheidbaren Formen von Suizid dürfte es jedoch als aussichtslos erscheinen lassen, dafür *eine* Theorie entwickeln zu können, die dem weiten Spektrum der Phänomene gerecht wird und nicht nur einen in diesem Sinne umfassenden Erklärungswert besitzt, sondern auch präzise Vorhersagen spezifischer Ereignisse abzuleiten erlaubt. Wie später zu zeigen sein wird, beschränken sich denn die meisten Theorien auf Teilaspekte der empirisch gegebenen Mannigfaltigkeit.

7.3. Häufigkeit und Verteilungsmuster suizidaler Handlungen

7.3.1. Unzulänglichkeiten des Datenmaterials

Jede Klassifikation eines Todesfalles als Suizid impliziert ein Zusatzwissen über die dem Ereignis vorangegangenen Faktoren und geht somit über die Diagnose des eingetretenen Todes hinaus (zu den Problemen der Differentialdiagnose s. Dotzauer & Berghaus, 1982). Insoweit als die erforderlichen Informationen über Kognitionen, Absichten und Gefühle des Verstorbenen nicht oder nur unvollständig zur Verfügung stehen, muß das Kategorisierungsverfahren zu falschen oder unsicheren Resultaten führen. Liegen keine Abschiedsbriefe vor oder werden diese von den Bezugspersonen zurückgehalten, so ist bei einem Vorfall wie dem Sturz aus großer Höhe, dem Ertrinken in der Badewanne oder dem Fahren gegen einen Brückenpfeiler kaum zu entscheiden, ob man es mit einem Suizid oder Unfall zu tun hat.

Ganz allgemein darf man wohl unterstellen, daß die Mitmenschen dazu tendieren, andere Ursachen als selbstmörderische anzunehmen, sofern dies die Umstände irgendwie erlauben bzw. einer solchen Einordnung nicht explizit entgegenstehen. Zumindest für die Gegebenheiten in den USA hat Douglas (1967, S. 213) festgehalten, daß in dem Ausmaß, in dem ein Verstorbener integriert war in die lokale Gemeinschaft, sich die Ärzte, Leichenbeschauer und/oder andere Offizielle, die über die Ursachen des Todes befinden müssen, bei ihrer Entscheidung bewußt oder unbewußt von den Vorlieben der Verwandten des Toten und seiner wichtigsten Bezugspersonen leiten lassen. Da Suizid meist als sozial unerwünscht gilt, werden die angebotenen Interpretationshilfen eher andere Todesursachen als gerade Selbstmord favorisieren.

Solche Prozesse einer Beeinflussung in Rechnung gestellt, geht man nicht fehl, die tatsächliche Suizidrate für wesentlich höher anzusehen, als dieses die offiziellen Unterlagen ausweisen. Stengel (1969) beziffert das Ausmaß der Unterschätzung auf etwa 1/4 bis 1/3; den Untersuchungen von McCarthy & Walsh (1975) zufolge finden etwa 30 bis 100% der Suizide keinen Eingang in die amtlichen Statistiken.

Als ein weiterer Faktor, der die Zuverlässigkeit der offiziellen Statistiken im Hinblick auf Selbstmord beeinträchtigt, müssen interindividuelle Differenzen in der Definition bzw. Klassifikation von Suizid zwischen den Ärzten bzw. Leichenbeschauern in Betracht gezogen werden (s. Labovitz, 1968, der noch weitere Störgrößen diskutiert).

Große Schwierigkeiten bereitet auch der Vergleich verschiedener Zeitpunkte, und zwar sogar bei Unterlagen, die von ein und derselben Institution stammen, weil z.B. im Laufe der Zeit die Erhebungsmethoden verfeinert wurden. Selbst personelle Umbesetzungen oder die Umorganisation einer Erfassungsbehörde kann Auswirkungen auf die Struktur der Daten haben (vgl. Braun, 1971, S. 22). Besonders schwerwiegend ist das Inkrafttreten neuer gesetzlicher Bestimmungen, wie z.B. derjenigen, daß bis zum 31.12.1970 in Baden-Württemberg nur amtlich bestallte Leichenschauer zur Ausstellung eines Todesscheins befugt waren, seitdem aber jeder niedergelassene Arzt dazu verpflichtet ist - und sich dadurch, wie Pressemeldungen zu entnehmen ist, die Fehler häufen.

Gelten die geschilderten Probleme schon für die stimmige Beschreibung ein und desselben Sozialraumes, so werden die Verhältnisse noch unübersichtlicher beim Vergleich zwischen verschiedenen Ländern. Einige Nationen gehören zwar der World Health Organization an, stellen aber keine Suizidziffern zur Verfügung, so daß gar keine Daten zugänglich sind. Das gilt etwa für die Sowjetunion, die Choron (1972) zufolge in diesem Aspekt die westliche Welt einmal nicht übertreffen will. In anderen Fällen sind Vergleiche erschwert wegen der in verschiedenen Ländern unterschiedlichen Erfassung des Suizid und seiner wechselnden sozialen oder religiösen Bewertung.

Am wenigsten verläßlich überhaupt sind schließlich Anhaltspunkte zur Häufigkeit von Suizid*versuchen*. Da diesbezüglich in der Bundesrepublik keine Meldepflicht besteht, ist man allein auf Schätzungen angewiesen. Dabei schwanken die Angaben verschiedener Autoren über das Verhältnis von Selbstmorden zu Selbstmordversuchen zwischen 1:3 und 1:10 (Pöldinger, 1968, S. 14). Für Sonneck (1982, S. 103) ist sogar eine Relation von 1:10 bis 1:20 realistisch.

Aufgrund solcher Umstände wird man den verfügbaren Offizialdaten zur Häufigkeit und Verteilung von Suiziden nur mit erheblichen Einschränkungen vertrauen dürfen. Einige Autoren lehnen deshalb den Rekurs auf Selbstmord-Statistiken als dem "Resultat eines nur schlecht verstandenen sozialen Konstruktionsprozesses" (Henslin, 1981, S. 431) entschieden ab. Andere akzeptieren sie notgedrungen etwa mit der Begründung: "Die offizielle Statistik ist nicht vollkommen, aber immer noch das beste, was uns zur Verfügung steht ..." (Gibbs, 1968) - eine Auffassung, der auch im Rahmen der hier vorliegenden Darstellung gefolgt wird.

Unstreitig sind mit solch ungünstigen Voraussetzungen die Aussichten entscheidend gemindert, eine Theorie zur Erklärung des Suizid bzw. daraus abgeleitete Hypothesen in angemessener Weise empirisch überprüfen zu können.

So unbefriedigend die damit gegebene Ausgangslage ist, so wenig besteht Aussicht, daß sich in Zukunft daran Wesentliches ändert (Gorwitz, 1975). Will man über die Einsichten oder Interpretationen aus Einzelfallstudien hinausgehen und etwa eine Aussage über die Abhängigkeit des Suizid vom "Zeitgeist" oder der wirtschaftlichen Lage machen, bleibt als Grundlage nur die Statistik - so wenig verläßlich diese auch immer sein mag.

7.3.2. Verteilung über Lebensalter und Geschlecht

Weltweit töten sich täglich rund 1.000 Menschen (Arnold, Eysenck & Meili, 1976, S. 299), etwa 10.000 versuchen es. Selbstmord zählt fast überall zu den häufigsten Todesursachen. In der Bundesrepublik sterben pro Jahr ca. 14.000 Menschen durch Suizid (Bron, 1980; Schmidtke, 1980). Das entspricht einer Suizidrate (= Zahl der Selbstmorde pro 100.000 Personen der Bevölkerung) von 21,0.

Während sich diese Ziffer abgesehen von deutlichen Steigerungen bei den Jugendlichen (s. Holinger, 1978) innerhalb des letzten Jahrzehnts als recht stabil erwiesen hat, nehmen Suizidversuche in der jüngsten Vergangenheit allem Anschein nach außerordentlich stark zu (Welz, Kluge, Häfner & Rey, 1978; Schmidtke & Häfner, 1986).

Wesentliche Unterschiede in der Suizidziffer bestehen zwischen den Geschlechtern und in Abhängigkeit vom Lebensalter, wie Abbildung 7.1. zeigt.

In groben Zügen liegt die Selbstmordrate bei den Männern doppelt so hoch wie bei den Frauen. Mit zunehmendem Lebensalter kommt es in beiden Geschlechtergruppen zu einem monotonen Anstieg der Suizidziffer, wobei die geschlechtsspezifischen Unterschiede in der Häufigkeit etwa konstant bleiben.

Die Altersabhängigkeit der Suizidrate führt dazu, daß die Gruppe der Alten, obwohl sie lediglich einen Anteil von 10% der Bevölkerung ausmacht, 25% der Suizide stellt. Vermutlich sind für diesen Effekt zum Teil Fortschritte der Medizin insofern mit verantwortlich, als viele Menschen, die früher eines "natürlichen" Todes gestorben wären, sich nunmehr wegen ihrer gesunkenen körperlichen Leistungsfähigkeit und geänderten familiären Verhältnissen für Suizid entscheiden.

Nahezu spiegelbildlich stellen sich die Häufigkeitsverläufe von Suiziden und Suizidversuchen über das Lebensalter dar, wie aus Abbildung 7.2. hervorgeht.

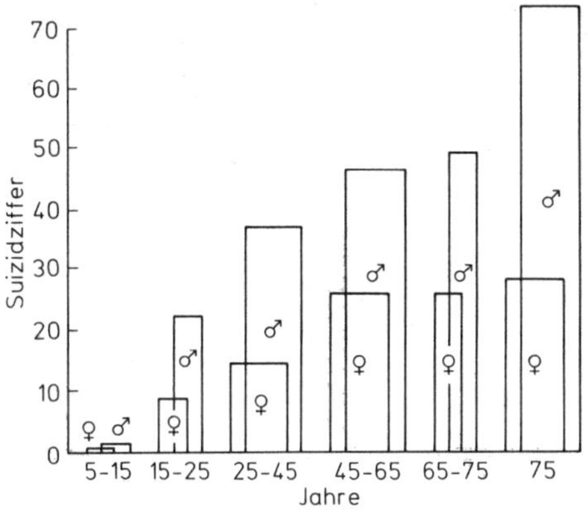

Abb. 7.1. Suizidziffer nach Geschlechtern innerhalb der verschiedenen Altersgruppen (BRD 1974)

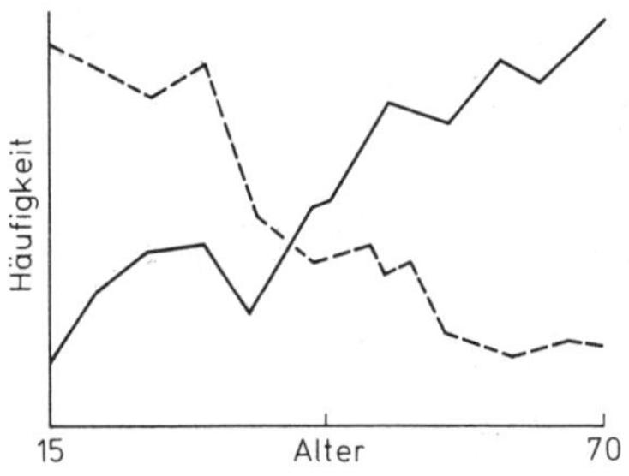

Abb. 7.2. Altersverteilung bei Suiziden (——) und Suizidversuchen (---) (nach Dotzauer et al. 1963)

Unter Bezugnahme auf diese Beobachtungen und gestützt auf klinische Erfahrungen hat Pöldinger (1982, S. 15) dargelegt, daß ältere Menschen eine Selbstmordhandlung oft aus einer tiefen Enttäuschung, Verbitterung oder Hoffnungslosigkeit so planen, daß sie auch zum Tode führe. Jugendliche hingegen führten die Selbstmordhandlung vielfach als parasuizidale Geste aus, bei der mit einem Überleben gerechnet werden könne. Vermutlich spielt darüber hinaus auch noch die altersbedingt unterschiedliche Widerstandskraft des Organismus und dessen Regenerationsfähigkeit bei Verletzungen oder Vergiftungen eine gewisse Rolle.

Radebold und Schlesinger (1982, S. 157), auf die in bezug auf weitergehende Details ausdrücklich verwiesen sei, nennen weitere Faktoren für suizidale Handlungen im höheren Lebensalter:

(1) Die Gesellschaft unterstütze die Suizidalität der Alten, indem sie diese in eine nutzlose, unwichtige oder gar überflüssige und störende Rolle dränge, in der sie zunehmend isoliert würden.

(2) Verbunden mit der "rollenlosen" Phase sei ein nicht korrigierbarer Identitätsverlust.
(3) Die Auseinandersetzung mit körperlicher Krankheit, Einschränkung und Altersveränderungen erreiche einen immer höheren Stellenwert bei zurückgehender Bereitschaft zu Unmutsreaktionen nach außen.
(4) Die Ehepartner der Suizidgefährdeten könnten sich aus Altersgründen nicht mehr im wünschenswerten Ausmaß auf deren Probleme einstellen, was die Möglichkeit für eine Prophylaxe und Nachbehandlung erschwere.

Was die Häufigkeit von Suizidversuchen bei Männern und Frauen angeht, so zeigen sich über dem Alter charakteristische Unterschiede (s. Abb. 7.3.).

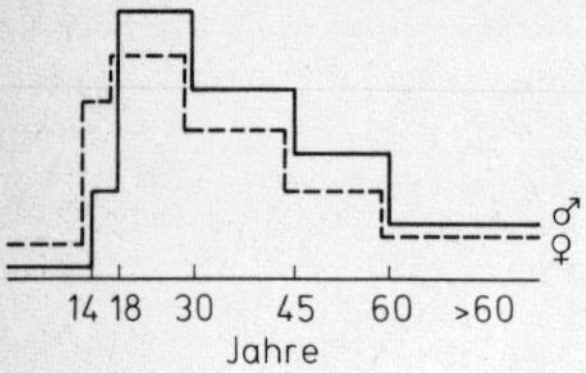

Abb. 7.3. Häufigkeit von Suizidversuchen innerhalb der beiden Geschlechter und der verschiedenen Altersgruppen

Bis zum 18. Lebensjahr überwiegt mithin die Rate versuchter Suizide beim weiblichen, nach diesem Zeitpunkt beim männlichen Geschlecht. Wenngleich andere Schätzungen auf eine bei Frauen in westlichen Gesellschaften durchgängig höhere Ziffer von Suizidversuchen hinauslaufen, so scheint doch die besondere Belastung der jungen Frauen unstreitig zu sein (s. a. Choquet, Facy & Davidson, 1980; Morgan, 1980).

Der Schluß auf Motive enttäuschter oder unerwiderter Liebe liegt nahe und ist auch häufig gezogen worden.

Darüber hinaus scheinen geschlechtsspezifische Differenzen in den Beweggründen vorzuliegen derart, daß die Suizide bei Männern eher durch berufliche und außerfamiliäre Spannungen, diejenigen bei Frauen vorwiegend durch Belastungen innerhalb der Familie, durch Liebes- oder Eheprobleme beeinflußt sind (s. a. Pöldinger, 1968, S. 17).

7.3.3. Biographische und soziale Faktoren

Eine wesentliche Rolle bei der Beschreibung und Erklärung von Suizid spielt seit jeher der familiäre Hintergrund. Insbesondere ist eine Abhängigkeit von dem Umstand vermutet worden, ob die Familie "intakt" und vollständig ist. So berichten Dorpat, Jackson und Ripley (1968) über eine Erhebung, bei der 50% der Fälle von Suizid und 64% derjenigen von Suizidversuch auf Personen aus "broken homes" entfielen. Einen besonders starken Einfluß hatte dabei das Ableben eines Elternteils auf die vollendeten, die Trennung von einem Lebenspartner hingegen auf die versuchten Suizide.

In der Untersuchung von Bron (1976) kamen nicht weniger als 69% der Jugendlichen, die einen Suizidversuch unternommen hatten und deshalb stationär behandelt wurden, aus "broken home"-Situationen (64% der männlichen und 74% der weiblichen Patienten, was auf einen stärkeren Einfluß auf seiten der Frauen hinweist).

Die Trennung vom Ehegatten durch Scheidung oder Tod stellt einen weiteren wesentlichen Risikofaktor für den Selbstmord dar, von dem offensichtlich Männer sehr viel stärker betroffen sind als Frauen. Bojanovsky (1982) spricht von einer Suizidrate, die nach Alters-Standardisierung bei geschiedenen Männern fünf- bis siebenmal, bei geschiedenen Frauen hingegen nur drei- bis viermal höher ist als bei verheirateten Personen des gleichen Alters. Die Selbstmordrate der verwitweten Männer liege zwei- bis neunmal, diejenige der Frauen etwa einhalb- bis dreimal über der Suizidziffer von verheirateten Altersgleichen. Statistisch belegt ist darüber hinaus der Tatbestand, daß Männer häufiger nach einer kürzeren Zeitspanne im Anschluß an die Trennung vom Partner Suizid verüben, Frauen sich hingegen dazu erst nach einer längeren Frist entschließen.

Bemerkenswerterweise erscheint die Selbstmordbereitschaft im jungen Alter bei Verwitwung besonders stark anzusteigen, obwohl gerade hier die Chancen für eine Wiederverheiratung besser sein dürften. Eine Erklärung dafür könnte sein, daß von jüngeren Eheleuten der Tod eines Partners als besonderer Schicksalsschlag empfunden wird, auf den weniger als im höheren Alter eine Vorbereitung möglich ist; außerdem muß an die in jungen Jahren weniger fest definierte Rolle eines Witwers oder einer Witwe gedacht werden.

Der Geschlechtsunterschied ist weniger leicht zu interpretieren. Für das höhere Lebensalter hat man festgestellt, daß Frauen mehr als Männer auch noch am Lebensabend familiäre Bindungen und die Mitgliedschaft in verschiedenen Organisationen pflegen, die Männer dagegen im vergleichbaren Alter häufiger sozial isoliert, unglücklich und von schwächerem Lebenswillen, nicht selten auch durch einsetzende Geisteskrankheit gekennzeichnet sind.

Die Untersuchungen von Bock (1972), aus denen die eben erwähnten Resultate stammen, lassen darüber hinaus den suizidverhindernden Effekt einer Heirat erkennen, der wiederum durch die Einbettung in ein soziales Netzwerk moderiert wird, d.h. der Unterschied zwischen Verheirateten und Ledigen oder Verwitweten in der Suizidrate fällt beim Vorliegen von Bindungen an Mitmenschen und Organisationen besonders markant aus. Nicht nur das: Die besagten Bindungen scheinen in ihrer Wirksamkeit etwa derjenigen des Familienstandes zu entsprechen; denn verheiratete Männer ohne Zugehörigkeit zu einer sozialen Gruppe und ohne Verwandte in der näheren Umgebung verüben öfter Selbstmord als verheiratete Männer mit solchen Kontakten. Für Trout (1970) hängt dann aufgrund einer detaillierten Literaturanalyse Isolation mit suizidalem Verhalten in direkter und fundamentaler Weise zusammen.

In jüngeren Jahren und bei Frauen hat die Ehe offensichtlich nicht die besagte suizidverhindernde Funktion, denn Velasco und Mynko (1973) fanden bei verheirateten Frauen eine Suizidrate, die ungefähr doppelt so hoch lag wie diejenige von Ledigen, was mit der schon angesprochenen Orientierung auf und Identifikation mit dem familiären Geschehen zusammenhängen mag. Im weiteren war in der Gruppe der Geschiedenen Selbstmord häufiger als bei den Verwitweten. Für das suizidale Geschehen scheint dabei die Qualität der Intra-Paar-Kommunikation eine wichtige Rolle zu spielen (s. Bonnar & McGee, 1977), wie ganz allgemein suizidale Handlungen häufiger eine Botschaft sein mögen (Stengel, 1969: "If an attempt is fatal, it is a final message, if it is not fatal, it is part of a dialogue").

Der Einfluß des Sozialstatus läßt sich häufig auf die damit konfundierten Faktoren Familienstand und soziale Einbindung zurückführen, d.h. je nachdem, ob in einem Datenpool der Sozialstatus positiv oder negativ mit dem Familienstand oder Bindungen korreliert, wird sich der Effekt anders darstellen (s. z.B. die Divergenzen zwischen Sainsbury, 1955, und Porterfield, 1952, oder die unterschiedlichen Aussagen bei Payne, 1975, und Sainsbury,

1963). Bei einer differenzierten Analyse des sozialen Netzwerks und der charakteristischen Muster für soziale Unterstützung fanden Veiel et al. (1986) bei N = 100 Suizidenten gegenüber einer gleich großen Kontrollgruppe zwar die Größe des Netzwerks, nicht aber die Kontakthäufigkeit vermindert.

Für eine Erörterung des Zusammenhangs zwischen Suizid und Konfessionszugehörigkeit ist eine Berücksichtigung der christlichen Glaubenslehre unverzichtbar. Dort entwickelte sich ab dem 5. Jh. n.Chr. eine suizidablehnende Haltung. Augustinus hält in seinen Schriften vier Argumente fest, die diese Aversion begründen:

(1) Keine private Person dürfe einen schuldigen Anderen töten.
(2) Der Suizident lösche das Leben einer, seiner eigenen, Person aus.
(3) Die wirklich edle Seele werde alles Leid ertragen; ein Ausweichen wäre das Zugeständnis von Schwäche.
(4) Der Suizident sterbe den sündigsten Tod überhaupt, weil er nicht nur vor der Versuchungsangst, sondern vor jeder Möglichkeit einer Absolution davonlaufe.

Ausnahmen waren nur erlaubt im Falle freiwilligen Märtyrertums und selbstauferlegter Askese oder für jungfräuliche und unverheiratete Frauen, um Keuschheit bzw. Ehre zu bewahren (s. Farberow, 1975, S. 6-7). Da diese Einstellung auf mehreren Konzilen bekräftigt und in der Zwischenzeit von Rom nicht substantiell gelockert wurde, darf für Katholiken eine relativ niedrige Suizidrate erwartet werden. Tatsächlich scheint innerhalb der USA die Suizidrate von Protestanten über Katholiken zu Juden hin abzunehmen. Wenngleich auch für andere Länder gefunden wurde, daß Katholiken innerhalb einer überwiegend protestantischen Bevölkerung unter dem jeweiligen Landesdurchschnitt liegen, hat das offenbar keine Konsequenzen für die Unterschiede zwischen Ländern mit verschiedenen Anteilen römisch-katholischer Bürger (s.u. 7.3.4.). Für die konfessionsbedingten Unterschiede in der Suizidziffer, die starken zeitlichen und geographischen Schwankungen unterliegen, ist anscheinend eher eine Art religiöse Unterwürfigkeit als der spezifische Inhalt des jeweiligen Glaubensbekenntnisses verantwortlich (Bell, 1976, S. 217). Immerhin scheint Religiosität zumindest in bestimmten Operationalisierungen eine suizidverhindernde Wirkung zu entfalten (Martin, 1984).

Angesichts der Widersprüchlichkeiten zwischen den zahlreichen Untersuchungen und Einzelanalysen fällt es schwer, eine verbindliche Zusammenfassung zu geben. Oftmals gelten die berichteten Ergebnisse nur für engumschriebene geographische und zeitliche Räume oder ausgewählte Gruppen von Personen, sind aber nicht im wünschenswerten Ausmaß generalisierbar. Für einige Autoren ist deshalb der Nachweis eines spezifischen Einflusses von "broken home", Ehescheidungen, Konfessionszugehörigkeit und Problemen im Beruf oder mit dem Partner noch keineswegs erbracht. Vielmehr stellen solche Faktoren nur Elemente einer Variable dar, die als soziale Isolation konzeptualisiert werden kann. Demgemäß könne gesagt werden, daß eine Person um so mehr suizidalen Tendenzen zu widerstehen vermag, je fester sie ihrer Umgebung in einem System von Glaube, Zuneigung, Pflichten und Hoffnung verbunden ist (Lungershausen, 1981, S. 929).

7.3.4. Geographische und nationale Unterschiede

Bis in die zwanziger Jahre reichen die Vergleiche von städtischem und ländlichem Milieu in bezug auf Indikatoren abweichenden Verhaltens zurück. Besonders bekanntgeworden sind die Untersuchungen von Park, Burgess und McKenzy (1925) zu den "natural areas", d.h. Teilgebieten eines umfassenderen Lebensraumes innerhalb der Stadt, die durch geographische, topographische, soziale und kulturelle Grenzen von ihrer Umwelt abgesteckt sind und für ihre Bewohner einen homogenen sozialen Raum darstellen. Für Chicago propagierten sie ein Zonenmodell mit fünf konzentrisch angelegten Bezirken, zwischen denen ein systematischer Prozess der Verschiebung des höheren Lebensstandards vom Stadtkern zur Peripherie festzustellen sei. Etwas später führten Shaw, Zorbaugh und McKay (1929) den Nachweis einer Haltbarkeit der Zonenhypothese, indem sie anhand empirischen Materials zeigten, daß vom Stadtkern zum Stadtrand Devianz- und Suizidraten sowie psychiatrische Erkrankungen abnahmen. Bald stellten sich jedoch Probleme in konzeptueller und empirischer Hinsicht heraus. Diese betrafen zunächst die Unklarheit darüber, auf welches Verhalten ganz konkret die Zonenhypothese zu beziehen sei. Sollte sie beispielsweise die Rate abweichenden Verhaltens nach dem Wohnort der Täter oder nach den Zonen erfassen, in denen eine Tat begangen wurde oder aber nach dem Gesichtspunkt, ob Täter in Zonen wohnen und dort Delikte begehen? Zum anderen war schwer zu entscheiden, von welchem Punkt ausgegangen werden sollte, wenn eine Stadt mehrere Zentren aufwies. In diesem Sinne etwa fanden Häfner, Reiman, Immich und Martini (1969) Anzeichen für eine höhere Inzidenz psychischer Störungen in solchen Gebieten, wo Armut und niedriger Wohnstandard besonders geballt auftraten. Derartige Areale müssen aber keineswegs zwangsläufig im Zentrum einer Stadt liegen, sondern können sich auch an der Peripherie oder sonstwo befinden. Damit war die Universalität der Zonenhypothese auch empirisch erschüttert. Schließlich mußte akzeptiert werden, daß eine konzise Überprüfung überhaupt nur dort in Betracht gezogen werden kann, wo die als Untersuchungsraster über eine Stadt gelegten Zonen mit den statistischen Bezirken übereinstimmen, die die Daten zu Größe und Struktur der jeweiligen Bevölkerung liefern.

Die bisher sorgfältigste und umfassendste Analyse stammt von Welz (1979). Ausgehend von der Erkenntnis, daß aus Daten einer bestimmten Aggregationsebene nicht auf die Gegebenheiten eines anderen Aggregationszustandes geschlossen werden kann (es z.B. nicht möglich ist, aus kollektiven Korrelationen auf individuelle Zusammenhänge zu schließen), wurden die für das Vorhaben zentralen Fragen parallel auf verschiedenen ökologischen Ebenen angegangen, nämlich Stadtteilen, statistischen Bezirken und Straßen in Mannheim. Mehrfach ergaben sich erhebliche ebenenspezifische Schwankungen in Richtung und Höhe der Korrelationen zwischen Selbstmordversuchsrate und gebietsbezogenen ökologischen Variablen. Konstant auf der Ebene der Stadtteile und der kleinräumigeren Ebene der statistischen Bezirke fielen jedoch die positiven Beziehungen zwischen der Rate versuchter Suizide einerseits und sozialer Anomie sowie Desintegration andererseits aus, d.h. mit Zunahme der sozialen Anomie, die definitionsgemäß dann vorlag, "wenn in Gebieten Merkmale vorhanden oder stark ausgeprägt sind, die die Dauer und Stabilität sozialer Beziehungen verhindern oder erschweren" oder einem Ansteigen der sozialen Desintegration (die definitionsgemäß dann gegeben war, "wenn familiale Integration nieder und soziale Integration hoch ist", zitiert jeweils nach Welz, 1979, S. 115), ging auch eine Häufung von Selbstmordversuchsraten einher. Als Indikatoren für Anomie fungierten die Mobilitätsziffer sowie der Anteil von Ausländern und Mietern, als Indikator der sozialen Isolation der Anteil der Einpersonenhaushalte und schließlich als Maße für familiale Integration die Raten der Geschiedenen, der strukturell unvollständigen Familien und der alleinstehenden berufstätigen Frauen.

In der geschilderten Untersuchung, die sich einer "ökologischen" Methode bedient, d.h. die zur Erklärung der Selbstmordversuchsraten herangezogenen Variablen auf ***räumlich abgrenzbare Einheiten*** bezieht, haben sich somit die gleichen Konzepte zur Interpretation als nützlich herausgestellt, die schon bei der Erklärung der unterschiedlichen Suizidraten durch Scheidung, Verwitwung und Konfessionszugehörigkeit eine Art gemeinsamen Nenner bildeten, nämlich soziale Bindung und Integration. Im Zusammenhang mit der eingehenderen Erörterung der Theorie Durkheims wird später darauf erneut zurückzukommen sein (s. a. die Zusammenstellung von Trout, 1980).

Wie vorsichtig die Resultate aus ökologischen Untersuchungen interpretiert werden müssen, belegt die Studie von Morgan (1980). Diese Arbeit ist zugleich ein gutes Beispiel dafür, wie verschiedene methodische Ansätze zur Beantwortung kritischer Fragen kombiniert werden können. Gegenstand der Analyse waren absichtliche Selbstverletzungen in Form von Vergiftungen oder mechanischen Eingriffen, die innerhalb eines bestimmten Zeitraumes zur Aufnahme bzw. Behandlung in einem der Krankenhäuser von Bristol und Umgebung geführt hatten. In der ganz überwiegenden Mehrzahl der Fälle handelte es sich dabei letztlich wohl um Suizidversuche der verschiedensten Formen.

Geschlechterproportion und Altersabhängigkeit der Patienten sind aus Abbildung 7.4. ersichtlich.

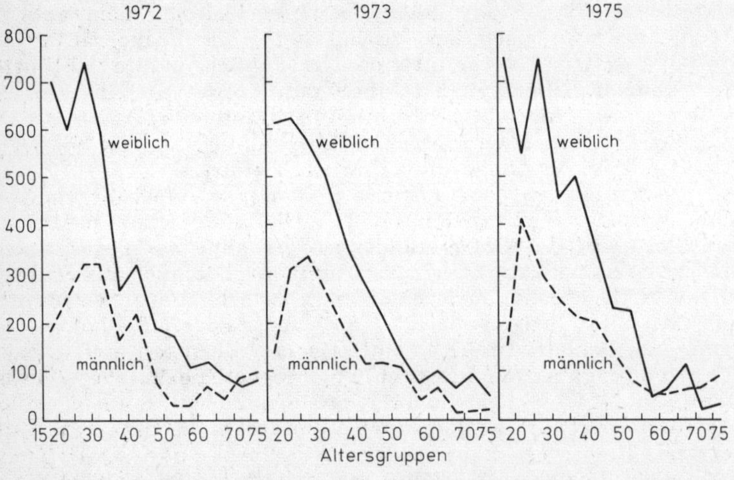

Abb. 7.4. Häufigkeit von Selbstverletzungen in England (pro 100.000 Einwohner) geschätzt auf Grund von Krankenhaus-Behandlungen

Getrennt für die 28 Wahlkreise der Stadt wurden aus den verfügbaren Zensus-Unterlagen die Bevölkerungsdichte, die Wohnsituation, der Ausländeranteil und die Häufigkeit von Personenwagen ermittelt. Die Korrelationen dieser Variablen mit der Rate von Selbstverletzungen sind in Tabelle 7.1. wiedergegeben.

Wie ersichtlich waren die Koeffizienten sehr stabil über den Erhebungszeitpunkten. Sie entsprechen darüber hinaus in Höhe und Richtung plausiblen Vorerwartungen.

Mit 368 Patienten aus einem der Hospitäler konnte parallel dazu ein persönliches Interview zum Anlaß und den Begleitumständen der Tat geführt werden. Bemerkenswerterweise lebte von den interviewten Personen die ganz überwiegende Mehrheit *nicht* unter den Bedingungen des "overcrowding". Zudem waren nur 2% der Ansicht, daß die Mißlichkeiten der Wohnsituation einen Anlaß für die suizidale Handlung gebildet hätten. Ferner waren Einwanderer unter den Interviewpatienten nicht stärker vertreten als in einem repräsentativen Wahlbezirk. Daraus ist nur der Schluß möglich, daß die positive Korrelation zwischen dem Ausländeranteil in einem Gebiet und der Suizidversuchsrate nur eine allenfalls indirekte Beziehung zwischen den beiden Variablen andeutet, die noch keine Aussagen über die Verteilung der individuellen Risiken erlaubt, sondern der Ergänzung durch individuelle Daten aus vergleichbaren Stichproben bedarf.

Im Rahmen des Interviews ließ Morgan (1980) Merkmale der Beschäftigungslage und Arbeitszufriedenheit, des Vorstrafenregisters und Alkoholkonsums vor der Tat erheben. Die Resultate sind getrennt für Alters- und Geschlechtergruppen in Tabelle 7.2. wiedergegeben.

Bei den jungen Erwachsenen relativ zu den älteren spielen mithin Arbeitslosigkeit und daraus resultierende familiäre Probleme im Vorfeld der Suizidgenese eine stärkere Rolle; bei Frauen fallen Alkoholgenuß und Vorstrafen viel weniger ins Gewicht als bei den Männern.

Tabelle 7.1. Sozioökonomische Korrelate von Selbstverletzungen (Rangkoeffizienten; aus Morgan 1980, S.95)

Jahr	Bevölkerungsdichte	Wohnsituation	Ausländer-Anteil	Fehlen eines Kfz
1972/73	0,76 ($p<0,01$)	0,45 ($p<0,01$)	0,60 ($p<0,01$)	0,49 ($p<0,01$)
1975	0,69 ($p<0,01$)	0,41 ($p<0,05$)	0,69 ($p<0,01$)	0,37 ($p<0,05$)

Tabelle 7.2. Beschäftigungslosigkeit und Arbeitszufriedenheit

	Gesamtstichprobe N=368	Männliche im Alter von 15-25 N=36	Restliche Stichprobe N=332	Unterschied zwischen den Gruppen
a Beschäftigte	258	28	230	
Arbeitslos während eines Zeitpunktes im vorausgegangenen Jahr	110	19	91	ss
Prozentsatz von Arbeitslosigkeit	43	68	40	
b Beschäftigt während einiger Zeit im vorausgegangenen Jahr	258	34	224	
Unzufrieden mit der Arbeit im letzten Jahr	86	19	67	n.s.
Prozentsatz der Unzufriedenen	33	56	30	
Schwierigkeiten mit der Familie als Folge der Arbeitslosigkeit	136 (37%)	19 (53%)	117 (35%)	ss

a: Beschäftigt oder als arbeitslos registriert
b: Einschließlich Studenten und Schulkinder

Interview-Daten: Altersspezifische Charakteristika für Männer im Alter von 15 bis 25 Jahren; Probleme mit Alkoholkonsum und dem Gesetz

	Gesamtstichprobe N=368	Männer 25 Jahre und älter N=85	Männer 15 Jahre und älter N=36	Frauen 15 Jahre und älter N=247	Unterschied zwischen den Gruppen
Zunahme des Alkoholkonsums während der letzten 3 Monate	83 (23%)	37 (44%)	12 (33%)	34 (14%)	s
Gerichtsverfahren während irgendeiner Zeit	114 (31%)	76 (89%)	15 (42%)	23 (9%)	ss

Wenngleich der Einbezug von Kontrollpersonen, die sich aus anderem Anlaß in der Klinik befinden, für die eindeutigere und breitere Absicherung der Resultate wünschenswert gewesen wäre, geben die zusätzlich erhobenen personenbezogenen Daten wertvolle Erklärungshinweise. Sie zeigen außerdem, daß ökologische Daten leicht zu irreführenden Schlußfolgerungen führen können.

Das zwischen Stadt und Land beobachtbare Gefälle der Suizidbelastung darf wohl nicht als unabänderliche Gegebenheit hingenommen werden, da vermutlich verschiedene Störfaktoren wirksam sind und die entsprechenden Daten verzerren: Zum einen sind vermutlich in städtischer Umgebung die Verfahren zur statistischen Erfassung ganz allgemein sehr viel effizienter als auf dem Lande; zum anderen herrscht in ländlichen Gegenden ein stärkerer sozialer Druck, Suizide nach Möglichkeit zu vertuschen und in diesem Sinne auf die lokalen Offizialorgane bei der Feststellung der Todesursache einzuwirken (Douglas, 1967; Bell, 1976).

An der außergewöhnlichen Häufung von Selbstmorden in West-Berlin (Suizidrate nach WHO-Angaben 1962: 39,5!) scheinen nicht (nur) die spezifischen Details der Erfassung, sondern auch das durchschnittlich höhere Alter der Bevölkerung und die isolierte Lage der Stadt verantwortlich zu sein.

Noch größere Probleme bestehen beim Vergleich zwischen verschiedenen Kulturen (s. dazu Smith & Hackathorn, 1982) oder Nationen, da hierbei die strukturellen Divergenzen im Regelfall noch gravierender ausfallen. Aus den bereits erwähnten Gründen wäre die Annahme plausibel, daß Staaten mit einem hohen Anteil von Bürgern des römisch-katholischen Glaubens eher niedrigere Suizidrate zeigen. In der Tat lauten die Ziffern der WHO aus dem Jahre 1962 für Irland 1,8, Mexiko 1,8, Spanien 5,2 und Italien 5,4. Andererseits gibt es weitere vorwiegend katholische Nationen, in denen die Raten eher überdurchschnittlich sind, wie im Falle von Frankreich mit 15,1 und Österreich mit 22,4. Ungarn nimmt mit 24,9 einen absoluten Spitzenplatz ein. Ganz allgemein scheinen osteuropäische Länder traditionell eine besonders hohe Suizidbelastung aufzuweisen, wobei dafür weniger das politische System, als mehr kulturelle Faktoren verantwortlich sind (Lester, 1984).

Ausführliche Längsschnitt- und Querschnittsanalysen haben Sainsbury, Jenkins und Levey (1980) vorgelegt. Ihren Ergebnissen zufolge stieg mit Ausnahme zweier Länder von 1961-63 zu 1972-74 auch die Suizidziffer der Frauen, wenn diejenige der Männer zunahm. Im allgemeinen zeigten, was die Frauen angeht, mehr Staaten Zu- als Abnahmen der Selbstmordraten auf jeder Altersgruppe, obwohl das Ausmaß der Steigerung meist mit höherem Lebensalter progressiv abnahm (s. a. McDonald, 1982, mit einem Bericht über einen dramatischen Anstieg von Suizidhandlungen in jüngerer Vergangenheit).

Während der beiden Weltkriege gingen fast in allen europäischen Staaten die Suizidziffern drastisch zurück, wohingegen sonst die Regel zu gelten scheint, daß mit wirtschaftlichen Rezessionen die Selbstmorde zunehmen (Sainsbury, 1968; s. a. Stack, 1983, mit Hinweisen auf die Wirkung von Arbeitslosigkeit auf die Suizidrate). Die starken Zunahmen der Suizidziffern in den meisten Ländern und ganz besonders die universellen Steigerungsraten auf Seiten des weiblichen Geschlechts im Gegensatz zu der relativen Invarianz bei den Männern seit Beginn des Jahrhunderts lassen die Autoren mutmaßen, daß die Entwicklungsverläufe durch alters- und geschlechtsspezifische Faktoren beeinflußt werden. Konkret konnten davon anhand korrelativer Wechselbeziehungen zwischen den Suizidschwankungen und den Veränderungen in sozialen und ökonomischen Variablen einmal mehr Elemente der Anomie erkannt werden: Die sich wandelnde Stellung der Frau, die schlimme Lage der Jugendlichen als den Hauptbetroffenen der geänderten Familienstruktur und der verlorengegangenen Kohäsionen sowie die bei den Alten reduzierten häuslichen und beruflichen Bindungen (s. Kasten).

Sainsbury, Jenkins und Levey (1980) gingen der Frage nach, durch welche Faktoren die Suizidrate in 18 europäischen Ländern zu erklären sei und ob sich Korrelate für die Veränderung der Selbstmordraten über der Zeit finden lassen würden. Ausgangspunkt bildeten die zentralen Thesen der Anomietheorie, wonach Selbstmordraten eine Funktion sind von

- mangelnder Integration des einzelnen in sozialen Verbänden wie Familie, Nachbarschaft und religiösen Glaubensgemeinschaften sowie
- Verminderung der Kontrolle einer Gesellschaft über ihre Mitglieder.

Eine Reihe von sozioökonomischen Indikatoren wurden den Konzepten von Anomie, Familienkohäsion, Status der Frau, Entfremdung der Alten und sozioökonomischem Status nach der in Tabelle 7.3. wiedergegebenen Weise zugeordnet.

Tabelle 7.3. Soziale Variablen und deren Zuordnung zu potentiellen "Hintergrundfaktoren"

Soziale Variablen	Anomie	Familienkohäsion	Status der Frauen	Entfremdung der Alten	Sozioökonom. Status
1. Bevölkerungsanteil < 15 Jahre	*	*	*	*	
2. Bevölkerungsanteil > 65 Jahre		*		*	
3. Eheschließungen	*	*	*		
4. Scheidungen		*	*		
5. Uneheliche Geburten	*	*	*		
6. Geburten von Frauen < 20 Jahren	*	*	*		
7. Geburten von Frauen > 30 Jahren			*		
8. Frauen in tertiärer Bildung			*		
9. Berufstätigkeit von Frauen			*		
10. Fernsehgeräte pro 100.000 der Bevölkerung					*
11. Zimmerbelegung					*
12. Arbeitslosigkeit	*				*
13. Tod durch Leberzirrhose	*				
14. Mordquote	*				
15. Unfalltote im Straßenverkehr	*				

In einem ersten Schritt wurden die 1961-63 in jeder Variablen vorliegenden Gegebenheiten interkorreliert, in einem zweiten die von 1961-63 zu 1972-74 erfolgten Veränderungen (= Differenzwerte; Interkorrelationen s. Tabelle 7.4.).

Tabelle 7.4. Produkt-Moment-Korrelationen für die Veränderungen in den Sozial-Variablen und den Suizid-Raten von 1961-63 zu 1972-74 (aus Sainsbury et al. 1980, S.45)

	Gesamt	Männer	Frauen
1. Bevölkerungsanteil < 15 Jahre	-0,4572**	-0,5728***	-0,2107
2. Bevölkerungsanteil > 65 Jahre	-0,0323	-0,1027	-0,2949
3. Eheschließungen	+0,1385	+0,1763	+0,1203
4. Scheidungen	-0,3786*	-0,4225*	-0,2924
5. Uneheliche Geburten	+0,1762	+0,1057	+0,3549*
6. Geburten von Frauen <20 Jahre	-0,3911*	-0,3810*	-0,3564*
7. Geburten von Frauen >30 Jahre	-0,1702	-0,1549	-0,2339
8. Frauen in tertiärer Bildung	-0,0597	-0,0621	-0,0745
9. Berufstätigkeit von Frauen	+0,4780**	+0,4147*	+0,5382**
10. Fernsehgerät	+0,5573**	+0,6155***	+0,4239**
11. Zimmerbelegung	+0,2862	+0,1834	+0,3838*
12. Arbeitslosigkeit	+0,3779*	+0,3584	+0,3349
13. Tod durch Leberzirrhose	+0,3801*	+0,4530**	+0,1953
14. Mordquote	+0,1796	+0,0983	+0,3135
15. Unfalltote	+0,3715*	+0,4306**	+0,2480

*p=0,10 **p=0,05 ***p=0,01

Was zunächst die Interkorrelationen ***innerhalb*** eines bestimmten Zeitraumes angeht, so liegen diese mehrheitlich in erwarteter Richtung. Etwa korreliert Suizid negativ mit zwei Indikatoren der Familiengröße. Enge Beziehungen bestehen auch zu den Anomieindikatoren Scheidungsrate, Unehelichkeit, Mord und Unfälle. Von den Maßen für die Stellung der Frau innerhalb der Gesellschaft korrelieren vor allem die Geburtenrate bei Frauen unter 20 Jahren und die Berufstätigkeit, wobei diesbezüglich bei den Männern die Koeffizienten nahezu identisch ausfallen.

Besonderes Interesse verdienen die Veränderungswerte, da die Autoren einen Einfluß rascher sozialer und ökonomischer Entwicklungen auf die Suizidrate angenommen hatten. Wie die Koeffizienten der Tabelle zeigen, ging tatsächlich in der Gesamtstichprobe mit der Zunahme von fünf Anomiekriterien (Anteil von Kindern und jungen Müttern, Unfall-Tote und Fälle von Leberzirrhose) ein Anstieg der Suizidrate einher. Des weiteren und besonders bedeutsam ist die Korrelation zwischen dem Anwachsen der Suizidziffer in beiden Geschlechtern mit einer zunehmenden Berufstätigkeit der Frau. Auch steht die zahlenmäßige Abnahme von Jugendlichen unter 15 Jahren als Zeichen zurückgehender Kohäsion mit einer Steigerung der Selbstmordziffer in Beziehung.

Im Zuge nachgeschalteter Diskriminanzanalysen konnten die Autoren zeigen, daß von den sozialen Variablen der geänderte Status der Frau den stärksten Erklärungswert für die Änderungen der Selbstmordrate hatte, gefolgt von der zunehmenden Anomie und - mit den schwächsten Korrelationen - der sozioökonomische Wandel.

Verschiedene Autoren sind schließlich der Frage nachgegangen, inwieweit zwischen den Raten für Mord und Selbstmord eine Beziehung besteht. Psychoanalytische Überlegungen legen die Hypothese einer negativen Korrelation nahe, d.h. in dem Maße, in dem eine Gesellschaft das Ausleben offener Aggressionen unterdrückt und als sozial unerwünscht erklärt, müßten sich diese nach innen kehren und die Suizidrate erhöhen.

In der Tat konnte beispielsweise Durkheim (1952) zeigen, daß in Frankreich zwischen 1826 und 1880 die Suizide stets zunahmen, im selben Zeitraum die Anklagen wegen Totschlags zurückgingen. Ähnliche Entwicklungen traten auch in anderen Ländern auf. Zudem hatten Spanien, Irland und Italien, als die Nationen mit den niedrigsten Selbstmordraten, in der besagten Zeit zugleich die höchsten Mordraten.

Für die jüngere Vergangenheit ermittelte Kendall (1970) anhand der von den Vereinten Nationen 1968 veröffentlichten Daten eine Korrelation von -.37 ($p < 0,10$) zwischen Mord- und Selbstmordbelastung über jene 48 Länder, zu denen halbwegs verläßliche Daten vorlagen. Mexiko und Guatemala hatten die niedrigsten Suizidziffern, nahmen jedoch in bezug auf Mord den 1. und 3. Rangplatz ein.

Da der Befund nicht auf dem üblichen Signifikanzniveau abgesichert ist, stellt sich eigentlich nicht das Problem der Erklärung. Mehr am Rande braucht deshalb hier nur erwähnt zu werden, daß nicht nur die psychoanalytische Auffassung, sondern auch die soziale Lerntheorie die beobachtete Korrelation unschwer als Bestätigung ihrer Thesen werten könnte, etwa durch den Hinweis darauf, daß jene Kulturen, deren Erziehungspraktiken auf eine Unterlassung oder das Unterdrücken von Aggressionen abzielen, gewöhnlich auch selbstbezogene Kritik und die Entwicklung angemessener Schuldgefühle bekräftigen.

Hin und wieder ist auch von jahreszeitlichen Schwankungen der Suizidziffer berichtet worden, doch bereitet es große Schwierigkeiten, einen durchgehenden Trend zu erkennen. Eine neuere Sichtung der entsprechenden Untersuchungen stammt von Wenz (1977), dem zufolge die Resultate einiger europäischer Studien ähnlich denjenigen einiger älterer amerikanischer einen mit Mai beginnenden und im August endenden Anstieg der Suizidraten erkennen lassen. Anhand des von dem Autor selbst aus Polizei-, Krankenhaus- und Arztberichten zusammengestellten Materials ergab sich gleichermaßen für 637 Suizide und 2.942 Suizidversuche eine statistisch bedeutsame Häufung im Winter, und zwar namentlich im Dezember. Umgekehrt traten die wenigsten Fälle während des Sommers und Herbstes auf.

Temperaturschwankungen sind dafür kaum verantwortlich zu machen, denn von benachbarten Ländern mit ähnlichem Klima weiß man, daß sie radikal unterschiedliche Ziffern für suizidales Verhalten aufweisen können (Hendin, 1965). Vieles spricht deshalb dafür, daß die Wirksamkeit sozialer und kultureller Faktoren, die im einzelnen noch von Familienstand, Alter und Geschlecht, der Bewertung von Feiertagen u. dgl. moderiert werden, von den Jahreszeiten abhängig ist. Nicht nur auf die Temperaturen als einen Faktor des Wetters, sondern auf Differenzen des Luftdrucks hat schon in den dreißiger Jahren Mills (s. Davis, 1983, S. 39 f.) die Suizidrate bezogen und eine relativ enge Beziehung in dem Sinne gefunden, daß in Gegenden mit starken Barometer-Schwankungen die Rate für Selbstmord besonders hoch liegt.

Um dem Overall-Effekt innerhalb seiner Daten gerecht zu werden, schlägt Wenz (1977) eine Brücke zu der bereits mehrfach gefundenen Häufung im Auftreten von Depressionen während der Monate März und September (vgl. damit die bimodale Häufung von Suiziden im Frühling und Herbst wie sie Näyhä, 1983, in Finnland für verheiratete und verwitwete Frauen beschreibt): Erfahrungsgemäß geht mit einer bestimmten Konfiguration von Hintergrundmerkmalen - z.B. männlich, alt, verwitwet, niedriger sozialer Status, weiße Hautfarbe in den USA - ein besonderes Ausmaß von Depressionsgefährdung einher. Im Falle einer sich einstellenden Depression versuche der davon Betroffene zwei oder drei Monate lang, damit fertig zu werden. Nach dieser Zeit, sofern die Depression dann noch immer andauere, könne er nicht mehr den Frustrationen und dem Streß von seiten der sozialen Umgebung widerstehen und versuche bzw. begehe Selbstmord.

7.3.5. Berufs- und Ausbildungsgruppen

Verschiedene Anhaltspunkte sprechen für eine bei Ärzten stark erhöhte Suizidziffer. Ross (1973) gibt dafür eine Rate von nicht weniger als 33 auf 100.000 an, was etwa dem Doppelten der Ziffer bei US-amerikanischen Weißen entspricht (s. a. Wellmann, 1974; Pohlmeier, 1980). Noch darüber liegt mit 40,5 die Selbstmordrate weiblicher Ärzte, die damit die am meisten gefährdete Frauengruppe bilden, erst mit deutlichem Abstand gefolgt von geschiedenen Frauen im Alter über 70 Jahre. Die für eine Berufsgruppe aber jemals ermittelte höchste Zahl überhaupt betrifft mit 61 auf 100.000 die Psychiater (Blachly, Disher & Roduner, 1968; Freeman, 1967).

Über die Zuverlässigkeit der zugrunde liegenden Daten wurden verschiedentlich Zweifel geäußert (s. Steppacher & Mausner, 1974). Insbesondere darf man nicht übersehen, daß es in erster Linie Ärzte und Psychiater sind, die sich von Berufs wegen mit suizidalen Phänomenen beschäftigen und dann, wenn es um ihren eigenen Stand geht, vielleicht nicht mehr das wünschenswerte Maß an unbeteiligter Distanz und Objektivität zeigen. Oft spielt die mit der notgedrungen niedrigen Absolutzahl von Suiziden in einer von vornherein relativ kleinen Personengruppe verbundene geringere Reliabilität eine gewisse Rolle.

Bergman (1979) hat darüber hinaus auf unangemessene Vergleiche und das Fehlen von Kontrollen für Einflüsse von seiten des Alters, Geschlechts und anderer relevanter Hintergrundfaktoren sowie auf die mitunter vorgenommene Interpolation der Selbstmordrate von 10.000 auf 100.000 der Bevölkerung hingewiesen. Bei einer Sichtung aller publizierten Untersuchungen und einer Berücksichtigung störender Einflußvariablen ergäben sich weder für Psychiater noch für irgendwelche andere ärztliche Spezialisierungen Unterschiede in der Selbstmordziffer gegenüber dem Bevölkerungsdurchschnitt.

An Deutungen der früher gleichwohl berichteten Differenzen hat es nicht gefehlt: Zum einen ist an die Selbstselektion vor Aufnahme des Studiums und der anschließenden Berufstätigkeit zu denken, bei der sich möglicherweise ein besonders hoher Anteil von Personen mit psychischen Störungen, geringer Frustrationstoleranz und emotionaler Labilität für Medizin entschieden hat, vielleicht in der Hoffnung, sich selbst damit auf lange Sicht helfen zu können. Vor allem müssen die enormen psychischen Belastungen in Rechnung gestellt werden, die sich im Verlauf der Konfrontation mit körperlichen oder geistigen Erkrankungen ergeben und in psychotherapeutischen Interaktionen eine besondere Dichte erreichen. Insuffizienzgefühle von dramatischem Ausmaß sind geradezu unausweichlich, wenn ein Psychiater gar feststellen muß, daß trotz intensiver Behandlung im Zustand seines Patienten nicht nur keine Besserung eintritt, sondern dieser etwa einige Zeit nach einer entsprechenden Ankündigung Suizid begeht.

In den größeren Rahmen der allgemein bei Helferberufen erhöhten Suizidgefahr gestellt (Schmidbauer, 1977), kommt als gemeinsamer Nenner und möglicher Ursachenkomplex die Aufopferung für den anderen in Betracht, die bei Gruppen wie Lehrern und Sozialarbeitern, Psychologen und Erziehern, Krankenschwestern und Ärzten sozial erwünscht und auch häufig empirische Tatsache ist. Hier ergeben sich besondere Risiken dann, wenn einerseits das eigene Können vermeintlich selbstlos in den Dienst an anderen gestellt, andererseits dennoch "dafür" ein Minimum an menschlicher Anerkennung und Zuneigung erwartet wird, zumal dann, wenn eine mögliche Zerrüttung und die Belastungen der eigenen Partnerbeziehung verdrängt und im beruflichen Geschehen neutralisiert werden sollen (Scobel, 1982, S. 56).

Andererseits sind die erwähnten hohen Suizidfrequenzen von Ärzten weniger mit den speziellen Arbeitsbedingungen, als eher mit den in dieser Gruppe gehäuft vorkommenden Süchten und der relativ leichten Verfügbarkeit von Psychopharmaka in Verbindung gebracht worden. Beispielsweise argumentiert Ringel (1976) in einem solchen Sinne.

Derselbe Autor erklärt darüber hinaus die auch bei Studenten überdurchschnittliche Suizidrate (Lungershausen, 1968, spricht von einem Multiplikator von 20 gegenüber Altersgenossen, wohingegen Beck & Young, 1978, nur einen solchen von 2 für angemessen halten) durch das Faktum, daß in dieser Gruppe die Folgen selbst leichter psychischer Störungen für die Arbeitsleistung besonders fühlbar wären (s. a. Friedric, 1974). Für Heinrich (1980, S. 901) spielt auch die "besondere Sensibilität und gesteigerte Introspektionstendenz angesichts der vielfach als inhuman empfundenen Überfüllung der Massenuniversitäten eine zu Suizidhandlungen disponierende Rolle" - eine Auffassung, die immerhin durch den Vergleich der studentischen Suizidraten in Studienfächern mit kleinen Studentenzahlen mit denjenigen aus den großen Massenfächern empirisch überprüft werden könnte. Auch die Unstrukturiertheit der Arbeits- und Lernsituation, persönliche Bindungslosigkeit inmitten zahlreicher Menschen und fehlende Anhaltspunkte über die Anforderungen müssen als Einflußgrößen in Betracht gezogen werden (in diesem Sinne nach einer Sichtung der Literatur: Davis, 1983, S. 37; s. a. Kuda, 1986).

Vor einiger Zeit haben Shneidman und Farberow (1961) in Form kurzer Sentenzen eine Reihe von Mißverständnissen, Irrtümern und Vorurteilen zum Suizid zusammengestellt - Mythen, die in der Zwischenzeit unzählige Male zitiert worden sind. Zusammen mit den dazugehörigen Richtigstellungen sollen sie jedoch auch hier - leicht abgewandelt - wiedergegeben werden, weil sie nicht nur wichtigen Fragen gelten, sondern darüber hinaus einen ermutigenden Bezugsrahmen für Prävention und Intervention liefern.

Mythos	*Wahrheit*
Menschen, die über Suizid reden, verüben ihn nicht.	80% der Suizide werden durch entsprechende Absichtserklärungen, Warnungen oder Gesten angekündigt.
Suizidgeneigte Personen wollen mit aller Kraft ihrem Leben ein Ende machen	Die meisten suizidgeneigten Menschen sind sich nicht klar darüber, ob oder daß sie sterben wollen; sie spielen mit dem Leben in der Hoffnung,

	daß andere ihnen helfen oder sie retten werden.
Suizidneigung ist ein lebenslanges Problem.	Die Versuchung zum Suizid ist gewöhnlich eine Folge von Krisen, die ihrerseits meist nur von vorübergehender Dauer sind.
Eine Besserung nach einer persönlichen Krise zeigt an, daß die Gefahr von Suizid vorüber ist.	Die meisten Suizide ereignen sich innerhalb eines Zeitraumes von ungefähr drei Monaten nach Beginn der Krise
Suizid tritt gehäuft bei den Reichen oder Armen auf.	Weder noch; Suizid steht mit Sozialstatus nicht in Beziehung.
Suizidneigung ist vererbert.	Es gibt keine Hinweise dafür, daß eine Disposition zur Verübung von Suizid vererbt wäre.
Alle Selbstmörder sind Opfer geistiger Krankheit.	Obwohl suizidgeneigte Personen extrem unglücklich und entmutigt sind, müssen sie deshalb nicht notwendigerweise geisteskrank sein.

7.4. Theorien des Selbstmordes

7.4.1. Vorwiegend soziologische Theorien

Ein maßgeblicher Gesichtspunkt für jede Theorie zur Erklärung suizidalen Verhaltens besteht in der Aussage über die Art von Explanans und Explanandum. Handelt es sich bei der abhängigen Variablen um ***Raten*** von Selbstmord oder Selbstmordversuchen bei bestimmten Gruppen und bei den unabhängigen Variablen um Merkmale sozialer Kollektive (wie Anteile von Einwanderern, Arbeitslosen oder Geschiedenen in einer umschriebenen Bevölkerungsgruppe), so gelten die entsprechenden Konzepte im Zuge der nachfolgenden Darstellung als überwiegend soziologisch. Hingegen wird dort von hauptsächlich psychologischen Theorien gesprochen, wo ***individuelles*** Verhalten unter Rückgriff auf persönliche Merkmale, nicht selten solche von Dispositionscharakter, erklärt werden soll. Die wechselseitige Abgrenzung ist keine kategorische, da einige soziologisch definierte Variablen als individuelle dadurch konzipierbar sind, daß man Personen als Träger eben jener Merkmale ansieht, zu deren übergeordneten Kollektiven sie gehören. Mitunter findet auch innerhalb einer Theorie bzw. deren empirischer Überprüfung ein Wechsel der Datenebene oder Variablenart von aggregiertem zu individuellem Niveau statt und umgekehrt. Auf die damit im Einzelfall verbundenen Möglichkeiten und Probleme kann aus Platzgründen hier nicht eingegangen werden; diesbezüglich muß ebenso wie hinsichtlich aller Detailfragen auf die Originalarbeiten oder beispielsweise die Sammeldarstellungen von Braun (1971), Gibbs (1966), Opp (1968) oder Welz (1979) verwiesen werden.

7.4.1.1. Integration

Eine epochale Leistung, was den Anciennitäts- und Bekanntheitsgrad einerseits, den Erklärungswert und Einfluß auf die Forschung andererseits betrifft, vollbrachte Durkheim mit der Vorstellung der Integrationstheorie in seinem bereits 1897 erschienenen Buch "Le Suicide" (deutsche Übersetzung 1973, auf die sich nachfolgende Zitate beziehen). Ausgangspunkt seiner Analysen war zunächst die Beobachtung, daß beim Vergleich von protestantischen, gemischt protestantisch-katholischen und überwiegend katholischen Ländern eine Regel bestand, der zufolge Suizide proportional zu dem Anteil der Protestanten und umgekehrt proportional zur relativen Häufigkeit von Katholiken auftreten. Später fanden auch die bei den Ledigen gegenüber Verheirateten bzw. gegenüber Verwitweten höheren Suizidraten Berücksichtigung, desgleichen die Differenzen zwischen Verwitweten und Verheirateten u.ä. Für all diese Unterschiede wird ein System von Theorien unterschiedlicher Reichweite und einem Gültigkeitsanspruch für Kollektive oder Individuen entwickelt. Sowohl auf dem Niveau niedriger als auch demjenigen hoher Reichweite liegt der Schlüssel für die Erklärung gleichbleibend in dem Konstrukt der Integration, lautet doch eine der zentralen Thesen:

> "Der Selbstmord variiert im umgekehrten Verhältnis zum Grad der Integration der sozialen Gruppen, denen der Einzelne angehört" (Durkheim, 1973, S. 232).

Zwei Ebenen der Integration lassen sich dabei unterscheiden: Auf der einen geht Durkheim der Frage nach, inwieweit die Glaubensgemeinschaft von Protestanten und Katholiken als soziale Institutionen integriert und welche Auswirkungen davon für die Suizidziffern zu erwarten sind. Als wesentliche Distinktion hält er diesbezüglich fest, daß der Protestantismus der freien Forschung weit mehr Raum zugestehe als der Katholizismus.

Auf der zweiten Ebene interessiert die Frage, wie sich Unterschiede im Ausmaß von institutioneller Integration auf Individuen der entsprechenden Sozialverbände auswirken und deren Suizidgefährdung beeinflussen. Was den Protestantismus angeht, so spricht Durkheim (1973, S. 169) hierbei davon, daß der Protestant mehr als der Katholik "Schöpfer seines eigenen Glaubens (ist); man gibt ihm die Bibel in die Hand, und es wird ihm keine bestimmte Auslegung aufgezwungen".

Analog strukturiert ist das Grundgerüst der Theorie im Hinblick auf die Integration von seiten der Familie oder eines politischen Systems. Stets wird zunächst der Integrationsgrad des institutionellen Verbandes betrachtet, dann das Angebot an oder die Fähigkeit zur Integration des einzelnen. Insofern als der letztere Schritt zumindest implizit Annahmen über die Verhaltenswirksamkeit sozialer Systeme einschließt, enthält die Theorie auch psychologische Elemente.

Um verschiedene Schwierigkeiten der Operationalisierung zu beheben, ist namentlich von Opp (1968) und Welz (1979) eine Explikation des Integrationsbegriffes insofern vorgenommen worden, als ein hoher Grad von Integration dann vorliege, wenn relativ viele Angehörige einer sozialen Gruppe relativ viele Normen und Wertvorstellungen in relativ hohem Grade gemeinsam akzeptieren. Umgekehrt sei die Integration bei vielen Personen niedrig, wenn sie entweder integrierenden Gruppen nicht angehören oder sich diesen selbst nicht zurechnen oder aber Mitglied in Sozialverbänden mit geringer Integrationskraft sind.

Das Ausmaß der Integration bedarf auf beiden Ebenen jeweils einer eingehenden Bestimmung; dies mag einerseits über eine Analyse der Institution, andererseits beispielsweise durch eine Befragung der Individuen selbst geschehen.

Ein indirekter Weg erschließt Integration über das Ausmaß sozialer Isolation; zu dieser kommt es nach Durkheim (1973, S. 232 ff.), wenn infolge der niedrigen sozialen Integration einer Gruppe sich der einzelne vom Leben dieser Gruppe zurückzieht, seine Ziele Vorrang vor denjenigen der Gruppe erlangen und die Auflösung einer Struktur normativer Verbindlichkeit zu einer Abschwächung der Angebote an affektiver Unterstützung führt. Suizid steht dieser Auffassung nach in proportionaler Abhängigkeit von sozialer Isolation - jedoch nur in solchen Kulturen, in denen mehr oder weniger formell ein Selbstmord*verbot* besteht. Liegt hingegen bei bestimmten Schlüsselereignissen ein Selbstmord*gebot* vor, wird eine umgekehrt proportionale Beziehung zu erwarten sein (s. Opp, 1968).

Als Maße für soziale Isolation sind in der Literatur herangezogen worden die Zahl der Personen, mit denen ein Individuum in einer gegebenen Zeit interagiert, die Häufigkeit von sozialen Interaktionen, die Anzahl der qualitativ verschiedenen Typen von Beziehungen, die jemand hat oder das Ausmaß von Intimität sozialer Interaktionen. Objektivere Operationalisierungen bestanden in der sozialen Mobilität, in Wohnungs- bzw. Siedlungsformen und Faktoren der sozialen Desorganisation wie Scheidung und Todesfällen. Darüber hinaus gelten auch die subjektiven Erfahrungen von Einsamkeit, Absonderung und Entfremdung als entscheidende Größen. In welcher Form auch immer der Zugang zur sozialen Isolation gewählt wurde, meist waren die Maße nach der Übersichtsdarstellung von Trout (1980, S. 10) "in einer direkten und fundamentalen Weise" mit suizidalem Verhalten korreliert.

7.4.1.2. Anomie

Neben den mehr statischen Unterschieden in der Selbstmordrate zwischen verschiedenen Gruppen in einer Gesellschaft, die Anlaß für die Formulierung der Integrationstheorie waren, versuchte Durkheim zusätzlich auch dynamischen Prozessen gerecht zu werden. Beispielsweise war aus den um die Jahrhundertwende verfügbaren Unterlagen eine starke Zunahme der Suizidziffer nicht nur infolge wirtschaftlicher Krisen, sondern auch in Koinzidenz mit raschem wirtschaftlichem Aufschwung zu erkennen. Derart gravierende Entwicklungen führten, so Durkheim (1973), bei den davon betroffenen Personen zu einem Zustand der Anomie.

Damit ist relative Normenlosigkeit in einer Gesellschaft oder Gruppe gemeint, genauer: die Kluft, die sich infolge rascher Entwicklungen auftut zwischen spezifischen Bedürfnissen, Zielen und Motivationen für Handlungen auf der einen Seite und den Möglichkeiten oder Voraussetzungen auf der anderen, in Übereinstimmung mit den durch die Gesellschaft vorgeschriebenen Mitteln, die Ziele auch zu erreichen. Welz (1979, S. 42) spricht diesbezüglich von einem "Orientierungsverlust bei der Integration von Handlungszielen und Handlungsinteressen, mit Handlungsvollzügen und gesellschaftlich als legitim angesehenen Mitteln, um Handlungsinteressen zu verwirklichen". Als wesentliches Element dieser entwicklungsbedingten Veränderungen sei die Dauer und Stabilität sozialer Beziehungen erheblich gestört, weshalb in Beschäftigungsbereichen mit hoher Fluktuationsquote, in Wohngebieten mit überdurchschnittlich vielen Zu- und Wegzügen ebenfalls anomische Strukturen vorlägen - mit der Folge hoher Selbstmordraten.

Erhöhte Suizidziffern sind allerdings nur *eine* mögliche Konsequenz anomischer Zustände und ebenso wie potentielle Alternativen ein Resultat der kognitiven Bearbeitung der Konflikte, die entstehen, wenn sich die Bedürfnisse einer Person nicht einigermaßen mit den verfügbaren Mitteln in Einklang befinden. Ähnlich wie andere Autoren, bei der sehr viel später entwickelten Theorie kognitiver Dissonanzen, postuliert Durkheim (1973, S. 279), daß die Diskrepanz zwischen Wunsch und Wirklichkeit, Handlungsziel und Mittel, zu psychischen Spannungen führe; diese Spannungen würden durch geeignete Maßnahmen des einzelnen reduziert. Eine der zur Verfügung stehenden Möglichkeiten sei das Verüben von Selbstmord.

Ebenso wie bei der Integrationstheorie ergänzen somit individuelle Verhaltensannahmen die institutionellen Faktoren, um das Wirksamwerden der sozialen Variablen im Einzelfall plausibel machen zu können.

7.4.1.3. Statusinkonsistenz

Dauer und Stabilität sozialer Beziehungen nehmen auch in der Theorie von Gibbs und Martin (1958, 1964) eine zentrale Rolle ein. Hier werden die Begriffe jedoch nicht mit einem Zustand der Anomie, sondern letztlich mit demjenigen der Statusintegration in Verbindung gebracht. Selbstmord korreliert den Verfassern zufolge negativ mit dem Ausmaß an Statusintegration bzw. positiv mit Statusinkonsistenz.

Unter "Status" verstehen die Autoren unterscheidbare Gruppen von Personen, denen besondere sozial sanktionierte Rechte, Pflichten und Verbindlichkeiten zukommen; mit dem Begriff "Rolle" bezeichnen sie eben diese Rechte und Pflichten selbst. Statusinkonsistenz liegt vor, wenn Konformität gegenüber den Rollen eines Status mit Konformität gegenüber denjenigen eines anderen interferiert.

Als Beispiel mag der Lehrer dienen, der in seiner Klasse den eigenen Sohn als einen der Schüler unterrichten muß und ihn gerade beim Schummeln erwischt. Der Status "Lehrer" erfordert eine Gleichbehandlung aller Schüler und damit auch Bestrafung des Sohnes, der Status "Vater" hingegen eine besonders effiziente Förderung der eigenen Nachkommen und damit "Augen zudrücken" in einem kritischen Fall wie dem geschilderten. Die Zahl der Rollenkonflikte zwischen den verschiedenen Statuspositionen einer Person bildet einen einfachen Indikator für den Grad der Statusinkonsistenz.

Gibbs und Martin (1958, 1964) sehen die Selbstmordrate in fünf aufeinander bezogenen Thesen zunächst als abhängig von der Stabilität und Dauer sozialer Beziehungen innerhalb einer Population (1). Die Stabilität und Dauer wiederum sei abhängig von dem Ausmaß, in dem sich die Personen in der jeweiligen Population gegenüber den strukturierten und sozial sanktionierten Forderungen und Erwartungen konform verhalten (2), die Konformität ihrerseits sei eine Funktion von Rollenkonflikten (3), deren Zahl wiederum abhängig vom Anteil inkompatibler Statuspositionen (4), und diese schließlich verhielten sich umgekehrt proportional zum Ausmaß der Statusintegration in der Population (5).

Die Variable Statusintegration wird dabei definiert als die relative Häufigkeit, mit der bestimmte Statuskonfigurationen eingenommen werden. Letztere setzen sich aus mehr oder weniger zahlreichen Statusmerkmalen zusammen wie z.B. Rasse: weiß; Prestigestatus: hoch; Religionszugehörigkeit: protestantisch; Ausbildungsgrad: mittlerer, usw. Die relative Häufigkeit eines weiteren Statusmerkmales unter einer derartigen Konfiguration ist ein Maß für die Statusintegration.

Beispielsweise ist in diesem Sinne die Variable Familienstand in ihren Abstufungen ledig, verheiratet, usw. in dem Ausmaß für die herangezogene Konfiguration integriert, wie die entsprechende relative Häufigkeit dieses ausweist (z.B. 90% verheiratet, 5% verwitwet, 0% geschieden).

Für die Abschätzung der Statusintegration stehen noch andere Maßzahlen zur Verfügung, die jedoch allesamt auf den originalen Prozentsätzen der Zellenbesetzungen aufbauen.

Autoren wie Chambliss und Steele (1966), Opp (1968) und Welz (1979) haben auf die erheblichen Operationalisierungsprobleme der Statusinkonsistenztheorie hingewiesen. So fallen etwa die Ergebnisse von empirischen Überprüfungen radikal verschieden aus, je nachdem wie fein die Abstufung der Variablen ist, auf die hin integriert wurde. Auch die Richtung der Integration (z.B. Familienstand mit Alter oder vice versa) beeinflußt die Resultate, was den Zusammenhang von Selbstmordrate und Statusintegration angeht. Noch grundlegender ist das Problem, wie man alle für die soziale Wirklichkeit wichtigen oder relevanten Statuspositionen ermitteln kann, weil die Theorie darüber keine hinreichenden Handlungsanweisungen oder Regeln enthält. Schließlich haben Gibbs und Martin (1964) selbst einschränkend angemerkt, daß ein niedriges Maß für Statusintegration dann nicht mit einer hohen Suizidrate einhergehe, wenn (a) mehr als die besetzten Statuspositionen nicht zur Verfügung stünden oder (b) eine Reduzierung sozialer Beziehungen noch nicht eingetreten sei.

Angesichts solch schwerwiegender konzeptueller und empirischer Fragen kommt auch der Feststellung, daß Gibbs und Martin (1964) bei insgesamt 676 durchgeführten Vergleichen in 58% eine Bestätigung der theoretischen Voraussagen fanden, nur geringe Bedeutung zu. Positive Resultate berichtet auch Gibbs (1982) für eine Analyse der altersspezifischen offiziellen Suizidraten von Frauen anhand der Statusintegrations-Maße für Familienstand (verheiratet; Mutterschaft) und Berufstätigkeit; bei einer Kombination der drei Indikatoren von Einzelmaßen - doch waren die Ergebnisse in einer noch komplexeren Untersuchung unter zusätzlicher Heranziehung von einem Maß für Wohnsitzintegration nicht nur nicht replizierbar, sondern weithin negativ (Stafford & Gibbs, 1985).

Nicht als präzisen Test, aber doch interessanten Ansatz ist die international vergleichende Studie von Stack (1979) zu werten. Anhand der Daten von 45 Nationen wurden dort Aussagen verschiedener Theorien geprüft, darunter auch von seiten der Anomie und Statusinkonsistenz. In einer multiplen Regressionsanalyse erwies sich die Partizipation der Frau am Arbeitsprozeß, mithin eine Variable aus der Statusintegration, als der wichtigste Prädiktor für Suizidraten. Im einzelnen fiel die Korrelation mit der Selbstmordrate von Männern besonders hoch aus, ein Hinweis darauf, daß verheirateten Männern aus der Berufstätigkeit ihrer Frauen möglicherweise mehr Rollenkonflikte erwachsen als den Frauen selbst.

7.4.2. Verallgemeinerungen

Anknüpfend an die bislang referierten Theorien hat Opp (1968, S. 74) "eine neuere Theorie des Selbstmords" vorgeschlagen, aus der die Theorien von Durkheim sowie Gibbs und Martin logisch abgeleitet werden können. Sie beinhaltet wesentlich stärker individuelle Elemente und schlägt damit eine Brücke zu den später darzustellenden psychologischen Theorien.

Im Unterschied zu den erwähnten Autoren, die nur dann von Selbstmord sprechen, wenn der Tod tatsächlich eingetreten ist, definiert Opp (1968, S. 74) Suizid etwas weiter als "Handlungen, von denen ein Akteur weiß, daß sie zum Tode führen" und akzentuiert damit die kognitiv-motivationale Komponente auf seiten des Individuums. Die Theorie hebt dann konkret auf den einzelnen ab mit der Formulierung:

> Je wichtiger ein Problem für eine Person ist, je positiver eine Person eine bestimmte Art von Selbstmord - im Vergleich zu anderen Arten von Handlungen - zur Lösung des Problems bewertet, je wirksamer die Möglichkeiten für die Ausführung dieser Art von Selbstmord in der Perzeption der Person sind, desto größer ist die Wahrscheinlichkeit, daß die Person diese Art von Selbstmord begeht (S.74).

Unter Problemen werden nichterfüllte Wünsche verstanden, unter Wichtigkeit die Stärke des Wunsches nach Realisierung, unter Möglichkeiten die zur Lösung des Problems verfügbaren Mittel wie Informationen, Objekte oder Personen.

Die individuellen Punktwerte in den drei unabhängigen Variablen der Theorie (Wichtigkeit des Problems, perzipierte Wirksamkeit der Möglichkeiten und Bewertung des Selbstmordes) lassen sich letztlich nur durch intensive Erhebungen etwa in Form einer Befragung an einzelnen Personen ermitteln. Solche Untersuchungen sind bislang nicht vorgenommen worden, womit ein empirischer Test der Theorie noch aussteht. Außerordentlich verdienstvoll ist jedoch die Berücksichtigung von Perzeptionen und Kognitionen über Möglichkeiten und Arten von Selbstmord, da nur auf diese Weise die Technik der Ausführung und der "Erfolg", die in anderen Konzepten nicht thematisiert werden, eine Erklärung finden. Andererseits ist unverkennbar, daß die Theorie, die unter den "Problemen" unschwer die Integration oder soziale Isolation, Anomie und Statusunvereinbarkeiten zu rubrizieren erlaubt, in erster Linie auf die "bewußt" durchgeführten Bilanz-Selbstmorde abhebt.

7.4.3. Psychologische Theorien

7.4.3.1. Psychoanalyse

Angesichts der Ubiquität aggressiver Handlungen, die in den Grauen des ersten Weltkrieges einen bis dahin nicht gekannten Höhepunkt gefunden hatten, stellte Freud dem Lebenstrieb (Eros) einen gleichsam antagonistischen Aggressions- oder Todestrieb (Thanatos) gegenüber. Auf das Zusammen- und Gegeneinanderwirken dieser beiden Triebe ließen sich die Phänomene des motivierten Handelns zurückführen.

Gemäß der Theorie besteht das Ziel eines jeden Triebes in der Befriedigung oder einer Aufhebung des Reizzustandes an der Triebquelle. Diese Spannungsreduktion wird als lustvoll erlebt. Um die unmittelbare, direkte Triebbefriedigung des Thanatos (der im natürlichen Tod letztlich sowieso obsiegt) zu vermeiden, muß dessen Energie, so Freud, in Form von Aggressionen über den motorischen Apparat der Muskulatur nach außen geleitet werden. Auch dabei unterliegt er Hemmungen; als Folge setzt der Mechanismus der Introjektion ein, d.h. die Aggression wendet sich um so stärker gegen das eigene Selbst, je stärker die Hemmung der Aggression nach außen ist. Auf diese Weise aber wird die Aggression dorthin zurückgelenkt, woher sie ursprünglich gekommen ist. Gleichzeitig fließe Triebenergie dem Über-Ich zu und wirke von hier aus in Gestalt von starken Schuldgefühlen, die um so stärker sind, je mehr sich das Individuum der Aggression gegenüber anderen enthält.

Aktiviert wird, so die Theorie weiter, die spannungsvolle Rivalität zwischen Eros und Thanatos u.a. bei dem Verlust einer Bezugsperson, auf die sich stets nicht nur liebevolle, sondern auch feindliche Tendenzen richten. Sofern nicht die normalen Reaktionsformen der Trauer eingehalten werden können, kommt es zu depressiven Verstimmungen, d.h. das Über-Ich straft mit besonders intensiven Vorwürfen und Schuldanklagen gegenüber dem Ich. Inhaltlich mögen diese der eigenen Person fremd sein; sie können jedoch übertragen sein und gerade jenem Objekt gelten, das der Depressive liebte, liebt oder lieben sollte. In diesem Sinne bilden die Selbstvorwürfe nichts anderes ab als negative Affekte gegenüber dem Liebesobjekt, die durch Introjektion auf das eigene Ich gelenkt sind. Die damit verbundenen Manifestationen im Verhalten reichen von leichten Zweifeln an der eigenen Person über verbalisierte Selbstbeschuldigungen bis zu suizidalen Handlungen.

Ohne Zweifel kann eine derartig skizzenhafte Darstellung der psychoanalytischen Auffassung, die zahlreiche Nuancen und verschiedene Entwicklungsstadien aufweist, allenfalls näherungsweise gerecht werden (zu den Details s. Freud, 1967; Pohlmeier, 1976). Andererseits genügen die Ausführungen, um einige kritische Punkte zu diskutieren: So ist als Mangel der Theorie der Umstand bezeichnet worden, daß irgendwelche somatischen Wurzeln oder neuroanatomischen Strukturen für die destruktiven Tendenzen (bislang) nicht gefunden werden konnten. Auch bestehen anscheinend keineswegs die aus dem "Kanalisationspostulat" erwartbaren negativen Korrelationen zwischen dem Ausmaß von Fremd- und Autoaggression; Fragebogenerhebungen haben im Gegenteil positive Zusammenhänge aufgedeckt (s. Selg, 1975). Schließlich ist jedes psychoanalytische Theoriengerüst empirisch nicht mehr falsifizierbar, seitdem die Reaktionsbildung als Verarbeitungsmechanismus eingeführt wurde. Speziell im Hinblick auf Selbstmord bleibt erklärungsbedürftig, warum im einzelnen welche Art und Intensität suizidalen Verhaltens gewählt wird - doch gilt dieses auch für fast alle anderen Theorien.

Ein starkes Argument zugunsten der psychoanalytischen Auffassung sind die von zahlreichen Autoren bei Suizidpatienten immer wieder beobachteten Autoaggressionen, die für ein Wirkungsgefüge wie das geschilderte sprechen mögen. So fanden Leenaars und Balance (1984) in den Abschiedsbriefen oder anderweitigen Notizen von Personen, die Suizid begangen hatten, eine deutliche Entsprechung zu den theoretischen Erwartungen Freuds, wobei junge Selbstmörder relativ zu älteren besonders häufig von Selbstzweifeln und Minderwertigkeit sprachen sowie davon, daß sie es nicht anders verdienten. Freilich kann dem entgegengehalten werden, daß diese Aggressionstendenzen - sofern sie überhaupt registrierbar sind - bereits das Ergebnis einer Verarbeitung darstellen, nicht aber einen Prozeß anzeigen und insofern ebenso wie der spätere Selbstmord für ein und dasselbe stehen.

Ein Teil der angeführten Diskussionspunkte ist auch einschlägig für die neopsychoanalytische Konzeptualisierung von suizidalen Menschen als Personen, bei denen ***narzißtische Störungen*** vorliegen. Insbesondere Henseler (1974, 1976) hat unter diesem Gesichtspunkt den Suizid gedeutet. Seiner Auffassung nach können schwere Kränkungen, Mißerfolge und Konflikte oder eine geringe Kränkungstoleranz eine narzißtische Krise heraufbeschwören, in der Verluste, Angriffe und sonstige Widrigkeiten nicht mehr angemessen verarbeitet oder gar als Chance für eine Selbstkorrektur genutzt werden; die ansonsten zur Verfügung stehenden Kompensationsmechanismen wie Angleichung an die Realität oder Verleugnung und Idealisierung würden dann nicht mehr hinreichen, und es käme zu einer "Regression auf den harmonischen Primärzustand", den Tod im Selbstmord, d.h. "der narzißtischen Katastrophe, dem völligen Zusammenbruch des narzißtischen Gleichgewichts dadurch, daß man ihr aktiv zuvorkommt, indem man sein Selbstgefühl rettet, auf seine Identität aber verzichtet" (Henseler, 1974, S. 81). Indikatoren dafür seien Verschmelzungsphantasien wie der Rückkehrwunsch in die Geborgenheit des Mutterschoßes, spannungslose Harmonie, Einswerden mit dem All, endlich Ruhe haben, an nichts mehr denken müssen, Triumph und Seligkeit - Aussagen, mit denen öfters der Todeswunsch begründet wird.

7.4.3.2. Frustrations-Aggressions-Hypothese

Der Forderung nach präziser empirisch-experimenteller Überprüfbarkeit sowie einer stichhaltigen Begründung dafür, wann und warum sich Aggressionen gegen die eigene Person richten, versucht die in den enddreißiger Jahren von Dollard, Doob, Miller, Mowrer und Sears (1939) entwickelte Frustrations-Aggressions-Hypothese (FAH) gerecht zu werden. In ihr vereinigen sich Freudsches Gedankengut und die Erkenntnisse der experimentellen Lernforschung.

Die beiden Kernsätze der FAH lauten in ihrer ursprünglichen Fassung: "Aggression ist immer eine Folge von Frustration" und "Frustration führt immer zu einer Art von Aggression". Hinzu gehören noch fünf Zusatzannahmen, die sich darauf beziehen, daß das Ausführen einer Aggression die Neigung zu weiteren Aggressionen reduziere (Katharsis-Hypothese), die Stärke der Frustration die Intensität der Aggressionsneigung beeinflusse und bei antizipierter Bestrafung für Aggressionen die aggressiven Intentionen Hemmungen unterlägen. Von zentraler Bedeutung für die Erklärung von Suizid sind zwei weitere Annahmen:

- "Bei starker Hemmung, den Frustrierenden anzugreifen, kann es zu einer Verschiebung der Aggression kommen: Entweder wird ein anderes Objekt als der Frustrierende oder aber der Frustrierende wird in einer weniger direkten Form angegriffen"

und

- "Wenn die Aggression gegen den Frustrierenden und gegen mögliche Ersatzobjekte sehr stark gehemmt ist, kann es zur Selbstaggression kommen, einer besonderen Variante der Verschiebung. Das ist besonders dann der Fall, wenn man sich selbst als Ursache der Frustration ansehen muß."

Aufgrund einer intensiven Forschung, die durch die gleichermaßen eindeutigen wie einseitigen Aussagen der FAH stimuliert wurde, wissen wir heute, daß die Kernsätze und auch die Katharsis-Hypothese in ihrer apodiktischen Form nicht beibehalten werden können; nachweislich treten nach Frustrationen im intraindividuellen oder interindividuellen Vergleich auch andere Verhaltensweisen als nur Aggressionen auf, und umgekehrt sind viele Aggressionshandlungen durch andere Ereignisse initiiert als nur durch Frustrationen. Eine Fülle von Belegen spricht jedoch für die Haltbarkeit der Hemmungs- und Verschiebungstheoreme, wenngleich enorme Schwierigkeiten bei der Operationalisierung der Ähnlichkeitskontinua bestehen, auf denen Ersatzobjekte und -handlungen angeordnet sind.

Die FAH begreift Selbstmord als die Konsequenz vorangegangener Frustrationserlebnisse bei gleichzeitig starken Hemmungen gegen Fremdaggression. Alle Beobachtungen von schweren Verlust- und Versagungserlebnissen, sowie dem Auftreten kritischer Lebensereignisse (s. u.) im Vorfeld suizidaler Handlungen fügen sich zwanglos in den Rahmen der Hypothese, wenngleich damit, sieht man von den Kurzschlußhandlungen einmal ab, die FAH entgegen der ursprünglichen Konzeption zu einem Langzeitmodell erweitert wird, was viele Fragen in anderer Hinsicht aufwirft. Auch finden die gewöhnlich als Prodromalsymptom feststellbaren Selbstbeschuldigungen eine naheliegende Deutung derart, daß die eigene Person als Frustrator wahrgenommen wird.

Andererseits erlauben es soziale Beziehungen, die - wie ebenfalls noch zu zeigen sein wird - eine suizidimmunisierende Wirkung ausüben, im Falle von Frustrationen auch Mitmenschen für auftretende Schwierigkeiten verantwortlich zu machen und damit die eigene Person zu entlasten. Darüber hinaus sprechen Befunde wie derjenige von Wood (1961), der bei Selbstmördern gegenüber Mördern stärkere Anzeichen von Hemmung der Fremdaggression fand (in Form seltenerer polizeilicher Vermerke und Schwierigkeiten mit den Nachbarn) ebenso für die Angemessenheit von Teilelementen der FAH wie Untersuchungen zur Selbstaggression bei wahrgenommener Ähnlichkeit mit einem Frustrator (s. Kasten). Schließlich berücksichtigt die Theorie ungleich stärker als ("rein") psychoanalytische Konzepte die Ergebnisse von Lernerfahrungen und die verhaltensprovozierende Wirkung spezifischer Umweltstimuli (zu den Details s. Berkowitz, 1962; Selg, 1975; Kornadt, 1981).

Freilich sind auch einige Probleme unverkennbar. Diese betreffen nicht nur die Ausweitung oder Aufweichung des Frustrationskonzeptes von der engen Definition als "Störung einer laufenden, zielgerichteten Aktivität" zu praktisch jedem Erlebnis mit negativer Affekttönung, sondern auch die ungeklärte Frage, wieso die Hemmung einer Aggression durch Bestrafung, die ja ebenfalls eine Frustration bedeutet, nicht ebenfalls das Aggressionspotential ansteigen läßt (s. dazu Werbik, 1971). Vor allem liegen kaum empirische Überprüfungen im Sinne direkter Hypothesen-Tests der Selbstaggression und namentlich der Wahrnehmung des Selbst als Frustrationsquelle vor. Auf die positiven anstelle der auch aus der FAH erwartbaren negativen Korrelationen zwischen Selbst- und Fremdaggression wurde bereits im Zusammenhang der Psychoanalyse hingewiesen. Ferner kann Autoaggression auch als eine Konsequenz von Modell-Lernen verstanden werden: Wer konsistent schon seit früher Kindheit ein Objekt der Aggressionen anderer ist, ahmt dieses Verhalten nach und richtet Aggressionen in ihren verschiedenen Spielarten letztlich gegen sich selbst.

Pigg und Geen (1971) leiten aus der FAH die Vorhersage ab, daß auch die Stärke der Selbstaggression nach erlittener Frustration den Gesetzmäßigkeiten der Reizgeneralisation folgen müsse und nehmen daher an, daß die Tendenz, aggressive Impulse gegen den eigenen Körper zu richten, dann ihr Maximum erreiche, wenn höchstmögliche Ähnlichkeit zwischen der Person des Frustrierenden und derjenigen des Frustrierten bestünde.

Folgende Anordnung diente der Überprüfung dieser Hypothese: College-Studenten wurden gebeten, an einem angeblichen Lernexperiment teilzunehmen. In der ersten Phase erhielten die Versuchspersonen von einem Helfer des Versuchsleiters in willkürlicher Reihenfolge leichte, aber doch schmerzhafte elektrische Schläge für falsche Antworten. Durch eine Manipulation mit einem angeblichen Test zur Erfassung von Meinungen wurden dann den Versuchspersonen die experimentellen Bedingungen "hohe", "mittlere" und "niedrige" Ähnlichkeit mit der Person des Frustrierenden suggeriert. In der zweiten Phase des Versuchs sollten sich die Versuchspersonen, und zwar wiederum bei angeblichen Lernaufgaben, selbst durch elektrische Schläge bestrafen.

Die Ergebnisse ließen in der Tat von niedriger zu mittlerer Ähnlichkeit einen Anstieg der gewählten Schockintensitäten erkennen; von der mittleren zur maximalen Ähnlichkeit nahm die Schockstärke jedoch nicht weiter zu, sondern ging wieder zurück - begleitet allerdings von einer besonders langen Latenzzeit: Anscheinend kommt es hier zu einem Konflikt zwischen Ausführung und Vermeidung von Selbstaggression, den die Versuchspersonen schließlich durch eine Entscheidung zugunsten niedriger Schockintensitäten lösen. Insgesamt war damit durch die experimentelle Anordnung die Provokation von Selbstaggression gelungen. Dennoch müssen die Ergebnisse überraschen, denn bereits die niedrigste Intensität von elektrischen Schlägen hätte zur Erfüllung der Aufgabe ausgereicht. Zudem waren weder implizit noch explizit irgendwelche Belohnungen oder Prämien ausgesetzt worden. Erklärbar sind die Resultate jedoch durch die Unmöglichkeit von Aggression gegen den Frustrator oder ein ihm gleichwertiges Ersatzobjekt.

7.4.3.3. Imitation

Wie schon unter 4.3.3.1. (Lerntheorien) ausführlicher dargelegt wurde, stellt eines der zentralen Prinzipien für die Übernahme und Ausformung von Verhaltensweisen das Lernen dar; neben klassischer und operanter Konditionierung hat sich namentlich für komplexe Verhaltensmuster das soziale oder imitative Lernen als bedeutsam erwiesen. Die hier besonders interessierende Kategorie von gewalttätigem Verhalten wurde nicht nur in Laboratoriumsexperimenten analysiert, sondern auch anhand der Darstellung von Gewalt in den Massenmedien. Bei der Erörterung von Suizid liegt es nahe, die Auswirkungen auch von Berichten über Selbstmorde in Presse und Fernsehen auf die Raten suizidaler Handlungen zu untersuchen.

Mit dieser Thematik hat sich insbesondere der amerikanische Soziologe David P. Phillips befaßt. In einer ersten Arbeit (Phillips, 1974) konnte er zeigen, daß

1) die monatlichen Raten für Suizid in solchen Monaten anstiegen, in denen die überregionale Presse auf der Titelseite über einen Selbstmord berichtete,
2) die Zunahme in der Selbstmordzahl um so höher ausfiel, je stärker die auf den jeweiligen Fall gerichtete Publizität war und
3) die Zunahmen vor allem in den geographischen Regionen mit der größten Publizität auftraten.

Diese Effekte waren auch nach der Elimierung saisonaler und langzeitlicher Schwankungen noch beobachtbar.

Kritisch an der geschilderten Untersuchung ist allerdings der Umstand, daß bei der Rasterung in Monatseinheiten die Erhöhung der Suizidraten unmittelbar ***vor*** den publizierten Fällen aufgetreten sein mochten, was eine Interpretation im Sinne imitativen Verhaltens natürlich verböte. Um diesem Argument Rechnung zu tragen, wurden von Bollen und Phillips (1982) in einem differenzierteren Ansatz die Verläufe der Suizidraten über den sieben Wochentagen, die einem spektakulären Selbstmord folgten, mit jenen verglichen, die ihm unmittelbar vorausgingen. Das Verbreitungsmedium war diesmal das Fernsehen. Die Ereignisse galten nach Eliminierung von Nachrichten in zeitlicher Koinzidenz mit Feiertagen schließlich sieben bundesweit ausgestrahlten Suiziden. Im Mittel aller Staaten lag die Suizidrate nach den Selbstmordberichten um 7% über derjenigen davor. Der detaillierten Analyse des Zeitverlaufes zufolge bestand eine zweigipfelige Verteilung mit einer deutlichen Massierung am zweiten und sechsten Tag nach den entsprechenden Sendungen. Die Autoren vermuten dahinter ein qualitiv verschiedenes Geschehen derart, daß die relativ frühzeitigen Suizide mehr impulsive Handlungen darstellen, die möglicherweise auch ohne die fraglichen TV-Sendungen aufgetreten wären, durch sie aber zeitlich "koordiniert" wurden, während den verzögerten Selbstmorden eine intensivere gedankliche Auseinandersetzung mit dem "Modell" und der eigenen Situation vorangegangen sein mochte.

Solche Interpretationen ebenso wie diejenigen von Stack (1983), der keine Auswirkungen des Jonestown-Massenselbstmordes auf die nationale Suizidrate fand und dieses auf die spezifische Art der horrorerzeugenden Berichterstattung zurückführte, gehen natürlich weit über die Ebene der

Beobachtungen hinaus, die sich an makrosoziologischen Daten orientieren. Mikrosoziologische oder gar psychologische Analysen müßten zeigen, inwieweit eine ***individuelle*** Informationsaufnahme gewährleistet war, eine kognitive Beschäftigung mit dem Inhalt der Nachrichten erfolgte, das suizidale "Imitations"-Verhalten tatsächlich, wie von der sozialen Lerntheorie gefordert, dem beobachteten oder kommunizierten Verhalten ähnlich war usw.

Eine Studie, die diesen Anforderungen entspricht, haben Schmidtke und Häfner (1986) durchgeführt und geprüft, inwieweit die im Jahr 1981 ausgestrahlte Fernsehsendung "Tod eines Schülers", in der sich ein Jugendlicher vor den Zug wirft, zu entsprechenden Nachfolgetaten führte. In der Tat zeigte sich für den Zeitraum nach der ersten Ausstrahlung im Vergleich zu Kontrollabschnitten ein signifikanter Anstieg der Eisenbahnsuizide, der bei der modellnächsten Altersgruppe der 15 bis 16-jährigen männlichen Jugendlichen am stärksten war. Die Auswirkungen der Wiederholungssendungen fielen niedriger aus.

Von einer morphologischen Übereinstimmung oder gar Identität von Modell- und Imitationsverhalten kann schon gar nicht gesprochen werden in jenen Fällen, wo in der Folge der Suizidmeldungen die Rate "***verdeckter***" Suizide untersucht wird. Dazu müssen beispielsweise einige tödliche Unfälle im Straßenverkehr ebenso gerechnet werden wie verschiedene Abstürze privater Flugzeuge, wenn sich die Beobachtungen von Phillips (1979 bzw. 1980; Bollen & Phillips, 1981) bestätigen, daß derartige Ereignisse gleichfalls im Anschluß an Selbstmordnachrichten in den Medien zunehmen. Damit nicht genug: Phillips (1981) hat auch den Nachweis geführt, daß als Folge von nur fiktiven, also in die filmische Handlung verschiedener Fernsehserien eingebetteten Selbstmorden bestimmter Personen nicht nur die Rate für Suizid, sondern auch diejenige für Verkehrsunfälle mit und ohne tödlichem Ausgang anstieg. Auch wenn die Effekte sorgfältig kontrolliert wurden für den Inhalt der Sendungen, saisonale und Wochentagsschwankungen, muß eine Replikation doch abgewartet werden. Diese einmal unterstellt, ergeben sich weitreichende Implikationen für die Programmpolitik der TV-Anstalten.

Das vorliegende Material spricht zunächst dafür, daß in Übereinstimmung mit den Erfahrungen zu anderen Verhaltenskategorien auch die Vornahme von suizidalen Handlungen zum Teil abhängig ist von der direkten oder stellvertretenden Wahrnehmung von entsprechenden Modellen, wobei alle über die bloße Auszählung von Häufigkeiten hinausgehenden Analysen noch ausstehen. Insofern handelt es sich zunächst um einen soziologischen Zugang; der Anzatz wurde gleichwohl unter psychologischen Modellen dargestellt, weil die implizite (Lern-) Theorie fraglos zur Psychologie zu rechnen ist.

7.4.3.4. Erklärungen mit Hilfe psychodiagnostischer Kategorien und psychometrischer Dimensionen

Innerhalb der Psychiatrie begreift man suizidales Verhalten gewöhnlich als Symptom einer sich entwickelnden Krankheit; dementsprechend geschieht die Erklärung oftmals durch Rückführung auf Diagnosen, die den Krankheitsgehalt deutlich machen. An erster Stelle stehen dabei psychotische Bilder, unter denen wiederum "die" Depression am häufigsten vorkommt. Darüber hinaus finden sich Alkohol- und Drogenabhängigkeit in besonderer Massierung (zu den Details s. unten: 7.6.1.). Wie noch zu zeigen ist, variieren jedoch die von den verschiedenen Autoren mitgeteilten Prozentsätze solcher Diagnosen ganz erheblich. Dieses hängt teils mit Divergenzen im Vorverständnis darüber zusammen, was im einzelnen unter dem jeweiligen Etikett der psychiatrischen Diagnose zusammengefaßt werden soll, teils mit der Beschaffenheit der anfallenden Stichproben. Hauptsächlich dürften solche Fälle von suizidalen Patienten in psychiatrische Abteilungen überwiesen werden, bei denen einschlägige Symptome ausgesprochen auffällig sind, was die hohen Anteile von Psychotikern und Neurotikern zumindest partiell erklärt. Von Klinik zu Klinik muß aber mit Unterschieden in der Intensität und Qualität einer solchen Selektion gerechnet werden. Trotz der teilweise beeindruckenden Höhe reichen die in der Literatur berichteten Prozentanteile psychotischer Krankheitsbilder an den Fällen von Suizid jedoch in der Summe über alle Diagnosen niemals aus, um eine vollständige Erklärung zu liefern, d.h. es kommen immer wieder Fälle vor, die auch bei weitestgehender Auslegung eines nomologischen Schlüsselbegriffes nicht kategorisierbar sind.

Noch krasser stellt sich das damit gegebene Erklärungsdefizit, wie ebenfalls noch zu zeigen ist, im Zusammenhang mit psychometrischen Dimensionen dar, die von der Persönlichkeitsforschung her zur Abbildung interindividueller Verhaltens- und Dispositionsunterschiede bekannt sind und mit geeigneten Testverfahren reliabel abgedeckt werden können. Die Korrelationen der individuellen Punktwerte aus Leistungstests, Fragebogen oder projektiven Tests mit dem Kriterium suizidaler Handlungen ja/nein sind nur selten signifikant, mit einer Schwerpunktbildung bei Skalen zur Erfassung von Depressivität, Hoffnungslosigkeit und Hilflosigkeit (s. unten: 7.6.2). Dennoch reichen die Resultate keineswegs aus, eine Art "Suizidpersönlichkeit" beschreiben zu können, bei der hinter den disponierenden, d.h. transsituativ invarianten Eigenschaften, situative, soziale und biographische Faktoren an Erklärungskraft in den Hintergrund treten würden.

Anhand der nachfolgend ausgebreiteten Fakten wird deutlich werden, daß alle vorgestellten Theorien einen gewissen Erklärungswert aufweisen, und zwar vornehmlich für bestimmte Untergruppen von Suiziden und Suizidversuchen. Solange aber hinreichend genaue Indikatoren fehlen für eine Klassifizierung der Suizide zu homogenen Untergruppen, für die ein und dieselbe Theorie angemessen wäre, wird weiterhin ein multifaktorieller Ansatz die befriedigendsten Resultate erbringen.

Weiterhin gesucht ist eine übergreifende Theorie, innerhalb derer die störungsspezifischen Einzelfaktoren eine kohärente Integration erfahren. Die vielseitigste Perspektive dafür eröffnen jene Ansätze, die kognitions-, motivations- und attributionstheoretische Modelle berücksichtigen; insbesondere scheint der Rückgriff auf die individuelle Verarbeitung und Bewältigung ("coping") von kritischen Lebenssituationen erfolgversprechend, erlaubt eine streß- und "coping"-theoretische Verankerung doch die Formulierung der folgenden Fragen (Mikawa, 1970):

- Welche spezifischen Streßsituationen treten in der Vorgeschichte suizidaler Handlungen auf?
- Wie bewältigen suizidale (und nichtsuizidale!) Personen typischerweise Streßsituationen des alltäglichen Lebens?
- In welcher Weise integrieren sich suizidale Handlungen als eine spezifische Technik in den von stressenden Faktoren hervorgerufenen Bewältigungsprozeß?

Diese Fragen lassen sich praktisch invariant gegenüber allen suizidalen Ereignissen stellen, die nachfolgend die Grundlage für die Erörterung von Hintergrund und Begleitfaktoren von Selbstmordhandlungen bilden. Systematische Antworten darauf stehen, wie nur allzu schnell deutlich werden wird, allerdings noch aus.

7.5. *Suizidale Entwicklungen*

Die in den vorangegangenen Abschnitten aufgeführten Befunde lassen mehr oder weniger enge Beziehungen der Selbstmordziffer zu verschiedenen biographischen, sozialen und sozioökonomischen Faktoren erkennen. Auch an physiologisch-medizinische Variablen ist zu denken, wenn man die gegenüber zwei Kontrollgruppen abgesicherten Resultate von Sack (1985) zur Kenntnis nimmt, wonach die Mütter von Selbstmördern während der Schwangerschaft häufiger chronisch krank gewesen waren und die Neugeborenen für mehr als eine Stunde unter Atembeschwerden hatten leiden müssen. Ganz offensichtlich entstehen Suizide nicht "aus dem Nichts" heraus, sondern in Abhängigkeit von einem Bedingungsgefüge, das - ungeachtet der bei verschiedenen Personen je spezifischen Konstellation - überaus starken Streß bedeutet und den davon Betroffenen in einer kaum vorstellbaren Weise belastet. Die Konstitution dieses Netzwerks stressender Bedingungen ist auch als Krise bezeichnet worden, unter der Häfner (1974) "Ereignisse und Erlebnisse (faßt), die . . . nicht mehr sinnvoll verarbeitet und bewältigt werden können und somit die Gefahr einer pathologischen Entwicklung in sich tragen".

Cullberg (1978) hat in bezug auf die Anlässe von Krisen unterschieden zwischen solchen, die aus Lebensveränderungen und anderen, die aus dramatischen Ereignissen resultieren. Die ersteren gehören etwa in Gestalt von Verlassen des Elternhauses, Heirat, Geburt eines Kindes, Wohnungs- oder Berufswechsel, Arbeitslosigkeit, Klimakterium und Pensionierung zur Biographie fast aller Menschen, weshalb sie in gewisser Weise "normal" sind. Die Intensität solcher Stressoren kann gewöhnlich dadurch gemildert werden, daß eine Vorbereitung auf den Eintritt der besagten Ereignisse möglich ist. Letzteres gilt nicht für eine Reihe anderer Faktoren, wie Tod eines Nahestehenden, schwere Erkrankungen, Ehebruch, Trennung, Kündigung, soziale Niederlagen und äußere Katastrophen, weshalb diese zu besonders ernsten Krisen führen können. Auch die Scheidung der Eltern oder deren Erziehungsverhalten im Sinne der Bevorzugung eines Geschwisters kommt als stressende Bedingung in Betracht (Ross, Layers & Campbell, 1983).

Inwieweit der einzelne eine aktuelle Krise bewältigt (zum Verlauf s. die Phasenmodelle bei Pöldinger & Stoll-Huerlimann, 1979), hängt nicht nur von der Art und Intensität der traumatischen Reize, sondern auch von der habituellen Frustrationstoleranz und Streßresistenz ab. Kuhnt, Kleff und Welz (1983) fanden darüber hinaus an zwei Gruppen von Suizidversuch-Patienten deutliche Anzeichen für schwächere Coping-Ressourcen bei den hochriskierten Personen: Anhand der Antworten in einem Streßverarbeitungsbogen waren solche Bewältigungsstrategien deutlicher ausgeprägt, die die Belastungsthematik fokussierten. Dagegen kamen solche Bewältigungsreaktionen, die Ablenkung, Umdeutung oder Vermeidung von Belastungssituationen thematisierten, seltener bzw. in geringerer Ausprägung vor. Sofern sich diese nur an einer relativ kleinen Stichprobe ermittelten Ergebnisse bestätigen ließen, spräche das nicht nur für eine bei hochsuizidalen Personen höhere Streßbelastung in Form von kritischen Lebensereignissen und chronischen Problemen, sondern auch für reduzierte Möglichkeiten in der Bewältigung von Streß (in diesem Sinne auch Kuhnt & Welz, 1983). Bekundungen einer starken subjektiven Belastung mögen in diesem Licht nicht so sehr für die problematischen Lebensereignisse selbst sprechen, als mehr für deren inadäquate Bewältigung (Pearlin, Lieberman, Menaghan & Mullan, 1981).

Unbewältigte frühere Krisen erhöhen die Anfälligkeit gegenüber gleichartigen Belastungen ebenso wie hohes Alter, Drogen und Medikamentenabhängigkeit ("chronische Krisen", Pöldinger, 1982, S. 19). Des weiteren kommt den Reaktionen der Umwelt eine entscheidende Bedeutung zu: Im Regelfall dürfen diese als angemessen und effektiv unterstellt werden, da eine Auftrittshäufigkeit von ca. 0,01% Selbstmorden pro Jahr auf 100.000 der Bevölkerung angesichts der Vielzahl kritischer Ereignisse im Leben wohl jedes Menschen als ***relativ*** gering erscheinen muß.

Kritische Lebensereignisse als suizidauslösende Faktoren untersuchten Paykel, Prusoff und Myers (1975) anhand der Vorgeschichte verschiedener Probandengruppen. Bei jeweils N = 53 Personen dreier Stichproben mit versuchtem Suizid bzw. diagnostizierter Depression ohne Suizid bzw. ohne jede Auffälligkeiten (= Kontrollgruppe) wurde geprüft, ob in dem Zeitraum von sechs Monaten vor dem Suizidversuch bzw. dem Untersuchungszeitpunkt besondere Belastungen in Form von Streitigkeiten mit dem Partner, schwerer eigener Krankheit oder solcher eines Familienmitgliedes, Eintritt einer weiteren Person in die häusliche Umwelt oder Verbindlichkeiten vorlagen. Die drei Gruppen waren in einem "man-to-man matching"-Verfahren parallel hinsichtlich Alter, Geschlecht, ethnischer Herkunft und Familienstatus. Einen Teil der Ergebnisse gibt die nachfolgende Tabelle wieder.

Tabelle 7.5. Häufigkeit stressender Ereignisse im Vorfeld von Suizid-Versuchen (aus Paykel et al. 1975)

Ereignis	Suizidente (N=53)	Depressive (N=53)	Kontroll-Personen (N=53)
Schwere Auseinandersetzung mit Partner	19	8	0
Neue Person im Haus	11	4	0
Verpflichtungen	7	0	4
Schwere Krankheit eines nahen Familienmitgliedes	17	7	4
Schwere eigene (physische) Krankheit	15	5	1

Wie die Resultate zeigen, sind zwei allgemeine Typen von kritischen Ereignissen bei den Personen mit Suizidversuchen wesentlich häufiger als bei den Vergleichsprobanden: zwischenmenschliche Konflikte und Krankheiten.

Ähnliche Resultate berichten O'Brien und Farmer (1980) für einen Vergleich von N = 152 Kontrollpersonen mit insgesamt N = 193 Patienten beiderlei Geschlechts, die wegen einer Selbstvergiftung in zwei Londoner Krankenhäuser eingeliefert worden waren. Alle Probanden bearbeiteten einen "life event"-Fragebogen, der auf Rahe (1975) zurückgeht. In der nachfolgenden Übersicht sind nicht nur jene Variablen ausschnitthaft wiedergegeben, in denen die Patienten mit Suizidversuchen sich von den Kontrollpersonen unterschieden, sondern auch jene, wo ***keine*** überzufälligen Differenzen vorlagen. Auf diese Weise kann auch ein ungefähres Bild darüber vermittelt werden, welche bedeutsamen Lebensereignisse nicht kritisch sind in dem Sinne, eine existentielle Krise herbeizuführen.

Tabelle 7.6. Häufigkeit von Lebensereignissen bei Suizidenten und Kontrollpersonen, ausgedrückt im Verhältnis der Prävalenzraten. In der linken Spalte finden sich die Ereignisse, die zwischen den beiden Gruppen signifikant differenzierten; die Ereignisse rechts unterschieden nicht überzufällig (p>0,05) (aus O'Brien und Farmer 1980, S. 126/127)

"Ausfall" einer engen Beziehung	13	Abtreibung (alleinstehende Frauen)	12
Wechsel des gewohnten Aktivitäts-Grades (Arbeit und Freizeit)	13	Schwangerschaft (alleinstehende Frauen)	8,0
Wechsel der Eßgewohnheiten	8,2	Krankheit	1,8
Schwierigkeiten (nicht-sexuell) mit dem Partner (jemals verheiratet)	7,8	Eheliche Aussöhnung (jemals verheiratet)	8,3
Probleme (nicht-sexuell) mit dem Freund/der Freundin	4,1	Abtreibung (jemals verheiratete Frauen)	4,3
Finanzielle Schwierigkeiten (Frauen)	3,3	Scheidung	4,2
Sorge um Gesundheit oder Tätigkeiten eines Familienmitgliedes (Krankheit, Unfall, Drogen, Verhalten)	1,7	Wesentliche Erfolge (einschl. Beförderung)	2,8
Schwierigkeiten (sexuelle) mit Partner (jemals verheiratet)	13	Entlassung (Frauen)	2,1
Eheliche Trennung (jemals verheiratet)	13	Wiederverheiratung von Vater oder Mutter	2,1
Verlust eines engen Freundes durch Tod	7,2	Scheidung der Eltern	2,1
Schwierigkeiten (sexuelle) mit Freund bzw. Freundin	6,2	Veränderung der (sozialen) Beziehungen	1,9
Umzug (Männer)	3,4	Umzug (Frauen)	1,7
Finanzielle Schwierigkeiten (Männer)	3,0	Schwangerschaft (jemals verheiratet)	1,3
Entlassung	1,6	Verlust eines Kindes durch Tod (jemals verheiratet)	0,0
Neue persönliche Beziehung	3,0		
Neue Arbeit	2,0		

Von keiner der beiden Gruppen berichtet

- Tod von Vater oder Mutter
- Tod von Bruder oder Schwester
- Geburt eines Kindes
- Verlust des Partners durch Tod

Die Resultate lassen erkennen, daß zwar der Faktor Schwierigkeiten mit dem Partner, nicht aber eine Scheidung mit dem Suizidversuch in Beziehung stand, Entlassung nur bei den Männern einen Effekt ausmachte und der Tod eines Kindes auf seiten der Frauen das Suizidrisiko nicht bedeutsam erhöhte. Allerdings muß bei einer Würdigung der Nulleffekte die geringe Zahl der insgesamt nur erfaßten Personen in Rechnung gestellt werden, d.h. solche Unterschiede, die im vorliegenden Material bedeutungslos erscheinen, mögen in größeren Stichproben bei unveränderten Gegebenheiten signifikant ausfallen.

Bleiben Reaktionen jedoch völlig aus oder erfolgen in einer unangemessenen Weise - wobei letzteres nur im nachhinein festzustellen ist - kann sich der krisenhafte Prozeß verstärken und in die ***präsuizidale Entwicklung*** einmünden. Diese umfaßt nach Pöldinger (1968, 1982) drei Stadien, in denen wiederum bestimmte Umweltbedingungen von besonderer Bedeutung sind (s. dazu Abbildung 7.5.).

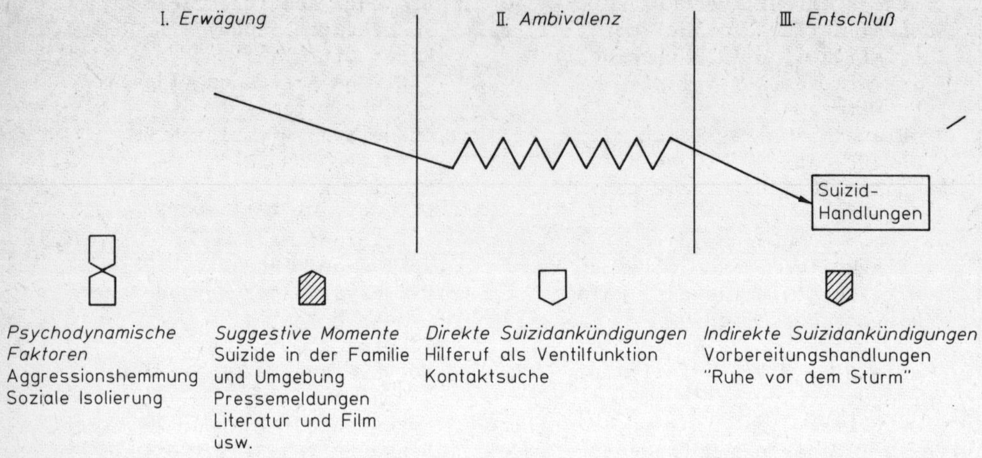

Abb. 7.5. Stadien der suizidalen Entwicklungen (aus Pöldinger 1982, S. 13)

Im ersten Stadium wird Suizid als eine mögliche Lösung für entstandene Probleme erwogen. Zunächst treten Todeswünsche auf, bald gefolgt von Suizidphantasien und Selbstmordgedanken. Meldungen in Rundfunk und Presse, Informationen aus Literatur oder Filmen mögen bekräftigende Wirkungen ausüben und mit erhöhter Sensibilität wahrgenommen werden. Auch Aggressionen, die nicht nach außen abgeführt werden können und sich deshalb nach innen wenden, begünstigen suizidbezogene Vorstellungen ebenso wie die Situation einer sozialen Isolation.

Das zweite Stadium ist gekennzeichnet durch Unschlüssigkeit, Ambivalenz und inneren Kampf zwischen den entgegengesetzten Tendenzen der Selbsterhaltung und Selbstzerstörung. Aus dieser Phase rühren die Appelle und Notrufe ("cry for help", s. Farberow & Shneidman, 1961). Umgebungsbefragungen zufolge kommt es in 70 - 80% der Suizide zuvor auch zu entsprechenden Andeutungen, Androhungen und Hinweisen (Robins, Gassner, Kayes, Wilkinson & Murphy, 1959; Capstick, 1960; Ringel, 1961, 1975; s. aber Linden, 1972, der demgegenüber nur bei 39% der Fälle von Suizidversuch verbale Mitteilungen über die Absicht fand, jedoch bei 56% der Patienten "informative Verhaltensweisen").

Im dritten Stadium fällt die Entscheidung. Häufig geht damit eine auch von außen wahrnehmbare Beruhigung selbst solcher Personen einher, die zuvor ängstlich-agitiert und umtriebig waren. Daraus darf nicht geschlossen werden, daß nunmehr mit der Krise die akute Gefahr für den Betroffenen gebannt sei; vielmehr bedeutet die scheinbar souveräne Abgeklärtheit nur "Ruhe vor dem Sturm".

Das Verlaufsmodell von Pöldinger (1968, 1982) fußt auf klinischen Beobachtungen und gilt nur für bestimmte Typen von Suizid, kaum aber beispielsweise für den unter 7.2. erwähnten "institutionellen" oder "psychotischen" oder "versehentlichen" Selbstmord.

Bei manchen Kurzschlußhandlungen, wie sie sich bei schizophrenen Psychosen, infantilen, impulsiven und psychopathischen Personen gehäuft finden, sind die Phasen nicht mehr voneinander zu unterscheiden, weshalb das Modell dort ebenfalls nicht sinnvoll anzuwenden ist. Im übrigen enthält das Modell theoretische Elemente, die nicht der unmittelbaren Beobachtung zugänglich sind; vielmehr wird auf deren Existenz aus dem Wahrnehmbaren geschlossen, und das Erschlossene dient schließlich als Erklärung oder Ursache für das Beobachtbare. Dieser Zirkelschluß liegt im Zusammenhang mit den "aufgestauten" Aggressionen im ersten Stadium nahe, die sich "deshalb" nach innen wenden. Das "Dampfkessel-Modell" der Psychoanalyse, das hierbei Pate steht, ist ganz allgemein eine theoretische Konstruktion von fragwürdigem empirischem Gehalt, und besonders in Zweifel gezogen werden muß die Aussage, daß sich nichtabgeführte Aggressionen nach innen richten (s. z.B. Dann, 1972, oder die Literatur zur Katharsis-Hypothese, Amelang & Bartussek, 1985). Dennoch bildet das Modell sicher die Gemeinsamkeiten zahlreicher Einzelfälle angemessen ab; ungeachtet dessen sind auch andere Phasen beschrieben worden (s. Rushing, 1968).

Dieses trifft im weiteren Sinne auch zu für das von Ringel (1969) beschriebene ***präsuizidale Syndrom***, das in ca. 1/3 aller Fälle zu beobachten ist (Linden, 1972). Dabei handelt es sich um eine Reihe von Auffälligkeiten, die aus den Fallgeschichten von 745 Suizidversuchen als gemeinsame Elemente festzustellen waren (s. Tabelle 7.7.).

Tabelle 7.7. Das präsuizidale Syndrom (nach Ringel 1969)

1. Zunehmende Einengung
   a) Situative Einengung
   b) Dynamische Einengung (einseitige Ausrichtung der Apperzeption, der Assoziationen, der Verhaltensmuster, der Affekte und Abwehrmechanismen)
   c) Einengung der zwischenmenschlichen Beziehungen
   d) Einengung der Wertwelt
2. Aggressionsstauung und Wendung der Aggression gegen die eigene Person
3. Selbstmordphantasien (anfangs aktiv intendiert, später sich passiv aufdrängend)

Die situative Einengung kommt in etwa dem bereits angesprochenen Krisenanlaß gleich, also beispielsweise einer finanziellen Notlage oder dem Tod einer nahestehenden Person. In dynamischer Hinsicht bedeutet Einengung eine starke Reduzierung der wahrnehmungsmäßigen, kognitiven und emotional gegebenen Inhalte sowie insbesondere der damit verbundenen Handlungsalternativen: Gefühle und Gedanken beschränken sich zunehmend auf den Tod und nur darauf. Im Unterschied zu den verschiedenen Aspekten der Einengung und den Selbstmordphantasien ist das dritte wesentliche Merkmal des präsuizidalen Syndroms, Aggressionsdruck und dessen Kanalisierung gegen die eigene Person, wesentlich schwerer zu beobachten und klinisch zu erfassen. Behilflich bei der Abklärung des Syndroms sind u.a. direkte Fragen wie sie von Pöldinger (1982, S.21) vorgeschlagen werden (s. Tabelle 7.8.).

Tabelle 7.8. Fragen an suizidale Patienten

Suizidalität	Haben Sie auch schon daran gedacht, sich das Leben zu nehmen?
Vorbereitung	Wie würden Sie es tun? Haben Sie schon Vorbereitungen getroffen? (Je konkreter die Vorstellungen, desto größer das Risiko)
Zwangsgedanken	Denken Sie bewußt daran oder drängen sich derartige Gedanken, auch wenn Sie es nicht wollen, auf? (Sich passiv aufdrängende Gedanken sind gefährlicher)
Ankündigungen	Haben Sie schon über Ihre Absichten mit jemandem gesprochen? (Ankündigungen immer ernst nehmen)
Aggressionshemmung	Haben Sie gegen jemanden Aggressionen, die Sie unterdrücken müssen? (Aggressionen, die unterdrückt werden müssen, richten sich gegen die eigene Person)
Einengung	Haben Sie Ihre Interessen, Gedanken und zwischenmenschlichen Kontakte gegenüber früher eingeschränkt und reduziert?

7.6. Zum Stellenwert von psychischen Zuständen und Merkmalen

7.6.1. Depression und Süchte

Die Schätzungen über den Anteil von Depressiven bei Suizid und Suizidversuch oder Parasuizid (Kreitman, 1980) schwanken zwischen 10 und 70% (Pohlmeier, 1982; Sonneck & Ringel, 1976; Whitlock, 1977). Eine derart große Bandbreite resultiert nicht nur aus den Fluktuationen in der Zusammensetzung der jeweiligen Stichproben von Patienten, sondern auch aus Unterschieden in bezug auf die Definition oder Terminologie, Diagnostik und Klassifikation "der" Depression. Wesentliche Komponenten der "klassischen" klinischen Depression sind in Tabelle 7.9. aufgelistet, zusammen mit einigen Beispielsfragen aus dem selbstadministrierten Beck-Inventory (s. Beck et al., 1961).

Die Differenzen im Verständnis, der Kategorisierung und Erforschung dessen, was unter Depression verstanden wird, sind so tiefgreifend, daß verschiedentlich gar der Verzicht auf diesen Begriff vorgeschlagen und stattdessen die Verwendung von übergeordneten Begriffen wie "Depressivsein" oder "Depressivität" vorgeschlagen wurde; damit werde stärker auf die emotionale Befindlichkeit und Stimmung des Betroffenen abgehoben und nicht sofort ein medizinisch definiertes Krankheitsbild gezeichnet (Jacobson, 1977).

Ebensowenig wie sich damit depressive Menschen einer mehr oder weniger klar umschriebenen Krankheit zuordnen lassen, gilt dieses für Suizidenten oder Personen mit Suizidversuchen. Zwar hat etwa Pöldinger (1968) mit Ausnahme ganz weniger Fälle ("Haftreaktion", "Pubertätskrise" und "Kurzschluß-, Primitivhandlung") die 440 suizidalen Patienten seiner Stichprobe nachgerade selbstverständlich psychiatrisch-klinischen Krankheitsdiagnosen wie Alkoholismus, Schizophrenie, Neurose u. ä. zugeordnet, und auch Ringel (1953, 1963) bezeichnet die Selbstmordhandlung als "Abschluß einer krankhaften psychischen Entwicklung" oder "Neurose der Lebensverunstaltung", doch verweist beispielsweise Pohlmeier (1978, S. 31) zu Recht darauf, daß sich auch Gesunde das Leben nehmen und eine Konzeptualisierung aller Selbstmordhandlungen als Krankheit beeinflußt sei von einem besonderen Denkstil der Ärzte, den Begriffen Krankheit und Gesundheit sowie unserer Einstellung zum Tod, die ihrerseits den Zeitgeist widerspiegelten.

Angesichts dieser Forschungslage ist der Feststellung von Scobel (1982, S. 56) zuzustimmen, wonach "weder für alle Formen der Depression noch für Suizidalität und Suizid ... ausreichend geklärt (ist), ob diese Phänomene in jedem Fall zum Formenkreis psychiatrischer Krankheiten gerechnet werden sollten".

Dessen ungeachtet bestehen erhebliche Erkenntnislücken und Forschungsdefizite hinsichtlich der kausalen Verknüpfungen zwischen depressiven Zuständen und suizidalen Handlungen; auch fehlen präzise Untersuchungen und Modelle, die eine hinreichende Abgrenzung jener Ursachen vorgenommen hätten, die zu depressiven Erscheinungsbildern auf der einen Seite und suizidalen auf der anderen führen. Alle bisherigen Erhebungen und Analysen sind deskriptiv oder korrelativ, d.h. sie treffen nur Aussagen über das gemeinsame Vorkommen der beiden Auffälligkeiten. Damit aber ist keine Grundlage gegeben für eine Entscheidung zwischen den beiden alternativen Hypothesen:

1) Depression und Suizid sind eine Funktion gemeinsam zugrundeliegender Wirkungsfaktoren ("common-cause hypothesis").
2) Depression führt verstärkt zu Suizidhandlungen ("processual-cause hypothesis" nach Rushing, 1968).

Daß die fragliche Korrelation besteht, kann als erwiesen gelten (s. a. die Resultate von Vandivort & Locke, 1979, zur Beziehung zwischen Selbstmordgedanken und Depressivität), wenngleich man über die genaue Höhe wegen der Unbestimmtheiten des Depressionsbegriffes und der Heterogenität von Selbstmordhandlungen schwerlich eine allgemein verbindliche Aussage machen kann (so fanden Roose et al., 1983, daß in einer Stichprobe von Depressiven die Patienten mit Wahnvorstellungen ein fünfmal so hohes Risiko für Suizid aufwiesen wie Personen ohne Wahn).

Unbestritten ist im übrigen auch das Faktum, daß den verfügbaren Unterlagen zufolge wesentlich mehr Menschen an depressiven Stimmungen leiden als Personen suizidale Handlungen vornehmen; denn ca. 3 Millionen depressiven Mitbürgern in der Bundesrepublik stehen pro Jahr nur ca. 14.000 Suizide und etwa 10 mal so viele Suizidversuche gegenüber. Gewiß gleichen sich die Zahlen einander an, wenn zu den suizidalen Handlungen auch die chronischen und subintentionalen Suizide sowie die Suizide aus Nachlässigkeit gerechnet werden, doch sind auch die dann vorliegenden Gegebenheiten noch mit der Formel oder Faustregel von Scobel (1982, S. 54) vereinbar:

> "Nicht jeder depressiv Erkrankte ist suizidgefährdet oder bringt sich um; nicht jeder suizidale Mensch kann als depressiv eingestuft werden oder muß depressiv erkrankt sein."

Tabelle 7.9. Komponenten der Depression im BECK-Inventory, zusammen mit den

---

BECK-Inventory

Name: N.N.
Alter: 35
Datum: 5.10.1965

Der Patient hat für jede Dimension die Wahl zwischen 4 und 5 abgestuften Aussagen, von denen er eine auswählen kann. Die Punktzahl wird summiert und gibt einen Anhaltspunkt für die Tiefe der Depression.

Beispiele für Fragen:

E (0) Ich fühle mich nicht besonders schuldig.
(1) Ich empfinde mich sehr oft als schlecht oder wertlos.
(2) Ich fühle mich schuldig.
(2) Ich empfinde mich jetzt praktisch immer als schlecht oder wertlos.
(3) Ich betrachte mich als sehr schlecht oder wertlos.
F (0) Ich habe nicht den Eindruck, eine Strafe zu verdienen.
(1) Ich glaube, daß mir etwas Schlimmes passieren könnte.
(2) Ich habe den Eindruck, daß ich jetzt oder bald bestraft werde.
(3) Ich glaube, daß ich es verdiene, bestraft zu werden.
(3) Ich will bestraft werden.
L (0) Ich habe das Interesse für andere Leute nicht verloren.
(1) Ich interessiere mich weniger als gewöhnlich für andere Leute.
(2) Ich habe fast alles Interesse für andere Leute verloren und habe wenig Mitgefühl für sie.
(3) Ich habe alles Interesse für andere Leute verloren, sie sind mir total gleichgültig.
M (0) Ich kann mich so leicht entscheiden wie gewöhnlich.
(1) Ich bin jetzt weniger selbstsicher und versuche, Entscheidungen aus dem Wege zu gehen.
(2) Ich kann keine Entscheidungen mehr treffen, ohne daß man mir dabei hilft.
(3) Ich kann überhaupt keine Entscheidungen mehr treffen.
N (0) Ich habe nicht das Gefühl, schlechter auszusehen als gewöhnlich.
(1) Ich habe das Gefühl, daß ich zunehmend schlechter und unvorteilhafter aussehe.
(3) Ich habe den Eindruck, häßlich und abstoßend zu wirken.

Die Problemstruktur bei Sucht als Faktor für die Suizidgenese ist in vielem derjenigen bei Depression ähnlich. Auch hier bestehen fraglos überzufällige korrelative Zusammenhänge. Das gilt insbesondere für Alkoholiker, bei denen Suizid nach der Leberzirrhose die zweithäufigste Todesursache darstellt. Den bei Feuerlein (1982) zusammengestellten Arbeiten gemäß

- enden zwischen 6% und 21% der Alkoholiker durch Selbstmord,
- wiegt die Suizidalität bei chronischen Alkoholikern 12 - 75 mal höher als bei der Gesamtbevölkerung,
- begehen etwa 50% der Toxikomanen Suizid,
- ist die Wiederholungsrate für Suizidversuche höher bei Toxikomanen als bei Alkoholikern,
- sind Selbstmordversuche besonders häufig bei mehrfach Abhängigen (62%) und bei Abhängigen von Medikamenten und illegalen Rauschdrogen (67%),
- wurde bei Alkoholikersuizidenten im Vergleich zu solchen mit Drogenvorgeschichte ein im Mittel wesentlich höheres Lebensalter festgestellt.

Fragen zu den einzelnen Bereichen (nach Beck et al. 1961, S.56)

Dimension	Punktzahl
A Stimmung	2
B Pessimismus	2
C Versagen	1
D Unzufriedenheit	1
E Schuldgefühle	2
F Strafbedürfnis	3
G Selbsthass	1
H Selbstanklagen	1
I Selbstmord-Impulse	1
J Weinen	2
K Reizbarkeit	1
L Soziale Isolierung	2
M Entschlussfähigkeit	2
N Körper-Bild	0
O Arbeitsunfähigkeit	1
P Schlafstörungen	2
Q Ermüdbarkeit	1
R Appetitverlust	2
S Gewichtsverlust	0
T Hypochondrie	0
U Libidoverlust	1
	28 Total von 63 mögl. Punkten

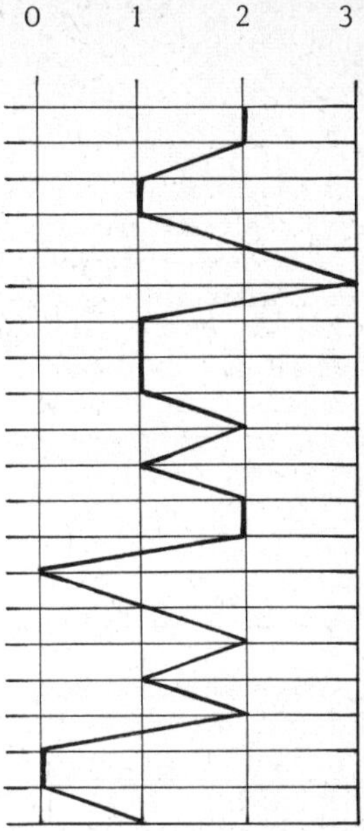

Durchschnittswerte nach BECK

Keine Depression	10,9 Punkte
Milde Depression	18,7 Punkte
Mäßige Depression	25,4 Punkte
Schwere Depression	30,0 Punkte

Angesichts dieser Affinität von Sucht und Suizid stellt sich ebenso wie bei der Depression die Frage der kausalen Verknüpfung. Für die "common-cause"-These spricht die innere Verwandtschaft von Sucht und Suizid, die besonders Feuerlein (1975, 1976, 1982) immer wieder herausgestellt hat. In beiden Phänomenen lassen sich autoaggressive und Fluchttendenzen erkennen, beide beinhalten nicht nur eine Appellfunktion, sondern das Element der Zäsur, d.h. die Absicht und Möglichkeit, auf der anderen Ebene einen Wiederbeginn vorzunehmen. Des weiteren ist das präsuizidale Syndrom auch auf die Suchtkranken anzuwenden. Darüber hinaus bestehen zwischen Suchtkranken und Suizidenten gewisse Parallelen in der Verarbeitung von Kränkungen und Mißerfolg, in dem unzureichenden Selbstwertgefühl und der erhöhten Depressivität. Zugunsten der kausalen Interpretation sprechen jene Suizidhandlungen, die sich nachweislich im Alkoholrausch oder in Horrortrips ereignen, ferner die drogenbedingten Persönlichkeitsveränderungen, die sich als Folge von Drogenkonsum häufig ergeben und die Betroffenen nicht selten noch zusätzlich verzweifeln lassen und depressive Verstimmungen heraufbeschwören. Weniger gut vereinbar mit der einseitig kausalen Erklärung von Sucht als Ursache von Suizid, hingegen unschwer in Einklang zu bringen mit der "common-cause"-Hypothese, ist die Beobachtung von Schmidtobreick (1976), daß 14% einer Stichprobe von Suchtkranken bereits vor der Sucht Selbstmordversuche durchgeführt hatten.

Auch wenn die Frage, welche der beiden konkurrierenden Theorien letztlich den größeren Erklärungswert aufweist, vorerst offenbleiben muß, so kann doch an dem gehäuften Auftreten von depressiven Zuständen und Süchten bei Suizidenten nicht gezweifelt werden. Nur insoweit als diese Auffälligkeiten durch genetische Faktoren mit verursacht werden, kann suizidales Verhalten in die Erbe-Umwelt-Diskussion eingebracht werden (Tsuang, 1977). Von diesem Faktum wird deshalb bei der Prognose und Prävention suizidaler Handlungen sinnvoller Gebrauch gemacht, d.h. Fragen, die sich auf Sucht und Depression beziehen, finden sich in den meisten Skalen zur Abschätzung der Suizidalität (s.u.).

7.6.2. Weitere Persönlichkeitseigenschaften

In dem Arbeitskreis von Beck et al. (1961) hat während längerer Zeit eine besonders intensive Beschäftigung mit dem Zusammenhang zwischen depressiven Zustandsbildern und suizidalen Handlungen stattgefunden. Im Vordergrund stand das Bemühen, die verschiedenen Indikatoren für Depressivität in einer Fragebogen-Skala zusammenzustellen und damit die relative Ausprägung des Merkmals bei einzelnen Personen mit hinreichender Reliabilität und Validität, auf jeden Fall unabhängig vom Eindruck eines Arztes oder Therapeuten, erfassen zu können.

Erste Untersuchungen bestätigen die Erwartung einer linearen Beziehung zwischen Depressivität und Suizidabsicht (s. a. Vandivort & Locke, 1979, zur Korrelation von Depressivität und Selbstmordgedanken); noch höher aber waren die Korrelationen zwischen Selbstmordintentionen und Hoffnungslosigkeit als einem Teilaspekt von Depressivität (Minkoff, Bergman, Beck et al., 1973, s. Tabelle 7.10. mit Beispielen von Fragen).

Dieses Ergebnis konnte zwischenzeitlich von Wetzel (1976) eindrucksvoll bestätigt werden insofern, als die Punktwerte der Hoffnungslosigkeits-Skala nicht nur zwischen suizidalen Patienten und Kontrollpersonen, sondern auch zwischen Suizidversuchern mit unterschiedlich intensiver Selbstmordabsicht hochsignifikant differenzierte. Stets korrelierte bei den drei Stichproben von insgesamt N = 154 Probanden (Kontrollpersonen, Patienten mit suizidalen Vorstellungen, die sog. "threateners", und solche mit Suizidversuchen) Hoffnungslosigkeit höher als allgemeine Depressivität mit suizidalen Absichten und Handlungen. Wenn innerhalb der "threatener"-Gruppe Hoffnungslosigkeit herauspartialisiert wurde, verschwand die Korrelation zwischen Depressivität und Selbstmordabsicht; wohl aber bestand im umgekehrten Fall, d.h. bei Konstanthalten von Depressivität, noch eine auf dem 1%-Niveau gesicherte Korrelation.

Schon Beck et al. (1974) hatten denn im Hinblick auf den Umstand, daß Selbstmordabsichten höher mit negativen Erwartungen korrelieren als depressive Verstimmungen, die Vermutung geäußert, daß die statistische Beziehung zwischen Suizidabsicht und Depression ein Artefakt von seiten einer Zugehörigkeit zu der gemeinsamen Drittvariablen Hoffnungslosigkeit sei. Auch in bezug darauf stellt sich jedoch die Frage, inwieweit die Angaben zu suizidalem Verhalten und Hoffnungslosigkeit durch unterschiedliches Antwortverhalten im Sinne von sozialen Erwünschtheitstendenzen beeinflußt wird (s. Mendonca, 1984; Linehan & Nielsen, 1983; Schaller & Schmidtke, 1986).

Tabelle 7.10. Hoffnungslosigkeits-Skala von Beck et al. (1974) mit den Trennschärfe-Koeffizienten für jedes einzelne Item

Ich schaue der Zukunft mit Hoffnung und Enthusiasmus entgegen (Nein).69

Ich könnte ebenso gut aufgeben, da ich die Dinge für mich nicht bessern kann (Ja).63

Wenn etwas schlecht läuft, hilft mir die Überzeugung, daß es so nicht bleiben kann (Nein).49

Ich kann mir nicht vorstellen, wie mein Leben in 10 Jahren aussehen wird (Ja).39

Ich habe genügend Zeit, um die Dinge zu erledigen, die am dringendsten sind (Nein).50

Ich erwarte, in Zukunft da erfolgreich zu sein, wo es für mich am wichtigsten ist (Nein).62

Meine Zukunft sieht düster aus (Ja).72

Ich erwarte vom Leben mehr als der Durchschnitt anderer Personen (Nein).51

Ich kann nicht abschalten, und es gibt keinen Grund für die Annahme, es in Zukunft zu können (Ja).64

Die Erfahrungen der Vergangenheit haben mich auf die Zukunft gut vorbereitet (Nein).66

Alles, was ich vor mir sehe, ist eher unerfreulich als erfreulich (Ja).76

Ich erwarte nicht, das zu erhalten, was ich wirklich möchte (Ja).70

Wenn ich an die Zukunft denke, erwarte ich glücklicher zu sein, als ich es jetzt bin (Nein).66

Die Dinge entwickeln sich nicht so, wie ich es gern hätte (Ja).63

Ich habe großes Vertrauen in die Zukunft (Nein).74

Ich erreiche nie was ich will, deshalb ist es töricht, irgendetwas zu wollen (Ja).67

Es ist sehr unwahrscheinlich, zukünftig richtige Zufriedenheit zu erlangen (Ja).72

Die Zukunft sieht für mich vage und ungewiß aus (Ja).62

Ich erwarte mehr gute als schlechte Zeiten (Nein).70

Es ist sinnlos, sich wirklich anzustrengen, um etwas zu erreichen, da ich es vermutlich doch nicht bekommen (Ja).71

Aufgrund seiner umfassenden Literaturübersicht gelangt Miles (1977) zu der Feststellung, die überwiegende Mehrheit der Suizide hänge mit einer vergleichsweise geringen Zahl von Hintergrundfaktoren ("causes") zusammen. Seinen Schätzungen zufolge, die in groben Zügen Mittelwerte aus den gesichteten Arbeiten darstellen, begehen 15% der an primären (endogenen) Depressionen erkrankten Patienten Selbstmord, was die Feststellung im Nachrichtenmagazin "Der Spiegel" (1978, 32. Jahrgang, Heft 51) untermauert, wonach Suizid die eigentliche "Lösung" dieser Krankheit sei. Für weitere psychische Auffälligkeiten lauten die Zahlen wie folgt: reaktive (neurotische) Depression 15%, Schizophrenie 10%, Psychopathie 5% (Alkoholismus und Opiatabhängigkeiten zusammen mehr als 25%).

Den geschilderten Diagnosen liegen im Regelfall entsprechende Urteile von Ärzten oder Psychiatern im Sinne einer kategorialen, nicht aber dimensionalen Platzzuweisung zugrunde. Andererseits haben die vertrauten und für andere Zwecke bewährten Testverfahren der Persönlichkeitsforschung, die kontinuierlich-quantitativ abgestufte Meßwerte liefern, nur Unbefriedigendes beigetragen zur Trennung etwa von prä- und postsuizidal bzw. prä- und nichtsuizidal, was gleichermaßen für Fragebögen wie projektive Tests gilt (Schmidtke, 1976; Pöldinger & Sonneck, 1980; Pöldinger, 1982; vgl. auch Schmidtke & Rimpau, 1979). Daran ändern auch vereinzelt mitgeteilte Befunde von hoher subjektiver Plausibilität nichts, wie beispielsweise diejenigen von Patsiokas, Clum und Luscomb (1979).

Die Gründe dafür mögen vielfältig sein und von grundsätzlicher Natur bis zu technischen Details reichen. Zum ersteren Bereich wäre etwa die Überlegung zu zählen, daß es schlichtweg unwahrscheinlich ist, von "der" oder "einer" Selbstmordpersönlichkeit auszugehen angesichts der Vielzahl von Suizidtypen einerseits und nachgewiesenermaßen wirksamen externen Faktoren wie Krankheit, wirtschaftliche Not oder Schwierigkeiten mit dem Partner andererseits. Nicht von ungefähr ließen die an Stichproben von Personen mit suizidalem Verhalten vorgenommenen "blind-analytischen" Kategorisierungsversuche jeweils mehrere deutlich voneinander segregierbare Untergruppen erkennen (Bagley, Jacobson & Rehin, 1976; Kiev, 1976; Henderson et al., 1977; Paykel, 1980).

Die ganz überwiegende Mehrzahl durchgeführter Korrelationsstudien hat jedoch von dieser Erkenntnis keine Notiz genommen und jeweils undifferenziert Suizidenten oder Parasuizidenten mit Kontrollpersonen verglichen, dabei außerdem nicht dem Forschungsstand innerhalb der Sozial- und Verhaltenswissenschaften entsprechend multivariat gearbeitet.

Eine damit zusammenhängende Überlegung, die nur geringer Vorkehrungen bei der rechnerischen Aufbereitung des Datenmaterials bedarf, betrifft das Geschlecht der Suizidenten. Nach allem, was bereits aus soziologischen und medizinischen Analysen zu den Ursachen oder Begleitfaktoren suizidaler Handlungen bei Männern und Frauen bekannt ist, kann nicht unbedingt von einer geschlechts*un*spezifischen Wirkung aller Persönlichkeitsvariablen ausgegangen werden.

In der Tat wiesen bei Marks und Haller (1977) die männlichen Jugendlichen mit parasuizidalem Verhalten in den MMPI-Skalen 1 (Hypochondrie) und 5 (Maskulinität/Femininität), die weiblichen dagegen in 2 (Depression) und 3 (Hysterie) jeweils höhere Werte als Personen ohne Selbstmordversuche auf. In einem Experten-Rating, das von den Psychotherapeuten der Patienten vorgenommen wurde, hatten darüber hinaus bei den männlichen Probanden die Suizidversucher höhere Werte gegenüber den nichtsuizidalen Personen in den Items "angepaßt, nervös, sprunghaft", "Abwehrreaktionen zur Vermeidung von Unbill kaum adäquat", "übertriebenes Streben nach Zuwendung", "empfindlich", "Depression, traurige Stimmung". Bei den weiblichen Personen betrafen dagegen die mittleren Unterschiede u.a. die Skalen "unvorhersagbar und wechselhaft in Verhalten und Einstellungen", "Gefühle der Hoffnungslosigkeit" und "elastisches Abwehrsystem". Lediglich in der Dimension "reagiert auf Frustrationen intrapunitiv" waren die Unterschiede in beiden Geschlechtern gleichsinnig. Um die Zuverlässigkeit dieser Ergebnisse zu erhöhen, halbierten die Autoren angesichts der sehr großen Zahl von nicht weniger als 1.250 untersuchten Variablen relativ zu insgesamt N = 152 Personen die Stichproben nach Zufall und teilten nur die kreuzvalidierten Resultate mit. Für die beiden Geschlechter gegensinnige Resultate erhielten auch Larsen et al. (1983) bei der Vorhersage von suizidaler Prädisposition.

Ein gewisser methodologischer Engpaß der Suizidforschung besteht darin, daß man vermutlich die Motive und das Persönlichkeitsbild von Suizidenten vor der autoaggressiven Handlung nicht mit denjenigen *nach* der Tat vergleichen kann. Dazu wären längsschnittliche Untersuchungen vonnöten. Die Querschnittserhebung von Stork (1977) an N = 3.086 Versuchspersonen kann deshalb allenfalls tentative Näherungslösungen liefern. Neben den Items der besagten Studie, die sich auf depressive Zustände, Einstellungen zu Tod und Suizid, auf bedingt suizidale Verhaltensweisen, Krankheit und Elternhaus sowie das Verhältnis zu Vater und Mutter bezogen, wurden solche zu den eigenen Selbstmordhandlungen oder -absichten vorgegeben. Den Resultaten zufolge ist die suizidale Persönlichkeit vor allem durch Grundelemente von depressiven Zuständen gekennzeichnet, wozu auch Aggressivität und Schuldgefühle gehören, weiterhin durch Objektverlust, d.h. Furcht, nicht geliebt zu werden, nicht liebesfähig zu sein, Befürchtung des Verlusts interpersonaler Beziehungen, Suche nach Zuneigung und Geborgenheit, Heimweh und Eifersucht, schließlich durch unglückliche Kindheit. In den Hauptmerkmalen sei dabei das Bild identisch für Suizidtendenz und Suizidversuch (zur Aufklärung der Fragebogen-Varianz in der verwendeten Skala durch andere Tests s. Kuda, 1978; eine kritische Würdigung geben Schmidtke & Schaller, 1976).

Freilich handelt es sich bei den Befunden um aggregierte Daten, d.h. solche aus Unterschieden zwischen Gruppen. Die erwähnten Charakteristika bestehen in erster Linie für Stichproben; die Enumeration resultiert zunächst aus entsprechenden Differenzen über verschiedene Items hinweg. Inwieweit das dargelegte spezifische Muster bei *einzelnen* Personen vorliegt oder zumindest bei wievielen in der Gruppe, ist durch die Aufbereitung der Daten nicht beurteilbar.

Davon unberührt und von besonderer Bedeutung war schließlich das Ergebnis, daß je nach Untergruppe nicht weniger als 2,4% bis 13% der Befragungspersonen von einem Suizidversuch berichteten - Anteile mithin, die weit über den gemeinhin angestellten Schätzungen liegen.

7.6.3. Abschätzung der Suizidalität

Zur quantitativen Bestimmung des Suizidrisikos empfiehlt sich die simultane Berücksichtigung möglichst aller Faktoren, die aufgrund der bisherigen Forschung mit suizidalem Verhalten in Beziehung stehen und von außenstehenden Personen wie Ärzten oder Psychologen mit vertretbarem Aufwand erhebbar sind. Kielholz (1974) hat diese Risikofaktoren für Depressive zusammengestellt (s. Tabelle 7.11.). In bezug auf den Punkt B 7 verdient der Befund von Schmidtke und Pimpau (1979) besondere Erwähnung, wonach sich die Grundwahrscheinlichkeit suizidaler Tendenzen bei körperbehinderten Jugendlichen nicht überzufällig unterscheidet von denjenigen physisch Unauffälliger.

Tabelle 7.11. Suizidale Risikofaktoren bei Depressiven (nach Kielholz, 1974)

A) *Eigentliche Suizidthematik und Suizidhinweise*

1. Eigene frühere Suizidversuche und Suizidhinweise
2. Vorkommen von Suiziden in Familie oder Umgebung (Suggestivwirkung)
3. Direkte oder indirekte Suiziddrohungen
4. Äußerung konkreter Vorstellungen über die Durchführung oder Vorbereitungshandlungen
5. "Unheimliche Ruhe" nach vorheriger Suizidthematik und Unruhe
6. Selbstvernichtungs-, Sturz- und Katastrophenträume

B) *Spezielle Symptome und Syndrombilder*

1. Ängstlich-agitiertes Gepräge
2. Langdauernde Schlafstörungen
3. Affekt- und Aggressionsstauungen
4. Beginn oder Abklingen depressiver Phasen, Mischzustände
5. Biologische Krisenzeiten (Pubertät, Gravidität, Puerperium, Klimakterium)
6. Schwere Schuld- und Insuffizienzgefühle
7. Unheilbare Krankheit oder Krankheitswahn
8. Alkoholismus und Toxikomanie

C) *Umweltverhältnisse*

1. Familiäre Zerrüttung in der Kindheit (broken home)
2. Fehlen oder Verlust mitmenschlicher Kontakte (Vereinsamung, Entwurzelung, Liebesenttäuschung)
3. Berufliche und finanzielle Schwierigkeiten
4. Fehlen eines Aufgabenbereiches und Lebensziels
5. Fehlen oder Verlust tragfähiger religiöser Bindungen

Wesentlich differenzierter sind solche Systeme, bei denen auch die zwischen den einzelnen Merkmalen bestehenden Interkorrelationen bei der Abschätzung des Suizidrisikos mit in Rechnung gestellt werden, was etwa bei der von Pöldinger (1968) schon früher vorgestellten Risikoliste der Fall ist; dabei erhalten jene Merkmalskombinationen des Probanden eine höhere Gewichtszahl, die in Stichproben von suizidalen Patienten gehäuft vorkamen, und zwar deshalb, weil das gemeinsame Auftreten zweier oder mehrerer Merkmalsausprägungen im konkreten Einzelfall ein besonders verläßlicher Hinweis auf Suizidgefahr darstellt. Tabelle 7.12. enthält die Variablen (unter denen situative Momente fehlen) ebenso wie die aufgrund verschiedener Untersuchungen grob geschätzten Korrelationen und die daraus abgeleiteten Gewichtszahlen.

Die von Pöldinger (1968) an drei Stichproben von Patienten beobachteten Mittelwerte sind ebenfalls in der Tabelle wiedergegeben. Der Unterschied zwischen Suizidenten und Suizidversuchern ist statistisch nicht signifikant, wohl aber derjenige zwischen jeder dieser Gruppen und den Personen, die keine Suizidhandlungen begingen. Allerdings fehlen weitere Angaben zu deren Zusammensetzung, d.h. es entzieht sich der Beurteilung, ob die Kontrollgruppe Patienten enthält, die etwa über suizidale Handlungen bereits nachgedacht hatten oder die wegen völlig anderer Beschwerden wie Beinbruch oder Lungenentzündung hospitalisiert waren. Dieser Aspekt ist deshalb wichtig, weil derartige Risikolisten nicht systematisch bei allen eine Klinik oder Beratungsstelle aufsuchenden Personen zum Einsatz gelangen, sondern gewöhnlich nur bei spezifischen Untergruppen, etwa solchen, bei denen für den behandelnden Arzt aufgrund der Vorgeschichte der Verdacht auf suizidale Handlungen naheliegt. Die zuverlässige Differenzierung innerhalb einer solchen Klientel ist die eigentliche Aufgabe von Risikolisten - und eine solche Vorgabe ist natürlich viel schwerer zu erfüllen als die Differentialdiagnose zwischen extrem weit auseinanderliegenden psychischen und/oder somatischen Auffälligkeiten.

In der schon erwähnten Arbeitsgruppe um Beck ist man sich dessen wohl bewußt; über die Beschäftigung mit Depression und Hilflosigkeit hinausgehend wurden dort (und beispielsweise auch bei Motto, 1977) mehrere spezifische Suizidskalen entwickelt, so z.B. zur Intensität suizidaler Vorstellungen (s. Beck, Kovacs & Weissman, 1974) und möglicher Suizidversuche (s. Beck, Herman & Schuyler, 1973; zur Faktorenstruktur s. Wetzel, 1977; Vandivort & Locke, 1979). Andere Skalen gelten dem Wunsch zu leben bzw. zu sterben (s. insbesondere den Fragebogen von Linehan, Goodstein, Nielsen und Chiles, 1983, mit den sechs Dimensionen "survival and coping beliefs", "Verantwortlichkeit gegenüber der Familie", "Sorge um Kinder", "Furcht vor Suizid", "Furcht vor sozialer Mißbilligung", "moralische Erwägungen". Psychoanalytisch angeregt, haben Kovacs und Beck (1977) damit die Frage geprüft, ob suizidgeneigte Personen mehr als andere durch einen Konflikt ("internal struggle") gekennzeichnet sind.

Am höchsten mit der Suizidneigung korreliert die "Suicidal Intent Scale", die aus insgesamt 15 Items besteht, die von einem oder mehreren Beurteilern aufgrund der Aktenlage oder den Inhalten eines persönlich mit dem Probanden geführten Interviews beantwortet werden. Acht Items beziehen sich auf objektive Umstände (z.B. Isolation, Vorkehrungen gegen Entdecktwerden, Abschiedsbriefe), die restlichen sieben, die nicht post hoc bei vollendetem Selbstmord zu bearbeiten sind, auf die mit einem Suizidversuch verbundenen Absichten und Erwartungen.

In einer Untersuchung von Beck, Morris und Beck (1974) an 194 vollzogenen und 231 mißlungenen Suiziden fiel bei einer Übereinstimmung von .91 zwischen zwei Beurteilern die Differenz zwischen den Mittelwerten von 7,68 bzw. 5,73 hochsignifikant aus. Allerdings geschah die Einschätzung der Merkmalsausprägungen bei den beiden Gruppen nicht im "Blind"-Versuch, d.h. bei den vollendeten Suiziden orientierte sich das Forschungsteam notgedrungen an Akten und Krankheitsblättern, bei den versuchten dagegen an persönlichen Gesprächen. In leicht abgewandelter Form, nämlich dem im Laufe des Interviews entstandenen Wissen des Arztes um die Zugehörigkeit des Probanden zu einer von zwei Gruppen, mag diese unbestrittene Fehlerquelle auch zu einem weiteren positiven Resultat beigetragen haben: Die 19 Patienten mit Wiederholung des Suizidversuches innerhalb eines Jahres hatten in der Gesamtskala mit durchschnittlich 15.58 gegenüber 12.45 einen signifikant höheren Mittelwert als die Personen ohne Wiederholung. Streng genommen liefern, entgegen der Ansicht der Autoren, solche Untersuchungen nur den Beweis erfolgreicher "Nachhersage"; zur wirklichen Vorhersage von Suizid bedarf es entsprechender Längsschnittstudien.

Diese haben Siani, Garzotto, Tansella und Tansella (1979) in Verona durchgeführt und zugleich deutlich gemacht, daß auch damit spezifische Probleme verbunden sein können. Die 24 Items umfassende Skala von Buglass und Horton (1974) wurde im Anschluß an ein Interview mit Suizidpatienten kurz vor deren Entlassung ausgefüllt. Ein Jahr später wurden die Probanden in ihrer Wohnung aufgesucht und nach neuerlichem suizidalem Verhalten befragt.

Tabelle 7.12. Korrelationshäufigkeit einzelner Merkmale bei suizidalen Patienten. Um die Tabelle als individuelle Risikoliste zu verwenden, müssen vier Schritte unternommen werden: 1. Die für einen Pb zutreffenden Merkmalsausprägungen in der ersten Spalte (=Nummern) ankreuzen oder umranden. 2. Die in der

	1	2	3	4	5	6	7	8	9	10	11	12	13	14	15	16
1. Mann			0	0	0	0	0	2	1	1	1	2	2	1	1	1
2. Frau			0	0	0	0	1	2	1	2	2	1	1	2	2	2
3. Unter 45 Jahren					0	0	1	2	0	1	1	1	1	0	1	2
4. Über 45 Jahren					0	0	1	2	1	1	1	1	1	1	1	2
5. Ledig									1	2	1	1	1	1	1	1
6. Verheiratet									1	2	1	1	1	0	1	1
7. Verwitwet									1	1	1	1	1	1	1	1
8. Geschieden/getrennt									1	1	1	1	1	1	1	1
9. Keine konfessionelle Bindung										2	2	0	0	2	1	1
10. Familienschwierigkeiten											2	2	2	1	2	2
11. Liebes-, Ehe- und Sexualprobleme												2	2	2	2	2
12. Berufsschwierigkeiten													2	2	2	2
13. Finanzielle Schwierigkeiten														2	1	1
14. Krankheit oder Krankheitswahn, chronische Schmerzen															2	2
15. Biologische Krisen (Pubertät, Klimakterium, Gravidität)																2
16. Vereinsamung, "Verleider"																
17. Isolierung/Haft																
18. Eigene frühere Suizidversuche																
19. Suiziddrohungen/Suizidgedanken																
20. Todesphantasien und Todesträume																
21. Suizide in der Familie und Umgebung																
22. Angst																
23. Aggressionshemmung																
24. Hartnäckige Schlaflosigkeit																
25. Alkoholmißbrauch																
26. Medikamentenmißbrauch																
27. Umweltbedingte Depression (psychogen)																
28. Nichtumweltbedingte Depression (endogen)																
29. Psychopathische Persönlichkeit																
30. Neurotische Fehlentwicklung																
31. Chronischer Alkoholismus																
32. Toxikomanie																
33. Schizophrenie																
34. Organische Gehirnerkrankung																
35. Oligophrenie																

0 = keine oder geringe Korrelation
1 = deutliche Korrelation
2 = sehr hohe Korrelation

	Anzahl der Ptn	$\bar{X}$	s
Suizid	10	137	41
Suizidversuch	25	113	25
Keine Suizidhandlung	65	36	21

ersten Spalte gekennzeichneten Nummern in derselben Weise in der obersten Zeile markieren. 3. Umranden der in den Schnittpunkten markierter Merkmalsprägungen liegenden Ziffern (=Korrelationszahlen oder Gewichtsfaktoren). 4. Addition aller in der Matrix umrandeten Gewichtszahlen

17	18	19	20	21	22	23	24	25	26	27	28	29	30	31	32	33	34	35
2	2	2	2	1	1	1	1	2	1	1	2	1	1	2	1	1	0	0
0	2	2	2	1	1	1	1	1	2	2	2	1	1	1	2	1	0	0
1	2	2	2	1	1	1	1	1	1	2	1	1	1	1	1	1	0	0
1	2	2	2	1	1	1	2	1	1	1	2	1	1	1	1	1	0	0
1	2	2	2	1	1	1	1	1	1	1	2	2	1	1	1	1	0	0
0	2	2	2	1	1	1	1	1	1	2	2	1	1	1	1	1	0	0
1	2	2	2	1	1	1	1	1	1	2	2	1	1	1	1	1	0	0
1	2	2	2	1	1	1	1	1	1	2	2	1	1	1	1	1	0	0
1	2	1	1	1	0	0	0	1	0	0	0	0	0	0	0	0	0	0
2	2	2	2	1	0	1	1	1	1	2	1	2	2	2	1	2	1	1
2	2	2	2	1	1	1	1	1	1	2	1	2	2	1	2	1	0	1
2	2	2	2	1	1	1	1	2	2	2	1	2	2	2	2	2	2	2
1	2	2	2	1	1	1	1	2	2	2	2	2	1	2	2	0	0	0
1	2	2	2	1	2	0	2	1	1	0	2	1	1	2	2	0	1	1
1	2	2	2	1	2	1	2	2	2	2	2	1	1	1	1	1	0	1
2	2	2	2	1	2	2	2	2	1	2	2	2	2	2	2	1	2	1
	2	2	2	1	2	2	2	0	0	0	0	2	0	2	2	0	0	1
		2	2	2	2	2	2	1	1	2	2	2	2	2	2	2	2	2
			2	2	2	2	2	2	2	2	2	2	2	2	2	2	2	2
				2	2	2	2	2	2	2	2	2	2	2	2	2	2	2
					0	0	0	0	2	2	2	2	0	0	0	0	0	0
						2	2	2	1	2	2	2	2	2	2	2	2	2
							2	2	1	1	1	2	2	2	2	2	1	2
								1	1	2	2	2	2	1	2	1	1	1
									2	2	1	2	1		2	1	2	2
										2	1	2	1	2		0	1	1
											2	2	2	2	2	2	2	2
												2	2	2	2	2	2	2
													2	2	2	2	2	2
														2	2	2	2	2
															2	2	2	2
																1	2	1
																	1	1
																		1

Die Mittelwerte der ca. 25% Probanden mit wiederholtem Suizidversuch lagen in der besagten und einer weiteren Skala signifikant über denjenigen von Personen ohne erneuten Selbstmordversuch. 83% der Wiederholer konnten mit einer Kurzskala richtig erfaßt werden. Andererseits lag der Prozentanteil der Nichtwiederholer, die fälschlicherweise als potentielle Wiederholer klassifiziert wurden, bei 65%. Eine solch hohe Rate von Fehlklassifikation, wie sie bei einem analogen Vorgehen zur Vorhersage von tatsächlichem Suizid auch Motto (1979) in Kauf nehmen mußte, ist natürlich, wie die Autoren einräumen, sehr unbefriedigend, aber aus klinischer Sicht, bei der es die Suizidgefährdeten zu identifizieren gilt, noch eher akzeptabel als eine zu niedrige Sensibilität der Skalen. Bedenklicher war die Feststellung, daß von einer Patientenkohorte zur nächsten in einem Zeitraum von nur ca. drei Jahren mehr als die Hälfte der Items einer Kurzskala ihre Vorhersagevalidität verloren und andere Items eine solche erlangt hatten - fraglos eine Folge von Veränderungen in der sozialen Szene und zwingender Anlaß, suizidprognostizierende Skalen in bezug auf ihre Güteeigenschaften kontinuierlich über die Zeit hinweg zu kontrollieren.

Mit selbstadministrierten Fragebögen arbeitete Kuda (1978). Ein Therapeuten-Rating über die Suizidgefährdung von N = 333 Studenten ließ sich mit R = .33 zwischen den eingesetzten Persönlichkeitsvariablen und den Kriterien nur in geringem Ausmaß "vorhersagen" bzw. aufklären. Die Erfassung von Probanden mit und ohne Suizidideen war hingegen mit einer Trefferquote möglich, die deutlich über derjenigen der italienischen Studie lag: 87% richtig klassifizierten Personen mit Selbstmordgedanken standen 12,9% falsch kategorisierte "Negative" gegenüber, d.h. Personen, die keine Suizidgedanken angaben, aber in einer Diskriminanzanalyse als solche mit Suizidideen reklassifiziert wurden. Da in bezug auf eine kleine Zahl von vollendeten Suiziden die bereits unter 7.2 erwähnte Skala von Stork (1977) nicht die geforderten, sehr hohen Werte auswies, genügt nach Meinung von Kuda (1978) die besagte Skala allein sicher nicht, um die Suizidgefährdung bestimmen zu können. Das gilt gewiß auch für den MMPI als Testbatterie und Vorläufer vieler moderner Persönlichkeitstests. Zwar wurden vereinzelt Resultate publiziert, denen zufolge in der einen oder anderen Subskala suizidale Tendenzen aufschienen (s. Watson et al., 1983; dort auch Literatur zu vorangegangenen Studien), doch stehen dem ebenso viele unschlüssige oder insignifikante Differenzen gegenüber (Watson et al., 1984; Clopton, Post & Larde, 1983).

Einer gewissen Vollständigkeit halber sei zum Schluß noch darauf verwiesen, daß neben den geschilderten individualzentrierten Verfahren auch Methoden praktikabel sind, die einen Rekurs auf Zensusdaten beinhalten bzw. zwischen soziologischen und psychologischen Informationen eine Brücke zu schlagen versuchen. Wenz (1977) berichtet über einen derartigen Ansatz und positive Erfahrungen.

Am Schluß seiner ebenso breit wie tief angelegten Übersicht zur Messung von Suizidalität, auf die hier nur verwiesen werden kann, äußert Farberow (1981) die Ansicht, daß drei Bereiche für zukünftige Forschungen ein besonderes Interesse verdienen:

1) die Entwicklung spezifischer Skalen für bestimmte Personen in bestimmten Situationen;
2) die Berücksichtigung biochemischer Faktoren wie Blutplasma-Cortisol und spezifischer Säuren im suizidalen Geschehen (s. dazu Banki et al., 1984);
3) die Erweiterung von Definition und Messung des Suizids aus dem Konzept der indirekten Selbstzerstörung, das durch ungewollte Verkürzung des Lebens auf lange Sicht durch die Akkumulation negativer Wirkungen charakterisiert ist.

7.7. *Anlässe und Auslöser*

Die suizidale Entwicklung stellt ein komplexes Geschehen dar, bei dem zahlreiche Faktoren zusammenkommen und in einer individuell typischen Gewichtung zu dem verhängnisvollen Geschehen beitragen. Auf die Bedeutung kritischer Lebensereignisse bei der Suizidgenese wurde bereits kurz eingegangen (s.o. 7.5.); nachfolgend sollen einige zusätzliche Forschungsbefunde referiert werden, die teils weiteren Aufschluß über den Stellenwert suizidauslösender Momente liefern, teils Ausgangspunkt methodischer Überlegungen sind.

Pöldinger (1968) teilt für die 440 Suizidversucher seiner Stichprobe, die ganz überwiegend zwischen 16 und 60 Jahre alt waren, die in Tabelle 7.13. enthaltenen Anlässe mit.

In teilweiser Bestätigung der oben wiedergegebenen Resultate (s. Tabelle 7.5.) bilden Ereignisse aus dem sozialen Umfeld mit ca. 3/4 der Fälle den Löwenanteil der Auslöser - in der Sichtweise der Patienten und/oder Ärzte (s. a. Conroy & Smith, 1983), denn beispielsweise bei Streitigkeiten in der Familie kann niemals ausgeschlossen werden, daß diese etwa auch von den Betroffenen mehr oder weniger gewollt herbeigeführt wurden und bereits Anzeichen für eine anderweitige Problematik sind, etwa im beruflichen Bereich. In anderen Fällen, wie dem plötzlichen Tod eines geliebten Menschen, mag die Konstellation sehr viel eindeutiger sein; dennoch handelt es sich bei dem, was letztlich als Anlaß gilt, stets nur um irgendwelche Vorfälle, die sich in einer mehr oder minder großen Zeitspanne vor dem suizidalen Verhalten ereigneten und auf die nach Maßgabe der Aussagen des Betroffenen und der diagnostischen Erfahrung des Arztes oder Psychologen die Auslösefunktion lediglich attribuiert wird.

Neben Liebeskummer, Familiensituation und sozialer Isolation, die bei den Frauen häufiger Auslösefunktion haben als bei den Männern, sind mit erheblichem Abstand etwa gleichgewichtig inkriminierte Handlungen, Krankheiten und berufliche Gründe. Für die Zuverlässigkeit der Anlaßzuschreibung sprechen darüber hinaus die erwarteten Zusammenhänge mit dem Familienstand (s. Tabelle 7.13.).

Bron (1976) fand an 92 jungen Menschen im Alter von 14 bis 25 Jahren ebenfalls eine Häufung von Motiven für den Suizidversuch im interpersonellen Bereich: Bei ca. 44% der männlichen und 65% der weiblichen Patienten standen Probleme der Sexualität und Partnerbeziehung weitaus an der Spitze. Demgegenüber waren bei den männlichen Jugendlichen schulische, berufliche und soziale Probleme nur bei fast 1/3 ausschlaggebend, während bei den Mädchen solche Faktoren keine wesentliche Rolle spielten und stattdessen in 28% aktuelle Differenzen mit den Eltern zum Suizid führten.

Reimer (1982) stellte den von Ärzten bei 100 Suizidversuchen vermuteten Motiven die Beweggründe gegenüber, die ggf. bei eigenem Selbstmord maßgeblich sein könnten. Die Ärzte sahen bei anderen "Gefühle der Sinnlosigkeit des Lebens" (86%), "Einsamkeit/Kontaktprobleme" (80%) und "unlösbare Partnerkonflikte" (62%), bei sich selbst dagegen "unheilbare Krankheit" (61%) als besonders gravierend an.

Eine Untersuchung von Paykel (1980) verglich 53 Suizidenten, vorwiegend weiblichen Geschlechts und jugendlichen Alters, mit einer nach Geschlecht, Alter, Familienstand, Sozialstatus und ethnischer Herkunft parallelisierten Kontrollgruppe. Die Ergebnisse blieben auch hierbei in etwa gleich, bestanden doch in 5 von ca. 30 Anlaßvariablen signifikante Unterschiede im Sinne der Erwartung, und zwar "schwere Auseinandersetzung mit Vater", "neue Person im Heim", "schwere Krankheit eines Familienmitgliedes", "schwere eigene Krankheit" und "Gerichtsverfahren wegen Verfehlungen".

Tabelle 7.13. Auslösende Momente bei Suizidversuchen von Männern und Frauen (nach Pöldinger 1968, S.32)

	Liebeskummer	Familie	Vereinsamung/Verleider/ Verstimmung/Insuffizienz	Inkriminierte Handlung/ Haft	Krankheit/Schmerzen	Beruf	Geld/Schulden	Andere
Geschlecht								
Männer	59	34	32	29	10	22	9	5
Frauen	76	78	40	3	22	9	8	4
	135	112	72	32	32	31	17	9
-15	0	2	1	1	0	0	0	0
16-20	12	14	13	1	1	4	3	0
21-30	76	31	10	17	7	13	1	3
31-40	28	35	9	5	9	5	4	3
41-50	14	23	19	5	10	4	2	1
51-60	3	4	14	3	4	5	3	0
61-70	2	1	6	0	0	0	3	1
71-80	0	2	0	0	1	0	1	0
81	0	0	0	0	0	0	0	1
Zivilstand								
ledig	73	19	39	15	18	17	4	3
verheiratet	42	76	22	13	9	13	9	4
geschieden	18	13	9	3	3	1	3	1
verwitwet	2	4	2	1	2	0	1	1

Neue Einsichten vermittelt dagegen eine Kategorisierung der von den Patienten insgesamt berichteten kritischen Lebensereignisse während der letzten Monate vor dem Suizidversuch (s. Abb. 7.6.).

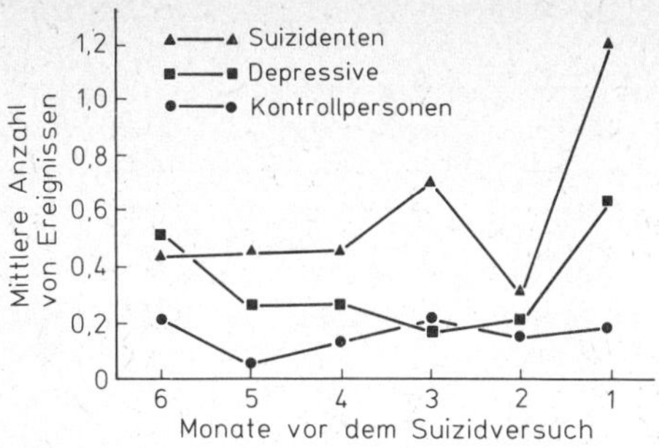

Abb. 7.6. Mittlere Zahl von kritischen Lebensereignissen in der Zeit vor dem Selbstmordversuch (aus Paykel 1980, S. 111)

Während die Rate berichteter (oder strenger: erinnerter) Ereignisse während des besagten Zeitraumes für die Kontrollpersonen konstant bleibt und bei den Depressiven in den letzten drei Monaten ein mäßiger Anstieg zu beobachten ist, kommt es bei den Suizidversuchern im letzten Monat vor dem Versuch zu einer sehr massiven Häufung. Nahezu 1/3 aller von ihnen angegebenen Ereignisse fällt in diesen Monat, und davon wieder ein erheblicher Anteil in die letzte Woche vor der Tat. Daraus kann nur der Schluß gezogen werden, daß vor dem Hintergrund eines über längere Zeit anhaltenden Streßzustandes (vgl. die bei Depressiven und Suizidversuchern generell erhöhte Basisrate kritischer Ereignisse) der Selbstmordversuch in zahlreichen Fällen als eine rasche und unmittelbare Reaktion auf eine hochbedrohliche Situationskrise entsteht. Wir werden später sehen, daß eine solche Vermutung auch Unterstützung findet aufgrund eines völlig anderen Forschungsansatzes (s. 7.8.1.), wollen jedoch vorher noch einem interessanten Gedankengang des Autors folgen:

Paykel (1980, S. 112 f.) stellt zunächst fest, daß kritische Lebensereignisse der geschilderten Art eher zur alltäglichen Erfahrung gehören und keineswegs katastrophale Ausmaße erreichen; offensichtlich würden die weitaus meisten Menschen mit ihnen durchaus fertig und Faktoren wie Persönlichkeit oder Verwundbarkeit müßten deshalb bei der Entwicklung suizidalen Verhaltens entscheidend mitwirken. Oder mit anderen Worten: Einzelne Ereignisse können kaum plausible Erklärungen liefern, wenn diese ebenso wie Nichtsuizidalität den Regelfall darstellen.

Eine Modellrechnung von Paykel (1980) veranschaulicht das Problem: Ungefähr 21% der Suizidversucher hätten über den Tod einer Bezugsperson geklagt, gegenüber 3,8% der Kontrollpersonen. In der Grundgesamtheit müsse eine jährliche Ziffer für Suizidversuche von 200 auf 100.000 der Bevölkerung angenommen werden; für das Halbjahresintervall der Untersuchung resultierte daraus die Zahl 10 auf 10.000, oder: Nur 10 Personen von 10.000 verüben einen Suizidversuch, 9.990 dagegen nicht. Von den letzteren machen ca. 4% die Erfahrung eines Todesfalles, von den ersteren 21%, was einer absoluten Häufigkeit von 2 entspricht. Obwohl also insgesamt 402 Personen (400 + 2) einen Todesfall erleben, kommt es infolge davon nur bei 2 Individuen zum Suizidversuch; 0,5% Suizidversuchen stehen 99,5% unauffällige Problemverarbeitungen gegenüber. Damit stellen Todesfälle anscheinend keine bedeutsamen Erklärungsfaktoren dar, wenn man die Grundraten der Ereignisse mit berücksichtige.

Natürlich dürfe, so Paykel (1980), dieser Schluß nicht gezogen werden, denn ein völlig anderes Bild ergebe sich, wenn man die Stärke eines Effektes nicht an der Zahl der davon Betroffenen (wie oben geschehen), sondern in Einheiten eines relativen Risikos messe. Dieses gebe etwa bei epidemiologischen Studien das Verhältnis von Erkrankungen innerhalb der Bevölkerung bei denjenigen Personen, die einem Krankheitsverursacher ausgesetzt waren, zu jenen an, bei denen dieser Faktor nicht vorlag, oder mit anderen Worten: das Ausmaß, in dem ein kausaler Faktor das Risiko einer krankhaften Entwicklung vergrößert. Wende man Näherungslösungen an (weil epidemiologische Daten bei Suizid selten zur Verfügung stehen dürften), so errechne sich für die Gesamtheit der kritischen Ereignisse während des letzten Halbjahres eine Erhöhung des Suizidrisikos auf das Sechsfache, während der Multiplikator allein für den letzten Monat 10 betrage.

Auch wenn ein solcher Faktor in Interaktion mit anderen steht und damit eine vernetzte Wirkungskette vorliegt, muß unter der geschilderten Perspektive bei solchen Größenordnungen zwangsläufig von erheblichen Einflüssen gesprochen werden.

7.8. Die Selbstmordhandlung

7.8.1. Ort, Zeit und Methode

Den immer noch maßgebenden Untersuchungen von Linden (1972) zufolge lassen sich bei der Analyse von Selbstmordhandlungen ingesamt vier Problemkreise unterscheiden:

1) Grad der sozialen Integration, erfaßbar über Wohnverhältnisse, Ort der Suizidhandlung, Ankündigung oder hinterlassene Botschaften;
2) Akuität des Handlungsablaufes selbst, d.h. die Art der Planung und des psychologischen Ablaufs;
3) Intensität der Suizidtendenz, ablesbar z.B. an der Beschaffenheit des Selbstmordmittels;
4) akzessorische Faktoren, unter denen Alkoholismus besonders wichtig sei.

Bei der Analyse von N = 203 nichtpsychotischen Suizidversuchern und N = 192 vollendeten Selbstmorden unter diesen Aspekten stellte Linden (1972) fest, daß 57% der Versuche, aber nur 29% der Suizide in örtlicher und zeitlicher Nähe anderer Personen ausgeführt wurden, womit natürlich erhebliche Unterschiede in den Rettungschancen bzw. der Gefahr bestanden, auch wirklich zu sterben. Von den Suizidversuchern trugen sich rund 2/3 höchstens einen Tag vor der Suizidhandlung mit Suizidgedanken, und 2/3 derjenigen, die einen entsprechenden Entschluß gefaßt hatten, führten ihn innerhalb der nächsten Stunde aus. Das läßt in vielen Fällen auf überstürzte Ausführung schließen und erhöht die Wahrscheinlichkeit einer Rettung.

Bei den Suizidversuchen standen die "weichen" Methoden wie Einnahme von Medikamenten, Schlafmitteln und Leuchtgas mit 84% im Vordergrund. An erster Stelle finden sich mit nicht weniger als 68% Schlafmittel, und dieser Anteil ist ständig im Steigen begriffen. Linden (1972) sieht darin eine Senkung der Angstschwelle vor dem Todeserlebnis, denn der Griff zur Tablette sei leichter als der Sprung aus dem Fenster. Außerdem seien diese Mittel durch ihre ubiquitäre Verbreitung für jedermann unschwer erreichbar.

Dennoch gibt es differentielle Präferenzen; denn Frauen greifen sehr viel häufiger zu den "weichen" Methoden, während Männer eher "harte" Methoden wie Öffnen von Pulsadern, Erhängen und Erschießen wählen (s. Pöldinger, 1968, S. 55; dort auch Hinweise auf Abhängigkeit der verwendeten Methode vom Alter, dem Familienstand und der Konfessionszugehörigkeit).

Die Wahl der Methode bei der suizidalen Handlung erfolgt vermutlich nicht losgelöst von der Intensität der Absicht; mit anderen Worten können die Unterschiede zwischen Versuch und Vollendung, Männern und Frauen, Protestanten und Katholiken in bezug auf die Methode mindestens teilweise durch den einen gemeinsamen Nenner einer verschiedenen Motivationsintensität erklärt werden, wobei die brutaleren Methoden für stärkere Absicht und größere Vollzugsrate stehen (s. a. Peck, 1984).

Daneben bleibt noch Raum für gewisse epidemisch auftretende Modeströmungen, wie sie etwa in den 50er Jahren bei der Vorliebe für das Pflanzenvernichtungsmittel E 605 zu beobachten waren. Farmer und Rohde (1980) konnten auch zwischenstaatliche Unterschiede in der Verwendung von Selbstmordtechniken auf die Verfügbarkeit bestimmter Methoden und deren allgemeine Wertschätzung zurückführen. Schließlich haben sich langzeitliche Veränderungen sichern lassen, und zwar insbesondere eine Tendenz auf seiten der Frauen, unbeschadet der generellen Bevorzugung von Giften neuerdings verstärkt zu Feuerwaffen zu greifen (s. McIntosh & Santos, 1982).

7.8.2. Wiederholungstendenzen

Die miteinander verbundenen Zielvorgaben von Vorhersage und Erklärung setzen ein Mindestmaß an Reliabilität bei dem jeweiligen Phänomenbereich voraus. Nur wenn unterstellt werden kann, daß die in Betracht gezogene Verhaltensweise nicht das flüchtige Produkt einer zufälligen Bedingungskonstellation ist, die sich in der vorgefundenen Weise kaum jemals wiederholen wird, verspricht die wissenschaftliche Beschäftigung damit, gesetzmäßige Zusammenhänge aufdecken zu können. Diese Problematik ist in besonders evidenter Weise bei der psychologischen Unfallforschung zutage getreten. Dort glaubte man zunächst, bestimmte Persönlichkeitsfaktoren konstituierten eine Art "Unfällerpersönlichkeit", bei deren Identifikation und Selektion eine nennenswerte Reduzierung der Unfallhäufigkeiten erreicht werden könne. Erst später stellte man fest, daß dispositionellen Eigenschaften sehr viel weniger Bedeutung zukommt als momentanen Stimmungen und punktuell-singulären Verhaltensweisen sowie deren Wechselwirkungen mit situativen Gegebenheiten (Hoyos, 1982), weshalb die interindividuell bestimmte Reliabilität der Verhaltensfolge "Unfall" nur relativ gering und damit die Aussichten auf Prognostizierbarkeit vermindert ist.

In vergleichbarer Weise stellt sich das Problem bei den Suizidversuchen, die mit psychologischen Konstrukten, wie unter 7.5.2. bereits dargestellt wurde, ebenfalls in nur mäßiger Höhe korrelieren. Einer genaueren Bestimmung der Reliabilität steht jedoch die sehr hohe Dunkelziffer entgegen, die ein Ausweichen auf nichtkorrelative Indizes notwendig macht.

In der ebenfalls schon angesprochenen Untersuchung von Linden (1972) waren etwa 22% der Suizidenten Rezidivfälle, wobei sich zwei etwa gleich große Gruppen unterscheiden ließen:

1) Rezidive als Folge einer fortbestehenden Konfliktsituation, mit zunehmender Schwere des Arrangements von einem Selbstmordversuch zum nächsten,
2) Patienten mit der Neigung, auf Belastungen und Konflikte im Laufe des Lebens immer wieder mit Suizidversuch zu reagieren - "meist abnorme Persönlichkeiten" (Linden, 1972, S. 222).

Über ganz ähnliche Zahlen berichten auch Ringel (1975), Pino, Kockott und Feuerlein (1979) und Siani et al. (1979; dort zusätzliche Hinweise auf mehrere britische Studien mit Rezidivisten-Anteilen um 16%). Wenngleich Kontrollgruppen fehlen und die Vergleichbarkeit mit den vertrauten Reliabilitätsmaßen nicht gegeben ist, weisen derartige Betrachtungen doch auf eine erhebliche Wiederholungsgefahr hin. Wesentlich höhere Prozentanteile sind schon deshalb nicht zu erwarten, weil im Anschluß an Suizidversuche im Umfeld der davon Betroffenen diverse Maßnahmen zur Verhinderung einer Wiederholung getroffen werden dürften, die von der Beseitigung auslösender Faktoren bis zur psychotherapeutischen Unterstützung reichen. Solche Interventionsschritte fehlen entweder oder erreichen nicht ihre Wirkung bei jener "Kerngruppe" aller Suizidenten von ca. 20%, die nach Ansicht verschiedener Autoren "chronisch suizidal" sind, d.h. vor dem Hintergrund einer suizidalen Disposition stets erneut Selbstmordversuche unternehmen - wie immer auch Interventionen aussehen (Bancroft & Marsack, 1977; Möller, 1982; s. a. McGuire, 1983).

Der Zusammenstellung von Katschnik, Fuchs-Robetin und Sint (1980) zufolge stellen Zahlen wie die eben referierten jedoch allenfalls Durchschnittswerte dar, denn die von ihnen zitierten Autoren teilen Prozentsätze von Rezidiven mit, die von 69 innerhalb eines Jahres bis zu 0,2 in einem Zeitraum von neun Jahren reichen. Als Ursache für eine solch enorme Diskrepanz kämen Unterschiede der methodologischen Standards, der "dropout"-Raten und der Kulturkreise in Frage, in erster Linie aber wohl Unterschiede in der Zusammensetzung der herangezogenen Stichproben (vgl. auch Eser, 1976, der bei Neurosen, einschließlich der neurotischen Depression, 40% von Rezidiven fand).

An N = 262 Patienten verfolgten Katschnig et al. (1980) das Schicksal von Suizidpatienten über fünf Jahre und konnten als Bestätigung der letztgenannten Erklärungsmöglichkeit mit Hilfe der Clusteranalyse zwei deutlich separierbare Untergruppen feststellen. In einem Cluster, das etwas mehr als 50% der Personen und die u.a. mit "cry for help" und "alcohol before attempted suicide" beschreibbaren Unterkategorien umfaßte, betrug die Übergangswahrscheinlichkeit dafür, nach einem Suizidversuch später Selbstmord zu begehen, nur 0,7%; für den Rest der Patienten, unter denen sich auch die älteren Ruheständler befanden, war die Übergangswahrscheinlichkeit hingegen 8,3%. Damit sprachen die Resultate für ein sog. ***"Syndrom-Modell"***, demzufolge verschiedene Formen suizidalen Verhaltens als eigenständige Phänomene mit je spezifischen Ursachen, Zielen, Verläufen und Ergebnissen aufzufassen sind, im Gegensatz zu dem ***"single syndrome approach"***, der die Ankündigung und Drohung von Suizid, den ersten sowie wiederholten Versuch und schließlich vollendeten Selbstmord als Indikatoren ein und derselben suizidalen Tendenz, jedoch von unterschiedlicher Stärke begreift.

Die Frage nach der Wiederholungsgefahr erfordert mithin eine differenzierte Antwort, bei der die jeweilige Gruppe von Suizidenten näher spezifiziert wird. Je nachdem, ob man an Alkohol- und Drogenabhängige, gehirnorganische Patienten oder Personen in hohem Alter ohne soziale Bindung denkt, wird die Wahrscheinlichkeit eines erneuten Versuches oder eines vollendeten Selbstmords sehr unterschiedlich sein.

7.9. Verhütung

Selbstmord verhindern und Suizidziffern reduzieren zu können, setzt allgemein ein hinreichendes Verständnis für die antezedenten Faktoren und speziell entsprechende Kenntnisse über ihr Wirksamwerden im individuellen Fall voraus. Effektive Suizidprophylaxe ist insofern unmittelbar gebunden an die Fortschritte der Forschung, die Verbreitung bzw. Rezeption einschlägiger Ergebnisse und deren angemessene Umsetzung.

Die Maßnahmen zur Selbstmordverhütung gliedern sich in solche der Prävention, Intervention und Postvention oder - was das gleiche bezeichnet - Schritte der primären, sekundären und tertiären Prophylaxe.

Zu der primären Prävention gehören alle Hilfsaktionen, die vor suizidalen Handlungen eingeleitet werden, zur sekundären die Interventionsmaßnahmen im unmittelbaren Anschluß an suizidales Verhalten, zu den tertiären jene Nachbereitungen, die mitunter erst mit einer gewissen zeitlichen Verzögerung (etwa nach der Entlassung aus dem Krankenhaus) einsetzen und im Falle von erfolgtem Suizid nur die Angehörigen als Zielgruppe beinhalten können.

Präventivmaßnahmen können von relativ allgemeiner Beschaffenheit sein, wie das bei Aufklärungsbroschüren, Informationsschriften und Fernsehsendungen der Fall ist oder bei Hinweisen auf die Existenz von Telefonfürsorge und Vereinigungen zur Bekämpfung des Selbstmords. Auch die Tätigkeit von Institutionen für psychiatrische, Süchtigen-, Jugend- und Altenbetreuung kann in hohem Maße präventiven Charakter annehmen. Spezifischere Prävention wird sich am Einzelfall orientieren und Fragen der Lösung aktueller Konflikte, die Bereitstellung von Alternativen zum "cry for help" in Form suizidalen Verhaltens und die Lebenswelt des Gefährdeten betreffen.

Anlaß für Intervention sind gewöhnlich sehr konkrete Ereignisse wie die Äußerung von Selbstmordabsichten oder ein konkreter Suizidversuch selbst. Eine Intervention bei Suizidversuchen beinhaltet gewöhnlich die zwei sehr verschiedenen Schritte, nämlich 1) die körperliche Behandlung (z.B. Entgiftung, Operationen und dgl.) und 2) die Diagnose der Persönlichkeit des Suizidenten und eine Bestandsaufnahme von dessen sozialem Umfeld, um gezielt reagieren zu können. Letzteres geschieht nicht selten bereits am Krankenbett auf der Intensivstation und geht nahtlos über in die konsiliarische Betreuung durch Ärzte, Krankenschwestern, Psychologen und ähnliche Personen (s. a. die Unterscheidung von Nelson, 1984, zwischen präventiven und interventiven Programmen und die Option dafür, bei spezifischer Indikation auch auf den Tod vorzubereiten).

Die Postvention geht gewöhnlich über einzeltherapeutische Maßnahmen hinaus, indem sie die soziale Umwelt, d.h. die Konfliktpartner, Beruf und Familie mit einschließt. Als entscheidend für dauernden Erfolg gilt dabei allgemein ein Mindestmaß an Kontinuität.

Eine zentrale Rolle bei den verschiedenen Präventivschritten nehmen die Ärzte ein. Häufig besitzt der Hausarzt relativ detaillierte Kenntnisse über die Persönlichkeit und Lebensumstände einer größeren Zahl von Mitmenschen und ist deshalb imstande, schwerwiegende Veränderungen und suizidale Entwicklungen bei Risikooperationen frühzeitig zu erkennen. Ärzte wurden, den Untersuchungen von Möller (1982) zufolge, von 1/3 der erfaßten Patienten als Helfer bei Suizidgefährdung angesehen und von 1/6 der Probanden wegen Lebensunlust aufgesucht. Andere Erhebungen lassen erkennen, daß etwa 50% aller Personen, die Suizid verübten, sich zuvor in ärztlicher Behandlung befanden (Linden, 1972), und Ärzte sind es auch, die nach einem Suizidversuch als erste Kontakt mit den Betroffenen haben - wobei die meisten Suizidpatienten nach dem Aufwachen vom Suizidversuch sich von ihrem Verhalten bereits distanzieren (Henseler, 1975).

In erster Linie scheint dabei ein besonderer Bedarf an psychiatrischer Krisenintervention zu bestehen, da ein erheblicher Teil der Suizidpatienten, wie bereits dargelegt wurde, unter neurotischen und psychotischen Zuständen leidet. Je nachdem, aus welcher "Schule" und Ausbildungsrichtung der Psychotherapeut stammt, wird er konkret versuchen, den psychischen Konflikt aufzudecken und ihn bearbeiten helfen, die Fähigkeit des Ich stärken, die narzißtischen Kränkungen des Alltags robuster zu ertragen, die Aggressionstendenzen von der Person des Suizidenten weg in eine andere Richtung kanalisieren (etwa zunächst auf den Therapeuten selbst), Gesprächspsychotherapie anbieten (s. Tausch, 1983) oder sich um eine kognitive Bewältigung der Problemsituation und die rationale Erarbeitung von Handlungsalternativen zum Selbstmord bemühen. Oftmals wird zur Vorbereitung oder Unterstützung der Therapie auf Psychopharmaka zurückgegriffen; insbesondere Antidepressiva lassen durch ihre antriebssteigernde und stimmungsaufhellende Wirkung suizidale Verstimmungen in den Hintergrund treten.

Nach Meinung von Götze, Reimer und Dahmen (1979) sowie Riebel (1977) sollte jede Intervention bereits in der Aufwachphase einsetzen. Hinter einer solchen Forderung bleibt indessen die Realität weit zurück; denn nur ungefähr knapp die Hälfte aller Suizidpatienten erhält überhaupt jemals einen Konsiliarbesuch, der im wesentlichen dazu dient, das Ausmaß der aktuellen Suizidalität abzuschätzen, weniger jedoch, effektive Krisenintervention zu betreiben.

Reimer (1982), aus dessen Erhebung diese Resultate stammen, spricht von einem sehr bescheidenen ambulant durchzuführenden Nachsorgeangebot, das dann weitgehend von den niedergelassenen Nervenärzten getragen werden müsse, da es viele Psychotherapeuten bekanntlich ablehnten, Suizidenten in Psychotherapie zu nehmen - anscheinend aus der Befürchtung heraus, daß die Patienten unter der Behandlung wieder suizidal werden oder sich umbringen könnten, was für den Therapeuten eine "narzißtische Krise" darstelle, die er tunlichst vermeiden möchte.

Ganz allgemein, so Reimer (1982) weiter, scheinen bei den Ärzten diffuse Ängste zu bestehen, sich näher auf die Problematik von Suizidpatienten einzulassen, da die Ergebnisse seiner Befragung eine bemerkenswerte Inkonsequenz erkennen ließen: Einerseits gaben die Ärzte der Abteilungen an, sich durch die Betreuung von Suizidpatienten überfordert zu fühlen, andererseits lehnten sie Vorschläge ab, die auf eine Verbesserung der Versorgung auf den Stationen oder eine Fortbildung sowie Mitarbeit nichtärztlicher Mitarbeiter bei der Krisenintervention abzielten.

Es ist deshalb nur folgerichtig, wenn Institutionen, die sich professionell mit einem psychotherapeutischen Behandlungsangebot gegen Selbstmord wenden, gewöhnlich Fachkräfte auch weiterer Disziplinen (vor allem Psychologen, Soziologen und Sozialarbeiter) unter einem Dach vereinen und dabei keine strikte Aufgabenteilung im vorhinein vornehmen, sondern "alle für alles" zuständig sind und eng miteinander kooperieren. Dieses etwa ist das Modell der im Jahre 1969 in München gegründeten "Arche", währenddessen die in vielen Städten der Bundesrepublik eingerichtete Telefonseelsorge sich meist nur auf die ehrenamtliche Mitarbeit von Laienhelfern stützen kann.

Letzteres trifft auch zu für die 1953 in England ins Leben gerufene Organisation der "Samaritans", in der hauptsächlich freiwillige Laien tätig sind, die in ihrer Arbeit von Psychiatern beraten werden und die Anbahnung bzw. Aufrechterhaltung von sozialen Kontakten anstreben, um so das Suizidrisiko bei gefährdeten Personen zu vermindern. Seitdem ist die Suizidrate deutlich zurückgegangen, und zwar allein zwischen 1963 und 1980 in England und Wales um 1/3 von 12 auf 7,8. (Eine ganz ähnliche Entwicklung läßt sich auch für Österreich feststellen, wo 1948 Ringel die "Ärztliche Lebensmüdenfürsorge" gegründet hat, und wo seitdem die Selbstmordrate landesweit von 32 auf 20 abgesunken ist, s. Ringel, 1975.) Ob eine solche Abnahme allein auf das Wirken der Vereinigung zurückgeführt werden kann, ist allerdings weiter offen. Als alternative Erklärungen kommen in Betracht die Entgiftung von Haushaltsgas, die verbesserte psychiatrische Betreuung von psychisch Kranken, eine effektivere medizinische Versorgung bei Vergiftungen, eine Veränderung der Kriterien für die Todesursachenzuschreibung von seiten der Leichenbeschauer und soziale Veränderungen innerhalb der britischen Gesellschaft. In einer außerordentlich sorgfältigen Untersuchung von Jennings und Barraclough (1980) war zwar eine deutliche Abnahme in der Rate verübter Selbstmorde festzustellen, wenn in Ortschaften eine lokale Niederlassung der "Samaritans" eröffnet wurde und ihre Arbeit aufnahm, doch trat der gleiche Effekt in sozioökonomisch parallelen

Kontrollstädten ebenfalls auf. Möglicherweise liegen tiefgreifende Auswirkungen jedoch im parasuizidalen Verhalten vor, das in der erwähnten Studie und in vergleichbaren Analysen nicht erfaßt werden konnte. Auch können indirekte Beeinflussungen der Kontroll- durch die "Samaritans"-Städte durch die Mobilität der Bevölkerung, wechselseitige private Kontakte und die Kommunikation von Selbstmordwissen natürlich ebensowenig ausgeschlossen werden wie eine überregionale Berichterstattung über die Ziele, Arbeit und Erfolge der Vereinigung. In der Tätigkeit und Funktion solcher Organisationen und Zentren (zu den Details und Modellen der Nachbetreuung siehe z.B. Pohlmeier, 1978; Wekstein, 1979) drückt sich die Überzeugung aus, daß das persönliche Engagement des einzelnen, sein Interesse für den Mitbürger und die Bereitschaft, durch Zuwendung und Kontakt bei der Krisenbewältigung behilflich zu sein, auf lange Sicht eine unentbehrliche Ergänzung der professionellen Interventionsmaßnahmen darstellen, wie sie etwa von Ärzten und Psychologen - notgedrungen nur punktuell und kurzzeitig aufgrund der begrenzten Ressourcen und anderweitigen Inanspruchnahme - angeboten werden. Letztlich handelt es sich dabei um Sonderformen therapeutischer Gemeinschaften, die ähnlich den Anonymen Alkoholikern, der Telefonseelsorge und den Sozialen Notrufdiensten das Selbsthilfepotential der Bevölkerung organisieren und Hilfe zur Selbsthilfe leisten wollen.

Sonneck (1982) hält denn auch ausdrücklich fest, daß Krisenintervention keine Tätigkeit nur für Spezialisten, sondern ganz im Gegenteil ein "Verfahren zum Selbermachen" für jedermann sei, der sich in einer Rolle als Familienmitglied, Nachbar, Lehrer, Polizist, Rechtsanwalt oder Angehöriger helfender Berufe mit psychosozialen Krisen befasse. Als Rahmenmodell einer Technik der Krisenintervention schlägt er die nachstehende siebenstufige Anleitung vor (s. Kasten).

1. Herstellung einer Beziehung; Wichtigkeit des Erstgesprächs, Vermittlung von Präsenz, Verständnis, Hilfsbereitschaft, Zuversicht, Entängstigung, Beruhigung.
2. Abschätzung des Zustands des Klienten, des Schweregrads der Problematik, der Suizidalität, durch Feststellung
   a) des aktuellen Problems (Beschwerden),
   b) der beteiligten Personen (Umwelt),
   c) der existentiellen Lage,
   d) früherer oder bestehender Krankheiten,
   e) früherer ähnlicher Krisen und deren Bewältigung,
   f) bereits versuchter Lösungsstrategien,
   g) der spezifischen Gefährdung (präsuizidales Syndrom),
   h) der wichtigsten Hilfsmöglichkeiten,
   i) der Aktivität-Selbsthilfemöglichkeit.
3. Klärung der eigenen Fähigkeiten und Möglichkeiten und dementsprechend Bereden und ggf. Überleiten an geeignetere Organisationen (aber ***kein*** Wegschicken!).
4. Erstellung des Hilfsplans gemeinsam mit dem Klienten; der Hilfsplan umfaßt oft viele kurze "Etappen", da die Ziele der Intervention ***kurzfristig*** realisierbar sein müssen, um durch kleine "Erfolge" Erleichterung zu bewirken und der Klient wieder Hoffnung schöpfen und im Selbstvertrauen bestärkt werden kann. Eine Persönlichkeitsveränderung wird nicht angestrebt, sondern das Erreichen eines stabileren Zustands durch "Hilfe zur Selbsthilfe". Dazu ist notwendig:
   a) Entlastung vom emotionalen Druck durch Aus- und Besprechen von Ängsten, Schuldgefühlen, Aggressionen, Traurigkeit, Hoffnungslosigkeit, Selbstmordgedanken u.a., unter Umständen

unter Zuhilfenahme von Entspannungsübungen, ggf. auch Psychopharmaka (schwere Depressions- oder Angstzustände).

b) Distanzierung von der Krisensituation durch Reflexion des auslösenden Ereignisses sowie der damit verbundenen Gefühle, Vorstellungen und möglichen Konsequenzen. Überlegen anderer, vielleicht bereits einmal angewandter Bewältigungs- und Lösungsstrategien. Gleichzeitige Stützung und Förderung des Selbstwertgefühls und der Selbstsicherheit.

c) Ermutigung und Förderung von Eigeninitiativen und Aktionen,

d) baldige Reintegration in die Umwelt.

5. Postventive Maßnahmen: z.B. vorbereitende Verhaltensplanung für eventuelle neue Krisenanlässe, Empfehlung von Psychotherapie u.ä.

6. Beendigung der Krisenintervention: gut mit Klienten vorbereiten und besprechen, wobei er *selbst* merken muß, daß er Probleme ohne Betreuung wieder bewältigen kann. Außerdem muß er die Sicherheit haben, sich jederzeit wieder an Betreuer und Institutionen wenden zu können. Darüber hinaus wird der Klient gebeten, den Helfer nach einigen Wochen zu kontaktieren oder zu erlauben, von ihm kontaktiert zu werden zwecks:

7. Nachkontakt (6-8 Wochen nach Beendigung der Krisenintervention): hierbei wird gemeinsam versucht, vier Hauptfragen zu klären:

a) Wie geht es dem Klienten jetzt gegenüber dem Zeitpunkt der Krise?

b) Welche Wirkung hatte die Hilfeleistung?

c) Falls der Klient an eine andere Stelle geleitet wurde: hat er sie erreicht? Konnte sie ihm helfen? Steht sie ihm noch zur Verfügung?

d) Was hält der Klient von der Kriseninterventionsstelle und ihren Betreuungsmöglichkeiten?

Wesentlich expliziter im Detail liefert das Suicide Prevention Training Manual, das von der American Association of Suicidology 1978 vorgestellt wurde, Anregungen für das Verhalten gegenüber suizidgefährdeten Personen. Anhand von Instruktionen, Workshop-Problemen (z.B.: "Beschreiben Sie eine Person, die wahrscheinlich Selbstmord verüben wird, indem Sie nachfolgend so viele spezifische Charakteristika wie möglich auflisten.") und Vorgaben für psychodramatische Rollenspiele sollen dem Laien, im weiteren auch dem Fachmann Kenntnisse und Fertigkeiten vermittelt werden (s. Wekstein, 1979), die eine effektivere Krisenintervention gewährleisten. Inwieweit dieses Ziel in empirisch nachprüfbarer Weise erreicht wird, entzieht sich allerdings derzeit noch der Beurteilung.

Bei allen Maßnahmen der Selbstmordverhütung ist zu bedenken, inwieweit es gelingt, die für das suizidale Verhalten maßgeblichen Einstellungen zum Leben zu modifizieren und die äußeren Bedingungen umzugestalten (s. a. Bron, 1981). Bestehen hier keinerlei Erfolgsaussichten und wird das Leben (weiterhin) als Qual und Belastung empfunden, stellt sich nicht nur die Frage nach der prinzipiellen Erhaltung des Lebens, sondern auch diejenige nach der Qualität des zu erhaltenden Lebens (Bron, 1980, S. 565), d.h. dort, wo das Leben nur als Qual oder Belastung empfunden wird, kann Intervention von außen als störend erlebt werden und ärztliche Hilfe unmenschliche Züge annehmen. Eingebettet in einen weiteren Kontext gilt sicher, was Bron (1980, S.565) darüber hinaus festhält:

> Selbstmordverhütung ist letztlich nur sinnvoll und berechtigt, wenn dem suizidalen Patienten eine ausreichende Hilfe angeboten wird, zu seinem weiteren Leben eine positive Beziehung zu finden. Was man

einem Menschen in der akuten Krisensituation der Suizidalität anzubieten hat, sind außer den besten technischen Mitteln zur Rettung seines Lebens ein Stück menschlicher Begegnung und Hilfe zur Bewältigung seiner intrapsychischen Konflikte und zur Veränderung der sozialen Risikofaktoren. Der Umgang mit dem suizidalen Menschen dürfte den Grad der Menschlichkeit widerspiegeln, den nicht nur die Medizin, insbesondere die Psychiatrie, sondern die ganze Gesellschaft verwirklicht.

LITERATURVERZEICHNIS

Abbey, A. (1982). Sex differences in attributions for friendly behavior: Do males misperceive females' friendliness? ***Journal of Personality and Social Psychology, 42,*** 830-838.

Abel, G.G., Barlow, D.H., Blanchard, E.D. & Guild, D. (1977). The components of rapist's sexual arousal. ***Archives of General Psychiatry, 34,*** 895-903.

Adler, F. (1975). ***Sisters in crime. The rise of the new female criminal.*** New York: McGraw-Hill.

Agnew, R. (1984). Appearance and delinquency. ***Criminology, 22,*** 421-440.

Agnew, R. (1985). Social control theory and delinquency: A longitudinal test. ***Criminology, 23,*** 47-61.

Ahlers, D. (1972). Versuch einer ersten psychologischen ***Überprüfung der Theorie von Sykes und Matza zur Genese des kriminellen Verhaltens*** (unveröffentl. Diplomarbeit). Universität Hamburg: Psycholog. Instit.

Ainsworth, P.B. & Pease, K. (1981). Incapacitation revisited. ***The Howard Journal, 20,*** 160-169.

Akers, R.L., Krohn, M.D., Lanza-Kaduce, L. & Radosevich, M. (1979). Social learning and deviant behavior: A specific test of a general theory. ***American Sociological Review, 44,*** 636-655.

Akman, D.D., Normandeau, A. & Turner, S. (1967). The measurement of delinquency in Canada. ***Journal of Criminal Law, Criminology and Police Science, 58,*** 330-337.

Akman, D.D. & Normandeau, A. (1968). Towards the measurement of criminality in Canada. A replication study. ***Acta Criminologica, 1,*** 135-260.

Albrecht, S.L., Chadwick, W.A. & Alcorn, D.S. (1977). Religiosity and deviance: Application of an attitude-behavior contigent consistency model. ***Journal for the Scientific Study of Religion, 16,*** 263-274.

Allison, R.B. (1960). ***Learning parameters and human abilities.*** Princeton: Educational Testing Service.

Allport, G.W. (1941). ***The use of personal documents in psycological sciene.*** New York: Social Science Research Council.

Altrogge, H. (1974). ***Sexualdelinquenten unter Alkoholeinfluß in Schleswig-Holstein*** Kiel: Med. Diss.

Amelang, M. (1971). Untersuchungen zur selbstberichteten Delinquenz. I: Liefern Fragebogen zur Häufigkeit strafbarer Handlungen verläßliche Resultate? ***Monatsschrift für Kriminologie und Strafrechtsreform, 54,*** 98-105.

Amelang, M. (1983). Differentiell-psychologische Beiträge zur Erfassung und Erklärung abweichenden Verhaltens. In H.J. Kerner, H. Kury & K. Sessar (Hrsg.), ***Deutsche Forschungen zur Kriminalitätsentstehung und Kriminalitätskontrolle*** Bd. 6 (S. 284-317). Köln: Heymanns.

Amelang, M. & Bartussek, D. (1985). ***Differentielle Psychologie und Persönlichkeitsforschung*** (2. Aufl.). Stuttgart: Kohlhammer.

Amelang, M. & Borkenau, P. (1981). Vorhersagen für einige Personen und viele Merkmale. Oder: Konsistenz über Merkmale und Kontextbedingungen als Eigenschaft. In W. Michaelis (Hrsg.), ***Bericht über den 32. Kongreß der Deutschen Gesellschaft für Psychologie in Zürich 1980.*** Bd. 2. (S. 495-498). Göttingen: Hogrefe.

Amelang, M. & Breit, C. (1983). Extraversion and rapid tapping. Reactive inhibition or general cortical activation as determinants of performance differences. ***Personality and Individual Differences, 4,*** 103-105.

Amelang, M. & Rodel, G. (1970). Persönlichkeits- und Einstellungskorrelate krimineller Verhaltensweisen. Eine Untersuchung zur Dunkelziffer strafbarer Handlungen. ***Psychologische Rundschau, 21,*** 157-179.

Amelang, M. & Wantoch, H. (1971). Untersuchungen zur selbstberichteten Delinquenz. II: Faktoren begangener und erlittener Straftaten. ***Monatsschrift für Kriminologie und Strafrechtsreform*, 54**, 377-393.

Amery, J. (1976). ***Hand an sich legen. Diskurs über den Freitod.*** Stuttgart: Klett.

Amir, M. (1971). ***Patterns in forcible rape.*** Chicago: University of Chicago Press.

Andenaes, J. (1974). ***Punishment and deterrence.*** Ann Arbor: University of Michigan Press.

Anderson, L. (1977). ***A longitudinal study of the deterrence model*** (Unpublished diss.). Tallahassee, Flor.: Florida State University.

Anderson, L. (1979). The deterrent effect of criminal sanctions: Reviewing the evidence. In P. Brantingham & J. Kress (Eds.), ***Structure Law and Power.*** Essay in the sociology of law (p. 120-134). Beverly Hills, Calif.: Sage.

Anderson, L., Chiricos, T.D. & Waldo, G.P. (1977). Formal and informal sanctions. A comparison of deterrent effects. ***Social Problems*, 25**, 103-114.

Andreano, R. & Siegfried, J. (1980). ***The economics of crime.*** New York: Wiley.

Andrews, D.A. (1980). Some experimental investigations of the principles of differential associations through deliberate manipulations of the structure of service systems. ***American Sociological Review*, 45**, 448-462.

Antunes, G. & Hunt, A.L. (1973). The impact of certainty and severity of punishment on levels of crime in American States. An extended analysis. ***Journal of Criminal Law and Criminology*, 64**, 486-493.

Arnold, W., Eysenck, H.J. & Meili, R. (Eds.). (1976). ***Lexikon der Psychologie*** Bd. 3. Freiburg: Herder.

Aromaa, K. (1974). ***The replication of a survey on victimization to violence. A report on changes in the violence situation from 1970 to 1973 in Finland*** Helsinki.

Aschaffenburg, G. (1923). ***Das Verbrechen und seine Bekämpfung.*** Heidelberg: Carl Winter.

Austin, R.L. (1977). Commitment, neutralization, and delinquency. In T.N. Ferdinand (Ed.), ***Juvenile delinquency*: *Little brother grows up*** (p.121-137). Beverly Hills, Calif.: Sage.

Babst, D.V. & Mannering, J.W. (1965). Probation versus imprisonment for similar types of offenders. ***Journal of Research in Crime and Delinquency*, 2**, 60-71.

Bagley, C., Jacobson, S. & Rehin, A. (1976). Completed suicide: A taxonomic analysis of clinical and social data. ***Psychological Medicine*, 6**, 429-438.

Bailey, W. & Lott, R. (1976). Crime, punishment and personality. An examination of the deterrence question. ***Journal of Criminal Law and Criminology*, 67**, 99-109.

Ball, J.C. (1955). The deterrence concept in criminology and law. ***Journal of Criminal Law, Criminology and Police Science*, 46**, 347-354.

Ball, J.C., Ross, A. & Simpson, A. (1964). Incidence and estimated prevalence of recorded delinquency in a metropolitan area. ***American Sociological Review*, 29**, 90-93.

Bancroft, J. & Marsack, P. (1977). The repetitiveness of self-poisening and self-injury. ***British Journal of Psychiatry*, 131**, 394-399.

Bandura, A. (1979). The social learning perspective. Mecanisms of aggression. In H. Toch (Ed.), ***Psychology of Crime and Criminal Justice.*** (p. 198-236). New York: Holt, Rinehart & Winston.

Banki, C., Arato, M., Kurcz, M. & Papp, Z. (1984). Biochemical markers in suicidal patients. ***Journal of Affective Disorders*, 6**, 341-350.

Barbaree, H.E., Marshall, W.L. & Lanthier, R.D. (1979). Deviant sexual arousal in rapists. *Behavior Research and Therapy, 17,* 215-222.

Barkey, P. & Eisert, H.G. (1975). Verhaltensmodifikation jugendlicher Delinquenz. In P. Grunow, D. Oechsle & H.D. Rost (Hrsg.), *Pädagogische Verhaltensmodifikation* (S. 162-190). Weinheim: Beltz.

Barnes, H.E. & Teeters, N.K. (1951). New horizonts in criminology. *Sociology Series.* Englewood Cliffs: Prentice Hall.

Baron, R.A. (1974). The aggression-inhibiting influence of heightened sexual arousal. *Journal of Personality and Social Psychology, 30,* 318-322.

Barraclough, D.M. & Pallis, D.J. (1975). Depression followed by suicide: A comparison of depressed suicides with living depressives. *Psychological Medicine, 5,* 55-61.

Bart, P.B. (1981). A study of women who both were raped and avoided rape. *Journal of Social Issues, 37, 123-137.*

Bart, P.B. & O'Brien, P.H. (1984). Stopping rape: Affective avoidance strategies. *Signs, 10,* 83-101.

Bartol, C.R. (1980). *Criminal behavior. A psycho-social approach.* Englewood Cliffs, N.J.: Prentice-Hall.

Bartussek, D. (1982). Modelle der Test-Fairneß und Selektions-Fairneß. *Trierer Psychologische Berichte, 9(2).*

Bartussek, D. (1985). Extraversion - Introversion. In T. Herrmann & E.D. Lantermann (Hrsg.), *Persönlichkeitspsychologie.* München: Urban & Schwarzenberg.

Basler, H.-D. (1977). Untersuchungen zur Validität der Anomie-Skala von Srole. *Kölner Zeitschrift für Soziologie und Sozialpsychologie, 29,* 335-342.

Bauer, F. (1957). *Das Verbrechen und die Gesellschaft.* München: Ernst Reinhardt Verlag.

Baurmann, M.C. (1981). Sexualität, Gewalt und psychische Folgen. *Kriminalistik, 35,* 278-281.

Baurmann, M.C. & Störzer, H.U. (1981). SOS Gewalt. Ein Modell für Zusammenarbeit verschiedener Institutionen im Bereich sexueller Gewaltdelikte. In H.-D. Degler (Hrsg.), *Vergewaltigte Frauen berichten.* Reinbek bei Hamburg: Rowohlt.

Baxter, D.J., Marshall, W.L., Barbaree, H.E., Davidson, P.R. & Malcolm, P.B. (1984). Deviant sexual behavior. Differentiating sex offenders by criminal and personal history, psychometric measures, and sexual response. *Criminal Justice and Behavior, 11,* 477-501.

Beccaria, C. (1963). *On crimes and punishment.* Indianapolis, Ind.: Bobbs-Merrill Comp.

Beccaria, C. (1966). *Über Verbrechen und Strafen.* Nach der Ausgabe von 1766 übersetzt und herausgegeben von W. Alff. Frankfurt/Main: Insel.

Beck, A.T., Beck, R.W. & Morris, J.B. (1974). Cross-validation of the suicidal intent scale. *Psychological Reports, 34,* 445-446.

Beck, A.T., Herman, I. & Schuyler, D. (1973). Development of suicidal intent scales. In A.T. Beck, H.L.P. Resnik & D. Lettieri (Eds.), *Measurement of suicidal behavior.* New York: Charles Press.

Beck, A.T., Kovacs, M. & Weissmann, A. (1979). Assessment of suicidal intention: The scale for suicide ideation. *Journal of Consulting and Clinical Psychology, 47,* 343-352.

Beck, A.T., Ward, C.H., Mendelson, M., Mock, J. & Erbaugh, H. (1961). An inventory for measuring depression. *Archives of General Psychiatry, 4,* 561-571.

Beck, A.T., Weissman, A., Lester, D. & Trexler, L. (1974). The measurement of pessimism: The hopelessness-scale. *Journal of Consulting and Clinical Psychology, 42,* 861-865.

Beck, R.W., Morris, J.B. & Beck, A.T. (1974). Cross-validation of the suicidal intent scale. *Psychological Reports, 34,* 445-446.

Becker, G.S. (1982). Crime and punishment. An economic approach. In G.S. Becker & W.M. Landes (Eds.), *Essays in the economics of crime and punishment* (p. 1-54). New York: National Bureau of Economic Research. (Deutsch: Becker, G.S. (1982). Der ökonomische Ansatz zur Erklärung menschlichen Verhaltens, S. 39-96. Tübingen: Mohr).

Becker, H.S. (1963). *Outsiders. Studies in the sociology of deviance.* New York: The Free Press. (Deutsch: Becker, H.S. (1973). Außenseiter. Zur Soziologie abweichenden Verhaltens. Frankfurt).

Bedau, H.A. (1970). Deterrence and death penalty. A reconsideration. *Journal of Criminal Law, Criminology and Police Science, 61,* 539-548.

Belkin, J., Blumstein, A., Glass, W. (1972). Recidivism as a feedback process: an analytical model and empirical validation. *Journal of Criminal Justice, 1,* 7-15.

Bell, R.R. (1976). *Social deviance. A substantive analysis.* Homewood, Ill: Dorsey Press.

Bem, D.J. & Allen, A. (1974). On predicting some of the people some of the time: The search for cross-situational consistency in behavior. *Psychological Review, 81,* 506-520.

Ben-David, S. (1982). Die Interaktion zwischen Täter und Opfer während der Vergewaltigung. In H.J. Schneider (Hrsg.), *Das Verbrechensopfer in der Strafrechtspflege* (S. 242-252). Berlin: de Gruyter.

Benedict, R. (1955). *Urformen der Kultur.* Hamburg: Rowohlt.

Beneke, T. (1982). *Men on rape.* New York: St. Martin's Press.

Bergman, J. (1979). The suicide rate among psychiatrists revisited. *Suicide and Life-Threatening Behavior, 9,* 219-224.

Berkowitz, L. (1962). *Aggression: A social psychological analysis.* New York: McGraw-Hill.

Berkowitz, L. & Macaulay, J. (1971). The contagion of criminal violence. *Sociology, 34,* 238-260.

Best, J.B. & Demmin, H.S. (1982). Victim's provocativeness and victim's attractiveness as determinants of blame in rape. *Psychological Reports, 51,* 255-258.

Beto, G. (1980). Commentory. In C.H. Foust & R.D. Webser (Eds.), *An anatomy of criminal justice.* Lexington, Massachusetts: Lexington Books.

Beyleveld, D. (1982). Ehrlich's analysis of deterrence. *British Journal of Criminology, 22,* 101-123.

Biderman, A.D. (1967). *Report on a pilot study in the district of Columbia on victimization and attitudes towards law and enforcement.* US Presidents Commission on Law Enforcement and Administration of Justice. Field Survey I, Washington, D.C.: US-Government Printing Office.

Bishop, D.M. (1984). Legal and extra-legal barriers to delinquency. A panel analysis. *Criminology, 22,* 403-419.

Blachly, P.H., Disher, W. & Roduner, G. (1968). Suicide by physicians. *Bulletin of Suicidoloy, 12,* 9-22.

Blakley, C.H., Kushler, M.G., Parisian, J.A. & Davidson II, W.S. (1980). Self-reported delinquency as an evaluation measure. Comparative reliability and validity of alternative weighting schemes. *Criminal Justice and Behavior, 7,* 369-386.

Bleker, E.D. (1983). Cognitive defense style and WISC-R P>V Sign in juvenile recidivists. *Journal of Clinical Psychology, 39,* 1030-1032.

Bloch, H. & Geis, G. (1970). *Man, crime and society* (2nd.ed). New York: Randomhouse.

Block, J. (1955). *Challenge of response set.* New York: Appleton Century Crofts.

Blumstein, A. & Moitra, S. (1980). The identification of "career criminals" from "chronic offenders" in a cohort. *Law and Policy Quarterly, 2,* 321-334.
Blumstein, A. & Graddy, E. (1981/82). Prevalence and recidivism in index arrests: A feedback model. *Law and Society Review, 16,* 265-290.
Blundell, W.E. (1980). Growing pains: New rural migration overburdens and alters once-sleepy hamlets. *Wallstreet Journal, 103,* 1, 16.
Bock, E.W. (1972, January). Aging and suicide: The significance of marital kinship and alternative relations. *Family Coordinator,* 71-79.
Bockelmann, P. (1961). Vom Sinn der Strafe. *Heidelberger Jahrbücher, 5,* 25-39. Berlin: Springer.
Bohman, M., Cloninger, C.R., Sigvardsson, S. & Knorring, A. von (1982). Predisposition to petty criminality in Swedish adoptees: I. Genetic and environmental heterogeneity. *Archives of General Psychiatry, 39,* 1233-1241.
Bojak, C. & Müller, W. (1980). Rückfallkriminalität aus kriminologischer und strafrechtlicher Sicht. *Neue Justiz, 9,* 417.
Bojanovsky, J. (1982). Ehepartnerverlust als Risikofaktor für den Selbstmord. In C. Reimer (Hrsg.), *Suizid.* Berlin: Springer.
Bollen, K.A. & Phillips, D.P. (1981). Suicidal motor vehicle fatalities in Detroit: A replication. *American Journal of Sociology, 87,* 404-412.
Bollen, K.A. & Phillips, D.P. (1982). Television news stories. *American Sociological Review, 47,* 802-809.
Bollen, K.A. & Phillips, D.P. (1982). Imitative suicides: A national study of the effects of television news stories. *American Sociological Review, 47,* 802-809.
Bonnar, J.W. & McGee, R.K. (1977). Suicidal behavior as a form of communication in married couples. *Suicide and Life-Threatening Behavior, 7,* 7-16.
Bortz, J. (1985). *Lehrbuch der Statistik für Sozialwissenschafter.* 2., vollst. neu bearbeitete u. erweiterte Aufl. Berlin: Springer.
Bowers, W.J. & Pierce, G. (1980). What is the effect of executions: Deterrence or brutalization? *Crime and Delinquency, 26,* 453-484.
Bowring, J. (1962). *The works of Jeremy Bentham* vol. 1. New York: Russel.
Box, S. & Hale, C. (1984). Liberation/emancipation, economic marginalization, or less chivelry. *Criminology, 22,* 473-497.
Bradley, D. (1980). DC women abducted, raped. *The Washingtonian* 123-128, 247-249.
Braithwaite, J.B. (1981). The myth of social class and criminality reconsidered. *American Sociological Review, 46,* 36-57.
Braithwaite, J.B. & Law, H.G. (1978). The structure of self-reported delinquency. *Applied Psychological Measurement, 2,* 221-238.
Brauer, H., Frey, C. & Amelang, M. (1975). Zur empirischen Validität von K.-D. Opp's Modell der Entstehung abweichenden Verhaltens. *Kriminologisches Journal, 7,* 99-112.
Braun, C. (1971). *Selbstmord. Soziologie - Psychologie.* München: Goldmann.
Brauneck, A.E. (1974). *Kriminologie.* Reinbek: Rowohlt.
Bredenkamp, J. & Wippich, W. (1977). *Lern- und Gedächtnispsychologie* Bd. 1, 2. Stuttgart: Kohlhammer.
Brehm, J.B. (1966). *A theory of psychological reactance.* New York: Academic Press.
Brehm, J.B. (1972). *Responses to loss of freedom. A theory of psychological reactance.* Morriston, N.J.: General Learning Press.
Bridges, G. (1978). Errors in the measurement of crime. In C. Wellford (Ed.), *Quantitative studies in criminology* (p. 9-29). Beverly Hills, Calif.: Sage.

Brody, N. (1972). ***Personality. Research and theory.*** New York & London: Academic Press.
Bron, B. (1976). Suizidversuche bei jungen Menschen; Fortschritte der Neurologie. ***Psychiatrie, 44,*** 435-446.
Bron, B. (1980). Neuere Aspekte des Suizidproblems. Fortschritte der Neurologie. ***Psychiatrie, 48,*** 556-568.
Bron, B. (1981). Der suizidale Patient. ***Fortschritte der Medizin, 49,*** 648-653.
Brown, S.E. (1984). Social class, child maltreatment, and delinquent behavior. ***Criminology, 22,*** 259-278.
Brownmiller, S. (1975). ***Against our will: Men, women and rape.*** New York: Simon & Schuster.
Brownmiller, S. (1978). ***Gegen unseren Willen. Vergewaltigung und Männerherrschaft.*** Frankfurt: Fischer.
Brusten, M. & Hurrelmann, K. (1973). ***Abweichendes Verhalten in der Schule. Eine Untersuchung zu Prozessen der Stigmatisierung.*** München: Juventa.
Buffalo, M.D. & Rodgers, J.W. (1971). Behavioral norms and attachment: Problems of deviance and conformity. ***Social Problems, 19,*** 101-113.
Buglass, D. & Horton, J. (1974). A scale for predicting subsequent suicidal behavior. ***British Journal of Psychiatry, 124,*** 573-578.
Buikhuisen, W. & Meijs, B.W.E.T. (1983). A psychosocial approach to recidivism. In K.T. van Dusen & S.A. Mednick (Eds.), ***Prospective studies of crime and delinquency*** (p. 99-115). Boston: Kluwer-Nijhoff.
Burgess, P.K. (1972). Eysenck's theory of criminality. A test of some objections to disconfirmatory evidence. ***British Journal of Social and Clinical Psychology, 11,*** 248-256.
Burgess, P.K. (1972b). Eysenck's theory of criminology. A new approach. ***Britisch Journal of Criminology, 12,*** 74-82.
Burgess, R.L. & Akers, R.L. (1966). A differential association-reinforcement theory of criminal behavior. ***Social Problems, 14,*** 128-147.
Burisch, M.(1986). Methods of personality inventory development. A comparative analysis. In A. Angleitner & J.S. Wiggins (Eds.), ***Personality assessment via questionnaires*** (p. 109-120). Berlin, Heidelberg: Springer.
Burkett, S.R. & Jensen, G.P. (1975). Conventional ties, peer influence, and the fear of apprehension: A study of adolescent marihuana use. ***Social Quarterly, 16,*** 522-533.
Burkett, S.R. & White, M. (1974). Hellfire and delinquency. Another look. ***Journal for the Scientific Study of Religion, 13,*** 455-462.
Burns, J.H. & Hart, H.L.A. (Eds.). (1970). ***An introduction to the principles of morals and legislation.*** (The collected works). London: The Athlone Press.
Bursek, R.J. (Jr). (1980). The dynamics of specialization in juvenile offenses. ***Social Forces, 58,*** 851-864.
Burt, M.R. & Albin, R.S. (1981). Rape myths, rape definitions and probability of convictions. ***Journal of Applied Social Psychology, 11,*** 212-230.
Buss, A.H. & Durkee, A. (1957). An inventory for assessing different kinds of hostility. ***Journal of Consulting Psychology, 21,*** 343-349.
Butzmühlen, R. (1978). ***Vergewaltigung. Die Unterdrückung des Opfers durch Vergewaltiger und Gesellschaft. Ideologien, Fakten und Erklärungen.*** Lahn-Giessen: Prolit-Buchvertrieb.
Cadoret, R.J. (1978). Psychopathology in adopted-away offspring of biologic parents with antisocial behavior. ***Archives of General Psychiatry, 35,*** 176-184.
Canter, R.J. (1982). Family correlates of male and female delinquency. ***Criminology, 20,*** 149-167.

Canter, R.J. (1982). Sex differences in self-reported delinquency. ***Criminology*, 20**, 373-393.
Capstick, A. (1960). Recognition of emotional disturbance and the prevention of suicide. ***British Medical Journal*,** 1179-1182.
Carroll, J.B. (1961). The nature of the data, or how to choose a correlation coefficient. ***Psychometrika*, 26**, 347-372.
Carroll, J.S. (1978). A psychological approach to deterrence. The evaluation of crime opportunities. ***Journal of Personality and Social Psychology*, 36**, 1512-1520.
Cattell, R.B. (1957). ***Personality and motivation: Structure and measurement*.** New York: World Book.
Chalhoun, L.G., Selby, J.W. & Warring, L.J. (1976). Social perception of the victim's causal role in rape: An exploratory examination of four factors. ***Human Relations*, 29**, 517-526.
Chalhoun, L.G., Cann, A., Selby, J.W. & Magee, D.L. (1981). Victim emotional respone: Effects on social reaction to victims of rape. ***British Journal of Social Psychology*, 20**, 17-21.
Chambliss, W.J. (1967, Summer). Types of deviance and the effectiveness of legal sanctions. ***Wisconsin Law Review*,** 703-719.
Chambliss, W.J. (1969). A sociological analysis of the law of vagrancy. In R. Quinney (Ed.), ***Crime and Justice in Society*.** Boston: Little & Brown.
Chambliss, W.J. & Steele, M.F. (1966). Status integration and suicide. An assessment. ***American Sociological Review*, 31**, 524-532.
Chappell, D., Geis, G., Schafer, S. & Siegel, L. (1977). A comparative study of forcible rape offenses known to the police in Boston and Los Angeles. In D. Chappell, S. Schafer & L. Siegel, ***Forcible rape*** (p. 227-244). New York: Columbia University Press.
Chappell, D. & Fogarty, F. (1978). ***Forcible rape. A literature review and annotated bibliography*.** Washington, D.C.: United States Department of Justice.
Chilton, R. & de Amicis, J. (1975). Overcriminalization and the measurement of consensus. ***Sociology and Social Research*, 59**, 318-329.
Chilton, R.J. & Markle, G.E. (1972). Family destruction and delinquent contact: Multiple measures and effects of sub-classification. ***American Sociological Review*, 37**, 93-99.
Choquet, M., Facy, F. & Davidson, F. (1980). Suicide and attempted suicide among adolescents in France. In R. Farmer & S. Hirsch (Eds.), ***The suicide syndrome*** (p. 73-89). London: Croom Helm.
Choron, J. (1972). ***Suicide*.** New York: Scribner & Sons.
Christensen, L. & LeUnes, A. (1974). Discriminating criminal types and recidivism by means of the MMPI. ***Journal of Clinical Psychology*, 30**, 192-193.
Christiansen, K.O. (1968). The threshold of tolerance in various population groups. Illustrated by results from Danish criminological twin studies. In A.V.S. de Reuck & R. Porter (Eds.), ***Ciba Foundation Symposium on the mentally abnormal offender*** (p. 107-116).
Christiansen, K.O. (1970). Method of using an index of crime of the kind devised by Sellin and Wolfgang. In European Committee on Crime Problems (Eds.), ***Collected studies in criminological research. The index of crime. Some further studies*** vol. 7 (p. 9-29). Strasbourg: Council of Europe.
Christiansen, K.O. (1973). Mobility and crime among twins. ***International Journal of Criminology and Penology*, 1**, 31-45.
Christiansen, K.O. (1977a). A preliminary study of criminality among twins. In S.A. Mednick & K.O. Christiansen (Eds.), ***Biosocial bases of criminal behavior*.** New York: Gardner.

Christiansen, K.O. (1977b). A review of studies of criminality among twins. In S.A. Mednick & K.O. Christiansen (Eds.), ***Biosocial basis of criminal behavior.*** New York: Gardner.
Christie, N., Andenaes, J. & Skirbekk, S. (1965). A study of self-reported crime. In K.O. Christiansen (Ed.), ***Scandinavian studies in Criminology*** vol. 1 (p. 86-116). London: Tavistock.
Clark, J.P. & Tift, L.L. (1966). Polygraph and interview validation of self-reported deviant behavior. ***American Sociological Review, 31,*** 516-523.
Clark, L. & Lewis, D. (1977). ***Rape. The price of coercive sexuality.*** Toronto: The Women's Press.
Clarke, S.H. (1975). Some implications for North Carolina of recent research in juvenile delinquency. ***Journal of Research in Crime and Delinquency, 12,*** 51-60.
Claster, D.S. (1967). Comparison of risk perception between delinquents and non-delinquents. ***Journal of Criminal Law, Criminology and Police-Science, 58,*** 80-86.
Clelland, D. & Carter, T.J. (1980). The new myth of class and crime. ***Criminology, 18,*** 319-336.
Clinard, M.B. (1964). ***Anomy and deviant behavior. A discussion and critique.*** New York: Free Press of Glencoe.
Clopton, J.R., Post, R.D. & Larde, J. (1983). Identification of suicide attempters by means of MMPI profiles. ***Journal of Clinical Psychology, 39,*** 868-871.
Cloward, R.A. & Ohlin, L.E. (1966). ***Delinquency and opportunity. A theory of delinquent gangs.*** Glencoe: The Free Press.
Cohen, A.K. (1955). ***Delinquent boys. The culture of the gang.*** New York: Free Press.
Cohen, A.K. (1959). The study of social disorganization and deviant behavior. In R.K. Merton, L. Brown & L.S. Cottrell (Jr), (Eds.), ***Sociology today. Problems and prospects.*** New York: Harper & Row.
Cohen, A.K. (1970). The delinquent subculture. In M.E. Wolfgang, N. Johnston & L. Savitz (Eds.), ***The sociology of crime and delinquency*** (p. 286-291). New York: Wiley.
Cohen, A.K. (1983). Mehr-Faktoren-Ansätze. In F. Sack & R. König (Hrsg.), ***Kriminalsoziologie*** (S. 219-225). Frankfurt: Akademische Verlagsgesellschaft.
Cohen, B. (1969, a). Internecine conflict: The offender. In T. Sellin & M.E. Wolfgang (Eds.), ***Delinquency. Selected studies*** (p. 112-137). New York: Wiley.
Cohen, B. (1969). The delinquency of gang and spontaneous groups. In T. Sellin & M.E. Wolfgang (Eds.), ***Delinquency. Selected studies*** (p. 61-111). New York: Wiley.
Cohen, L.E. (1978). Sanction threats and violation behavior: An inquiry into perceptual variation. In C. Wellford (Ed.), ***Quantitative Studies in Criminology.*** Beverly Hills, Calif.: Sage Publication.
Cohen, L.E. & Felson, M. (1979). Social change and crime rate trends. A routine activity approach. ***American Sociological Review, 44,*** 588-608.
Cohen, L.E., Felson, M. & Land, K.C. (1980). Property crime rate in the USA; A macro-dynamic analysis, 1947-1977. ***American Journal of Sociology, 86,*** 90-118.
Cohen, L.E. & Stark, R. (1974). Discrimination labeling and the five-finger discount. ***Journal of Research in Crime and Delinquency, 1,*** 25-39.
Cohen, M.L., Seghorn, T. & Calmas, S. (1969). A sociometric study of the sex offender. ***Journal of Abnormal Psychology, 71,*** 249-255.
Cohen, P.B. (1984). Resistance during sexual assaults: Avoiding rape and injury. ***Victimology, an International Journal, 9,*** 120-129.
Comstock, G.A. (1980). ***Television in America.*** Beverly Hills, Calif.: Sage.

Conley, J.J. (1984). The hierarchy of consistency. A review and model of longitudinal findings on adult individual differences in intelligence, personality and self-opinion. ***Personality and Individual Differences*, 5,** 11-25.
Conroy, R.W. & Smith, K. (1983). Family loss and hospital suicide. ***Suicide and Life-Threatening Behavior*, 13,** 179-194.
Coock, P.J. (1980). Punishment and crime. A critique of current findings concerning the preventive effects of punishment. In R. Andreano & J.J. Siegfried (Eds.), ***The economics of crime*** (p. 137-179). New York: Wiley.
Coombs, C.H. (1967). Thurstone's measurement of social values revisited 40 years later. ***Journal of Personality and Social Psychology*, 6,** 85-91.
Cotten, D.J. & Groth, A.N. (1982). Inmate rape: Prevention and intervention. ***Journal of Prison and Jail-Health*, 2,** 47-57.
Cotten-Hustan, A.L. (1984). Comparisons of sex offenders with non-offenders on attitudes toward masturbation and female fantasy as related to participation in human sexuality sessions. ***Journal of Offender Counseling, Services and Rehabilitation*, 8,** 13-26.
Cox, M.R. (1984). Prison cares too much. A survey of persistent petty offenders. ***Prison Service Journal*, 53,** 11-13.
Craig, M. & Budds, L. (1967). The juvenile offenders: Recidivism and companions. ***Crime and Delinquency*, 13,** 344-355.
Crawford, J. & Stankov, L. (1983). Fluid and crystallized intelligence and primacy/recency components of short-term memory. ***Intelligence*, 7,** 227-252.
Cressey, D.R. (1952). Application and verification at the differential association theory. ***Journal of Criminal Law*, 43,** 53-52.
Crowe, R. (1975). An adoptive study of psychopathy: Preliminary results from arrest records and psychiatric hospital records. In R. Fieve (Ed.), ***Genetic Research in Psychiatry.*** Baltimore: Johns Hopkins University Press.
Crutchfield, R.D., Geerken, M.R. & Gove, W.R. (1982). Crime rate and social integration. The impact of metropolitan mobility. ***Criminology*, 20,** 467-478.
Cullberg, J. (1978). Krisen und Krisentherapie. ***Psychiatrische Praxis*, 5,** 25-34.
Cullen, F.T. & Cullen, J. (1978). ***Toward a paradigma of labeling theory.*** Lincoln: University of Nebraska Press.
Cullen, F.T., Link, B.G. & Polanzi, C.W. (1982). The seriousness of crime revisited: Have attitudes toward white collar crime changed? ***Criminology*, 20,** 83-102.
Cullen, F.T., Link, B.G., Travis, L.F. & Wozniak, J.F. (1985). A consensus in crime seriousness: Empirical reality or methodological artifact? ***Criminology*, 23,** 99-116.
Cunningham, E., Gosden, S.D. & Hagger, R. (1980). A comparison between recidivists from problem families and recidivists currently in the Tasmanian prison. ***Australian and New Zealand Journal of Criminology*, 13,** 124-132.
Curtis, L.A. (1975). ***Violence, rape and culture.*** Lexington, Mass.: Heath.
Curtis, L.A. (1976). Rape, race and culture: Some speculations in search of a theory. In M.J. Walker & S.L. Brodsky (Eds.), ***Sexual assault*** (p. 117-134). Lexington, Mass.: Heath.
Dahlstrom, W.E., Welsh, G.S. & Dahlstrom, L.E. (1975). ***An MMPI handbook. Vol.II*: *Research applications.*** St. Paul, Minn.: Northcentral Publisher.
Dann, H.-D. (1972). ***Aggression und Leistung.*** Stuttgart: Klett.
Danzinger, R., Egger, J. & Jeschek, P. (1979). ***Der Weg ins Gefängnis.*** Weinheim & Basel: Beltz.

Datesman, S.K. & Scarpitti, F.R. (1975). Female delinquency and broken homes: A reassessment. ***Criminology, 13,*** 33-55.

Davis, A.J. (1976). Sexual assaults in the Philadelphia prison system. In H.J. Gagnon & F.W. Simon (Eds.), ***The sexual scene*** (p. 107-124). Chicago: Transaction/Allwine.

Davis, P.A. (1983). ***Suicidal adolescents.*** Springfield, Ill.: Charles C. Thomas.

Deming, M.B. & Eppy, A. (1981). The sociology of rape. ***Sociology and Social Research, 65,*** 357-380.

Desroches, F.J. (1983). Anomie: Two series of person riots. ***Criminology, 25,*** 173-190.

Diekmann, A. (1975). Bedingungen für die Befolgung von Gesetzen. Eine empirische Überprüfung der rechtssoziologischen Theorie von Opp. ***Kriminologisches Journal, 7,*** 182-202.

Ditton, J. & Brown, R. (1981). Why don't they revolt? Invisible income as a neglected dimension of Runciman's relative deprivation thesis. ***British Journal of Sociology, 32,*** 521-530.

Dolde, G. (1978). ***Sozialisation und kriminelle Karriere. Eine empirische Analyse der sozio-ökonomischen und familialen Sozialisationsbedingungen männlicher Strafgefangener im Vergleich zur "Normal"-Bevölkerung.*** München: Minerva Publikation.

Dollard, J., Doob, L.W., Miller, N.E., Mowrer, O.H. & Sears, R.R. (1939). ***Frustration and aggression.*** New Haven: Yale University Press.

Donnerstein, E. & Berkowitz (1981). Victim reactions in aggressive erotic films as a factor in violence against women. ***Journal of Personality and Social Psychology, 41,*** 710-724.

Dorpat, T.L. & Boswell, J. (1963). An evaluation of suicidal intend in suicide attempts. ***Comprehensive Psychiatry, 4,*** 117-125.

Dorpat, T.L., Jackson, L., Joan, K. & Ripley, H.S. (1980). Broken homes and attempted and completed suicide. In J. Gibbs, ***Suicide.*** New York: Harper & Row.

Dost, O.P. (1963). ***Die Psychologie der Notzucht. Untersuchung - Verfolgung - Vorbeugung.*** Hamburg: Kriminalstatistik-Verlag.

Dotzauer, G. & Berghaus, G. (1982). Der Suizid in der Abgrenzung gegen Unfall und Tötung. In C. Reimer (Hrsg.), ***Suizid*** (S. 69-84). Berlin, Heidelberg, New York: Springer.

Douglas, J.D. (1967). The social meanings of suicide. Princeton, N.J.: Princeton University Press.

Dubin, R. (1959). Deviant behavior and social structure. Continuities in social theory. ***American Sociological Review, 24,*** 147-164.

Dubin, R. (1967). Abweichendes Verhalten und Sozialstruktur. In H. Hartmann (Hrsg.), ***Moderne amerikanische Soziologie*** (S. 233-248). Stuttgart: Enke.

Duhm, E. (1962). Die Erstbekundungen jugendlicher Zeugen bei Sexualdelikten. In E. Müller-Luckmann & G. Blau (Hrsg.), ***Gerichtliche Psychologie*** (S. 120-129). Neuwied: Luchterhand.

Dull, R.T. (1983). Friends' use and adult drug and drinking behavior: A further test of differential association theory. ***Journal of Criminal Law and Criminology, 74,*** 1608-1619.

Dull, R.T. (1983). An empirical examination of the anomie theory of drug use. ***Journal of Drug Education, 13,*** 49-62.

Dunford, F.W. & Elliott, D.S. (1984). Identifying career offenders using self-reported data. ***Journal of Research in Crime and Delinquency, 21,*** 57-86.

Durkheim, E. (1973). ***Le suicide.*** Paris: Liberer Felix Alcan 1897. (Deutsch: Der Selbstmord. Neuwied & Berlin: Luchterhand).

Dusen, K.T. van, Mednick, S.A., Gabrielli, W.F. & Hutchings, B. (1983). Social class and crime: Genetics and environment. In K.T. van Dusen & S.A. Mednick (Eds.), ***Prospective studies of crime and delinquency*** (p. 57-71). Boston: Kluwer-Nijhoff.

Dusen, K.T. van, Mednick, S.A., Gabrielli, W.F. & Hutchings, B. (1983). Social class and crime in an adoption cohort. ***Journal of Criminal Law and Criminology, 74,*** 249-269.

Egg, R. & Sponsel, R. (1978). "Bagatell-Delinquenz" und Techniken der Neutralisierung. (Eine empirische Prüfung der Theorie von Sykes und Matza). ***Monatsschrift für Kriminologie und Strafrechtsreform, 61,*** 38-50.

Ehrlich, I. (1973). Participation in illegitimate activities - A theoretical and empirical investigation. ***Journal of Political Economy, 81,*** 521-565.

Ehrlich, E. (1975). The deterrent effect of capital punishment - A question of life and death. ***American Economic Review, 65,*** 397-417.

Ehrlich, I. (1982). On positive methodology, ethics and polemics in deterrence research. ***British Journal of Criminology, 22,*** 124-139.

Ehrlich, I. & Mark, R. (1978). Deterrence and economics: A perspective on theory and evidence. In J.M. Yinger & S.J. Cutler (Eds.), ***Major social issues*** (p. 172-188). New York: Free Press.

Eisenberg, U. (1970). ***Kriminologie.*** Köln: Heymanns.

Elifson, K.W., Peterson, D.M. & Hadaway, C.K. (1983). Religiosity and delinquency. ***Criminology, 21,*** 505-527.

Elliott, D.S. (1982). Review essay: Measuring delinquency. By M.J. Hindelang et al. ***Criminology, 20,*** 527-537.

Elliott, D.S. & Ageton, S.S. (1980). Reconciling race and class differences in self-reported and official estimates of delinquency. ***American Sociological Review, 45,*** 95-110.

Elliott, D.S. & Huizinga, D.H. (1983). Social class and delinquent behavior in a national youth panel 1976-1980. ***Criminology, 21,*** 149-177.

Elliott, D.S. & Voss, H.L. (1974). ***Delinquency and drop out.*** Lexington, Mass.: Heath.

Elmhorn, K. (1965). Study in self-reported delinquency among school-children in Stockholm. In K.O. Christiansen (Ed.), ***Scandinavian studies in criminology*** vol. 1 (p. 117-146). London: Tavistock.

Emmons, R.A., Diener, E. & Larsen, R.J. (1985). Choice of situations and congruence models of interactionism. ***Personality and Individual Differences, 6,*** 693-702.

Empey, L.M.T. & Lubeck, S.G. (1968). conformity and deviance in the "situation of company". ***American Sociological Review, 33,*** 760-774.

Enslinger, M., Kellam, S.G. & Rubin, B.R. (1983). School and family origins of delinquency: Comparisons by sex. In K.T. van Dusen & S.A. Mednick (Eds.), ***Prospective studies of crime and delinquency*** (p. 73-97). Boston: Kluwer-Nijhoff.

Erickson, M.L. & Empey, L.T. (1963). Court records, undetected delinquency and decisionmaking. ***Journal of Criminal Law, Criminology, and Police Science, 54,*** 456-469.

Erickson. M.L. & Gibbs, J.P. (1973). The deterrence question. Some alternative methods of analysis. ***Social Science Quarterly, 54,*** 534-551.

Erickson, M.L., Gibbs, J.P. & Jensen, G.F. (1977). The deterrence doctrine and the perceived certainty of legal punishments. ***American Sociological Review, 42,*** 305-317.

Eser, A. (Hrsg.). (1976). ***Suizid und Euthanasie.*** Stuttgart: Enke.

Exner, F. (1949). ***Kriminologie*** (3. Aufl.). Berlin: Springer.

Eysenck, H.J. (1977). ***Crime and personality.*** London: Routledge & Kegan Paul.

Eysenck, H.J. (1983). Psychopathie. In U. Baumann, H. Berbalk & G. Seidenstücker (Hrsg.), ***Klinische Psychologie - Trends in Forschung und Praxis*** Bd. 3. Bern: Huber.

Eysenck, H.J. (1986, in press). Personality theory and the problem of criminality. In B. McGurk, D. Thronton & M. Williams (Eds.), ***Applying psychology to imprisonment*: *Theory in practice*.**
Eysenck, H.J. & Eysenck, M.W. (1985). ***Personality and individual differences. A natural science approach.*** New York & London: Plenum Press.
Eysenck, H.J. & Levey, A.B. (1967). Konditionierung, Introversion-Extraversion und die Stärke des Nervensystems. ***Zeitschrift für Psychologie, 174,*** 96-106.
Eysenck, S.B.G. & Eysenck, H.J. (1963). On the dual nature of extraversion. ***British Journal of Social and Clinical Psychology, 2,*** 46-55.
Eysenck, S.B.G. & Eysenck, H.J. (1971). Crime and personality. Item analysis of questionnaire responses. ***British Journal of Criminology, 11,*** 49-62.
Eysenck, S.B.G. & Eysenck, H.J. (1974). Personality and recidivism in borstal boys. ***British Journal of Criminology, 14,*** 385-387.
Faine, J.R. (1974). ***A multi-dimensional approach to understanding varieties of delinquent behavior*** (unpublished diss.). Iowa: University of Iowa, Department of Sociology.
Farberow, N.L. (1975). Cultural history of suicide. In L. Farberow (Ed.), ***Suicide in different cultures.*** Baltimore : University Park Press.
Farberow, N.L. (1981). Assessment of suicide. In P. AcReynolds (Ed.), ***Advances in Psychological Assessment, 5,*** 124-190. Palo Alto, Calif.: Science and Behavior Books.
Farberow, N.L. & Shneidman, E.S. (1961). ***The cry for help.*** New York: McGraw-Hill.
Farmer, R. & Rohde, J. (1980). Effect of availability and acceptability of lethal instruments on suicide mortality. ***Acta Psychiatrica Scandinavica, 62,*** 436-446.
Farrington, D.P. (1977). The effects of public labeling. ***British Journal of Criminology, 17,*** 112-125.
Farrington, D.P. (1981). The prevalence of convictions. ***British Journal of Criminology, 21,*** 173-175.
Farrington, E.T. (1983). Offending from ten to twenty five years of age. In K.F. van Dusen & S.A. Mednick (Eds.), ***Prospective studies of crime and delinquency.*** Boston: Kluwer-Nijhoff.
Farrington, P., Biron, L. & LeBlanc, M. (1982). Personality and delinquency in London and Madrid. In J. Gunn & D. Farrington (Eds.), ***Abnormal offenders, delinquency and the criminal justice system.*** New York: Wiley.
Farrington, D.P., Osborn, S.G. & West, D.J. (1978). The persistence of labeling-effects. ***British Journal of Criminology, 18,*** 277-284.
Fedden, H.R. (1938). ***Suicide. A social and historical study.*** London: Peter Davis.
Federal Bureau of Investigation (1977). ***Uniform crime reports - 1976.*** Washington, D.C.: U.S. Government Printing Office.
Federal Bureau of Investigation (1982). ***Crime in the United States (1981).*** Washington, D.C.: U.S.Government Printing Office.
Feest, J. & Blankenburg, E. (1972). ***Die Definitionsmacht der Polizei.*** Düsseldorf: Bertelsmann.
Feest, J. & Krautkrämer, U. (1976). Registrierung, Anzeigebereitschaft und Dunkelfeld bei Betriebskriminalität. In G. Kaiser & G. Metger-Pregizer (Hrsg.), ***Betriebsjustiz*** (S. 115-132). Berlin: Dunker & Humblot.
Feild, H.F. (1978). Attitudes towards rape. A comparative analysis of police, rapists, crisis-counselors and citizens. ***Journal of Personality and Social Psychology, 35,*** 156-179.
Feild, H.F. & Bienen, L.B. (1980). ***Jurors and rape. A study in psychology and law.*** Lexington, Mass.: Lexington Books.

Feldman, M.B. (1977). *Criminal behavior. A psychological analysis.* London: Wiley.
Festinger, L. (1957). *A theory of cognitive dissonance.* Stanford, Cal.: Stanford University Press.
Feuerlein, W. (1974). Tendenzen von Suizidhandlungen. In W. Feuerlein (Hrsg.), *Wege zum Menschen* 5(6), (S.188-195). Göttingen: Vanderhoeck & Ruprecht.
Figlio, R.M. (1975). The seriousness of offenses: An evaluation by offenders and nonoffenders. *Journal of Criminal Law and Criminology, 66,* 189-200.
Fischer, E. Lehmann, B. & Stoffl, K. (1977). *Gewalt gegen Frauen.* Köln: Kiepenheuer & Witsch.
Fisher, C. (1975). Toward a subcultural theory of urbanism. *American Journal of Sociology, 80,* 1319-1341.
Fisher, G. & Rivlin, E. (1971). Psychological needs of rapists. *British Journal of Criminolgy, 11,* 182-185.
Foppa, K. (1965). *Lernen, Gedächtnis, Verhalten.* Köln & Berlin: Kiepenheuer & Witsch.
Fraas, L.A. & Price, R.L. (1972). The Jesness inventory as a predictor of AWOL recidivism. *Psychological Reports, 31,* 741-742.
Francis, R.D. (1970). Recidivism, types of crime and extraversion. *Australian and New Zealand Journal of Criminology, 3,* 92-94.
Franks, C.M. (1984). Behavior therapy: An overview. In G.T. Wilson, K.D. Brownell, C.M. Franks & P.C. Kendall (Eds.), *Annual review of behavior therapy. Theory and Practice* vol.9 (p. 1-38). New York: Guilford.
Franks, C.M. & Wilson, G.T. (1980). *Annual review of behavior therapy. Theory and practice.* New York: Brunner Mazel.
Freedman, J.L., Heshka, S. & Levy, A. (1975). Population density and pathology in metropolitan areas. In J.L. Freedman (Ed.), *Crowding and behavior.* San Francisco: Freeman.
Freeman, W. (1967). Psychiatrists, who kill themselves. A study of suicide. *American Journal of Psychiatry, 124,* 846.
Freud, S. (1964). *Drei Abhandlungen zur Sexualtheorie.* Frankfurt: Fischer.
Freud, S. (1967). *Trauer und Melancholie. Gesammelte Werke* Bd.10. Frankfurt: Fischer.
Freund, K., Scher, H. & Hucker, S. (1983). The courtship disorders. *Archives of Sexual Behavior, 12,* 369-379.
Frey, E. (1951). *Der frühkindliche Rückfallsverbrecher. Schweitzerische criminalist. Studien 4.* Basel: Verl. f. Recht u. Gesellschaft.
Friday, N. (1983). *Die sexuellen Phantasien der Frauen.* Reinbek: Rowohlt.
Frietsch, R. (1982). *Verlaufsformen krimineller Karrieren unter besonderer Berücksichtigung der sozialen Intelligenz.* Heidelberg: Kriminalistikverlag.
Frodi, A. (1975). Sexual arousal, situational restrictiveness and aggressive behavior. *Göteborg Psychological Reports, 5,* 27.
Furnham, A. (1984). Personality, social skills, anomie and delinquency: A self-report study of a group of normal non-delinquent adolescents. *Journal of Child Psychology and Psychiatry, 25,* 409-420.
Gabrielli, W.F. (Jr) & Mednick, S.A. (1984). Urban environment, genetics, and crime. *Criminology, 22,* 645-652.
Gager, N. & Schurr, L. (1976). *Sexual assault: Confronting rape in America.* New York: Grosset & Dunlap.
Galle, O.R., Gove, W.R. & McPherson, J.M. (1972). Population density and pathology: What are the relations for men? *Signs, 176,* 23-30.

Gebhart, P.H., Gagnon, J.H., Pomeroy, W.B. & Christensen, C.V. (1965). ***Sex offenders. An analysis of types.*** New York: Harper & Row.

Geerds, F. (1978). ***Handbuch der Kriminalistik.*** Berlin: Schweitzer.

Geerken, M. & Gove, W.R. (1975). Deterrence: Some theoretical considerations. ***Law and Society Review, 9,*** 497-513.

Geerken, M. & Gove, W.R. (1977). Deterrence, overload and incapacitation: An empirical evaluation. ***Social Forces, 56,*** 424-447.

Gendreau, P., Collins, S., Grant, B.A. & Leipciger, M. (1979). Norms and recidivism rates from the MMPI and selected experimental scales on a Canadian delinquent sample. ***Canadian Journal of Behavior Science, 11,*** 21-31.

Gendreau, P., Grant, B.A. & Leipciger, M. (1979). Self-esteem, incarceration and recidivism. ***Criminal Justice and Behaviour, 6,*** 67-75.

Gendreau, P. & Leipciger, M. (1978). The development of a recidivism measure in application in Ontario. ***Canadian Journal of Criminology and Corrections, 20,*** 3-71.

Gendreau, P., Leipciger, M. & Madden, P.G. (1980). Predicting recidivism with social history information and a comparison of their predictive power with psychometric variables. ***Canadian Journal of Criminology, 22,*** 328-336.

Giacinti, T.A. & Tjaden, C. (w.y.). ***The crime of rape in Denver.*** Denver, Col.: Anti-Crime Council. 1313 Tremont Place.

Gibbs, J.P. (1966). Suicide. In R.K. Merton & R.A. Nisbet (Eds.), ***Contemporary social problems.*** New York & Chicago: Harcourt, Brace & World Inc.

Gibbs, J.P. (1968). ***Suicide.*** New York: Harper & Row.

Gibbs, J.P. (1968). Crime, punishment and deterrence. ***Social Science Quarterly, 48,*** 515-530.

Gibbs, J.P. (1975). ***Crime, punishment and deterrence.*** New York: Elsevier.

Gibbs, J.P. (1978). Another rush to judgement on the deterrence question. ***Criminology, 16,*** 22-30.

Gibbs, J.P. (1982). Testing the theory of status integration and suicide rates. ***American Sociological Review, 47,*** 227-237.

Gibbs, J.P. & Martin, W.T. (1958). A theory of status integration and its relationship to suicide. ***American Sociological Review, 23,*** 140-147.

Gibbs, J.P. & Martin, W.T. (1964). ***Status integration and suicide. A sociological study.*** Eugene: University of Oregon Press.

Gibson, H.B. (1967). Self-reported delinquency among school boys and their attitudes to the police. ***British Journal of Social and Clinical Psychology, 6,*** 168-173.

Giordano, P.G. (1978). Girls, guys and gangs: The changing social context of female delinquency. ***Journal of Criminal Law and Criminology, 69,*** 126-132.

Glaser, D. (1956). Criminality theories and images. ***American Journal of Sociology, 61,*** 433-444.

Glaser, D. (1972). Role models and differential associations. In E. Rubington & M.S. Weinberg (Eds.). ***Deviants. The interactionist perspective*** (p. 369-373). Text and readings in the sociology of deviants. New York: Macmillan.

Glatzel, R. (1970). ***Zur Viktimologie des Notzucht-Verbrechens*** (med. Diss.). Saarbrücken: Universität des Saarlandes.

Glenn, W. & Hill, L. (1977). Rural-urban differences in attitudes and behavior in the United States. ***Anals of the American Academy of Political and Social Sciences, 429,*** 36-50.

Glueck, S. & Glueck, E. (1950). ***Unraveling juvenile delinquency.*** New York: Commonwealth Fund.

Göppinger, H. (1973). ***Kriminologie.*** München: Beck.

Götze, P., Reimer, C. & Dahme, B. (1979). Zur Phänomenologie und Psychodynamik der Aufwachphase von Suizidpatienten. *Psychiatria Clinica, 12,* 9-22.

Gold, M. (1970). Undetected delinquent behavior. In M.E. Wolfgang, S. Savitz & N. Johnston (Eds.), *The sociology of crime and delinquency* (p. 82-100). New York: Wiley.

Gordon, R.A. (1976). Prevalence: The rare datum in delinquency measurement and its implications for the theory of delinquency. In M.W. Klein (Ed.), *The juvenile justice system* vol. 5 (p. 201-284). Beverly Hills, Calif.: Sage.

Gordon, R.A. (1980). Research on IQ, race and delinquency: Taboo or not taboo? In E. Sagarun (Ed.), *Taboos in criminology* (p. 37-66). Beverly Hills, Calif.: Sage.

Gormly, J. (1983). Predicting behavior from personality trait scores. *Personality and Social Psychology Bulletin, 9,* 267-270.

Gorwitz, K. (1975). Case registers. In S. Perlin (Ed.), *Handbook for the study of suicide.* New York: Oxford University Press.

Gottfredson, D.M., Gottfredson, M.R. & Garofalo, J. (1977). Time served in prison and parole outcomes among paraolee risk categories. *Journal of Criminal Justice, 5,* 1-12.

Gough, G.H., Wenk, H.G. & Rozynko, V. (1965). Parole outcome as predicted from the CPI, the MMPI, and a base expectancy table. *Journal of Abnormal Psychology, 70,* 432-441.

Gove, W.A. (1975). *The labelling of deviance: Evaluating a perspective.* New York: Wiley.

Goyer, P.F. & Eddleman, H.C. (1984). Same-sex rape of non-incarcerated men. *American Journal of Psychiatry, 141,* 576-579.

Grasmick, H.G. (1981). The strategy of deterrence research: A reply to Greenberg. *Journal of Criminal Law and Criminology, 72,* 1102-1108.

Grasmick, H.G. & Milligan, H. (1976). Deterrence theory approach to socioeconomic/demographic correlates of crime. *Social Science Quarterly, 57,* 608-617.

Grasmick, H.G. & Appleton, L. (1977). Legal punishment and social stigma: A comparison of two deterrent models. *Social Science Quarterly, 58,* 15-28.

Grasmick, H.G. & Bryjak, G.J. (1980). The deterrent effect of perceived severity of punishment. *Social Forces, 59,* 471-491.

Grasmick, H.G. & Green, D.E. (1980). Legal punishment, social disapproval and internalization as inhibitors of criminal behavior. *Journal of Criminal Law and Criminology, 71,* 325-335.

Graves, W.F. (1967). The deterrent effect of capital punishment in California. In H.A. Bedau (Ed.), *The death penalty in America. An anthology* (p. 322-332). Garden City, N.Y.: Anchor Books.

Gray, J.A. (1981). A critique of Eysenck's theory of personality. In H.J. Eysenck (Ed.), *A model for personality* (p. 246-276). Berlin: Springer.

Greenberg, D.F. (1981). Methodological issues in survey research on the inhibition of crime. *Journal of Criminal Law and Criminology, 72,* 1094-1101.

Greenberg, D.F., Kessler, R.C. & Logan, C.H. (1979). A panel model of crime rates and arrest rates. *American Sociological Review, 44,* 843-850.

Greenberg, D.F. & Kessler, R.D. (1982a). Model specification in dynamic analyses of crime deterrence. In J. Hagan (Ed.), *Deterrence reconsidered. A methodological innovation* (p. 15-32). Beverly Hills, Calif.: Sage.

Greenberg, D.F. & Kessler, R.C. (1982b). Equilibrium and identification in linear panel models. *Sociological Methods and Research, 10,* 435-451.

Griffin, B.S. (1971). Rape: The all-American crime. In *Ramparts, 10,* 26-35.

Griffin, B.S. (1978). *Rape: Risk, confrontation and normalization* (diss.). Urbana Champaign: Univ. of Illinois.

Grinnell, R.M. & Chambers, C.A. (1979). Broken homes and middle-class delinquency. A comparison. *Criminology, 17,* 395-400.

Griswold, B.D. (1978). A comparison of recidivism measures. *Journal of Criminal Justice, 6,* 247-252.

Gross, J. (1982). Der protrahierte Suizid. In C. Reimer (Hrsg.), *Suizid.* Berlin: Springer.

Groß, H. (1978). *Handbuch der Kriminalstatistik* Bd.2 (S. 2). Berlin: Schweitzer.

Groth, A.N. (1979). *Men who rape. The psychology of the offender.* New York: Plenum Press.

Groth, A.N., Burgess, A.W. & Holmstrom, L.L. (1977). Rape, power, anger and sexuality. *American Journal of Psychiatry, 134,* 1239-1243.

Häfner, H., Reiman, H., Immich, H., Martini, H. (1969). Inzidenz seelischer Erkrankungen in Mannheim 1905. *Social Psychiatry, 4,* 126-135.

Haesler, W.T. (1981). 10 Jahre Vergewaltigung in Zürich. *Kriminologisches Bulletin, 2(7/1),* 48-69.

Hagan, J., Simpson, J.H. & Gillis, A.R. (1979). The sexual stratification of social control: A gender-based perspective on crime and delinquency. *British Journal of Sociology, 30,* 25-38.

Haier, R.J., Braden, W., Robinson, D. & Williams, D. (1983). Electrical potentials of the cerebral cortex and psychometric intelligence. *Personality and Individual Differences, 4,* 591-599.

Hall, J. (1952). *Theft, law and society* (2nd ed.). Indianapolis, Ind.: Bobbs-Merril Comp.

Haller, A.O. & Möller, I.A. (1977). Zitiert nach Gendreau & Leipciger (1978).

Hanefeld, B. (1978). Soziale Schichten und Kriminalität. *Monatsschrift für Kriminologie und Strafrechtsreform, 61,* 159-165.

Hankoff, L.D. & Einsidler, B. (1979). *Suicide.* Littleton: PSG Publishing.

Harary, F. (1966). Merton revisited. A new classification for deviant behavior. *American Sociological Review, 31,* 693-697.

Harries, K.D. (1974). *The geography of crime and justice.* New York: McGraw-Hill.

Harries, K.D. (1980). *Crime and the environment.* Springfield, Ill.: Charles C. Thomas.

Hartmann, G. & Rindfleisch, J. (1976). Notzuchtdelikte. *Sexualmedizin, 9,* 655-658.

Hartshorne, H. & May, M.A. (1928). Studies in the nature of character: *Studies in a deceit* vol. 1. New York: McMillan.

Hathaway, S.R. & McKinley, J.C. (1951). *The Minnesota multiphasic personality inventory. Manual.* New York: Psychological Corporation.

Hawkins, J.D., Cassidy, C.H., Light, N.B. & Miller, C.A. (1977). Interpreting official records as indicators of recidivism in evaluating delinquency prevention programs. *Criminology, 15,* 397-424.

Hawkins, R. & Tiedeman, G. (1975). *The creation of deviance.* Colombus, Ohio: Charles E. Merrill.

Haynes, J.P. & Bensch, M. (1981). The P>V Sign on the WISC-R and recidivism in delinquents. *Journal of Consulting and Clinical Psychology, 49,* 480-481.

Hegeman, N. & Meikle, S. (1980). Motives and attitudes of rapists. *Canadian Journal of Behavioural Science, 12,* 359-372.

Heilbrun, A.B. (1980). Presumed motives in the male and female perception of rape. *Criminal Justice and Behavior, 7,* 257-274.

Heilbrun, A.B. & Cross, J.M. (1979). An analysis of rape patterns in white and black rapists. ***Journal of Social Psychology, 108,*** 83-87.
Heineke, J.M. (1978). Economic models of criminal behavior: An overview. In J.M. Heineke (Ed.), ***Economic models of criminal behavior*** p. 1-34. New York: Elsevier North-Holland.
Heinrich, K. (1980). Epidemiologische Faktoren der Suizidalität. ***Deutsche medizinische Wochenschrift, 105,*** 900-902.
Heinz, W. (1977). Kriminalstatistik. Indikatoren der Kriminalität und ihre Entwicklung? In ***BKA-Vortragsreihe, 23,*** 93-110. Wiesbaden: Bundeskriminalamt.
Heller, N.B. & McEwan, J.T. (1973). Applications of crime. Seriousness information in police departments. ***Journal of Criminal Justice, 1,*** 241-253.
Hellpach, W. (1935). ***Geopsyche.*** Leipzig: W. Engelmann.
Henderson, A.S. et al. (1977). A typology of parasuicide. ***British Journal of Psychiatry, 131,*** 631-641.
Hendin, H. (1965). ***Suicide in Scandinavia.*** Garden City, N.Y.: Doubleday & Co.
Henn, F.A., Herjanic, M. & Vanderpearl, R.H. (1976). Forensic psychiatry. Profiles of two types of sex offenders. ***American Journal of Psychiatry, 133,*** 694-696.
Hennessy, M., Richards, P.J. & Berk, R.A. (1978). Broken homes and middle class delinquency. A reassessment. ***Criminology, 15,*** 505-527.
Henry, A.F. & Short, J.F. (1954). ***Suicide and homicide; some economic, sociological and psychological aspects of aggression.*** Glencoe, Ill.: LaFree Press.
Henseler, H. (1974). ***Narzißtische Krisen. Zur Psychodynamik des Selbstmords.*** Reinbek b. Hamburg: Rowohlt.
Henshel, R.L. (1978). Considerations on the deterrence and system capacity models. ***Criminology, 16,*** 35-46.
Henslin, J.M. (1979). Selbstmord und symbolische Interaktion. Die Multidimensionalität des Suizids. In A. Heigl-Evers (Ed.), ***Psychologie des 20. Jahrhunderts. Lewin und die Folgen*** Bd. 8 (S.429-435). Freiburg: Herder
Hentig, H. von (1964). ***Die unbekannte Straftat.*** Berlin: Springer.
Hepburn, J.R. (1976). Testing alternative models of delinquency causation. ***Journal of Criminal Law and Criminology, 67,*** 450-460.
Herbert, W. (1983). Rape season: Legacy of our past? ***Science News, 124,*** 53.
Hetherington, E. M. (1980). Scheidung aus der Perspektive des Kindes. ***Report Psychologie, 2,*** 16-23.
Hills, S.L. (1980). ***Demystifying social deviance.*** New York: McGraw-Hill.
Hindelang, M.J. (1971). Extraversion, neuroticism and self-reported delinquent involvement. ***Journal of Research in Crime and Delinquency, 8,*** 23-31.
Hindelang, M.J. (1973). Causes of delinquency. A partial replication and extension. ***Social Problems, 20,*** 471-487.
Hindelang, M.J. (1974). Decisions of shoplifting victims to invoice the criminal justice process. ***Social Problems, 21,*** 580-593.
Hindelang, M.J., Hirschi, T. & Weis, J.G. (1979). Correlates of delinquency: The illusion of discrepancy between self-report and official measures. ***American Sociological Review, 44,*** 995-1014.
Hindelang, M.J., Hirschi, T. & Weis, J.G. (1981). ***Measuring delinquency.*** Beverly Hills, Calif.: Sage.
Hirschi, T. (1969). ***Causes of delinquency.*** Berkeley: University of California Press.

Hirschi, T. & Hindelang, M. J. (1977). Intelligence and delinquency. A revisionist review. *American Sociological Review, 42,* 571-587.

Hirschi, T. & Selvin, H.C. (1970). False criteria of causality. In M.E. Wolfgang, N. Johnston & L. Savitz (Eds.), *The sociology of crime and delinquency* (p. 127-140). New York: Wiley.

Hirschi, T. & Stark, R. (1969). Hellfire and delinquency. *Social Problems, 17,* 202-213.

Honack, S.A. & Weiler, W.C. (1980). A structural model of murder rates and the criminal justice system. *Economical Review, 70,* 327-341.

Hoffman, P.B. (1982). Females, recidivism, and salient factors score. A research note. *Criminal Justice and Behavior, 9,* 121-125.

Hoffman, P.B. & Stone-Meierhoefer, B. (1980). Reporting recidivism rates: The criterion and follow-up issues. *Journal of Criminal Justice, 8,* 53-60.

Hofstätter, P.R. (1957). *Psychologie.* Frankfurt/Main: Fischer-Lexikon

Hohenstein, W.H. (1969). Factors influencing the police disposition of juvenile offenders. In T. Sellin & M.E. Wolfgang (Eds.), *Delinquency selected studies* (p. 138-149). New York: Wiley.

Hokanson, J. E. (1970). Psycho-physiological evaluation of the catharsis-hypothesis. In E.I. Megargee & J.E. Hokanson (Eds.), *The dynamics of aggression. Individual, group and international analyses.* New York: Harper & Row.

Holinger, P.C. (1978). Adolescent suicide: An epidemiological study of recent trends. *American Journal of Psychiatry, 135,* 754-756.

Holmstrom, L.L. & Burgess, A.W. (1980). Sexual behavior of assailants during reported rapes. *Archives of Sexual Behavior, 9,* 427-439.

Hood, R. & Sparks, R. (1970). *Kriminalität.* München: Kindler.

Horos, C.V. (1974). *Rape: The private crime, a social horror.* New Canaan, Conn.: Tobey Publishing.

Hoskin, J.O., Friedman, M.I. & Cawte, J.E. (1909). A high incidence of suicde in a preliterate-primitive society. *Psychiatry, 32,* 200-210.

Hoyos, C.G. (1980). *Psychologische Unfall- und Sicherheitsforschung.* Stuttgart: Kohlhammer

Hsu, M. (1973). Cultural and sexual differences on the judgment of criminal offenses: A replication study of the measurement of delinquency. *Journal of Criminal Law and Criminology, 64,* 348-353.

Hughes, O.L. (1983). A comparison of error based and time based learning measures as predictors of general intelligence. *Intelligence, 17,* 9-26.

Hummell, H.J. & Opp, K.D. (1971). *Die Reduzierbarkeit von Soziologie auf Psychologie.* Braunschweig: Vieweg.

Hursch, C.J. (1977). *The trouble with rape.* Chicago: Nelson-Hall.

Ingram, J.C. (1985). Recidivism, perceived problem-solving abilities, MMPI characteristics, and violence: A study of black and white incarcerated male adult offenders. *Journal of Clinical Psychology, 41,* 425-432.

Inkeles, A. (1959). Sociology and psychology. In S. Koch (Ed.), *Psychology. A study of a science* vol. 6 (p. 300-332). New York: McGraw-Hill.

Jaffe, Y., Malamuth, N., Feingold, J. & Feshbach, S. (1974). Sexual arousal and behavioral aggression. *Journal of Personality and Social Psychology, 30,* 759-764.

Jennings, C. & Barraclough, B.M. (1980). The effectiveness of the samaritans in the prevention of suicide. In R. Farmer & S. Hirsch (Eds.), *The suicide syndrome.* London: Croom Helm.

Jensen, A.R. (1981). Raising the IQ. The Ramey and Haskins study. *Intelligence, 5,* 29-40.

Jensen, A.R., Schafer, E.W.P. & Crinella, F.M. (1981). Reaction time, evoked brain potentials and psychometric g in the severely retarded. *Intelligence, 5,* 179-197.

Jensen, G.F. (1969). Crime doesn't pay: Correlates of a shared misunderstanding. *Social Problems, 17,* 189-201.
Jensen, G.F. (1972). Parents, peers and delinquent action: A test of the differential association perspective. *American Journal of Sociology, 78,* 567-575.
Jensen, G.F. (1980). Labeling and identity. Toward a reconsideration of divergent findings. *Criminology, 18,* 121-129.
Jensen, G.F. & Brownfield, D. (1983). Parents and drugs: Specifying the consequences of attachment. *Criminology, 21,* 543-554.
Jensen, G.F., Erickson, M.L. & Gibbs, J.P. (1978). Perceived risk of punishment and self-reported delinquency. *Social Forces, 57,* 57-78.
Jensen, G.F. & Erickson, M.L. (1979). The religious factor and delinquency. Another look at the hellfire hypothesis. In R. Wuthnow (Ed.), *The religious dimension. New directions in quantitative research.* New York: Academic Press.
Jensen, G.F. & Stitt, B.G. (1982). Words and misdeads. Hypothetical choices versus past behavior as measures of deviance. In J. Hagan (Ed.), *Deterrence reconsidered. Methodological innovations* (p. 33-54). Beverly Hills, Calif.: Sage.
Jescheck, H.H. (1978). *Lehrbuch des Strafrechts* (3.Aufl.). Berlin: Dunkker & Humblot.
Jesness, C.F. (1971). *The Jesness behavior checklist: Manual.* Palo Alto, Calif.: Consulting Press.
Johnson, A.G. (1980). On the prevalence of rape in the United States. *Signs, 6,* 136-146.
Johnson, R.E. (1980). Social class and delinquent behavior. A new test. *Criminology, 18,* 86-93.
Kaiser, G. (1973). *Jugendrecht und Jugendkriminalität. Jugendkriminologische Untersuchungen über die Beziehungen zwischen Gesellschaft, Jugendrecht und Jugendkriminalität.* Weinheim: Beltz.
Kaiser, G. (1980). *Kriminologie. Ein Lehrbuch.* Heidelberg & Karlsruhe: C.F. Müller, Juristischer Verlag.
Kaiser, G. (1982). *Jugendkriminalität. Rechtsbrüche, Rechtsbrecher und Opfersituationen im Jugendalter.* Weinheim/Basel: Beltz.
Kaiser, G. (1985). Intensivtäter, gefährliche Straftäter. In *Kleines kriminologisches Wörterbuch* (2. Aufl., S. 156-159). Heidelberg: Müller, Jurist. Verlag.
Kanin, E.J. (1984). Date rape: Unofficial criminals and victims. *Victimology: An International Journal, 9,* 95-108.
Kanin, E.J. & Parcell, S.R. (1977). Sexual aggression. A second look at the offended female. *Archives of Sexual Behavior, 6,* 67-76.
Kantor, M.B. (1965). Some consequences of residential and social mobility for the adjustment of children. In M.B. Kantor (Ed.), *Mobility and mental health.* Springfield, Ill.: Charles C. Thomas.
Kaplan, H.B. & Robbins, C. (1983). Testing a general theory of deviant behavior in longitudinal perspective. In K.T. van Dusen & S.A. Mednick (Eds.), *Prospective studies of crime and delinquency* (p. 117-146). Boston: Kluwer-Nijhoff.
Kapsis, R.E. (1978). Residential succession at delinquency. A test of Shaw and McKay's theory of cultural transmission. *Criminology, 15,* 459-486.
Karacan, I., Williams, R.L., Guerrero, M.W., Salis, P.J., Hirsch, C.J & Thornby, J.I. (1974). Nocturnal penile tumescence and sleep of convicted rapists and other prisoners. *Archives in Sexual Behavior, 3,* 19-26.
Katschnig, H., Sint, P. & Fuchs-Robetin, G. (1980). Suicide and parasuicide. Identification of high- and low-riskgroups by cluster analyses with five-year follow-up. In R. Farmer & S. Hirsch (Eds.), *The suicide syndrome* (p. 154-166). London: Croom Helm.

Katz, S. & Mazur, M. (1979). *Understanding the rape victim. A synthesis of research findings.* New York: Wiley.
Kaufmann-Mall, K. (1981). Grundzüge einer kognitiv-hedonistischen Theorie menschlichen Verhaltens. In H. Lenk (Hrsg.), *Handlungstheorien interdisziplinär III - Verhaltenswissenschaftliche und psychologische Handlungstheorien* 1.Halbband. München: Fink-Verlag.
Kaupen, W., Werle, R. & Volks, H. (1970). *Compendium of results of a representative survey among the German population on knowledge and opinion of law and legal institutions* (Forschungsbericht der Univers. Köln).
Kercher, G.A. & Walker, C.E. (1973). Reactions of convicted rapists to sexually explicit stimuli. *Journal of Abnormal Psychology, 81,* 46-50.
Kern, R.P. & Bales, W.D. (1980). Measuring the severity of self-reported delinquency: The development of a seriousness scale. *Journal of Criminal Law and Criminology, 71,* 637-645.
Kerner, H.-J. (1973). *Verbrechenswirklichkeit und Strafverfolgung. Erwägung zum Aussagewert der Kriminalstatistik.* München: Goldmann.
Kerner, H.-J. (1980). *Kriminalitätseinschätzung und innere Sicherheit* (Forschungsreihe, Bd.11). Wiesbaden: Bundeskriminalamt.
Kerner, H.-J. (1986). Mehrfachtäter, Intensivtäter und Rückfälligkeit. Eine Analyse der Strukturen neuerer kriminalistisch-kriminologischer Erhebungen. In H. Göppinger & R. Vossen (Hrsg.), *Rückfallkriminalität. Führerscheinentzug* (S. 103-135). Stuttgart: Enke.
Keupp, H. (1972). *Psychische Störungen als abweichendes Verhalten. Zur Soziogenese psychischer Störungen.* München: Urban & Schwarzenberg.
Keupp, H. (1976). *Abweichung und Alltagsroutine.* Hamburg: Hoffmann & Campe.
Keupp, L. (1971). *Aggressivität und Sexualität.* München: Goldmann.
Keupp, L. (1982). Zur Problematik der weiblichen Delinquenz. *Monatsschrift für Kriminologie, 65,* 219-229.
Keupp, L. (1983). Kriminalität als soziale Konstruktion - zum interpretativen Potential der Labeling-Perspektive. In F. Lösel (Hrsg.), *Kriminalpsychologie* (S. 106-117). Weinheim: Beltz.
Keupp, L. (1983). Zum Hell- und Dunkelfeld weiblicher Delinquenz. *Monatsschrift für Kriminologie und Strafrechtsreform, 66,* 176-177.
Kiefl, W. & Lamnek, S. (1983). Delinquenz, Kriminalisierung und Deliktbewertung Jugendlicher. *Monatsschrift für Kriminologie und Strafrechtsreform, 66,* 12-26.
Kiev, A. (1976). Cluster analysis profiles of suicide attempters. *American Journal of Psychiatry, 133,* 150-153.
Killias, M. (1981). "Kriminelles Verhalten wird gelernt" - Aber wie? *Monatsschrift für Kiminologie und Strafrechtsreform, 64,* 329-342.
Kielholz, P. (1974). *Diagnose und Therapie der Depressionen für den Praktiker* (3. Aufl.). München: Lehmanns
Kilpatrick, D.G., Resnik, P.A. & Veronen, L.J. (1981). Effects of a rape experience: A longitudinal study. *Journal of Social Issues, 37,* 105-122.
Kirchhoff, G.F. (1975). *Selbstberichtete Delinquenz. Eine empirische Untersuchung.* Göttingen: Hogrefe.
Kirchhoff, G.F. & Kirchhoff, C. (1979). Erlebte Sexualdelikte. Zur versteckten sexuellen Viktimisation. *Sozialpädagogische Blätter, 4,* 110-122.
Kirk, S.A. (1975). The sex offences of blacks and whites. *Archives of Sexual Behavior, 4,* 295-302.
Kirkegaard-Sörensen, L. & Mednick, S.A. (1977). A prospective study of predictors of criminality: Intelligence. In S. Mednick & K.O. Christiansen (Eds.), *Biosocial basis of criminal behavior.* New York: Gardner Press.

Kitchener, J., Schmitt, A.K. & Glaser, D. (1977). How persistent is post-prison success. *Federal Probation, 4,* 9-15.

Klemmack, S.H. & Klemmack. D.L. (1976). The social definition of rape. In M.J. Walker & S.L. Brodsky (Eds.), *Sexual assault. The victim and the rapist.* Lexington, Mass.: Lexington Books.

Knight, R.G. & Shelton, E.J. (1983). Tables for evaluating predicted retest changes in Wechsler Adult Intelligence Scale scores. *British Journal of Clinical Psychology, 22,* 77-81.

Köberer, W. (1982). Läßt sich Generalprävention messen? Zur neueren Diskussion der abschreckenden Wirkung von Strafe - am Beispiel der Todesstrafe in den USA. *Monatsschrift für Kriminologie und Strafrechtsreform, 65,* 200-218.

König, R. (Hrsg.). (1968). *Soziologie. Das Fischer-Lexikon* Bd. 10. Frankfurt: Fischer.

Koller, P. (1979). Probleme der utilitaristischen Strafrechtfertigung. *Zeitschrift für die gesamte Strafrechtswissenschaft, 91,* 45-95.

Koller, K.M. & Gosden, S.D. (1980). Recidivists, their past and families compared with first time only prisoners. *Australian and New Zealand Journal of Criminology, 13,* 117-123.

Koller, K.M. & Gosden, S.D. (1981a). Recent life changes amongst recidivists and first time prisoners prior to imprisoned men. *Australian and New Zealand Journal of Criminology, 14,* 95-102.

Koller, K.M. & Gosden, S.D. (1981b). Social networks of recidivists and first time prisoners: Observations in a Tasmanian prison. *Australian and New Zealand Journal of Criminology, 14,* 103-109.

Kornadt, H.-J. (1981). *Aggression und Frustration als psychologisches Problem.* Darmstadt: Wissenschaftliche Buchgesellschaft.

Kovacs, M. & Beck, A.T. (1977). The wish to die and the wish to live in attempted suicides. *Journal of Clinical Psychology, 33,* 361-365.

Kozma, C.L. (1978). *An investigation of some hypotheses concerning rape and murder* (Unpublished Ph.D. Thesis). Dover, Del.: University of Delaware.

Kranz, H. (1936). *Lebensschicksale krimineller Zwillinge.* Berlin: Springer.

Kraus, J. (1981). On the adult criminality of male juvenile delinquents. *Australian and New Zealand Journal of Criminology, 14,* 157-164.

Kraus, J. & Bowmaker, B. (1982). How delinquent are the delinquents? A study of self-reported offences. *Australian and New Zealand Journal of Criminology, 15,* 163-169.

Kraut, R.E. (1976). Deterrent and definitional influences on shoplifting. *Social Problems, 23,* 358-368.

Kreitman, N. (1973). Prevention of suicidal behavior. In J.K. Wing & H. Häfner (Eds.), *Roots of evaluation.* London: Oxford University Press.

Kreuzer, A. (1979). Über Gießener Delinquenzbefragungen. In O. Triffterer & F. von Zezschwitz (Hrsg.), *Festschrift für Walter Mallmann, Baden-Baden* (S. 129-150) Baden-Baden: Nomos Verl.-Ges.

Kreuzer, A. (1983). Gießener Beiträge zur Dunkelfeldforschung und empirischen Strafverfahrenswissenschaft. In H.J. Kerner, H. Kury & K. Sessar (Hrsg.), *Deutsche Forschungen zur Kriminalitätsentstehung und Kriminalitätskontrolle* Bd. 6(1), (S. 235-262). Köln: Heymanns.

Kreuzer, A. (1983). *Drogen und Delinquenz. Jugendkriminologisch-empirische Untersuchung der Erscheinungsformen und Zusammenhänge.* Wiesbaden: Akad. Verlagsges.

Krohn, M., Chiricos, T.G. & Waldo, G.P. (1975). Self-reported delinquency. A comparison of structured interviews and self-administered checklists. *Journal of Criminal Law and Criminology, 65,* 545-553.

Kruse, L. (1975). Crowding - Dichte und Enge aus sozialpsychologischer Sicht. *Zeitschrift für Sozialpsychologie, 6,* 2-30.

Kruse, L. (1980). Privatheit als Problem und Gegenstand der Psychologie. Bern: Huber.

Kucklick, W. (1970). *Kriminologische Untersuchung: Notzucht §§ 177,178. Nötigung zur Unzucht §§ 176 I. 1.u.2.* Hamburg: Landeskriminalamt Hamburg.

Kuda, M. (1986). Suizidgefährdung von Studierenden und korrespondierende Faktoren. In M. Amelang (Hrsg.), *Bericht über den 35. Kongreß der Deutschen Gesellschaft für Psychologie in Heidelberg 1986* Bd. 1 (S. 472). Göttingen: Hogrefe.

Kuhnt, S., Kleff, F. & Welz, R. (1983). Streßbelastung und Streßbewältigungsressourcen bei suizidalen Handlungen. In G. Lüer (Hrsg.), *Bericht über den 33. Kongreß der Deutschen Gesellschaft für Psychologie in Mainz 1982*, Bd. 2 (S. 766). Göttingen: Hogrefe.

Kuhnt, S. & Welz, R. (1983). Hilflosigkeit und Hoffnungslosigkeit bei Individuen mit suizidalen Handlungen. In H. Pohlmeier, A. Schmidtke & R. Welz (Hrsg.), *Suizidales Verhalten - Methodenprobleme und Erklärungsansätze.* Regensburg: Roderer.

Kummer, H. (1981). Soziobiologie. In W. Michaelis (Hrsg.), *Bericht über den 32. Kongreß der Deutschen Gesellschaft für Psychologie in Zürich 1980* Bd. 1 (S. 96-105). Göttingen: Hogrefe.

Kunz, H.J. (1976). *Die Ökonomie individueller und organisierter Kriminalität.* Köln: Heymanns.

Lab, S.P. & Allen, R.B. (1984). Self-report and official measures: A further examination of the validity issue. *Journal of Criminal Justice, 12,* 445-455.

Labovitz, S. (1968). Variation in suicide rates. In J. Gibbs (Ed.), *Suicide.* New York: Harper & Row.

LaFree, G.D. (1980). Variables effecting guilty pleas and convictions in rape cases: Toward a social theory of rape processing. *Social Forces, 58,* 833-850.

LaFree, G.D. (1982). Male power and female victimization: Toward a theory of interracial rape. *American Journal of Sociology, 88,* 311-328.

Lamnek, S. (1977). *Kriminalitätstheorien - kritisch.* München: Fink.

Lamnek, S. (1983). *Theorien abweichenden Verhaltens.* München: Fink.

Lamp, R. (1983). Jahreszeit und Kriminalität. In H.J. Kerner, H. Kury & K. Sessar (Hrsg.), *Deutsche Forschungen zur Kriminalitätskontrolle* Bd. 6(1), (S. 318-357). Köln: Heymanns.

Lange, J. (1929). *Verbrechen als Schicksal.* Leipzig: G. Thieme.

Langevin, R., Paitich, D. & Russon, A.E. (1985). Are rapists sexually anomalous, aggressive, or both? In R. Langevin (Ed.), *Erotic preference, gender identity, and aggression in men: New research studies* (17-38). Hillsdale, N.J.: Erlbaum.

Langfeldt-Nagel, M. (1982). Über die Vorhersage spezifischer Intelligenz-Leistungen. *Zeitschrift für Differentielle und Diagnostische Psychologie, 3,* 147-160.

Larsen, K.S., Garcia, D., Langenberg, D.R. & Leroux, J.A. (1983). The psychological screening inventory as a predictor of predisposition to suicide among patients at the Oregon State Hospital. *Journal of Clinical Psychology, 39,* 100-103.

Laub, J.H. & McDermott, M.J. (1985). An analysis of serious crime by young black women. *Criminology, 23,* 81-97.

LeBeau, J.L. (1984). Rape and racial patterns. *Journal of Offender Counseling, Services and Rehabilitation, 9,* 125-148.

Leclair, D.P. (1981). *Rates of recidivism: A five year follow up.* Boston, Mass.: Massachusetts Department of Corrections. Publication no. 12577.

Leenaars, A.A. & Balance, W.D.G. (1984). A predictive approach to suicide notes of young and old people from Freuds' formulations with regard to suicide. *Journal of Clinical Psychology, 40,* 1362-1364.

Leff, L. (1980). The immigrants: A fluid of newcomers is turning Los Angeles into tense melting pot. *Wallstreet Journal, 103,* 1-21.
Lefrancois, G.R. (1972). *Psychologie des Lernens.* Berlin: Springer
LeGras, A.M. (1933). Psyche und Kriminalität bei Zwillingen. *Zeitschrift für die gesamte Neurologie und Psychiatrie, 144,* 198-228.
Lemert, E.M. (1951). *Social pathology. A systematic approach to the* theory of sociopathic behavior. New York: McGraw-Hill.
Lemert, E.M. (1964). Social structure, social control, and deviation. In M.B. Clinard, *Anomie and deviant behavior. A discussion and critique* (p. 57-97). New York: LaFree Press.
Lemert, E.M. (1967). The concept of secondary deviation. In E.M. Lemert (Ed.), *Human deviance, social problems and social control.* Englewood Cliffs: Prentice-Hall.
Lemert, E.M.(1973). Beyond Mead: The societal reaction to deviance. *Social Problems, 21,* 457-468.
Lenz, E. (1961). *Der Betrogene.* Hamburg: Kriminalistik-Verlag.
Lesieur, H. & Lehman, P. (1975). Remeasuring delinquency: A replication and critique. *British Journal of Criminology, 15,* 69-80.
Lester, D. (1972). *Why do people kill themselves. A summary on research findings on suicidal behavior.* Springfield, III.: Charles C. Thomas.
Lester, D. (1984). Suicide in communist Europe. *Pschological Reports, 54,* 628.
Lester, D. & Beck, A.T. (1976). Completed suicides and their previous attempts. *Journal of Clinical Psychology, 32,* 553-555.
Lester, D. & Beck, A.T. (1977). Suicidal wishes and depression in suicidal ideators: A comparison with attempted suicides. *Journal of Clinical Psychology, 33,* 92-94.
Lienert, G.A. (1969). *Testaufbau und Testanalyse.* Weinheim: Beltz.
Linden, K.J. (1972). Die Struktur der Selbstmordhandlung. *Therapiewoche, 22,* 2216-2222.
Linehan, M.M., Goodstein, J.L., Nielsen, S.L. & Chiles, J.A. (1983). Reasons for staying alive, when you are thinking of killing yourself: The reasons for living inventory. *Journal of Consulting and Clinical Psychology, 51,* 276-286.
Linehan, M.M. & Nielsen, S.L. (1983). Social desirability: Its relevance to the measurement of hopelessness and suicidal behavior. *Journal of Consulting and Clinical Psychology, 51,* 141-143.
Lösel, F. (1975). Persönlichkeitspsychologische Aspekte delinquenten Verhaltens. In A. Abele, S. Mitzlaff & W. Nowack (Hrsg.), *Abweichendes Verhalten* (S. 155-177). Stuttgart: Frommann-Holzboog.
Lösel, F. (1978). Über elementare Konzepte sozialer Devianz und ihre Beziehung - Ein Beitrag zur Explikation und ein empirischer Prüfversuch. *Zeitschrift für Sozialpsychologie, 9,* 2-18.
Lösel, F. (1983). Empirische Persönlichkeitsforschung und Delinquenzerklärung. In F. Lösel (Hrsg.), *Kriminalpsychologie* (S. 29-40). Weinheim & Basel: Beltz.
Lösel, F. & Dillig, P. (1973). Zur Gültigkeit und Zuverlässigkeit einer schriftlichen Erhebung von Daten der Straffälligkeit jugendlicher Krimineller. *Monatsschrift für Kriminologie und Strafrechtsreform, 56,* 171-182.
Lösel, F., Dillig, P., Wüstendörfer, W. & Linz, P. (1974). Über Zusammenhänge zwischen Merkmalen der sozialen Umwelt und der Kriminalitätsbelastung jugendlicher Straftäter. *Monatsschrift für Kriminologie, 57,* 198-213.
Lösel, F. & Wüstendörfer, W. (1976). Persönlichkeitskorrelate delinquenten Verhaltens oder offizieller Delinquenz? *Zeitschrift für Sozialpsychologie, 7,* 177-191.

Loehlin, J.C. (1978). Identical twins reared apart and other routes to the same destination. In W.E. Nance (Ed.), *Twin research. Psychology and methodology* (p. 69-77). New York: Alan Liss.

Loehlin, J.C. & Nichols, R.C. (1976). *Heredity, environment and personality.* Austin: University of Texas Press.

Lombroso, C. (1890). *Der Verbrecher in anthropologischer, ärztlicher und juristischer Beziehung.* Hamburg: Kriminalistik-Verlag.

Logan, C.H. (1972). General deterrent effect of imprisonment. *Social Forces, 51,* 64-73.

Logan, C.H. (1975). Arrest-rates and deterrence. *Social Science Quarterly, 56,* 376-389.

Longo, R.E. & Groth, A.N. (1983). Juvenile sexual offenses in the histories of adult rapists and child molesters. *International Journal of Offender Therapy and Comparative Criminology, 27,* 150-155.

Lukin, P.R. (1981). Recidivism and changes made by delinquents during residential treatment. *Journal of Research in Crime and Delinquency, 18,* 101-112.

Lunden, W.A. (1967). *Crime and Criminals.* Ia.: Iowa State University Press.

Lungershausen, E. (1980). Suizidale Handlungen. In U.H. Peters (Hrsg.), *Psychologie des 20. Jahrhunderts. Ergebnisse für die Medizin* Bd. 10(2), (S. 922-935). Freiburg: Herder.

Lyerly, R.R. & Skipper, J.K. (1981). Differential rates of rural-urban delinquency. A social control approach. *Criminology, 19,* 385-399.

MacDonald, J.M. (1971). *Rape offenders and their victims.* Springfield, Ill.: Charles C. Thomas.

Mack, J.L. (1969). The MMPI and recidivism. *Journal of Abnormal Psychology, 74,* 612-614.

MacKellar, J. (1974). *Rape: The bait and the trap. A balanced human up-to-date analysis of its causes and control.* New York: Crown Publishers.

Maguire, M. (1980). Burglary as opportunity. *Home Office Research Bulletin, 10,* 6-9.

Malamuth, N.M. (1981). Rape proclivity among males. *Journal of Social Issues, 37,* 138-157.

Malcolm, P.B., Davidson, P.R. & Marshall, W.L. (1985). Control of penile tumescence: The effects of arousal level and stimulus content. *Behaviour Research and Therapy, 23,* 273-280.

Maltz, M.D. (1975). Measures of effectiveness of crime reduction programs. *Operational Research, 23,* 452-471.

Mandelzys, N. (1979). Correlates of offense severity and recidivism probability in a Canadian sample. *Journal of Clinical Psychology, 35,* 211-217.

Mannheim, H. & Wilkins, L.T. (1955). *Prediction methods in relation to Borstal training.* London: Her Majesty's Stationary Office.

Mannheim, H. (1965). *Comparative criminology.* London: Routledge & Kegan Paul.

Mannle, H.W. & Lewis, P.W. (1979). Control theory reexamined: Race and the use of neutralizations among institutionalized delinquents. *Criminology, 17,* 58-74.

Marks, P.A. & Hauer, D.L. (1977). Now I lay me down for keeps: A study of adolescent suicide attempts. *Journal of Clinical Psychology, 33,* 390-400.

Marshall, W.L. (1979). Satiation therapy: A procedure for reducing deviant sexual arousal. *Journal of Applied Behavior Analysis, 12,* 10-22.

Marshall, W.L. & Barbaree, H.E. (1984). A behavioral view of rape. *International Journal of Law and Psychiatry, 7,* 51-77.

Martin, W.T. (1984). Religiosity and United State suicide rates, 1972-1978. *Journal of Clinical Psychology, 40,* 1166-1169.

Matsueda, R.L. (1982). Testing control theory and differential association: A causal modeling approach. *American Sociological Review, 47,* 489-504.

Matthes, J. (1957). Minderjährige "Geschädigte" als Zeugen in Sittlichkeitsprozessen (Dissertation). Köln: Math.-Nat. Fakultät der Universität Köln.

Matza, D. (1964). *Delinquency and drift.* New York: Wiley.

Mawby, R. (1980). Sex and crime: The results of a self-report study. *British Journal of Sociology, 31,* 525-543.

McAuliffe, T.M. & Handal, P.J. (1984). Pic delinquency scale. Validity in relation to self-reported delinquent acts. *Criminal Justice and Behavior, 11,* 35-46.

McCaldron, R.I. (1967). Rape. *Canadian Journal of Corrections, 9,* 37-59.

McCarthy, P. & Walsh, D. (1975). Suicide in Dublin. I. The underreporting of suicide and the consequences for national statistic. *British Journal of Psychiatry, 126,* 301-308.

McCleare, R., O'Neil, M.J., Epperlein, T., Jones, C. & Gray, D.H. (1981). Effects of legal education and work experience on perception of crime seriousness. *Social Problems, 28,* 276-289.

McCord, J. (1978). A thirty-year follow-up of treatment effects. *American Psychologist, 33,* 284-289.

McCord, J. (1979). Some child-rearing antecedents of criminal behavior in adult men. *Journal of Personality and Social Psychology, 37,* 1477-1486.

McCord, J. (1981). A longitudinal perspective on patterns of crime. *Criminology, 19,* 211-218.

McDonald, M.C. (1982). Adolescent suicide rate increases alarmingly. *Psychiatric News, 17,* 45, 52-53.

McGahey, R.M. (1980). Dr. Ehrlich's magic bullet: Econometric theory, and the death penalty. *Crime and Delinquency, 26,* 485-502.

McGuire, D. (1983). Teenage suicide: A search for sence. *Journal of Offender Therapy and Comparative Criminology, 27,* 211-217.

McGurk, B.J., McEwan, A.W. & Graham, F. (1981). Personality types and recidivism among young delinquents. *British Journal of Criminology, 21,* 159-165.

McGurk, B.J. & McEwan, A.W. (1983). Personality types and recidivism among Borstal trainees. *Personality and Individual Differences, 4,* 165-170.

McIntosh, J.L. & Santos, J.F. (1982). Changing patterns in method of suicide by race and sex. *Suicide and Life-Threatening Behavior, 12,* 221-231.

McIntyre, J.J., Myint, T. & Curtis, L.A. (1982). Folgen sexueller Angriffe: Vollendete und versuchte Notzucht. In H.J. Schneider (Hrsg.), *Das Verbrechensopfer in der Strafrechtspflege* (S. 231-241). Berlin: de Gruyter.

McKenzie, R.B. & Tullock, G. (1975). *The new world of economics. Explorations into the human experience.* Homewood, Ill.: H.R.D. Irwin.

McNemar, J. (1962). *Psychological statistics.* New York: Wiley.

Medea, A. & Thompson, K. (1974). *Against rape.* New York: Farrar, Straus & Giroux.

Mednick, S.A., Gabrielli, W.F. (Jr) & Hutchings, P. (1983). Genetic influence in criminal behavior: Evidence from an adoption cohort. In K.T. van Dusen & S.A. Mednick (Eds.), *Prospective studies of crime and delinquency* (p. 39-56). Boston: Kluwer-Nijhoff.

Mednick, S.A., Gabrielli, W.F. (Jr) & Hutchings, B. (1984). Genetic influences in criminal behavior: Evidence from an adoption cohort. *Science, 224,* 891-894.

Meehl, P.E. (1954). *Clinical versus statistical predictions: A theoretical analysis and a review of the evidence.* Minneapolis: University of Minnesota Press.

Meeker, J.W. (1984). Criminal appeals over the last 100 years. ***Criminology, 22,*** 551-571.
Meerlo, J.A.M. (1968). Hidden suicide. In H.L.P. Resnik (Ed.), ***Suicidal behaviors.*** Boston: Little & Brown.
Meier, R.F. & Johnson, W.T. (1977). Deterrrence as a social control. The legal and extralegal production of conformity. ***American Sociological Review, 42,*** 292-304.
Meili, R. (1961). ***Lehrbuch der psychologischen Diagnostik.*** Bern & Stuttgart: Huber.
Meili, R. (1971). ***Analytischer Intelligenztest (AIT).*** Bern & Stuttgart: Huber.
Mendonca, J.D. (1984). Hopelessness, social desirability, and suicidal behavior: A need for conceptual and empirical disentanglement. ***Journal of Clinical Psychology, 40,*** 1342-1345.
Menninger, K.A. (1938). ***Man against himself.*** New York: Harcourt & Brace.
Merton, R.K. (1938). Social structure and anomie. ***American Sociological Review, 3,*** 672-682.
Mey, H.-G. (1967). Prognostische Beurteilung des Rechtsbrechers: Die deutsche Forschung. In ***Handbuch der Psychologie in zwölf Bänden*** Bd. 11: Forensische Psychologie (S. 511-564). Göttingen: Hogrefe.
Meyer, K. (1941). Die unbestraften Verbrechen; eine Untersuchung über die sogenannte Dunkelziffer in der Kriminalstatistik. In F. Exner (Hrsg.), ***Kriminalistische Abhandlungen*** Bd. 47. Leipzig: V.E. Wiegandt.
Meyer, F. (1956). ***Rückfallprognose bei unbestimmt verurteilten Jugendlichen.*** Bonn: Röhrscheid.
Michler, A. (1970). ***Studien zur Geschichte der Kriminalsoziologie; Kriminologische Studien*** Bd. 5. Göttingen: Schwartz.
Miethe, T.D. (1982). Public consensus on crime seriousness: Normative structure or methodological artifact? ***Criminology, 20,*** 515-526.
Miethe, T.D. (1984). Types of consensus in public evaluations of crime: An illustration of strategies for measuring "consensus". ***Journal of Criminal Law and Criminology, 7,*** 459-473.
Mikawa, J.K. (1973). An alternative to current analyses of suicidal behavior. ***Psychological Reports, 32,*** 323-330.
Miles, C.P. (1977). Conditions predisposing to suicide: A review. ***Journal of Nervous and Mental Diseases, 164,*** 231-246.
Miller, A.V. (1980). ***Aggression and Crime: Capital punishment as a deterrent. A Bibliography.*** Monticello, Ill.: Vance Bibliographics.
Miller, W.B. (1958). Lower class culture as a generating milieu of gang delinquency. ***Journal of Social Issues, 14,*** 5-9.
Miller, W.B. (1968). Die Kultur der Unterschicht als Entstehungsmilieu für Bandendelinquenz. In F. Sack & R. König (Hrsg.), ***Kriminalsoziologie*** (S. 339-359). Frankfurt: Akademische Verlagsgesellschaft.
Minor, W.W. (1977). A deterrence-control theory of crime. In R.F. Meier (Ed.), ***Theory in Criminology*** (p. 117-137). Beverly Hills, Calif.: Sage.
Minor, W.W. (1980). The neutralization of criminal offense. ***Criminology, 18,*** 103-120.
Minor, W.W. (1981). Techniques of neutralization: a reconceptualization and empirical examination. ***Journal of Research in Crime and Delinquency, 18,*** 295-318.
Minor, W.W. & Harry, J. (1980). Deterrent and experimential effects in perceptual deterrence research. A replication and extension. ***Journal of Research in Crime and Delinquency, 19,*** 190-203.
Mischel, W. & Peake, P.K. (1982). Beyond "Deja Vu" in the search for cross-situational consistency. ***Psychological Review, 89,*** 730-755.
Möller, H.-J. (1982). Das Problem der Inanspruchnahme von Betreuungseinrichtungen für Suizidgefährdete. In C. Reimer (Hrsg.), ***Suizid.*** (S. 129-140). Berlin: Springer.

Monahan, T.P. (1957). Family status and the delinquent child. A reappraisal and some new findings. *Social Forces, 35,* 250-258.
Moore, R., Pauker, J.D. & Moore, T.E. (1984). Delinquent recidivists: Vulnerable children. *Journal of Youth and Adolescence, 13,* 451-457.
Morgan, H.G. (1980). Social correlates of non-fatal deliberate self-harm. In R. Farmer & S. Hirsch (Eds.), *The suicide syndrome* (p. 90-102). London: Croom Helm.
Motto, J.A. (1977). Estimation of suicide risk by use of clinical models. *Suicide and Life-Threatening-Behavior, 7,* 236-245.
Motto, J.A. (1979). The psychopathology of suicide: A clinical model approach. *American Journal of Psychiatry, 136,* 516-520.
Müller, L. (1978). *Dunkelfeld-Forschung - ein verläßlicher Indikator der Kriminalität? Darstellung, Analyse und Kritik des internationalen Forschungsstandes* (Dissertation). Freiburg/Br.: Rechts- und Staatswiss. Fakultät.
Mulvihill, D.J. & Tumin, M.M. (Eds.). (1969). *Crimes of violence. A staff report. National Commission on the causes and prevention of violence* vol. 13. Washington, D.C.: United States Government Printing Office.
Murck, M. (1978). Die Angst vor Verbrechen und Einstellungen zu Problemen der öffentlichen Sicherheit. *Kriminologisches Journal, 3,* 202-214.
Nadelson, C.C. (1977). Rapist and victim. *New England Journal of Medicine, 297,* 784-785.
Näyhä, S. (1983). The bi-seasonal incidents of some suicides. Experience from Finland by marital status, 1961-1976. *Acta Psychiatrica Scandinavica, 67,* 32-42.
Nagin, D. (1978). Crime rates, sanction levels and constraints on prison population. *Law and Society Review, 12,* 341-366.
Nagin, D. (1978). General Deterrence: A review of the empirical evidence. In A. Blumstein, J. Cohen & D. Nagin (Eds.), *Deterrence and incapacitation: Estimating the effect of criminal sanctions on crime-rates* (p. 95-139). Washington, D.C.: National Academy of Sciences.
Nelson, F.L. (1984). Suicide: Issues of prevention, intervention, and facilitation. *Journal of Clinical Psychology, 40,* 1328-1333.
Ness, S.R. van (1984). Rape as instrumental violence: A study of youth offenders. *Journal of Offender Counseling, Services and Rehabilitation, 9,* 161-170.
Nettler, G. (1974). *Explaining crime.* New York: McGraw-Hill.
Neumann, U. & Schroth, U. (1980). *Neuere Theorien von Kriminalität und Strafe.* Darmstadt: Wiss. Buchgesellschaft.
Norland, S., Wessel, R.T. & Shover, N. (1981). Masculinity and delinquency. *Criminology, 19,* 421-433.
Normandeau, A. (1966). The measurement of delinquency in Montreal. *Journal of Criminal Law, Criminology and Police Science, 57,* 172-177.
Normandeau, A. (1969). Twens in robbery as reflected by different indexes. In T. Sellin & M.E. Wolfgang (Eds.), *Delinquency. Selected studies* (p. 150-157). New York: Wiley.
Nye, F.I. (1958). *Family relationships and delinquent behavior.* New York: Wiley.
O'Brien, S.E.M. & Farmer, R.D.T. (1980). The role of life events in the aetiology of episodes of self-poisoning. In R. Farmer & S. Hirsch (Eds.), *The suicide syndrome* (p. 124-130). London: Croom Helm.
Oba, S. (1908). *Unverbesserliche Verbrecher und ihre Behandlung.* Berlin: H. Bahr.
Offord, D.R., Abrams, N., Allen, N. & Poushinsky, M. (1978). Broken homes, parental psychiatric illness and female delinquency. *American Journal of Orthopsychiatry, 49,* 252-262.

Opp, K.D. (1968). ***Kriminalität und Gesellschaftsstruktur.*** Neuwied & Berlin: Luchterhand.
Opp, K.D. (1968). ***Zur Erklärung delinquenten Verhaltens von Kindern und Jugendlichen.*** München: Deutsches Jugendinstitut.
Opp, K.D. (1971). Einige Bedingungen für die Befolgung von Gesetzen. ***Kriminologisches Journal, 3,*** 1-25.
Opp, K.D. (1973). ***Soziologie im Recht.*** Reinbeck: Rowohlt.
Opp, K.D. (1974). ***Abweichendes Verhalten und Gesellschaftsstruktur.*** Darmstadt: Luchterhand.
Opp, K.D. (1975). Die Übertretung von Normen. Eine Diskussion empirischer Forschungsergebnisse und theoretischer Alternativen. ***Kriminologisches Journal, 7,*** 210-223.
Opp, K.-D. & Peuckert (1971). ***Ideologie und Fakten in der Rechtssprechung. Eine soziologische Untersuchung über das Urteil im Strafprozeß.*** München: Goldmann.
Opp, K.D. & Schmidt, P. (1976). ***Einführung in die Mehrvariablenanalyse.*** Reinbek: Rowohlt.
Osborn, S.G. (1980). Moving home, leaving London, and delinquent trends. ***British Journal of Criminology, 20,*** 54-61.
Pacht, A.R. & Cowden, J.E. (1974). An exploratory study of 500 sex offenders. ***Criminal Justice and Behavior, 1,*** 13-20.
Park, R.E., Burgess, E.W. & McKenzie, R.D. (1925). ***The City.*** Chicago: Chicago University Press.
Passingham, R.E. (1972). Crime and personality. A review of Eysenck's theory. In V.D. Nebylitsyn & J.A. Gray (Eds.), ***Biological basis of individual behavior*** (p. 342-371). New York: Academic Press.
Paternoster, R., Chiricos, T.G., Saltzman, L.E. & Waldo, G.P. (1982). Causal ordering in deterrence research. An examination of the perception behavior relationship. In J. Hagan (Ed.), ***Deterrence reconsidered. Methodological innovations*** (p. 55-70). Beverly Hills, Calif.: Sage.
Paternoster, R., Chiricos, T.G., Saltzman, L. & Waldo, G.P. (1983). Estimating perceptual stability and deterrent effects: The role of perceived legal punishment in the inhibition of criminal involvement. ***Journal of Criminal Law and Criminology, 74,*** 270-297.
Paternoster, R., Saltzman, L.E., Chiricos, T.G. & Waldo, G.P. (1982). Perceived risk and deterrence: Methodological artifacts in perceptual deterrence research. ***Journal of Criminal Law and Criminology, 73,*** 1238-1258.
Patsiokas, A.T., Clum, G.A. & Luscomb, R.L. (1979). Cognitive characteristics of suicide attempters. ***Journal of Consulting and Clinical Psychology, 47,*** 378-384.
Patterson, E.R. (1980). Children who steel. In T. Hirschi & M. Gottfredson (Ed.), ***Understanding crime. Current theory and research*** (p. 73-90). Beverly Hills, Calif.: Sage.
Patterson, E.R. & Dishion, T.J. (1985). Contribution of families and peers to delinquency. ***Criminology, 23,*** 63-79.
Pawloski, B.M. (1983). Forcible rape: An updated bibliography. ***Journal of Criminal Law and Criminology, 74,*** 601-625.
Paykel, E.S. (1980). Recent life events and attempted suicid. In R. Farmer & S. Hirsch (Eds.), The suicide syndrome (p. 105-115).
Paykel, E.S., Prusoff, B.A. & Myers, J.K. (1975). Suicide attempts and recent life events: ***Archives of General Psychiatry, 32,*** 327-333.
Payne, E.C. (1975). Depression and suicide. In F.G. Howells (Ed.), ***Modern perspectives in the psychiatry of age*** (p. 290-312). Harmondsworth: Penguin Books.
Pearlin, L.I., Lieberman, M.A., Menaghan, E.G. & Mullan, J.P. (1981). The stress process. ***Journal of Health and Social Behavior, 22,*** 337-356.

Pease, K., Ireson, J. & Thorpe, J. (1974). Additivity assumptions in the measurement of delinquency. *British Journal of Criminology, 14,* 256-263.
Pease, K., Ireson, J., Billingham, S. & Thorpe, J. (1977). The development of a scale of offense seriousness. *International Journal of Criminology and Penology, 5,* 17-29.
Peck, D.L. (1984). Lethality of method of suicide among a youthful sample of committers: An examination of the intent hypothesis. *Psychological Reports, 55,* 861-862.
Perdue, W.C. & Lester, D. (1972). Personality characteristics of rapists. *Perceptual and Motor Skills, 35,* 515-518.
Peters, D. & Peters H. (1972). Theorielosigkeit und politische Botmäßigkeit - Destruktives und Konstruktives zur deutschen Kriminologie. *Kriminologisches Journal, 4,* 241-257.
Peterson, L.M., Urban, H.B. & Vondracek, F.W. (1975). Self-report measurement of "delinquent orientation" in institutionalized delinquent and high school boys. *Criminal Justice and Behavior, 2,* 383-396.
Pfuhl, E.H. (1983). Police strikes and conventional crime: A look at the data. *Criminology, 21,* 489-503.
Phillips, D.P. (1974). The influence of suggestion on suicide: Substantive and theoretical implications of the Werther effect. *American Sociological Review, 39,* 340-354.
Phillips, D.P. (1979). Suicide, motor vehicle fatalities and the massmedia: Evidence toward a theory of suggestion. *American Journal of Sociology, 84,* 1150-1174.
Phillips, D.P. (1981). The impact of fictional television stories on U.S. adult fatalities: New evidence on the effect of the massmedia on violence. *American Journal of Sociology, 87,* 1340-1359.
Phillips, D.P. & Liu, J. (1980). The frequency of suicide around major public holidays: some surprising findings. *Suicide and Life-Threatening Behavior, 10,* 41-50.
Pielmaier, H. (1979). *Verhaltenstherapie bei delinquenten Jugendlichen.* Stuttgart: Enke.
Pigg, R. & Geen, R.G. (1971). Self-directed aggression and similarity between frustrator and aggressor. *Journal of Abnormal Psychology, 78,* 241-244.
Pino, R., Kockott, G. & Feuerlein, W. (1979). 6. Jahres-Katamnese an 100 Patienten mit Suizidversuchen durch Tabletteneinnahme. *Archiv für Psychiatrie und Nervenkrankheiten, 227,* 213-226.
Pisano, S.P. & Taylor, S.P. (1971). Reduction of physical aggression. The effect of four strategies. *Journal of Personality and Social Psychology, 19,* 237-242.
Piven, F.F. (1981). Deviant behaviour and the remating of the world. *Social Problemes, 28,* 489-508.
Pöldinger, W. (1968). *Die Abschätzung der Suizidalität.* Bern & Stuttgart: Huber.
Pöldinger, W. & Sonneck, G. (1980). Die Abschätzung der Suizidalität. *Nervenarzt, 51,* 147-151.
Pöldinger, W. & Stoll-Huerlimann, M. (Eds.). (1979). *Krisenintervention auf interdisziplinärer Basis.* Bern: Huber.
Pohlmeier, H. (1976). Die psychoanalytische Theorie der Depression. In D. Eicke (Hrsg.), *Die Psychologie des XX. Jahrhunderts* (Bd. 2, S. 675-696). München: Kindler.
Pohlmeier, H. (1978). Selbstmord und Selbstmordverhütung. Wine: Urban & Schwarzenberg.
Pohlmeier, H. (1980). *Depression und Selbstmord.* Bonn: Keil.
Pontell, H.N. (1978). Deterrence - theory versus practice. *Criminology, 16,* 3-22.

Pontell, H.N. (1982). System capacity and criminal justice. Theoretical and substantive considerations. In H.E. Pepinsky (Ed.), *Rethinking criminology* (p. 131-143). Beverly Hills, Calif.: Sage

Pontell, H.N., Granite, D., Keenan, C. & Geis, G. (1984). Seriousness of crime: A survey of the nations's chiefs of police. *Journal of Criminal Justice, 13,* 1-13.

Popitz, H. (1968). Über die Präventivwirkung des Nichtwissens. Dunkelziffer, Norm und Strafe. In Rechts- und Staatswissenschaftliche Fakultät der Universität Freiburg/Br. (Hrsg.), *Freiburger Rechts- und Staatswissenschaftliche Abhandlungen. Zur Einheit der Rechts- und Staatswissenschaften* Bd. 27 (147-165). Karlsruhe: C.F. Müller.

Popper, K.R. (1965). The logic of scientific discovery. New York: Harper & Row.

Porterfield, A.L. (1943). Delinquency and its outcome at court and in the college. *American Journal of Sociology, 49,* 199-208.

Porterfield, A.L. (1952). Suicide and crime in the social structure of an urban setting. Fort Worth 1930-1950. *American Psychological Review, 17,* 341-349.

Porterfield, A.L. (1968). The problem of suicide. In J.P. Gibbs (Ed.), *Suicide.* New York: Harper.

Power, D.J. (1976). Sexual deviation and crime. *Medicine, Science and the Law, 16,* 111-128.

Preissler, H.-P. (1965). *Zur Kriminologie der Notzucht.* Saarbrücken: Dissertation der Universität des Saarlandes.

Prim, R. & Tilmann, H. (1973). *Grundlagen einer kritisch-rationalen Sozialwissenschaft.* Heidelberg: Quelle & Meyer.

Pritchard, D. (1979). Stable predictors of recidivism. A summary. *Criminology, 17,* 15-21.

Quensel, S. & Quensel, E. (1970). Deliktbelastungsskalen für männliche Jugendliche. *Kölner Zeitschrift für Soziologie und Sozialpsychologie, 22,* 75-97.

Quinney, R. (1972). From repression to liberation: Social theory in a radical age. In R.A. Scott & J.D. Douglas (Eds.), *Theoretical perspectives on deviance* (p. 317-341). New York: Basic Books.

Quinsey, V.L. & Chaplin, T.C. (1982). Penile responses to non-sexual violence among rapists. *Criminal Justice and Behavior, 9,* 372-378.

Quinsey, V.L. & Marshall, W.L. (1983). Procedures for reducing deviant arousal: An evaluation review. In J.G. Greer & I.R. Stuart (Eds.), *Sexual aggression: Current perspectives on treatment.* New York: van Nostrant Reinhold.

Qureshi, D.I. (1979). *Rape: Social facts from England and America.* Champaign, Ill.: Stipes Publishing Company.

Rada, R.T. (1978). *Clinical aspects of the rapist.* New York: Grune & Stratton.

Radebold, H. & Schlesinger, G. (1982). Zur Alterssuizidalität. Literaturergebnisse und psychotherapeutische Behandlungsansätze. In C. Reimer (Ed.), *Suizid* (S. 153-176). Berlin: Springer.

Rader, D.M. (1977). MMPI profile types of exposers, rapists and assaulters in a court service population. *Journal of Consulting and Clinical Psychology, 45,* 61-69.

Rahe, R.H. (1975). Epidemiological studies of life change and illness. *International Journal of Psychiatry in Medicine, 6,* 133-146.

Raine, A. & Venables, P.H. (1981). Classical conditioning and socialization. A biosocial interaction. *Personality and Individual Differences, 2,* 273-284.

Ramey, C.T. & Haskins, R. (1981). The modification of intelligence through early experience. *Intelligence, 5,* 5-19.

Randall, S. & McNickle Rose, V. (1984). Forcible rape. In R.F. Meier (Ed.), Major forms of crime. *Sage Criminal Justice Systems Annuals, 21*, 47-52.
Rappaport, J., Lamiell, J.T. & Sheidman, E. (1980). Ethical issues for psychologists in the criminal justice system: Know and tell. In J. Monahan (Ed.), *The role of psychology in the criminal justice system* (p. 93-125). Washington, D.C.: American Psychological Association.
Rasch, W. (1968). Gruppennotzuchtdelikte Jugendlicher und Heranwachsender. In H. Giese (Hrsg.), *Zur Strafrechtsreform. Beiträge zur Sexualforschung, 3*, (p. 65-112). Stuttgart: Enke.
Rathus, S.A. & Siegel, L.J. (1980). Crime and personality revisited. Effects of MMPI response sets in self-report studies. *Criminology, 18*, 245-251.
Rawls, J. (1975). Zwei Regelbegriffe. In O. Höffe (Hrsg.), *Einführung in die utilitaristische Ethik* (S. 96-120). München: C.H. Beck.
Reckless, W. (1967). *The crime problem*. New York: Appleton-Century-Crofts.
Reimer, C. (1982). Interaktionsprobleme mit Suizidenten. In C. Reimer (Hrsg.), *Suizid* (S. 191-206). Berlin: Springer.
Reimer, C., Reimlinger, S. & Stelter, K. (1979). Zur Lage der Suizid-Patienten in Hamburg. *Hamburger Ärzteblatt, 4*, 116-119.
Reiss, A.J. (Jr). (1951). Delinquency as the failure of personal social controls. *American Sociological Review, 16*, 196-207.
Reiss, A.J. & Rhodes, A.L. (1961). The distribution of juvenile delinquency in the social class structure. *American Sociological Review, 26*, 720-732.
Remschmidt, H., Merschmann, W. & Walter, R. (1975). Zum Dunkelfeld kindlicher Delinquenz. Eine Erhebung an 483 Probanden. *Monatsschrift für Kriminologie und Strafrechtsreform, 58*, 133-153.
Remschmidt, H., Merschmann, W., Walter, R. & Höhner, G. (1976). Empirische Untersuchungen zur unregistrierten kindlichen Delinquenz. In H. Göppinger & G. Kaiser (Hrsg.), *Kriminologie und Strafverfahren. Kriminologische Gegenwartsfragen, 12* (S. 195-210). Stuttgart: Enke.
Ressler, R.K., Burgess, A.W. & Douglas, J.E. (1983). Rape and rape-murder: One offender at twelve victims. *American Journal of Psychiatry, 140*, 36-40.
Reuband, K.-H. (1983). Dunkelfeld, Deliktstruktur und Täterbild. Zum Verhältnis von registrierter und nicht-registrierter Kriminalität. In H.-J. Kerner, H. Kury & K. Sessar (Hrsg.), *Deutsche Forschungen zur Kriminalitätsentstehung und Kriminalitätskontrolle* Bd. 6 (S. 199-234). Köln: Heymanns.
Reynolds, L. (1984). Rape: A social perspective. *Journal of Offender Counseling, Services and Rehabilitation, 9*, 149-160.
Riebel, U. (1977). Was tun Sie im akuten Krisenfall? *Ärztliche Praxis, 29*, 3859-3861.
Rieländer, M. & Quensel, E. (1983). Der Gießener Fragebogen als Instrument in der kriminologischen Forschung und Diagnostik. *Monatsschrift für Kriminologie und Strafrechtsreform, 66*, 84-93.
Rindfleisch, J. (1976). *Viktimologische Aspekte der Notzucht* (Dissertation). Heidelberg: Psycholog. Instit.
Ringel, E. (1953). *Der Selbstmord. Abschluß einer krankhaften Entwicklung*. Wien: Mandrich.
Ringel, E. (Hrsg.). (1969). *Selbstmordverhütung*. Bern: Huber.
Ringel, E. (Hrsg.). (1976). *Sucht und Suizid*. Freiburg: Lambertus.
Robin, G.D. (1964). Gang member delinquency: Its extent, sequence and typology. *Journal of Criminal Law, Criminology and Police Science, 55*, 59-69.

Robins, E.J., Gassner, J. Kayes, J., Wilkinson, R.H. & Murphy, G.E. (1959). The communication of suicidal intent: A study of 134 consecutive cases of successful (completed) suicides. *American Journal of Psychiatry, 115,* 724-733.

Robinson, W.S. (1950). Ecological correlation and the behavior of individuals. *American Sociological Review, 14,* 351-357.

Roebuck, J.B. (1967). *Criminal typology. The legalistic, physical-constitutional-hereditary, psychological-psychiatric and nociological approaches.* Springfield, Ill.: Charles C. Thomas.

Rogers, J. & Buffalo, M. (1974). Neutralization techniques: toward a simplified measurement scale. *Pacific Sociological Review, 17,* 313-329.

Rogers, M.R. (1978). *A descriptive study of the rapist* (diss.). San Diego: Graduate Faculty of the School of Human Behavior; United States International University.

Rojek, D.E. & Erikson, M.L. (1982). Delinquent careers. A test of the career escalation model. *Criminology, 20,* 5-28.

Rolinski, K. (1978). Zur Hypothese unterschiedlicher Auswirkung von Verstärkungsbedingungen bei Straffälligen und Nicht-Straffälligen im Lernexperiment. *Monatsschrift für Kriminologie und Strafrechtsreform, 61,* 139-148.

Roncek, D.W. (1981). Dangerous places. Crime and residential environment. *Social Forces, 60,* 74-96.

Roose, S.P. (1983). Depression, delusions, and suicide. *American Journal of Psychiatry, 140,* 1159-1162.

Rorer, L.G. & Widiger, T.A. (1983). Personality structure and assessment. *Annual Review of Psychology, 34,* 431-463.

Rosch, M. & Frey, D. (1983). Soziale Einstellungen. In D. Frey & S. Greif (Hrsg.), *Sozialpsychologie. Ein Handbuch in Schlüsselbegriffen* (S. 296-305). München: Urban & Schwarzenberg.

Rose, G.N.G. (1970). The merits of an index of crime of the kind devised by Sellin and Wolfgang. In European Committee on Crime Problems (Eds.), *Collected studies in criminological research. The index of crime, some further studies* vol. 7 (p. 33-52). Strasbourg: Council of Europe.

Ross, H.L. (1982). Interrupted time series studies of deterrents of drinking and driving. In J. Hagan (Ed.), *Deterrence reconsidered. Methodological innovations* (p. 71-97). Beverly Hills, Calif.: Sage.

Ross, M. (1973). Suicide among physicians. *Diseases of the Nervous System, 34,* 145-150.

Ross, M.W. (1975). Physician suicide risk, practical recognition and management. *Southern Medical Journal 68, 6,* 699-702.

Ross, M.W., Campbell, R.L. & Clayer, J.R. (1983). Parental rearing patterns and suicidal thoughts. *Acta Psychiatrica Scandinavica, 67,* 429-433.

Rossi, P., Berk, R. & Lenihan, K. (1980). *Money, work, and crime.* New York: Academic Press.

Rossi, P.H., Bose, C., Waite, E. & Berk, R. (1974). The seriousness of crimes: Normative structure and individual differences. *American Sociological Review, 39,* 224-237.

Rossi, P.H. & Nock, S.L. (1982). *Measuring social judgment.* Beverly Hills, Calif.: Sage.

Rossi, P.H., Simpson, J.E. & Miller, J.A. (1983). *Beyond crime seriousness: Fitting the punishment to the crime.* Paper presented to the meetings of the American Society of Criminology in Amherst, November 1983.

Roth, E., Oswald, W.D., Daumenlang, K.C. (1972). *Intelligenz.* Stuttgart: Kohlhammer.

Roth, J.A. (1978). Prosecutor perceptions of crime seriousness. *Journal of Criminal Law and Criminology, 69,* 232-242.

Rother, M. (1970). Persönlichkeitsstruktur, Qualität von Sanktionen und abweichendes Verhalten. Ein Test des Erklärungsversuches von H.J. Eysenck. *Kriminologisches Journal, 2,* 165-189.

Ruch, F.L. & Zimbardo, P.G. (1974). Lehrbuch der Psychologie. Berlin: Springer.

Rüther, W. (1975). *Abweichendes Verhalten und "labeling approach".* Köln: Heymanns.

Ruff, C.F., Templer, D.I. & Ayers, J.L. (1976). The intelligence of rapists. *Archives of Sexual Behavior, 5,* 327-329.

Rushing, W.A. (1968). Individual behavior and suicide. In J. Gibbs (Ed.), *Suicide.* New York: Harper & Row.

Rushton, J.P. & Chrisjohn, R.D. (1981). Extraversion, neuroticism, psychoticism and self-reported delinquency: Evidence from eight separate samples. *Personality and Individual Differences, 2,* 11-20.

Russell, D.E.H. (1982). The prevalence and incidence of forcible rape and attempted rape of females. *Victimology: An International Journal, 7,* 81-93.

Russel, F. (1977). *A city in terror. The 1919 Boston Police strike.* New York: Penguin Books.

Sack, F. (1968). Neue Perspektiven in der Kriminologie. In F. Sack & R. König (Hrsg.), *Kriminalsoziologie* (S. 432-475). Frankfurt: Akademische Verlagsgesellschaft.

Sack, F. (1978). Probleme der Kriminalsoziolgoie. In R. König (Hrsg.), *Handbuch der empirischen Sozialforschung. Wählerverhalten, Vorurteile, Kriminalität* Bd. 12 (S. 192-249). Stuttgart: Enke.

Sainsbury, P. (1955). *Suicide in London.* London: Chapman & Hall.

Sainsbury, P. (1963). Social and epidemiological aspects of suicide with special reference to the aged. In R.H. Williams (Eds.), *Process of aging* vol. 1. New York: Atherton.

Sainsbury, P., Jenkins, J. & Levey, A. (1980). The social correlates of suicide in Europe. In R. Farmer & S. Hirsch (Eds.), *The suicide syndrome* (p. 38-53). London: Croom Helm.

Salk, L., Lipsitt, L.P, Reilly, B.M., Sturner, W.Q. & Levat, R.H. (1985). Relationship of maternal and perinatal conditions to eventual adolescent suicide. *Lancet, 16,* 624-627.

Saltzman, L.E., Paternoster, R., Waldo, G.P. & Chiricos, T.G. (1983). Deterrent and experiential effects: The problem of causal order in perceptual deterrence research. *Journal of Research in Crime and Delinquency, 19,* 172-189.

Sampson, R.J., Castellano, T.C. & Laub, J.H. (1981). *Juvenile criminal behavior and its relation to neighbourhood characteristics.* (Monograph 5 of analysis of national-crime victimization survey data to study serious delinquent behavior). Albany: Criminal Justice Research Center.

Sanday, P.R. (1981). The socio-cultural context of rape: A cross cultural study. *Journal of Social Issues, 37,* 5-27.

Sanders, W.B. (1983). Criminology. Reading, Mass.: Addison-Weley.

Sarbin, T.R. (1979). The myth of the criminal type. In T.R. Sarbin (Ed.), *Challenges to the criminal justice system. The prospective of community psychology* (p. 1-27). New York: Human Science Press.

Sarrel, P.M. & Masters, W.H. (1982). Sexual molestation of men by women. *Archives of Sexual Behavior, 11,* 117-131.

Sartorius, R. (1983). Coercive suicide prevention: A libertarian perspective. *Suicide and Life-Threatening Behavior, 13,* 293-303.

Sauer, W. (1933). *Kriminalsoziologie. Zugleich eine systematische Einführung in die Weiterentwicklung und in die Hilfswissenschaften des Strafrechts.* Berlin & Leipzig: Verlag für Staatswissenschaften und Geschichte.

Sawyer, J. (1966). Measurement and prediction, clinical and statistical. *Psychological Bulletin, 66,* 178-184.
Scacco, A.M. (1975). *Rape in prison.* Springfield, Ill.: Charles C. Thomas.
Schadewaldt, H. (1970). Historische Betrachtungen zum Alterssuizid. *Aktuelle Gerontologie, 7,* 59-66.
Schäfer, H. (1974). Alter und Kriminalität. Zum Problem des Abbruchs kimineller Karrieren. *Kriminologisches Journal, 6,* 209-216.
Schaller, S. & Schmidtke, A. (1986). Kovariation von Dissimulationstendenzen, Hoffnungslosigkeit und Suizidintention nach einem Suizidversuch. In M. Amelang (Hrsg.), *Bericht über den 35. Kongreß der Deutschen Gesellschaft für Psychologie in Heidelberg 1986* Bd. 1. (S. 473). Göttingen: Hogrefe.
Scheff, T.J. (1974). The labeling series of mental illness. *American Sociological Review, 39,* 444-452.
Schindhelm, M. (1972). *Der Sellin-Wolfgang-Index. Ein ergänzendes Maß der Strafrechtspflegestatistik.* Stuttgart: Enke.
Schlichter, K.J. & Ratliff, R.G. (1971). Discrimination learning in juvenile delinquency. *Journal of Abnormal Psychology, 77,* 46-48.
Schmidbauer, W. (1977). *Die hilflosen Helfer. Über die seelische Problematik der helfenden Berufe.* Reinbek b. Hamburg: Rowohlt.
Schmidhäuser, E. (1971). *Vom Sinn der Strafe* (2. Aufl.). Göttingen: Vanderhoeck & Ruprecht.
Schmidt, L.R. (1978). Normen und Diagnosen. In L.R. Schmidt (Hrsg.), *Lehrbuch der Klinischen Psycholgie* (S. 65-81). Stuttgart: Enke.
Schmidtke, A. (1976). Möglichkeiten psychometrischer Verfahren bei der Abschätzung suizidalen Verhaltens Jugendlicher. *Suizid Prophylaxe, 3,* 108-131.
Schmidtke, A. (1986). Entwicklungen interdisziplinärer Suizidforschung/Von der Domain- zur Doktrinforschung? In M. Amelang (Hrsg.), *Bericht über den 35. Kongreß der Deutschen Gesellschaft für Psychologie in Heidelberg 1986* Bd. 1. (S. 462-463). Göttingen: Hogrefe.
Schmidtke, A. & Häfner, H. (1986). Gibt es differentielle Imitationseffekte bei suizidalem Verhalten? In M. Amelang (Hrsg.), *Bericht über den 35. Kongreß der Deutschen Gesellschaft für Psychologie in Heidelberg 1986* Bd. 1. (S. 467). Göttingen: Hogrefe.
Schmidtke, A. & Häfner, H. (1986). Suizide und Suizidversuche im Kindes- und Jugendalter in der Bundesrepublik Deutschland: Häufigkeiten und Trends. In F. Specht & A. Schmidtke (Hrsg.), *Selbstmordhandlungen bei Kindern und Jugenlichen* (S. 27-49). Regensburg: Roderer.
Schmidtke, A. & Rimpau, K. (1979). *Persönlichkeit und Suizidrisiko bei körperbehinderten Jugendlichen* (Forschungsbericht aus dem Otto-Selz-Institut für Psychologie und Erziehungswissenschaft, Nr. 5). Mannheim: Otto-Selz-Institut.
Schmidtke, A. & Schaller, S. (1976). Fragebogen-Test zur Beurteilung der Suizidgefahr. *Der Kinderarzt, 7,* 1161-1164.
Schmitt, R.C. (1957). Density, delinquency and crime in Honolulu. *Sociology and Social Research, 41,* 274-276.
Schmidtobreick, B. (1976). Suizid und Suizidversuch bei Suchtkranken. In E. Ringel (Ed.) *Sucht und Suizid.* Freiburg: Lambertus.
Schneider, H.-J. (1967). Prognostische Beurteilung des Rechtsbrechers: Die ausländische Foschung. In U. Undeutsch (Hrsg.), *Handbuch der Psychologie in zwölf Bänden* Bd. 11, Forensische Psychologie. Göttingen: Hogrefe.
Schneider, H.J. (1974). *Kriminologie.* New York: de Gruyter.
Schneider, H.J. (1975). *Viktimologie. Wissenschaft vom Verbrechensopfer.* Tübingen: Siebeck & Mohr.

Schneider, H.J. (1977). Berufsverbrecher und gefährliche Intensivtäter. *Schriftenreihe der Polizei - Führungsakademie, 4,* 20-44.
Schöch, H. (1976). Ist Kriminalität normal? Probleme und Ergebnisse der Dunkelfeld-Forschung. In H. Göppinger & G. Kaiser (Hrsg.), *Kriminologie und Strafverfahren. Kriminologische Gegenwartsfragen, 12,* 211-228.
Schorsch, E. (1971). *Sexualstraftäter.* Stuttgart: Enke.
Schrager, S. & Short, J.F. (Jr). (1980). How serious is a crime? Perceptions of organisational and common crimes. In G. Geis & E. Scotland (Eds.), *White collar crime. Theory and research* (p. 14-31). Beverly Hills, Calif.: Sage.
Schuessler, K. F. & Cressey, D.B. (1950). Personality characteristics of criminals. *American Journal of Sociology, 55,* 476-484.
Schultz, H. (1974). Von der dreifachen Bedeutung der Dunkelziffer. In K. Roxin, H.-J. Bruns & H. Jäger (Hrsg.), *Grundfragen der gesamten Strafrechtswissenschaft* (S. 239-251), (Festschrift für Heinrich Henkel zum 70. Geburtstag). Berlin, New York: de Gruyter
Schultz, L.D. (Ed.). (1975). *Rape victimology.* Springfield, Ill.: Charles C. Thomas.
Schumann, K.F., Berlitz, C., Guth, H.W. & Kaulitzki, R. (1983). *Lassen sich generalpräventive Wirkungen der Strafrechtspflege bei Jugendlichen nachweisen?* (unveröffentl. Manuskript). Universität Bremen: Fachbereich Soziologie.
Schur, D.M. (1974). *Abweichendes Verhalten und soziale Kontrolle. Etikettierung und gesellschaftliche Reaktionen.* Frankfurt a.M.: Herder & Herder.
Schur, D.M. (1980). Comments. Postscript. In W.R. Gove (Ed.), *The labeling of deviance* p. 393-402. Beverly Hills, London: Sage.
Schur, E.M. (1979). *Interpreting deviance. A psychological introduction.* New York: Harper & Row.
Schwartz, J., Williams, H. & Pepitone-Rockwell, F. (1981). Construction of a rape awareness scale. *Victimology: An International Journal, 6,* 110-119.
Schwartz, R.D. & Orleans, S. (1967). On legal sanctions. University of Chicago. *Law Review, 34,* 274-300.
Schwarz, N. & Brand, J.F. (1983). Effects of salience of rape on sex role attitudes, trust, and self-esteem in non-raped women. *European Journal of Social Psychology, 13,* 71-76.
Schwind, H.-D. (1981). Dunkelfeld. In H.J. Schneider (Hrsg.), *Auswirkungen auf die Kriminologie. Die Psychologie des 20. Jahrhunderts* Bd. 14 (S. 223-247). Zürich: Kindler.
Schwind, H.-D. (1983). Die Göttinger und die Bochumer Dunkelfeld-Forschung. In H.-J. Kerner, H. Kury & K. Sessar (Hrsg.), *Deutsche Forschungen zur Kriminalitätsentstehung- und Kontrolle* Bd. 6(1), (S. 169-198). Köln: Heymanns.
Schwind, H.-D., Ahlborn, W., Eger, H.-J., Jany, U., Pudel, W. & Weiß, R. (1975). *Dunkelfeld-Forschung in Göttingen 1973/74.* BKA-Forschungsreihe, 2.
Schwind, H.-D. & Eger, H.-J. (1973). Untersuchungen zur Dunkelziffer. Nichtentdeckte Straftaten von Göttinger Jurastudenten. *Monatsschrift für Kriminologie und Strafrechtsreform, 56,* 151-170.
Scobel, W.A. (1982). Depression und Suizid. In C. Reimer (Hrsg.), *Suizid* (S. 51-62). Berlin: Springer
Scott, P.D. (1964). Approved school success rates. *British Journal of Criminology, 4,* 525-556.
Sebba, L. (1980). Is men's rea a component of perceived offense seriousness? *Journal of Criminal Law and Criminology, 71,* 124-135.

Seitz, W. & Pater, A. (1983). Beziehung von Persönlichkeitsmerkmalen zu offiziell registrierter und zu selbstberichteter Delinquenz bei männlichen Jugendlichen. In H.J. Kerner, H. Kury & K. Sessar (Hrsg.), ***Deutsche Forschungen zur Kriminalitätsentstehung und Kriminalitätskontrolle*** Bd. 6(1), (S. 532-565). Köln: Heymanns.
Selg, H. (1973). ***Zur Aggression verdammt.*** Stuttgart: Kohlhammer.
Selkin, J. (1975). Die Angst vor der Vergewaltigung. ***Psychologie Heute, 4,*** 58-64.
Sellin, T. (1967). ***Capital punishment.*** New York: Harper & Row.
Sellin, T. (1967). Experiments with abolition. In T. Sellin (Ed.), ***Capital punishment*** (p. 122-124). New York: Harper & Row.
Sellin, T. (1967). Homicides in retentionist and abolitionist states. In T. Sellin (Ed.), ***Capital punishment*** (p. 135-138). New York: Harper & Row.
Sellin, T. (1980). ***The penalty of death.*** Beverly Hills, Calif.: Sage.
Sellin, T. & Wolfgang, M.E. (1964). ***The measurement of delinquency.*** New York: Wiley.
Shaw, C.R., Zorbaugh, H.W., McKay, H.D. (1929). ***Delinquency areas. A study of school tenants, juvenile delinquents and adult offenders.*** Chicago: Chicago University Press.
Sheley, J.F. (1980). Crime seriousness ratings. ***British Journal of Criminology, 20,*** 123-135.
Shneidman, E.S. (Ed.). (1976). ***Suicidology. Contemporary developments.*** New York: Grune & Stratton.
Shneidman, E.S. & Farberow, N.L. (1961). ***The cry for help.*** New York: McGraw-Hill.
Short, J. F. (Jr). (1957). Differential associations and delinquency. ***Social Problems, 4,*** 233-239.
Shorter, E. (1977). On writing the history of rape. ***Signs, 3,*** 2.
Siani, R., Garzotto, N., Zimmermann, W., Tansella, F. & Tansella, M. (1979). Predictive scales for parasuicide repetition. Further results. ***Acta Psychiatrica Scandinavica, 59,*** 17-23.
Silberman, M. (1976). Toward a theory of criminal deterrence. ***American Sociological Review, 41,*** 442-461.
Simon, H.U. & Kunow, J. (1975). Zur empirischen Prüfung von Theorien. Anmerkungen zu Arbeiten über die rechtssoziologische Theorie von Karl-Dieter Opp. ***Kriminologisches Journal, 7,*** 291-304.
Simons, R.L., Miller, M.G. & Aigner, S.M. (1980). Contemporary theories of deviance and female delinquency: An empirical test. ***Journal of Crime and Delinquency, 17,*** 42-57.
Singh, H.A. (1979). Reliability and validity of self-reported delinquency studies: A review. ***Psychological Reports, 44,*** 987-993.
Singh, U.P. & Bose, S. (1980). A resolution on the ethiology of persistence in criminal habits. ***Indian Journal of Criminology, 8,*** 39-45.
Smith, D.A. & Visher, C. (1980). Sex and involvement in deviance/crime: A quantitative review of the empirical literature. ***American Sociological Review, 45,*** 691-701.
Smith, D.H. & Hackathorn, L. (1982). Some social and pschychological factors related to suicide in primitive societies: A cross-cultural comparative study. ***Suicide and Life-Threatening Behavior, 12,*** 195-211.
Smith, D.R. & Smith, W.R. (1984). Patterns of delinquent careers: An assessment of three perspectives. ***Social Science Research, 13,*** 129-158.
Smith, R.J., Tritt, K. & Zollmann, A. (1982). Sex differences in the social perception of rape victims in West Germany and the United States. ***Journal of Social Psychology, 117,*** 143-144.
Smithyman, S.D. (1978). ***The undetected rapist*** (dissertation). Claremont: Claremont Graduate School.

Smithyman, S.D. (1979). Characteristics of undetected rapists. In W. Parsonage (Ed.), ***Perspectives on victimology.*** Beverly Hills, Calif.: Sage.
Snyder, M. & Gangestad, S. (1982). Choosing social situations: Two investigations of self-monitoring processes. ***Journal of Personality and Social Psychology, 43,*** 123-135.
Solnick, J.V., Braukmann, C.J., Bedlington, M.M., Kirigin, K.A. & Wolf, M.M. (1981). The relationship between parent-youth-interaction and delinquency in group homes. ***Journal of Abnormal Child Psychology, 9,*** 107-119.
Sonneck, G. (1982). Betreuungsmodelle für Suizidgefährdete. In C. Reimer (Hrsg.), ***Suizid.*** Berlin: Springer.
Sparks, R.F., Dodd, D.J. & Genn, H.G. (1977). ***Surveying victims. A study of the measurement of criminal victimization, perception of crime and attitudes of criminal justice.*** Chichester: John Wiley & Sons.
Spellacy, F.J. & Brown, W.G. (1984). Prediction of recidivism in young offenders after brief institutionalization. ***Journal of Clinical Psychology, 40,*** 1070-1074.
Spergel, I. (1964). ***Racketville, Slumtown, Haulburg, an exploratory study of delinquent sub-cultures.*** Chicago: Univ. of Chicago Press.
Spreen, O. (1963). ***MMPI Saarbrücken. Handbuch.*** Bern & Stuttgart: Huber.
Springer, W. (1973). ***Kriminalitätstheorien und ihr Realitätsgehalt.*** Stuttgart: Enke.
Srole, L. (1956). Social integration and certain corollaries. ***Sociological Review, 21,*** 709-716.
Stack, S. (1978). Suicide. A comparative analysis. ***Social Forces, 57,*** 644-653.
Stack, S. (1982). Social structure and Swedish crime rates. A time-series analysis, 1950-1979. ***Criminology, 20,*** 499-513.
Stack, S. (1983). The effect of the Jonestown suicides on American suicide rates. ***Journal of Social Psychology, 119,*** 145-146.
Stack, S. (1984). Income inequality and property crime. A cross national analysis of relative deprivation theory. ***Criminology, 22,*** 229-257.
Stafford, M.C. & Gibbs, J.P. (1985). A major problem with the theory of status integration and suicide. ***Social Forces, 63,*** 643-660.
Stark, R. (1979). Whose status counts? (Comment on Tittle, Villemez & Smith). ***American Sociological Review, 44,*** 668-669.
Stark, R., Doyle, D.P. & Kent, L. (1980). Rediscovering a moral community. Church membership and crime. In. T. Hirschi & M. Gottfredson (Ed.), ***Understanding crime. Current theory and research*** (p. 43-52). Beverly Hills, Calif.: Sage
Steffensmeier, D.J. & Steffensmeier, R.H. (1980). Trends in female delinquency, 1965-1977. ***Criminology, 18,*** 62-85.
Stein-Hilbers, M. (1978). Zur Frage der geschlechtsspezifisch unterschiedlichen Strafverfolgung. ***Kriminologisches Journal, 10,*** 281-291.
Steinert, H. (1976). ***Über die Funktion des Strafrechts. Festschrift für Christian Broda*** (S. 335-371). Wien.
Steinhilper, G. (1977). Kriminalitätsanalyse als Voraussetzung für Verbrechensvorbeugung. In Bundeskriminalamt (Hrsg.), ***Straftatenklassifizierung und -gewichtung sowie ihre praktische Anwendung*** (S. 126-138). Wiesbaden: Bundeskriminalamt.
Steller, M. & Hunze, D. (1984). Zur Selbstbeschreibung von Delinquenten im Freiburger Persönlichkeitsinventar (FPI) - eine Sekundäranalyse empirischer Untersuchungen. ***Zeitschrift für Differentielle und Diagnostische Psychologie, 5,*** 87-110.
Stengel, E. (1969). A matter of communication. In E.S. Shneidman (Ed.), ***On the nature of suicide.*** San Fransisco: Jossey-Bass.

Stengel, E. (1969). ***Selbstmord und Selbstmordversuch.*** Frankfurt a.M.: Fischer.
Steppacher, R.C. & Mausner, J.S. (1974). Suicide in male and female physicians. ***Journal of American Medical Association, 228(3)***, 323-328.
Stevens, S.S. (1959). Measurement, psychophysics and utility. In C.W. Churchman & P. Ratoush (Eds.), ***Measurement definitions and theories.*** New York: Wiley.
Stevens, S.S. (1966). A metric for the social consensus. ***Signs, 151,*** 530-541.
Stork, J. (1977). Das suizidale Feld. ***Schweizer Archiv für Neurologie, Neurochirurgie und Psychiatrie, 120,*** 283-296.
Streng, F. (1979). ***Strafmentalität und ihre juristische Ausbildung.*** Heidelberg: Kriminalistik-Verlag.
Streng, F. (1980). Schuld, Vergeltung, Generalprävention. Eine tiefenpsychologische Rekonstruktion strafrechtlicher Zentralbegriffe. ***Zeitschrift für die gesamte Strafrechtswissenschaft, 92,*** 637-681.
Strunz, J.K. (1967). ***Das häusliche Milieu als kriminogener Faktor bei Notzuchtverbrechen*** (Dissertation). Saarbrücken: Universität des Saarlandes.
Stumpfl, F. (1936). ***Die Ursprünge des Verbrechens, dargestellt am Lebenslauf von Zwillingen.*** Leipzig: G. Thieme.
Sutherland, E.H. (1956). Development of the theory. In A.K. Cohen, A. Lindesmith & K. Schuessler (Eds.), ***The Sutherland papers*** (p. 13-29). Bloomington: Indiana Univ. Press.
Sutherland, E.H. (1968). Die Theorie der differentiellen Kontakte. In F. Sack & R. König (Hrsg.), ***Kriminalsoziologie*** (S. 395-399). Frankfurt a.M.: Akademische Verlagsgesellschaft.
Sutherland, E.H. & Cressey, D.R. (1974). ***Principles of Criminology.*** Philadelphia: Lippincott.
Sykes, G.M. & Matza, D. (1957). Techniques of neutralization: A theory of delinquency. ***American Sociological Review, 43,*** 643-656.
Sykes, G.M. & Matza, D. (1968). Techniken der Neutralisierung. Eine Theorie der Delinquenz. In F. Sack & R. König (Hrsg.), ***Kriminalsoziologie*** (S. 360-371). Frankfurt a.M: Akademische Verlagsanstalt. (Original erschienen 1957, in American Sociological Review, 22, 664-670).
Sykes, G.W. (1984). Saturated enforcement: The efficacy of deterrence and drunk driving. ***Journal of Criminal Justice, 12,*** 185-197.
Tannenbaum, F. (1938). ***Crime and the community.*** Boston: Ginn and Company.
Tapp, J.L. (1971). Reflections. ***Journal of Social Issues, 27,*** 1-16.
Tausch, R. (1983). ***Gesprächspsychotherapie.*** Göttingen: Hogrefe.
Teevan, J. (1976). Subjective perceptions of deterrence. ***Journal of Research in Crime and Delinquency, 13,*** 155-164.
Teevan, J. (1976). Deterrent effects of punishment. Subjective measures continued. ***Canadian Journal of Criminology and Correction, 18,*** 152-160.
Tennenbaum, D.J. (1977). Personality and criminality. A summary and implications of the literature. ***Journal of Criminal Justice, 5,*** 225-235.
Teufert, E. (1980a). ***Notzucht und sexuelle Nötigung.*** Lübeck: Max Schmidt-Römhild.
Teufert, E. (1980b). Zur Kriminalistik der Sexualfreiheitsdelikte. ***Archiv für Kriminologie, 166,*** 175-183.
Thomas, C.W. (1976). Are status offenders really so different? A comparative and longitudinal assessment. ***Crime and Delinquency, 22,*** 438-455.
Thomas, C.W. & Sieverds, C.M. (1975). Juvenile court intake. An analysis of discretionary decision-making. ***Criminology, 12,*** 413-432.
Thornberry, T.P. & Farnworth, M. (1982). Social correlates of criminal involvement: Further evidence on the relationship between social status and criminal behavior. ***American Sociological Review, 47,*** 505-518.

Thornton, M. & Ryckman, R.M. (1983). The influence of a rape victim's physical attractiveness on observers' attributions of responsibility. ***Human Relations, 36,*** 549-562.
Tinbergen, N. (1954). The origin and evolution of courtships and threat-display. In J.S. Huxley, E.B. Ford & A.C. Hardy (Eds.), ***Evolution as a process.*** London: Allen & Unwin.
Tittle, C.R. (1969). Crime rates and legal sanctions. ***Social Problems, 16,*** 409-423.
Tittle, C.R. (1975). Deterrents or labeling? ***Social Forces, 53,*** 399-410.
Tittle, C.R. (1978). Comment on "deterrence: theory vs. practice". ***Criminology, 16,*** 31-35.
Tittle, C.R. (1979). Reply to Stark. ***American Sociological Review, 44,*** 669-670.
Tittle, C.R. (1980). Labelling and Crime. An empirical evaluation. In W.R. Gove (Ed.), ***The labelling of deviance. Evaluating a perspective*** (p. 241-263). Beverly Hills, Calif.: Sage.
Tittle, C.R. (1980). Sanctions and social deviance. New York: Praeger.
Tittle, C.R. & Logan, C. (1973). Sanctions and deviance. Evidence and remaining questions. ***Law and Society Review, 7,*** 371-392.
Tittle, C.R., Villemez, W.J. & Smith, D.A. (1978). The myth of social class and criminality: An empirical assessment of the empirical evidence. ***American Sociological Review, 43,*** 643-656.
Toby, J. (1957). The differential impact of family disorganization. ***American Sociological Review, 22,*** 505-512.
Toby, J. (1958). Hoodlum or businessman? An American Dilemma. In M. Sklare (Ed.), ***The Jews*** (p. 542-550). New York: The Free Press.
Toby, J. (1964). Is punishment necessary? ***Journal of Criminal Law, Criminology and Police Science, 55,*** 332-337.
Toby, J. (1981). Deterrence without punishment. ***Criminology, 19,*** 195-209.
Trautner, H.M. (1977). Verhaltensmerkmale bei Straffälligen und Nicht-Straffälligen und ihre Beziehung zu Extraversion, Neurotizismus und Intelligenz. In W.H. Tack (Hrsg.), ***Bericht über den 30. Kongreß der Deutschen Gesellschaft für Psychologie in Regensburg 1976*** Bd. 2 (S. 392-394). Göttingen: Hogrefe.
Treiber, B. (1981). Bildungseffekte in Mehrebenen-Analysen individueller Schulleistungen. ***Zeitschrift für Entwicklungspsychologie und Pädagogische Psychologie, 13,*** 217-226.
Treiber, H. (1973). Entlastungseffekte des Dunkelfeldes. Anmerkungen zu einer Dunkelzifferbefragung. ***Kriminologisches Journal, 3,*** 97-115.
Trout, D.L. (1980). The role of social isolation in suicide. ***Suicide and Life-Threatening Behavior, 10,*** 10-23.
Tsuang, M.T. (1977). Genetic factors in suicide. ***Diseases of the Nervous System, 38,*** 498-501.
Velasco, J.R. & Mynko, L. (1973). Suicide and marital status. A changing relationship. ***Journal of Marriage and the Family,*** 239-244.
Vanberg, V. (1982). ***Verbrechen, Strafe und Abschreckung. Recht und Staat*** (S. 509). Tübingen: Mohr.
Vandivort, D.S. & Locke, B.Z. (1979). Suicide ideation: Its relation to depression, suicide and suicide attempt. ***Suicide and Life-Threatening Behavior, 9,*** 205-218.
Veiel, H.O.F., Welz, R., Brill, G. & Häfner, A. (1986). Charakteristische Muster sozialer Unterstützung bei Suizidenten. In M. Amelang (Hrsg.), ***Bericht über den 35. Kongreß der Deutschen Gesellschaft für Psychologie in Heidelberg 1986*** Bd. 1 (S. 470). Göttingen: Hogrefe.
Velez-Diaz, A. & Megargee, E. (1970). An investigation of differences in value judgments between youthful offenders and non-offenders in Puerto Rico. ***Journal of Criminal Law, Criminology and Police Science, 61,*** 549-553.

Vernon, P.A. (1983). Speed of information processing and general intelligence. *Intelligence, 7,* 53-70.

Villmow, B. (1977). *Schwereeinschätzung von Delikten.* Berlin: Duncker & Humblot.

Villmow-Feldkamp, H. (1976). *Delinquenz und Selbstdarstellung Jugendlicher. Eine Persönlichkeitsuntersuchung auf der Basis von Dunkelfeldergebnissen* (Phil. Dissertation). Konstanz.

Villmow-Feldkamp, H. & Kury, H. (1983). Delinquenz und Persönlichkeit. Zusammenhänge bei Jugendlichen auf der Basis von Dunkelfeldergebnissen. *Monatsschrift für Kriminologie und Strafrechtsreform, 66,* 113-117.

Visher, C.A. (1983). Gender, police arrest, and the nations of chivalry. *Criminology, 21,* 5-28.

Wadler, A. (1908). Die Verbrechensbewegung im östlichen Europa. *Die Kiminalität der Balkanländer. Ein Beitrag zur Internationalen Verbrechenskunde und zur Methode der* Kriminalistik Bd. 1 Müchen.

Wagner, K. (1985). Das Potential des Labeling-Approach. Versuch einer programmatischen Neueinschätzung. *Kriminologisches Journal, 17,* 267-289.

Wagner, H. & Pease, K. (1978). On adding up scores of offence seriousness. *British Journal of Criminology, 18,* 175-178.

Waldo, G. & Dinitz, S. (1967). Personality attributs of the criminal: An analysis of research studies, 1950-65. *Journal of Research in Crime and Delinquency, 4,* 185-202.

Waldo, G.P. & Chiricos. T.G. (1972). Perceived penal sanctions and self-reported criminality: a neglected approach to deterrence research. *Social Problems, 19,* 522-540.

Walker, M.A. (1978). Measuring the seriousness of crimes. *British Journal of Criminology, 18,* 348-364.

Waller, E. (1974). *Men released from prison.* Toronto: University of Toronto Press.

Walliser, F. (1984). Personenauskunftdatei (PAD), Falldatei (MOD) und Perseveranztheorie. *Kriminalistik, 38,* 322-327.

Watson, C.G., Klett, W.G., Walters, C. & Laughlin, P.R. (1983). Identification of suicidal episodes with the MMPI. *Psychological Reports, 53,* 919-922.

Watson, C.G., Klett, W.G., Walters, C. & Vassar, P. (1984). Suicide and the MMPI: A cross-validation of predictors. *Journal of Clinical Psychology, 40,* 115-119.

Weeks, H.A. (1940). Male and female broken home rates by types of delinquency. *American Sociological Review, 5,* 601-609.

Wehner, B. (1957). *Die Latenz der Straftaten* (*Die nicht entdeckte Kriminalität*). Wiesbaden: BKA-Schriftenreihe.

Weis, J.G., Sakumoto, K., Sederstrom, J. & Zeiss, K. (1980). *Jurisdiction and the illusive status offender. A comparison of involvement in delinquent behavior and status offenses.* Washington, D.C.: Center for Law and Justice.

Weis, K. (1977). Vergewaltigung - unbekannt und mißverstanden. In I. Kerscher (Hrsg.), *Konfliktfeld Sexualität.* Neuwied: Luchterhand.

Weis, K. (1982). *Die Vergewaltigung und ihre Opfer.* Stuttgart: Enke.

Weis, K. & Borges, S. (1973). Victimology and rape. The case of the legitimate victim. *Issues in Criminology, 8,* 71-115.

Weis, K. & Borges, S. (1976). Rape as a crime without victims and offenders? A methodological critique. In E. Viano (Ed.), *Victims and society* (p. 230-254). Washington, D.C.: Visage Press.

Weissman, M.M. (1974). The epidemiology of suicide attempts, 1960 to 1971. *Archives of Central Psychiatry, 30,* 737-746.

Wekstein, L. (1979). *Handbook of suicidology.* New York: Brunner & Mazel.

Wellford, C. (1975). Labeling theory and criminology: An assessment. ***Social Problems*, *22***, 332-345.
Wellford, C. & Wiatrowski, M. (1975). On the measurement of delinquency. ***Journal of Criminal Law and Crimonology*, *66***, 175-188.
Wellmann, K.F. (1974). Über die Todesursachen bei US-amerikanischen Ärzten. ***Deutsche Medizinische Wochenschrift*, *99***.
Welz, R. (1979). ***Selbstmordversuche in städtischen Lebensumwelten.*** Weinheim: Beltz.
Welz, R., Häfner, H., Klug, J. & Rey, E.R. (1978). Selbstmordversuche in Mannheim. Ein ökologischer Mehrebenenvergleich. In H. Häfner (Hrsg.), ***Psychiatrische Epidemiologie.*** Berlin: Springer.
Wenz, F.V. (1977). Effects of seasons and sociological variables on suicidal behavior. ***Public Health Reports*, *92***, 233-239.
Wenz, F.V. (1977). The development of a suicide potential scale based on general population samples. ***Crisis Intervention*, *8***, 77-91.
Werbik, H. (1971). Das Problem der Definition "aggressiver" Verhaltensweisen. ***Zeitschrift für Sozialpsychologie*, *2***, 233-247.
Werff, C. van der (1981). Recidivism and special deterrence. ***British Journal of Criminology*, *21***, 136-147.
West, D.J. & Farrington, D. P. (1973). ***Who becomes delinquent***? London: Heinemann.
West, D.J. & Farrington, D.P. (1977). ***The delinquent way of life.*** New York: Crane Russak.
Wetzel, R.D. (1976). Hopelessness, depression, and suicide intent. ***Archives of General Psychiatry*, *33***, 1069-1073.
Wetzel, R.D. (1977). Factor structure of Beck's suicide intent scales. ***Psychological Reports*, *40***, 295-302.
White, G.F. (1974/75). Public responses to hypothetical crimes: Effect of offender and victim's status and seriousness of the offense on punitive reactions. ***Social Forces*, *53***, 411-419.
Wiatrowski, M.D., Griswold, D.B. & Roberts, M.K. (1981). Social control theory and delinquency. ***American Sociological Review*, *46***, 525-541.
Wilkins, L.T. (1964). ***Social deviance.*** Englewood Cliffs: Prentice Hall.
Wilkins, L.T. (1970). The concept of cause in criminology. In M.E. Wolfgang, N. Johnston & L. Savitz (Eds.), ***The sociology of crime and delinquency*** (p. 146-160). New York: Wiley.
Wilkinson, K. (1974). The broken family and juvenile delinquency: Scientific explanation or ideology? ***Social Problems*, *21***, 726-739.
Wilkinson, K. (1980). The broken home and delinquent behavior. An alternative interpretation of contradictory findings. In T. Hirschi & M. Gottfredson (Eds.), ***Understanding crime. Current theories and research*** (p. 21-42). Beverly Hills, Calif.: Sage.
Wilkinson, H., Erickson, M.R. & Stitt, B.G. (1982). Siblings and delinquent behavior. ***Criminology*, *20***, 223-239.
Wilson, G.D. (1971). Einstellung. In W. Arnold, H.J. Eysenck & R. Meili (Hrsg.), ***Lexikon der Psychologie*** (S. 447-454). Freiburg: Herder.
Wilson, W. & Durrenberger, R. (1982). Comparison of rape and attempted rape victims. ***Psychological Reports*, *50***, 198.
Wiswede, G. (1979). ***Soziologie abweichenden Verhaltens.*** Stuttgart: Kohlhammer.
Wolff, J. (1971). ***Die Prognose in der Kriminologie. Versuch einer theoretischen*** Grundlegung nebst einer empirischen Erprobung. Göttingen: Schwartz.
Wolfgang, M.E. (1959). Suicide by means of victim-precipitated homicide. ***Journal of Clinical and Experimental Psychology*, *20***, 349-355.
Wolfgang, M.E. (1970). On divising a crime index. In European Committee on Crime Problems (Eds.), ***Collected studies in criminological research*,**

vol. VII: The indexes of crime. Some further studies (p. 55-77). Strasbourg: Council of Europe.

Wolfgang, M.E. (1976). Seriousness of crime and a policy of juvenile justice. In J.F. Short (Ed.), *Delinquency, crime and society* (p. 267-286).

Wolfgang, M.E. (1977). *From boy to man - from delinquency to crime* (paper presented to the National Symposium on the series of juvenile offender). Minneapolis, Minn.: National Symposium.

Wolfgang, M.E. (1983). Delinquency in two birth cohorts. In K.T. von Dusen & S.A. Mednick (Eds.), *Prospective studies of crime and delinquency* (p. 1-17). Boston: Kluwer-Nijhoff.

Wolfgang, M.E. & Ferracuti, F. (1967). *The subculture of violence.* London: Social Science Paperbacks.

Wolfgang, M.E., Figlio, R.M. & Sellin, T. (1979). *Delinquency in a birth cohort.* Chicago: University of Chicago Press.

Wood, A.L. (1961). A socio-structural analysis of murder, suicide and economic crime in Ceylon. *American Sociological Review, 26,* 744-753.

Woodling, B.A., Evans, J.R. & Brandbury, M.D. (1977). Sexual assault: Rape and molestation. *Clinical Obstetrics and Gynecology, 20,* 509-530.

Wormith, J.S. (1984). Personal space of incancerated offenders. *Journal of Clinical Psychology, 40,* 815-827.

Wormith, J.S. & Goldstone, C.S. (1984). The clinical and statistical prediction of recidivism. *Criminal Justice and Behavior, 11,* 3-34.

Wottawa, H. & Amelang, M. (1980). Einige Probleme der "Testfairness" und ihre Implikationen für Hochschulzulassungsverfahren. *Diagnotica, 26,* 198-221.

Wright, C.W. & Randall, S.C. (1978). Contrasting conceptions of deviance in sociology: Functionalism and labeling theory. *British Journal of Criminology, 18,* 217-231.

Wüstendörfer, W., Lösel, S. & Toman, W. (1976). Freizeitaktivitäten von Jugendlichen mit abweichendem Sozialverhalten. *Monatsschrift für Kriminologie, 59,* 133-141.

Wulff, W. (1972). *Eine Untersuchung zur Anomietheorie.* (Unveröffentl. Diplomarbeit). Hamburg: Psycholog. Inst.

Wydra, A., Marshall, W.L., Earls, C.M., & Barbaree, H.E. (1983). Identification of cues and control of sexual arousal by rapists. *Behavior Research and Therapy, 21,* 469-476.

Wysocki, A.C. & Wysocki, W.A. (1977). Human figure drawings of sex offenders. *Journal of Criminal Psychology, 33,* 278-284.

Yadin, Y. (1967). *Massada.* Hamburg: Hoffmann & Campe.

Yunker, J.A. (1976). Is the destiny a deterrent to homicide? Some time series evidence. *Journal of Behavioral Economics, 5,* 422-427.

Yunker, J.A. (1982). Testing the deterrrent effect of capital punishment. A reduced form approach. *Criminology, 19,* 626-649.

Zeidler, M. (1981). *Lebensgeschichtliche Bedingungen für Straffälligkeit.* Weinheim & Basel: Beltz.

Zillmann, D. (1971). Excitation transfer in communication-mediated aggressive behavior. *Journal of Experimental Social Psychology, 7,* 419-434.

Zimring, F.E. & Hawkins, G.J. (1973). *Deterrence.* Chicago & London: The University of Chicago Press.

AUTORENVERZEICHNIS

SACHVERZEICHNIS